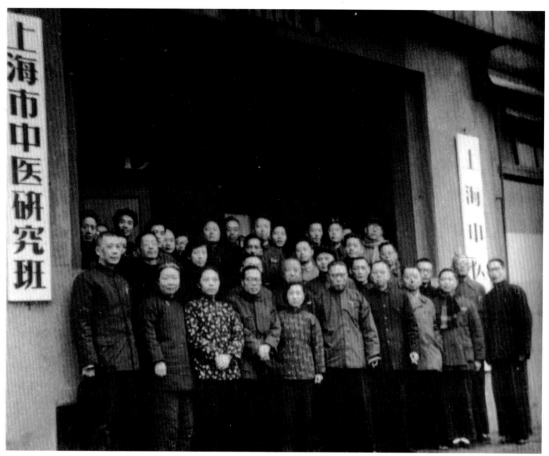

上海市中医研究班部分成员合影

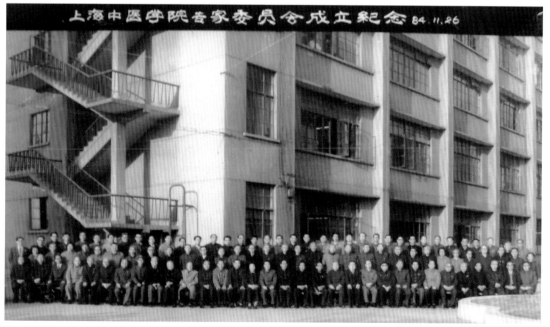

1984年11月26日专家委员会成立合影

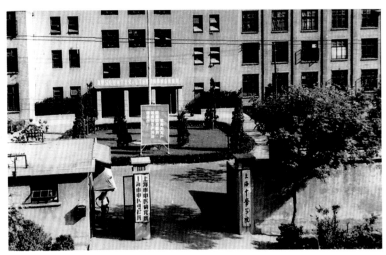

1958 年零陵路校区校门

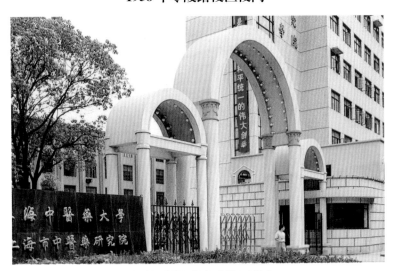

90 年代后期零陵路校区校门

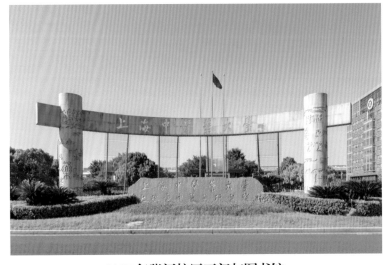

2017 年张江校区正门与图书馆

名师之道

（第一辑）

主编 施杞

科学出版社

北京

内 容 简 介

《名师之道》(第一辑)收录了自1956年上海中医学院(现上海中医药大学)建校至2006年共50年间已经逝世的51位名家大师从医从教的相关史料,从不同的视野和角度记叙了他们的生平传略、治学之路、文渊医风,形象而生动地勾划了一代先贤的光彩人生,展示了他们在20世纪的征程中肩负重任、承先启后的壮丽画卷。

图书在版编目(CIP)数据

名师之道(第一辑) / 施杞主编.—北京:科学出版社,
2017.12
　　ISBN 978-7-03-055849-7

　　Ⅰ.①名… Ⅱ.①施… Ⅲ.①中医师-生平事迹-上
海-现代 Ⅳ.①K826.2

中国版本图书馆 CIP 数据核字(2017)第 304543 号

责任编辑:黄金花
责任印制:谭宏宇 / 封面设计:殷 靓

科学出版社 出版
北京东黄城根北街 16 号
邮政编码:100717
http://www.sciencep.com

南京展望文化发展有限公司排版
上海叶大印务发展有限公司印刷
科学出版社发行 各地新华书店经销

*

2018年1月第 一 版　开本:787×1092 1/16
2018年1月第一次印刷　印张:38 1/4　插页2
字数:818 000

定价:160.00 元
(如有印装质量问题,我社负责调换)

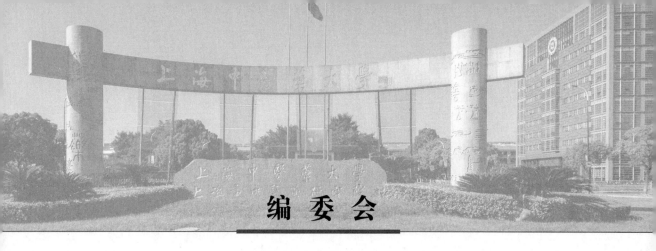

编　委　会

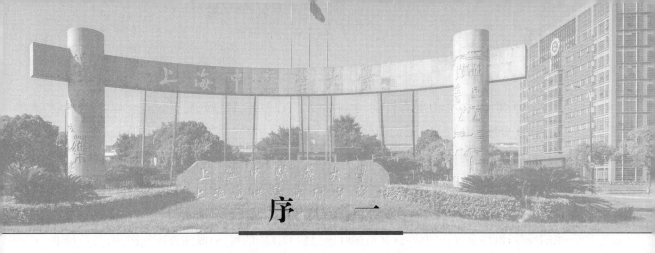

序　一

　　回顾我校 1956 年成立，各学科从无到有，由弱到强，离不开名师们的辛勤耕作。他们或是社会上有名望的中医医生，或是从兄弟院校调配的西医教师，或是从西学中班留下的精英，可谓是名医名家荟萃。经过他们几十年的努力，培养出一批批中医药人才，使学校一直处于全国各中医院校前列。

　　由施杞教授担任主编的《名师之道》(第一辑)，再现名医名师们成长成才、勤奋创业、孜孜以求、开拓创新的精神，以及他们所取得的成就。名师们在从事医、教、研工作过程中，很好地诠释了"大医精诚"以及"勤奋、仁爱、求实、创新"的校训。对全面贯彻全国和上海高校思想政治工作会议精神，围绕"立德树人"的根本任务，有其现实意义。先人已逝，其学生、同事皆已年老或谢世，留存后世的资料较少，如不及时加以回顾、整理，可能无法再现名医风采。《名师之道》(第一辑)让"名师之道"留存，功概莫大焉。

　　翻阅《名师之道》(第一辑)，名师光芒闪耀。

爱国荣校　醉心事业

　　本书贯穿其中的是名师们那种热爱祖国、追求事业、解民病痛的伟大情操。

　　林其英、陈涛等先辈在抗日战争、解放战争时期参加革命工作，为中国人民的解放事业披荆斩棘。1949 年后，先辈们又将革命时期的热情投入到中华人民共和国的建设中，尤其在我校的建设和发展过程中，作出了不可磨灭的贡献。

　　王玉润、金寿山、张伯讷等四十余位幼承家学、理论功底深厚、临床经验丰富的名医，程门雪、黄文东、章巨膺等师从名师、颇多建树的名家，他们无一例外的选择将家传、师传医学知识奉献给祖国的中医药事业；将自己获得理论、经验以及传承热情奉献给了我校事业的发展；他们甚至放弃私营医疗机构丰厚的报酬，将身心奉献给了中医药教育事业。

　　其他或毕业于中医院校，或出身西医，也有从非医学院校毕业的，但他们刻苦钻研，专心中医药事业，在学校的建设、发展过程中做出了各自的贡献。

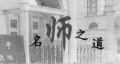

名师们呕心沥血,在教育教学、学科建设、医疗服务、科学研究等方面硕果累累,奠定了中医药发展的基石。

好学勤思　专博相济

好学勤思是名师们共同的特点。无论是幼承家学,还是中、西医院校毕业,他们都勤奋好学,孜孜以求,学中思,思中学,不断汲取知识。他们既谙熟经典著作,又吸收中医名家的经验;既注重理论的学习,又重视临床经验和技能的提高;既注重传统医药,又重视中西合参,利用现代技术提高诊治水平;既注重专业知识,又重视人文素养及医德教风,正可谓专博相济,底蕴丰厚,为中医药的传承、创新打下坚实的基础。

求实创新　推动发展

求实创新是名师们解决病患痛苦、追求卓越,推动中医药发展的动力。黄文东、程门雪等内科名家在精研经典医籍的基础上,对理论和临床多有创新;王松山、钱福卿、王百川等在继承家学、师学的基础上,对推拿手法、功法进一步探究、发展;党波平、金舒白、杨永璇等不仅继承传统,还创造性地将针灸麻醉运用于临床;王吉民在医史领域努力耕耘,不仅成为第一部英文版《中国医史》撰写者之一,还是首家医史博物馆创始人,等等。中医的发展离不开继承,但更离不开创新。

教学临证　弘扬医德

名师们不仅钻研业务,更是注重仁爱之心的传承。他们站在患者的角度,在实践中探索和创新解决病患痛苦的理论、方法;他们对患者如亲人,一视同仁;他们急患者之急,帮助患者解决实际困难,甚至免费诊疗、送医送药。医者仁心在他们身上体现的淋漓尽致。

名师身上光耀不止于此,读者可在书中寻找到更多。

在我校建设一流学科、地方高水平大学的进程中,需要我辈继承和发扬前辈们勤奋刻苦、求实创新的精神和高尚品格,努力拼搏,早日把我校建成一流、著名、受人尊重的大学。

上海中医药大学党委书记

曹锡康

于 2017 年 11 月

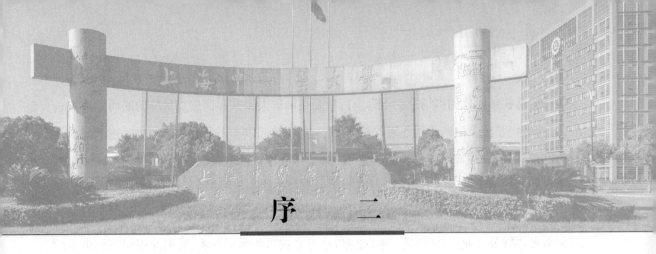

序 二

改革开放以来，人们对海派文化的热议日渐广泛而深入，作为优秀文化重要组成部分，中医学也成为大家讨论的重点内容之一。经过全市组织的十余次"海派中医"的专题讨论，逐渐对"海派中医"的特点和内涵取得共识，普遍认为"海纳百川，兼收并蓄，勇于创新，继往开来"是"海派中医"之基本特质。反观历史，上海中医药事业源远流长，有着厚重的文化底蕴，从广富林古文化遗址可知其在4000多年前上海已有先民劳动生活的众多繁荣景象。西晋陆机的《平复帖》揭示了在公元3世纪上海已有较高水平的医事活动，嗣后唐宋日渐兴盛，南宋咸淳元年(1265年)立有上海镇，元代至元二十八年(1291年)升为县制，迄今已有700余载，隋后市易日盛，户口日增，民物富庶，至明清上海已成为商贾云集之中外通商港口，1842年中英签订不平等的《南京条约》后，上海被迫成为"五个通商口岸"之一，从此海事渐兴，江南内陆水运日衰，上海成为东移汇聚之都，在吴越楚文化千年交融相渗的基础上，吴门医派、孟河医派、新安医派、钱塘医派乃至京津、川粤等地名医大家陆续汇萃沪上，在中西文化碰撞争雄的上海，中医药事业形成"海纳百川，开放包容"的态势，一代代豪杰名流兴医办教，流派纷呈，大义负重，扬清激浊，海派中医广受赞誉于民众和医界之口碑中，上海逐渐成为19世纪、20世纪我国中医药事业之高原高峰。然而在西学东渐的文化撞击中，自20世纪初叶国民党政府采取了消灭中医政策，20多年的种种逆行倒施，置中医事业于奄奄一息。在水深火热中，上海中医界群情激奋，团结全国同道高擎大旗，演绎了可歌可泣抗争的壮丽诗篇。

"巴山楚水凄凉地，二十三年弃置身""沉舟侧畔千帆过，病树前头万木春"，一唱雄鸡天下白，1949年10月1日这个永远载入史册的岁月，让中国发生了翻天覆地的变化，中华人民共和国的成立，为中医事业带来了新生，催生了亘古未有的一系列变化。各地中医医院、中医学院纷纷建立，一大批中医名家，焕发着昔日顽强拼搏的豪情，他们犹如一匹匹骏马驰骋在新时代的疆场上。上海中医学院是中华人民共和国成立最早的四所中医院校之一，汇集了沪上中医流派各家首领和中坚力量，他们以赤子之心，钟爱之情，视学院事业为己任，毕生奋斗，以"不为圣贤，便为禽兽；莫问收获，但问耕耘"的精神，为创建一所彪炳史册的高等中医学府无私奉献，谱写了辉煌的篇章，蕴藏了宝贵的学术和精神财富。然而，光阴似箭，岁月蹉跎，在我们欢庆上海中医药大学一个个盛大节日之时，他们却远离我们而去，"魏公之业，与槐俱萌，封植之勤，必世乃成"，作为后继者，我们仰望前辈们留下的一座座丰碑，寄托我们的缅怀和追思。"独上江楼思渺然，月光如水水如天，同来望月人何在？风景依稀似去年"。大道岐黄，薪火相传。抚今思昔，我们总是踏着前辈、恩师们的足迹前行！

由上海中医药大学老教授协会主编的《名师之道》（第一辑）收录了自1956年建校至2006年共50年间已经逝世的51位名家大师从医从教的相关史料，从不同的视野和角度记叙了他们的生平传略、治学之路、文渊医风，形象而生动地勾划了一代先贤的光彩人生，展示了他们在20世纪的征程中肩负重任、承先启后的壮丽画卷。作为医者，他们"发皇古义，融会新知"，读经典，做临床，或继承家业，或师传流派，医术高超，鹤立稽山，成为海派中医的梁柱之才、流派学术思想的夯实与拓展者，独树一帜，名闻遐迩，在20世纪那个民族虚无主义甚嚣尘上的年代展示了中医药的价值，保留了中医学的基因，令世人感悟："尔曹身与名俱灭，不废江河万古流"。作为师者，他们秉持师道尊严，谨守"传道、授业、解惑"的为师之责，执教讲台，以自己的医学造诣、文化底蕴感染每一位后辈，令之如沐春风，如饮甘露！"半亩方塘一鉴开，天光云影共徘徊，问渠那得清如许，为有源头活水来。"我们正是在前辈的知识熏陶中不断感悟到祖国医学的博大精深，源远流长！20世纪是中国现代高等教育从启航、发轫至逐步完善的历史时期。上海是发祥地之一，开全国之先河，自1914～1948年曾建立中医院校20所。1916年丁甘仁先生首创上海中医专门学校，后于1931年改名为上海中医学院，1927年秦伯未先生等另建中国医学院，1936年朱南山父子创办新中国医学院，以上便是中华人民共和国成立前上海著名的高等中医教育"老三校"，均于1948年前后被国民党政府勒令停办，先后培育数千名中医莘莘学子，众多成为后世翘楚，引领沪上中医之风气。本书收集之诸多前辈均为亲历者，他们大多早期就读于该三校，毕业后又从不同方位推进这些学校事业的发展，1956年上海中医学院成立，他们便以无限的期待和极大的热情参与到大学的各项事业中，编著教材，开创学科建设；理论联系实际，探究教学规律；坚持继承创新，推动科学研究。在这个寄托着他们希望与梦想的园圃里，殚精竭虑，辛勤耕耘，正是"我家洗砚池头树，朵朵花开淡墨痕。不要人夸好颜色，只留清气满乾坤。"他们希望青出于蓝而胜于蓝，以冀中医事业后继有人，"留得根蒂在，岁岁有东风""不尽长江滚滚来"，他们造就的一代中医新人，如今正砥砺前行，开拓着中医事业新局面！作为仁者，我们从前辈们的医道中深深体验到"医乃仁术"的光辉典范。昔孙思邈《大医精诚》倡导凡大医治病，当"先发大慈恻隐之心，誓愿普救含灵之苦"，方可成为苍生大医。《礼记·大学》曰："大学之道，在明明德，在亲民，在止于至善。"这些都是中华民族优秀文化的深厚底蕴，哺育着一代代大医的成长，前辈们所张扬的"救死扶伤"精神，以及在书中记录的精湛医术、惠民轶事，在流传市井、脍炙人口的同时，也昭示了他们"冰雪林中著此身，不同桃李混芳尘。忽然一夜清香发，散作乾坤万里春"的人生价值取向！

　　一书在手，51 位前辈光辉业绩，栩栩如生，从医、为师、成仁，无不彰显了一代大家的爱国情怀、治学品格、医道风范，当是一部不可多得的佳作。

　　2016 年 6 月，上海中医药大学迎来了建校 60 周年庆典，苍松翠柏，繁英缤纷，高楼大厦，书声朗朗，校园一片生机盎然。在改革开放的大潮中，学校正攀上"全国一流、世界著名的中医药大学"的高峰。我曾以南宋杨万里的《晓出净慈寺送林子方》一诗相喻："毕竟西湖六月中，风光不与四时同，接天莲叶无穷碧，映日荷花别样红。"在这一片风光中，我们时时可见先贤的掠影，我们亦正步履着先贤的足迹向前！今日，在党的十九大的光辉照耀下，全国人民正在习近平新时代中国特色社会主义思想指引下阔步前进，跨入新时代。执古之道，御今之用，"继承不泥古，创新不离宗"，坚持"继承、创新、现代化、国际化"的发展方向，我们也必将在前人成就的历史积淀基础上，迎着新时代的朝阳继续奋斗在"创建世界一流大学"的征程上！

施杞

于 2017 年 11 月

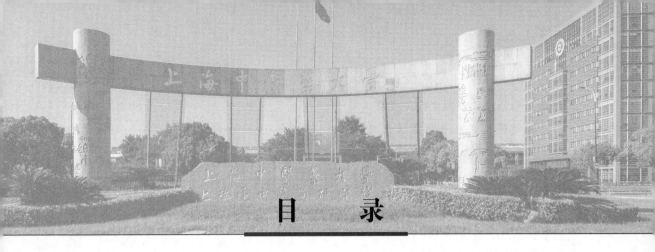

目 录

此医道大行,在中医界享有很高名望。这一点对门人弟子影响很大,无论丁甘仁还是程门雪,都注重学医从医学源头学起,先学医学经典《内经》,同时都非常重视学习《伤寒论》。正所谓有其师,必有其徒,又所谓名师出高徒。

程老拜汪莲石为师时,汪莲石已68岁。1916年春节,汪莲石自上海返乡过完春节,正欲回到沪上,却被乡亲们热情挽留。而程家恳请汪氏正式收程老(那是还叫程荣福)为徒,并举行仪式,汪氏趁行拜师礼时问程荣福:"你可知有关'程'字的典故?"程脱口而出:"程门立雪。"汪高兴地说:"好,答得好!"而且当场建议其父将程荣福改名为程门雪,众人同声称赞,自此人称程门雪也。

拜师后不久,汪氏便离乡返沪。临别前对程老说道:"孩子,我们有缘,恩结师徒,愿你将来宏图万里,青出胜蓝,雏超老凤。虽然我们近日师生名分已成,但往后学习要靠自己。我半生漂泊,今居留沪上。不久又要燕勒归计,以后我回婺源的时日恐怕无多,要见面须得到上海,我们后会有期。"为了向汪师学习医道,程老经常往返于皖沪之间。汪氏虽定居于上海,有时也有返乡之旅,而汪氏返乡之行也正是程老就教请益之时。从1916年拜师至1921年,程老断断续续向汪师学习医道,前后共达5年。他的天赋,他的颖悟,深为汪师器重。

1921年,汪师74岁,年逾古稀,一方面诊务繁忙,一方面传授学生,他开始感到力不从心。出于爱徒之心,不想因为自己的老朽而贻误弟子,希望弟子青出于蓝胜于蓝。便决定将程老交到丁甘仁的手上,这就有了程老的二度拜师。汪师嘱咐丁甘仁:"程门雪天分很高,是个可造就的孩子,前途未可限量,务必要帮助扶植孩子成才。"就丁甘仁与程门雪而言,他们同时都具有两种身份,都是汪老师的及门弟子,彼此之间是大师兄与小师弟的关系;同时二人之间又是师徒关系。为了维护本门传统,历来有大师兄向小师弟传授本门经验、由小师弟传承、发扬本门学派之说。程老受教于丁甘仁正是本乎此义。

从1921~1924年三年半时间,程老在丁氏的里珊家园诊所跟丁师临床实习,成为丁氏门派的传人。里珊家园诊所是学生学习的第二课堂,医校学生下临床,一是到南北广益中医院,一是到丁氏诊所,这也是程老结识、交往医校历届学生的途径和场所。

其实程老拜师丁甘仁也堪称两度,第一度,1919年入学上海中医专门学校,已意味着程老由新安学派转向丁氏门派,但仅课堂学习,未正式拜师;第二度,1922年医校毕业后,在汪莲石授意下正式拜师丁氏,然后在仁和里珊家园,从师3年(至1924年底)学习临床实践。

程老的学医,断断续续,几辍几续才完成学业。归纳起来,他学医并完成学业是走了既师承又学校教育两者相结合的道路。这一段经历充分表明,程老具有插柳成荫和蒲公英的品质。确实,无论环境发生多么大的变化,个人的主观因素总是起主导作用,顺境是鼓帆的风,逆境是反弹的力。化被动为主动,化不利为有利,是人才总要成才,是金子总要发光。

二、寒温统一,卓然大家

程老在《伤寒论》研究方面是中医界公认的卓然大家,对伤寒和温病学说有深邃的学术造诣。

程老是统一伤寒学说与温病学说的先行者,主张学伤寒的必须联系温病,学温病的必须联系伤寒,要把伤寒和温病对热病证治的理论统一起来。程老认为,叶天士《温热论》是在张仲景《伤寒论》的基础上发展起来的,在温热证治和方药应用上,又是对伤寒六经证治的补充,两者决不可孤立起来认识。早年程老就在《未刻本叶氏医案》评注中指出:"天士用方遍采诸家之长,而于仲师圣法用之尤熟。叶氏对于仲师之学极有根柢也。"因此,程老决定从叶天士入手,以跻仲景学术之室,融会伤寒、温病证治方药,从而统一伤寒与温病学说,这对现代中医热病学的创立具有较大的影响。

程老认为:"伤寒本寒而标热,温病本热而标寒,病源不同,治当各异。伤寒是基础,温病在伤寒的基础上有较大的发展。卫气营血辨证,是六经辨证的发展与补充。"程老从退热、攻下等方面来讨论这个问题,认为:"伤寒用石膏、黄芩、黄连清热,温病也用石膏、黄芩、黄连清热,没有什么不同,但是温病在伤寒的基础上发展了一个轻清气热的方法,如银花、连翘之类;发展了一个凉营清热的方法,如鲜生地、犀角、丹皮、茅根之类。伤寒用下,温病亦用下,不过有轻重早晚之不同。在神昏谵语方面,温病与伤寒就大不相同了。伤寒谵语多用下法,温病增补了清心开窍法,如紫雪丹、至宝丹、神犀丹一类方药,是非常可贵的。温病偏重于救阴,处处顾其津液;伤寒偏重于回阳,处处顾其阳气,救阴是一个发展。救阴分甘寒生津,重在肺胃,咸寒育阴,重在肝肾,更是一个发展。其实伤寒由经入腑入脏,由表及里,与温病由上而下,并没有很多区别。我主张两者可以合起来,可以用于一个患者身上,而不能把六经和营卫气血分得太死,不要太拘泥。要胸有成竹而心无成见,拘泥是有损无益的。"

程老对于伤寒、温病学说,结合自己的经验,多有独特之见。程老认为:"伤寒是基础,温病是在伤寒的基础上有较大发展。在临证运用时应该取两者之长,不要过于拘泥,不应相互排斥。"程老对李东垣、叶天士学说的研究,下过深刻的功夫,但并不囿于脾胃润燥之偏,而是撷取其精华,加以实践运用。程老不仅对古今医学名著治理甚勤,亦喜在诊余之暇,披览稗官野史,对其中验案单方,亦加欣赏。由于其有惊人的记忆力,故能随时运用于临床之中,其学识之渊博,视野之广阔,取精用宏,于此可见。程老在治病过程中,辨证时细心剖析,周密考虑,处方能采纳各家之长,犹如百川归海,汇集在脑际,而随时加以灵活运用。

程老治学严谨,学术上古今厚薄是程老所持的科学态度。他对《伤寒论》《金匮要略》以及金元诸家、温病学派,均深入研究。临床上尤善于灵活运用仲景方。

程老的治学过程有三变:开始杂而不专,从师学医和"医校"读书,走的是常规求学之路,虽为行医奠定了基础,却无所特长,即"泛读各科,浅涉各家,莫衷一是",结果是一无所长,程氏曾深以"不名一家"而羞愧。继而由于教学而专于《金匮要略》,此为"由杂而专"的一变。

36岁后,博涉群书,除《备急千金要方》《外台秘要》《本草纲目》作常用备查外,其他名著及清代各家医案(诸如陈修园《伤寒真方歌括》、徐灵胎《洄溪医案》、喻嘉言《寓意草》、顾松园《顾氏医镜》、王旭高《九峰医案》等诸家先贤医案），无不泛览，每读则加笺批，这是"由专而博"的一变。

42岁后，读书不求多，仅攻读数种经典，并予以加工改造，"缩为五、七言歌诀，以便诵读"，则是"由博返约，由粗入精"的又一变。这一变，程老的学术境界达到了炉火纯青、无远勿届、无往勿适的高度。黄梨洲说过："学问之道，以各人用得着者为真。"张其昀说："能专而后能博，盖自家有主宰，则多见多闻，互人交参，能使心地开展而善于应用。能博而后能精，当旁观博取之时，须常存趋约之意，则专而不杂，致一而不懈，故得精通。"程老治学走的就是这条正确之路。

随着程老实践活动的深入，学术造诣的提高，对于某一问题的观点也会随之而变化。有当时以为是而后来以为非的，也有当时以为非而后来以为是的，他都及时予以修正。程老这种一丝不苟、实事求是、不文过饰非的严谨学风，数十年如一日，所以程老一生无论在学问上还是临床上都达到很高的造诣，受到人们的敬仰。此事也影响程老后来对待古人经验的态度，对于一时不理解的古人学术经验不可轻易加以否定。

在中医界曾广泛流传着一个关于程老治学的故事：程老评读《伤寒论》，曾于庚辰年（1940）做了一次评点，到乙酉年（1945）隔了五年，又做了一次评点。此时程老对原来的评注有了完全不同的看法，于是就实事求是地把自己前后不同的见解和想法如实写出来。《伤寒论》原文是："伤寒六七日，大下后，寸脉沉而迟，手足厥逆，下部脉不至，咽喉不利，唾脓血，泻利不止者，为难治，麻黄升麻汤主之。"（"厥阴篇"）程门雪在庚辰年批："麻黄升麻汤之误甚明。"又批："方杂不纯，药不符证，其非真无疑。"至乙酉年又批："前谓此方之误甚明，今觉不然。记于下：此证上热下寒也。因大下之后，而至手足厥逆，泻利不止，下部脉不至，其为下焦虚寒当温之候甚明。所可异者，则在咽喉不利，唾脓血一症耳。夫唾脓血可见非虚火迫血之故，与阴盛格阳者不同，况以方合症，更可知矣。此乃表寒陷营，寒束热郁之故。故以升麻升提之；石膏、知母、黄芩清之；天冬、玉竹润之；一面更以当归、芍药、桂枝、甘草治其手足厥逆、脉不至；干姜、茯苓、白术治其泄利不止；仿当归四逆、理中之意也。不用附子者，防唾脓血之上热。辛凉清润治其上，温通止利治其下，复方亦费苦心。其药似杂乱而实不杂乱，纵非仲师方，亦后贤有得之作，未能一概抹杀也。东垣治吐血有麻黄人参芍药汤一法，即此方上一半之法，可知世固有此等证，然则上实下虚之证，又安能必其无耶？柯氏未之思，遽下断语，不当也。乙酉读此条，得其解，因记其大略于旁，学无止境，勿遽自以为是也，观此可征。"

程老用药经验也有三变：第一阶段，以大刀阔斧见称。这是在28岁以前任广益中医医院医务主任时期，该医院以施诊给药为贫苦人民服务。因为劳动人民常受饥寒之苦，饱经风霜忧患，即使染病在身非至万不得已不上医院。对此类案例的治疗：因其栉风沐雨而表实，故重以散表；因其营养不足而里虚，故轻以攻下；因病多久延，势已转重，邪实正虚，故须求速效，用药以坚决敏捷、剽悍迅猛见长，挽救许多危疾。有三则实例，一是阳明病狂热用白虎汤，他用石膏四两（120克），日再服（240克）；一例风火水肿用越婢汤，麻黄用至一两六钱（48克）；一例少阴虚寒证用四逆加白通汤，在较短病程中，附子总用量至一市斤(500克)以上，果然能迅速转危为安。

第二阶段，以轻清灵巧为主。此乃30～40岁自设诊所时期。患者多为"膏粱之体"和知识分子，病情以表虚里实为特点，故处方风格为之转变，以经方的精练配合时方的轻灵，及以丁甘仁的平淡为主，讲究配伍和炮制。此时程老正钻研清代叶天士、薛生白的温病学说，颇能入其堂奥而啜其英华，故其用药实有苏州吴医之长。如麻黄用3～5分(0.9～1.5克)用蜜炙(用药量少，用蜜炙进而又减轻药性)，桂枝1～3分(0.3～0.9克)，煎水炒，白芍、苍术用米泔水浸，熟地炒松，用砂仁或蛤蚧粉捣拌，均体现了程老用药清灵的风格。

第三阶段，复方多法的创造时期。晚年，程老经常到工厂、农村、部队去，体验到劳动人民长期积劳致虚、反复感染，以及湿热瘀滞夹杂，导致病情错综复杂，但各有其特异之处，故法随证变，治疗上均有所变化。糅合经方、时方，冶于一炉；温散、疏化、宣导、渗利、扶正达邪、祛邪安正、祛瘀、清化，凡诸治法往往掇于一方，故能表里、上下、虚实、寒热、标本兼顾，遂能取得较快的疗效，并使患者体力得到较快的恢复。

三次治学方向、三次用药特点的转变，体现出程老实事求是、从实际出发、对患者极端负责的工作态度和治学精神。

程老的治病特点和对患者极端负责的工作态度还表现在：知机先兆，反应敏捷，恐其传变，先事堵防，处证果断，不稍迟疑。程老说："医者不但要知常，贵在知变。变化之来，又须临事不慌，指挥若定，才能应变和定变。"而其关键在于平时多读书，了然于胸，"若非烂熟于胸中，安能应变于俄顷！"他在临证时常常对已定处方突然"调转枪头"，改弦易辙。有时两脉已经切过，当落笔处方时，又临时重新再诊，或两手同时按脉，进行对比；有时处方已毕，发现疑问时，竟撕去重写，也有复诊时忽悟病情有变异而改变治疗方向的。说明程氏对患者极端负责，务必以治好患者为重，临证处方慎而又慎。程老还有一个临床特点，即一般用药往往药价便宜。原因是程老能够打破世俗陋习，不滥用参茸补剂以取媚于人，不浪用贵重补药来博取患者的欢心。

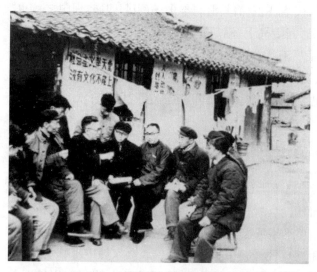
程门雪、黄文东、陆瘦燕等研究抢救重危患者的方案

程老有许多出色的治病案例：有一例下痢高热者，热势鸱张，他投以荆防败毒散，覆杯而愈；有一例久咳不止、咯痰味咸者，他用金水六君煎，数剂而咳止痰消；一位彻夜不寐、久治无效者，经他用平胃散而酣睡通宵。程老平素擅用宣明断下丸治久痢，醉香屑方治血痢，转石膏和地黄饮子治中风不语，冷香饮子治吐泻烦躁，玉真丸治肾厥头痛等，皆能审证投药，随症加减，收到得心应手的疗效。程老的虚心求道、精研医理医术，都

是出于他解救患者疾苦的一片仁心博爱。

三、一生虚怀，折节取进

程老在医学上达到较深的造诣，是由多因素决定的。除了远绍《灵枢》、《素问》、仲景之学的精微，遍阅历代名家著作之外，还在于他治学时能做到"古今学说，一以贯之"。程老研究中医理论，强调"要从诸家入，而复从诸家出，取其精华，融冶一炉"。即使对经典著作，也必须验之临床，绝不盲从而死于句下。章次公表达大家对程老的折服："谁都知道程门雪先生是当今伤寒温病大家，宗长沙法度，而不泥古方，学天士灵巧，能独抒己见，存仁先生的《伤寒手册》应该具有程门雪先生的风范。"

程老对于同时代学有专长的医生也常常虚心求教。中华人民共和国成立前，程老早年开业时，有一慢性泄泻患者找他诊治，他用调理脾肾法治疗，久而无效。后这位患者携程老的处方另就诊于上海名医王仲奇。患者向王氏详述了病情，王氏诊察甫毕，旋索程老的处方，展看一过，凝神片刻，遂昂然提笔在程老的方笺上批了一语："此方可用，再加蛇含石四钱。"患者将信将疑，把原方带回再行试服。出乎意料，这张屡试无效的方子，仅仅加上一味药，只服数剂，多年的宿疾居然痊愈了。患者喜出望外，特来相告，程老也大为惊异，深深感喟：上海名医行世问道各有专长，王氏果然不凡。程老深慕王氏的医术，决意要拜王氏为师，又恐王氏不肯见纳，特挽王氏好友，请求一言先容，可是得到的回答仍然是婉谢。此事直至程老的晚年，犹抱憾不已，深自惋惜。程老当时已经不是无名之辈，可当他遇到高手时，却宁可放弃开业，以求深造，程老的好学之心，不可谓不诚，这种钻研医术如饥似渴的精神，确实堪与朱丹溪求学于罗知悌，不避风雨而累月、不达目的不回头的精神相媲美。真正做到了"不薄今人爱古人"。他对前辈名医朱少鸿、夏应堂、王仲奇深致服膺；同时，又对刘民叔的《鲁楼医案》及徐小圃、叶熙春、祝味菊的药方常加研究，认为刘民叔、徐小圃、祝味菊三家善用附子是仲景一脉的后劲。

成功也来自经验和教训的积累，程老特别重视对失误教训的积累，并备有"失手录"。何谓"失手录"？就是把自己或别人在临床上的失误和因失误所酿成的严重后果记录在案，用以警戒自己或他人避免重犯类似的错误，避免再出现严重的后果。其目的归根结底还是为了患者。前事之失，后事之师。

程老说："自非十全，岂能无过！"他每遇未能治好的病，总是不断总结经验教训，分析失败之处和失败的原因。或自认是失手；或找出某一处用药的失时；或承认是识见不到、胆力不够；或曾见于某书，自己没有经验，未敢擅用，以致延误；甚至还说是读书太少，日后读到，方始知之。有些病是经过苦思冥索，已有头绪，定了治疗方案，却被他医接手，未能施用，终致不治，虽是他人之过，自认是当面不识，只能算是"事后诸葛亮"。如是者，每遇一失，总是有几天时间的郁郁寡欢，甚至还唉声叹气。

晚年曾说："回忆生平'失手'之症，约近百数，从今日水平看来，尚多可治之处，或可找出其不治的原因，以供他处的借鉴；或则找出当时'失手'之处，以事警惕。当陆续写成一书，以示后人。"

程老如在他处遇见自己失治过的患者，回来总说自觉脸红，深为内作；若有以后继续请他治疗者，则又得到宽慰，说是患者原谅他了，为之释然以喜。像这样一位名医，能够不文过饰非，而自称"失手"，时时内省，这真是难得的医德。一位身经百战的沙场老将，即使他是常胜将军，能够保证身上无一处疮痍吗？作为名老中医，生平治病，哪有不遭蹉跌之事？只有承认自己的不足，才能知不足而勤学补拙，只有不断发现不足，不断进取，才能成为经验丰富的医中高手。

四、临床卓识，贵于实践

程老深知作为一个好的医师，不仅要学问渊博，更重要的是要有丰富经验。没有实践经验，纵然学问洋洋洒洒，包罗万象，那只是纸上空谈，无裨实用，一旦到临床，"肺腑不能言"，还须自己去摸索。他在兼任广益中医院医务主任时，从门诊到病房，从不放过实践的机会。

程老自从 1925 年在上海天后宫桥堍广益善堂从医以来，一直到 1956 年于上海市第十一人民医院（曙光医院前身之一）工作期间，都是从事中医临床工作（其间 1926 年在南市石皮弄广益中医院，1929 年在自忠路自设诊所，虽然场所随时间而有所不同，但始终都是从事职业医师的中医临床工作）。

经过临床治医三变，又有 40 多年临床实践经验的积累，程老已经成为医术精湛、医道大行的临床大家。据黄文东后来回忆说："当时在社会上有名医之称的丁济万遇到疑难重症时，他都要向亲密的伙伴门雪求助，或邀请他一起会诊。"可见，程老社会学术地位的悄然崛起。

程老的临床学术思想：以伤寒为基础，取伤寒、温病两者之长，运用整体观念、表里虚实同治、同病异治、异病同治、灵活多变、复方多法、因势利导（入乡随俗、适应环境）进行临床诊治。

（一）稳中求变，敏捷应变

程老曾说："为医之道，首须明理（学习理论），临证识病，务求其因（辨证求因），然后立法、选方、配伍、适量（或大或小，剂量适当）；但是病无定形，既当知变（病变必须应变），也要知守（病不变或病深药浅，又当守法续进）。所以，知变然后能应变，应变又须抓紧时机，不能坐误。"又说："病情变，患者乱，医生要心定不乱，方能应变。故在临证中遇到险恶多变的危重疾病，能够做到乱中求稳，稳中知变。"故为医者之道要在心定不乱，稳中求变，敏捷应变。

（二）表里同治，虚实同治

兼顾两头，临证中正确处理"虚"与"实""本"与"标"的辩证关系，根据虚实的轻重，标本的缓急,确定"虚实同治""标本兼顾"的治疗法则。

1948年3月12日,程老收治一腰髀酸痛的韩姓成年女性。事后据程老分析:本例患者高年衰弱,奇脉虚惫,是本虚;气血痹阻,脉络不和,是标实。与一般风湿入络者不同。所云奇脉,是指"奇经八脉"中之督、带二脉。二者与足少阴肾脉会合,特别是督脉经与肾的关系最为密切,故大都用补肾药来通补奇脉。如方用菟丝子、巴戟天、肉苁蓉、潼蒺藜、川断、狗脊、杜仲、鹿角等,即是通补肾经,治其本虚;并配合茴香、炮甲片活血止痛,理气通络,治其标实。方中鹿角、茴香、炮甲片为止痛主药。鹿角温经,茴香理气,炮甲片活血,各自有其性能和特点;而鹿角、炮甲片味咸,小茴香用盐水炒黑,则是"咸能入肾""色黑入肾"的引经法;"腰为肾府",此三味配合同用,既能温通肾经,流通气血,又可到达腰、脊、髀、尻等处,故对督、带和肾经虚寒及气血痹阻所引起的腰痛,有很好疗效。叶天士善用此法,而程老灵活化裁,更有进一步发展和提高。

1955年2月18日,程老接治一王姓成年男患者。事后程老分析此案说:本例用疏解宣化法,一剂而壮热退。对表邪用葛根、柴胡、豆卷、薄荷(鸡苏散乃六一散加薄荷)诸药。患者口干苦,苔腻,如里热不清或里湿不化,则壮热亦不易退,内外合邪,常致迁延。故佐以宣化,又用山栀、六一散、二陈汤、甘露消毒丹以清化湿热。使透风于热外,渗湿于热下,可以孤立热势,取得速效。

（三）轻可去实,贯微洞密

首先是药量。程老说:"对于处方的分量,当如东垣法,宜轻不宜重。药物的作用,是导引,是调整,是流通,所谓'四两能拨千斤'是也。东垣用每味药数分至一二钱而取效,姑且不谈。譬如热病常用的至宝、紫雪、牛黄、玉雪等丹丸,不是仅用数分而效果很显著吗?以此例彼,即知用药之重,完全是浪费的。"同时,程老还重视用药轻清灵动,切忌不顾患者运化功能,而恣用黏腻重浊之品。此经验归纳起来就是轻以去实。

用药比例之轻重。程老中年时用桂枝汤,仅用桂枝0.3~0.6克与白芍同炒,是用于"引营出卫",以达到解肌发汗的目的;或是用于"柔营强卫,入营和卫",以达到调和营卫的目的。对这种案例如桂枝剂量大了,芍药不足以制之,则汗出后卫分先虚,营邪不解(前者);或卫虚则营分更强,何能调和(后者)。程老这样使用桂枝汤,所以能对轻寒微热的案例,取得效果。

"八轻"之说。程老对年迈、体虚、病危、病久一类虚中夹实的复杂重症,常用轻补、轻清、轻宣、轻化、轻泄、轻开、轻香、缓下等法,取得转危为安的效果。这是《徐之才十剂》中的"轻可去实"法,也是李时珍的"轻可去闭"法。

（四）寒热交错,复方多法

程老主张根据病证主次标本等具体情况,糅合若干成方,撮其主药,汇集温散、疏化、宣导、渗利、祛瘀、清利诸法,加减变化,攻补兼施,寒热并用,以及先后逆从处治,以多种方法来对付杂病多因,这就是复方多法。晚年以后,程老常接治久治不效的疑难杂症,针对患者虚实寒热错杂、病情复杂的情况,制定出一套"复方多法"的治疗方案。从而提高了临床疗效。

1940年10月29日收治一裘姓患淋浊的成年男子。程老分析此例:肺阴亏虚于上,湿热留恋于下。故用泻白散以清水源;导赤散、萆薢分清饮以清湿热;知柏地黄丸以滋补肾阴。合多法于一方,上下同治,虚实兼顾。方中仙遗粮(土茯苓)具有清热化湿作用。

(五)调理心智,巧治怪病

从扁鹊开始,要求信医不信巫,将医术与巫术对立起来,冰炭不同炉。但是程老却以貌似敬神的形式履行了一个医生的职责,用自己的真诚取得患者家属的信任,形成一致对外的心态,共同对付疾病,挽救了一个濒危患者。

陈存仁《我的医务生涯》中曾有一例他与程老合作会诊的特殊的案例,记载生动:"一次,一个苏州籍的患者,在高热中两目凸出,说的话好似山东话,而且屡屡起身,旁边的人用尽力气才把他压住。而他力大如牛,还是拼命挣扎要起来。家人认为必是有鬼缠身,否则怎么会说出山东话,而且力大如牛!从前上海富有之家,逢家人有患重病,总要请几个医生会诊。程老学问好,字写得好,医德也好,向为人所钦佩。请他诊病的人家也多。有一天深夜三时,他在患者家中给我打来一个电话:'我现在碰到一个重症患者,情势严重,危在旦夕,我负不起这个责任,你最好就来,共同拟方。'我向来和他友谊甚笃,却之不宜。我坐在车子里觉得疲倦,眼睛都睁不开。到了那边,见到患者家是个大家庭,天井里正大做法事,道士是由有名的白云观请来的,所用的法器金光灿烂。正燃烧着锡箔元宝,烟雾迷蒙,令人张不开眼。门雪问我:'仁兄,你看如何?'我说:'这个患者希望甚微,向来你先处方,我再加减。这一回我要先处方,再由你加减。'我就用神犀丹、紫雪丹、羚羊粉,及龙胆草、黄连、石膏等药。门雪看了说:'你的药无非是龙胆泻肝汤加减,只是怕患者一呷就会吐出来,便前功尽弃。'他用毛笔写方,正在这时,一班道士敲敲打打地搬来一张椅子,叫患者的儿女跪在地下,说是:'叶天士到!要与两位医生会诊。'其实椅子是空的。这种鬼戏只是道士布局骗钱把戏而已。门雪却恭恭敬敬起身,好似迎接老前辈一般。我心中暗自好笑,说:'门雪快快把药方写好。'若照我的处方用药,黄连本是一钱,门雪的方子却写成一两。药方拟就,道士又来送走叶天士,接着那两个道士将我们二人称为天医星。次日,中午时分,患者电话又来了,说昨夜的药方进服之后,患者热势大减,神志渐清,可不可以请你们两位再来会诊一次。正午一时,门雪先到,接着我也到了,两人同时诊脉,再看患者各种征象,竟然好了一大半。再共拟一张处方后,患者竟好了。"

程老没有因为自己是医生,以信医不信巫的观点与现场对立起来,而是参与其中,以迎送长辈之礼对待虚构中的叶天士,这一行动说明程老善于驾驭环境,调动一切积极因素来为治疗服务。所谓医病先医心,先取得患者的信赖,共同一致对待疾病,才能取得良好的戏剧性效果。

(六)处方用药,简洁轻巧

简洁,是指程老选药精细、处方简洁而言,这是程老几十年来研究仲景、天士方药脉案,并积累临床经验逐步形成的特点。如温肾药分为温散(附子、肉桂、胡芦巴)、温补(巴戟天、肉苁蓉、仙茅、锁阳、枸杞子);祛痰药分为化痰(半夏、陈皮)、消痰(海蜇、荸荠、白芥子、莱菔子)、豁痰(枳实、郁金、远志)、滑痰(竹沥、竹茹)、涤痰(皂荚、葶苈子)等。他对诸多药性分门别类、随症选药,组成简洁处方。

轻巧,主要是指处方用量轻。程老曾说:"对于处方的分量当如东垣法,宜轻不宜重,药物的作用是导引,是调整,是流通,所谓四两可以拨千斤是也"。在临床上,对于年迈、体虚、久病者,他常以"轻可去实"法处治,组成轻补、轻清、轻宣、轻化、轻泄、轻开、轻香等方药,一般较少用黏腻重浊之品,即使要用也常顾护脾胃功能,或浊药轻投,或"制小其服"。

灵动,是指他用药配伍精当,不落呆滞的意思。故厚味填补,必佐行气之品,如熟地与砂仁同捣;益气必佐和胃,吉林人参与橘白、谷芽同用;活血药常兼以理气,如山甲片与茴香配伍;介石重镇药,又佐以辛凉清泄,如石决明、珍珠母、龙齿配合薄荷、桑叶、菊花、蔓荆子等。程老用药重视药性监制,如黄连、枣仁治失眠,苦泄酸敛同用;附子、羚羊角治中风,辛温咸寒同用;肉桂、姜黄治腹痛,寒凉与温热配伍;鹿角、白薇同用,治妇人虚劳;白芍、淮小麦同用,治低热、心悸、头眩等,都是他临床常用的"药对"。

程老深得叶天士"制方选药因症转移"之理。他常用古昔名方加减出入,熔为一炉。如甘麦、大枣和炙甘草汤治心悸,百合地黄汤治内伤神志病,近效术附汤治阳虚眩晕,平胃散治失眠,宣明断下丸治久痢,醉香玉屑散治湿泄、瓜果积,转石膏、地黄饮子治中风失语,肾厥玉真丸治偏头痛,越桃散治腹痛,牛膝膏治血淋,金水六君煎治肾虚痰成,宣郁通经汤治痛经,六神煎治脾虚发热等。如此种种,在《程门雪医案》中每多体现。

五、博览群书,晚学补拙

程老广博的学问和丰富的临床经验,既来自广收博采(除了向汪莲石、丁甘仁两位业师学习外,又常请益于夏应堂、谢观、恽铁樵、顾筱岩等前辈同道,也向平辈同道,如秦伯未、章次公、严苍山、许半龙、陆渊雷等学习),更来自博览群书。程老一生最大的爱好是读书,阅读是他晚年唯一的消遣,不仅爱看医书、奇书、冷僻书,而且爱看武侠小说。

程老读书有勤读勤批的习惯。日间医事繁忙,夜间补读,必以深宵,直至天曙。所以其书房有"补读斋""晚学轩"之号。

不少古代寒儒后来能成为著名的学者,大多得力于阅读借来的书。也正因为得书之难,故读起来就特别认真,借书而读的效果也远远超过自己购置者。程老之所以能够成为一位博学医家,同样是因"借阅"而深受其益。

有一次在闲聊时,学生问:"老师您为寒士,家中并无汗牛充栋的丹铅,不知何由得此广博的知识?"程老莞尔一笑,说:"上海有某公性爱藏书,倾其家资购置了大量医籍,搜罗中医学中的珍本、孤本甚多,有些内容很为宝贵,我所读的许多珍贵秘籍,基本上都是从他处借阅的。因为借他人的书,必须如期归还,故一书到手,总是全神贯注,穷日继夜地锲而不舍,在限期内要认真读完,方可轮番借阅,就这样借而读,读而借,往返流转竟长达十年之久,凡是某公所珍藏的医书,我都一一加以披读,并作了不少研究摸索,提要钩玄的功夫。"学生为程老善善从长而深自谦益的精神所感动,才知道某公藏书满屋而程老积学满腹的由来。而程老犹自感激这位藏书家的慷慨乐借,说自己做学问平生最得力处就在于一个"借"字,借阅使他在学问上进益颇多。

20世纪50年代上海流行乙型脑炎,许多人参加了抢救工作,程老作为卫生局的医学顾问也参与其中,这时发生一件因为脑炎交叉感染而引起患者眼睛暴盲的事。程老的才华,博闻强记,善于读书,精于读书的功力就在这关键时刻显示出来。患者陈秋珍突然暴盲,而眼科医师检查眼底,找不出致病的原因和病理表现,更找不到救治的方法。正当医生束手之时,程老要言不烦,对抢救医生之一的徐蔚霖点拨道:"你看过《医方集解》吗?"徐回答:"看过。""你再去仔细看看。"徐蔚霖回家,连夜查看《医方集解》,但第一遍仍找不到所要的答案。待第二遍再次查阅时,他不看正文里的大字,而专看旁注细字,原来答案就藏在注解里。"阳虚见鬼,阴虚暴盲",这就是答案。徐蔚霖对程老蓦然升起由衷的敬意:"程门雪才称得上真正的学问家!"做学问不但要学得博而且学得深,看书不但要看字里,而且要看行间,不但要看,而且要记。程老不但帮助徐蔚霖找到答案,而且让他领悟到一条读书做学问的门径,这就是所谓书山有路啊。

关于读书,程老深有感触。43岁时,他在《藏心方歌诀》自序中,回顾过去没有珍惜光阴,读书少,知识匮乏,深自追悔,故将自己虚拟中的书房、客厅命名为"补读斋""晚学轩",用以自勉自惕。

1945年春三月,"晚学轩"主程老于"补读斋"灯下,记录了自己三十岁以前,学问没有长进和学不嫌迟要勤奋补学的一种感悟:"幼而荒嬉,长入五都之市,目迷于色,耳感于声,同学诸子十九皆好嬉不好学,不得切磋之益而多引诱入邪僻之途,忽忽十年驹光电逝,以医应世亦近廿年矣。盖自廿五六以后方稍稍知为学之道,但杂好不专,作辍无恒,兹掌教医校撰讲义以授生徒,不容偷息,其间数载,得益匪浅也。三十以后,家难频兴,担负日重,诊务渐繁,纵有暇时,复眈于书画诗文,所好临诊渐多经验,学问则毫无进长矣。三十六以后,乃复发愤读书,至今数载,颇有小就,所作伤寒歌诀、妇科歌诀、脉诀歌诀等及批点伤寒诸本、医案各种,均三十六以后所作也。但为人者多,为己者少,虽薄有微名,自问实空如无物,缘昔时所学者皆浮薄非实在,仅悦俗目于不知者耳,不值识者一笑也。同侪间负盛名者不乏人,言实学者盖寡,故自去年以来,翻然变计,不慕髦俊之风,却求故旧之学;不希新奇之说,但以熟读旧书为主;不求多,但内经、伤寒、金匮、本草数种已是鼎鼎之士,能背诵此书有几人哉,良不足为外人言也。第未老而先衰,读书苦不能熟,昔时所读已如隔尘,而则随读随忘,尤为可叹。得已,乃节精华之点手抄而日诵之,如童蒙然。至所见各家方治,有好者亦如此缩为五七之言,以便读,不合误亦得之,但图顺口易记而已,不以示人,庸何伤乎,此余晚学之始基,亦即补读之一种也。曾文正公云,日知月无忘。此吾人为学之金针也,吾病善忘,极为痛苦,欲挽此弊,恒有约取勤读,因而学之而已,无他途也。"

1939～1940年程老曾给两位学生书赠对联,给席姓学生的对联是:"徐灵胎目尽五十卷,叶天士学经十七师。"

给方姓学生的赠联是:"思读误书万结立解,别裁伪体一家不名。"

首联以古人为师,鼓励学生不倦求学,历经多师,不断增长学问。后联构思机巧,堪称佳作。意思是:读尽正书又读"误"书,只有掌握事物的正反两面,那么任何疑案症结都能迎刃而解;倘能善于识别,剔除淘汰伪劣之说,那么除了你能成名成家,独占鳌头,别人谁都不能超越你。或者说,只要有真才实学,即使不被尊为名家,也不必有怀才不遇之感。这不仅是对学生的厚望,也是一种自勉。

程老经常对不被重视的所谓伪书持有不同见解,他说医书只应该讲究内容的真伪,而不应该纠缠什么作者的好坏。内容果然好,虽"伪"何妨? 他举例说,《中藏经》是托名的伪书,而书中的醉仙丹一方,临床应用效果很好,里面还有很多制药法,很有道理,这就不应该因为伪书而被轻视。

程老医学出入《内经》《难经》,涵泳长沙,自隋以下诸家无不博览。何时希描述程老博闻强记的功夫时说:"夫读书多,人或能之,然亦寻常短句、一无名药方,能口授而笔示、强记若吾师者则罕矣。故见之心而应之手,施之于病,俛拾即是,无往而不中也。"这也说明程老做学问用心之深,用功之勤。

程老不仅博览群书,还动手著书。在深窥《灵枢》《素问》奥旨,遍阅《伤寒论》《金匮要略》等诸家评注后,结合自己临床经验,撰写了《伤寒论歌诀》《妇女经带胎产歌诀》。对叶天士学说研究尤深,曾校注《未刻本叶氏医案》。对陈修园、徐灵胎、喻嘉言、王孟英、顾松园、李东垣、李士材、张顽石等诸先贤医案中某案、某方、某法精华之点,缩五七言,赋以歌诀,图易记忆。短则四句,长者千余字,复加按语,以示其要,集为《藏心方歌诀》。这些歌诀的浓缩和创制,是程老在诗歌方面下功夫的又一表现,而将古人的医学经验达到通俗化、普及化,便于记诵和广泛流传,此是程老作为中医教育家的用心良苦。

程老虽然精通医道,但总感到自己的不足,常常自叹:"虚名误我我误人。"只有这种不满足感,才能使他不断攀登一座座医学高峰,达到精深的医学造诣。

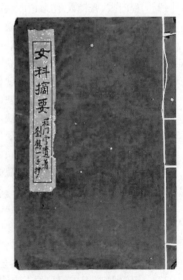

程门雪遗著《女科摘要》

主要著作和论文

1. 主要著作

[1] 程门雪校.未刻本叶氏医案.上海:上海科学技术出版社,1963.

[2] 程门雪.程门雪诗书画集.上海:上海中医研究所,1980.

[3] 上海中医学院.程门雪医案.上海:上海科学技术出版社,1982.

[4] 程门雪.金匮篇解.北京:人民卫生出版社,1986.

[5] 程门雪编.张镜人,张天,夏玲整理.书种室歌诀二种.北京:人民卫生出版社,1988.

〔6〕 张建中.著名中医学家程门雪黄文东百年诞辰纪念文集.上海：上海中医药大学出版社,2002.

〔7〕 朱世增.程门雪论外感病.上海：上海中医药大学出版社,2009.

2. 主要论文

〔1〕 秦伯未,程门雪.从中医原有基础上发掘高血压病的理论和治疗方法刍议.上海中医药杂志,1956, (1)：3-6.

〔2〕 程门雪,章巨膺.对"中医研究工作中几个问题"的商讨.中医杂志,1957,(6)：281-282.

〔3〕 程门雪.争取做一个又红又专的中医师——在上海市中医学会"内科学会"第二届会员大会上的讲话.上海中医药杂志,1958,(3)：2.

〔4〕 程门雪.上海中医药杂志1959年编辑工作的展望.上海中医药杂志,1959,(1)：封底.

〔5〕 程门雪.关于祖国医学的研究方法和经络学说作用的看法.上海中医药杂志,1959,(4)：5-6.

〔6〕 程门雪.为进一步研究祖国医学而继续努力.上海中医药杂志,1959,(10)：4.

〔7〕 程门雪.关于祖国医学的研究方法和经络学说作用的看法.上海中医药杂志,1959,(4)：5.

〔8〕 程门雪.阴阳五行经络学说在临床上的应用.上海中医药杂志,1959,(10)：10-11.

〔9〕 程门雪.党的中医政策的伟大胜利——程门雪代表在全国人代大会二届二次和政协三届二次会议上的发言.上海中医药杂志,1960,(4)：150-151.

〔10〕 程门雪,张镜人.伤寒论歌诀(一).上海中医药杂志,1962,(1)：37-38.

〔11〕 程门雪,张镜人.伤寒论歌诀(二).上海中医药杂志,1962,(2)：37,封3.

〔12〕 程门雪,张镜人.伤寒论歌诀(三).上海中医药杂志,1962,(3)：35-36.

〔13〕 程门雪,张镜人.伤寒论歌诀(四).上海中医药杂志,1962,(4)：30-32.

〔14〕 程门雪,张镜人.伤寒论歌诀(五).上海中医药杂志,1962,(5)：37-38.

〔15〕 程门雪,张镜人.伤寒论歌诀(六).上海中医药杂志,1962,(6)：34-36.

〔16〕 程门雪,张镜人.伤寒论歌诀(七).上海中医药杂志,1962,(7)：31-33.

〔17〕 程门雪,张镜人.伤寒论歌诀(八).上海中医药杂志,1962,(8)：38-40.

〔18〕 程门雪,张镜人.伤寒论歌诀(九).上海中医药杂志,1962,(9)：37-40.

〔19〕 程门雪,张镜人.伤寒论歌诀(十).上海中医药杂志,1962,(10)：32-33.

〔20〕 程门雪,张镜人.伤寒论歌诀(十一).上海中医药杂志,1962,(11)：36-38.

〔21〕 程门雪,张镜人.伤寒论歌诀(十二).上海中医药杂志,1962,(12)：37,封3.

〔22〕 程门雪,张镜人.伤寒论歌诀(十三).上海中医药杂志,1963,(1)：38,封3.

〔23〕 程门雪,张镜人.伤寒论歌诀(十四).上海中医药杂志,1963,(2)：39-40.

〔24〕 程门雪,张镜人.伤寒论歌诀(十五).上海中医药杂志,1963,(3)：36-37.

〔25〕 程门雪.学习《伤寒论》的体会(一).上海中医药杂志,1962,(7)：14.

〔26〕 程门雪.学习《伤寒论》的体会(二).上海中医药杂志,1962,(9)：10-14.

〔27〕 程门雪.学习《金匮》的点滴体会.上海中医药杂志,1962,(12)：18.

〔28〕 程门雪.中医中药面向农村为广大农民服务.上海中医药杂志,1965,(8)：1-4.

〔29〕 裘沛然.灯光雪影细论医——怀念程门雪先生.上海中医药杂志,1978,(1)：10-14.

〔30〕 胡建华,何时希,程焕章.程门雪院长学术渊源与成就.中医杂志,1979,(10)：19-24.

〔31〕 程门雪.学习《金匮》的点滴体会.上海中医药杂志,1962,(12)：18.

〔32〕 程门雪.中医中药面向农村为广大农民服务.上海中医药杂志,1965,(8)：1-4.

〔33〕 胡建华.程门雪老师对《伤寒论》中"坏病"的见解.新医药学杂志,1978,(4)：16.

〔34〕 胡建华.程门雪老师谈"时病重苔杂病重脉"的体会.新医药学杂志,1978,(10)：57.

〔35〕 胡建华.学习程门雪老师对百合等病的论述和临床经验.上海中医药杂志,1979,(1)：16-18.

〔36〕 胡建华,何时希,程焕章.程门雪院长学术渊源与成就.中医杂志,1979,(10)：19-24.

〔37〕 何时希,程焕章,莫雪琴.程门雪老中医治疗中风的经验.中医杂志1979,(7)：17-21.

〔38〕 程门雪,何时希,程焕章,莫雪琴.漫谈咳、喘、哮、痰饮的症治.中医杂志1980,(2)：10-13.

[39]　夏玲,张天.程门雪编妇女经带胎产歌诀.上海中医药杂志,1980,(2):22.

[40]　夏玲,张天.程门雪编妇女经带胎产歌诀(续).上海中医药杂志,1980,(6):6.

[41]　陆寿康.重危病证更须分清阴阳虚实——学习程门雪先生经验一得.中医杂志,1980,(9):6.

[42]　周长发.用程门雪老师的经验治疗146例"精分症"临床报告.上海中医药杂志,1982,(9):7.

[43]　夏玲,张天.程门雪编妇女经带胎产歌诀(续).上海中医药杂志,1982,(12):2.

[44]　何时希.学贯古今艺擅众妙——忆当代名医程门雪.山东中医学院学报,1983,(3):4-11.

[45]　陆寿康.程门雪脾胃证治经验偶拾.辽宁中医杂志.1983,(6):4.

[46]　周午平.程门雪临证经验拾萃.辽宁中医杂志,1983,(8):1.

[47]　程门雪,顾伯康.程氏《藏心方歌诀》选.中医杂志,1983,(10):14-15.

[48]　陆寿康.程门雪先生治肾经验四则.辽宁中医杂志,1984,(1):1-2.

[49]　唐仲伟.驾驭病机应变敏捷——《程门雪医案·陈案》剖析兼议.上海中医药杂志,1985,(5):38.

[50]　雪斋.程门雪先生轶事.上海中医药杂志,1985,(8):36.

[51]　雪斋.程门雪先生佚事(续一).上海中医药杂志,1985,(10):26.

[52]　程门雪,何时希.肝气肝风肝火治法例.中国医药学报,1986,(2):4-8.

[53]　雪斋.程门雪先生轶事(续二).上海中医药杂志,1986,(4):39.

[54]　何时希.《伤寒辨要》笺记——程门雪先生遗稿之一.中医杂志,1986,(7):4.

[55]　何时希.《伤寒辨要》笺记——程门雪先生遗稿之一(续).中医杂志,1986,(8):1.

[56]　何时希.程门雪等会诊中风重症案.中医杂志,1986,(9):4.

[57]　何时希.崩漏篇——程门雪遗稿之二.中医杂志,1986,(10):12.

[58]　何时希.带下篇——程门雪遗稿之三.中医杂志,1986,(11):7.

[59]　何时希.妊娠篇——程门雪遗稿之四.中医杂志,1986,(12):4.

[60]　雪斋.程门雪先生轶事(续三).上海中医药杂志,1986,(12):32.

[61]　何时希.胎前篇——程门雪遗稿之五.中医杂志,1987,(1):12

[62]　何时希.程门雪.中国医药学报,1987,(1):54-55.

[63]　何时希,金明弼,谢一飞.程门雪"效方歌诀"选载.江苏中医杂志,1987,(1):37.

[64]　何时希.程门雪.中国医药学报,1987,(1):54-55.

[65]　何时希.产后篇——程门雪遗稿之六.中医杂志,1987,(2):7.

[66]　何时希.《伤寒六经析义》笺记——程门雪遗稿之七.中医杂志,1987,(3):11.

[67]　程门雪,柯韵伯注,何时希.程批伤寒论注(选载一).安徽中医学院学报,1987,(3):13-16.

[68]　程门雪,柯韵伯注,何时希.程批伤寒论注(选载二).安徽中医学院学报,1987,(4):10-14.

[69]　何时希.杂病汇讲——程门雪遗稿之八.中医杂志,1987,(4):4.

[70]　何时希.伤寒用下法之研究——程门雪遗稿之九.中医杂志,1987,(6):18.

[71]　何时希.冶仲景天士于一炉的程门雪.中医杂志,1987,(7):4-6.

[72]　何时希,莫雪琴.程门雪评注《叶案存真》选(一).上海中医药杂志,1987,(10):31.

[73]　何时希,莫雪琴整理.程门雪评注《叶案存真》选.上海中医药杂志,1987,(10):31.

[74]　何时希,莫雪琴.程门雪评注《叶案存真》选(二).上海中医药杂志,1987,(11):33-34.

[75]　程门雪,何时希,莫雪琴.程评《叶案存真》选(3).上海中医药杂志,1988,(1):46-48.

[76]　程门雪,何时希,莫雪琴.程评《叶案存真》选(4).上海中医药杂志,1988,(3):32-34.

[77]　何时希,莫雪琴.程门雪评注《叶案存真》选(五).上海中医药杂志,1988,(5):37-38.

[78]　何时希,莫雪琴.程门雪评注《叶案存真》选(六).上海中医药杂志,1988,(7):29-31.

[79]　何时希,莫雪琴.程门雪评注《叶案存真》选(七).上海中医药杂志,1988,(9):26-27.

[80]　何时希,莫雪琴.程门雪评注《叶案存真》选(八).上海中医药杂志,1988,(11):40-41.

[81]　陈建平.轻药治重病——程门雪用大豆黄卷.上海中医药杂志,1989,(3):32.

[82]　古歙叶,桂天士,程门雪,等.《未刻本叶天士医案发微》选载.上海中医药杂志,1991,(6):5-7.

[83] 丁学屏,夏玲.程门雪湿温遗稿.中医杂志,1993,(5):276-278.

[84] 赵世安.程门雪书联.医古文知识,1994,(4):33.

[85] 黎忠民.程门雪用药经验探析.湖北中医杂志,1994,(6):5-7.

[86] 朱炳林.程门雪用药经验述要.浙江中医杂志,1995,(8):342-343.

[87] 程门雪,何时希.《金匮篇解》中"伏暑篇"补.上海中医药大学学报,1996,(1):16-18.

[88] 李鼎.医高老更成——裘老《追怀程门雪先生》诗.医古文知识,1996,(2):19-20.

[89] 郑敏霞.《程门雪医案》用药浅识.浙江中医学院学报,1997,(4):46

[90] 沈经宇.程门雪先生临证拾零.上海中医药杂志,1998,(5):2-5.

[91] 程门雪.书种庐论书随笔.上海中医药大学学报,1998,(1):14.

[92] 程门雪.书种庐论书随笔(续).上海中医药大学学报,1998,(2):45-47.

[93] 程门雪.书种庐论书随笔(续二).上海中医药大学学报,1999,(1):46-47.

[94] 程门雪.书种庐论书随笔(续三).上海中医药大学学报,1999,(2):12.

[95] 高毓秋.读程门雪书赠何时希纨扇诗.上海中医药大学学报,1999,(4):37-38.

[96] 周向锋,连建伟.程门雪《伤寒论歌诀》之学术特色.上海中医药杂志,2000,(9):44-45.

[97] 楼绍来.程门雪医学知与行.医古文知识,2001,(1):8-9.

[98] 曹月龙.不独医林仰宗匠即论书法亦传人——医、书俱精程门雪.医古文知识,2001,(2):17.

[99] 楼绍来.一篇珍贵的名医佚文——程门雪长篇小说《医林外史》楔子的由来及赏析.医古文知识,2002,(4):10-11.

[100] 本刊讯.杏林泰斗后代师表——程门雪黄文东百年诞辰纪念大会举行.上海中医药大学学报,2002,(4):4

[101] 默君.程门雪先生药名诗《经集三期联句》.医古文知识,2003,(4):18.

[102] 裘沛然.五十年铸就辉煌,新世纪再续华章——怀念程门雪先生.上海中医药大学学报,2006,(4):8-10.

[103] 剑钟.诗书双绝引领医林——读程门雪先生的诗和书法作品感悟.中医药文化,2006,(6):15.

[104] 吴昌培.中医泰斗程门雪指点《金匮要略》学习.实用中医药杂志,2008,(11):745-745.

[105] 李鼎."著作同门有大师"——程门雪院长感怀诗四首.中医药文化,2009,(4):35-36.

[106] 张苇航.归去来兮有故乡——读程门雪先生七律四首.中医药文化,2009,(5):38-39.

[107] 安艳丽,陈强,张星平.程门雪"经络间病"探析.中华中医药杂志,2009,(10):1329-1331.

[108] 安艳丽,陈强,张星平.程门雪《金匮篇解》之学术特色.中医药学报,2010,(1):3-5.

[109] 安艳丽,陈强,张星平.程门雪医案用药组方规律研究.中医药学报,2010,(2):4-6.

[110] 吴佳杰,张焱.丁甘仁、程门雪辨治咳喘病经验探析.辽宁中医杂志,2014,(1):31-33.

[111] 杨奕望,戎倩雯,王一凡,等.海派名医程门雪的中医教育思想与启示.中医文献杂志,2016,(3):51-53.

[112] 顾攸美,萧惠英,楼绍来.程门雪年表.上海中医药杂志,2016;(6):1-3.

[113] 岳冬辉,王键.新安名医程门雪论治温病特色探析.中医杂志,2016,(8):705-708.

(楼绍来执笔)

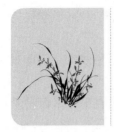

筚路蓝缕辟蒿莱　心系中医育人才
——记上海中医学院首任党委书记林其英

林其英(1913～1994)，福建省福州市人。中学毕业后来沪求学，1933 年在上海政法学院政治经济系学习期间参加革命工作。1935 年 12 月加入中国共产党，当时主要从事党领导下的上海青年抗日救亡运动。

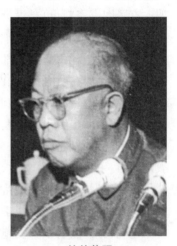

林其英照

抗日战争初期，参与组织上海青年救国服务团，任军事组组长，曾从张爱萍同志学习游击战术。其后，在李克农同志领导下，先后在武汉、长沙、衡阳、桂林等地的八路军办事处工作。并曾出任国民政府军事委员会政治部第三厅战地文化服务处股长、战地文化服务处第四服务区办事处主任、反侵略协会广西分会主任干事等职。1941 年 9 月至 1942 年 4 月，在重庆参加南方局领导的八路军办事处整风运动。1942 年 5 月至 1946 年 3 月，由周恩来同志派遣，赴昆明建立秘密电台，从事党的地下工作。

解放战争期间，调来上海，在刘少文同志领导下，建立秘密电台，进行地下工作。1948 年 7 月，奉命撤离上海转移至香港，受钱之光同志领导，任中共驻港贸易机关经济研究室负责人。1949 年 8 月，护送参加首届全国政协会议部分代表及党的文件至北京。

1950 年参加筹建纺织工业部工作，并任该部办公厅副主任兼秘书长。1958 年 4 月，调任上海中医学院首届党委书记兼副院长。1976 年夏，唐山地震，曾率领学院医疗队前往抗震救灾。1978 年起，任上海中医学院顾问。1984 年 3 月离休。他在担任学院领导期间，注意团结中西医工作者，深入基层，接近教职工，为学院的发展，建树良多。

林老在中医事业岗位上工作了 26 年。虽然离开我们已经 20 多年，但我校的教职员工都在想念他。他的光辉形象和业绩永远铭记在人们心中。

一、兢兢业业，艰苦创业

1958 年 4 月，林老接通知来校任职时，上海中医学院在零陵路的校舍刚落成。学校占地仅 84 亩，只有一幢教学楼，一幢学生宿舍楼，一幢食堂兼礼堂楼，规模很小，教学设置不配套，办学条件很差。

林老面对困难，知难而进，他发扬党的艰苦奋斗精神，依靠师生员工，一步一个脚印艰难地建设学校。

没有图书馆和阅览室。林老要求后勤部门自力更生，盖了一间不足百平方米简易平房，做图书馆阅览室，以满足师生教学急需。

学校新建，图书资料奇缺，严重影响教学。林老深知图书资料对教学重要性，为了解决这个问题，他千方百计与其他大学联系，要求支援图书资料，他的求援得到华东师范大学(简称华师大)的大力支持，华师大图书馆将馆藏的中医书籍(其中不少珍本、孤本)无偿调拨给我校，林老如获至宝，他马上要求图书馆工作人员勤奋工作，抓紧分类编号、整理上架。有了图书资料，可是没有藏书楼，图书无处放，这可急坏了林老。他督促基建部门编制建造图书馆规划，上报主管部门，由于林老的努力，图书馆项目很快得到批复。图书馆楼工程开工后，他每天上班都先到工地看看，检查工作进度和质量，使图书馆按时竣工。

林老非常重视西医基础课的教学。建院初期，学院无解剖房，影响解剖课的教学，林老和基建科商量在教学楼的西面，盖一幢简易解剖房，解决了上解剖课的难题。

建院初期，最突出的问题是教师队伍严重不足。林老深感招聘教师不能等闲视之，他要求教务处章巨膺处长从社会上招聘有中医临床经验、善于中医教学的中医师充实中医教师队伍。从第二军医大学、上海第二医学院调配一批西医基础教师充实西医基础教师队伍，后来又从西学中班中留一部分学员充实西医教研组。经过多年的努力，建成一支高水平的中西医教师队伍，使学校教学逐步走上正轨。

建院初期，随着硬件设施、教师队伍初步解决之后，最突出是缺乏教材。林老要求教师自编教材，他经常深入教研组，同老师谈心、鼓励教师将自己的经验编入教材，经过老师们艰苦努力，编出一套具有我校特色的教材。为我校教材建设打下坚实的基础。

1958 年，各省相继成立中医学院，同样遇到缺少教材的问题。于是卫生部中医司组织全国力量编纂全国统一教材。我校承担了多门主要学科的教材主编或副主编，成了全国统编教材的主力军。这与林老鼓励教师自编教材，取得经验，密不可分。林老虽然没有直接编写教材，但作为组织者、管理者，功不可没。

学校的教学质量如何？是林老最关心的问题。经过六年的办学实践，1962 年迎来了我校首届毕业生。毕业分配时，除少数留校外，他把大部分毕业生分配到全国各地去，考验我校毕业生社会适应性如何，是否受到用人单位的欢迎。后来，他组织毕业生质量反馈调查，亲自带队去北京中医研究院调研。他召开各类座谈会，听取毕业生对学校教育意见，听取使用单位的意见。调查结果，普遍反映我校毕业生适应性强，既能临床，又能实验研究，成为继承和发扬祖国医学遗产的接班人。

二、落实政策，坚强有力

在《人民日报》"认真贯彻党的中医政策"社论发表之际，林老就向全院教职员工提出

"认真贯彻中医政策"的要求,1959年,林老代表我校参加保定召开的全国中医工作会议。会议尚未结束,他就将部分材料邮寄给校刊编辑室,要求迅速宣传会议精神,落实会议的要求。他回校后立即亲自拟定两条标语,"认真贯彻党的中医政策,继承发扬祖国医药遗产",悬挂于礼堂主席台两边,让大家随时都能看到,督促大家努力付之行动。

《人民日报》"关于认真贯彻党的中医政策"的社论,及毛主席关于"中国医药学是一个伟大的宝库,应当努力挖掘,加以提高"的指示发表之后,林老贯彻党的中医政策更是雷厉风行,提出全面落实的具体措施。

首先,林老亲自撰写动员报告,全面准确阐述党的中医政策的内容、精神实质,分类组织学习讨论,纠正对党的中医政策的模糊认识,把教职员工的认识统一到《人民日报》社论的精神上来。在一般动员之后,他又进行分类指导,使党的中医政策深入人心,落到实处。

林老首先组织党政干部认真学习党的中医政策,要求干部带头学习中医,了解中医,熟悉中医,变外行为内行,按中医特殊教育规律办事,避免瞎指挥。林老以身作则,带头学习中医,他看中医书之后,疑惑之处经常向中医老师请教。有一次请一位教《内经》的老师到他办公室,和他讨论中医中阴阳五行的理论问题,说他看了《内经》,有一个想法:《内经》中讲的阴阳五行理论,充满朴素的唯物辩证法,提出能否用唯物辩证法思想为武器来研究中医阴阳五行的理论。他对这位教师说你是研究《内经》出身,能否做这个研究。这位教师说这个想法很好。于是他就把这课题交给党委宣传部林海部长,和马列主义教研组长郝晋卿老师,他俩学习研究之后,带动大家写了不少的文章,加深了全院师生对中医理论科学性的认识。

第一届西医学习中医研究班学员孙弼纲写了一篇《论中医阴阳五行的辩证法》的文章,林老看到非常高兴,他的看法与文章的观点不谋而合。他立即嘱咐院刊全文刊登,并且指示宣传部组织部分中医老师讨论。在中医老师支持下,他决定成立研究组,由宣传部负责,刘树农、金寿山、凌耀星、赵锡庠等老师参加,深入开展研究,写了不少心得体会的文章,推动了对中医学理论的研究。运用唯物辩证法来研究中医阴阳五行理论,可以说是林老的创举,在他的影响下推动了党政干部掀起了学习中医的热潮。

林老对不同人员提出学习中医的不同要求。他要求西医教研室的老师学习中医,熟悉中医,取长补短,团结共事,增加共同语言,他经常鼓励、支持曾兆麟、贾筠生、赵伟康、邵长荣、王大增等老师学习中医,用现代科学方法研究中医、发掘中医,西医老师在林老正确思想指导下,经过长期的研究,获得了一批可喜的科研成果,为我校用现代科学技术研究中医奠定了基础。

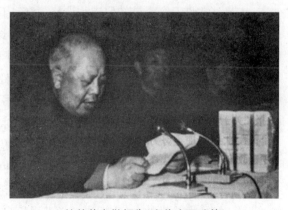

林其英在做报告(宣传中医政策)

　　林老对有条件的中医老师,他要求学习解剖学、生理学、微生物学、药理学等现代医学基础知识。他说:"西医学是从古代西方医学发展起来的,成为世界医学,是因为它与每个时代的自然科学、技术相结合的结果。我们中医的发展应借鉴西方古代医学发展的经验,把中医和现代自然科学结合起来,加以提高。"

　　林老对学生则要求"系统学习,全面掌握,整理提高",打下坚实的中医基础。同时他强调学生一定学习现代科学知识,以便将来用现代科学方法研究中医药。他认为仅有课堂学习还不够,还要拜师学习,要把课堂教学和师承教学结合起来。师承教学法是传统经验也是行之有效的方法,他组织拜师会就是这一办学思想的实践。如今名医工作室的传承模式,可说是林老课堂教导与师承教学相结合的教育思想的继承和发展。

三、关爱员工,良师益友

　　林老毕业于上海政法学院,知识分子出身。他了解知识分子的思想、生活环境和工作条件,他是知识分子的知心朋友。林老和程门雪院长的关系,就是党团结知识分子的典范。他和程门雪院长曾在同一个房间办公,他俩相互尊重、相互支持,一个执党政,一个执业务,亲密合作,从不扯皮。为了实现培养高级中医师的目标,程院长提出搞中医三基(基本理论、基本知识、基本技能)的训练。对程院长的建议林老表示大力支持,并帮助程院长搭班子,从组织上保证这一工作顺利开展。中医基本功训练大纲定稿后得到卫生部中医司的赞扬和肯定,并向全国中医院校推广。

　　林老极为重视教学工作,他强调学校一切工作都要围绕教学工作来展开。他要求党政干部要尊重教师,依靠教师,要以教学为中心,为教师服务,为他们创造良好的生活环境和工作条件,调动他们的积极性,发挥他们的聪明才智。在"左倾"思想泛滥的年代,不少党政工作人员不理解林老的要求,思想有抵触情绪,个别甚至认为教师是资产阶级知识分子、"臭老九",为什么要为他们服务,对林老的做法想不通。林老耐心引导他们做思想工作,告诉他们,知识分子是脑力劳动者,是工人阶级的一部分,是我们党依靠的力量,这些同志在林老的帮助下对知识分子的认识有了提高,为知识分子服务的工作也积极主动了。

　　林老对党政工作人员的要求很严格,1965年韩谋钜从《内经》教研组调到党委办公室任机要秘书工作。林老在纺织工业部当过秘书长,对秘书工作经验丰富,他要求韩谋钜要保守党的机密,当时文件分一般文件、机密文件和绝密文件,看文件也分等级。韩谋钜是机要秘书,什么文件都能看到。他说:"党内文件不能向朋友、亲戚透露,否则要受党纪处分。"韩谋钜照他要求做,严守秘密。林老说秘书要做文案工作,他要求韩谋钜要及时整理会议记录,起草校党委文件及领导讲话初稿。对韩谋钜送交的初稿,他都逐句、逐段修改,连标点符号也不漏过,他通过改稿帮助韩谋钜提高写作能力。他发现韩谋钜的字写得不好,要求韩谋钜抽空练书法。他自己在午休时也练书法,当时没钱买毛边纸,就在旧报纸上写。在宿舍里,韩谋钜把吸水砖铺在桌子上,毛笔沾水在吸水砖上写字。经过一段时间苦练,开大会、大礼堂的会标、标语都是韩谋钜自己写,他看到韩谋钜书法有进步,很高兴,他把他自己用的砚台给韩谋钜用,要韩谋钜坚持练书法。当时党政部门干部,多数是部队转业,文化程度较低,字写得不好,他要求韩谋钜组织大家一起练书法。在林老的推动下,机关里掀起了练书法的热潮,通过练书法活动拉近了领导和群众的距离,密切了干群关系。林老平时戴一副金边眼镜,特像大教授,大家昵称他导师。大家对林老的印象很好,在"文革"中,校党政干部大多数成了"保林派"。

林老曾在重庆八路军办事处工作,后来周恩来同志派他去昆明搞地下工作,所以林老特别重视统战工作,特别善于做大知识分子、社会有名望的名老中医工作。在"文革"中造反派诬他"只统不战",是"投降派""反革命修正主义分子",但他临终不承认自己是反革命修正主义分子,造反派达不到目的,就骂他是狡猾的"笑面虎"。

四、清正廉洁,克己奉公

林老平易近人,为人正派,办事公道,从不搞亲疏有别、拉帮结派那一套不正之风,而是一心为革命、为党的中医事业工作。他调任中医学院工作时,上级派给他一辆红色奔驰小轿车,本可独用,可是他将此车当作校领导共用的车辆,不搞特殊化。林老在纺织工业部工作时已是行政 10 级的高级干部,调任学院工作 26 年没有晋级,没有加薪,他从不计较个人得失,一如既往,克己奉公,毫无怨言地工作。

林老发扬党艰苦奋斗的优良传统,保持艰苦朴素、勤俭节约的生活作风,平时在校理发室理发,中午在大食堂吃饭,和职工一样排队,一边吃饭一边和职工聊天、谈家常,亲如家人。

三年自然灾害时期,组织上照顾他的副食品等票证,他总是压在办公桌玻璃板下不去用,同志们问他,票证为何不用? 他说,搞特殊享受还能称为共产党员吗? 他这种与群众同甘共苦的高尚情操使大家深受感动。

林老坚持和干部、群众一起参加力所能及的体力劳动,20 世纪 50～60 年代,规定周四为干部劳动日,他经常参加打扫卫生,到食堂择菜、洗菜等劳动。1959 年上级为改善临床教学条件,拨款新建龙华医院,他带领干部到工地平整土地、挖坟堆、填池塘和洼地。鼓励师生员工鼓足干劲,加快建设速度。为落实党的教育与生产劳动相结合的教育方针,每年三秋、三夏组织师生下乡劳动,他常下乡慰问,和大家一起劳动,在劳动中与师生一起交谈,了解情况,密切干群关系。

今天我们作为后人,深切缅怀作为上海中医学院奠基者、中医事业开拓者的敬爱的林老,我们要学习他一生忠于党的革命事业的精神,学习他热爱中医事业、团结知识分子、呕心沥血、勤奋工作的实干精神,要学习他严于律己、清正廉洁、克己奉公、全心全意为人民服务的精神。沿着他所提出的正确的办学方向,开拓前进,完成他未尽的事业。

(韩谋钜执笔)

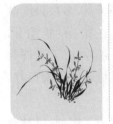

辛酸甘苦岐黄路　患者痛痒记心间

——记中医学家、教育家、临床家黄文东

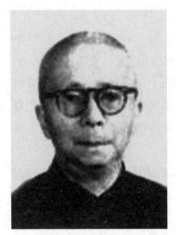

黄文东照

　　黄文东（1902～1981），字蔚春，教授，江苏吴江震泽人。1960年加入中国共产党，1916年14岁时考入上海中医专门学校，师从孟河名医丁甘仁。1921年以名列第一的成绩首届毕业于该校。返回原籍在震泽镇行医达十年之久，为周围农村劳动人民解除病痛。1931年应丁甘仁之孙丁济万之邀，返母校私立上海中医学院（原中医专门学校）执教，任教务长，并主讲《本草》《黄帝内经》《难经》《伤寒论》《金匮要略》《中医妇科学》《名著选辑》等课程，直至1948年该校停止办学，历时达17年。

　　中华人民共和国成立后，曾参与上海市中医进修班和师资训练班工作。1956年起，历任第十一人民医院内科主任，上海中医学院中医内科教研组主任及附属龙华医院中医内科主任等职。1978年起被任命为上海中医学院院长，并任全国中医学会副会长，中华医学会上海分会副会长，上海市中医学会理事长。1960年出席全国文教群英会。1978年出席全国科学大会，被选为主席团成员，并荣获大会颁发的奖状。曾担任上海市第三、第四、第五届政协委员。

　　黄老长期从事中医教学工作，积累了丰富的经验。讲课深入浅出，重视理论联系实际，善于根据不同对象，因材施教，五十年间，桃李满天下。黄老潜心研究《内经》《难经》和张仲景学说，对李东垣、叶天士、王清任诸家论述钻研尤深，重视调理脾胃和擅用活血化瘀法。认为久病体虚如施治不当，极易积虚成损，不能一见阴血亏损，不顾脾胃接受能力，便用腻补之品。治疗外感热病，也注意顾护脾胃，不能一瞧热象，便用苦寒重剂。综合李、叶二家之长，以诊治脾胃肠道疾病见长，常挽逆证于轻灵之方剂，起沉疴于平淡之剂。其已出版的著作有《近代中医流派经验选集》《黄文东医案》《实用中医内科学》，主编全国高等中医院校《中医内科学》第一、第二版教材与《著名中医学家的学术经验——中国现代医学家丛书》，其门人编有《黄文东论医集》《黄文东论脾胃病》。

　　黄老这样说："我是一个老中医，同祖国医学结下不解之缘。岐黄古术的隆替盛衰，我目睹耳闻;岐黄生涯的辛酸甘苦,我身经口尝。作为好医生,应该与患者同呼吸,共命运,休戚与共,将患者的痛痒记挂在心间。"

黄老对《内经》《难经》和仲景学说深有研究,而对李东垣、叶天士著作钻研尤勤。在学术思想上,突出以胃气为本,强调调整脏腑之间升清降浊的功能,以及把握阴阳五行相互制约、相互依存的关系。认为脾胃乃后天之本,为气血生化之源,久病不愈,体质亏虚,故治理外感内伤各类杂病,均应脾胃兼顾,以治其本。临证善取各家之长,以调理脾胃为先,擅长治疗慢性胃炎、胃溃疡、慢性肠炎,以及哮喘、再生障碍性贫血等症,屡见显效。

黄老忠诚于中医教育事业,辛勤执教 50 年,学生遍及海内外。他殚精竭虑精心培育中医人才,教学深入浅出,联系临证,生动易懂,强调重点要突出,难点要攻破,疑点要剖析,故深受学生爱戴。

一、男儿有志,直选中医

黄老自小接受传统文化教育使他颇有主见,他深深牢记"不为良相,便为良医"的古训,立志长大后要以仁术济世,所以渴望学习中医。

震泽镇距上海不过 50 余公里,得风气之先,上海有什么动静,很快就传到震泽,当时小镇上已能看到上海《申报》。1916 年春夏之交,正值筹建的上海中医专门学校在《申报》上连续登出招生广告,招生条件是:"年龄 16 岁以上,25 岁以下,国文精通,书法端正,身家清白,身体健全者。"这时的黄老年仅 14 岁,刚好高小毕业,面临进一步求学深造的考虑。他久有学医济世的愿望,这次看到上海中医专门学校在《申报》上的招生广告,不由触动心机,挑起他隐约已久的向往,于是毅然报考了该校。其父看到黄老如此坚决,也就欣然应允。

当时黄老的年龄离招生的要求还相差 2 岁,而且既非世医出身,又无显赫背景,按规定是难以录取的,但是他凭借优秀的古文基础和聪慧伶俐的表现博得阅卷老师特别是丁甘仁、谢利恒等师的赏识,于是破格收录黄老。这样,黄老与丁济万、程门雪等人就成为上海中医专门学校首届 20 名学生中最年少的小同窗。

黄老怀抱学医济世的美好愿望,只身来到上海,从此开始他的岐黄生涯。当他走进白克路(今凤阳路)仁和里珊家园的上海中医专门学校时,在他的眼里,这哪里是什么学校!这分明只是弄堂里的一户房宇宽敞的寻常人家而已。简陋的陈设说明学校刚刚初办,一切从头开始。黄老为的是学到真才实学,所以并不嫌弃学校的简陋。

1916 年 8 月 23 日,天气炎热。这一天,是上海中医专门学校的开学日。8 月 25 日(农历丙辰年 7 月 27 日)《申报》专做报道:"白克路仁和里珊中医专门学校于阴历 7 月 25 日(即阳历 8 月 23 日)开学。是日之晨,诸生齐集,济济一堂。发起人丁甘仁、夏应堂、费访壶、柯春乔、陆稼轩、何懋甫、金百川、钱庠元、张禾芬诸君均早莅校。诸生行礼毕,丁甘仁首先演说昌明医学、保存国粹之宗旨,继则校长谢利恒君及德医邵骥君,既而诸教员以次演说,均谆谆以专心致志、学贵有恒为勉。是时,来宾之盛,座为之满,皆医界同志也。洵创举也。"

二、嘉生优评,任教母校

黄老天资早慧,聪颖好学,进上海中医专门学校学习,依然如此。他的优异成绩是与勤奋学习密不可分的。在学校期间,他从不旁及其他,总是认真苦读,虚心求教,刻苦钻研,很快就因成绩优异而崭露头角,每门成绩都名列前茅,深获丁甘仁先生的赏识,并得到余振元、谢利恒、郑传笈等医界硕彦的谆谆教导和悉心指点。丁先生经常亲自批阅黄老的习作,并给予很高评价,以资鼓励。

优异的学生历来最受老师的喜爱,而好学生在老师的鼓励下,使他们更加勤奋学习,取得更好成绩。一份努力,一滴汗水,就有一份收获,黄老就是通过自己的勤学努力,不断博得老师们的青睐。黄老对于中医学理的理解和学习态度也深受丁甘仁和其他教师的赞许。

黄老经常受到丁甘仁、夏应堂等先生的邀请与王一仁、程门雪等人到先生的家中进行课外辅导。名师的亲炙教诲使黄老学业更加精进。由于从小打下良好的国文功底,在攻读古典经史方面下过苦功,所以他对医学典籍理解尤深,讲解尤切,又乐于助人,同学们在学业上每有疑难,就总爱去向他请教,久之黄老在同学们中间赢得"小先生"的美誉。

好学生不仅需到老师课堂教学,更需要在实践中历练,所以丁甘仁经常带黄老出诊。一次,他随丁师去沪南广益中医院会诊,患者是一位老年人,症见气喘、汗出、肢冷,脉象沉细欲绝,病情重笃。丁先生问黄老:"此属何症? 如何治疗?"黄老答曰:"此由肾气不纳、肺气不降所致,乃喘脱重症,急宜回阳救脱,拟参附龙牡汤以图挽救。"丁师领首赞同,遂从其意,处方开药。老者服药后果然得以转危为安。自此丁师对黄老倍加青睐,训勉备至,他的学业也随之更加猛进。

五年学成,学校举行毕业考试,每位学生分别就医理和内、外、妇等科作论文。当时黄老有三篇论文被评为一等,从而以全班第一的成绩名列榜首。

辛酉年(1921)仲夏,黄老毕业。他怀揣着上海中医专门学校首届成绩第一名的毕业文凭回到阔别五年的家乡——震泽,以黄蔚春的名号在震泽镇混堂弄挂牌行医。尽管那时的黄老年仅19岁,但他与当地的其他中医医生一样,每天不避雨雪风霜,无论白昼黑夜,奔波不辍。由于他的医技高超,医德高尚,凡遇危重患者,从不推托,大胆心细,活法圆机,每能挽危难于狂澜,拯重疴于旦夕,治好许多危重患者。对于贫困者,黄老总是不收诊金,还赠送药资。就这样,整整十年,黄老治好了无数患者,用自己的行动实践了他"仁术济人"的誓言,很快他就名扬吴江、震泽一带,博得广大百姓乡亲的信任和好评。1923年,上海中医学会的力量发展到吴江震泽,黄老凭着他的信誉和才能,组织震泽一带的中医同道发起成立上海中医学会震泽分会,并被推选为会长。

1931年春,黄老应同学李祖卫之邀赴沪为其弟媳会诊,在沪逗留期间到白克路(今凤

24

阳路)仁和里看望同窗好友丁济万。目睹当年的街市、里弄、房屋依旧,自己敬仰的丁甘仁先生已经亡故五年,令他无限感慨,见到丁济万则感到格外亲近。丁济万,是丁甘仁先生的长孙,不但全面继承了祖父的事业,而且在处事上也颇有丁老先生的风范,办事果断,处事认真,不屈不挠,勇于接受挑战。

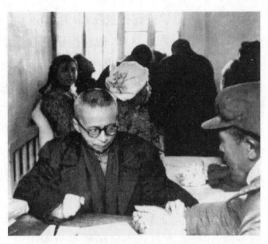

黄文东门诊

1926年丁甘仁病逝后,由南夏北丁的夏应堂与丁氏次子丁仲英和长孙丁济万先后接任学校领导,主持校政。1930年末,丁济万全面接手管理上海中医专门学校,大胆进行体制和教学等各方面的改革,1931年,学校更名为上海中医学院。教育的发展需要好的师资,正在丁氏为此事发愁之时,恰好黄老前来造访,不由喜出望外。丁济万详细询问了黄老在家乡的情况,并坦述母校当前遇到的困难,诚恳邀请黄老能来母校任教,为他分担一些压力。黄老有所心动,虽没有立即应承,但答应考虑,回去与家人商量后决定。

黄老回顾在家乡行医10年,悟出一个道理,要实现仁术济世的夙愿,单凭一人之力是难以做到,需造就广大的仁术济民之人才。只有培养出大量的中医人才,才能够解决广大人民群众对于医疗的需要。因此他毅然放弃在家乡经营多年的开业生活,重返母校,开始他长达半个世纪的中医教学生涯。

三、红烛有情,泪垂天明

黄老毕其一生,他把自己大部分的岁月和年华奉献给了中医教育事业。作为中医教育家,他桃李满天下,他的医德师德哺育了无数的学生。"问渠何物最堪比? 春蚕红烛两相宜",这是黄老的一生真实的写照。说他像春蚕,因为他的一生都在付出,做到了"春蚕到死丝不断,留赠他人御风寒"。说他像红烛,因为他照亮了别人却燃烧了自己,做到了"蜡炬成灰泪始干"。黄老又可以比作铺路石和人梯,他愿意让后来者踩着他的身躯和肩膀去通往平坦的大道,去攀缘最高的峰巅。

黄老到上海中医学院任教的时间是在1931年秋,那时上海中医学院刚进行较大程度的革新,在规格上从专科学校上升为大学。课程增加了,各科教程课本需要重新编写,师资一时还没有全部到位,黄老一到校即参加《儿科学》《妇科学》《古今医著选辑》等课的任教和教材的编写,同时还先后担任《本草》《伤寒论》《金匮要略》《妇科学》《儿科学》《诊断学》和《名著选辑》等多门课的课堂教学任务。多门课程的任教和教材编写,使他在实践中掌握和积累更为丰富的理论和实践知识,也为后来他主持编写《中医内科学》第一版至第四版教材打下良好的基础。

　　1933年,原学校教务主任程门雪先生离开学校,转任广益中医院医务主任,黄老即继任为教务主任一职。这样,他在担任课堂教学的同时,又增加了管理的责任,担子更重了。由于国民党政府对中医采取压制歧视政策,所以当时的办学环境和条件是很差的,校舍简陋破败,设施残缺不周,教员工作十分繁重,生活清苦更是毋庸赘言。但对于这些,黄老毫无退缩,为了实现他的育人济世的理想,他在中医教育的路上义无反顾,只盼仁术广传,桃李遍布,苍生普济。早年黄老在上海中医学院担任教务长,既当管理者,同时又是教学实践者,他担任第一线的任课老师,任教的课程种类最多,几乎所有的分科教学他都能拿得起放得下。每当学校师资缺少时,都是由他顶替、救急,从没有使学校的教学出现运转问题。

　　黄老在教育上默默耕耘,无私奉献,有很多值得一提的事。1947年上海中医学院被勒令停办时,尚有最后2届的数十位学生没有毕业,黄老坚持帮助他们完成最后的学业,使他们能领到毕业文凭,为一批莘莘学子在今后的行医道路上能得到承认而消除了障碍,令许多今天尚存世者,念念不忘老师的恩德。

　　一位医界前辈曾讲过一段很能说明黄老绛帐风华、红烛情深的故事,令人十分感动。1937年抗日战争(简体抗日战争)以前,黄老的收入:教务长的月薪为18元,教书的月薪为1斗米价值1.2元,此两项收入于物价比较稳定时足以维持他于沪上的长安久居。然而抗日战争期间及抗日战争胜利后的那二年,市面物价飞涨,珠米薪贵,已不可同日而语。本校的同事们或一人兼职几家学校教职,或同时开设诊所,故收入尚属可观。可是黄老因教务和教书任务都很繁重,毫无业余时间可以利用,而他的束脩多年来始终未作调整。为了维持学校的教学发展,他不仅夙兴夜寐,勤勉工作,而且自身担负的教课任务也最多、最重、最辛苦。据1938年度的上海中医学院课程表显示,黄老一身兼任了《儿科》《伤寒》《妇科》《药物》《医论》《舌苔学》等六门课的教学任务,可以说是支撑了学校的近半壁江山,但他却并没有因为付出越多而收入越高。黄老与其他人一样,也有白发待养,妻儿待哺,他需要一份优厚的收入。然而,碍于知识分子的自尊和同窗手足的情面,他又难于向校长丁济万启齿要求增加薪俸,而丁济万也迟迟没有任何加薪的暗示。在现实面前,为衣食计,迫于无奈,使他萌发了另谋他就的想法,但又舍不得惨淡经营、耗费多年心血的母校和一心向学、朝夕相处的学生。正当去留两难之际,同窗好友程门雪,推荐了年轻教师何时希。何时希是程门雪的学生,又拜在丁济万门下,为人聪明伶俐,唱得一口好皮黄,很得丁济万喜欢。于是程门雪请何氏将黄老实情向丁济万宛转陈情,充当双方的维系人。伶俐的何时希并没有直接去找丁济万,而是先与太师母马氏、师母席氏通融致意,得到两位夫人的支持。何时希再乘机进言,将黄老的情况以及其他学校教师待遇向丁济万做了通报,丁济万得知之后十分通达,给黄老加薪格外从丰:教务长月薪60元,教薪1.5元。同时还要求何时希:"以后你多提供文东消息,不可亏负了他。"尽管黄老家有此庚癸燃眉之忧,但始终没有轻言放弃和怠渎教学,这确是他忠于职守、敬业爱岗精神的一贯表现。

　　黄老善于因人施教,理论和实践结合,培养出无数栋梁之材和中医流派的继承人。由此,他得到广大学生的拥戴,也得到沪上中医同道的赞赏。无怪当时的许多名医和社会上的名人都会亲自邀请黄老代为教授他们的子弟,培养成才。这些人后来几乎都成为医、教、研的骨干"领头羊"。

四、教学相长,语重心长

黄老执教半个世纪,对中医教学有着丰富经验,他的教学主要采用启发式,受到学生的欢迎。他对学生从来不疾言厉色,而是循循善诱,以鼓励启发为主,做到既严格要求又毫无保留地传授经验。一位老上海中医学院的学生胡建华回忆当年的教学情况,记忆犹深。他回忆,黄老在执教《医论》课时,分别给学生布置作业,题为《内经五虚证之原由论》《冬应寒而反温,春应温而反寒,天时不正,酿成疾病,试就近时所见闻而论之》。黄老对胡建华的作业,做了认真地批改圈点,对前一文章的评语是:"举一反三,推陈出新,洵是善读书者。"以资鼓励;对后一文章则指出:"温病之类别,将于温病讲义中加以论述,作者所见不广,故未能深入浅出也。"作业发还时,黄老特别把胡建华叫到他的办公室,针对论文进

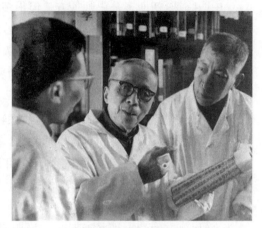

黄文东带教胡建华(右一)

行个别辅导,对可取之处加以鼓励,对存在问题作具体剖析。至 20 世纪 90 年代初,这位学生胡建华不仅已是上海中医药大学教授,还成了上海市首批名中医,但他回忆当年的情景犹如就在眼前。

黄老非常重视学生的临床实践活动,他认为临床实践是医学生成长非常必要的关键环节。对于如何完成为这一环节,将自己多年积累的体会和经验无私传给同学。他在1940 年的《上海中医学院院刊》中,写给同学的赠言是:"余愿以实习时之经验,为诸君告。实习必须有充分之临床准备,事先进行理论准备,事后取归纳的方法;力戒不加选择地依样葫芦,流于浮泛。当医校同学三年级时,将进入实习阶段。计其时日,日常课程将减少,在此一年之中,即从实习而完成其学业,其为期之短促,过程之迅速,已成为目前之最大问题。就个人的智能言之,就是以有限之脑力,受各科之灌输,其应付之困难,每增有时而穷之慨(即时间短暂,计日而穷)!故当实习之时,若不以恳切诚挚之志向,继续努力,势必流于肤泛。习尚通套(学流行时尚,学流行套路,不计实际效果),依样葫芦,不知选择,此风不戢,术斯下矣(世风日下)。因谈实习之途径,以助同学之精进,亦为一般之借镜。

此日此时,总汇百川,导流入海,资前者之结束,为后者之准备,着手之处,允推仲景伤寒六经之变化,金匮所载证治之分类,以及叶、薛、吴诸氏,所述温病之条例与治法,最为切于实用。就平日之所得,为短期之整理,务求简要明辨,清疏不紊,庶几于临证之时,心领神会,若与相应,盖先有充分之准备,而后注意于实习,往往事半而功倍也。

凡出于名医之门，每日求诊者百余人，呻吟拥挤，不堪久待。为师长者，不得不敏捷应付，愈速愈妙，而学者执笔录方，唯有埋首疾书，但求无误，无检讨余地，若是而言实习，其获益殊觉肤浅。苟以忙碌之余，游散逍遥，事过忘怀，必且并肤浅之益而不可得。是岂实习之真意乎。此其一。不宁唯是，每日门诊之方，其相似者十之六七，习焉既久，大意疏忽，遂成通弊。由是半途自画，不求精进，即使随从出诊，亦不肯以静细之心灵，为深刻之研磨，轻于着笔，草率了事，究其实在，浅薄无源。此其二。关于以上两点，亟应矫正而痛改者。"

中医临证，初期多是跟师抄方。但很多学生并不知怎样抄方，不明白怎样从简单的抄方中学习到老师的本领。对此，黄老指出："临事匆忙，必待事后反复考按。在晚上自修时间，就每日录方底簿，为之分门别类，合数人之方，以归纳方法，分工合作。一方中，即一二味药品之出入，其性味功能相等者，不足为异；倘属异性，其辨之易明者，亦不足为奇；唯寻思而不得其解者，必当择要请益，务期明了，触类旁通，其获益不止所问而已。更有进乎此者。诊治一人之病，其缠绵而经久者，其症轻重无定，方药因之而变化，不足为异。倘病无变化，迁延不解，用药由轻而重，以期胜病，果获效验者，亦不足为奇。唯当重剂屡投之后，病情不增不减，又非药不对症，忽然转移目光，以退为进，改投轻灵之剂，其效验竟有出乎意外者，此用药之技巧，实赖医者之心灵手敏，有以致之，是必于沉求默察之中，能意会而不能言传也。"

当时，还有的学生热衷于不断变换跟师，在不长的时间里从这个诊所换到另一个诊所，不断更换老师，黄老对此也提出了善意的批评，他特以叶天士为例："叶天士，为清代名医，其从师最多，足见医术之精，得之于师传者自属多数，唯能博采众长，故有独到之处。然学无根基，即无定识，多师何益！徒增涓惑而已。深愿有志之士，从实习之时，力图精进，以巩固其根基，以增强其定识，而后虚怀采访，各处寻求，撷诸家之精华，期发挥而光大。"

中医内科学是中医学的重要组成部分，既是实践经验的中医学理论总结，又是一切临床学科的基础，历来有"大方脉"之称。20世纪60年代前，我国的中医学院还没有统一的中医内科学教材，学生上课用的教材多由各校组织教师自行编写。1961年7月，由黄老主持上海中医学院内科教研组编写的第一版全国统编《中医内科学》教材出版，面对新出炉的教材，黄老并没有沾沾自喜，而是感到这一教材由于编写时间过于仓促，所以内容还不很完善，存在不少缺点，比如教材范围比较狭窄、与各科内容有所重复、与临床实践尚有脱节、有厚古薄今的倾向等。于是他萌生进行教材改革，续写新版教材的想法。为了弥补当时教材内容的不足，黄老经常组织教研组编写和油印大量的辅助讲义发给学生。这些讲义后来成为黄老编写第二版《中医内科学》的底本。第二版《中医内科学》较之第一版有了较大改动，增加不少新内容。全书分总论、各论两大部分。总论体现中医学理论的系统性，各论按病症分别阐述病因、病机、诊断、治疗。内容丰富而实用，条理清晰，备受赞誉，为以后的《中医内科学》再版打下较好的基础。

黄老认为中医内科学是一门从基础理论走向临床实践的重要临床课，课堂教学就是密切联系实际、联系临床的重要环节,为此,他创造性地提出科学、系统、实用的教学法。他要求教师要抓好备课、讲课、辅导、见习四大环节。他认为,备课应从钻研、熟悉课文内容开始,从了解和分析同学的实际水平出发。教师在讲课时,一是要求抓住中心,讲深讲透关键和重点内容。二是要求找出规律,归类比较。如讲呕吐,举出各种呕吐的特征:外邪犯胃,突然呕吐,来势较急;饮食失调,得食愈甚,吐后略舒;情志不和,泛恶呕吐,嗳气则舒;胃虚不降,嘈杂口干,时作干呕。这样易于学生理解和记忆。三是要求板书归纳,写出提纲、要领、口头小结。这样系统性强,重点突出,易于接受。四是要求详细解释疑难字句。如"衮""斳"字的解释、读音、写法都详加分析。课后的辅导,分个别和集体辅导两种,是贯彻"因材施教"的手段。黄老就经常亲自深入自修室及学生宿舍,个别地针对性地解答学生的各种问题,辅导帮助学生做好作业。集体辅导,又有学习辅导和读书辅导两种形式。后者环绕课文内容,选辑与课文相关的各家名著进行讲解,为的是加深对课文内容的认识和理解。黄老非常重视教学见习,认为是贯彻理论联系实际的重要环节,既能够加强基本理论、基本技术的训练,又有助于巩固和消化课堂理论学习内容。因此,他特别强调要在课堂教学的同时,安排好教学见习。教学见习可分为初、中、后三个不同阶段。初期要求教师多讲解、分析,适当提问以加强基本功训练。中期结合具体病种,根据教材内容,详细分析。通过提问、拟方,教师逐一分析指出同学的正确与错误。后期则让学生在教师进行四诊后,由同学记录症状,分析病机,确定治则,拟定处方,最后由教师结合课文内容进行分析讲解。黄老认为教学见习只有从临床实际和学生实际出发,循序渐进,由浅入深,才能使学生保持浓厚的学习兴趣,为临床实习打下基础。

在教学工作中,黄老经常采取教研组的教师互相听课、共同备课的形式,以提高教学质量。在医、教、研工作中,共同临诊,经常开展学术争鸣,讨论案例,并虚心吸收中青年的长处。黄老认为作为老一辈中医,既要担当起培养中医后继人才的责任,热情地、无保留地传授经验和知识,又要严格要求学生,正确对待学生,随时倾听学生的意见,吸取他们的长处,调动"教"与"学"两方面的积极性,最后达到教学相长,共同进步的目的。

62届调干生、如今耄耋之年的陆鸿元教授曾追忆当年黄老事迹的一鳞半爪。

1962年秋,陆鸿元等一批同学到龙华医院报到,黄老和姚培发主任即向陆氏和同学们布置学习任务,要求他们学习《内经》的病机待考查。为了迎考查,学生免不了准备一番。待到试题发下来,出乎意料的竟是要求默写《内经》"病机十九条"!"啊!这么简单。"莫不喜形于色。只听得簌簌的写字声,不移时而交卷。黄老似乎早已窥到学生们的心思,说:"你们学习努力,很好。能记住一些医经著作主要内容是必要的,但更重要的是结合临床、教学、科研去运用和实践。"后来,在漫长的岁月里,黄老曾多次指导中青年教师和医生如何学习医典著作,反复提出:"《金匮要略》《伤寒论》虽同为医方之书,而其发展和成长则和《内经》分不开的。研读《伤寒论》《金匮要略》之先,就必先熟悉《内经》的理论。研读《伤寒论》《金匮要略》后,又须研究此后的其他医案方书。当然其他方书也是在仲景著作基础上发展起来的。这叫探其源、识其绪而知其流,上下贯通,左右旁及。"黄老处处躬身力行,言传身教。

黄老主持的龙华医院内科自 1962 年到"文革"前,始终坚持业务学习,每周安排两个晚上进行案例讨论。讨论会除中青年医师外,老中医陈耀堂、苏万方、徐嵩年、刘仲琪、黄秉良、万适之等也均参加。案例讨论所涉及病种包括怔忡(室上性心动过速)、痹证、胃脘痛(溃疡病等)、慢性腹泻、肝病(慢性肝炎、特发性肝病等)、鼓胀(肝硬化等)、水肿(慢性肾炎伴高血压等)、淋证(石淋等)。每次会上,黄老都作总结发言,提出思考题,力求贯彻理论联系实际,帮助学生温故知新。如讨论"眩晕"案例,则揭示"诸风掉眩,皆属于肝"等含义;对河间主风火、丹溪主痰、景岳主虚的见解,则结合自己的临证经验进行剖析,较之课堂上更加深入浅出。陆鸿元和其他年轻医师们耳听笔录,几年下来,在黄老循循善诱下,年轻医生提高迅速,为他们从事临床打下更扎实的基础。

20 世纪 70 年代初,龙华医院接受组织医疗队到附近农村防治慢性支气管哮喘的任务,出发前医疗队的青年医师曾三次前往黄老家登门请教,每次都得到他耐心解答。黄老反复介绍运用《金匮要略》仲景方治疗慢性咳喘病的经验,并推荐本院自制的具有温肺化痰、止咳平喘功效的中成药"麻干片"作为治疗哮喘的常备药。该方是黄老根据《金匮要略》射干麻黄汤化裁组成,共六味药:麻黄、射干、紫菀、百部、姜矾生半夏、姜矾生南星,剂量分配比例顺序为:3∶5∶5∶3∶3∶3。制成片剂,每日 2 次,每次 10 片吞服,亦可用温开水冲烊,连渣服。麻干片对于慢性支气管炎以及秋冬季节咳嗽不止者有明显疗效,总有效率达到 85%。

黄老平时为人谨讷,谨言慎行,但在门诊带教时却总是循循善诱,言传身教,一丝不苟。一次,某实习学生接诊一位患者,因患者头晕恶心、面色㿠白。询问其病史,说曾患梅尼埃病。该学生没有进一步检查,偏听偏信,即以梅尼埃病对待,草草处方——平肝化痰和胃。黄文东见患者精神困惫,语声低怯,面色㿠白,唇淡,脉细弱,而且头部尚能转动,据此症状不像梅尼埃病。但他没有直接讲出自己的见解,而是引而不发,要让学生通过实践,自己来否定原来的结论。他要求学生为患者量血压和检查排便情况,结果测得血压70/40 毫米汞柱,大便隐血阳性(++++),于是重新诊断为上消化道出血,当即收入住院。事后黄老以温和的语气语重心长地说:"医生对患者既要热情关心,又要细心观察,才能作出正确的诊断,不能只听其主诉,即草率处理。如果把这位误诊患者放回家去,后果真不堪设想呵。"

五、脾胃为本,阐发李叶

黄老深入钻研《内经》《难经》和仲景学说,对李东垣、叶天士的著作探索尤勤。在学术思想上,突出以胃气为本,重视调理脾胃,强调调整脏腑之间升清降浊的功能,把握阴阳五行相互制约、相互依存的关系。

黄老调理脾胃的学术思想,渊源于金代著名医学家李东垣,但对李氏学说又有进一步的发展,他的基本观点是"人以胃气为本"和"元气充足,皆由脾胃之气无所伤"。黄老对调理脾胃法则的运用,并不局限于脾胃本脏疾病,更可广泛应用于他脏疾病。他指出:肺病日久,可用健脾养肺之法,使水谷之精微,上输于肺,肺气充沛,足以控制病情的发展,以致痊愈;肾病可用健脾制水的方法,使肾脏的元阳,得谷气以充实,达到阳生阴长,气能化水,正气胜而病邪自却;心病可用补脾升血的方法,增强供血来源,使血液充足,循环通畅,而心神得以安宁;肝病可以用疏肝健脾的方法,肝喜条达,又主藏血,有赖于脾胃的健旺而化生气血的滋荣,使肝体得以柔和而气火自平。

基于"内伤脾胃,百病由生",以及"人以胃气为本"的理论,黄老在治疗上十分重视调理脾胃,用药上重视药物性味的降升润燥有别。他善用甘温补脾病,如人参、黄芪、白术、甘草等,取甘温能补脾胃之阳气;善用升降脾胃阳气药,如升麻、柴胡、葛根、防风等,取风药胜湿,兼能鼓舞胃气。黄老认为:李东垣立论制方,着重在补中益气、升阳益胃方面,增强内在的抗病力量,达到治愈疾病的目的,确有其高明之处,但偏于温燥,使胃气失于和降,耗伤胃阴,还有其不足的一面。黄老对于叶天士"脾喜刚燥,胃喜柔润"以及"脾宜升则健,胃宜降则和"的理论极为赞同。他认为对脾胃之证必须作细致分析,在处方时须处处全面观察,区别脾与胃、脏与腑之间的不同情况,而后决定升降润燥的不同治法。他在临床辨证施治过程中融会李杲、叶天士和王旭高等人的学说,形成独特的治疗脾胃病的风格与专长。

(一)调理脾胃,轻剂缓图

黄老在立方选药时比较注重于运用升阳补气的药物,处方特点是:剂量轻,药力缓,配伍得当,制成粗末,水煎服,适用于调治内伤疾病。他认为,用药之忌,在乎欲速。欲速则寒热温凉、行散补泻未免过当,功未获奏,害已随之。用药无次序,如兵无纪律,虽有勇将,适以勇而偾事;用药又如理丝,缓则可清其绪,急则愈坚其结矣。他治疗内伤疾病,主张循序渐进,缓以图功,反对用药过当,损伤脾胃。黄老接受李氏经验,认为凡病程迁延,医者急于求功,病者急于求愈,往往用大剂药量,但并不能解决实际问题。对慢性病尤其需要照顾脾胃,否则治之不效,反觉无计可施。此时宜"重药轻投",以达到"轻可去实"的效果。在临床上某些慢性久病经治疗后逐步好转,此时他将有效方药以十倍左右剂量,改为药丸,缓缓调治,以竟全功。如果病势危急,又当重剂。根据病情变化,或扶正祛邪,或回阳以固脱,或敛汗以救阴等。基于这一学术思想,黄老以补气健脾、生化气血为主,补肾温阳、助阳生阴为辅,治愈长期依赖激素、输血来维持生命的再生障碍性贫血。

(二)调理脾胃,清泄"阴火"

关于李东垣"阴火"的理论,历代医家颇有争论,黄老将其归纳为三点。

(1)阴火、相火、包络之火,即心肝之邪火,皆因阴虚而妄动。所谓"火与元气不两立,一胜则一负",所指就是心肝之阴火与元气相争,此时或阴火旺而正气愈虚,或正气胜而阴火自却,病情往往由此而转变,故颇能决定病情的安危。因为此火属病理性的壮火,对人体有害,故称"元气之贼"。

(2)阴火的形成,主要由于脾胃虚衰,元气不足,阴虚于内,内火独盛所致。应与外感

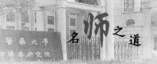

六淫中的"邪火"相鉴别。

（3）阴火的治法，以补气、清火、滋阴为主，用补中益气汤加黄柏、生地，或补中益气汤与朱砂安神丸同用。黄老在临床中常注意兼顾清泄阴火，顾护正气。

（三）运用调气，法治胃痛

黄老认为，胃者汇也，致痛之因甚多，但初起以停食、受寒为常见。既病之后，常因饮食、劳倦、寒温不调、七情所伤而经常反复发作，渐成慢性疾病。就临床所见，胃痛的病机可归纳为肝旺、脾虚、胃实三个方面。"肝旺"指肝用偏旺，即肝气犯胃；"胃实"指食积、瘀血、痰湿等实邪停积胃中；"脾虚"指脾气、脾阳、脾胃阴虚等诸虚证，脾虚则枢机不运，内湿酿生，又有寒湿、湿热之分。前两者属实，后者为虚，实者祛邪以调气为先，虚者扶正宜分阴阳。

在胃脘痛的治疗上，黄老赞赏叶天士关于"肝为起病之源，胃为传病之所""凡醒胃必先制肝"之说。因肝为刚脏，体阴而用阳，病则侮其所胜，乘土犯胃表现为恶心、干呕、脘痛、胸痞、不食、吐酸水涎沫等症。他在临证时，根据症状与病情之不同，将肝旺所致的胃痛分为肝郁和肝气横逆、肝火偏旺、阴虚阳亢等几种类型。肝郁由于情怀不舒，抑郁寡欢，以致木不疏土，症见胸脘痞胀，胁肋隐痛，嗳气频作。若进一步发展可致肝气横逆，胃失和降，则胁肋胃脘攻痛，恶心呕吐吞酸。一旦气火内炽，肝火偏旺则嘈杂烦躁易怒，口干口苦，胃脘有灼热感。若气火耗伤阴津，引起肝阴亏虚，不能制约而肝阳上亢，则症见胃脘胀痛日久，伴口干、纳少、头晕、便干、舌红或光剥等。

黄老说："脾胃之间转化关系，虽云初病多属胃实，久则转为脾虚。实者多热，虚者多寒。但就临床所见，往往错综复杂，变化多端，不可执一而论。"肝气之疏泄赖脾胃之升降而畅达。脾胃有病，脾之清气不升为飧泄，胃之浊气上逆为呕吐、嗳腐，或脾不健运为中满腹胀，胃失通降而胸脘痞闷。他应用调气法治胃痛，"调其气使其平也"。调气之方，必别阴阳。调气法的运用具体有五：① 调补气血；② 调和升降；③ 调理脾胃；④ 调气以疏肝、泄肝；⑤ 调气以化瘀活血。即调气不应，说明病已入络，当予和营治疗，所谓"初病在气，久病入血"。

（四）调理胃脘，注重辨证

黄老根据暴痛多寒，久痛多热；新病多实，久病多虚；初病在经，久痛入络等理论，将辨寒热、辨虚实、辨气血作为胃痛之辨证要点。

1. **辨寒热**　偏寒者，症见胃痛剧烈，泛吐清水，形寒喜温，喜热饮；苔白腻，脉弦或紧。或伴腹痛、腹泻。治宜温中调气散寒。止痛可选肉桂、荜茇、荜澄茄、干姜；止呕可选吴茱萸、生姜；止泻可选炮姜、焦山栀、焦律曲；外感风寒可加紫苏、六曲；偏热者，症见胃痛而有烧灼感，嘈杂，呕吐黄水，烦躁，口苦或口干不欲饮，大便干结或不爽。舌质红、苔黄腻，脉弦或数。治宜清泄肝火，选用左金丸、黄芩、黑山栀等，可取良效。若兼见便秘、呕吐，可加少量大黄。

2. 辨虚实　若初起多为气滞,每因受寒、夹食、夹湿引起胃痛,症见纳呆、口淡、体倦,胃中胀甚于痛,苔腻,此乃属实。若夹寒湿者治宜苦温以燥湿,用平胃散加木香、紫苏之类。若属夹湿热则宜辛开苦降,用生姜、半夏、黄芩、黄连之类。均可佐茯苓、薏苡仁等淡渗利湿之品。久病多虚,又因体质差异而有阴阳气血亏虚之不同。脾胃虚弱,津液不足,可见纳少、口干少津、舌红、脉细,用养胃阴法。取白芍、甘草酸甘化阴,进一步再加沙参、麦冬,甚则酌加乌梅、木瓜以制肝醒胃。若形瘦神疲、便溏者,属于脾胃虚弱,阴液难复的案例,再加石斛、人参之类,并与陈皮、佛手芳香理气开胃之品同用,以助药力。

3. 辨气血　通调气机是胃痛的治疗纲领,调理气机须辨虚实,分新久,讲升降。凡久痛不愈,见舌质青紫,痛如针刺而有定处,或痛无休止,胃脘似有物顶住等症,都是气滞瘀阻的指征,当用活血化瘀之品。可根据症状轻重选择不同药物。治胃痛常用活血化瘀之品,但活血化瘀须与调气药同用,因为"人身之生总是以气统血"。活血化瘀亦要分轻重、辨寒热、讲进退。根据刺痛之轻重选用赤芍、丹参或桃仁、红花,疼痛剧烈时则用失笑散、延胡索。偏寒者加温通之品,如桂枝之类。偏热者用制川军祛瘀清热。出血之时用参三七、海螵蛸、白及粉。痛缓之后用丹参、莪术以活血,最后用当归、丹参养血生血以收功。

黄老还指出,由于"胃为之市"(交换之所,诸物混杂),无物不入,故用药首要平和,以减少对胃的直接刺激。过热则胃中灼痛,过凉则腹中雷鸣,偏润则胀满呕吐,偏燥则咽干痛剧。更要注意轻灵流通、平和,以维护胃气之舒展通降。对于一贯煎或益胃汤等方剂,黄老认为只有患者嘈杂纳少,口干便难等肝胃阴亏症状明显时,加减应用才会收效。

黄老创制多首治疗胃痛的有效经验方,其中的溃疡一号方用以治疗脾胃虚弱型胃炎、胃溃疡,临床疗效很好。他的研究生采用 Okabe 法制造动物胃溃疡模型,通过大白鼠胃溃疡造型进行验证。动物以溃疡一号处方:党参、白术、白芍、炙甘草、木香、香附、煅瓦楞、丹参,常规煎制浓缩,50 倍剂量喂服,实验证实该处方有明显的抗溃疡和促进溃疡愈合作用。

案例:患者,女性,45 岁。1980 年 5 月 24 日初诊。胃痛 2 年余,近半年来加剧。终日疼痛持续不休,时而抽掣刺痛。痛时厌食拒按,但欲热饮。近 2 个月来,恶心呕吐,除热开水外,无论何种食物,食后 10 分钟完全吐出。形寒肢冷,胁痛口淡,头晕头胀,失眠心跳。面色暗黑,声音低微。曾有呕血、黑便史。胃镜检查:胃角小弯部溃疡,慢性中度萎缩性胃炎伴糜烂,组织学检查有轻度不典型增生。舌质青紫,苔黄腻,脉弦细。辨证属于肝胃同病,胃气上逆,湿热交阻,宿瘀停留。先宜泄肝清热,调气化瘀。处方用代赭石、蒲公英、紫丹参、失笑散(包)、旋覆梗(金沸草)、延胡索、金铃子(川楝子)、白蒺藜、姜竹茹、姜半夏、小川连、淡吴萸。服 7 剂后,呕吐止,守方再服。又 1 周后,偶有泛恶,胃中烧灼,痛有定处,终日不息。辨证属于胃气已得下降,但湿热宿瘀未化,症情复杂,治用前法加重化瘀之品。药用煅瓦楞、紫丹参、蒲公英、瓜蒌皮、失笑散(包)、制香附、广木香、桃仁泥、炒白芍、左金丸(分吞)。上方服 7 剂后,剧痛已除。守方 2 周后,胃中刺痛及烧灼感基本消失,仅终日隐痛。饮食由初诊时每餐吃粥 2 匙已增至 1 碗。舌质青紫也渐转红。再用调气化瘀之法:煅瓦楞、八月札、蒲公英、炒白芍、紫丹参、瓜蒌皮、南沙参、生薏苡仁、熟薏苡仁、延胡索、川楝子、炙鸡内金、炙甘草(因有不典型上皮增生,方内加入薏苡仁、八月札之类)。以上方为基本方,稍事加减。2个月后,胃痛消失,大便正常,每日1次。食量维持每餐吃饭1碗。面色转华,体重增加,语声响亮,自觉体力增强。同年10月胃镜复查:胃角形态正常,未见溃疡。

(五)健脾化湿,抑肝止泻

泄泻是常见脾胃病证候,黄老认为慢性泄泻病程久而病情多较复杂,既有脾虚,又有湿滞,还常挟有肝郁、阴亏等,故治疗应从整体出发,辨证首重虚实。其用药要特点:应用补气药,对于久泻阴分不足者,恐利湿而伤阴,较少选用茯苓;如气虚症状较甚者可加黄芪;但如气滞湿阻明显者则不宜。温里药的应用,炮姜有温中健脾、化瘀止泻的作用;脾胃虚寒甚者可加肉桂;久泻伤及肾阳,临床多用附子以温肾助阳,配合理中丸、四神丸等可增加温补脾肾、温中止泻的功效。对于脾胃素弱,肝气犯脾,致脾虚肝旺者,用理中丸合痛泻要方加减。他认为本病的肝旺不是肝经实火,故不能用龙胆草、栀子之苦寒泻肝,而宜用白芍之类,通过柔养肝体以达抑制肝阳。芍药配甘草能酸甘化阴,或与乌梅同用,抑肝以扶脾,而起止泻的作用。升麻与防风均能升清止泻,但升麻升清之力较防风为强。此外,对脾胃虚弱、肠中湿热较重、有里急后重者,也可用桔梗、生甘草。理气药常用广木香、枳壳、陈皮、制香附等。广木香用于慢性泄泻,既能理气止痛,又能助脾运之力。养阴药多应用于久泻伤阴者,常见舌红苔少,甚则红绛光剥,口干咽燥。在应用温中健脾治疗的同时,应兼顾养阴生津,要权衡运脾及养阴两者的轻重。金石斛较川石斛力量犹胜,如病情较重者,可用铁皮枫斗,因其生津功效更强,且有厚肠之功。生地、玄参均有润滑之性,熟地黄易滋腻碍脾,故不宜。

对于慢性结肠炎,脓血便久治不效者,可用白头翁、黄芩、黄连之类。黄老指出,治疗久泻与暴泻不同,久泻即使肠有湿热,也存在脾虚的一面,因此当需用苦寒药时,应与木香、炮姜等配合应用,使苦寒不致碍脾,清热不致伤阴。

若见大便频数而秽臭,后重不爽,腹胀作痛,此为湿热食积,应以清热化湿药(秦皮、黄芩之属)配以消导食积药(焦山楂、神曲等)治之。对慢性泄泻因脾胃虚弱致肠道滑脱,大便溏薄,次数较多者,若腹不胀,无里急后重,临床上往往加用煨诃子、煨肉果等涩肠止泻之品。其中,煨诃子酸以收之,煨肉果温以涩之,与炮姜、党参、白术等配伍,可相得益彰。若病久及肾,致脾肾阳虚,可用上述药物合熟附子同用。对于以上治疗初见成效者,黄老常用汤剂处方的10倍剂量,研为细末,水泛为丸,日服12克,分吞。每料丸药服2个月左右。

(六)调理脾胃,治疗杂症

黄老临床治疗慢性疾病和各种杂病,多从调理脾胃着手取得良效。他认为,对于任何病,若"久病不愈,与脾胃关系最大",故临证多采用或辅以调和脾胃、健运脾胃之法。所谓"调和",是用平和的方药;所谓"健运",是用行气的方药,不使太过,以免偏伤脾阳与胃阴。

他指出,治疗脾胃病,贵在升降润燥之间,权宜而施,燥脾湿不忘护胃阴,养胃阴不致碍脾阳。温脾阳,养胃阴,执取执舍,要根据不同的临床表现灵活加以运用。原则上轻灵、流通以调理脾胃。

黄老在带教研究生时曾说:"脾胃乃后天之本,为气和血生化之源。久病体质虚弱,如治疗不当,可积虚成损。不论治疗外感、内伤疾病,都必须时时注意照顾脾胃。具体地说,不能一见热象,就轻易用黄芩、黄连、大黄等大剂苦寒克伐,以免损害脾胃;也不能一见阴血不足,不考虑脾胃的接受能力就随便用熟地、阿胶等腻补之品,以免影响脾胃运化功能。久病不愈,与脾胃关系最为密切。常见肝病患者,脾亦受病。《金匮要略》'肝病传脾'的理论很有临床指导意义。至于'见肝之病,不解实脾,唯治肝也',这是缺乏整体观念的表现,因此,不能达到满意的疗效。"

黄老临诊处方无论新病久病,攻法补法,常在辨证的基础上加用一二味芳香灵动之品。如木香、陈皮、佛手、绿萼梅之类,以鼓舞胃气,使攻而勿伐,补而不滞。黄老认为如患者既有五心烦热、失眠心悸之阴虚内热证,又见便溏、恶心、纳差等脾胃运化功能薄弱之症。治疗当有先后,一般先以健运脾胃为主,但此时选药不宜过于温燥,以免伤阴。经调理后便溏转稠,胃纳进步,然后再予滋阴清热为主。此时选药又不宜过于滋腻,同时应适当参以健脾和胃之品,常仿缪仲淳补脾阴法等。还说:不能一见热象,就轻易用黄芩、黄连、大黄等大剂苦寒克伐;也不能一见阴血不足,不考虑脾胃的接受能力就随便用熟地、阿胶等腻补之品,以免影响脾胃运化功能。

（七）治疗咳喘,用药轻灵

黄老治疗咳喘有独特风格。他治疗咳嗽,用药轻灵,不主张药量过大,忌妄投辛散、酸敛或重浊之剂。他的理论是,肺在上焦,上焦如羽,非轻不举,轻清灵动之品可以开达上焦。黄老还强调祛邪的重要性,认为治疗咳嗽不能留有一分邪气,若邪气未清,即投以大剂养阴润肺或止咳之品,则邪气必然恋肺,滋生他变。

黄老将治咳理肺,归纳为宣、温、清、润、肃五法。宣肺,不管咳嗽新久,有邪就要宣,即宣通肺中痰滞,发散外邪。常用药如:宣肺用桔梗、甘草等(偏热可用射干),如咳嗽音哑,可加胖大海、玉蝴蝶、凤凰衣等。发散药轻者用荆芥、防风、前胡等(偏热者用蝉衣、牛蒡子);重者用麻黄、桂枝(表实用麻黄,表虚用桂枝)。温肺,治风寒咳嗽,温肺每与宣肺同用。杏苏散为温肺代表方,常用药有旋覆梗、紫菀、陈皮、前胡、款冬花等。如咳嗽气急不平,用麻黄以温肺平喘;如痰多白沫,舌苔白腻者,用细辛、生姜或干姜温肺化饮。清肺,寒包火、风热及燥热咳嗽均要用清肺药。他认为寒包火之咳嗽,一是风寒束肺,肺热内蕴引起;二是风寒化热,寒热夹杂所致。其主症为阵咳,咳而不爽,咳痰不畅,口干,舌边尖红,苔薄白或微黄。治疗当清肺药与宣肺药同用。清肺的代表方为泻白散,常用药有桑叶、桑白皮、地骨皮、马兜铃、枇杷叶、茅根、芦根、黄芩、生石膏等。润肺,肺热不清,甚则伤津,而见口干咽燥,咳嗽少痰,不易咯出,舌红等症;还会出现便秘(因肺与大肠相表里)。他常用的润肺药有沙参、麦冬、玉竹、瓜蒌等。对于寒包火之咳嗽,即使出现肺热伤津之症,他亦不过早应用麦冬等，以免遏邪。肃肺，肃为肃降之义。一般初期不用，否则使外邪恋肺，咳嗽不易速愈。止嗽散为肃肺之代表方，常用的肃肺药有苏子、白前、海蛤壳、海浮石等，紫菀、款冬花也有肃降之功。如呛咳较剧，而他药无效，还可加用天竺子、腊梅花、罂粟壳。但罂粟壳仅用于剧咳无痰，中病即止。

对于迁移日久，痰多苔腻，神疲乏力，动则自汗之风寒或风热挟湿者，宜重用化湿药，如平胃散，且不可过早使用补气药。阵咳较剧，甚则胸胁疼痛，烦躁，加用清肝之品，如黄芩、栀子和黛蛤散之类。咳嗽日久，动则喘甚，治疗当培补肺肾，偏于肺虚者用生脉散，偏于肾虚者用肾气丸。

对于哮喘之症，黄老赞许曹惕寅先生提出的治哮喘的表、攻、补三法。他以表法表散风邪，对风寒用小青龙汤；对风热以小青龙汤加生石膏、黄芩，干姜改生姜。咽痛加射干，或用射干麻黄汤去大枣，效果显著。攻法，分痰饮和痰热，痰饮以小青龙汤为主或以苓桂术甘汤为基本方，加入五味子、杏仁、陈皮、半夏、紫菀、当归之类，研成细末，水泛为丸，吞服。痰热内结，以定喘汤清化痰热为主。他方不效时，用导痰汤合三子养亲汤。补法，乃温补脾肾。阳虚用肾气丸、左归丸等，阴虚用七味都气丸、生脉散等。此外，如紫菀、款冬花、远志、金沸草、鹅管石、蛤壳等顺气化痰降逆之品，在治虚方中亦可选用。

黄老独创性地提出将哮喘患者的临床分期分为大发作期、平稳期、培本期，并强调要加强平稳期的治疗。在大发作期，主以治肺，以汤剂为主。大发作期分寒热而用温肺、清肺之法，但麻黄之属中病即止，否则耗散太过。小青龙汤中麻黄、桂枝并用，黄老喜用桂枝，以其温通又平稳，麻黄仅在喘甚时用。平稳期要在治脾，因肺为贮痰之器，脾为生痰之源。常以四君子汤合二陈汤化裁，改汤剂为丸剂，缓以图之。培本期以益气补肾为主，因肺为气之主，肾为气之根。常用肾气丸合人参、熟地温补，提高体质的抗病能力，减少再发。

六、擅用活血，推陈致新

黄老擅长用活血化瘀法治疗各种疑难杂症，他对叶天士《临证指南医案》运用活血化瘀通络诸法，王清任《医林改错》通窍活血逐瘀诸方以及唐容川《血证论》"推陈致新"的理论，尤为欣赏。黄老多年来精心钻研活血化瘀的理论和方药，擅长推陈致新治疗血证诸疾，临床运用活血化瘀法，疗效显著，颇有特色。

对出血患者，一般应用活血化瘀常有顾虑，但黄老不以为然，认为"出血患者不仅需要止血药，而且常需用活血化瘀药。盖离经之血不去，新血不能归经，则出血亦不能止住，导致瘀血停滞于脉络，必将引起种种遗患"。黄老认为出血患者有时用活血化瘀药甚至比止血药更重要。如单纯用止血药，即使血止，但瘀血往往停滞于脉络，必然会引起种种遗患，如胸闷、咳喘、胁肋胀痛、腹痛、低热等，以致影响疾病的转愈。黄老善用大黄治疗血证患者，早年曾治一少妇经闭，鼻衄呈周期性，他辨证认为此乃营血有热，迫血妄行，月经不能循经而下，故逆而上行，俗称"倒经"。遂用"玉烛散"（即四物汤合调胃承气汤）去芒硝，加牛膝,进行调治。方中制大黄泻热化瘀,牛膝引血下行,四物汤养血活血。经过治疗,鼻衄渐止,月经亦趋正常。另治疗一名咳血已 4 个月的 74 岁老患者(胸片排除肺癌和肺结核),每日咳血十余口。他治疗在清肺平肝的基础上重点抓住化瘀和活血,方药用桑白皮12 克,地骨皮 12 克,北沙参 9 克,杏仁 9 克,桃仁 4.5 克,丹皮 9 克,赤芍药 9 克,制川军4.5 克,黄芩 9 克,苏子 12 克,黛蛤散 12 克(包),连服 6 剂,咳血即止。黄老回顾说:患者胸胁引痛,乃脉络瘀滞之象,咳血长久不止,更属留瘀。离经之血不去,宿瘀不化,脉络不宁,则新血不能归经,专以止血,岂能见效。故用桃仁、赤芍等以活血化瘀,其中制大黄一味,能化瘀止血,推陈出新。肝火既降,肺气清肃,瘀热下行,因此,本方虽未用止血药,但4 个月不止的咳血 6 天止住。

　　黄老提出瘀血的辨证首重望诊,尤重面部苗窍望诊。曾说:"病纵难知,瞒不过颜色苗窍;病即难辨,莫忽青红黄白黑。面上之颜色苗窍,乃脏腑气血所表现,而颜色之所以分明,乃寒热虚实所贡献。"即使仅见患者舌质淡青,目眶微晦,面部隐隐灰滞;即使这些观象还处在隐约可见时,亦应投以活血化瘀之品,只有这样才能防微杜渐,不致酿成他变。再对病情进行全面分析,结合病程之久暂、痛处之移著,而审察瘀血之所在,随证施治,可收奇效。

　　黄老善用活血化瘀治疗各种痛证。他认为,在胃痛辨证过程中,各症不必悉备,见舌青、痛有定处,或有物顶住胃脘等,但见一症即可以按血瘀论治。对于以持续头痛为主症的患者,在应用清泄肝阳、养血柔肝、平肝潜阳诸法中,配合王清任逐瘀活血之法,选用当归、赤芍药、丹参、川芎、红花、桃仁等,每获良效。若头痛剧烈者,不但用一般活血化瘀药,还加用虫类搜剔药,如地龙、全蝎、蜈蚣等。他认为病久根深,非虫类搜剔络道之品不足以祛除瘀血,对顽固凤疾可取得其他活血化瘀药难以取得的效果。

　　对于中风后遗症、痹证等疾病,黄老也常用活血化瘀法治疗。曾治一中风半身不遂、卧床已经 2 年的患者,他认为该患者属于风阳挟痰上升,走窜经络,痰瘀阻络,气血循行不畅所致。处方:豨莶草 15 克,山羊角 12 克,生槐米 15 克,当归 12 克,赤芍药 12 克,桃仁9 克,红花 4.5 克,牛膝 9 克,木瓜 9 克,桑寄生 15 克,指迷茯苓丸 12 克(包)以平肝化痰,活血通络。其中,当归、赤芍药、桃仁、红花,配合牛膝、桑寄生以下行肝肾,兼强筋骨;山羊角、豨莶草、生槐米以平肝降压。以后做加减治疗,血压稳定后,加桂枝以通阳活血,鸡血藤、地龙以舒筋通络。最后,再加黄芪益气,以助血行。全程服药 120 剂左右,经过治疗,血压下降,手指卷曲逐步松动,4 个月后手指可以屈伸,下肢逐渐有力,半身不遂恢复接近正常。

　　又如痹证,曾治一名 57 岁女性热痹患者,左膝关节灼热肿痛,酸楚,低热,血沉 142 毫升/小时,抗"O"1250 单位。舌苔黄腻,脉细弦。黄老认为,此痹不同于风寒湿三气杂至合而成之痹,系风湿热之邪郁闭于经络,故治以祛风清热、化湿通络之法。方药:桂枝 3 克,赤芍药 12 克,威灵仙 12 克,忍冬藤、络石藤、生薏苡仁各 15 克,乌梢蛇 9 克,泽兰叶 12克,陈皮 4.5 克,川牛膝 9 克。二诊又加桃仁、红花。十四剂后,痛减热退,再服十四剂,关节肿胀消失,疼痛止。服药三十八剂时,疼痛未发,复查血沉 39 毫升/小时,抗"O"625 单位。此例方中用威灵仙、忍冬藤、络石藤、生薏苡仁、乌梢蛇等祛风湿清络热，又用桃仁、红花、赤芍药活血化瘀，"所谓治风先治血，血行风自灭"。他在方中还用了辛温之桂枝，以清热与温通相配，则清热不致留滞湿邪，温通不致助热伤阴。如若纯用清热之品，不配温通之品，则湿邪不化而肿不退，络瘀不祛则痛不除，难以收效。

黄老治疗心血管疾病，根据病情和患者的体质，组方遣药，临诊多以瓜蒌薤白汤合炙甘草汤加茶树根和活血药物治疗，看似平淡而寓意深远，即融通了《金匮要略》胸痹篇与《伤寒论》的学理，又结合王清任治瘀、薛己的补益等各家之精华。如心悸症，多属虚证，气为血之帅，阴血赖阳气以推动。故治疗重点在于补心气，通心阳，配以活血化瘀之品。心阳通，心气复，则脉结代可以消失。合补养心血药以充盈血脉，使阳气有所依附而不致浮越，则心悸亦自止。曾治一位心律不齐患者，1975年2月6日初诊。两年来心悸时作时休，胸闷善太息，气短，大便干结。舌质淡红，苔薄，脉小弦结代。心电图提示，频发早搏。证属气血亏耗，心失所养，致心阳不振，气血失于调畅。治以补益心气，调养阴血，兼通心阳，佐以理气活血之法。方用党参、炙甘草、桂枝、赤芍药、当归、淮小麦、佛手、郁金、香橼皮、茶树根、红枣。药后症状减轻，结代脉逐步减少。以原方加减服药三十余剂，三诊时已上班工作，六诊时未见结代脉。方中茶树根有强心及控制心律不齐的作用。因为患者没有明显的阴虚症状，故炙甘草汤中生地、阿胶等滋腻药舍之不用，以免影响温通心阳和活血化瘀药力之发挥。

1980年诊治一位冠心病患者，胸膺痛连左臂肩，由胸闷而心慌心跳，抽筋，尿失禁，疲劳则出现乳糜尿。舌质红带青，脉细。黄老认为此乃心阳不振，气血虚弱，血不养筋，甚则肾气不固。治以温通心阳，补气血，兼理脾胃。处方：桂枝、桂心各15克，丹参12克，当归9克，赤芍、白芍各9克，炙甘草6克，小麦30克，大枣9克，炙黄芪9克，党参9克，炒白术9克，焦山楂、焦律曲各9克。服后慢慢缓解，确有疗效。黄老回顾说："治疗心血管疾病，外院的专家们多以附子为主，我仍以炙甘草汤为主。因为该方温通和缓，有补有散，温通心阳是治疗冠心之大法。"

七、德高望重，蜡炬成灰

黄老的一生与岐黄古术的荣辱盛衰共命运。六十多年，他为中医事业呕心沥血，鞠躬尽瘁。他在上海的中医界可谓资深年长，德高望重。他学富五车，博学求实，为人朴实谦逊，含蓄乐观，幽默温和，外柔内刚。黄老平素话语不多，但实事求是，待人真诚，推心置腹，很会为对方着想，故颇具亲和力，散发着让大家从心底尊重的人格魅力，深受中医界同道甚至西医同道的敬重，更受学生们的爱戴。贾筠生教授是上海中医药大学病理教研组主任，他在回忆黄老的往事时讲到："我们曾经与黄文东老师一起查病房，在遇到某些病中医缺少办法时，就会坦然承认自己的不足，既不妄自菲薄，也不自尊自大。讲大实话，讲实话并不表示知识浅薄，相反给自己留有余地，为自己寻找新的学习方向，寻找突破口。知之为知之，不知为不知，不夸大，不缩小，善莫大焉，黄老这种严谨的精神和作风，实事求是的态度赢得西医界人士的由衷尊敬。"学生马贵同也对黄老实事求是，尊重科学，提倡中西医结合的往事记忆犹新。他记得 20 世纪 70 年代中期曾接待过一位溃疡性结肠炎的患者，经过一段治疗，症状未见好转，黄老就诚恳地对患者说，这个病现在用中医手段还不能解决问题，但可以用中西医结合的方法来治疗。后来经过中药汤剂、灌肠和服用激素等联合的方法治好该患者的疾病。

黄老不仅在上海中医学院得到师生们的敬重和拥戴，就是在他居住的街道居委，至今那些老邻里们提起黄老，依然赞颂不绝。在黄老曾经住过的静安区武定街道，人们称他为"道德先生"。大跃进年代，街道开办托儿所，一时找不到合适的用房，黄老就将自己武定路太和坊的住房无偿让出，他和爱人却搬到一处面积要小得多，又没有独立卫生、独立厨房和没有煤气的旧式石库门房屋，一住就是数年。即便是烧煤炉，合用卫生间，他也没有半点怨言。街道要办图书馆，老两口不但自己积极从家里拿出图书，还找居民们捐献图书。他的爱人张芝生是街道工作的积极分子，1956 年就参加里弄的工作，图书室的事都是她忙里忙外，因工作积极，被评为街道工作五好积极分子，获区妇女联合会颁发的奖状。

黄老用他的医学特长为许多街坊邻居服务，他不论地位、贫富，对任何人都是一视同仁，总是客客气气，所以远近的居民都愿意找他看病。黄老治病不但治疗效果好，而且用药简单、便宜，如果来人家庭生活困难，他还要帮助患者取药而不收费。对不少疑难杂病，大医院里看不好，到黄老这里，吃上一段时间中药，总能减轻许多。邻居有一位亲戚，从农村来上海看病，下肢浮肿，面黄肌瘦，去过很多地方，花了许多钱，后来请黄老诊治，用苓桂术甘汤加减，并嘱以冬瓜皮煮水喝，不久竟完全好了。这位老人至今也已经是耄耋之年，说起来还感谢不已。1961 年后，黄老因政府、学校照顾搬家，搬到华侨公寓居住。武定街道的街坊邻居依依不舍，直到"文革"期间，都有人去看望他。

黄老从小受到中国传统文化的熏陶，他的一举一动无不渗透和展示出他浓厚传统文化的气息和底蕴，他的红烛泪尽春蚕情怀与传统的中国文化不无关系。他谦逊谦和，从容恬静，从不追求名利和私欲，平时以追求学问为乐，业余从事书法和绘画，绘花卉以牡丹为胜。他原嗜好香烟，后因患肺结核，常咳嗽咯血，使身体更加瘦

黄文东亲笔楷书

弱，便立志戒了。他朴实温和，克己利他，但又坚毅持恒，对认为正确的事情，绝不放弃，总是持之以恒。

黄老素以书法著称于医林，他的书法爱好终生不疲。早年临池学书碑帖，师出多门，后力摹右军，兼融各家，严谨奔放兼备，阴阳刚柔相济，翰墨浓郁，功底深厚。书法犹气功，目注笔端，心不旁骛，运手悬腕，动静徐疾相间，呼吸舒缓敛气凝神相应，这也是黄老带病延年的重要因素。

他的晚年身体逐渐多病，但仍含蓄乐观。他也爱杯中物，但雅量不宏，于繁忙的临床教学之余，每晚独酌善酿黄酒二两（旧制），用古朴的瓷钵烫酒，置酒杯于一特制瓷钵的凹处，注入滚开水可以加热保温，然后徐饮缓酌，约达半小时，藉以舒筋活血。黄老饮酒酣畅耳热之际，便以浓厚乡音，微哼低唱吴江小曲，自得自娱自乐。

这酒与诗，这书法和地方小曲，都是传统的中国文化。由于传统文化滋养了他，陶冶了黄老的思想、言行、道德品质以及文化品位，造就了一代中医学家黄文东。也由于这些延年益寿的基本条件，所以黄老得享80岁的高寿。

黄老担任领导职务，又是中医内科权威，前来求教、送审课题、送新作以及各种来访问者很多，接待请益问难者是常有的事情。他对来客都热情接待。先是静静地倾听，然后轻声细语、用带吴江乡音的话交谈，然后谆谆指点。他总是发自内心地为同道、后辈的成就欢欣鼓舞。他非常珍惜同道同门的情谊。

晚年黄老虽然年事已高，体力不济，但他总倾心参加各种社会公益活动。1980年冬，学生会请他参加学生大会。本来作为非学院安排的会议均可不去，或以身体困乏婉言谢绝，别人也能理解，可是他总是慨然允诺。他理解学生的心情，学校领导的参加是对学生活动的支持和肯定，意义不同寻常，将使一个普通的晚会增光添彩。寒冷的晚上，他不顾手术后刚出院，伛偻的身影坐上空旷的主席台近两个小时，但给学生带来很大的鼓舞。

黄老乐于助学，热衷提携素为众口称誉。他对患者更是关怀备至，竭尽所能。对于自己则是严格要求，乐于求索。他平素视学生如子弟，关怀有加。老师对学生恩深谊重，学生对老师也报之以赤诚赤心。1980年，他因结肠癌在华东医院手术。住院期间，他的学生自发组织为老师的临床陪护进行24小时轮流值班。

黄老青年时患肺结核，中年常咳嗽咯血，晚年患肠癌，身体极为瘦弱，但他居然能担任繁重的社会工作和教学、临床医疗长达六十年。这与他的生活习惯和养生之道有关，若不是癌症，也许可更长寿，超过八旬高龄。

与工作与事业上的勤奋、精益求精相反，他在日常个人生活上非常节俭，基本上没有什么个人要求，唯一的喜好就是读书。四季衣服每季只有一套，每餐饮食没有大鱼大肉，食量很小。饭后慢慢蹀步。

他爱好整洁，晚年他保持个人卫生，每周一次由学生小俞搀扶着，缓缓地步行，到理发店去洗头修面。吃好午饭，习惯在客厅中一面蹀步，一面甩手，一面与学生说话。有一次说："吃我们的药，几百剂也不会倒胃口，这其中就有奥妙在。如果吃了十几剂，胃痛胃口倒，再好的药也吃不进，怎么能治好病呢。"有一次他说：缪仲淳治血三诀是非常有效的……即使在日常生活中他也时刻传授弟子以真谛。

1981年春,外地一位同道来访,提出一个关于"学习老中医经验有无终止期限"问题,他听后沉思有顷,回答是:"老中医并不是停滞不前的,本身也是在不断学习、完善,不断发展的,只要老中医在工作,他的经验也就在发展之中,所以继承老中医的经验不能几年就算完成。""既然老中医的经验在不断的发展之中,那么向老中医学习经验就没有终止的一天;老中医作为一个具体的人,他的生命是要终止的,但是作为一个群体,它就永远不会终止,一批老中医过世了,年轻的一代又成为老中医,世世代代,永无穷尽。"他的话言简意赅,充满辩证唯物的哲理。这不仅是基于他对老中医经验认识的高起点,更是他以赤诚之心燃生命之火,毕生奉献中医事业的写照!

"春蚕到死丝方尽,蜡炬成灰泪始干"。黄老作为知识的传道授业者,他燃烧自己、发光发热的献身精神与只愿付出、不求索取的思想境界,一辈子无怨无悔,毫无保留地传授中医知识,直到临终。

黄文东,一个为中医事业、为中医教育事业辛勤耕耘,不畏牺牲的殉道者形象,永远为人们崇敬。

主要著作和论文

1. 主要著作

［1］ 上海中医学院.近代中医流派经验选集.上海:上海科学技术出版社,1962.

［2］ 上海中医药大学.近代中医流派经验选集.上海:上海科学技术出版社,2011.

［3］ 上海中医学院内科教研室.中医内科学.上海:上海科学技术出版社,1964.

［4］ 上海中医学院.中医内科学.上海:上海人民出版社,1972.

［5］ 上海中医学院附属龙华医院.黄文东医案.上海:上海人民出版社,1977.

［6］ 黄文东,张天,戴山.著名中医学家的学术经验——中国现代医学家丛书.长沙:湖南科学技术出版社,1981.

［7］ 黄文东.实用中医内科学.上海:上海科学技术出版社,1985.

2. 主要论文

［1］ 黄文东.对伤寒论的六经辨证与治法之体会和意见.上海中医药杂志,1955,(11):24-27.

［2］ 黄文东.第五讲金匮要略(二)上海中医药杂志,1956,(6):11-16.

［3］ 江陆芹,顾景琰,黄高锡,等.中医治疗矽肺八例初步报道.上海中医药杂志,1958,(11):10-12.

［4］ 黄文东,张伯讷,童少伯,等.运用祖国医学辨证论治法则对61例慢性肾炎的初步临床观察报告.上海中医药杂志,1959,(1):29-32.

［5］ 黄文东.从临床上运用"金匮"的理法方药(一).上海中医药杂志,1959,(5):39-40.

［6］ 黄文东.我在中医教学工作中的几点感想.上海中医药杂志,1959,(10):5-6.

［7］ 黄文东,张羹梅.治疗10例痹证的分析报告.上海中医药杂志,1959,(12):18-19.

［8］ 黄文东.丁氏学术流派的形成和发展.上海中医药杂志,1962,(1):5-8.

［9］ 李其松,黄文东,王赞舜.辨证论治结合利血平离子透入治疗慢性肝炎40例疗效观察.上海中医药杂志,1962,(10):15-17.

［10］ 黄文东,胡建华.继承黄文东老师学术经验的初步体会.上海中医药杂志,1964,(2):1-4.

［11］ 黄文东,茹媚,胡建华.对中医内科教学的体会.中医杂志,1964,(5):39-40.

[12] 黄文东,金寿山,胡建华,等.在农村中中西医结合治疗重症化脓性脑膜炎1例的经过和体会.上海中医药杂志,1966,(5):155-157.

[13] 黄文东.学理论抓路线提高继承发扬祖国医学遗产的自觉性.新医药学杂志,1976,(1):15-17.

[14] 胡建华.学习黄文东老师调理脾胃经验的体会.新医药学杂志,1976,(1):18-20.

[15] 黄文东,胡建华,程焕章,等.对李东垣学说的探讨.新中医,1976,(5):28-32.

[16] 黄文东.继承整理李东垣学说的体会.上海中医药杂志,1978,(1):18-20.

[17] 胡建华.学习黄文东老师活血化瘀经验的体会.新医药学杂志,1978,(1):14-17.

[18] 胡建华,程焕章,马贵同.黄文东老师治疗脾胃疾病的经验.新中医,1978,(5):5-8.

[19] 胡建华.黄文东老师运用活血化瘀法配伍用药的经验.新医药学杂志,1979,(2):1-2.

[20] 黄文东.加速培育中医后继人才.中医杂志,1979,(7):1-2.

[21] 马贵同.黄文东医师治疗咳喘的经验.上海中医药杂志,1979,(6):17.

[22] 俞雪如,黄文东,胡建华.黄文东运用调气法治疗胃痛的经验.中医杂志,1981,(6):9-12.

[23] 陈伟,黄文东,胡建华.黄文东教授治疗慢性泄泻的经验.上海中医药杂志,1981,(7):2-4.

[24] 周静芳.学习黄文东教授运用痛泻要方的经验.上海中医药杂志,1981,(4):9-11.

[25] 黄文东.王旭高治肝法探讨.上海中医药杂志,1982,(2):7-8.

[26] 陈伟.黄文东谈教《金匮要略》的经验.山东中医学院学报,1983,(1):15-17.

[27] 陈伟.著名老中医黄文东运用补益法的经验.上海中医药杂志,1983,(11):5-7.

[28] 胡建华.黄文东对李东垣学说的继承与发展.湖北中医杂志,1985,(1):14-16.

[29] 俞雪如.起沉疴于平淡之剂——黄文东老师经验介绍.上海中医药杂志,1985,(10):24-25.

[30] 胡建华.黄文东脾胃病验案三则.中国医药学报,1986,(3):45-46.

[31] 胡建华.黄文东学生时代所作医案二则赏析.中医杂志,1986,(7):9-10.

[32] 胡建华.黄文东.中国医药学报,1987,(1):55-56.

[33] 陆鸿元.记因材施教的中医教育家黄文东.上海中医药杂志,1989,(11):6-7.

[34] 楼绍来.春蚕红烛两相宜——记沪上著名中医教育家黄文东教授.医古文知识,2002,(3):21-23.

[35] 杏林泰斗后代师表——程门雪黄文东百年诞辰纪念大会举行.上海中医药大学学报,2002,(4):1.

（楼绍来执笔　杨杏林　俞雪如供稿）

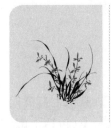

识病治本高境界　探求一生求其真

——记中医学家、教育家、临床家王玉润

王玉润(1919～1991)，上海市人。教授、博士生导师、著名中医学家、教育家。1956年参加中国民主同盟，曾任民盟上海市委常委，1985年加入中国共产党。他出生于中医世家，1939年毕业于新中国医学院，师从沪上儿科名医徐小圃，并注意学习现代医学知识，自设诊所行医，同时还设立中医化验所和药理研究室，采用现代科学方法检查病情，力求准确识病，以便更好地进行辨证论治，力主中药剂型改革，方便患者服用。中华人民共和国成立后，历任上海市第十一人民医院、曙光医院儿科主任，上海中医学院儿科教研组主任及中医系系主任等职。

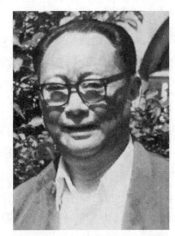

王玉润照

1984年2月至1985年8月，担任上海中医学院院长，1985年9月起任上海中医学院名誉院长。还担任国务院学位委员学术评议组组长，国务院学位委员会中医专家小组组长，全国血吸虫病防治研究会副主任委员，中华中医学会上海分会理事长，香港中文大学中药研究中心名誉顾问及上海市第八届人大代表。

王老在中医儿科学、中医内科学临床和研究方面卓有成就，成果丰硕，尤其在中医药治疗肝硬化的现代研究方面，颇有建树，居国内领先水平。20世纪60年代中期，受命从事血吸虫病防治研究工作，率队多次深入江、浙、皖、沪等农村疫区，进行调查研究，并设点治疗。着重研究晚期血吸虫病所致的肝硬化，运用活血化瘀法制定处方"桃红饮"，并总结经验，进一步采取桃仁提取物治疗，卓有成效，其成果获上海市科技进步二等奖。晚年着手研究中医药治疗艾滋病，多次应邀赴日本、美国、新加坡、马来西亚、中国香港等国家和地区的医药院校、医学药学界开展讲学和作学术交流。科普作品有《讲卫生保健康》《说唱讲卫生》；曾主编上海市西医学习中医班《中医儿科学》和全国高等中医院校《儿科学》教材，参加编著《血吸虫病防治手册》《寄生虫病学》等书；此外，尚有门人编撰《王玉润教授五十年论医集》《内儿科名家王玉润学术经验集》《王玉润论医药》。

一、出身医学世家

（一）七代世医

王老1919年8月5日出生于上海市北郊引翔镇，王氏六代世医之家。其祖上自清代乾隆年间占三公开始业医，行人痘接种而兼幼科以来，到他父亲超然公这一辈（包括士德、复兴、再兴、新兴，父亲居排行第二）为第六代。他是以仲康公的长孙、超然公的长子而降临人世。自王家从乡间石家浜竹园旧宅搬到引翔镇引溪桥畔的官邸大屋，从王老绕膝投怀到他负笈求学，他深受全家长辈的宠爱，而且在浓郁的学习氛围中耳濡目染。慈爱的祖父常常带着小孙子去老宅探视曾祖母，也带着去巡诊，不仅使他体察乡亲疾苦，而且目击长者的厚德仁术，在幼小的心灵上很早就投下了一颗长大了也要当医生的种子。他最早积累的中药知识是从饮用老宅里常备的汤罐水浸泡的竹叶茶开始，使他懂得如此寻常之物，性味甘淡微寒，竟有清热除烦、生津利尿之功。

如果说孩提时代王老是受了祖父的影响，那么在他的成长过程中则更是接受了父亲的熏育。超然公对于王老等7个子女，是慈爱的严亲，对于贫苦的患者，是怜贫扶弱的良医。超然公悬壶乡里，回春有术，解救乡邻于时疫肆虐流行之际，名声播于遐迩。超然公继承家传祖德，并遵奉孙思邈诚训："人命至重，有贵千金，一方济之，德逾于此"。直到王老的晚年，他还因父亲的医德引以为自豪。1929年，王老10岁，当局推行"废止旧医以扫除医事卫生之障碍案"，全国中医界奋起抗争，风起云涌，超然公积极投身于时代的洪流，联络同业，声援赴南京的请愿团。中医救亡图存的斗争也给少年的王老留下不可磨灭的印象。超然公热心公益，积极参加社会工作，解放后筹办榆林区联合诊所，团结同道，凝聚中西力量；后调任筹建上海中医学院，兼任上海市卫生工作者协会福利部部长之职，又协助卫生局做了大量的工作。王老正是在这样的家庭中成长，祖辈父辈的表率，不能不给他以深刻的影响。

在王老的身上，我们不难发现其祖父的影子和受他们影响的痕迹，如他不仅积极投身于临床，而且也热心于社会服务。王老一生曾担任许多公职，直到1989年还任职23项之多。任职之多，结识国内外名流也多，社交应酬自然也频繁，但他一生从未脱离过临床、科研和教学。从事教研，他不忘社会和他的公职；身居其职而不忘其德和他的患者。即使担任上海中学院院长之职，公务繁忙，但是院内外慕名求诊者依然不绝，他概不分亲疏和职位高低，一视同仁。即使在自身大手术之后的养病期间，身处病榻，他仍然不顾自己的安危，倾其全力给予求助者以最大的慰藉和援助。他视此为对社会和人民的奉献，为人生最大的快乐。

（二）岐黄学业

1935年，王老告别中学时代，考取新中国医学院。这是一所沪上名医妇科名家朱南山先生创办，继而由朱小南先生、朱鹤皋先生两昆仲秉承接办的中医高等学府（在今石门二路、北京西路段)。教师中名医荟萃,有教务长包天白、儿科圣手徐小圃、内科名家祝味菊(以善用附子而获"祝附子"雅号)、章次公(以擅长虫类药而驰名)、妇科名流唐吉父等。该校思想开放,提倡兼收并蓄,不以流派分门户,不取我是人非而党同伐异。朱小南校长将发扬推进中医学术联系于复兴民族文化、振兴民族的大业,去激发学生的学习和工作热忱。他还要求学生"以真理为依归,勿作门户之摩擦"。有此良师尊长导其前路,学生何愁不成翘楚俊彦也。

4年大学生涯,王老最敬仰的两位先生一是章次公,一是徐小圃。章先生最具有民众观念,最能体恤下层人民的疾苦,助人为乐,充分发扬中药"简、便、验、廉"的特点去为劳苦大众服务。徐小圃先生是王老的业师,上海名医徐杏圃先生的后人,谦恭博雅,博采众家之长,苦读灵素,撷精咀华,每有颖悟。一生推崇仲景《伤寒论》《金匮要略》,认为两书辨证精确而法度严明,故学术上追溯长沙而擅长经方。他的临床特点是,重视中医辨证,一旦识准病情,即以重剂经方直捣病邪。他敢担风险,临危不惧,颇有单刀赴会的胆识,每每起患者于沉疴。王老从章先生身上学到为民众服务的观念和品质,而从徐先生身上学到许多宝贵的实践经验。1939年,毕业之际所作见刊于中医学术刊物《国医新声》创刊号上的《从游一得集》,就是从师徐小圃学习临床的收获,即以1.3万余字的长篇写下徐先生论治天花、痧疹、白喉、消渴、乳中毒、湿温等的临床经验和自己的学习体会。徐先生的辨证继承了历代儿科学家的经验,如"望面色,审苗窍",但又积极吸取当时西方医学的某些先进检查方法。这些均直接影响王老的一生。王老的学术思想"识病治本",识病不排斥各种现代科学的手段,只要有利于识病,无论超声波、X线透视摄片、电子层析、腹腔内窥镜、纤维广角镜等,他都一概采用,此即受之于徐先生的影响。

(三)刻意求新

1939年,王老从新中国医学院毕业后即设诊,既而又开设私立化验所。作为一名中医,除设诊所之外,又开设现代化化验所,并配备当时先进的仪器和设备,这不能不是一种时代的先潮意识,不仅在当时的上海少有仅见,而且在当时的全国亦是罕见的。王老的一生,追求真理、勇于探索、立志创新、坚韧不拔和高度的事业心于此可见一斑。

创新意识离不开他对事业的进取心。王老对事业的不断进取精神,又是从对学业的进取心发展而来。早在就读澄衷中学时期,学校举行全校英语演讲比赛,邀请上海复旦、圣约翰等名牌大学的教授担任评委,王老参加比赛。在众目睽睽之下,通过初赛、复赛和决赛的角逐,他以流利的英语口语力克群英,夺得魁首,被授予银质盾形的奖牌。仅此一技,后来竟成为他学习西学的良助,较之一般中医具有更有利的优越条件。

师从上海儿科名家徐小圃先生时,业师的恩宠有加,悉心栽培,其实也与王老的先承师意的灵敏性,对工作的主动性和创造性分不开。徐先生门诊患者甚多,事必躬亲,整天难得闲暇,由于王老的建议被采纳,由他主动承担门诊的先期工作,如诊脉、量血压、录病史等,然后由徐先生诊断、辨证、处方,这样就减轻徐先生的负担,并提高门诊效率,这是很得先生的欢心的。徐先生的门下本来从不接收门人弟子，王老是由于父亲与徐先生的深情，情面难却，才破例收录门下。他一直以为招收门人，只有付出而没有收益并且是增添麻烦的事情。直到王老表现出学习和工作的主动性、创造性，他才根本扭转了看法，并且在王老的引荐之下，又接受一些新中国医学院的实习学生。

王老的富于创造精神和善于总结经验教训，较集中地表现在与徐小圃共渡一起关于临床病案的诉讼风波之后。原先中医并不注重病史记录，虽然从汉代淳于意开始已有病案记录，但都简而又简。徐小圃也从来不备病史记录。1937年，徐先生曾经诊治一个慢脾风的患儿，久治无效，后突然被指控误诊杀人，要求先生赔偿损失。从整个事件经过来看，均属于正常的门诊处理，西医诊断为结核性脑膜炎与中医诊断为慢脾风，是因为中西医殊途，亦各正确无误。遗憾的是，当初没有病案记录，先生口说无凭，以致事态不断扩大。起初请人调停，不成；后升级为对簿公堂。最后以徐先生胜诉而告终，事后，徐先生只是消极地接受教训，临症更加谨慎，小心翼翼，而王老却主动得多，建议先生看病要备有病史记录。记录卡的项目必须具备姓名、性别、年龄、住址、就诊日期、体温、脉搏、呼吸次数、治疗经过。这些项目已经粗具今天病案记录的规格，对于从来不留病史记录的中医来说，具有一定的先进性，属于从无到有的创举。

中华人民共和国成立后，王老追求真理更是有进无退，表现为热爱科学，刻意求新。参加公职后，他在上海市第五门诊部创设中医药实验室；在中医科研工作尚属比较落伍的50年代率先将刚从国外引进的双盲法、动物实验等方法应用于中药实验研究，并对一百多味中药进行药理研究。这不能不说是他的杰出贡献。

（四）学贯中西

由中医起步而学贯中西，这是王老与其他中医不同之处。具有五千多年悠久历史的中国医学，以其神奇的疗效而赢得世界各国的信仰，其功不可没。王老对此笃信无疑。但是他也看到古老中医的不足和局限性。

1953年，政府号召并组织西医学习中医、中医学习西医，王老与上海中医同道一起参加由上海市卫生工作者协会、上海市中医药学会联合举办的首期中医学习西医进修班，为期一年，学习西医全部课程。此时，他对现代医学早已学有所成，打下一定基础，所以学习期间，他的成绩是出类拔萃的。他的公共卫生学和解剖学的笔记被油印作为教学补充材料，提供学员们参考学习。同时，王老又被选派为儿科学的专项笔记员。可见，大家对他的才华敬佩的程度。

20世纪50年代，上海医界每周都例行死亡疑难案例研讨会，会议由各家医院治疗医师主持，各抒己见，互相辩论，以求得统一意见。王老把研讨会视作业务进修、提高学识的良机，从不轻易放过。他认识西医名家富文寿（上海儿童医院院长）、苏祖斐（上海儿童医院副院长）等，从他们身上学到很多先进的知识和技术。王老一生勤奋好学，寒暑不辍；他一生也结交了许多西医界的朋友，如张去病、张昌绍、黄铭新、黄琪章、高镜朗、傅丰永、杨宜、王进英、沈家麒等，他都视为自己的益友良师，随获进益。终于，王老使自己也成为一个博学广识、学贯中西的人才。

王老学贯中西，掌握祖国医学和现代医学两套知识，所以有较优化的知识结构。这有利于他的医学实践活动，使许多在别人看似疑难的问题在他却能迎刃而解，也使他在"山重水覆疑无路"的时候，从"柳暗花明"中找到出路。这也有助于他的科学总结，使他看问题能够更深一层、棋高一着。可以这样说，他的临床和科研的每一项成果都是由于他掌握中西医学两套理论所取得的，是中西医学两套理论的理性之光指引他打开祖国医学宝库的大门。

（五）颇多建树

王老博学多才，志趣广泛，每有建树。当他志在药学研究时，独具慧眼，不但比同道更敏锐也较早地发现现代医学在免疫学、微生物学方面的新发展，而且怀着发现新大陆般的欣喜和传播新思想的使命感，利用上海市卫生工作者协会、中医学会举办的学术讲座，登上西藏路慕尔堂的布道讲坛，向在座的1 000多位中医同道介绍这一新发展，使同道们耳目为之一新，精神为之一振，使罹染细菌性传染病而亟盼救援的患者重获生的希望。

当他把如炬的目光投向本草学时，他不但对历代本草中重要的典籍《神农本草经》《新修本草》《经史证类备急本草》《本草纲目》等作了系统研究，而且对祖国医药本草著作进行了整体的调查，从而为他以后临床和实验研究探寻有效方药打下深厚的基础。他不但对青木香、紫草、臭梧桐等许多中药进行研究，加深对这些药物性味功能的了解，而且通过实验的手段科学地揭示了这些药物的药学理论。

对于儿科学，这是王老的强项，是他一生从事的专业，也是他研究最多成绩最突出的学科。他的《斑疹伤寒》《小儿肠伤寒》《麻疹并发肺炎临床总结》《以敷贴为主和辨证论治相结合的方法治疗135例小儿支气管哮喘的临床观察》《治疗小儿流行性腮腺炎100例临床观察》等，正反映他在治疗斑疹伤寒、小儿肠伤寒、麻疹、传染性肺炎、流行性腮腺炎等传染性疾病方面的研究成果，和治疗支气管哮喘、肠道寄生虫等儿科常见病方面的研究成果。他不仅有大量的个案总结和临床经验系统总结，而且还将自己和前人的经验写进他所主编的全国高等中医院校统编教材《中医儿科学》。此书的再版重版，并在台湾、香港等地区盗版发行，说明此书在临床方面的实用价值和在理论方面的经典权威性。

王老的杰出贡献和获誉最多的是他对血吸虫病肝硬化方面的研究。他的研究成果代表国际和国内的先进水平，改变传统的肝硬化的理论，并被载入中华人民共和国建立以来医学重要历史文献《新中国预防医学历史经验》五卷本中的第三卷。他的观点是晚期血吸虫病的各种不同的证候和证型表现都属于标证，而其病本在肝脏——由于反复或大量地感染血吸虫尾蚴后，数量众多的虫卵沉积在肝内门静脉的边支和干支，致使大部分边支管腔被阻塞，影响门静脉进入肝血窦，导致窦前的血瘀气滞、血不养肝及肝功能失调；门静脉干支附近的纤维化则形成血吸虫病性干线型肝硬化。以中医理论概括，其病因病机即为"肝络阻滞，血瘀气滞"。这是王老识病治本，对中医"证"的新认识新概念，其背后所蕴含的深刻内容，已不再是停留于表面、抽象、浅薄的认识。

从寻求治本之策到发现治疗方剂"桃红饮"，从将"桃红饮"方剂制成活血化瘀流浸膏到从中找出天然有效药物桃仁,并发现桃仁提取物是其有效成分,最后又论证桃仁提取物活血化瘀、行气通络、逆转肝硬化的科学原理,这是王老对于血吸虫病肝硬化进行的系列研究,这一系列的研究成功也是世界医学发展趋势——"识病治本"的必然结果。这些医学成果并非都是医生们所取得,而是由许多从事边缘学科的科学家所发明。这正说明"识病治本"是汇集了人类最高智慧的结晶和各门学科最先进的科学成果来为人类服务,来维护人类的健康和生命,也正说明"识病治本"的先进性。

王老在谈到目前中医现状时不无忧虑地说:今天自然科学的迅猛发展,已经进入电子、太空的时代,西方医学也已纳入现代医学的轨道,向着世界医学"识病治本"的方向加快发展步伐。然而我国医学向着现代医学的发展,还处于量变渐进的过程,还没有出现人们期待已久的质的变化,如中医学仍停留于取模拟象、比象推理、模拟意会,即中医所谓"医者意也"的阶段。它好像国画中的写意手法、诗歌中的朦胧意境。又如至今中医学基本上仍停留于以"证"为研究对象,而不去深究"证"的实质,"证"后面的致病因子、机体组织病理变化。治疗方法仍按传统的思维方法,治病求本,本于阴阳,平衡纠偏,认为人之生病是由于人体小宇宙之间联系遭到破坏,阴阳失恒,治疗目的就是维护、恢复和重建机体的动态平衡。治病求本,本于阴阳,就是阴虚育阳,阳虚育阴,阴盛助阳以抑其阴(益火之源以消阴翳),阳盛助阴以制其阳(壮水之主以制阳光),达到阴平阳秘。中医学通过整体治疗以提高机体免疫抗病的能力,祛除疾病,恢复健康。确实有不可低估的作用,但中医学如不向着世界医学"识病治本"的方向发展,识病不知其致病因子,不去掌握病理指标,治愈与否也不去参照客观标准,即所治不识何病,治愈不知何因,茫茫然而来又茫茫然而去,久而久之,中医学的优势就会丧失。

二、学术思想与临床经验

(一)学术成就

王老认为,中医学术的发展,要有一个实质性突破,必须在撷取以往临证精华的基础上,兼收并蓄所有以总体辨证经验为主体的实用医学,紧紧地把握住民族文化与现代文化之间的诸多亲缘关系,对于整个医学的起源、发展与演变、更替的知识与技术体系,形成一个较全面和系统的价值评判。王老就是以全面评判和勇于创新的精神在中医药道路上坚定不移地进行探索,从而做到有所发现。王老探索一生,追求一生,最后认识到,"识病治本"的目标才是世界医学认识和治疗疾病的共同皈依。

1. 从"辨证论治"升华到"识病治本" 王老在他大半生的医学和教研过程中,一贯主张和进行临床治疗和实验检验两者对照比较,以此在各个阶段进行总结,使认识不断地提高和深化。在50年的时间里,他始终一丝不苟地对患者不同症状、体征等临床见症,进行细致的观察和详尽的描述,尤其注重实验室主要指标的显著改善同患者外观变化的吻合情形。他重视以理论指导实践。在治疗和实践过程中,他注意排除某些偶然因素,如自然痊愈或他药效用的可能性,使临床和实验所获得的资料尽可能地客观真实。

对于父辈和自己切身经历的惨痛教训,王老一生都难以忘怀和释然,因为只辨证而不辨病,不管辨证如何精细,但是终究不能挽回自己至亲至爱人的生命。他无法谅解自己的无知和浅陋。对于往事的回顾总结、对于最新知识如饥似渴的追求,以及通过实践检验和实验研究,他终于破除对于原有经典理论的迷信,特别是通过"桃仁提取物抗肝纤维化的研究"过程,达到理性认识的飞跃,揭示"桃仁提取物抗肝纤维化"的内在本质和规律。

王老提倡识病治本,不是淡化中医的辨证论治,而是更加强调辨证,强调由表象之"证"深入到本质之"证",更强调相同患者之间的个体差异,要求用合乎实际客观情况且是恰当的单数形式,替代原有的类推、仍带着很大思辨特性的复数形式,从而克服"证"的泛化根源。

王老的识病治本,不仅重视辨证,而且更加重视论治;不仅要求认识针对性的致病因子、组织病理变化和药理机制,而且要求提出针对性的基本治则以及发掘针对性的高效方药(包括遵循中医药规律进行创造性的新药研制,他的桃仁提取物虫草菌丝就是他治病求本在治疗血吸虫病性肝硬化方面的创造)。他还强调对治疗结果有一个科学的、客观的解说,而不是只满足于患者表面症状的改善,因而他主张在临床上要有对照组进行反复的比较观察,进一步在实验中获得与患者疾病转归全过程内临床症状、体征变化相一致的结果。

王老认为,"识病治本"有着比"辨证论治""辨病论治"更为丰富的临床知识容量,抗肝纤维化药物的发现就是一种新观念、新方法。

2. 识病治本,重在实践 从 20 世纪 50 年代初期开始,当王老确定以血吸虫病肝硬化为主攻方向以后,他便整整探索了将近 40 个春秋。整个血吸虫病肝硬化专题的研究过程,是一个由传统思维定式、传统中医理法方药、辨证论治向着医学更高境界"识病治本"转变的过程,一个由泛化的"证"的研究向着对"证"的实质进行研究并加以揭示的逐渐转变的过程,一个思想认识逐渐深化、达到飞跃的过程。传统中医学对证的研究,只是靠实践经验和逻辑推理;王老对证的研究是为了对证的实质进行揭示,靠的是在严密设计下的科学实验。

王老的整个血吸虫病肝硬化临床研究过程大致分四个阶段:第一阶段为单方研究阶段。他根据患者体征用攻下逐水法、攻积软坚法进行治疗;第二阶段同时开始进行有关剧毒药、杀虫药等单方的大量研究和逐个筛选。他通过辨证,根据患者体质,用半攻半补法、先攻后补法进行治疗;第三阶段是第二阶段的深化,根据患者在临床上错综复杂、变化多端的表现,对第二阶段所分出的虚实两型按病因病机作进一步的分析和归纳,将实证分为一般、郁热、血瘀三型;将虚证分为肝肾阴虚、肝肾阳虚、肝肾阴阳两虚三型,然后按利水化湿、清热泻肝、活血化瘀、健脾温肾、养阴柔肝、温阳育阴和气血两补等治则进行治疗。以上三个阶段基本上没有脱离传统中医的思维定式。其实在这三个阶段,王老一直没有停止过通过科学实验和临床验证,对大量的古方和民间验方进行重新认识和重新评价。一方面,他从实验和临床取得有关这些方药的第一手资料;另一方面,他坚持实事求是的原则对古典医籍记载或民间流传的谬误,如巴豆、萱草根、雄槟丸等功效逐一加以修正,亦有力地阻止了社会上道听途说的种种讹传。第三阶段,经临床观察,虽然各型患者均有不同程度的改善,但以活血化瘀法则治疗血瘀气滞型的疗效最为突出。应用活血化瘀方药治疗后的患者,尿量增多、腹围缩小、体重明显下降。随访结果亦证实它要比另外5种类型的疗效更为巩固、持久。但是,腹水的复发率依然偏高,症状和体征的改善状况不如预期的那样理想。为了解开用活血化瘀治疗血吸虫病肝硬化血瘀气滞型取得显著疗效的奥秘,进行了第四阶段的研究。

王老通过"识病"即对肝硬化"证"的本质的追求,他清楚地认识到,晚期血吸虫病患者在临床上所表现的各种不同证候和证型均属标证,其主要病的本质在肝——由于反复的或大量的感染血吸虫尾蚴后,数量极众的虫卵沉积在肝内门脉的边支和末支,致使大部分边支管腔被阻塞,影响门脉血液进入肝血窦,导致血窦前的血瘀气滞、血不养肝及肝功能失调;门脉干支附近的纤维化则形成血吸虫病性干线型肝硬化。以"审证求因"与"治病求本"的中医思想方法为指导,对上述病因病机用中医理论加以概括,就是"肝络阻塞、血瘀气滞"8个字,于是拟出具有针对性的基本治则,就是"活血化瘀、行气通络"。

为了找到最有效的治本方法,王老从中医古代文献的累累巨卷中,从大量治疗肠道寄生虫、血吸虫、梅毒、疟疾等原虫病和肝脾疾患、淋巴系统疾病的有效方药中,以及从一般剧毒药、色素药、民间流行杀虫药中,进行淘滤筛选和临床验证,最后才找到一张古方——桃红饮。他以此方为基础方,制成活血化瘀流浸膏,进行辨证论治临床试验和一系列实验研究。经过这两项观察,都提示活血化瘀流浸膏可能具备一定程度的抗肝纤维化及改善肝脏血液动力学效应等作用,并见到细胞免疫功能的调整和提高以及肝功能试验也有明显好转。他继续将活血化瘀流浸膏中所含的每味药物分别设组进行3个月的动物模型实验治疗,反复筛选、比较观察的结果,发现桃仁的作用较明显,与活血化瘀流浸膏的疗效渐趋一致。而后,他又再次把桃仁的各种制剂——桃仁霜、桃仁油、桃仁提取物分别设组进行模型动物的实验治疗,经过反复的对照比较证实,有效部分是桃仁提取物。最终找到克疾制胜的武器——桃仁提取物。

王老为了切实解开桃仁提取物对血吸虫病肝硬化在治本过程中的具体作用,采取现代科学的手段和方法进行临床和实验研究,他一直试图将现代科学的某些手段和仪器,用于中医药研究。他日以继夜,日积月累,获得描述详尽而且更具体的研究资料,经过认真分析比较后才论定,桃仁提取物对血吸虫病性肝内弥漫性纤维组织增生引起的"肝络阻塞、气滞血瘀"有明显治疗作用。再通过实验研究审证求因和对于病本的进一步研究,他认识到病证"肝络阻塞,气滞血瘀"背后的实际意义。即桃仁提取物抗肝纤维化的药理,是通过提高肝组织胶原酶活性,促进肝内胶原纤维的降解这一途径来实现的。肝纤维化一旦发生逆转,致使肝内纤维含量减少,就极大地改善肝脏供血状况,又进一步促进了组织内旺盛的蛋白合成代谢。这跟患者的临床表现,以及生化、免疫方面的指标变化和腹腔镜检的肝脏表面与电子显微镜下肝组织亚微结构的观察等相吻合。王老及其课题组人员,终于揭开晚期肝硬化的转归机制和桃仁有效成分中断纤维化自然病程药学原理的神秘面纱。这是王老的识病治本学术思想在生命科学亚微结构水平上的具体实践,也是他在中医学走向现代化目标进程中的具有开拓意义的建树。

王老临床研究的阶段性发展,既反映了他善于在实践中不断总结经验教训,又反映了他的临床研究是在理性之光照耀下,即在新目标和新理论的指导下逐步展开和发展的。如果与他后来的科研成果联系起来思考的话,那么更可以看出有其因必有其果,有其果必有其因的规律性。同时,还可以反映出他的科研思路是如何在各个阶段中逐步形成、发展和成熟起来,这也反映了王老的学术思想逐步走向成熟的过程,因而也印证了唯物辩证法的实践论和认识论的客观规律,人的认识总是随着实践而不断发展的,理论总是随着实践而逐渐升华的。

作为科学探索者,王老总是从一个目标走向另一个目标,总是在不断地搜寻和探索新的研究课题,不断地扩大战果。1981 年开始,他应邀出访并进行学术讲演和学术交流,他的学术报告《中医药如何走向现代化》《抗肝纤维化的中药研究》等,在各国医学界引起了重大的反响。同时,信息反馈又深化了他对血吸虫病肝硬化专题的研究,使他在血吸虫病肝硬化专题的基础上开始扩大搜索目标,进行以血吸虫为诱因的各种肝硬化的研究。

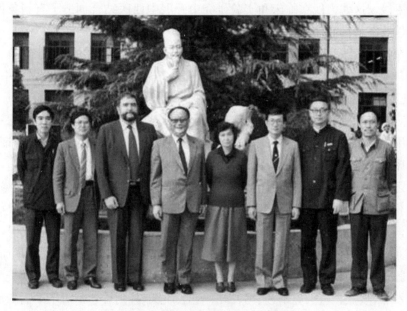

王玉润与国外学者和外事工作者留影

3. 识病治本,不断完善　"识病"的主要依据是对疾病发病原因、发病经过、临床表现、组织病理变化、生化代谢变化、免疫学改变以及预后等的研究和认识。"识病"是从传统的辨证过渡到对疾病内在本质联系和规律性的认识的全过程。辨证主要依靠的是对疾病临床证候的哲学思辨性的归纳,用的是直观方法诊治患者,具有逻辑推理的抽象性和模糊含蓄的艺术倾向,好像文学艺术中的朦胧诗和写意画。

"治本",要求在明确真正的致病因子和认识到机体内环境已经遭到破坏和被破坏到了何种程度的前提下,重视驱除生物有害因素,中断自然病程的某些环节,帮助机体受伤单元重建局部和整体的协调和依存关系。

王老早期与后期在有些场合对自己学术思想的提法不同,有时提"辨病论治",有时提

"识病治本",其实两者意思完全一致,它的微妙不同是,前者代表了早期思想,强调的侧重点更在于"辨",辨病是论治的条件和基础,后者代表了后期学术思想,强调的重点在于治,治是手段,治病是目的。为了达到治好病的目的,必须调动一切有利条件、积极因素。

"识病治本",无论在临床实践上还是在理论认识上,都是集中了辨证论治的精华,并加以不断提炼和升华。它比辨证论治和辨病论治具有更加丰富的临床知识和包含更多科学技术的容量。它的容量随着人类科学技术的进步,不断增加。

（二）临床经验

王老 1938 年在新中国医学院求学期间即师从儿科名医徐小圃,这是他学习临床和临床经验积累的开始,其后不论其工作性质和地位发生多大的变化,直至 1991 年去世,他作为老中医的本色不变,从未脱离临床。终其一生,他从事临床工作 50 年,积累了丰富的临床经验。王老的临床特点最显著的一点就是他融会了中西医两方面的知识,具有中西医两套诊治手段。这就为他在临床和实验研究中开展中西医结合创造了有利条件,极大地提高了工作效率和治病疗效。

王老在临床实践中不仅发扬了老师的经验,而且有新的发展。其临床经验主要如下。

1. 辨证论治和审因论治　作为老中医的本色,王老的临床充分运用体现中医传统特色、针对病因病机的辨证论治和审因论治。

王老对于传统辨证理论和方法的重视和运用表现在临床和科研的多方面。他将脏腑经络理论用于麻疹并发肺炎,体现了他将三焦辨证、卫气营血辨证结合脏腑辨证融会贯通应用于临床的经验和特色。他认为,本病于脾肺两经受病,外应于手足太阴,合于肌肉皮毛。伤寒之邪,始作必因外感,致动太阴湿土而内伤,蕴积君相两火而然。麻疹病毒的传变:毒盛于脾,热流手心,脏腑之伤以肺为甚;肺受风寒,忽生喘急;心脾火灼,口舌生疮;毒为食滞,肠鸣腹痛;肺胃蕴热,津液干涸。毒归五脏,变有四症:毒归于脾胃,则泄泻变痢;归于心肺,则烦热不退而发惊厥;归于肺,则咳嗽出血;归于肾,则牙龈糜烂而成疳。因为五脏心肺相连,肺位于上,心经火旺,肺先受之,所以麻疹的并发症尤以肺炎为最多,常见症状为发热、咳嗽、气急、鼻扇、痰鸣、涕泪不见、烦躁,甚则昏迷。对于本病的治疗,他强调以经络脏腑学说为指导,认为本病以手太阴肺经和足阳明胃经两经之火热发而为病,所以只要清肺胃两经之邪热,诸症即可自退。

王老的临床经验从水火既济以及心肾不足、心肾不交论治尿频尿急也体现了脏腑经络论治和运用阴阳、寒热等四诊八纲的理论特色。对于哮喘,他即从八纲寒热虚实进行辨证。王老认为:新病属实,久病属虚。哮喘反复发作,可导致肺气耗散,久则肺病及肾,而致肾阳亏虚,气不摄纳。故平时常见肺脾肾的虚象。一旦急性发作,就表现为邪实正虚夹杂的复杂现象。他将此病分为寒热两种类型:寒喘表现,症见面色㿠白,形寒无汗,四肢不温,痰多白沫,口不渴或渴喜热饮,舌质淡或腻,脉濡数或浮滑。热喘者则表现为面红,胸闷,鼻痒或目痒,多涕,鼻衄,咽红或蛾肿,小便黄赤,大便干或便秘,舌质红,苔黄或黄腻或光剥,脉浮数有力等。他又将阴阳虚实八纲理论应用于小儿口疳诊治,认为本证有虚实两种类型：实证由于心脾素蕴积热，一旦邪毒入侵，内蕴之积热极易化火，熏蒸于上，而成口疮。烦躁口渴是心火内炽；心火下移小肠则小溲短赤；口臭流涎，大便干结，均因脾胃积热而引起，皆属实火。而虚火上炎而生的口疮属于虚证。舌为心之苗，脾开窍于口，心脾积热，故多发于口舌。他从《景岳全书》找到关于虚火的理论根据："凡口疮六脉虚弱，或久用寒凉不效者，必系无根虚火。"即使在临床研究血吸虫病肝硬化的过程中对于病因病机和治疗机制的总结中他也是坚持以中医理论为指导，从而得出病机为"肝络阻塞、气滞血瘀"，基本治则为"行气通络、活血化瘀"。

针对蛔虫、蛲虫、绦虫等诸虫引起的病证，他根据临床实践作出系统的总结，并提出许多针对性验方，大约有化虫散、胡粉散、锡灰丸、猎虫丸等 20 多种，分别选自《景岳全书》《太平圣惠方》《证治准绳》《濒湖集简方》《外台秘要》《仁斋直指方》等 10 多种不同时代的中医典籍。针对虫因诊治，这是审因论治。高热（流行性病毒感染）以疏风解表为主治疗，急性渗出性扁桃体炎以疏风清热，解毒利咽为主治疗，这是辨证论治。以健脾益气、固表潜阳治则治疗婴儿腹泻和虫类药搜风解痉治疗癫痫，分别属于辨证论治和审因论治。针对传染病的治疗经验，如普济消毒饮化裁治疗流行性腮腺炎，清营凉血解毒治疗乙型脑炎；对于内科疾病治疗经验，如通腑泄热和虫类搜风解痉，气营双清和通腑泄热治疗温病（包括各类急性传染病），清热宣肺、疏风化痰治疗哮喘，从肾气不足、下元虚亏论治遗尿，活血化瘀、祛积通络治疗血吸虫病性肝硬化腹水，对于外伤引起的颅内血肿用中医药治疗等，均属于辨证论治和审因论治。

2. 中医为本，重视中西医结合　对于中西药物，王老独具见解。他根据识病治本的理论认为只要认准了疾病性质和本质，接着应该考虑的是想方设法找到根治和治本的药物，并不要分什么中药还是西药，只要对抢救患者生命有利，都可考虑应用。一般都认为，凡是应用现代仪器和设备提炼其有效成分和经过化学方法合成的各种药物都属于西药，而王老则不然，他认为，凡是外国特别是西欧和美洲各国进口的药物才是西药，凡在中国国土上按中医理论制造和生产出来的，哪怕是应用现代仪器和设备提炼其有效成分和经过化学方法合成的各种药物也应归属于中药。区别中西药物的关键，不在于形式，而在于内涵和灵魂，不在于是谁制造和用什么方法制造，而在于以什么理论为指导进行研制。王老认为中医药学之所以博大精深，以悠久的历史、顽强的生命力存在到现代，总是与它在历史长河中不断汲取新鲜经验，从来不拒绝包括外国经验在内的一切民族的成功经验分不开的。当然，中医药的生命力在民间，它扎根于民间，在民间拥有广泛的群众基础。王老基于识病治本的理论，为了达到治本的目的，他怀着对于患者的高度负责精神和不断开拓进取的创新精神，在别人不了解、不敢用、拒绝用外来进口药物的时候，将新药大胆应用于患者，造福于患者。在找不到特效药的情况下，他对于患者的高度负责精神和不断开拓创新精神就化为创新研制新药的动力。他用于治疗血吸虫病肝硬化的桃仁提取物就是在这一动力推动下研制出来的。他用于治疗疑难杂症、恶性肿瘤等的冬虫夏草合剂，也是他的创制，经他临床研究，认为此药具有美好的发展前景。如今他的学生刘平等人在临床开发研究的新药治疗肝硬化，应该说还是王老学说思想的继续演进和发展。

　　王老的中西医结合治疗经验在临床表现为两个方面：既重视对传统辨证理论和方法的运用，又重视实验室检查及其有关资料的掌握应用；也表现在诊断和治疗两个方面。在诊治斑疹伤寒和小儿伤寒方面，王老强调，对于前者诊断关键是必须依据实验室检测，对病原体作出证实，对症状进行鉴别诊断，必须将本病与回归热、疟疾、肺炎、脑膜炎、麻疹、天花、猩红热、重感冒及其他伤寒病区别开来。对于后者他也十分重视以实验室检查——血液检查、大小便培养、魏氏凝集反应等为诊断依据，并且将本病与疟疾、粟粒性结核、斑疹伤寒、脑膜炎作鉴别诊断。

　　王老采用的中西医结合方法，主要有以敷贴为主分型论治小儿支气管哮喘，经治135例，总有效率达到80％（112例）。离子导入法治疗哮喘急性发作，根据辨证，寒喘用小青龙汤；热喘用麻杏石甘汤和苍耳子散加减；分别用离子导入法导入肺俞、膏肓、百劳三对穴位。他根据"急则治其标，缓则治其本"和冬病夏治的治则，即在平时，特别是每年盛暑的三伏天加强预防和治疗措施，用中药敷贴加离子导入法治疗亚急性哮喘1 069例，经过远期随访，有效率达到70％。他治疗斑疹伤寒和小儿伤寒是典型的中西医结合方法。治疗斑疹伤寒，分为护理和特效疗法两方面。护理方法是，发热时须卧床休息，多服饮料，膳食须流质，热退后方可进食固体食物；治疗方法是口服和肌注金霉素、氯霉素和土霉素，同用中药"如神白虎汤"。除了中西药物治疗，王老还将防疫注射、灭蚤虱、灭鼠作为预防本病的三条途径。治疗小儿伤寒也分为一般护理和特殊治疗两大方面。一般护理方面，强调病孩绝对卧床，连进食和大小便都在床上进行，多饮饮料和注意口腔、皮肤清洁。饮食须选择高热量、易消化、富有纤维素、少渣滓的食物，切不可因有腹部症状而忽视营养，也不能强调营养和高热量而忽视消化力。对于肠出血或穿孔的治疗，强调绝对安静，腹部用冰袋，禁止口咽食物，必要时需输入全血或血浆。肠穿孔时要求用抗生素（氯霉素）治疗。同时，王老重视将中药黄连用于本病的治疗。

　　在临床中他对大样本案例坚持应用辨证分型论治是现代临床研究中最典型的中西医结合方法。如辨证分型治疗流行性腮腺炎，他根据中医辨证，分为风热、温毒血热、风痰3种证型，分别采用普济消毒饮去柴胡、升麻为主方，紫草为主方，海藻、昆布为主方进行治疗。

　　对于暑温邪热久留，阴液元气两伤的抢救更是中西医结合、多样化方法的综合运用。除了口服中药汤剂以外，还给予静脉注射补液，鼻饲法饮服水解蛋白质，切开排脓和外敷玉露膏、九一丹（治疗褥疮），针刺（取穴风池、哑门、大椎、合谷、委中、太冲）等。

　　3. 治疗方法，灵活多样　　王老的治疗手段，是多样化的灵活应用。只要对于救治患者有利，为了患者，他敢于承担风险，乐于寻求和多方取材。他将来自经典的、民间的，单方、验方、偏方，无毒的剂型、有毒的剂型——加以验证；因为他有着这一深厚的根基，所以表现出临床用药特点是广泛而大胆，多样而灵活。这一特点，还表现在临床治疗所采用的各种剂型上，不仅应用汤剂、丸、散、膏、丹等常用剂型，而且还将别人不常用的方法和剂型应用于临床。为了减轻哮喘患者的服药打针之苦，他较早采用内病外治，进行敷贴离子导入法，用于敷贴的是千种中药药饼。还有治疗血吸虫病夹杂证、肝硬化腹水方面所采用的含有毒汞成分的锑剂，因为患者口服有危险，他改变用药途径，采用内病外治以脚踝静脉注射的方法,后又改进用药饼穴位敷贴的方法。为了研制治疗血吸虫病肝硬化的有效药物,他试用多种剂型,其中除了汤剂,还有桃红饮为主的活血化瘀流浸膏、提取液、桃仁提取物、桃仁油、桃仁霜等。

王老最多采用的方法是传统方药、经方和时方的加减灵活应用,这也体现他的用药方法的多样和灵活。如茵陈蒿汤冲服五苓散、和中茵陈汤治疗传染性肝炎。茵陈蒿汤是《伤寒论》方,虽属经方,但与五苓散冲服结合便成了一张变方。后者是茵陈蒿汤加上调和脾胃药的变方。用大青龙汤重用麻、桂治疗小儿肺炎。大青龙汤选自《伤寒论》,王老加重麻、桂剂量,又加用了天门冬、麦门冬、白芍药、玉竹、黄芩、川贝母、天竺黄、胆星、夜交藤、磁石、珍珠母,形成了一张包容有17味药的大方。他又用麻杏石甘汤合苍耳子散为基础方治疗哮喘。麻杏石甘汤也是一张《伤寒论》方,他灵活应用,与苍耳子散结合应用,取得较好效果。麻杏石甘汤的应用,他也十分重视随症加减,如肺热加重黄芩、桑白皮;喘重加葶苈子、苏子以泻肺、降气平喘;咳多尿少加车前子;痰多加莱菔子;夜寐不安加珍珠母、灵磁石、夜交藤;气阳不足如肢冷、畏寒、唇舌青紫者,可加肉桂以温阳;苔腻可去乌梅;鼻痒可加辛夷、苍耳子、夏枯草;气虚汗多加黄芪;若哮喘痰浊较重,且有心阳不足,气血不和,则须加旋覆花、代赭石以和胃、消痰、降气;加肉桂以温通心阳,鼓舞血气。除了灵活性,王老也很重视原则性,对有些药味剂量的控制很严格。如麻黄,一岁以下3.5克,1～3岁6克,3岁以上9克;甘草与麻黄等量;白芍药、夏枯草各为30克;防风散至15克。这些都是他从自己的临床实践中总结出来的经验,切莫等闲视之。此外,用犀角地黄汤加味,以清热解毒、凉血散瘀为主治疗血小板减少性紫癜、过敏性紫癜,也是活用《备急千金要方》的例子。

(三)热心海内外交流,使中医走出国门

万物复苏,阳光普照,春满大地,国家号召并组织西医学习中医、中医进修西医,他们走到一起。1953年1～9月,上海市卫生工作者协会、中医学会在同德医学院举办第一届中医学习西医进修班,沈家麒应聘担任药理学教员。学员都是开业的中医师,有的在上海医界颇有名望,王老便是315名学员中的佼佼者。

当时,王老正在杨树区万寿堂中药店悬壶应诊,就诊者之多在虹口区当推首位。在麻疹流行的季节里,患者接踵,每天从早忙到晚,达200余号。王老出身于中医世家,毕业于新中国国医学院,业精岐黄,又独得著名中医徐小圃心传;诊治技艺青出于蓝,临床成绩斐然;虽然他在现代医学方面自学,已有一定基础,但他不满足于此,他渴求在知识海洋中获得更大的自由。当国家号召中医进修西医并提供方便时,他因主观愿望与客观条件的一致性,便表现出强烈的求知欲、积极的投身学习并取得杰出的学习成绩。

王老对患者认真负责,诊断明确,用药果断,颇有业师徐小圃先生的余烈遗风。他善用中药之外又用西药治病,所以也遭到了墨守成规者的非议。然而作为勇敢的拓荒者,他踏上一条中西医结合的先路,同时也表现了他一切为患者着想的医德。

20世纪50年代,上海每年一度流行乙型脑炎,市卫生局组织防治小组,王老出任中医组负责人,身先士卒地投入抢救工作。他曾用中药白虎汤等方剂抢救不少昏迷患儿。

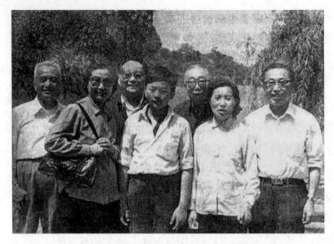

王玉润与老同事在扬州瘦西湖留影

在聚会时,他将此情景作绘声绘色的描述,西医同道每为之所感动,并增进对中医学的认识。在工作中,他打破长期历史遗留的中西医对峙的僵局,主动与西医同道搞好团结,相互学习,取长补短。此时,他结识不少西医朋友,如黄铭新、杨宜、高镜朗等教授。良朋为友,耳濡目染,也打开他在现代医学方面的视野。由于他对中医和西医的博学广识,所以后来被聘为华东地区防治血吸虫九人领导小组的成员之一。

积极响应公私合营,开展中草药降低高血压、防治血吸虫病的实验研究。在公私合营时,他的诊业收入很丰厚,但社交支出很多,家累也很重。他作为王氏大家庭的长子,不但要负担家属和7个子女,而且还要为父母分担培养弟妹的义务。但他力排众议,放弃私人诊所优厚的收入,积极响应公私合营的号召。当时他上交了苦心经营多年的"中国医学化验所"的全部资料,参加到青海路上海市第五中医门诊部(后改为上海市中医公费医疗门诊部,现为上海中医药大学附属岳阳医院门诊部)工作。他的行动在当时中医界是起了表率作用的。

20世纪50年代,王老对防治高血压病十分重视。此时,一般中医还不习惯使用血压计,对高血压病的严重性还不甚了然,对其临床表现只能以肝阳上亢和肝风内动的中医思路进行辨证,而他已经领先一步。他不仅开展中草药防治高血压病的科学实验,而且写出有质量的科学报告和学术论文,于此可见王老的进取意识和科研头脑。

王老广泛的志趣也表现在对抗老延寿防治老年病的研究方面。当他以访问学者的身份在日本、美国、马来西亚、新加坡等国出访讲学期间,他的学术报告中《老年病防治及长寿》专题受到了异国人民和海外侨胞的热烈欢迎。

20世纪80年代初,王老担任上海中医学院院长,退位后他任名誉院长,国际交往仍有增加。1986年,他应邀前往美国,访问波士顿哈佛大学和旧金山州立大

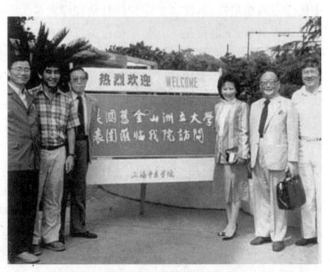

王玉润、沈家麒接待美国旧金山州立大学回访

学东方医学研究所,为上海中医学院与该所共同开展中医教育和科研建立协作关系铺平道路。一次,王老接受当地电台、电视台和新闻界传媒的采访,他表现出出色的学者风度和外交才能,受到舆论界的好评。在当地收视的黄金时间,旧金山电视台邀请王老作 15 分钟的谈话,要求用英语对话形式介绍中医学的哲理和临床应用。杰出的医道,饮誉于海外。他早年毕业于澄衷中学,英语根底很好,但毕竟阔别久远,早已生疏。他只练习两三遍,即在银屏露脸,与美国人用英语对答如流,并作切脉示范。他发音正确,应对自如,使在场的外国朋友和东方医学研究所所长等深感惊奇和佩服:中国老中医果然不凡! 事后,旧金山市市长法因斯坦赠送亲笔签字的嘉奖状。王老在美国朋友的心目中已留下深刻的印象,也为弘扬祖国传统医学作出了贡献。

主要著作和论文

1. 主要著作

［1］ 王玉润,覃正谊.讲卫生保健康.北京：人民卫生出版社,1955.

［2］ 王玉润,覃正谊.说唱讲卫生.北京：人民卫生出版社,1956.

［3］ 徐仲才,王玉润.上海市中医学会学术讲座第 36 讲——蛲虫病.上海市中医学会主办,1957 油印件.

［4］ 王玉润.上海市中医学会学术讲座第 49 讲——31 例流行性乙型脑炎的临床报告.上海市中医学会主办,1957 油印件.

［5］ 裘沛然,王玉润.祖国医学的继承渗透和发展.上海中医学院,1973 油印件.

［6］ 上海中医学院.老中医临床经验选编(第一辑).上海中医学院,1977.

［7］ 上海市卫生局.上海市老中医经验选编.上海：上海科技出版社,1980.

［8］ 江育仁,王玉润.中医儿科学.上海：上海科技出版社,1985.

［9］ 裘吉生原编,王玉润等审订.珍本医书集成.上海：上海科学技术出版社,1985(2005 年再版).

［10］ 王玉润.王玉润教授五十年论医集.上海：上海中医药大学出版社,1998.

［11］ 上海中医药大学中医文献研究所.内儿科名家王玉润学术经验集.上海：上海中医药大学出版社,2003.

［12］ 朱世增.王玉润论医药.上海：上海中医药大学出版社,2009.

2. 主要论文

［1］ 王玉润.斑疹伤寒.新中医药,1952,(3)8：4.

［2］ 王玉润.小儿肠伤寒.新中医药,1952(3)9：10.

［3］ 王玉润,沈家麒.上海市公费医疗第五门诊部药理试验室——青木香降低血压作用的初步报告.上海中医药杂志,1956,(1)：7.

［4］ 王玉润.第六讲第七讲本草学.上海中医药杂志,1956,(6)：17-33.

［5］ 王玉润.紫草可以预防麻疹? 可以避孕! 上海中医药杂志,1956,(11)：7.

［6］ 沈家麒,王玉润.臭梧桐的降低血压作用.上海中医药杂志,1957,(4)：5.

［7］ 王玉润,沈家麒.臭梧桐的镇痛作用.上海中医药杂志,1957,(4)：11.

［8］ 王玉润.31 例流行性乙型脑炎中医治疗的临床报告.上海中医药杂志,1958,(7)：29.

［9］ 王玉润,徐逸华,陈利溥,等.口服海藻昆布流浸膏对防治血吸虫病的实验治疗初步报告.上海中医药杂志,1958,(8)：34-41.

［10］ 王玉润.麻疹并发肺炎临床总结.上海中医药杂志,1960,(1)：6.

[11] 王玉润.以敷贴为主和辨证施治相结合的方法治疗135例小儿支气管哮喘的临床观察.上海中医药杂志,1962,(3):17-18.

[12] 王玉润.治愈小儿流行性腮腺炎100例临床报告.上海中医药杂志,1962,(7):23-24.

[13] 王玉润.冬虫夏草合剂治疗3例晚期恶性肿瘤.上海中医药杂志,1979,(5):28.

[14] 裘沛然,王玉润,凌耀星,等.祖国医学的继承、渗透和发展(一).新中医,1980,(4):1-7.

[15] 裘沛然,王玉润,凌耀星,等.祖国医学的继承、渗透和发展(二).新中医,1980,(5):3-7.

[16] 王玉润,阮望春,朱再苏,等.61例晚期血吸虫病患者辨证分型治疗的临床探讨.上海中医药杂志,1981,(6):8-9.

[17] 王玉润.活血化瘀法为主治疗61例血吸虫病性肝硬化腹水患者的临床观察.上海中医药杂志,1981,(7):9-11.

[18] 王玉润,阮望春,俞载花.活血化瘀法复苏严重脑外伤、颅内血肿昏迷30天1例.上海中医药杂志,1982,(1):16.

[19] 王玉润.继往开来振兴中医——为庆祝建国三十五周年而写.上海中医药杂志,1984,(10):2-3.

[20] 王玉润.中医药治疗晚期血吸虫病肝硬化的回顾和展望.上海中医药杂志,1985,(6):7-10.

[21] 张清波,顾克仁,王玉润.用激光多普耳血流量仪及胆汁流量计测定桃仁提取物对肝脏微循环的影响.上海中医药杂志,1985,(7):45-46.

[22] 俞广声,唐民圭,阮望春,等.桃仁治疗血吸虫病性肝硬化的研究.中医杂志,1986,(6):24-25.

[23] 方新德,沈培芝,张礼邦,等.桃仁的蛋白质活性成分研究.中药通报,1986,(11):37-39.

[24] 刘平,李文,张礼邦,等.晚期血吸虫病患者T细胞变化.上海免疫学杂志,1987,(1):31-32.

[25] 刘平,张礼邦,刘成,等.兔血吸虫病肝纤维化形成过程中肝内胶原代谢的动态变化及其意义.中国寄生虫学与寄生虫病杂志,1988,(3):202-204.

[26] 俞广声,洪嘉禾,薛惠明,等.舌脉与肝血淤的探讨.山西医药杂志,1989,(2):34-35.

[27] 李旭东,王玉润.谈"中医现代化"与"保持中医特色"的某些形而上学观.医学与哲学,1989,(11):56-57.

[28] 刘平,刘成,张礼邦,等.日本血吸虫病肝纤维化患者胶原代谢的变化及意义.中国血吸虫病防治杂志,1990,(3):69-71.

[29] 刘成,刘平,徐列明,等.桃仁提取物合虫草菌丝治疗肝炎后肝硬化的观察.中医杂志,1991,(7):20-23.

[30] 刘成,刘平,洪嘉禾,等.桃仁提取物合虫草菌丝治疗血吸虫病肝纤维化的研究.中国血吸虫病防治杂志,1991,(4):214-217.

[31] 孙远岭,王玉润,瞿秀华,等."益智糖浆"治疗儿童多动症的动物实验观察.陕西中医学院学报,1991,(4):26-29.

[32] 孙远岭,王玉润,瞿秀华,等.益智糖浆治疗儿童多动症66例临床研究.陕西中医,1991,(10):449-451

[33] 朱剑亮,刘成,刘平,等.桃仁提取液合人工虫草菌丝对肝炎后肝硬化免疫功能异常的调节作用.中国中西医结合杂志,1992,(4):297-301.

[34] 孙远岭,王玉润,瞿秀华,等.儿童多动症的中医治疗及临床研究.中医杂志,1992,(9):36-38.

[35] 徐列明.橘井探幽老骥志——忆王玉润教授.医古文知识,2002,(2):15-17.

[36] 楼绍来.厚德载道挚爱辅仁——记王玉润的仁德才艺.医古文知识,2003,(2):16-18.

（楼绍来执笔）

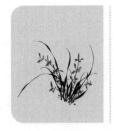

精益求精明辨证　掌握理论多实践
——记中医学家、教育家金寿山

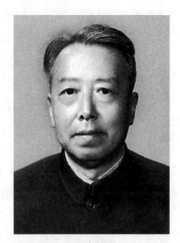

金寿山(1912~1983),浙江省绍兴市人,中医学家、教育家。1960年加入中国共产党。出身于中医世家,家学渊源,自幼攻读医书。17岁时父亲病逝后,更发愤苦学,立志从医,自学成才。1936年来沪,在慈善机构坐堂行医。不久,抗日战争爆发后,去桂林、贵阳悬壶。1946年重返上海执业,并任教于中国医学院,讲授《伤寒论》《金匮要略》等课程。1956年上海中医学院创建时,被聘为首批教师,历任伤寒温病教研组主任、中医学基础教研组主任。1964年起,任教务处副主任。1979年被评为教授,并任上海中医学院副院长,分管中医教学工作。1981年兼任中医文献研究所所长,并曾担任国务院学位委员会学科(医学)评议组成员、全国中医理论整理研究会副主任委员、上海市中医学会内科学会主任委员及上海市第五届政协委员。

金寿山照

金老一生除临诊外,主要从事教学与文献研究工作。在临诊中,能博采诸家之长,不拘一格。他熟谙中医文献,深入研究中医基础理论。在讲授古典医籍时,力求与临床实践相结合。提倡研读前人医案,可以加深对中医理法方药的理解,能启发和提高辨证施治的思路与水平,并便于发掘前人防治某些疾病的经验与有效方药。

他著有《温热论新编》《金匮诠释》《金寿山医论选集》等书。并曾主编《中医年鉴》和全国高等中医院校二版教材《温病学讲义》,深获当时卫生部有关领导和同道的赞许。晚年,犹抱病坚持参与全国中医院校四版教材的编审工作,字斟句酌,一丝不苟。尚有门人所编集《温病释要》《中国医籍字典》《金寿山论外感病》《温病学讲稿》《黄帝内经概论·温热论新编》。

金老说:"路,是人走出来的。中医是可以自学成才的,我自己走的就是自学之路。学,然后知不足。汗牛充栋的医书,我读过的不过沧海之一粟,千变万化的疾病,我治好的不过幸中其一二。学问,可以达到一定的造诣,但永远没有止境。"

一、焚膏油以继晷，恒兀兀以穷年

金老出生在浙江绍兴东关镇，其父亲金荣春是一颇有学问的中医师，设有金荣春诊所。金老从小在祖母和父亲的教授下读文识字。金老聪明好学，记忆力强。年幼之时起父亲就让他跟随鲁仙圃、金彦卿、章子敬三位名士读书，从"人之初"开始，一直到四书五经，还有《古文观止》《读史论略》，一直读到13岁（1925年）。

1924年时，金老的父亲结识一位退休的官员章幼文。章幼文看中金老的聪颖，料定他将来会有出息，愿意在他身上下功夫，准备培养他，并把自己的女儿许配给金老。不料章幼文当年就故去，金老的父亲考虑穷人娶妻不容易，恐怕日久生变，便借口祖母有病，以冲喜之由，把说定的儿媳妇娶进金家。望子成龙的父亲，决定让金老学医，要求金老读《黄帝内经》，只读不教，金老对其文理，似懂非懂，对于医理，知识未开，根本不能理解。他不管懂与不懂，硬着头皮把《黄帝内经》读熟背出。其父亲考虑到金老年龄还小，有些医理教也不懂，就让他先背诵熟记。就这样，金老一直埋头苦读医经。

1927年，因为家庭负担沉重，金老父亲把他介绍到族人金师周家里当家庭教师一年，此间，金老边教书边学习，开阔了眼界。他教书的这家邻居是开明士大夫，藏有戊戌变法时期的书籍，尤其是梁启超的著作等。金老看了书，从中知道了世界上还有许多新鲜的道理。

1928年，在金老17岁的时候，其父亲去世。没有给他留下什么财产，只有寥寥可数的一些医书，如《黄帝内经》《素问原病式》《医宗金鉴》《张氏医通》《济阴纲目》《温疫论》《温热经纬》《温病条辨》《临证指南医案》《本草备要》《汤头歌诀》等。金老为了养家活口，不得不谋职业。在绍兴东关镇万象春药店内开设私塾，当了一名私塾先生，他自己爱读医术，便读研医书。他当时读的是《本草备要》《汤头歌诀》以及《医宗金鉴》中各种歌诀，他背功好，看的内容，几乎都能把它背出来。他一面教书，一面自学，读他的"四君子汤中和义，参术茯苓甘草比"。白天时间不够用，就在晚上读到深更半夜。读这些书的目的，就是为了开得出方子，继承父业。这一时期，有些亲友以及父亲生前的老主顾请他看病，他认真治疗，有时也很"灵"，但不知其所以然，这增强了金老学医的信心。

1930～1932年期间，金老在上海闸北杜其堡家当家庭教师，杜其堡是商务印书馆编辑，在他家里，金老看到许多五四时代的整套报纸杂志，如《北京晨报》《新潮杂志》等。同时，每逢星期日，金老就到东方图书馆看书，尤其喜爱的是鲁迅先生的作品。

1932年1月28日，日军侵略上海，闸北燃起炮火。金老回到乡下，仍执私塾，在1932～1935年间，他在家乡自学医书，夜以继日，狠下功夫。而真正在学医上给金老开了窍的，是当时有人借给他全套《铁樵医学函授学校讲义》。讲义上讲的，是他见所未见，闻所未闻的内容，他爱不释手，把它全部抄下来。就是这部讲义，引导着金老踏进医学之门。

金老后来谈到，这个时期走的路是苦学。真可谓"焚膏油以继晷，恒兀兀以穷年"，他谈道："我不希望有志于学习中医的同志同样走我这条路，事实上也不会有人再这样走。

但'苦学'这一点,还有一些借鉴的意义。"

二、鸳鸯绣出从君看,不怕金针不度人

1936 年,金老从故乡到上海普济善堂做医生。所谓"善堂"者,慈善机构也。对患者是施诊给药的,医生是拿工资的,这是金老正式做医生的开始。做了一年多医生,正有些名声,想找一间房子,自己开业,不料 1937 年 8 月 13 日,日本侵略军开始进攻上海,金老从炮火炸弹中,逃到苏州、河南,再逃回到浙江乡下,饱尝了战争之苦。他在乡下待了半年,1938 年春,由朋友介绍再到上海戈登路 194 弄海涛小学当教员。在这期间,金老所住楼下开着一家书店,他在那里借到了一本禁书。这本书写"二万五千里长征",书名为"西行漫记"。这本书使他初步认识了中国共产党,这对金老后来在思想上拥护中国共产党并积极要求加入中国共产党有很大影响。而 8 年的抗日战争,给了金老极大教育,他亲身感受了日本侵略者的残暴凶恶。在海涛小学的三年执教中,他尽量给学生宣传爱国思想。在此期间,金老的妻子、儿女也从乡下到上海。1940 年,他的母亲从乡下到沪居住,1941 年,兄弟也从乡下到沪。当时,物价飞涨,他的家庭担子一天比一天沉重,仅靠现有的收入,已无法维持家庭生活。

1941 年,经祖母身边的远亲介绍,金老去西南,在桂林国货公司当文书。1943 年 1 月金老在桂林乐群路私人开业,并在中山北路桂林路口设分诊所。在此期间,业务虽是平常,但家属已回家乡,他独自一人在外,又是自由职业,较为自在,因此感悟到父亲所说医生是清高不求人,确有道理。此后,金老就择定医生为终身职业。空闲时,他常到桂林图书馆借书看。由于喜爱鲁迅的作品,尤其是鲁迅晚期的杂文,对金老思想影响较大。

1944 年 8 月,日本侵占桂林,金老从桂林逃难到独山,就在独山城内药店里设立诊所。战争期间,斑疹伤寒、回归热、麻疹等病流行,业务非常繁忙。不料好景不长,不到 9 个月,战事又迫近独山,他只得由独山徒步到贵阳,在逃难路上,亲眼看到和亲身经历了日本侵略者给中国人民所造成的痛苦和灾难,如同人间地狱。金老逃难到贵阳近郊图云关时,被军队抢去身上仅有的钱物。1944 年 11 月,他在贵阳大十字国泰药店和贵阳中山北路东升新药店行医,直到 1945 年,日本投降,抗日战争胜利。

1946 年 5 月,金老又回到上海,在黄河路 138 号万年春药店行医。同年 9 月,报载中国医学院招聘《伤寒论》及《金匮要略》的教授,他拿了自己在《中医杂志》发表的作品前去应征,被录取为教员,直到 1948 年 7 月该院停办。金老教书是相当负责,他深知教学相长的道理,通过教学提高自己,因为《伤寒论》与《金匮要略》两门课,是中医的主要课程,他意识到,教学要与临床相结合,所以他把十多年来的苦学所得,结合在战时治疗传染病的经验,整理归纳,自编讲义,尽心教授,深受学生学欢迎。当时学校将金老所教的这两门课程作为该院的"撑台柱"。

金老在这个时期走的路,仍然是苦学,有这样三件事。

其一,书是能借不买。金老买不起书,但不能不读书。这个时期,金老买的医书只有

《伤寒论今释》《伤寒贯珠集》《金匮要略心典》三部。因为深慕陆渊雷的名声,他忍痛去买了《伤寒论今释》;1946 年,金老在中国医学院教书,因教学上的需要而买了《伤寒贯珠集》与《金匮要略心典》。金老说:"至于借书,凡是好书(不仅是医书),只要有书的人肯借,我就要借。借书而不买书,对于我实在大有好处。因为借的书要还,逼着你非及时看不可,好的段落章节,还要把它抄下来。读书百遍,不如抄书一遍。边抄边咀嚼其精华,又练习了小楷,可谓一举两得。"他又说:"自己的书有限,看来看去只有这几本,缺点是有很大的局限性,好处是能够精读,所谓读书百遍,其义自见"。

金老借书而不买书,后来养成了习惯,即使买得起书了,也绝少买书。他说:"这里我没有提倡不买书的意思。书,还是要买的,买别的东西不如买书。书买了还要爱护,藏在书柜里或别的什么地方还不够,但更主要的是藏在脑子里。"

其二,看病的本领是偷着学来的。金老开始做医生,给人治病,由于无师传授,又缺少经验,幸中的固有,治不好的更多(特别是大病、重病)。有一次,他给一个亲友治热病,身热多日不退,大便自利,金老用《伤寒论》方法治疗,药似对症,但越治越重,以至患者神昏出疹。后来,患者请上海名医丁甘仁诊治,一剂即有转机。处方与金老处方的路子完全不同,其中有川连炭(用量极少)、神犀丹。这件事对他教育很大,使他懂得了"读书与治病,时合时离,古法与今方,有因有革"的道理。跟师学习的一课,非补一补不可。可是没有条件跟师,怎么办?只好去偷学。金老是一位坐堂医生,在药店柜台上很容易看到来自各方面医生的处方。他几乎每张处方都看,都认真揣摩,真的偷学到了不少本领。比如上海有位妇科名家,处方药味多达二十几味,初看起来,似乎杂乱无章。渐渐看多了,使他悟出其中的道理,二十几味药中有规律,即对某一种病症,某几味药一定用,对另一种病症,某几味药又一定用。原来那位名家怕人家把他的看家药偷去,故意摆下一个迷魂阵,药开得很多,实际上主要药物不过几味。万万想不到金老竟有办法偷学。看方子偷本领,也有偷不到的时候。当时上海有位治伤寒的名家,从方子中看来,不过豆豉、豆卷、前胡、苏梗之类,平淡无奇,而且几乎千篇一律,治疗效果却很好。这是什么道理?方子中看不出,只好上门去偷学。好在这位医家门庭若市,金老就每天花几个钟头,混在患者陪客中去学,果然大有所获。原来这位医家处方,看似千篇一律,实则同中有异,异处正是其秘处。随举一例,如对热病大汗出而致神疲者,往往用益元散,揆其用意,是在导热下行,收汗镇心。

就是这样,金老日复一日,年复一年,点点滴滴,学到了不少治病的本领。当然,学来了的东西不一定全部用得上,还得通过临床检验,下一番去伪存真的功夫。

其三,学问是要自己做的。这个时期,金老努力学习《伤寒论》。做过以方归类,也做过以证归类。还写出自己的见解、按语。那时候,他所见不广,不知道这些归类前人早已做过,而且做得远远比他好。但这个工作金老没有白做,因为经过自己整理,才能把古人的知识变成自己的知识,不至于被《伤寒论》注家牵着鼻子走。他说:"夜郎自大要不得,敝帚自珍却有道理;帚虽敝,终是自己的,可以派用处。他担任中国医学院教师,教的是《伤寒论》《金匮要略》,讲课内容显然很浅薄,但条理还清楚,有自己的见解,还为同学所欢迎,敝帚就派用处了。""古诗有云:'鸳鸯绣出从君看,不把金针度与人。'我认为只要做一个有心人,他人绣出了鸳鸯,终可以悟出其针法,照样绣出鸳鸯,也许绣得更好"。这两句古诗可以改为:"鸳鸯绣出从君看,不怕金针不度人。"这里必须指出,偷学本领则可,抄袭别人的文章,窃取别人的成果,据为己有,则不可。

三、路漫漫其修远兮,吾将上下而求索

1956年金老进上海中医学院任教时,已是中年,但他继续走苦学之路并未改变。在工作中,忠诚党的教育事业,努力探索教育方法,承前启后传教带。金老总结过他的治学经验有三。

一是要苦学,此外无捷径。他说:"苦学养成习惯,则不以为苦,而以为乐。"金老的生活,没有什么爱好和癖好,一如既往,坚持六分之五时间用于业务,手不释卷,而且常常到午夜。他归纳,苦学要做到三个勤:

口勤。指的是读书,必读的书还要把它背熟。特别是在年轻的时候,记忆力强,读过的书到老不会忘记。金老幼年时,家中有一部残缺的手抄本,其内容理法方药都有,也不知是从哪些书上抄下来的。金老就是看后熟记,如其中有"衄为燥火,若滋阴自安。呕吐呃逆,咎归于胃;阴癫疝瘕,统属于肝。液归心而作汗,热内炽而发斑"一段话,还有六味地黄丸的歌诀,叫做"地八山山四,丹苓泽泻三"。那时把它背熟了,在培养年轻教师时,还常常以此举例,教育学生要苦读,口勤。他又说:"以后读的书,却强半遗忘了。当然,书不是一次把它背出就永远记住,一定会有遗忘。遗忘了怎么办? 再背熟,反复几次,记忆就牢固了"。

手勤。手勤指勤翻书,勤查文献。有治不好的病,去查查文献,方子虽然不能照抄照搬,但一定会从中得到启发。金老说:"有不少青年同志治学,也知道问,但往往去问'活字典',不习惯于问'死字典'。试问,字典如没有人去翻,还成其为什么工具书? 我在青年时期治学,没有老师可问,只能去查字典。一部《康熙字典》,几乎被我翻破。那些字应该查什么'部首',心中大体有数,一翻即着。例如有一位同志,硬以为字典上没有'豚'字,因为肉(月)字部查不到。我告诉他这个字要查'豕'字部,果然查到。又例如常用的一个'症'字,《康熙字典》上就没有,可见这个'症'字,在清朝初年,还是一个俗字,而且是一个不很通行的俗字,所以还没有收入。'证'是'症'的本字,原属一字,现在争论其不同,实属无谓。至于中医与西医对'症'的概念不同,那是另一回事"。

谈到提高古文水平的问题,金老说:"提高医学水平,都不能一蹴可及,只能靠点点滴滴的积累。这就要刻苦读书,一个字也不放过。但是,读医书又要讲实效,不是搞考证。古书上无关紧要的地方,本来讲不通,硬把它加一番考证,讲通了(而且未必通),又有什么意思。这时就要学陶渊明的读书方法——不求甚解。哪些地方应该一丝不苟,哪些地方可以不求甚解,要靠平日的功夫,是不容易的"。

笔勤。笔勤就是要写。金老指出:"见到资料一定要摘卡片;读书,一定要写眉批;教书,一定要自己写讲稿。切莫抄别人的讲稿,因为用别人的好讲稿,倒不如用自己蹩脚的

讲稿"。他对于写讲稿,总结的经验是:备课内容要备得足,而上课演讲的内容,要削得凶。这样,才能讲得有骨有肉,不枝不蔓。他说:"还要多写文章。而写文章,一定要言之有物,有一点就写一点,有两点就写两点,开门见山。宁可把论文写成札记,不要把札记拉成论文,更不要从'盘古开天地'讲起。例如写有关《伤寒论》的文章,把张仲景和他的著作再来评价一番,已经没有这个必要,而现在恰恰有这个通病。其次,要反复推敲文理,不要捏成一篇文章,写出算数。要多看几遍,多改改,避免写出'天地乃宇宙之乾坤,吾心实中怀之在抱'那样的句子"。

二是要博学。博学就是知识面要广。知识面要广,一定要多读古书。要多读古书,仅仅具有阅读能力还不够,因为医学从来不是一门孤立的科学,古代也是如此。只有了解了古代的自然科学和社会科学知识,阅读古代医书,才有可能真正通晓其义理。金老常常对学生们说:"小时候读四书五经,现在看来不是白读的。基于这个原理,现代医学和现代自然科学当然也要学。作为一个老中医的我,已经不可能了,作为新一代的中医,我以为一定要学,只要学了而不'忘本'。"

金老从事教学工作之后,先后教过《伤寒论》《金匮要略》《温病学》,以及各家学说的一部分。后来还教过《中医学基础》,可算是一个"杂家"。他常说:"杂也有杂的好处。教然后知困。改教一个学科,迫使我非去再钻一钻另一门知识不可,非多看一些书不可,而多看了另一门的书,转过头来对原来较熟的一门学科知识,又有所长进。中医这门学科,本来综合性很强,特别是基础课程,更有共通之处。不通《内经》,不能教好各家学说,不通《伤寒论》,不能教好温病学说和方剂。反之亦然。"

谈到"博"时,金老说:"'博'正是为'专'吸取营养。读书不能局限一家之言,而是要融会贯通。'专读仲景书,不读后贤书,比之井田封建,周礼周官,不可以治汉唐之天下也,仅读后贤书,不读仲景书,比之五言七律,昆体宫词,不可以代三百之雅颂也',所以要'博'。"金老生平接触过两位良师益友,一位是贵阳王聘贤,一位是上海程门雪。这两位前辈,有一个共同特点,就是博学。当金老遇到王聘贤的时候,年事尚轻,只知道从他那里借书来看,得益还不多。而程门雪先生,是组织上指定金老去问业于他的。金老好学善问,在某些学术上的疑点、难点、精微之处,一经程门雪先生指点,金老便如点石成金,茅塞顿开。程门雪先生的博学、多思,深深地影响着金老。程师曾经教金老看叶天士医案,当时,金老看来看去,没察觉其中奥妙,而且受到"徐批"的影响,认为叶氏用方非仲景法。学医当学张仲景,取法于上,仅得乎中,学叶天士非是。《叶案存真》一案,案语是:"舌缩,语音不出,呼吸似喘,二便不通,神迷如寐,此少阴肾液先亏,温邪深陷阴中,瘛疭已见,厥阳内风上冒。"处方为阿胶、鲜生地、玄参、鲜石菖蒲、黄连、童便。程门雪先生分析此案说:"叶氏此方实从白通加入尿、猪胆汁汤化出,彼则寒伤少阴,故用附子、干姜温经,葱白通阳,人尿、猪胆汁反佐为引,此则热伏少阴,故用阿胶、玄参育阴,鲜生地、川连清温,鲜石菖蒲通窍达邪,童子小便为引。一寒一热,两两相对。仲景之秘,唯叶氏能通变之。"《叶案存真》另有一案,证见"脉微、下利、厥逆、烦躁、面赤戴阳,即用白通加入尿汤,处方为生附子、干姜、葱白,煎好冲人尿一杯"。程门雪先生又分析:"两相对照,益见本案是以阿胶、玄参、生地当白通汤中附子，以川连当干姜，以菖蒲当葱白，而用人尿则相同。护阴清温之法从通阳温经之方脱胎而出，可谓推陈出新。"金老听了分析，才恍然大悟，领悟到读书除了要从有字处着眼外，又要从无字处着眼，更重要的是应该多动脑筋。从此，金老改变了对叶氏的看法。尽管他们彼此事务都很忙，接触机会也不多，程师点给金老的"金子"当然不多。但金老从程门雪先生那里学得了"点石成金"的"指法"，学乃大进。

三是要活学。医生读医书的目的主要是为了看病，这是金老一贯的思路。他说："善读书斯善治病，非读死书之谓也，用古法须用今方，非执板方之谓也。"并认为，学过的东西，一定要到临床中去检验，看它是否正确，是否需要补充修改。金老引用俞根初的一段话："吾四十余年阅历以来，凡病之属阳明、少阴、厥阴而宜凉泻清滋者，十有七八；如太阳太阴少阴之宜温散温补者，十仅三四；表里双解，三焦并治，温凉合用，通补兼施者，最居多数。"金老认为，"这实在是临床体会有得之言。这就把《伤寒论》读活了，有自己的见解了。有些理论，必须接触到临床，才体会得真切，例如《金匮要略》讲瘀血患者'口燥，但欲漱水，不欲咽。'他曾把它当作'渴不欲饮'看。后来在临床上看到的肝硬化患者多了，有些患者往往诉说口中枯腻，始恍然于'但欲漱水，不欲咽'是因口中黏腻，根本不渴（当然，肝硬化患者也有口渴者）。所以《金匮要略》说它是口燥而不是口渴，尤在泾释为'血结则气燥也'，与'渴不欲饮'完全是两回事。"金老经常举例：肝硬化初期患者，往往外无胀满之形，而内有痞闷难受之感。《金匮要略》说："腹不满，其人言我满，为有瘀血"，可谓曲尽形容，尤在泾释为"外无形而内实有滞，知其血积在阴，而非气壅在阳也"，更属一语破的。他又举炙甘草汤中用麻仁的例子，解读说："柯韵伯疑为枣仁之误，似属有理，但在临床上看到心脏病患者，在大便干结之时，病情往往增剧，必须保持大便通畅（不是泄泻），就体会到炙甘草汤中所以用麻仁之理"。所以，金老强调，只有通过临床，得到经验和教训，再去温习理论，会对理论理解更深，而这时理论对临床才确实具有指导意义。金老在青年时期曾治一湿温患者，病已多日，心下痞闷不舒，大便不通，舌苔黄，有可下之证，他用小陷胸汤加味，患者服药后得利，胸腹宽畅，但随即衰竭而死。患者归咎于命而不归咎于医，但金老终觉得小陷胸汤用得不对头，有内疚之心，而始终未明其所以然。后来，当他深入研究叶天士的《温热论》，当他读到"湿温病，大便溏，为邪未尽，必大便硬，乃为无湿，始不可再攻也"一段，才知道自己的错误，就在于湿温病大便已硬而下之，犯不可再攻之戒了。金老说："《温热论》讲的真是经验之谈，对临床极有指导意义。所以要做到活学，一定要联系临床实际"。他深有感触地说："学中医，在没有学通的时候，尽管苦学，不通的地方还是很多，会陷入困境，一定要熬过这个关。我是熬过这个关的。铁杵磨成针，只要功夫深，终有一旦会得豁然贯通。这以后，一通百通，左右逢源，学起来便容易了，这叫做'顿悟'，是从苦学中生出来的'巧'。但没有苦便没有'巧'，没有'渐悟'，便没有'顿悟'。"金老认为，博学要与多思结合起来，还要能返约。博学之返约与浅学有质的不同，一则守一家之言而不排斥他家，一则见闻狭隘，拘泥于一家之言而自以为是。临床绝不可少，脱离临床的理论是空头理论，即使讲得头头是道，要的是"花枪"，中看不中用。

到了晚年，金老重新认识到《内经》这部书是中国医学的渊源，深悔没有用过功夫。不学《内经》而治学，犹如无根之萍。他说："历代医家，特别是宋以后的各家学说，无不渊源于《内经》，而又各有发挥，反过头来大大丰富了《内经》，发展了《内经》，《内经》原书中的某些词句，已经不是原来的含义。把它加以整理，将是一件很有意义的事，中医之道可谓尽在其中。吾有志于此而未能也。"孔子云："假我数年，五十以学'易'，可以无大过矣"。金老是这样想的，假我数年，七十以学《内经》，可以无恨矣。我生有涯而知无涯。路漫漫其修远兮，吾将上下而求索。

四、学医质疑贵权变，掌握理论多实践

金老经常教育后学者，不能死读书。他列举清代儒医陈修园死读《伤寒论》，不从临床实际出发，把《伤寒论》的三百九十七法硬性分为三百九十七节，章太炎痛斥为"以实效之书变为空谈"。同时，他指出："须知三百九十七法之说，在宋时习俗相传，本无标准根本不甚合理。且进一步言，学习《伤寒论》，应学习它的精神，着眼大方大法，若枝枝节节而求之，即便不差秒息，亦诚如陆九芝所说："何补于古人，何益于来者。"我们千万不能脱离实际，钻到牛角尖去。至于一百一十三方，虽有确数，也应加减变化，活法在人。

金老强调继承中医学经验，他说："在青年中医中，有人认为中医难学，望难生畏；也有人认为中医简单易学，往往浅尝辄止，以为尽在其中；还有人以为老中医没有两套本领，只会辨证，不会辨病，没有什么好学的等。这些思想障碍，都是不利于继承发扬中医学的"。金老针对此种想法，提出以下看法。

（一）既要传给直接经验，又要传给间接经验

我们传授中医学宝贵经验时，要实事求是而不是夸夸其谈，要批判地总结而不是照抄照搬，那就谈不上什么自我标榜或者保守复古。须知今日之中医，非昔日之中医；今日之中医学，也非昔日之中医学，都在实践中不断发展提高。我们要比古人高明，这一点决不能妄自菲薄。举例来说，中医学院教材中，如《中医学基础》这本书，尽管还有不少缺点，但它从《内经》到目前的中医学概念，作了比较系统的论述和阐明；又如天津南开医院编写的一本《中西医结合治疗急腹症手册》，其中对于大承气汤的用法，某些地方也较张仲景有所发展。可见"学如积薪，后来居上。"每一个老中医都有一技之长，对于辨证、处方、用药，都有独特的经验，这是书本上所学不到的。保守这些经验，固然不对；小看这些经验，以为这算不了什么，也不对。"集涓滴之细流，可以汇成江河"，我们应该把自己的直接经验，毫无保留地传给下一代。科学总是在继承前人的基础上发展起来的。古人的直接经验，为我们之间接经验。我们老中医也得传授间接经验。只有把间接经验和直接经验结合起来，对于古人的经验，取其精华，弃其糟粕，才有真正的心得体会。今天重要的，是要引导学生懂得把书本知识到实践中去检验，看看是否真有道理，以真正做到"古为今用"。清代医家俞东扶说：读书与治病，时合时离；古法与今方，有因有革。善读书斯善治病，非读死书之谓也；用古法须用今方，非执板方之谓也。专读仲景书，不读后贤书，比之井田封建，周礼

周官,不可以治汉唐之天下也。"此段话可为我们读古人书的借鉴。

(二)辨证辨病,均须谨求古训

自20世纪60年代以来,强调中医辨证与西医辨病相结合之说者日众。金老不以为然,一再倡导中医治病必须谨求古训,在中医学理论指导下,才能正确地选方用药,不以规矩,不能成方圆。为此他一再强调提出:辨病,在中医文献中自古有之,非自今日始。并指出中医是讲辨证的,而且是会辨病的。有许多疾病,中医和西医的认识基本一致,病名也相同。例如感冒、中暑、痢疾、疟疾……有的虽然中西医病名不同,而内容是一致的,例如西医所称的某些神经官能症,中医称为"百合病""脏躁"。西医的眼、口、生殖器综合征(白塞综合征),张仲景早已称之"狐惑病"。金老认为,与其称它是"白塞综合征",不如称它是"张仲景氏综合征"。显而易见,中医既有这些病名,乃为辨病的证据。

值得提出的是,有些病名,为中医所特有。例如中医所讲的"痰饮"是一个病,不是一个症。凡肺有停痰,膈有留饮,肠胃有积水而表现寒象者,称为痰饮。辨明这个"痰饮病",首先必须辨明体内有无停痰、留饮和积水存在;必须认识它的原因是由于津液运行失常;进一步必须辨明津液之所以运行失常,是由于肺失通调,或脾失运化,还是由于肾失温蒸,还要认识肺、脾、肾三者之间的相互联系。从肺与脾的关系来说,脾是根本的,称为"肺为贮痰之器,脾为生痰之源";从脾肾的关系来说,肾又是根本的,因为肾阳为诸阳之本,又主水液。故外饮(病由外来,暂时性)当治脾,内饮(病从内生,陈久性)当治肾。而治疗痰饮的用药原则,则当以温药和之。从中医论述痰饮病的内容看,理法方药是一气贯通的,这就构成了中医对"病"的概念。《素问·奇病论》中肠覃、石瘕等也都从辨病论述。仲景《伤寒杂病论》中的辨病内容更为丰富,如伤寒、中风、痰饮、虚劳、疟疾、胸痹等,都是很注重于辨病的。但是,在治疗疾病时,并非一病只有一法、一方、一药,而是按照某一疾病的发生、发展规律,且还有与之相适应的一整套理、法、方、药。对于某些特殊的疾病,还可有若干专方、专药。因此,中医的辨病理论体系也同样得到体现。强调辨病,并不能忽视辨证,辨病是从总体上认识疾病的基本矛盾,辨证是具体认识疾病过程中的某一阶段的动态变化,因而对于疾病的认识能更加深化、精确和具体,所采取的治疗措施,也就更具有针对性。金老从这一观点出发,对"同病异治""异病同治",持有新解。他认为,若以辨病来说,痰饮病就应温阳化饮,胸痹就应通胸阳化痰,百合病用百合地黄汤,蛔厥用乌梅丸。从疾病发展的全过程来看,每一种病都有它的治疗大法。因此,同病同治,异病异治是其常,但是,在一个疾病的不同阶段,或在不同环境、不同时令、不同体质的具体患者,治法也应随时变化,例如虚劳可以用大黄䗪虫丸化瘀消积,痰饮病可以用己椒苈黄丸或厚朴大黄汤攻下,可见同病异治是其变。所谓"异病同治",实际上是不同疾病的某一个发展阶段,其病机大致相同时,就可用基本相同的治则治法去治疗,如虚劳病之肾气虚,痰饮病之水泛为痰、消渴病之下消以及转胞,均为肾脏气化不足,都可用肾气丸为主进行治疗,所以异病同治,对某一种病的治疗来说,实际上也是变法。可见金老的辨病说,实际上是从另一个侧面来阐释中医理、法、方、药的具体应用。

辨证论治包涵着鉴别诊断。中医的辨证，其实质内容是在中医理论指导下对各种临床现象进行细致的鉴别。八纲辨证，虽然不够具体，但其表里、寒热、虚实、阴阳之间就存在着鉴别诊断，何况在许多辨证方法综合运用之下，就能更深入细致地区别证与证之间，病与病之间的差别，进行不同的治疗。如痰饮在胃之证，饮邪上冲，胃气上逆明显者宜用小半夏汤降逆止呕为主；伏邪内结，胃气壅滞者，宜用生姜半夏汤散结为主；饮邪不重而兼有寒象者，宜用半夏干姜散温中散寒为主。所以说这种深入细致的辨证论治是包涵着鉴别诊断，也是中医辨证论治的精华之所在。

总之，辨证，首先要辨病，这样"施治"才有原则性；在辨病的基础上，注意到同一疾病在不同的个体、不同的时节、不同的环境、不同的阶段以及不同的治疗经过会有变化，治疗须区别对待，这就是张仲景所说的"随证治之"。只有这样，辨证才既有原则性，也有灵活性。这些理论是祖国医学宝贵经验的总结，必须传给下一代，这是历史赋予我们的任务。

（三）既要当先生，又要当学生

青取之于蓝而胜于蓝，一代胜过一代，这是事物发展的必然规律。我们做老师的应该善于向青年人学习，既当先生，又要当学生。历史上的医学家，学生比老师高明的很多，如扁鹊胜过长桑君，淳于意胜过公乘阳庆，张仲景胜过张伯祖，李东垣胜过张洁古，张景岳胜过金梦石。现代也应当是如此。一般来说，学生比老师高明，不但学成之后，就是在学习的时候，学生也不一定比老师差。凡带过学生的老师，都有这个体会的。在教学过程中，我们当然要对学生在政治上、业务上严格要求，但这不等于不要向青年人学习。史书上记载：刘河间患了病，青年医生张洁古去看望他，河间态度傲慢，瞧不起这个青年人。张洁古当即分析病情，指出刘河间用药的错误，河间不得不心服口服。可见看不起青年人是错误的。

中医学派不同，各有特长，这是好事。但是，如果"各承家技，终始守旧"，就会走向反面，阻碍学术的发展。公乘阳庆对他的学生淳于意说："尽去尔方书，非是也。"我看这是门户之见，应该坚决反对。学生对老师提出不同意见，应该抱欢迎的态度。如元代医家王海藏对其师张洁古，就敢于提出不同意见。洁古说："白术生津"，又说"非白术不能去湿"；海藏就说："除湿利水道，如何是益津液？"洁古说："沙参可以代人参，取其味甘可也"。海藏就说："人参补五脏之阳，沙参苦微寒，补五脏之阴，安得不异？"学生有这种坚持真理的精神，是值得大大提倡的。学生能够创新立异，更是好事，不能认为其"非吾徒也"。当然，青年人应该学习老师的长处。叶天士从师17人，尽得其传，是可为青年人跟老中医学习作借鉴的。做老师的应该既要当先生，又要当学生，互相学习，取长补短。总之，我们要建立一种新型的师徒关系，希望青年人努力承担起继承发扬祖国医学的重任；而我们老年人，应该做一辈子的孺子牛。

1981年，组织任命金老兼任上海中医学院中医文献研究所所长，同年被任为国务院学位委员会医学评议组成员。从此，他的工作又增加许多，但身体远远不如以前，严重的咳喘常使他说话有些疲惫,即使如此,他仍乐观地接受组织交给他的每一份工作,兢兢业业地完成。

金老分析所内实际情况,感到大多数研究人员从临床医疗转入文献所,不太熟悉中医文献,必须重视科研人员文献研究的功底磨炼,对于工作中的每一位同志,只有让他们在工作中边干边学习。于是策划编纂《中国医籍字典》,组织科研人员投入编纂《中国医籍字典》工作,在工作中学习,学习中提高。并拟定编纂《中国医籍字典》的具体要求,一是供中医、中西医结合工作者及其他中医爱好者学习,研究中医药学。二是必须体现适应读者研习中医学质疑之需,所辑录的字目要广泛征引历代重要医籍和与医学意义相关的其他古代典籍,同时在突出医学意义的前提下,兼顾字目的古义和今义。三是在字目释义中,注意汲取古代医家学者的治学成果和近代专家考释的心得,在博采众说的基础上择善而从,务求释义准确,简明扼要,通俗易懂,并附文献例证。四是所有字目均采用汉语拼音字母注音,生冷僻字及多音字则加注同音字,对于个别无考的字母则注明“音无考”,而不妄臆杜撰。经过他的指导,提高了编写组科研人员整理古籍文献的能力,《中国医籍字典》于1989 年出版,至今仍是中医文献研究的重要工具书。

五、忠诚中医事业,潜心医理研究

金老以继承发展中医为己重任,中华人民共和国成立后,他坚信中医药事业会蓬勃发展。1950 年初冬,他积极投入卫生防疫工作,担任上海新成区种痘第三大队队长,普种牛痘。

1951 年 9 月,金老被选为上海市医务界代表会议代表。在医代会后,担任上海市卫生工作者协会新成区分会筹备委员兼组织组副组长。后来他还担任中医师公会秘书,编辑杂志、办进修班,组织中医师公会新成区分会等,促进中医工作的开展。1952 年初夏,又积极参与筹备组建联合诊所。同年 8 月,新成区第二联合诊所成立。联合诊所成立后,所内出现一些对中医认识不够的思想,金老作为该诊所的医生,结合自己的亲身经历和体会,进行宣传动员工作,促使大家齐心合力,团结互助,共同努力,办好联合诊所。不仅如此,他还为《新华医药》杂志撰稿,题为《中医师的团结与进修》。该文提出:“发掘中医治病的特点,方药的技能,由中医提供经验,集合专家,共同整理研究。那时,医药自然会发展统一而进步,中医、西医将成为历史上的名词,目前想把中医改造成西医完事,或者一下子就想中医飞跃地进展,都是过左或过高的想法,是行不通的。”金老对中医理论有深刻的认识,又承担过中医的多年教学,在临床上治愈过较多的斑疹伤寒、回归热、麻疹等传染病,积累丰富的经验,深知中医有治疗效果;深知中医有了中国共产党的领导,事业会很快发展。1955 年 4 月,组织将金老调到上海市新成区人民委员会卫生科主持行政工作,他一如既往地刻苦工作一年多。

金老早年熟读《内经》《难经》《伤寒论》《金匮要略》等著作,在中医理论方面有坚实的基础。他认真学习唯物辩证法,用以整理研究中医基本理论。

（一）对阴阳五行学说的分析

金老认为，中医学中的阴阳学说具有丰富的辩证法思想，其内容可分两部：一部分是抽象的概念，是"有名而无形"的，是无所不指的，主要用以说明自然界的规律，也可以用来论证医学，但未必皆属于医学；另一部分指的医学内容，把人体的组织结构、功能活动、病理变化等具体的事物都赋予阴或阳两类属性。但是，这些事物之间的相互关系以及发展变化，主要不是决定于抽象的阴阳理论，而是决定于这些事物的本质属性。如气为阳，血为阴。气血之间存在着气能生血，血能载气的关系，它们之间是"阴阳互根互用"，而不是"阴阳制约"。金老认为，五行学说的基本点是以五行相生相克来说明事物之间的关系，也具有辩证法思想的。《内经》中的五行学说有"五行无常胜"的思想，即太过则侮己所胜，不及则为所不胜反侮。这比秦汉时代其他著作中的五行理论更胜一筹。

（二）对中医治则治法的研究

金老认为，扶正与祛邪是防治疾病的根本大法。虚则补之，实则泻之，毋犯虚虚实实之戒是其常，是必须遵循的根本原则。但临床实际是错综复杂的，必须从实际出发，才能知常达变。如在外感热病正虚而又邪实的情况下，只要正气尚能耐受攻伐，仍可考虑用峻药祛邪，希望一战成功，邪去正安。《伤寒论》中太阳、少阳两感用麻黄细辛附子汤，就是一例。假如不认识这一点，只知扶正而不予祛邪，或祛邪而药力不足，就很难收到满意的效果。如正气虚甚而病邪不盛，则不宜妄用攻伐，以免更伤正气，重用扶正，则正气来复而病邪自去。如"甘温除热""增水行舟"等。

（三）对治病与治体的阐发

金老认为，治体就是着眼于整体，从改善患者的体质入手，以期收到效果。并认为在两种情况下，必须要考虑治体：一种是"百脉一宗，悉致其病"的"百合病"，这类患者的临床表现多种多样，此症甫消，彼症又起，必须以患者体质的阴阳、气血、寒热之偏为依据，调整和改善其整体状况，才能收到预期的疗效。第二种是久病痼疾，一时难以祛除宿邪，一时亦难以恢复其久虚，只能视其体质的状况，逐步调治而收效。强调治体并不是忽视治病。他常说："虽云治体，治病亦在其中矣。"在回阳与救阴问题上，不能偏执一端。应该看到阳邪亢盛，既能亡阴，亦能亡阳。治热病亦应详察其阳气的盛衰而予以兼顾，所以《伤寒论》白虎汤有加参之法。阴邪盛，既能亡阳，亦能亡阴。治寒疾亦应详察其阴液的存亡，所以景岳救治回阳有六味回阳饮之法。

（四）对"温病下不嫌早，伤寒下不嫌迟"的研究

金老认为："温病下不嫌早，伤寒下不嫌迟"的提法不够全面，极易使人误解为伤寒和温病的治疗规律，且有门户之见。《伤寒论》虽然强调先表后里，表未解、热未潮者，不可攻下，似有下不嫌迟之意，温病学家吴又可指出：温病是"因邪热致燥结，非燥结而致邪热

也……能早去其邪,何患其燥结乎?"似有温病下不嫌早之意。但是,《伤寒论》又有阳明三急下与少阴三急下之说;叶天士又有温病用下,必验之于舌,必症见大腹或满或胀或痛,方可用下之论。这就很难说是"温病下不嫌早,伤寒下不嫌迟"。因此,他认为,用下法必须从实际出发,既要慎重,又要果断,既要得其时,又要得其法,宜缓则缓下,宜急则急攻,切不可拘泥旧说而致贻误治疗。

(五)"升阳"与"潜阳"本是作用相反的治法

金老认为,在一定条件下,这两法同用,可以取得相辅相成的效果。特别是对于某些既有肝阳上亢,又有脾阳不升的患者。他常以柴胡、葛根、党参、黄芪等益气升阳与龙骨、牡蛎、龟板、白芍等滋阴潜阳同用。升者,升其脾阳,使水谷之精气上升,以荣头目;潜者,潜其肝阳,滋肝肾之阴以涵风木,二者并行不悖,相辅相成。金老以此为法,治疗某些高血压病及眩晕证患者,均取得了很好的疗效。

金老对张元素、李东垣等所著的医籍进行了系统的研究,并结合《内经》理论和仲景学说,参考历代各家论述,深入探索易州张氏学的源流,颇有心得。他认为张氏学派有三个特点:一是在继承先贤分经论治方法的基础上十分重视药性气味的阴阳、升降、浮沉、归经和五脏苦欲之不同,创立五脏六腑气味补泻不同之说。二是主张古方今病不相能也,提倡在七方十剂的原则下,创制新方,并还主张必先岁气,无伐天和,随四时加减用药。三是认为治病用药必须以养胃气为本。对李东垣的益气升阳法,金老也很有研究,他认为升发是阳气的本性,不升便是病态。并认为东垣脾胃学说之真谛,贵在脾胃清阳之气的升腾,清阳之气不升,则谷气下流而阴火上乘土位,故其调中补中之关键在于升阳气和降阴火。金老不仅深悟其理,在临床上亦善用益气升阳法。在他晚年,对东垣益气聪明汤的临床应用,曾进行了较系统的研究。凡因脾虚气弱,清阳不升,上气不足,清窍不利而见头晕、眼花、视力减退、耳鸣、耳聋、不耐长时间脑力劳动,易于疲乏之患者,多以益气聪明汤(黄芪、人参、蔓荆子、升麻、葛根、芍药、甘草、黄柏)为主进行加减治疗,多获良效。特别是对于气虚而兼肝阳上扰者,还常以益气升阳与平肝息风相结合来进行治疗。这两法同用,看来似违常理,但金老认为益气升阳,升的是脾胃之清阳,平肝息风是针对肝之升泄太过,而清潜过亢之肝阳,阳虽同类,而脏各异,且用药归经肝脾亦不相同,故补脾胃之阳,平过亢之肝阳,各行其道,二法无不可配合应用之理。金老的研究生为了探索益气升阳的生理作用,开展了一系列的实验研究,结果发现正常人口服益气聪明汤约 5 小时后,脑血流量明显增多,与对照组比较,有非常显著的差异。动物用益气聪明汤后,脑细胞代谢增高(耗氧量增高),大脑皮层兴奋性增高(脑电图快波增多,后发放刺激阈值降低),与对照组比较,有显著差异。说明益气聪明汤作用,可能与改善脑的气血供应和增强脑细胞的代谢有关。

六、精益求精明辨证,临证应变创奇迹

金老谈到中医的辨病问题认为,先得讲"辨病与辨证相结合"。辨病,实际上是指辨西

医的病,辨证是辨中医的"证"。中西医互相结合,有利于认识疾病的本质,有利于提高诊断和治疗质量。

金老下乡巡回医疗时,一天,在公社卫生院刚结束门诊,突然来了一位急腹症患者,六十开外,表情痛苦,脸色略带红,估计有发热。再细问病情,腹胀隐痛,口苦恶心,不思饮食,身体重着,转侧不便,大便秘结,小便尚可。金老仔细观察,舌正红,苔黄腻满布,脉细滑带数,测体温38.2℃。检查腹部,右腹略见膨隆,右下腹明显压痛,腹肌轻度强直,并能触及一鹅蛋大小的块物,肠鸣音存在。检查完毕,金老从容地对患者说:"病是肠痈,看得还算早,内服中药,外敷草药,有办法消散,不必着急"。他的处方:红藤30克,蒲公英30克,赤芍18克,薏苡仁18克,败酱草18克,冬瓜仁18克,厚朴9克,陈皮6克,六曲9克。他亲自采新鲜的山海螺,切片外敷,热退,肿块未消。第二天,又在方中加柴胡9克,生军9克,第三天,去生军。第四天,热退,肿块缩小。经治三周后,肿块完全消失,患者能下地劳动。

又一天,刚看完病,准备吃饭,又有位老奶奶带了一个六、七岁的女孩,请金老看,也是肚子痛,痛得厉害。诊前刚痛过,小姑娘好像没病似的,在玩耍。腹痛是急症,看了再吃饭。他看小姑娘的脸色红润,气色不差,舌苔薄白,也属正常。脉未见异常。因为吐过蛔虫,而自己买"灭虫宁"吃。体检肌卫阴性,右下腹有局限性压痛点,腰大肌试验、闭孔内肌试验均阴性,测体温正常。认为"阑尾蛔虫的可能性大",做白细胞计数检查正常,以上诊断基本肯定。处方:紫花地丁、蒲公英、败酱草、土大黄各15克,乌梅30克,煎汤顿服,一日二次。药后,当晚腹痛缓解,第二天右下腹压痛消失,两剂药病就好了,随访数日,未见复发。

中医外科估计预后有个标准,叫做"五善七恶"。前一个患者五善之中有四善,只有饮食健旺一条不具备,七恶之中只有半条,就是恶心呕吐,口不知味。古人说"五善见三自吉,七恶有二即凶"因此,这个患者预后良好。中医诊断肠痈有几个参考指征:一是洒淅恶寒,轻微发热;二是脉数;三是苔腻;四是身有痛处,腹皮急,而后一患者,一个指征也不具备,所以肠痈的可能性很小,而孩子有吐蛔虫史,腹痛时发时止。《伤寒论》338条论蛔厥,有"蛔厥者,其人当吐蛔,今病者静,而复时烦者……须臾复止"的记载。这个特点,不限于蛔厥,对于多种蛔虫病的诊断都有意义。

金老分析,"肠痈成脓后有四条出路:一是消散,这是最好的结局;二是从大便出脓,这一般称为大肠痈,预后比较好;三是从小便出脓,一般称为小肠痈,比较少见,不容易收口;四是从腹壁穿破,破在肚角的叫肚角痈,疮口不流粪的可以收口,疮口流出粪便的不易收口,在肚脐穿破的叫盘肠痈,预后大多不好。"这些看法与西医的认识基本相同,只是名称不同而已,破入肠腔的称谓肠内瘘,破入膀胱的称膀胱内瘘,侵入腹壁成为腹壁脓肿,再穿破到体外,如果破入腹腔,会造成弥漫性腹膜炎,预后十分严重;也有少数成为慢性脓肿的。有一些人误解为中医只讲辨证,不讲辨病,甚至只能辨证,不能辨病,那就不对了。

金老认为:"中医的辨病问题得从辨病与辨证相结合谈起"。辨病指辨西医的病,辨证是辨中医的"证"。中西医结合,有利于认识疾病的本质,有利于提高诊断和治疗的质量。

"中医是讲辨病的,所谓'伤寒''温病',都是病名;《金匮要略》是一本论述杂病的古书,其中有中风、疟疾、血痹、虚劳、肺痈、胸痹、寒病、积聚、痰饮、消渴、水气、肠痈、蛔虫病等名称,也都是病名,它以'某病脉证并治'名篇,就是说明要在识病的基础上来辨证论治。可见自古以来,中医是讲辨病的"。

金老指出,有人以为,中医讲"辨证论治",那么,只要能够辨别气虚、血虚、阴虚、阳虚、气滞、血瘀、肝失疏泄、脾失健运、肺失肃降等证,就可以"异病同治",还要辨什么病(中医的病)? 这把中医看得太简单了。诚然,上面这些证是要辨别的,但仅仅辨这些是不够的,它只能解释疾病过程中出现某些证候的病理,而不能认识到某一个病的全部病理。全部病理不明,立法就没有原则性,今天看到阳虚用温阳药,明天看到阴虚用养阴药,无异于被动应付。"有是证用是药"这句话,是指在见证确切的情况下,应该放胆使用而说的,包括用大寒药、大热药、大攻药、大补药、剧毒药。并不是说治病可以毫无原则地"随证变法"。岳美中老中医有一治慢性肾炎案例,始终用防己黄芪汤近 200 剂,就因为岳老有真知灼见,识其病属"水气",温运脾阳是一大法,性质属于脏病,不能急于求成,必须假以时日,故能有方有守、终于治愈。

尽管中医所定的"病",与西医所定的"病"理论上的立足点有所不同(但也有相同的),但既然确定是一个病,就绝不是一个孤立的证候,也不是所谓证候群,而是有原因,有发病机制,有发展过程,有规律可循,有预后可测,它的治法也有一定的原则,若干方是其专方,若干药是其专用药或优选药,但又不等于一个病只有一方或一药。

七、中医药学要传承,培育桃李勤耕耘

金老认为,作为中医队伍中的一员,一定要做好把中医学的宝贵经验传给下一代的工作,这是不言而喻的。

1956 年九月,上海中医学院创建,金老调入并被聘为首批教师。1960 年,他光荣地加入中国共产党。先后担任过伤寒温病学教研室主任、温病学教研室主任、中医学基础教研组组长、教务处副处长等职。1979 年被评为教授,又被任命为上海中医学院副院长。

金老担任教研组组长期间,基于教学,研讨学术。组织年轻教师学习中医经典著作。他常说:"学问,学问,学是要问的,而且要不耻下问。李时珍的学问,不少是从不耻下问得来的。我无师传授,但师父又很多:同事,我之师也;同行,我之师也;患者,我之师也;学生,亦我之师也。因为弟子不必不如师,师不必贤于弟子。"确实如他所言,他谦虚谨慎,每次写好文章,都要请徒弟们看看,提提意见,他认真地说:"这实际上就是教学相长。"

金老对年轻教师,要求精读成无己的《注解伤寒论》,还为他们指定其他读书目录,定期组织大家交流学习心得。凡是经过他教育过的年轻教师,都能领悟到:博学基于苦学,老师是苦学的楷模。

1964 年春,上海中医学院首届毕业生柯雪帆从曙光医院调到上海中医学院金匮教研室当助教,跟随金老学医。学习老师的经验知识。只学医术,代代相传,势必逐渐退化,还

必须掌握治学之道，才能启迪新知，探索未知。在柯雪帆改授《伤寒论》课程之前，金老叮嘱他，先读《伤寒论》原文，一家注家也不要看，迫使他从临床实际出发，对原文苦读精思。在此基础上再去阅读各家注释，这就不是我去寻觅各家，而是各家在我面前了。当柯雪帆进一步学习《伤寒论》时，感到难以深入，金老指导他，读古代医书首先要"从有字处着眼，就是要学好原文，打好基础，然后可以从无字处用心"。金老经常组织许多老中医一起讨论《伤寒论》原文，当时由柯雪帆做记录，至今还留有他珍藏着这些原始记录，在柯雪帆发表的文章"承前启后，师弟相传——师事金寿山教授二十年的体会"中说：这是金老的余泽，又是许多老前辈的心血，这正是"鸳鸯绣出从君看，前辈金针尽度人"。除了柯雪帆外，后与金老青老结合的张玉萍、吴杰、达庆维等许多青年教师，乃至金老的研究生吴敦序、徐建国、周冠群等，都在金老的指导下，精读《伤寒论》原文，而且举一反三，纵深联想，灵活思维，不断探索。大家深有体会，有了浩学之道，好比找到了汩汩源泉。是"问渠那得清如许，为有源头活水来"。

"学我者生，似我者死"这句话出自现代画家齐白石老人，金老借以教育后辈。年轻时，他苦读《黄帝内经·素问》，背诵八十一篇原文。他说，不解其理，死记硬背的路，你们不能再走了。但《内经》是理论基础，必须打得扎实，他教导后学用现代观点，逐字逐句注解《内经》原文。现在翻阅这些旧稿，大家都有感触地说："看到金老师亲笔修改的字迹，感慨万千。这就是学我者生"。金老曾以清燥救肺汤治愈两例无汗症。病案记录发表之后，求诊者甚多。当时，因他的身体虚弱，由柯雪帆代诊。可有些无汗症患者用清燥救肺汤效果不佳，后学都不太理解。金老指出，不能死于一方之下，要灵活地辨证论治，或益气升阳，或调和营卫，或辛温解表，与证相应，均有佳效。使后学体会到："似我者，是浮浅的纸上功夫；学我者，是从实践向理论的飞跃"。

金老认为，随师学习，要学习老师的理论知识与临床技能。同时也要学习老师的道德品质与见识才干。老师也不可避免地在授业的同时传道，业中有道，道随业传。金老也非

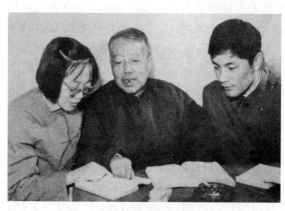

金寿山与他的学生

常注意关心教师的思想。当时，姜春华教授在《中医杂志》发表了"截断学说"，中医界一时哗然，教研室有位青年教师写了批判文章，以冀出名。金老见之，教导大家说，"截断之说"有理论依据，有临床实践，姜教授非哗众取宠。叶天士透风于热外，渗湿于热下，先安未受邪之地；《伤寒论》针足阳明，使经不传，都是截断观点。经过这件事，大家不仅学到了许多业务知识，更重要的是看到了金老在学术上的远见卓识。

1975年，金老在担任教务长期间提出："我以为，中医学院的中医教研组与西医教研组，应该互相配合，而中医各教研组之间（临床科除外），教师应该轮换，寓教于学，可能大

有裨益。不要'鸡犬之声相闻,老死不相往来'。"为此,他组织中、西医教研组老师一起,对"阴虚火旺"开展研究,并在临床开设"阴虚火旺"专科门诊,选拔中、西医有科研及临床能力的教师同坐一堂,用中西两法诊断疾病,筛选案例。他的工作很忙,但门诊时间始终保证。他说:"西医学习中医,是我国的卫生工作方针的一个重要方面。中医主动向西医请教,也是不容忽视的。"设立这样的专科门诊,目的就是促使中西医相互学习,推动中西医教学。每次门诊,对于患者检查的免疫、生化等指标,他都要仔细询问其临床意义,然后,结合临床主症,认真分辨,再一次遴选"阴虚火旺"患者,确定实验研究需要测定的指标。在他的关心下,中西医通力合作,"阴虚火旺"的研究课题,做了大量的基础性工作。1985年,"阴虚火旺的研究"课题,获得国家卫生部经费资助,课题结束后,成果圆满鉴定并获成果奖。这项研究工作,开启了上海中医学院内中西医相互学习与合作的科研氛围。充分体现了金老的好学、苦学精神和独特的领导风范。

　　1977年,上海市卫生局筹备"上海市第七届西医离职学习中医研究班"。学制两年,全脱产学习。市卫生局聘请金老为中医班的班主任,他接受任务,参加筹备讨论时,向卫生局建议,选拔优秀的中医临床医生参与学习。他认为,中医参加"西医离职学习中医班"学习,一则可以协助授课教师,作辅导工作;另则,既然有西学中,当然也可中学西,向西医学习现代医学知识,互相取长补短,很有必要。"根据他的意见,上海市第七届西医离职学习中医研究班从全市范围内,选择十三名高资制的中医师,脱产两年,与西医人员一起学习。具有丰富教育经验的金老认为,研究班的学生中,在医院里,70％的学生已是高年制的主治医师,30％的学生已是副主任或主任医师,所从事的专业,有内、外、妇、儿、五官科等,各科齐全,对他们的授课,不同于本科班的教学,要根据学生的特点,因人施教。这对于中医教学,提出了新的要求,要密切结合临床,即要结合学生已有的临床专业经验,开展教学,主要培养学生分析能力,形成良好思路。他一方面组织承担教学任务的教师分析学生业务特点,确定各科的教学内容和备课应该准备的资料;另一方面,亲临教学第一线,承担伤寒、温病教学。上课时,常用临床案例分析,启发学生掌握中医理论。

　　金老讲到《伤寒论》太阳病时,举了一个临床的案例:老海员,男,65岁。高热,T39.7℃,血液化验单,白细胞$35×10^9$/L,中性粒细胞96％。X线胸透报告示:左肺大片阴影,边缘不规则。他分析说,一般都认为此案例确诊为"大叶性肺炎",炎症严重,这种患者,西医应该用青链霉素,还要加激素。中药通常会用大剂清热解毒药。用麻杏石甘汤加黄连、连翘、金银花等。而老海员素体湿胜,舌不红,苔腻,为新感寒湿,内外合邪,袭于太阳经……遵仲景之法,应予麻黄加术汤扩充,处方:净麻黄3克,桂枝4.5克,苍术9克,枳实9克,陈皮4.5克,姜半夏9克,茯苓9克,杏仁12克,瓜蒌仁9克,生姜3克。1剂。除瓜蒌仁外,竟没有一味清热解毒药,患者药后,大汗淋漓,热退神爽,脉静身凉,可舌苔厚腻满布,滑润。

　　针对此症,金老提出三点:一是舌苔未化,热病要重舌。二是一剂汗出太多,值得思考:"汗大出者,但风气去,湿气在,是故不愈也。若治风湿者但微微似欲汗者,风湿俱去也。"三是太阳湿病在《金匮要略》第二篇,《伤寒论》有杂病的内容,《金匮要略》也有外感内容,两者原是一本书。湿病与风寒不同,风寒外邪可以一病而解,湿病没有那么快,再给原方一剂,苍术加到12克,桂枝减到3克。药后患者体温42℃,呕吐无汗、烦躁、咳嗽、胸痛,苔腻转黄,脉弦滑带数。大便不通,腹部柔软,无压痛。即在原方中加柴胡3克,黄芩12克,服一剂后,体温退至37.6℃,金老分析指出,"此方柴胡麻黄汤,《伤寒论》中没有此方,是根据太阳表实证兼少阳证这个辨证结果,灵活运用而来"。患者神情疲软,呼吸平稳,咳嗽消失,胸痛轻微,略有恶心,苔转黄腻,但已化薄,脉弦细滑而不数。金老认为,病已化险为夷,太阳证已罢,转属少阳,用小柴胡汤加味(柴胡9克,太子参9克,姜半夏9克,黄芩4.5克,茯苓9克,蔻仁3克,六曲9克,生姜9克)。第四天,体温正常。再用二陈汤加味调理一周,症状体征全部消失,X线复查,患者的肺炎已消散吸收,乃出院。妙用伤寒方的案例给学生们很大启发。

八、待人淳朴厚道,工作坚持原则

金老待人淳朴厚道。1977年11月,他已是65岁的老人,体弱多病,但他从不在意自己的病痛,处处关心周围同志。教研组有位女教师家住上海浦东,产后两周,金老带上产妇所需的鸡蛋、猪蹄等食品等,走了近三小时的路程,到她家看望,指导产后的调养,婴儿抚育等注意事项。还告诉她,要静心调养,五十六天产假结束返校后,参加"上海市第七届西医离职学习中医研究班"的学习。金老又给她锻炼机会,要她承担《伤寒论》《金匮要略》和《温病条辨》课程的助教工作,积累上课的经验。对于如何做好这项工作,金老又做了精心的指导。与金老共事过的每一位老师,都感到他的和蔼可亲,他心中想的是同志,唯独没有他自己。金老平时处处关心体贴周围的教师,真心实意地期待着年轻一代茁壮成长。金老重视青年教师备课的训练,凡是青年教师走上讲台上课之前,都要求他们认真备课,为他们制订备课所需的古医书目,针对上课的具体内容,要求认真阅读古医籍,结合上课内容,学习读懂原著,理解消化,再写讲稿。讲稿写成后,必须在教研室里试讲。试讲时,请教研组全体教师一起参加,对讲课内容提出评议。评议时,金老最细致,往往从内容、板书、时间等方面的安排一一提出修改建议。经过反复修改讲稿,多次教研室讲课锻炼,年轻教师进步较快。即使青年教师初次上讲台,所讲的内容也很翔实,课堂效果很好,学生们较为满意。金老对年轻教师的严格训练,使他们养成了独立思考,刻苦学习,自写讲稿的好习惯。

金老对待工作,有很强的原则,极端认真负责。20世纪60年代,金老主持编写《中医学基础》一书,出版社认为书中某些观点不符合当时的政治要求,提出要删改。他坚持不同意删改,宁可作为内部教材发行。

金老离开我们已有30余载,追溯他那自学成才的一生,人生有限而学术无涯的敬业精神,深入探究中医学理论的刻苦精神,不断继承创新的思维,堪为后辈楷模,值得发扬光大。

主要著作和论文

1. 主要著作

[1] 金寿山.温热论新编.上海：上海科学技术出版社,1960.

[2] 上海中医学院.中医学基础.上海：上海人民出版社,1974.

[3] 上海中医学院.中医师训班论文选.上海：上海中医学院出版社,1980.

[4] 金寿山.温病学讲义.上海：上海市中医文献馆,1982.

[5] 金寿山.金寿山医论选集.北京：人民卫生出版社,1983(2006 年再版).

[6] 上海中医学院.中医年鉴·1983.北京：人民卫生出版社,1984.

[7] 刘强选辑,周凤梧审订.名老中医医话.北京：科学技术文献出版社,1985.

[8] 金寿山.金匮诠释.上海：上海中医学院出版社,1986.

[9] 金寿山讲授,李其中整理.温病释要.上海：上海中医学院出版社,1986.

[10] 金寿山,吴文鼎,何传毅.中国医籍字典.南昌：江西科学技术出版社,1989.

[11] 朱世增.金寿山论外感病.上海：上海中医药大学出版社,2009.

[12] 金寿山,李其忠整理.温病学讲稿.北京：人民卫生出版社,2010.

[13] 龙伯坚,金寿山.黄帝内经概论·温热论新编.上海：上海科学技术出版社,2010.

2. 主要论文

[1] 金寿山.试从科学观点上来研讨营卫问题.上海中医药杂志,1955,(9)：31 - 32.

[2] 江晓楼,金寿山.祖国医学文献中对于血吸虫病认识之一例.上海中医药杂志,1956,(3)：3 - 4.

[3] 金寿山.伤寒论基本精神的体会——整体观念.上海中医药杂志,1957,(1)：3 - 7.

[4] 金寿山.我国最早的医学杂志——吴医汇讲.中医杂志,1958,(1)：70 - 71.

[5] 金寿山.运用"辨证论治"规律,以知柏地黄汤加味治愈消渴症(尿崩症)一例报告.上海中医药杂志,1959,(1)：19 - 20.

[6] 金寿山.热病与经络学说的关系.上海中医药杂志,1959,(5)：10 - 12.

[7] 金寿山.《伤寒论》397 法 113 方的我见.上海中医药杂志,1962,(3)：28 - 30.

[8] 金寿山.温病论治.上海中医药杂志,1962,(8)：1 - 7.

[9] 金寿山.试论《伤寒论》中的若干辩证法思想.中医杂志,1963,(3)：1 - 7.

[10] 金寿山.河间学说探讨.上海中医药杂志,1963,(4)：34 - 39.

[11] 金寿山.试论"易州张氏学".中医杂志,1963,(6)：635 - 639.

[12] 金寿山.关于《素问病机气宜保命集》的作者问题.上海中医药杂志,1963,(8)：38 - 40.

[13] 金寿山.叶案初探.中医杂志 1963,(10)：1 - 5.

[14] 金寿山.《金匮要略讲义》评介.中医杂志 1964,(3)：26 - 28.

[15] 黄文东,金寿山,胡建华,等.在农村中中西医结合治疗重症化脓性脑膜炎 1 例的经过和体会.上海中医药杂志,1966,(5)：165 - 167.

[16] 金寿山.《金匮要略》选讲——胸痹讲稿.新医药学杂志,1975,(6)：42 - 48.

[17] 金寿山.《金匮要略》选讲——黄疸讲稿.新医药学杂志,1975,(8)：46 - 48.

[18] 金寿山.《金匮要略》选讲——黄疸讲稿(续).新医药学杂志,1975,(9)：41 - 44.

[19] 金寿山.《金匮要略》选讲——痰饮、咳嗽讲稿.新医药学杂志,1975,(11)：44 - 49.

[20] 金寿山.《金匮要略》选讲——痰饮、咳嗽讲稿(续).新医药学杂志,1975,(12)：47 - 49.

[21] 张玉萍,吴杰.金寿山医案.浙江中医学院学报,1978,(2)：66 - 68.

[22] 金寿山,张玉萍,吴述.癥瘕(多囊肝、多囊肾)、无汗症的治验.新医药学杂志,1978,(7)：25 - 26.

[23] 金寿山.谈谈辨中医的病.新医药学杂志,1978,(9)：5 - 8.

[24] 金寿山.略谈《金匮要略》对一些病症的鉴别诊断.新医药学杂志,1979,(1)：42 - 46.

[25] 金寿山.高热、低热.新中医,1979,(2)：27 - 28.

[26] 金寿山.论学习医案的重要性.上海中医药杂志,1979,(2)：5-8.

[27] 金寿山.《伤寒论》方在杂病中的应用.新中医,1979,(4)：4-6.

[28] 柯雪帆,金寿山.对脾胃内伤学说的认识和用于临床的体会.上海中医药杂志,1979,(4)：10-13.

[29] 金寿山.读书偶识.浙江中医学院学报,1979,(2)：60-61.

[30] 金寿山.辨病和辨证辨脉和辨因——《金匮》教学.浅谈上海中医药杂志,1980,(2)：38-40.

[31] 金寿山.论叶天士的《温热论》.上海中医药杂志,1980,(6)：3-6.

[32] 金寿山.叶案小议.浙江中医学院学报,1980,(5)：29-31.

[33] 金寿山.学习《伤寒论》、温病学说的意义及其方法.河南中医,1981,(1)：15-18.

[34] 金寿山.路,是人走出来的.山东中医学院学报,1981,(3)：10-14.

[35] 费兆馥,金寿山,殷文治,等.平人昼夜脉象及"胃、神、根"的观察.上海中医药杂志,1981,(7)：44-47.

[36] 沈庆法.金寿山临床运用《金匮》理论的经验.中医杂志,1981,(7)：17-19.

[37] 金寿山.祝贺上海中医学院建院二十五周年.上海中医药杂志,1981,(10)：2.

[38] 赵章忠.随金寿山教授临诊心得.上海中医药杂志,1981,(11)：11-12.

[39] 费兆馥,刘宝顺,金寿山,等.日全食对人体脉象的影响.上海中医药杂志,1982,(3)：47-49.

[40] 金寿山,沈庆法.中医治黄七法.中国农村医学,1982,(3)：31-32.

[41] 张家骏,金寿山.谈谈《伤寒论》中几个易混淆的文字概念.河南中医,1982,(5)：7-8.

[42] 吴敦序.金寿山教授治疗上气不足证的经验.上海中医药杂志,1982,(5)：22-23.

[43] 赵章忠,张玉萍.金寿山运用泻心法的临床经验.中医杂志,1982,(6)：19-21.

[44] 贝润浦,金寿山.温病治疗中的"透"与"泄".浙江中医学院学报,1983,(2)：12-14.

[45] 金寿山.《名老中医之路》第三辑序(二).山东中医学院学报,1983,(3)：3.

[46] 吴敦序.金寿山教授运用甘麦大枣汤的经验.上海中医药杂志,1983,(6)：9-11.

[47] 吴敦序.金寿山.中国医药学报,1989,(4)：71-72.

[48] 柯雪帆.承前启后师弟相传——师事金寿山教授二十年的体会.上海中医药大学上海市中医药研究院学院,1996.

[49] 张玉萍.学贯古今解迷径杏林园地勤耕耘——回忆先师金寿山教授.医古文知识,2003,(4)：32-34.

[50] 金达羊.我的祖父金寿山.中医药文化,2012,(6)：20-21.

[51] 张玉萍.潜心研究精益求精——纪念恩师金寿山先生逝世30周年.中医药文化,2013,(3)：4-7.

[52] 赵章忠.学验精深鞠躬尽瘁——金寿山先生逝世30周年纪念.中医药文化,2013,(3)：8-11.

[53] 段逸山.惜草使君金寿山——追忆三十余年前的几件往事.中医药文化,2013,(3)：13-14.

[54] 李其忠.无尽的追思——纪念金寿山教授仙逝30周年.中医药文化,2013,(3)：15-16.

（张玉萍执笔）

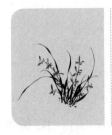

中医世家传承者 "张氏内科"谱新篇

——记沪上著名中医张骧云的曾孙张伯讷

张伯讷(1929~1994),名存录,以字行,教授,上海市人。1956年加入中国共产党。张老是沪上著名中医张骧云的曾孙。少年时除就读中学外,即孜孜习医,继承家学。参加工作后,任上海市第十一人民医院及曙光医院研究室主任。1964年起调入学院院本部,历任伤寒温病教研组及中医基础理论教研室主任、基础医学部副主任。1981年6月至1985年9月,任上海中医学院副院长,分管教学工作。并担任学校专家委员会副主任委员、中华人民共和国卫生部药品审评委员会委员、上海市卫生局药品审评委员会副主任委员、上海生物医学工程学会理事、高等医药院校教材编审委员会委员、中华中医学会理事、中医学会上海分会理事及内科委员会副主任委员等。

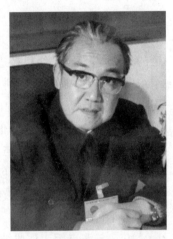

张伯讷照

张老与金寿山教授创建《中医学基础》这一新学科,主持编写各种层次的教材和教学参考书,致力于中医基础学科的建设,为学校该学科被确定成为国家中医药管理局和上海市高等教育局的重点学科作出了贡献。1978年以来,先后培养了30余名博士研究生和硕士研究生。他还主持进行多项课题的科学研究,其中"二仙汤及其拆方对大鼠下丘脑-垂体-性腺轴调节作用的实验研究",获得1993年国家中医药管理局科技进步一等奖。从20世纪50年代起,先后获得全国青年社会主义建设积极分子、上海市文教战线先进工作者和上海市劳动模范等称号,享受国务院政府特殊津贴专家。著有《中医望诊图谱》《珍本医书集成》,编著全国高等中医院校《中医基础理论(供中医、针灸专业用)》《中医学多选题题库(中医基础分册)》,主编《中国中医药年鉴》,其门生编著《张伯讷中医学基础讲稿》《桃李不言下自成蹊》。

张老与金寿山教授创建《中医学基础》这一新学科,主持编写各种层次的教材和教学参考书,致力于中医基础学科的建设,为学校该学科被确定成为国家中医药管理局和上海市高教局的重点学科作出贡献。在20世纪50年代末,创制治疗妇女更年期综合征的二仙汤,并此后长期坚持此项科学研究,成果丰硕,得到全国中医同道的公认。

一、沪上中医名家之后

(一)张氏中医世家

张老为海派中医世家——张氏内科流派的第十二代传人。曾祖父即清末以治疗伤寒热病而闻名沪上的著名中医——张骧云,父亲张骧孙亦是海上名医。他在同辈中居长,按家规,必须继承悬壶济世的衣钵。因而,从儿时起,即跟随家人学习中医。1947年,通过当时国民政府举办的中医师资格考试后,开业从医。1955年,听从党和国家号召,关闭私人诊所,进入上海市第十一人民医院工作。

在20世纪50年代末,张老与范希文、姚嘉康两位曙光医院的同事,一起创制治疗妇女更年期综合征的二仙汤,并此后长期坚持此项科学研究,成果丰硕,得到了全国中医同道的公认,并获得部级科技进步奖。1964年8月至1966年8月,张老与裘沛然老师一起组织中医基础和临床各学科同仁,系统研究制定"中医基本功训练项目",为提高教学质量提供学术保障,是全国高等中医教育之首创。1966年9月起,张老在"文革"中受到冲击,接受审查。在这段时期内,他仍坚持学术研究,不仅编写了在全国影响极广的中医专著《辨证施治》,还在1973年与金寿山等主编全国第一本《中医学基础》教材,由上海人民出版社出版,并在全国率先开创《中医学基础》这一学科。1969年2月,结束审查的张老重新进入上海中医学院担任教师工作。1972年2月至1978年4月担任上海中医学院中医基础教研组副主任。

1977年张老因工作成绩突出,作为先进集体代表,出席上海市教育战线先进集体先进个人代表大会。1987年3月,张老被选为上海市徐汇区人大代表。1990年,成为上海市中医基础理论重点学科带头人。因为二仙汤系列实验研究,带动上海中医学院中医基础理论重点学科的建设,引领学科中医药实验研究人才团队的发展。在张老的支持下,催生了国家中医药管理局三级实验室"细胞与分子生物学实验室",促进中医基础理论实验研究与教学的发展,使上海中医学院中医基础理论重点学科一直位于全国的领先行列奠定坚实的基础,所负责项目"二仙汤及其拆方对大鼠下丘脑-垂体-性腺轴调节作用的实验研究"荣获国家中医药管理局科技进步一等奖。

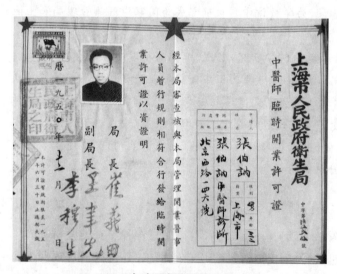

1947年中医师开业许可证

80

在繁忙的临床及行政工作之余,张老仍笔耕不辍。1959年作为主要编写者编写《高血压病的中医理论与治疗》,由上海科学技术出版社出版。1960年主编《慢性肾炎的中医理论与疗法》,由上海科学技术出版社出版。1966年作为中医部分主编参与《流行性乙型脑炎》一书的编写,并由上海科学技术出版社出版。1983年张老任全国统编教材《中医基础理论》副主编,此书于1984年由人民卫生出版社出版。此外,他还负责编写《中医基础理论教学参考丛书》《中医基础理论题库》,承担《中医年鉴》主编工作。

对于张氏内科流派擅长的伤寒热病治疗的研究,张老也从未停止。1981年2月,在《上海中医药杂志》发表《伤寒与温病之争的今昔》。1983年1月,在《北京中医学院学报》发表《论伤寒与温病的对立统一》等关于伤寒热病理论研究的重要成果,对中医界产生了巨大影响,并被日本中医学界翻译发表,并邀请张老赴日讲课并进行大会交流。1993年,张老因在中医基础理论研究的突出贡献,被聘为国家中医药管理局中医基础理论重点学科带头人。

(二)张伯讷从医之路

张老出生于1929年10月24日。生长于封建而古老的家庭里,家境富裕。在4岁的时候(1934年),就在家中的学堂里念书。家中请了多位老师教授语文、英文、物力、化学、代数等课程,同时又跟随祖父张星若、父亲张骧孙学习中医。从1942年起,正式开业,每天半天应诊,半天仍在父亲指导下攻读医术。1947年,经当时卫生局考核及格,全天开业。1951年加入中医学会。1955年张老关闭私人诊所,转入第十一人民医院工作。

开始时,张老是在第十一人民医院研究室工作的。忆当年,血气方刚,奋勇直前,一旦接触到真理,就激情满怀,立志革命。特别是在党的中医政策贯彻下,在上海办起第一所中医医院时,深感"末代中医"翻了身,决心放弃当时收入很高的私人开业,投身于党的中医事业,决心在革命斗争中得到锻炼和改造,并以积极争取入党的心情而参加工作。

当时,中医医院还是初创,尤其是中医研究工作还处于空白状态。在党的领导下,确定研究课题,组织成立专题研究组,开设专科门诊和病房。随着中医研究工作局面逐渐被打开,并在高血压等研究工作取得一些科研成果时,党就给予张老很多很高的荣誉,屡次被评为先进工作者、上海市和全国的青年社会主义建设积极分子,出席全国医院卫生技术革命经验交流大会和上海市文教群英会等,几次受到周总理、邓小平、胡耀邦等党和国家领导同志的接见。与此同时,在政治和业务两方面的进步较快。1956年2月27日,张老被批准为中国共产党候补党员,候补期为一年。在职务方面,也于1960年被提升为上海中医学院附属曙光医院(即上海市立第十、第十一人民医院合并后改名)医教办公室副主任;1964年,又调任上海中医学院伤寒温病教研组副主任,同时兼任曙光医院中医内科副主任。

在这十一年中,政治运动接连不断。每次运动张老都得到党组织的信任,被作为骨干任用,使张老受到极其深刻的教育、锻炼和改造。张老的世界观和方法论,很大程度上是通过历次政治运动而逐渐定型;张老的党性、组织纪律性以及行政组织能力、政治思想和政策水平，也是在历次政治运动中锻炼成长起来。

张老的思想较为纯朴，一心要求革命，只要革命需要，不惜牺牲个人一切的观念。如在1955年，自觉放弃收入较高的私人开业，投身于革命；1958年，为了搞中医脉象仪缺乏零件，自愿将新买来的高级收音机给医院去拆用零件；1960年，放弃提升工资的名额，让给党外知识分子；1961年，带头动员自己的妻子退职回家，分担国家困难等。这即是当年能迅速成长的关键。

"文革"后，张老被分配去搞"教育革命"。开始阶段，在农村培训"赤脚医生"。开展"中草药运动"，到山区去巡回医疗。觉得能为农民服务，为改变山区农村缺医少药面貌，是很有意义的，也觉得是自己的责任。至上海中医学院教研组重建，恢复正式招生之后，张老又看到了希望，尽心竭力的做了不少工作。参与编写了《中医学基础》《中医方剂手册》等教材。顶住压力，开始编写"阴阳五行学说"的教材、讲稿。与学生一道去农村进行巡回医疗和"开门办学"，一心一意搞好教学工作。

1978年后，张老被确定为副教授、教授，历任基础医学部副主任、中医教研室主任三年，主管教育的副院长四年等行政职务。在恢复和整顿学院的教育秩序，恢复中医学基础学科教研室，创办中医研究生教育和助教进修班，中医高级师资进修班以及《中医基础理论》的教材建设等方面的一些工作，促使上海中医学院的中医高层次教育在全国高等中医院校中的领先地位。

在教学工作方面，曾担任过中医专业、针灸推拿专业、中药专业等班级的《中医学基础》《中医基础理论》《中医诊断学》《中医各家学说》《温病学》《金匮要略》等课程。至1978

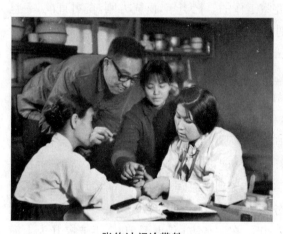

张伯讷门诊带教

年来，共培养硕士研究生25名，博士研究生6名。在科学研究工作方面，张老与生化教研室合作进行"阴虚火旺的研究"，指导研究生与计算机室合作进行"中医脏腑辨证程序""中医内科杂病辨证程序、"中医教学系统微机程序"等研究项目，指导研究生进行"中医脉象的研究"等，均列入卫生部课题，并获得多次成果。在编著教材等方面，担任《中医基础理论》全国高等院校统编教材副主编（1984年上海科技出版社出版），《中医年鉴》主编，《实用中医内科学》编审（1985年上海科技出版社出版）。

张老这一代的共产党员肩负承前启后的历史使命，开创社会主义现代化建设新局面的艰巨任务，放在张老面前，关键是决心、信心和态度的问题。是勇于肩负重任，献身于革命，力争做一个新局面的开拓者；还是患得患失，畏缩不前。张老决心克服"怕"和"难"，丢掉一切私心杂念，发扬当年投身于革命时的一股拼搏精神，一切服从党的需要，力争做一个合格的党员，力争做一个开创新局面的开拓者。

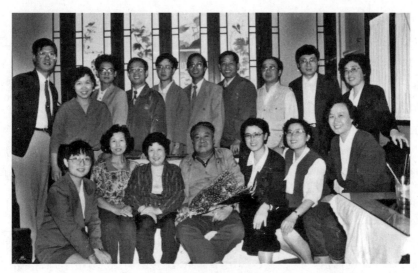

张伯讷与他的学生们

二、学术思想简介

（一）中医基础理论研究

1. 肾的精气阴阳理论源流考　对于肾的精气阴阳学说的追本寻源，是中医基础理论文献研究任务的一部分，也是整理研究中医基础理论体系中的一部分。对肾的精气阴阳学说的探源溯流，将对中医基础理论的教学医疗和科研工作有所裨益。

（1）《内经》论精气阴阳：中医经典医著《内经》之论精、气、阴、阳，是以中国古代哲学中的精、气、阴、阳说为理论基础，通过对人体生理、病理现象的长期观察，医疗实践经验的不断积累，发展和充实中国古代哲学中的精气阴阳之说，赋予人体生理和病理、诊断和防治等具体的医学内容，使精气阴阳之说成为中医基础理论的一个重要组成部分。广义之精是指物质中比较精细、精微或作用较强的精华部分。狭义之精是指生殖之精。在《内经》中论述的生殖之精，实际上可分为两类，一是源于父母的生殖之精，是胚胎生成、发育的根本；另一类是指人生长发育到一定阶段而产生的具有繁殖后代作用的精。

"气"在先秦哲学中已被认为是构成世界的最基本物质。《内经》提出："人以天地之气生"，"天地合气命之曰人"，并指出气是进行生命活动的基本物质，如《素问·六节脏象论》说："气和而生，津液相成，神乃自生。"在《内经》中，气被赋予多种含义，有水谷之气；气候之气；有病邪之邪气和与其相对的正气。

《内经》认为，阴阳是事物属性分类的基准。如《灵枢·阴阳系日月》所言："阴阳者，有名而无形，"《素问·阴阳应象大论》曰："阴阳者天地之道也，万物之纲纪，变化之父母。"和"天地者，万物之上下也；阴阳者，血气之男女也；左右者，阴阳之道路也；水火者，阴阳之征兆也；阴阳者，万物之能始也"等，都说明阴阳是事物相对属性的观念。

（2）《内经》论肾精肾气：五脏贮藏精气，藏而不泻，以肾为主。《灵枢·本神》明确指出"肾藏精"。《素问·六节藏象论》则更强调"肾者主蛰,封藏之本,精之处也"。"肾藏精"的内涵包括 ① 受之于父母的"先天之精"；② 机体发育成熟后自身形成的生殖之精；③ 通过脏腑生理活动而生成的"后天之精"。《内经》论述肾气,远较"肾精"多且详。历代医家都以《素问·上古天真论》中关于女子七七,男子八八而无子的论述为根据,研究探讨肾气的生理功能。认为肾气的盛衰决定机体的生长壮老已。如天癸的至与竭,充分反映出肾气的盛与衰。

肾气的病理变化,可分为肾气虚、肾气实和肾气热三类。肾气虚则厥、高骨乃坏、骨枯髓减、骨痿等,形成原因是"因而强力,骨气乃伤","水不胜火"；肾气实则胀、五脏不安、骨痹挛节。肾气实的主要原因,仅在《素问·逆调论》说及"是人者,素肾气盛,以水为事"外,并未见有其他说明；肾气热则"腰脊不举,骨枯而髓减,发为骨痿"。

(3) 仲景创补益肾精肾气之法：《内经》已有论病,但对肾精不足及肾气的病变,未见具体论治之方。补益肾精、肾气之法,源出于仲景之"金匮肾气丸",并为后世所宗,开创调整肾阴肾阳之先河。仲景在"血痹虚劳病脉证并治""痰饮咳嗽病脉证并治""消渴小便不利淋病脉证并治""妇人杂病脉证并治"等篇中介绍肾气丸主治病证,从其病状分析,多见小便异常症,皆与肾的气化功能失常密切相关。可见仲景的"金匮肾气丸"本为肾虚而设,为增强肾和膀胱的气化功能而用。

仲景创制的"肾气丸",从现有历史文献来看,是第一个确立补益肾精、温阳化气之法,对后世命门学说的发展、调整肾阴肾阳之治法的产生有极大的影响。如宋代钱乙在《小儿药证直诀》中,针对小儿"肾怯失音,囟开不合"等症,在金匮肾气丸基础上减去附子、肉桂,易干地黄为熟地黄,取名为六味地黄丸,作补肾益精、养髓充骨之用。李东垣的益阴肾气丸、明代的知柏地黄丸,以及此后的八仙长寿丸、枸菊地黄丸、七味丸、都气丸等,都以此方为基础加减化裁。其中突出的是,以"六味""八味"分别补益肾精和肾气的代表方,在历代医家的理论与实践中,不断得以丰富和完善,其源头则始自"金匮肾气丸"。

(4) 隋唐宋医家论肾虚寒和肾实热：自《内经》阐释肾气虚实为病,仲景首创补肾益精、温阳化气之治法,至隋、唐、两宋之际,逐渐将肾的病证分化为肾虚寒和肾实热两大类。

肾虚寒和肾实热之分,虽然自《备急千金要方》始,但在《诸病源候论》已见端倪。据《诸病源候论》所列证候分析,与肾和膀胱有关的 52 种病候,分为肾气虚(不分寒热)、肾虚有"客热"、肾虚有寒三种虚证；肾实热的仅见三种病候。《备急千金要方》《外台秘要》和《太平圣惠方》等将肾的病证归结为肾虚寒和肾实热两端。尤其论肾虚寒病症,范围较广,治法亦极为丰富,这对于后世形成"命门火""相火"和"肾阳"等理论颇具启迪。宋代许叔微就一直倡导"常须补暖肾气"的学术见解,在《普济本事方》12 首补肾方中,有 7 方用附子温补肾气。许氏还首创补肾中火以治脾的理论和方法。南宋的严用和在《济生方》中,又进一步阐发许氏之论,提出"坎火""真阳""真火"的概念。虽未明确提出"命门火"或"肾阳"的名称,但在理论上强调了肾阳的重要性。

(5) 刘河间"肾水亏虚"论：刘河间主火,为世所知。但刘河间又注重"肾水本寒,虚则热焉",为后世肾阴的概念奠定基础。刘河间之论"肾水本寒,虚则为热",是从五行配属五脏而言,首先在确定心属火本热,肾属水本寒的基础上,再从水火阴阳之间的相互影响来阐释其水亏火旺之理。

刘河间认为肾虚寒所致病证,"非水虚也",而是肾命门的"火气虚"。刘河间所创立治疗阴阳证的地黄饮子,就充分体现出他的这一学术观点。方中既有补肾水亏虚之品,又有补肾火亏虚之药,说明肾虚包括水、火两方面的不足,补肾也有寒、温之别。刘河间学术思想为"肾阴"和"命门相火"理论的探索奠定基础。

与刘河间同时代的张元素,撷取前人精华,结合数十年临床经验,对肾虚热证治,提出泻火滋阴法,突破历代前贤用苦温、甘温药补肾的陈规,使补肾方药更臻完备。

(6) 朱丹溪"肝肾之阴悉具相火"说:朱丹溪对相火的性质、隶属关系及其生理病理均有阐发。朱丹溪认为,"相火,天火也。火内阴而外阳,主乎动者也,凡动皆属火。以名而言,形气相生,配于五行,故谓之君;以位而言,生于虚无,守位禀命,因其动而可见,故谓之相。"对于"相火"的隶属关系,认为"肝肾之阴悉具相火";对相火的生理作用,认为"天非此火,不能生物,人非此火不能有生";对相火的病理,认为"天人之火皆生于动","相火易起,五性厥阳之火相煽,则妄动矣。火起于妄,变化莫测,无时不有,煎熬真阴,阴虚则病,阴绝则死。"朱丹溪的"相火论",将"相火"与肝肾之阴相连,改变以往据心火和肾水来论述阴阳水火的生理病理观,提出肝肾两脏之中各有阴阳、水火之分的新观点。

(7) 张景岳真阴真阳说:张景岳对于"真阴""真阳"生理功能的认识,虽然基本上与赵献可提出的"阴虚有二,有阴中之水虚,有阴中之火虚"同出一辙,但较赵氏更为全面。对于"真阴""真阳"的病理变化,则认为:"无水无火,皆在命门"。将整个命门水火和肾阴、肾阳包括在内的"真阴"。认为此真阴乃是组成人体的"形质",并详细论述"真阴之象、真阴之藏、真阴之用、真阴之病,真阴之治"等一系列问题。

从张景岳"真阴观"可以得到的启迪是,肾和命门的精气是命门的生理功能和病理变化的物质基础。而肾与命门精气之用,可产生水火、阴阳的不同作用。因此精气之病,也就可以表现为"水衰"或"火衰";"治水治火,皆从肾气"者,即是以真精补肾为主,视其寒热而加入滋阴或温阳之品。张氏的"真阴观",对于正确理解和把握肾中精气与阴阳的关系,达到新的水平。

2. 中医气化理论源流考 气化是一个内涵清晰而外延甚广的概念,主要是指通过气的运动所产生的各种变化。广义而言,天地造化皆可纳入气化范畴,如《内经》中的六气气化说,就是指自然界六气的变化产生的各种物化现象,包括动植物的生长壮老已和生长化收藏;就医理而言,气化就比较具体,是指通过气的运动而产生的各种生理变化,包括饮食物的消化吸收,化生水谷精微;二便、汗液的生成和排泄;精、气、血、津液的生成,代谢及其相互转化等。纵观历代医家关于气化的讨论,都没有跳出这一含义的范畴。

气化一词首见于《素问·灵兰秘典论》云:"膀胱者,州都之官,津液藏焉,气化则能出矣。"后世医家都宗其旨进行阐发,用以说明机体津液在生成、输布、排泄过程中,气与津液、津液化为尿液的生理机制。

在专论五运六气的《素问》7篇大论中多处用气化一词。其中所说的"气",主要是指风、热、火、湿、寒、燥六气,亦即自然界的各种气候变化。"化",在《素问·天元纪大论》中释为"物之生谓之化""在地为化,化生五味"等,故可以说是指自然界中的各种物性、物化现象。故其"气化"含义,指自然界各种气候的物化现象。

《内经》在阐述人体生理时,虽未用"气化"一词,但也涉及"气化"的内容。其中以"形与气"的转化论述最为突出,《素问·阴阳应象大论》说:"味归形,形归气,气归精,精归化,精食气,形食味,化生精,气生形……精化为气。"这段原文概括地说明饮食物的"气""味"与人体的"形""气""精"之间的转化关系,这种物质之间气化为形、形化为气的过程,就是气化的过程。

隋代巢元方在《诸病源候论·五脏六腑诸候》中指出"膀胱象水,王于冬,足太阳其经也,肾之府也。五谷五味之津液悉归于膀胱,气化分入血脉,以成骨髓也,而津液之余者,入胞则为小便。"巢氏在肯定膀胱为"津液之腑"的前提下,指明津液须经过气化,入脉为血,注骨成髓(精),入胞则为小便。可见,这里的气化含义,不仅指津液转化为尿液排出体外的机制,也包括了津液转化为血、精等过程。

唐代王冰在注《内经》"气化则能出焉"时认为:"若得气海之气施化,则溲便注泄;气海之气不及,则闭隐不通,故曰气化则能出矣。"强调"气海之气"施化的作用。他还较清晰地认识到津液的代谢是肺、脾、肾、三脏的功能,补充《素问·经脉别论》中仅提肺、脾而不及肾之不足,他说:"水土合化,上滋肺气,金气通肾,故通调水道,转注下焦,膀胱禀化,乃为溲矣。"其次,他在释《素问·水热穴论》时说:"肾主下焦,膀胱为府,主其分注,关窍二阴,故肾气化则二阴通,二阴闭则胃气满,故云肾者,胃之关也。"强调肾的气化是关键。

"气化"属肾,王冰已论述于前,但明确以"肾气"——"真火"来上蒸脾胃,变化饮食,(《普济本事方·消渴》)为许叔微所首创。许氏用"蒸化"喻"气化"强调肾之真火在人体精、气、血、津液的生成和转化中的作用。他还形象地将肾气真火与脾胃的关系比喻为"鼎"与"釜",如《普济本事方·二神园》中说:"譬如鼎釜之中,置诸水谷,下无火力,虽终日米不熟,其何能化"? 在这里,许氏对肾的气化认识,从前人只重视其对水液的作用,发展到推动脾胃运化水谷精微。显然较前进了一大步。

刘完素所创的"六气兼化"之说,是强调六气兼挟致病的特点,"然六气不必一气独为病,气有相兼"。其"六气兼化"说是根据病邪性质的不同而有三种含义,其一是性同而兼化,后人称为"同化",如火热与风皆属邪,多兼化为病;其二是性异而兼化,如湿为阴邪,热为阳邪,湿热常相兼而为病;其三是制甚而兼化,这种兼化是假象。

李东垣重视脾胃之气的升发作用对气化的重要意义,强调谷气上升是人体气血生化之本,认为人身的气化,合赖于"少阳春升之气",少阳之气得到谷气之常,才能发挥其升腾作用,化生气血。

朱丹溪则认为"相火"是万物生化之源,为人体气化之本,其在《格致余论·相火论》中说:"天主生物,故恒于动,人有此生,亦恒于动,皆相火之为也""天非此火不能生物,人非此火不能有生。"

明代出现命门学说、温病学说等新学派,特别是命门学说的形成,促进气化学说的发展。孙一奎的"肾间动气"说与张景岳的命门水火说,虽有所异,但均认为命门是气化之原。孙一奎根据《难经》之说,认为命门即是肾间动气,同时认为"肾间动气"来源于先天"有生之初",通过气化而成形,他在《医旨绪余·命门图说》中论述:"盖人以气化而成形者,即阴阳言之。夫二五之精,妙合而凝,男女未判……内含一真气,以为生生不息之机,命曰动气,又曰原气,禀于有生之初,以无到有。"张景岳在论及人体气化时则更明确指出:"然气化之原,居丹田之间,是名下气海,天一元气,化生于此。"随着命门学说的发展,命门寓阴阳之说又渐趋统一。张景岳虽阐述命门兼具水火,但更强调命门之火在气化中的作用,认为"阳旺则气化"(《景岳全书·命门余义》),"凡属气化之物,非火不足以生。"

精气互化在《内经》中已论及,但张景岳则进一步明确其互化过程就是气化过程。他在《类经·阴阳类》中指出:"既云气归精,是气生精也,而此处又曰精化为气,是精生气也。"故用两仪膏以治精不化气,制参术膏以疗气不化精,佐证"精气互化"之机制。

在命门学说形成过程中,掀起命门、三焦、相火之争,通过争议,对于"水气互化"的阐述更趋完善。众多医家都主张"水道出自三焦,非气莫化",非膀胱一腑之功能。孙一奎在《赤水玄珠·癃闭遗溺不禁辨》中即提出"膀胱藏水,三焦出水"的观点。赵献可认识到小便的生成和排泄过程,不仅仅与肾及膀胱的气化有关,而是一个涉及上、中、下三焦,肺、脾、肾多脏的复杂的过程,故率先明确"三焦气化"之说

张景岳虽未明确提出"三焦气化",但对于"水气互化"说的论述颇为清楚。首先,他以为:"精即水也"(《求正录·大宝论》),所谓承气互化,与精气互化相雷同。其次,景岳在论述水液代谢时非常重视肺、脾、肾之间相互关系,进一步明确"其制在脾"的作用机制。如他在《景岳全书·肿胀》说:"凡水肿等症,乃脾肺肾三脏相干之病。盖水为至阴,故其本在肾;水化于气,故其标在肺;水唯畏土,故其制在脾。"

明代医家肖京对膀胱"气化能出"和三焦"水道出焉"的差异作探讨。肖氏认为:"三焦既主相火,水道之出,无非禀气以为决也,不曰能出,而曰出矣!盖气本自化,不待化于气始能出也,今津液主水,膀胱司水,水不自化,而化于气,此阴以阳为用,未免少费功夫,故不曰出焉,而曰能出焉。"肖京从"能出"和"出"的一字之差别说明气和水的关系,并注重以气为主,如他又说:"今夫津液固全资气化,设使气一凝滞不运,则膀胱虽满积而不能出矣,气一虚陷无制,则膀胱不待积满淋沥频数,随泌而随出矣。又一浮越不守,则膀胱绝阳元气可化,津藏随脱,便不知而自出矣。"(《轩岐救正论·医论》)在命门学说的形成过程中,有关气化的内容及其机制等均有很大的发展,为广大医家所接受、理解和运用,成为中医学理论体系中的一个重要组成部分。

继明代医家全面讨论"水气互化""三焦气化"说之后,清代许多医家对此进行,反复的论证,在临床实践和理论探讨方面也有新的发展。以清代唐容川最为突出,他以"气生于水,即能化水"说明其生理和病理。生理方面,他在《血证论·阴阳水火气血论》中指出:"人身之气,生于脐下丹田气海之中。脐下者,肾与膀胱,水所归宿之地也。"说明气在水中化生。又认为肾和膀胱之水,不能自化为气,必须依赖心火的蒸腾才能化为气。病理方面,认为:"水化于气,亦能病气",即一旦水的环流发生障碍,亦能影响气的运行而产生疾

病。反之,气的运动失常,也足以影响水液的代谢,故唐氏说:"气与水本属一家,治气即是治水,治水即是治气。"

自赵献可首创"三焦气化"后,张锡纯提出人生之气化以三焦部位为总纲的观点,他在《医学衷中参西录》指出:"人之一身,皆气所撑悬也,此气在下焦为元气,在中焦为中气,在上焦为大气。"张氏还将在中焦脾胃之气的作用下,饮食物的代谢过程称为"中焦气化""中焦气化凝郁,饮食停滞艰于下行"而致胃脘痛而胀满。至于下焦气化不利,"用一切利小便之药不效,而投以升提之药多奇效。"张氏将整个机体的物质代谢过程高度归纳为三焦气化。

对气化说的讨论及至清末,已有泛化的倾向。如明代肖京说:"人一身皆气化也。"清代陆晋笙在《景景室医稿杂存》中,从人的胚胎发育论起,把整个生命过程,包括胎儿孕育,都视作气化结果,并将《内经》中有关于"气、形、精之间的转化",认定为气化的结果和表现,这种观点受到后人的重视和肯定。

中西汇通学派认为"气化"是中医学的主要特点。唐容川在《中西医汇通医经精义》中说:"唯西洋医学则只就人身形质之故,不知人之气化,实与天地同体也""西医剖割视验,止知其形,不知其气,以所剖割只能验死尸之形,安能见生人之气化也。"以"气化"来概核中医学对整个生命活动的认识。恽铁樵在《群经见智录》一书也明确提出:"《内经》之五脏,非解剖的五脏,乃气化的五脏""西医之生理以解剖,《内经》之生理以气化",此言一出,被视作中西医理论差异的主要所在。

3. 相火源流考 祖国医学中有关"相火"的论述,散见于浩如烟海的古医籍中。通过对"相火"理论的整理研究,可以看到"相火"学说,有一个起源、形成、演变的过程。

"相火"在《内经》中的概念,是运气为六气之一,以三阴三阳应之,属少阳,故称"少阳相火"。《素问·天元纪大论》:"君火以明,相火以位",认为君火是主,只是守位而奉天之命,以宣行火令,并补具体主持某种物化。而相火在生长化收藏的物化中则主持"长"的作用,故又称"少阳相火主长"。

唐宋时期,王冰首先将天之六气,内应脏腑。认为"少阳相火其脏包络"。包络之病为狂癫,其色赤,其味苦,其神忆嘻。其治主张在相火主气将到之前,针刺大陵穴,应以六气未来而先取之,可达未病先防之目的。陈无择则将"少阳相火"引申至人体"三焦"相火,"胆"相火。而有"三焦相火""胆相火"之说。

金元时期刘河间首创"命门相火"。《素问·玄机原病式》:"心为君火,肾为相火。是言右肾属火是以右肾火气虚则为病寒"。可见河间所论相火与许叔微所论"真阳",以及后世医家所论肾中阳气,命门之火是一脉相承的。对于命门相火功能,《素问·病机气宜保命集》:"右肾属火,游行三焦,兴衰之道由于此。"主宰着人体生命活动的兴衰之道,具有藏精、生血之功。对于命门相火阳精不足的治疗,李东垣提出宜辛温之剂。朱丹溪论"肝肾之阴悉具相火"。促使"相火"学说的形成。《格致余论·相火论》曰:"司疏泄者,肝也;主闭藏者肾也,二脏悉具相火。"寄于肝肾之阴的相火犹如龙蛰附于地,强调肝肾之阴对相火动而中节的作用,肝肾阴足则相火动而中节,各种原因导致肝肾不足可不中节,为相火妄动。相火动而中节为常,相火妄动为变。相火妄动既可损伤元气,也可煎熬阴精而致相火为病。丹溪的"相火论"为"相火"学说的核心,从生理、病理两方面论述了"相火",对后世影响很大。对于相火致病的范围,金元各医家论述不同,刘河间是以《内经》病机十九条为依据进行扩展的,在属火的五条病机中列述十多种病证基础上增加到三十多种,可见河间论相火为病范围主要是指《内经》中的火为病。李东垣认为相火为病都为内伤热中症,主要表现为冲气上逆的证候,如火热上行独燎其面,身热而烦,气高而喘,时显热燥。朱丹溪论相火为病除了再次扩大病机五条所举病证为相火致病外,还认为由于情欲所扰而产生性功能亢奋的一类疾病亦属相火致病。《格致余论·阳有余阴不足论》:"心动则相火亦动,动则精自走,相火翕然而起,虽不交会,亦暗流而疏泄矣"。病种仅限于滑精、梦遗、梦交类。《金匮钩玄·梦遗》:"因梦交而泄者谓梦遗,不因梦而遗者,谓之精滑,皆相火所动"。对于这一类相火为病,丹溪提出收心、养心的防治方法。特著《色欲箴》《房中补益论》告诫人们要:"正心、收心、养心,皆所以防此火之动于妄也。"综上所述,金元医家认为相火主要寄于肝肾,通过三焦游行于全身。相火恒于动,动而中节则有裨益作用,妄动则害而为病。相火致病范围甚广,包括火热致病的征候和性功能亢进的征候。

明代医家对"命门相火"所居的位置及功能展开讨论,促进了命门相火学说的发展。明初,以王纶、薛己、李梓为代表的医家袭用金元时期的观点,认为相火居于右命门。王纶《明医杂著·补阴丸论》说:"右尺相火故不可衰,方宜补火";明代虞抟对右命门相火提出疑义,认为不可独言右命门,认为两肾皆是命门阖者谓真水,动而开则为龙雷相火,相火为水中之火《医学正传》:"夫两肾固为真元之根本,性命所关,虽为水脏,而实有相火寓乎其中,象水中之龙火,因动而发也"。赵献可认为命门居于两肾之间,命门为君火,火旺则动速,火微则动缓。《医贯·内经十二官论》:"命门君主之火,乃水中之火。""居命门右旁一小白窍,即相火",认为命门之火分君相,运用太极生两仪的观点来说明命门之火分君相。张景岳则认为命门相火为全身各脏腑有温煦作用的元阳,而脏腑各有君相,《景岳全书·君相火论》:"盖总言大体则相火当在命门,为根本,在下,为枝叶之本也,析言职守,则脏腑各有君相"。明代汪宦以"内外相火"区别"相火"致病,普具新意。《医学质疑·外内君相》篇:"言外者,有言火邪自天,气血感之而为病。""以外相言之,则有令气止序。"汪宦所论外相火主要是指感受外邪而致病,其中特指感受暑热之邪而病,其外相火表现的征候为:瞀瘼、爆暗、狂越、惊骇、耳鸣、耳聋等。对于内相火的病因,《赤水玄珠·明火》篇:"人之摄养失宜,则五脏之火,随触而见。""热之调养失宜,正气自伤而为病。"其中内相火为虚火,主要征候为:肝血虚而致的发热,胆虚热而出现的不寐,虚烦。

清代医家对"相火"的研究,则侧重于肝,用肝之相火理论来解释某些病症。《冯氏锦囊秘录·先天根本论》:"阳强者,非真阳之强,乃肝之相火强。"《血证论·遗精》:"盖梦遗十之八九盖肝经火旺,则魂不内守,恍惚有见,亦有梦而遗,乃属相火之甚病"。肝相火主要作用为温煦,肝得相火之温则生发、条达;肝相火过亢则出现遗精、阳强之证。清代医家在金元朱丹溪肝肾悉具相火,明确此类疾病以肝相火致病。此外,清代医家还用"肝相火"理论来解释《伤寒论》中厥阴病。《伤寒论翼·六经正义第二》曰:"厥阴之地,相火游行之区，其本气为少火，若风寒湿燥之邪一入其境，悉化为热，即是壮火。"对厥阴吐蛔证的病机解释，认为吐蛔是相火扰动之故；对当归四逆汤证出现手足厥冷、脉细，《伤寒附翼·厥阴方论》曰："相火居于厥阴之脏，脏气实热则寒邪不能侵，只外伤于经。"由此可见，清代肝相火理论不但用于解释内伤疾病，而且用于解释伤寒厥阴病。

"相火"在人体即人体的阳气具有推动和温煦作用，"相火"源于命门，通过三焦游行与全身，常寄肝肾。故有"命门相火""肝相火""包络相火"之称。"相火"恒于动，动而中节有补脾作用，妄动则为病。相火为病一般是指由于情欲扰动而产生的遗精，阳强、梦交等性功能亢进之类的病证。

（二）中医脉诊的研究

1. 弦脉的探讨　脉诊是中医诊断疾病的主要方法之一，因受历史条件的限制，多年来脉诊方法仍停留在医生的主观指感和经验，因此，影响脉诊的运用和传授，为了实现脉诊客观化，在中医基础理论的指导下，运用现代科技的测试方法和原理，对弦脉进行初步的探索。

研究观察185例正常人群的弦脉分布情况，发现弦脉出现率随年龄增长而增加，提示弦脉可能是反映机体功能衰退的一项生理指标。其次结合临床对155例不同病种的弦脉出现率进行分析，发现在某些疾病的情况下，弦脉出现率增高或提前出现，与疾病时的病理因素有关，故弦脉又能反映某些病理特征，但辨证时必须排除年龄因素的影响。

为了探索弦脉形成的机制，测试弦脉图的各项参数，体会切脉时不同指感的信息是脉图差异的来源，因此通过对脉图的测试，可以对各种弦脉给予定量的生理病理含义。

通过112例脉图的心功能测试，发现出现弦脉时的心血管功能显著差于平脉、滑脉。弦脉时心输出量减少，外周阻力增加，血管顺应性降低。同属于弦脉中的弦而柔和者（弦Ⅰ Ⅱ型）又比弦而刚硬者（弦Ⅲ Ⅳ型）的心血管功能较佳，可以又称前者为功能性弦脉，后者为器质性弦脉，当功能性弦脉演变为器质性弦脉时，主要是血管顺应性降低；不论何种性质的弦脉，兼有滑脉时，提示外周阻力减小，其心血管功能比单纯弦脉时为佳，这一事实与"弦弱以滑是有胃气"之说相吻合。

34例火旺患者脉象分析提示，在弦脉的形成中，肾上腺皮质和髓质激素可能起一定的作用，而以中医辨证为火旺而尿中17-羟或儿茶酚胺升高的患者以弦脉为主，尿儿茶酚胺升高时弦脉占100%，脉象弦大；尿17-羟升高时，弦脉占66.67%，脉象弦滑带数，可见弦脉的形成和肾上腺激素有关。但形成弦脉的机制的复杂性，其影响因素既有生理性的又有病理性的。弦脉可因心血管功能的神经体液调节机制失常而引起，也可因血管组织结构的退行性变化而导致，中医归纳为"弦为肝脉""为血气收敛，为阳中伏阴，或经络间为寒邪郁滞"，或为阴血亏损"脉无水而不软也"等病机而致。故通过辨脉求因，对临床有一定的指导意义。

2. 正常人脉象四季及昼夜变化规律的初步探讨　中医"天人相应"学说认为人体的生理活动和病理变化与自然环境如季节、昼夜、气候等因素密切相关。《素问·平人气象论》

记载：春脉"微弦"、夏脉"微钩"、秋脉"微毛"、冬脉"微石"，即是脉象随四季而出现的生理变化。研究应用脉象检测仪按照二十四节气观测正常人脉象在一年四季中的变化，以及四季脉象的昼夜变化；并进一步应用时间生物学节律测量法进行分析，测算其四季及昼夜变化的节律特征；同时结合其他生理生化指标以及气象资料探讨引起脉象变化的生理基础。收集正常人脉象定性、定量的动态资料，逐步确定在不同季节和不同时间条件下脉图参数的正常范围，为进一步研究病理脉象变化，提高脉诊的科学性与准确性打下基础。

通过研究发现，正常人脉图的昼夜变化在四季都是基本相同。随着四时阴阳消长，寒暑往来，正常人脉象存在着与自然界"春生、夏长、秋收、冬藏"相适应的变化规律。正常人四季脉图形态变化甚微，保持正常人脉象平缓滑利的基本特征，与《内经》"四时平脉"的论述一致，也反映四时平脉都以胃气为本。

3. 休克脉象之探讨　休克的早期诊断和判断预后是医学界急待研究的内容之一，作为一项无创伤性诊断措施的脉象监测，在休克诊治过程中进行动态观察，从脉图分析中观察休克时血液动力学的变化，以建立客观诊断指标，这项研究工作至今仍然缺如。休克的脉象特征是什么？休克患者的脉图变化有无规律可循？脉图分析可否作为休克早期诊断和判断预后的指标？这些都急待着去研究和探索。

观察结果提示脉图变化与病情发展的善恶有一定的关系。《素问·脉要精微论》云："脉者，血之府也，长则气治，短则气病，数则烦心，大则病进，上盛则气高，下盛则气胀，代则气衰，细则气少，涩则心痛，浑浑革至如涌泉，病进而色弊，绵绵其去如弦绝，死。"可以认为，脉象是灵敏的生理病理信息。观察结果也表明，脉图变化与病情的善恶有一定的关系。脉象分析见沉而微弱或虚数无根提示气血衰败，则患者可出现再次休克乃至死亡。脉图和缓有力提示阳气来复，休克纠正乃至康复。但休克时脉多沉伏微，沉脉主里；脉趋沉之势与休克严重程度呈正相关。休克时见有"十怪脉"则提示病情危重，预后险恶。总之，中医脉诊在休克抢救中，有其极为重要的指导意义。典型休克的脉图特征，以脉搏波幅为纵轴，其时值为横轴，则无论纵坐标及横坐标上数值均明显减小，脉图面积缩小。休克纠正后，所有上述指标均发生逆转，脉搏和缓有力。结合临床症状的改善，可以探讨微循环障碍亦得到改善。

休克时血压多有不同程度的降低，且降低程度往往与休克的严重性呈正比，因此血压高低可以作为判断休克的一项指标。应指出，器官的血流量与其血管半径的四次方呈正比，因此单凭血压不能反映器官灌流量，更不能反映组织灌流量。因此通过脉象监测，对脉图有关参数的综合观察与分析，与血压监测互相映照而得到加强，且在某些侧面能得到弥补血压监测之不足的作用。观察结果表明，中医脉象可能作为休克患者的一项监护指标。

（三）二仙汤研究

更年期综合征是妇女在自然绝经前后卵巢功能紊乱和丧失所引起的证候群，是中老年妇女的高发病，据统计有80%的妇女会罹患此病，其中30%的患者严重影响其生活和工作。随着人类社会老龄化的趋势，妇女约有三分之一的生命时间会在绝经期后度过，更年期综合征还会波及老年期,引起诸多的老年病。由于西药激素长期替代治疗会产生一定的不良反应,患者普遍存在畏惧心理,因此中药二仙汤具有独特的优势。

二仙汤由张老于 50 年代创制。他发现大多妇女更年期高血压病患者,见有冲任不调,但应用养血舒肝法无效,然而依据中医理论和临床辨证,采用温养肝肾、滋水泻火之剂可获良效,久而久之确定本方的组成。该方由温肾益精养血药仙茅、仙灵脾、巴戟天、当归和滋阴泻相火药知母、黄柏等两个部分,6 味药物组成,具有补肾益精、调理冲任、滋阴泻火等作用。二仙汤组方较为独特,补阴而无熟地黄、枸杞类养阴药,而是通过知母、黄柏之苦寒坚阴间接达到补阴的目的;用仙茅、仙灵脾之类峻补肾阳,恐其燥热过甚而加入当归,一则养血,一则兼润其燥。主治肾阴、肾阳不足而引起的诸多证候。方中辛温与苦寒共用,壮阳与滋阴并举,温补与寒泻同施,诸药合用,阴中有阳,阳中有阴,共奏温肾阳、补肾精、泻相火、滋肾阴、调理冲任、平衡阴阳之功。临证运用,常常效如桴鼓。

由于二仙汤切中更年期综合征的基本病机,该方被广泛用来治疗更年期综合征,国内外临床应用 40 余年,疗效肯定,效如桴鼓,得到中医界的公认,成为治疗更年期综合征的代表方;国外也有成功应用的报道。因而该方被收载于 1979 年全国统编教材《方剂学》。此外。文献表明,该方对男性更年期综合征亦有良好的疗效。

自 2004~2013 年期间,香港大学二仙汤课题组,在上海中医药大学以往研究成果基础上,借助香港大学的现代科技平台,聚焦二仙汤缓解更年期综合征症状的临床疗效和分子机制作进一步深入研究,提示二仙汤对更年期综合征的总有效率($P<0.01$)及治愈率均($P<0.01$)显著高于对照组。同时也显示二仙汤的缓解更年期综合征的症状优于其他非激素疗法($P<0.01$),但与激素疗法无明显差异。研究结果显示二仙汤能改善更年期综合征,长期用二仙汤治疗更年期综合征,具抗骨质疏松作用。

自 80 年代起,上海中医药大学对二仙汤进行长达 10 余年的一系列实验研究。首先在小鼠实验上发现,二仙汤及其拆方具有延缓小鼠下丘脑 GnRH 生物合成和性腺轴功能的衰老作用,研究表明,其可调整大鼠下丘脑-垂体-性腺轴的作用,这对辨证用药延缓衰老具有一定的指导意义。果蝇寿命实验表明,二仙汤具有延缓果蝇寿命的作用。

研究表明,老龄大鼠服用二仙汤后,脑、心组织中 LPF 含量亦有所减少,对胸腺的萎缩退化有一定的改善作用,同时能提高 PHA 淋巴细胞转化,延长淋巴细胞体外存活时间,并有使尿羟脯氨酸含量升高的趋势。二仙汤具有一定的延缓组织衰老和延长细胞寿命的作用,这种作用主要是通过抗氧化,清除自由基及提高细胞免疫功能等途径来实现。

用二仙汤及其拆方治疗后,能明显降低老龄大鼠肝组织 LPO 含量;提高 SOD 和 CAT 活性;并观察到这些酶活性的提高又与编码相应酶蛋白的 mRNA 表达水平增强有关。实验结果表明,二仙汤可在基因水平上,通过调控、增强编码酶蛋白的基因表达水平而增强抗氧化酶活性,减少自由基产物的作用,从而具有延缓衰老的疗效。

中医认为肾脏精气衰而致机体衰老。《内经》指出男子"七八"、女子"七七",由于肾气衰,天癸竭,而致生殖功能减退。朱丹溪认为老年人的体质特征是阳有余,阴不足;而张介宾则认为老年人的体质特征不是阳有余,而是阳不足。研究提示天癸与下丘脑 GnRH 的合成和释放相关,肾中精气与下丘脑 GnRH-垂体-性腺轴功能相关,肾中精气充盛及肾阴肾阳协调平衡,则下丘脑 GnRH-垂体-性腺轴的功能协调和正常;反之,机体衰老,肾中精气亏虚或肾阴肾阳平衡失调,则该轴的功能就下降、失调。老年动物肾脏精气阴阳衰少的侧重具有性别差异,相火存在与性别有关的不同状态,老年雌性动物偏于阴虚而相火偏旺,老年雄性动物偏于阳虚而相火偏衰,两者都是肾中精气亏虚,功能低下的病理表现。这对辨证用药延缓衰老具有一定的指导意义,提示在延缓老年生殖功能的衰老中要注意肾脏精气阴阳衰少的性别不同,而在组方用药时各有侧重。

主要著作和论文

1. 主要著作

[1] 张伯讷.慢性肾炎的中医理论与疗法.上海:上海科学技术出版社,1960.
[2] 上海中医学院.辨证施治.上海:上海人民出版社,1972.
[3] 上海中医学院.中医学基础.上海:上海人民出版社,1974.
[4] 邱会河,张伯讷.中医基础理论(供中医、针灸专业用).上海:上海科学技术出版社,1984.
[5] 上海中医学院.中医望诊图谱(供中医教学内部使用).上海:上海中医学院出版社,1984.
[6] 裘吉生原编.王玉润,张伯讷,何传毅审订.珍本医书集成.上海:上海科学技术出版社,1985.
[7] 张伯讷.中医学多选题题库(中医基础分册).太原:山西科学教育出版社,1986.
[8] 张伯讷.中医年鉴.北京:人民卫生出版社,1987.
[9] 张伯讷.中医学问答题库 中医基础理论分册.北京:中医古籍出版社,1988.
[10] 张伯讷.中医年鉴.北京:人民卫生出版社,1990.
[11] 张伯讷.中国中医药年鉴·1992.北京:中国中医药出版社,1993.
[12] 张伯讷.中国中医药年鉴·1994.北京:中国中医药出版社,1994.
[13] 李其忠.张伯讷中医学基础讲稿.北京:人民卫生出版社,2009.
[14] 李其忠.桃李不言下自成蹊.北京:上海科学技术出版社,2014.

2. 主要论文

[1] 丁济民,周保康,张伯讷,等.民间单方——臭梧桐治疗高血压病的临床观察.上海中医药杂志,1957,(3):6-13.
[2] 庞泮池,刘鹤一,张伯讷.中医中药治疗癌症的线索.上海中医药杂志,1958,(11):13
[3] 李林,江陆芹,张伯讷.参加全国医药卫生技术革命经验交流大会的体会.上海中医药杂志,1958,(11):5-6.
[4] 黄文东,张伯讷,童少伯,等.运用祖国医学辨证论治法则对61例慢性肾炎的初步临床观察报告.上海中医药杂志,1959,(1):29-32.
[5] 张天权,张伯讷.1000例高血压病患者的舌象分析.上海中医药杂志,1965,(7):30-32.
[6] 张伯讷.伤寒与温病之争的今昔.上海中医药杂志,1981,(2):2-5.
[7] 杨蓁,张伯讷,柯雪帆,等.对"阴虚则热,阳虚则寒"本质的研究.上海中医药杂志,1981,(8):41-44.
[8] 张伯讷.略论保持和发扬中医特色.上海中医药杂志,1983,(1):2-3.
[9] 万叔媛,赵伟康,周治萍,等.高血压病阴虚火旺证的研究.上海中医药杂志,1983,(1):44-46.
[10] 费兆馥,金寿山,张伯讷,等.脉学的起源及研究进展(文献综述).云南中医杂志,1983,(4):12-18.
[11] 张伯讷,殷文治,费兆馥,等.正常人脉象四季变化规律的初步探讨.上海中医药杂志,1984,(10):

42 - 45.

[12] 张伯讷,童瑶.肾的精气阴阳初析.上海中医药杂志,1985,(1)：38 - 39

[13] 常仲康.张伯讷用辛开苦降法调治脾胃病.上海中医药杂志,1988,(10)：15 - 16.

[14] 王宗殿,张伯讷.简述认识肺阳及肺阳虚的历史过程.安徽中医学院学报,1991,(4)：66 - 70.

[15] 方肇勤,徐品初,张伯讷.二仙汤及其拆方对老龄大鼠血浆性激素和促性腺激素含量的影响.中国医药学报,1992,(5)：24 - 26.

[16] 方肇勤,张伯讷,徐凤仙.中药二仙汤及其拆方对老年大鼠精子细胞和精子的亚微结构和 SDH 的作用.生殖与避孕,1993,(1)：62 - 66.

[17] 吕超,张伯讷.桂枝温经通脉作用的实验观察.上海中医药杂志,1993,(12)：34 - 36.

[18] 陈涛,张伯讷,顾文聪.三仙汤及其拆方对老龄大鼠胸腺及细胞免疫功能的影响.辽宁中医杂志,1993,(12)：40 - 42.

[19] 方肇勤,张伯讷,李行能.二仙汤及其拆方对老年大鼠下丘脑作用的形态学研究.上海中医药大学学报,1994,(1)：37 - 43.

[20] 张骥,方肇勤,张伯讷.二仙汤及其拆方对去势大鼠垂体促性腺激素细胞的影响.上海中医药大学学报,1994,(2)：52 - 55.

[21] 张骥,方肇勤,张伯讷.二仙汤及其拆方对去势大鼠肾上腺皮质网状带的组织学及组织化学影响.上海中医药大学学报,1995,(1)：55 - 57.

[22] 沈小珩,方肇勤,吴敦序,等.二仙汤及其拆方对老年大鼠部分抗氧化酶活性及其基因表达水平的影响.中国中西医结合杂志,1995,(11)：672 - 674.

[23] 廖柏松,胡燕,鞠躬,等.二仙汤对 18 月龄雌性大鼠下丘脑-垂体-卵巢轴功能的调节.山东中医学院学报,1996,(6)：396 - 398.

[24] 廖柏松,胡燕,鞠躬,等.二仙汤对 18 月龄雌性大鼠下丘脑 EOP 含量及其 mRNA 水平作用的实验研究.山东中医学院学报,1996,(6)：399 - 401.

[25] 宋菊敏,方肇勤,廖蒽,等.二仙片对老年大鼠血浆性激素、促性腺激素含量及脂代谢的影响.中国中西医结合杂志,1996,(S1)：127 - 129.

[26] 方肇勤,司富春,张伯讷.二仙汤及其拆方对老龄大鼠下丘脑-垂体-性腺轴的调节作用.老年医学与保健,1997,(3)：12 - 16.

[27] 廖柏松,张伯讷,朱兴族.18 月龄雌性大鼠下丘脑内源性阿片肽含量及其 mRNA 水平变化的研究.神经解剖学杂志,1997,(3)：245 - 248.

[28] 廖柏松,鞠躬,张伯讷.老年前期雌性大鼠下丘脑-垂体-卵巢轴的功能变化.第四军医大学学报,1997,(6)：501 - 503.

[29] 廖柏松,鞠躬,张伯讷,等.戊酸雌二醇对 18 月龄雌性大鼠下丘脑内阿片肽基因表达的调节作用.中华老年医学杂志,1997,(6)：331 - 333.

[30] 方肇勤,司富春,张伯讷,等.二仙汤及其拆方对老龄大鼠下丘脑 GnRH 基因转录与表达的调节作用.中国中医基础医学杂志,1998,(1)：23 - 25.

[31] 朱抗美.肾的精气阴阳理论源流考.浙江中医药大学学报,1999,(5)：12 - 13.

[32] 沈红艺.中医气化理论源流考.中医文献杂志,2000,(2)：1 - 3.

（朱抗美执笔）

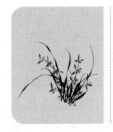

出自名门擎大旗　弘扬中医志不移

——记中医史家、中医名师丁济民

丁济民(1912～1979)，江苏省武进县人，为 20 世纪 20 年代江南医界宗师丁甘仁之嫡孙。沪上中医史家，中医内科名医。幼年敏而好学，早受家学熏陶，熟谙岐黄之术，又刻意攻读历代诸名家医籍，在临床实践中，曾治愈不少疑难病症。

丁老历任上海光华医药杂志社编辑、上海市第十一人民医院副院长、上海中医学院医史教研组主任、龙华医院副院长及中华医学会上海中医学会理事等职，并担任上海市政协第一届至第五届委员。著有《孟河丁氏医案》，并参与《辞海(第一版)》中医条目的编写和第一版全国高等中医院校统编教材《中国医学史》的审订。他收藏中医古籍甚为丰富，曾珍藏明刊金陵版《本草纲目》一部，后捐献于中国中医研究院。晚年着手编写《分症医案选评》一书，后因病谢世，未能完稿。

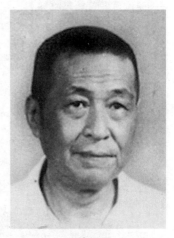

丁济民照

丁老幼承家学，酷嗜读书，常手不释卷，一生爱书，稍有积赀，即尽以搜购医籍、中医历史器物，其中不乏珍本、珍贵文物。上海中医药博物馆的镇馆之宝针灸铜人就是丁老的收藏，明刻李时珍金陵版《本草纲目》，亦属海内孤本，捐献给北京中国中医研究院。

丁老临诊注意辨证与辨病相结合，重视调理脾胃，颐养后天，畅达气机。认为脾胃为升降运动之枢纽，若升降失司，则诸疾由生。擅长以甘药益脾，对四君、建中、平胃、二陈诸方剂运用尤精，多以轻灵简练取胜，有明显的家学余韵。

一、丁氏名门传人

丁老是清末民国初江南一代中医宗师丁甘仁之孙。丁甘仁是近代中医教育的先驱，他在 1916 年创办上海中医专门学校。丁济民的父亲是丁仲英，他也是解放前上海名中医，曾代表中医界担任中华民国的国大代表。年幼时，丁济民在浦东儒家学者朱天梵的私塾学习，背诵经典，学习书法，吟诗作对，诵读医学著作。长大后，他先随其父丁仲英临诊于上海福州路中和里诊所，稍长即设座邻室独立应诊。开始他在下午看"小号"患者；他积累经验，医术日进，后丁仲英在南京西路京城别墅开设了诊所，他就在中和里诊所独立应诊。丁济民年轻时专注于中医学术研究，20世纪30年代他在自任编辑的《光华医药杂志》上发表了数篇文章以及40年代在《医史杂志》发表了文章后，丁济民逐渐成为颇有名气的医学史家。丁老幼承家学，酷嗜读书，常手不释卷，除经常摘记要论、要方于笔记本外，他在不少经典古籍的书眉行间批有读后品述。如《金匮要略》一书，经程门雪先生写上眉批后，丁老复于其书后加以评论，至今尚存于世，弥足珍贵。

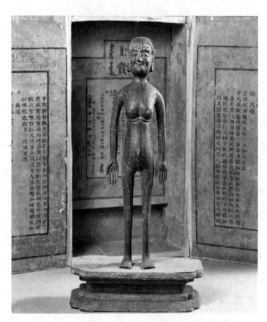

捐献给上海中医药博物馆的御制针灸铜人

丁老一生爱书，稍有积赀，即尽以搜购医籍，数十年如一日，以至家中所藏医书曾达数万卷之多。其中不乏珍本，如元版《圣济总录》，为全国所仅有，明刻李时珍金陵版《本草纲目》，亦属海内孤本，"文革"后捐献给北京中国中医研究院。同时他也开始收集各种中医历史器物，上海中医药博物馆的镇馆之宝针灸铜人就是丁老的收藏，此御制针灸铜人高4.58厘米，为清乾隆年（1744年）。此珍贵文物得来也是不易，20世纪40年代初，时任中华医学会医史博物馆馆长的王吉民与丁老谈起，在北平古董铺曾见过清代针灸铜人，但苦于价格昂贵未能购得，丁老当即表示愿筹资购买。于是王吉民便写信托北平的李友松医师去访购，终于用重金购得，并托朋友从北平带回上海。当时正值战乱，从北平回上海途中，一路过关越卡，多遇险情，意外费用，几乎超过铜人原价，这些费用也均由丁老负担。针灸铜人抵沪后，丁老曾把玩时日，最终还是将它捐赠给当时的中华医学会医史博物馆。谈起这具铜人的经历和回归，他感叹道："始于医官院，终于博物馆"。

中华人民共和国成立后，丁氏的主要人物其父亲丁仲英和堂兄丁济万（丁济万是丁甘仁的长孙，在丁甘仁去世后，继续办学，并在1930年把上海中医专门学校更名为上海中医学院，直至1948年被勒令停办。）相继去了香港，丁老很快成为上海中医界的领军人物之一。在这个新的角色中，他积极努力的工作，以确保中医在中华人民共和国有一席之地。他还与章次公和钱今阳一起，编辑出版了《新中医药》杂志，在20世纪50年代，这本杂志成了中医的喉舌。章次公是丁老祖父以前的一位学生，也是中国医学界左翼的重要人物。钱今阳是来自武进县的一名医生，当时是上海卫生局的顾问，在1948年，上海的各个中医学校关闭后，钱今阳在组织中医教学方面起着重要作用。此外，丁老与钱今阳、章次公两人都与陆渊雷的中医现代化和科学化的事业有着密切的关系。

1951年1月，丁老和陆渊雷在上海代表卫生局主持了一场中医界的会议，参加会议的有一百多名医生,这次会议的结果促进了后来中国第一所中医进修学校的成立。这类学校的目的是在中医的社会主义改造的初级阶段提高中医师的西医知识水平。丁老被任命为上海中医进修学校的副主任。

1952 年,这一批医生在建立上海卫生局直属中医门诊部过程中发挥了重要作用(后搬迁到了青海路的新址,改名为上海市公费医疗第五门诊部),这是当时上海最好的中医机构,目的是为干部提供医疗保健服务,这个诊所差不多集中了上海的所有名中医。丁老是这个门诊部的副主任。1954 年丁济民被调到上海第十一人民医院(中华人民共和国成立后上海的第一所中医医院)任副院长之职。1956 年后,丁老开始在新成立的上海中医学院授课。1959 年,他被要求担任医学史教研室主任,1960 年被任命为龙华医院的副院长直至谢世。

丁老十分重视诊疗工作,虽居领导岗位,但从不脱离临床。他善治外感热病、肝病及多种疑难病症,医名广闻海上及江浙等地。他亦热心社会事

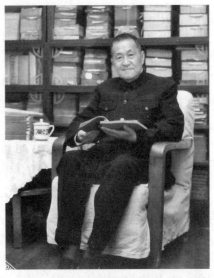

丁济民在书房博览经书

业,曾长期兼任上海中医学会理事长,上海市第一至第五届政协委员,后被推举为九人常委之一。丁老热衷于中医事业,广交良师益友,与众多社会名流及中西医界闻人皆相知有素,苏步青、谈家桢、荣独山、黄铭新、江绍基、程门雪、黄文东、刘树农、金寿山、王玉润等均为至交。他晚年成为上海中医界知名人物,尤为中医事业操心着力。为中医后继乏人、乏术竭声疾呼,为中医学院师资匮乏推荐引进人才四处奔波,为创办师资培训班、全国高级师资进修班做出重要贡献,为振兴中医事业呕心沥血、鞠躬尽瘁。丁老对待病员,总是满腔热情、和蔼可亲、不分贵贱、一视同仁。他曾为不少中央和地方领导人看病,但也坚持每周多次门诊的超时间工作,还不顾年迈体弱主动下乡、下厂为平民百姓病员医治疾病。

二、证治经验丰富,验方疗效显著

丁老治学严谨,思路开阔。认为书本知识和师授知识作为一个医者的知识来源固然重要,但"尽信书不如无书",认为医者当注重实践,临诊时宜独立思考。他兼通内、外、妇各科,尤以治疑难病及慢性肝病名扬远近。其方技应用特色是在融经方与时方于一炉的基础上,在临诊注意辨证与辨病相结合,重视调理脾胃,颐养后天,畅达气机。认为脾胃为气机升降之枢纽,若升降失司,则诸疾由生。善用甘药益脾,对四君子汤、小建中汤、平胃散、二陈汤诸方剂运用尤精,多以轻灵简练取胜,有家学余韵。他也重视现代医学诊断技术和指标,及时汲取新近发现的有效中草药,以充实传统的辨证论治方法,更新其经验处方。

（一）流行性乙型脑炎的证治经验

丁老认为流行性乙型脑炎（简称乙脑）的病因是一种"特殊的温邪病毒"。根据本病的发生、发展等情况来分析，这种病毒侵入人体后，极易内陷营血（心包）、扰乱神明，因而随时可以出现神志昏糊、抽筋惊厥等危重证候。本病属于温病范畴，可以运用卫气营血的四个阶段来辨证施治。但是，本病在临床上出现的一系列症状及其病机转归与温病不完全相同。有病在卫分而不传者，有病在卫气而不传者，有在卫气而传入营血（心包）者，有直传营血者等变化。故在临床上的辨证施治就不能墨守划分卫、气、营、血四个阶段的陈规。应该从本病的实际情况出发，着眼于"特殊的温邪病毒"，不论其在卫、在气或在营血，均应以解毒为原则，在解毒的基础上进行辨证施治；同时，由于本病传变迅速，最易内陷营血，故在临床辨证施治时不必顾忌"引邪入室"，而应取法于"上工治未病"的指导思想，防患于未然，才有可能阻止和减轻其病情的进展。

丁老在参加 1965 年乙脑协作组后分析总结当年的临床资料，发现本病的辨证施治，虽然可以按照卫、气、营、血的法则，但是不能简单地以卫、气、营、血四个阶段来划分，而其常见的辨证类型是卫气型、气营型、营血型三类。由于本病是"特殊的温邪病毒"侵入人体所致，故其治疗原则是"解毒清热"；并在此基础上，再根据患者的具体情况，结合采取其他各种方法，如表证甚者宜解表，里实者宜攻下，入营入血宜清营凉血，动风惊厥宜镇痉息风，阴虚津伤宜养阴生津等。

1. 卫气型

（1）主要症状：发热、无汗、头痛、嗜睡，或见恶寒、微汗、口微渴、项强、烦躁或烦闷、轻度惊跳和抽搐等。多见舌薄白、苔白腻，亦可见黄腻，舌质正常。脉见浮数、滑数、濡数不等。

（2）辨证要点：卫气同病是本病最常见的病型。一般在本病流行期，约有 70％以上的患者，都可见到此类证型。但其中还需轻重之分，极轻者可只见卫分表证，约占 10％，重者可略兼营血（心包）症状，如烦躁、惊跳、神志朦胧。

卫气型的辨证，重点在于辨别表证的轻重，偏湿偏热的情况和有无阳明热结的证候，有无逆传营血的可能。一般说来，卫气型的轻症，多见偏湿，卫气型的重症，多见偏热；约有 20％～30％的患者，可兼见阳明热结的里实证，在临床辨证上应予以足够的重视。这类患者，经及时治疗后，约有 80％能在 1～3 天内退热而缓解。偏湿、偏热的主要辨证，如见身热不太高，体温在 38～39℃，兼有腹胀闷、恶心，或只见嗜睡而不见烦躁，舌苔白腻等症者，多属于偏湿；如见壮热、口渴引饮、烦躁、舌苔不甚腻者，多属于偏热。

有无阳明热结证的主要辨证，舌苔黄腻，腹胀满，大便秘结，或仅见腹部胀满而按之灼热者，多属于阳明热结的里实证。

有无逆传营血的主要辨证，嗜睡程度很快加深而成昏睡，呼之能应，旋即又睡，烦躁不安，惊跳时常发作和神情呆滞等，均属于即将传入营血的先兆证候，尤须严密注意。

（3）施治主法：由于本病初起，一般多见表证，应以解毒透表法为主，可用加减银翘散;如兼见偏湿症状者,可合芳香宣化之剂,而成解毒芳化宣透法,可用加减黄连香薷饮;如表证不十分严重,而气分大热者,应以解毒清热法为主,可用银翘白虎汤,初入营血,即气营型的初期也可适用。

加减银翘散:大青叶15~30克,板蓝根30~60克,金银花9~15克,连翘9~15克,淡豆豉12~18克,牛蒡子9~12克,薄荷叶(后入)3~6克。浓煎2次,分2次服,如体温较高时,可日服2剂。

加减黄连香薷饮:黄连3~6克,香薷6~9克,淡豆豉12~18克,鲜藿香9~12克,鲜佩兰9~12克,赤茯苓9~15克,大青叶15~30克,板蓝根30~60克。

银翘白虎汤:金银花9~15克,连翘9~15克,大青叶15~30克,板蓝根30~60克,生石膏90~150克,知母9~18克,生甘草3~6克。

(4)随症加减:无汗、恶寒、头痛等表证明显者,可在加减银翘散中加入羌活9克,荆芥9克;偏湿甚者,可在加减香薷饮中加入厚朴3克,半夏9克;如见便秘,腹胀,舌黄腻等阳明热结时,可加入凉膈散30~60克(包)或生大黄9克,玄明粉9~15克(冲);如见嗜睡较重时,可加入鲜石菖蒲15~30克,郁金9克;如见轻度惊跳、抽搐时,可加入钩藤15~30克,僵蚕9克;如见神志朦胧,可另用牛黄清心丸1~2粒化服;如见热毒炽盛时,可加入野菊花9~15克,紫花地丁9~15克,半枝莲9~15克等。

2. 气营型

(1)主要症状:壮热、不恶寒、头痛、项强、口渴、烦躁,神志昏蒙,时清时瞑,清醒时多烦躁,瞑时多昏迷,时有阵发性抽搐(小儿多见惊厥),大便秘结或溏泄。舌苔可见白腻或黄腻,舌质可见红绛或不红绛。脉多见弦数、细数、濡数等。

(2)辨证要点:气营型在乙脑患者中较常见。其中大部分患者,从卫气型传变而来,但亦有部分患者一发病即见此型。此型的辨证,有时虽亦有偏热、偏湿之分,但其辨证重点在于辨别偏于气分热盛为主,或是偏于热入营血(心包)为主。如见高热、口渴引饮、烦躁不安等症为主时,是偏于气分热盛为主;如又见神志昏迷时,则应偏于热入营血为主。特别是突然出现呼吸表浅或不规则,喘促痰鸣,气闭;或是迅速出现深度昏迷、抽搐惊厥等深入营血的危重证候。但是必须指出,有无阳明热结的证候,在临床上仍有较大的辨证意义,如不及时处理,必将助邪生热,而致动风惊厥,故在临床上仍应注意之。

气营型患者如经及时的治疗,或可阻止其病情的发展,一般在采用中药治疗后,约有90%的患者可在1~4天退热,其体温曲线,多呈梯形的逐渐下降。

(3)施治主法:由于本型的辨证特点是气分热盛和邪已入营血,在初入营血而其症状尚未十分明显时,或在起病时即见此型时,犹可采取透热转气之意,而仍以解毒清热法,用银翘白虎汤;如其营分症状已较明显时,则必须采取气营双清法,一般可用加减白虎清营汤;如是湿郁化热者,可用加减黄连解毒汤。

银翘白虎汤:见上述。

加减白虎清营汤:生石膏90~150克,知母9~15克,大青叶15~30克,板蓝根30~60克,玄参9~15克,丹皮9~15克,竹叶心3~6克,连翘心6~9克,人中黄6~12克。

加减黄连解毒汤：黄连6～9克，黄芩6～12克，栀子6～9克，大青叶15～30克，板蓝根30～60克，连翘心6～9克。

（4）随症加减：热盛而昏迷较深者，可加用紫雪丹1.5～6克，分2～4次吞服；或用神犀丹1粒，分2次吞服；如昏迷较深，舌苔浊腻者，可用安宫牛黄丸或苏合香丸1粒，分2次吞服。痰浊盛者可加入陈胆星6～9克，鲜竹沥30～60毫升。抽搐者可加入地龙6～12克，或用止痉散（全蝎30克，蜈蚣30克，天麻30克，僵蚕60克。共研细末，混合备用）1.5～6克，分2～4次吞服。如阳明热结、轻度惊跳、热毒炽盛等加减法，同卫气型。

3. 营血型

（1）主要症状：高热、抽搐惊厥、昏迷常常同时存在。严重的案例可见全身强直、角弓反张、目合口开、喉间痰声辘辘，甚则可见喘促、鼻扇、呼吸衰竭、气闭而死亡；有时也可见脉伏、肢冷、汗多脱厥而死亡。

（2）辨证要点：此型多为危险的重症。其中大部分是气营型的进一步发展，少数可从卫气型直入营血（心包）。但在临床辨证时，不论其从气营型传入，或是从卫气型直入，其在临床上表现的症状，基本上无多大差别，仅只是传变机制上的不同而已。

此型的辨证特点，温邪病毒极重，侵入营血极深，故见过高热、深度昏迷和抽搐惊厥不止等危重证候。

（3）施治主法：由于此型邪盛已极，深入营血，一般都以解毒凉血法，可用加减清瘟败毒饮治之。

加减清瘟败毒饮：生石膏60～120克，知母9～24克，鲜生地30～60克，大青叶30～60克，板蓝根30～60克，紫草15～30克，玄参9～15克，丹皮6～9克，赤芍9～15克，连翘心9～15克，栀子9～15克。

（4）随症加减：由于本型是病之极期，故一般多同时用紫雪丹3～6克，分2～4次吞服；或与牛黄至宝丹、安宫牛黄丸等配合应用；或用冰片0.03～0.06克吞服；或用麝香0.06克吞服。如见呼吸喘促、痰涎壅滞者，可加入猴枣散0.6～1.2克，吞服。根据不同的症状可参照气营型的加减法和危急证候的辨证施治。

高热、昏迷、抽搐惊厥和呼吸衰竭，是本病的主要证候，在临床上必须予以及时处理。昏迷是本病的常见症状之一。如属痰浊内闭者，除在处方中加入鲜石菖蒲、郁金之外，还可加陈胆星6～9克、鲜竹沥30～60毫升（冲），或用安宫牛黄丸1粒，分2次吞服；如属热毒内闭者，可加入鲜石菖蒲、郁金之外，还可加重大青叶、板蓝根和石膏的剂量，或加紫雪丹1.5～6克，分2～4次吞服。

患者已发生昏迷不醒，口噤不语时，一般都应急以芳香开窍之剂。一般见舌质红而热盛者，除紫雪丹外，还可用至宝丹1～2粒，分2～4次化服，或神犀丹1粒，分2次化服；如见到舌苔浊腻者，可用苏合香丸1～2粒，分2～4次化服。

一般患者在高热持续不退的情况下，在发生抽搐、惊厥之前，多见唇、舌颤动和阵阵惊跳，尤其是儿童患者，常可在睡眠中见惊跳的阵阵发作。这就是抽搐、惊厥的先兆症状。

一般可在原来处方的基础上，加入僵蚕、地龙、钩藤、磁石等镇痉息风之剂。

热盛动风的抽搐、惊厥，一般多伴有高热，而且多发生于疾病的前期（一般在第7～10病日以前）。因此，其治疗除了及时给予以下镇痉息风之剂以外，还应积极采用大剂的解毒清热，如银翘白虎汤、加减清瘟败毒散之类，以及处理高热的措施等，以期热退而痉止。

严重的抽搐、惊厥，可用止痉散顿服3克，以后每4～6小时服0.9～1.5克；兼有神志昏糊者，可用安宫牛黄丸1～2粒，分2～4次吞服；极度抽搐、惊厥者，可用蝎尾0.4～0.8克顿服；或用羚羊粉0.3～0.9克顿服。

（二）病毒性肝炎证治经验

丁老对黄疸型肝炎，热重者治以清利湿热，苦寒荡涤，用加味茵陈蒿汤（茵陈30克，山栀10克，生大黄10克，板蓝根15克，六一散15克，连钱草15克，黄柏5克）。若药后泄泻太甚者，生大黄减量或改用熟大黄；湿重者治以燥湿和胃，清热淡渗，用加减胃苓汤（茵陈30克，苍术10克，厚朴6克，陈皮10克，半夏10克，猪苓10克，茯苓10克，泽泻10克）；若呕恶严重，加黄连1.5～3克；湿热并重则用上方加减辨证处理。

对无黄疸型肝炎，偏于热者，用三花汤（经验方）；偏于湿者，用加减茵陈五苓散（茵陈30克，苍术6克，白术6克，猪苓10克，茯苓10克，泽泻10克，陈皮6克，麦芽10克，蒲公英15克，滑石15克）；湿热并重则按以上两方加减辨证处理。

对迁延性肝炎或慢性肝炎的活动期，按急性肝炎用药，静止期分湿困、气滞、血瘀等型治疗。湿困型用平胃散合越鞠丸加减（苍术10克，白术10克，厚朴5克，陈皮5克，甘草3克，香附10克，山栀5克，神曲10克）；气滞型用逍遥散合四逆散加减（当归5克，白芍10克，柴胡5克，白术10克，茯苓10克，甘草5克，香附10克，砂仁3克，川楝子10克，枳壳10克，大枣3枚）；血瘀型用化瘀煎及膈下逐瘀汤加减（当归10克，赤芍15克，柴胡5克，丹皮10克，桃仁10克，红花10克，乌药10克，香附10克，枳壳5克，甘草5克，山楂10克），还可加服大黄䗪虫丸10克或鳖甲煎丸（吞服）10克。

肝脾两损型则用一贯煎加减（北沙参15克，玄参15克，生地15克，麦冬10克，石斛10克，枸杞子10克，川楝子10克，白芍10克，橘叶10克），或八珍汤加减（党参10克，白术10克，茯苓10克，甘草5克，生地10克，白芍10克，当归5克，川楝子10克，谷芽10克，麦芽10克，佛手5克，大枣5枚）。

对重症肝炎，由于危象迭现，除早期可用消黄汤（经验方）阻止病情迅速发展外，已出现烦躁、昏迷、出血等症者，即于消黄汤中参入犀角地黄汤，加犀角（磨冲）1.5克，生地30克，玄参30克，鲜茅根60克，无犀角，用广犀角15克或水牛角60克代；如病情更重，昏迷已深者，则加用安宫牛黄丸每次1粒，每日2次，研碎灌服。

针对肝功能异常，其治法亦有多种，转氨酶长期不正常者，除垂盆草方（经验方）外，还可根据肝功能或辨证，可加① 石见穿30克，糯稻根60克；② 田基黄60克，鸡骨草60克，瘦猪肉90克；③ 岩柏30克，鸡眼草30克，马兰根60克；④ 金钱草60克，婆婆针草90克；⑤ 平地木30克，铁扁担30克；⑥ 北五味子研细末，每次3克，每日3次，用蜂蜜调服。

胆红素、黄疸指数长期偏高者，用黛矾散每次 1.5 克，每日 3 次，吞服；或白金丸每次 3 克，每日 3 次，吞服。碱性磷酸酶持续升高者，加用玄明粉 5～10 克，分冲于辨证方中。各种浊度试验阳性者，用岗稔根 60 克加入方中。

（三）丁济民经验方

1. 三花汤（经验方）

（1）组成：野菊花 10 克，金银花 15 克，红花 5 克，紫花地丁 30 克，甘草 5 克，滑石 15 克，水煎服。

（2）功效：清热解毒，活血渗湿。

（3）临床应用：主治无黄疸型肝炎湿热为患之偏于热者。见有轻度疲乏，肝区隐痛，口干，大便不畅，尿黄，脉濡，舌红等症。对黄疸型肝炎热重于湿者也有较好疗效。野菊花有清热解毒，凉肝消肿显著之功，有抗病毒，消除炎症，修复病损组织作用；金银花为清热解毒之品，能清络中风火湿热；红花为活血祛瘀之品，可入肝通络，消肿止痛，有改善肝血流作用。再配以紫花地丁、滑石、甘草以增强其清热利湿、解毒消肿之力，故本方对于肝炎证属热重湿轻者甚有效。若为黄疸型肝炎，可予本方加茵陈 15～30 克，山栀 10 克，若属湿热并重者，也可予本方加苍术 10 克，猪苓 10 克，泽泻 10 克。

（4）治验举例：患者，男，26 岁。肝区隐痛，神疲乏力，胃纳尚可，便秘溲黄，口渴喜饮，肝在肋下 2 厘米，谷丙转氨酶在 60～96 单位（赖氏法）之间，已 3 月余，经用多种中西药物未见着效。丁老给予野菊花 10 克，金银花 15 克，红花 5 克，紫花地丁 30 克，焦山栀 10 克，滑石 30 克，甘草 5 克，加减连服 2 个月，诸症均消，肝功能恢复正常，随访 2 年，未见复发。

2. 垂盆草方（经验方）

（1）组成：干垂盆草 60 克（鲜者 250 克），当归 10 克，红枣 5 枚。水煎 2 次，每次煎 40 分钟，分 2 次服，每日 1 剂。

（2）功效：清热消肿，和肝健脾。

（3）临床应用：主治急性传染性肝炎、慢性迁延性肝炎谷丙转氨酶持续不正常者。垂盆草为景天科植物垂盆草全草，味甘性凉，有清热解毒，利水消肿之功，有显著降低转氨酶作用，配以当归和血柔肝，大枣健脾和胃，可促使肝功能恢复。本方可连续服数月之久；谷丙转氨酶降至正常范围以内，一般仍需再服数周为宜。药后若见便溏者，可减当归，而加茯苓 15 克，炒黄芩 10 克。

（4）治验举例：患者，男，22 岁。患慢性迁延性肝炎 2 年，肝区时痛，脚酸乏力，谷丙转氨酶经常在 74～150 单位（赖氏法）之间，曾用各种治疗方法无效。丁老给予本方加川楝子 10 克，枸橘 12 克，八月札 12 克，服药 3 个月，诸症渐除，谷丙转氨酶降至正常范围，续服半年，谷丙转氨酶正常。随访 3 年，未复发。

3. 消黄汤（经验方）

（1）组成：茵陈 60 克，黄芩 15 克，黄连 10 克，黄柏 15 克，枳实 12 克，山栀 15 克，大黄 10 克，半夏 12 克，全瓜蒌 30 克。水煎 2 次，每次 30 分钟，分 2 次服；每日 1 剂，服至危象解除。

（2）功效：利湿泻火，清热解毒。

（3）临床应用：主治重症肝炎。症见黄疸迅速增深，恶心、呕吐持续，纳呆，精神萎靡，甚则出现肢肿、腹水等症者。本病系热毒太甚，湿邪郁积化火，伤津劫液，肝阴耗竭，直逼血分，病势危重，故投以利湿泻火之重剂。本方由茵陈蒿汤、泻心汤、栀子柏皮汤三方组合变化而成，对早期重症肝炎，可阻止病情迅速发展。由于本病十分险恶，若已出现烦躁、昏迷、出血等症者，则当以中西医结合方法尽力抢救。

（4）治验举例：患者，女，34岁。患重症肝炎，面目深黄，尿色红赤，大便秘结，频频恶心，不思饮食，精神烦躁，肝功能迅速恶化。处方：茵陈60克，黄连10克，制川军12克，姜竹茹10克，姜半夏10克，焦山栀15克，田基黄30克，平地木30克，鲜茅根30克。服药1周后黄疸渐退，大便已调，恶心止，能食少量半流质；续服3周，诸症明显改善，病情即趋稳定。

4．冷哮丸（经验方）

（1）组成：豆豉30克，白砒石3克，枯矾10克，面粉5克。上药共研细末，水泛为丸，以重量计算，每5粒为0.1克。每次6粒，早晚各1次，温开水吞服。

（2）功效：温肺劫痰平喘。

（3）临床应用：主治咳嗽、哮喘反复发作，经久不愈，气急而促，或张口抬肩，或不得平卧等症。病属哮喘性支气管炎，或并发肺气肿、肺源性心脏病等。本方由《普济本事方》紫金丹加味而成，由上海曙光医院中药室配制，有温劫寒痰，止喘平逆之功，善治多年肺气喘急，尤其对寒性咳逆、哮喘具有疗效。但本方含有极毒药白砒石，故需严格掌握用量，而且当适可而止，切勿任意过量服用或长期服用。

（4）治验举例：患者，女，32岁。系产后咳嗽、哮喘已五年，痰多，脉濡，苔薄白。丁老给予每晚服本丸6粒，并用麻黄10克，杏仁10克，甘草3克，水煎服，每日1剂，连用4日，咳嗽、哮喘均止，仍用原方续进7剂，以后未见复发。

5．加味四神汤（经验方）

（1）组成：补骨脂10克，煨肉蔻3克，五味子1.5克，吴茱萸2.4克，黄芪12克，白术9克，巴戟天10克。水煎服。

（2）功效：温养肾气，益气健脾。

（3）临床应用：主治泄泻日久、精神不振、面色无华、少气乏力等症。病属慢性结肠炎、胃肠功能紊乱等。本方由四神丸加味改丸为汤而成。四神丸《校注妇人良方》为治肾而见五更泄之方。其效力较缓且应用范围不广。本方再加黄芪、白术、巴戟天补肾健脾之品，并改丸剂为汤剂，则奏效较速，且可用于各种脾肾虚弱之日久泄泻者。

（4）治验举例：患者，女，21岁。自4岁起即患便泄，每天7～8次，7岁以后病情更趋严重，以致其发育不良，身材矮小。目前仍每天泻3～5次，天明即须如厕，精神萎靡，面色无华，四肢肌肤甲错呈鱼鳞状。丁老即予补骨脂10克，煨肉蔻3克，五味子1.5克，吴茱萸2.4克，黄芪12克，白术9克，巴戟天10克，仙茅10克，红枣3枚。服3剂，泄泻即减至每天 2 次,原方加炮姜 4.5 克,再服 5 剂泄泻即止,月余后随访,大便正常。

6. 加味四逆散(伤寒论)

(1)组成:柴胡 10 克,白芍 12 克,枳实 10 克,炙甘草 5 克,香附 6 克。水煎服,每日 1 剂。

(2)功效:疏肝解郁,理脾和胃。

(3)临床应用:主治胃脘时痛、胸胁不舒、纳少嗳气等症。常见于慢性胃炎,消化性溃疡,胃肠功能紊乱等。四逆散是《伤寒论》方,原治阳气内郁所致的四肢厥逆,具有疏肝解郁,健脾和胃作用。本方改为汤剂,故用治肝气犯胃或木旺土衰所致的胃脘痛颇为有效,加香附在于增强理气止痛之效。若有吐酸之症者,可加吴茱萸 3 克,川连 3 克;若嗳气不止者,可加姜半夏 10 克,黄芩 10 克,旋覆花(包煎)10 克,代赭石 12 克;若疼痛甚者,可加川楝子 10 克,延胡索 10 克;若纳少脘胀者,可加陈皮 5 克,神曲 10 克,佛手 5 克。

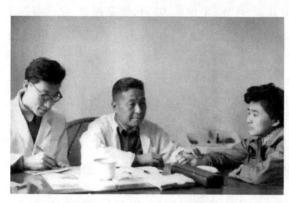

1964 年在梅陇下乡,丁济民门诊带教学生屠天纯

(4)治验举例:患者,男,41 岁。患胃溃疡 10 余年,胃脘时痛,嗳气泛酸,食入不舒,脉弦细,苔薄黄。丁老予服柴胡 10 克,白芍 12 克,枳壳 10 克,炙甘草 5 克,制香附 6 克,姜川连 3 克,吴茱萸 3 克,服药 1 周,诸症显著减轻,续服 3 周即不再出现脘痛,泛酸等症,后仍以此方加减调治 3 个月,随访半年,未见复发。

(四)内科杂病的诊疗技巧

丁老于临床十分重视望诊,认为"望而知之谓之神"并非言之太过,强调临诊时应经常注意周围候诊患者,见有特异面色,形态者,可能为危重病症即予优先诊治。对很多病症的掌握有独到望诊心得,如眉间出现黄疣,往往为胆结石或高胆固醇血症的征象;面色表现为"揩不清"之象,大都是慢性肝病的指征;爪甲淡暗多为心血管病变之明征;皮肤红斑常与风湿病关联等。在辨证上,既遵循传统方法,又不拘泥于陈规,力倡辨证必须与辨病相结合,尤其对有化验指标或理化指征而无证可辨者,重视以西医疾病概念探索相对辨证规律。治疗各病证强调针对性要强,十分注重验方的应用与特效药的归类,主张处方力求精练,用药一般不要过多,4～5 味或 9～10 味即可。其用药除仍保持明显的丁氏家风,如喜用豆卷、荷梗、枸橘、稆豆衣、荸荠梗、橘叶、地骷髅等外,特别重视民间单方及近年挖掘之有效草药,如白花蛇舌草、半边莲、凤尾草、垂盆草、万年轻、岩柏、四季青、穿心莲等,丁老皆经常用之。

························· 主要著作和论文 ·························

1. 主要著作

丁甘仁.孟河丁氏医案.上海:丁济民诊所出版,1949.

2. 主要论文

［1］丁济民,周保康,张伯讷,等.民间单方——臭梧桐治疗高血压病的临床观察.上海中医药杂志,1957,(3)：6-13.

［2］黄文东,张伯讷,童少伯,等.运用祖国医学辨证论治法则对 61 例慢性肾炎的初步临床观察报告.上海中医药杂志,1959,(1)：29-32.

［3］丁济民,周保康,王啸山,等.三拗汤合哮喘丸治疗 281 例哮喘.上海中医药杂志,1965,(6)：1-3.

［4］丁济民.久泄治验.上海中医药杂志,1965,(8)：5.

［5］赵章忠.丁济民治肝经验.上海中医药杂志,1989,(8)：19.

［6］丁济民.学习丁葆元治疗子肿札记.江苏中医,1993,(11)：45.

［7］丁济民.自拟养阴安胃汤治疗慢性萎缩性胃炎 18 例.湖北中医杂志,1994,(1)：23-24.

［8］丁济民.阴滋降火法治疗相火妄动二则.黑龙江中医药,1994,(2)：34.

［9］丁济民.双丁破瘀透脓汤治疗阑尾周围脓肿 18 例.湖北中医杂志,1996,(4)：19.

［10］杨桂平,丁济民.莪术为主治疗消化性溃疡 62 例.湖北中医杂志,2003,(11)：42.

［11］林乾良.从薛生白砚拓追怀丁济民恩师.中医药文化,2006,(5)：16.

（丁一谔执笔）

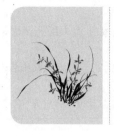

医史"医博"两辉煌　德行享誉国内外
——记上海中医药博物馆创始人王吉民

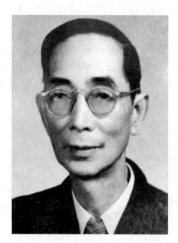

王吉民照

王吉民(1889～1972)，又名嘉祥，号芸心，广东省东莞市虎门人。1910年毕业于香港西医大学后，曾在外轮公司任船医。1911年上海发生鼠疫，任中国防疫医院院长。辛亥革命时，任中国红十字会第一救护队队长。1915年，为沪杭甬铁路管理局筹设医务处，并任总医官。1931年，任浙江省邮政管理局医官。1937年受聘在上海协助筹建中华医学会新会址，并被选为中华医学会副会长。

王老为现代研究我国医学史之先驱。鉴于美国医学史家嘉立森所著《医学史》一书对我国医学史料甚少涉及且有谬误，遂发愤搜集历代医史资料，潜心整理研究，于1928年编著《中国历代医学之发明》一书，以"保存国粹，矫正外论"。后又与伍连德博士合著英文版《中国医史》一书，于1932年问世，在国际医学史界颇具影响。1935年发起成立医史委员会，被推举为主席。1937年改组为"中华医史学会"，任首届会长，并主持编辑《医史杂志》。1937年负责筹办医史文献展览会，进而筹设医史博物馆，得到医学界的广泛支持。1938年7月，我国第一所医学史专业博物馆中华医学会医史博物馆建成，王老担任馆长。1958年，该馆改为上海中医学院医史博物馆，仍由王老任馆长。

王老还先后担任过国立中央大学医学史讲师、上海医学院医学史副教授、浙江医师药剂师公会会长、《中华医学杂志》副总编辑、《中华健康杂志》总编辑及中华医学出版社社长等职务。他毕生致力于医史研究，不慕名利，所藏医籍5 700余册全部捐献于医史博物馆。著作有《中国医学外文著述书目》《中国医史外文文献索引》等，并以中英文发表有关医史论文一百余篇。

近代，我国长期致力于医学史研究并作出较多贡献者，王老是其中之一，他是我国医学史界著名的开拓者和耕耘者。

一、中国医史研究的开拓者

王吉民(1889~1972),字嘉祥,号芸心,著名的医史学家。广东东莞虎门王屋人。祖父王元琛,较早对接中西文化,是近代中国华人入粤传教的先行者,父亲王谦如秉承父业,奔走城乡赈药施医,兄弟姐妹十数人皆留洋攻学,皆回国服务。其中堂兄王宠祐被誉为中国地质矿床学先驱,堂兄王宠惠是驰名中外的法学家,曾两任民国外交部长,当选国际海牙法庭法官。因父亲任职于香港基督教会,王老7岁到香港,先后进入香港圣保罗书院、皇仁书院读书。16岁考入香港西医大学堂习医,21岁毕业后,历任外商轮船公司船医,随船到过美国和墨西哥的一些海港。1911年,上海发生严重的流行鼠疫,中国防疫医院随之创办,王老受聘担任该院院长。在辛亥革命时期,兼任中国红十字会第一救护队队长。1915年被沪杭甬铁路管理局聘请任该局主任总医师,1930年任浙江省邮政管理局局医等职。1937年春,应中华医学会之请,王老到上海协助办理中华医学会之会务。同年4月,在上海举行的中华医学会第四届全国会员代表大会上,被选为该会副会长。不久,抗日战争爆发,上海的中华医学会会务主要由王老负责,直至抗日战争胜利。另外,他还先后担任过浙江医师及药剂师公会会长、中华医学会副会长等。1949年,国际科学史研究院(International Academyof History of Science,简称IAHS)授予王老通讯院士。1966年,该研究院又授予王老院士,他是中国医史界第一位获得国际科学史研究院的院士殊荣者。

二、与人合著《中国医史》为祖国医学争声誉

《中国医史》是王老、伍连德首次用英文合作编撰的第一部中国医学史专著,向世界昭示"吾国之医学,固有颠扑不磨之艺术者在也",至今仍在国内外享有盛誉。

伍连德(1879~1960),字星联,祖籍广东新宁(今台山),生于马来西亚槟榔屿。是近代公共卫生学家、著名医史学家。1910年,伍连德倡导组织中华医学会,1914年4月,伍连德、颜福庆等7人联名发起组织中华医学会。1915年2月,伍连德、颜福庆等21人在上海集会宣告中华医学会成立。1916年2月在中华医学会第一届大会上,伍连德被选为会长,并连任了两届。在此期间他尽力发展会员并促进医学学术活动。

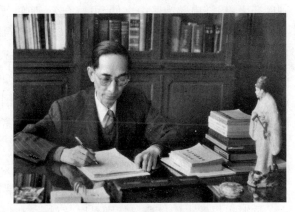

王吉民在编撰《中国医史》

1935年3月当选为国际科学史研究院通讯院士。

王老、伍连德虽然是西医师,但对中国传统医学文化怀着深厚的感情。王老的祖父是

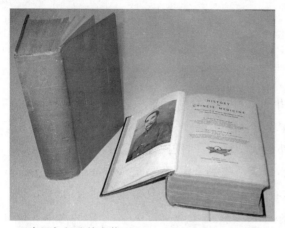

王吉民与伍连德合著《History Of Chinese Medicine》
（中国医史）

精研中医、博览典籍的中医，在自制万应膏、保安油等秘方时，王老常陪侍左右，索其秘奥，逐渐对祖国医学产生了好感与兴趣，故王老受其祖父的影响很大，历年来注意收集我国古代文献与中医古籍，连同其祖父遗留的各种医籍文献共40余种，并刻苦钻研。1913年美国医史学家 F.嘉立森（F.Garisen）出版的近70页的《医学史》一书，有关中国医学的内容介绍尚不满一页，且有谬误，伍连德先生即致函嘉立森提出质疑，然嘉立森复函曰："中医或有所长，顾未见有以西文述之者，区区半页之资料，犹属外人之作，参考无从，遂难立说，简略而误，非余之咎。"这一回复对伍连德、王老震动极大，深感由于嘉立森对中医某些错误观点的以讹传讹，致使不少人对中医学产生蔑视之心。出于民族自尊心和爱国思想，为"保存国粹，矫正外论"，王老、伍老两人花费16年时间，收集大量古代文献与中医古籍，运用广博的原始资料，探索我国传统医学的源流和发展，遂用英文写就这部医学史专著，比较客观地展示了我国医学的发展历史。书名为《History Of Chinese Medieine》（中国医史），于1932年在上海初版，4年以后即1936年在天津再版，填补了中国学者用外文向世界介绍中国医学史的空白。全书的编写方法以时代为经，事实为纬，分为两大段。上卷之编写由王老担任，第一部段从最早的文字记录到18世纪对中国医学的状况进行全面论述，分为三大时期：① 上古时期（2697～1122B.C.）；② 有史时期（1122B.C～960A.D.）；③ 中古时期（961～1800A.D.）。共分26章，并附录5种，从盘古开辟天地，到神农尝百草。尊伏羲、神农、黄帝为中国医药之祖，誉扁鹊为医中之仙，更尊仓公、张仲景、华佗为医中之圣，将李时珍的《本草纲目》称为中国药学大全等。第二部段之编写由伍连德先生担任，阐述我国近代医学的发展，特别是教会医学在我国的概况。自1800年起，西医与中国的接触、教会行医、设立医院、推广医学教育、治理黑死病、海港检疫等。全书内容涉及医药起源考证、医事制度、中医药史话、医家传记、中医药发明、中医中药流传国外，特别是西医传入我国的情况等。还配有图片、照片共96幅。全书结构严密，材料丰富，插图生动，文字流利，将医学的发展与沿革，生动地再现出来。王老、伍连德在该书的序言中明确提出，本书的主要目的有两个，一方面，传统医学教育对古代医药学中公认的多方面功效，进行了宣传和保护，这些努力是值得称赞的。而通过对现代医学如何在这片保守土地上扎根的描述，则可给人们以启示。同时也提醒人们，世界（特别是医学科学）在华佗时代以后并没有停止。另一方面，那些实验医学的倡导者，向大众不停地灌输科学研究的思想，但最为关键的是，不能把过去的传统看作是必须抛弃的东西，而要把它看作是现代出色医药成就的生动的背景浮雕。"吾国之医学，固有颠扑不破之艺术者在也""古代多有之，时去西医萌芽之时代尚远也"。

由此表明,该书不仅向世界介绍了中国传统医学的历史成就,维护了中国传统医学的地位和尊严;同时也提出中医与西医是研究同一目标的两个不同学术体系,既要保持传统,又要科学现代化。该书一出版即受到国内外医史学家的高度重视,并在国际医史界产生相当影响。英国科技史专家李约瑟(Josehp Needham)博士在1976年《美国中医》杂志上发表文章赞扬此书:"几乎是西方医学史家所知道的唯一的书。"欧美各医学校的图书馆均藏有其书,迄今仍被国外医史界列为参考书。

《History Of Chinese Medicine》(中国医史)既是我国近代史上首部资料丰富的医史学术专著,宣传国粹,填补了中国学者用英文向世界介绍中国医学史的空白,展示了中国医学的源远流长、博大精深,提升了中国医学的世界地位,同时,也体现了我国老一辈医学和医学史工作者强烈的爱国主义热情和严谨的科学态度。

三、创立医史博物馆,珍藏文物供研究

1932,经过十多年时间,王老、伍连德两人合作用英文撰写成《中国医史》专著出版了,而在他们写作医史专著过程中,陆续地收集了一些医史文物。1935年冬,当中华医学会在广州举行第三届全国会员代表大会时,王老、伍连德联合李涛、杨济时、鲁德馨、伊博恩(B,E,Read)等几位热爱医学史的会员,商议发起并组织了"医史委员会",其宗旨明确定为"促进医史学术之探讨与研究"。王老被推选为该委员会主席。

1937年4月,中华医学会在上海举行第四届全国会员代表大会,王老负责筹备的"医史文献展览会"在大会期间正式展出,展品一千余件,其中包括中华医学会拨款购得者、私人捐赠以及借展者。展品种类有历代制药工具、药瓶、针灸与外科用具、中医古籍、医家传记与画像、医事画等。各界人士参观后,产生了很大兴趣,一些报刊曾予报道给予好评。在此次会议期间,王吉民作了"吁请筹设医史博物馆"的发言,得到中华医学会及一些热心人士的支持。因此,在"医史文献展览会"结束后,其中一部分展品即作为尔后医史博物馆的陈列品予以保存。

为了促进中国第一个医史博物馆的早日诞生,1937年5月,王吉民又在《中华医学杂志》上发表了《筹设中国医史陈列馆刍议》一文,明确谈到该馆的三个目的,① 收集历代医史文物,"妥为保存,以免散失",使"国粹不致外流";② 将所收藏之文物,"供学者研究,借以考察医学之变迁,治疗之演进";③ "对学生为有效之教授方法,对民众可作宣传医药常识之利器"。但是,不久日本军国主义发动了"卢沟桥事变",继而上海被日本侵略军所占,当时筹建医史博物馆的条件与经费等都产生了很大困难。然而,在王老的多方努力筹划以及一些热心人士的支持下,中华医学会医史博物馆终于在1938年7月诞生,王老任馆长。

最初,医史博物馆的陈列室,是利用中华医学会图书馆的一个小房间,地点在上海池浜路(慈溪路)。陈列品约400件,包括中医用具、制药工具与药瓶、名医手笔、中医古籍与医事图画等。

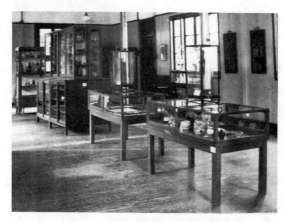

1938年医史博物馆的陈列室内景

医史博物馆创立之初及以后一段时间,适值抗日战争,中华医学会总会已由上海迁往重庆,因此医史博物馆的发展很缓慢,其间,除零星地增加一些文物外,还增设了医史文献资料室,收集保存古代至当代有关医史的文献资料,供研究参考用。

抗日战争胜利后,中华医学会迁回上海,医史博物馆的业务有所发展。中华人民共和国成立后,中华医学会总会于1951年迁往北京,医史博物馆仍留上海,改属中华医学会上海分会。其后,中华医学会之经费由国家拨给。1956年,医史博物馆随同中华医学会上海分会迁至北京东路"国华大楼",展出面积比以往扩大了四倍,另有医史资料室与办公室,并且配备了四位专职人员。医史文物的搜集、整理、陈列与保管等工作得到了很大促进和发展,医史文物与资料得以陆续增加,服务面也空前扩大。

1959年1月,医史博物馆改属上海中医学院,馆址迁至学院内,从此每年有固定经费,工作人员也逐步充实。1966年7月起,该馆因"文革"而被封闭,至1972年,因上海科技电影制片厂拍摄《针刺麻醉》科教片之需而启封。展出内容经调整与修改补充后重新设计布置。1975年,上海中医学院为医史博物馆建筑了新的陈列室、资料室、文物库房与办公室,总面积近400平方米,比以往扩大近一倍。该馆工作人员也逐步增加至8人,包括毕业于中医、西医、历史档案、博物考古、图书馆等专业,这对该馆业务的提高和发展,更好地为教学、科研、观众服务,创造了有利条件。

医史博物馆征集收藏的文物,总数达10 049件,其中有的具有很高的医史价值。在饮食卫生与环境卫生方面,有1 700百年前的陶质井圈、汉代绿釉瓷质井栏明器、秦代五角形下水道管、唐代铜唾壶,有不同时代、形状迥异的瓷质和铜质熏炉多种,如烟熏房间的西汉戮金铜熏炉及明代奇兽铜熏炉,有熏香帽子的明代帽熏,熏香被褥的明代制作精巧的圆球状铜床熏(又称队褥熏炉)。

医史博物馆内收藏的中药实物多种,年代久远。如长沙马王堆汉墓出土的茅香、辛夷、桂皮,南京王羲之亲属墓中出土的晋代丹丸,泉州湾宋代沉船中的木香、沉香等香料药。此外还藏有清代"月中桂"琥珀和大灵芝等。还有用中药制成的精美工艺品,如雕有荷叶与螃蟹的犀角,雕有人物与山水的象牙以及制成小假山的雄黄等。

医史博物馆制药工具中,有汉代陶研碎、宋代磁研体、明代铜春筒、清代特大瓷研体与铜质碾药船等。藏药用具中特别值得提到者为汉代刻有"丸"字的陶药壶。晋代的越容青瓷"四耳药壶",据说八世纪鉴真东渡日本时,曾用此种类型的药壶盛放中药带往日本。此外,明葫芦形黑釉特大药坛,高98厘米,实属罕见。而清代十二生肖药瓶,是分别将鼠、牛等十二种代表生肖的动物画于十二只瓷瓶上,别有一番情趣。

我国自古以来,有着丰富的医药学著述。医史博物馆内部分医籍中,有奠定中医学"理、法、方、药"基础的古代四部经典著作:《黄帝内经》《神农本草经》《伤寒论》与《金匮要略》,有最早的中医急诊手册《肘后备急方》,有第一部中医病因证候学专著《诸病源候论》,有16世纪中国医药学亘著《本草纲目》的30多种版本及6种外文译本,有明版的《赤凤髓》,这是论述气功为主的古籍,附有插图多幅,是一部稀世珍本。

作为中国医学宝库中独特医术的针灸学,医史博物馆还有几件弥足珍贵的文物。如北宋时代刻于沐京石碑上的《新铸铜人腧穴针灸图经》的残石拓片;又如刻印于1665年的《铜人明堂之图》一套4幅,是古代经络穴位图流传迄今之佼佼者;而受乾隆皇帝之命铸成于1774年的针灸铜人则是尤为珍贵,它是清朝廷赏给《医宗金鉴》主要编著者的医学奖品,是这种奖品唯一留存于世者,特别是此铜人为女性造型,极为罕见。

此外,医史博物馆还收藏有宋代民间医生使用的铜串铃、明代县级卫生机关的铜印、明代名医傅山亲笔字、明清时期中医外科手术用具、清代御医陈莲舫红木诊病桌、清代医家出诊药箱、《世补斋医书》整套书版800余块、近代名医处方墨迹等,在一定程度上反映了中国医学史的多方面成就与丰富的内容。

医史博物馆创立以来,接待了一批又一批国内外参观者。1938年博物馆成立以来,王老曾2次接待来访的李约瑟博士。第一次接待是1946年在池浜路中华医学会医史展览会会址,时任中英科学合作馆馆长的李约瑟博士和他的同事鲁桂珍博士参观中国医史文献展览会后,留下了深刻的印象。第二次接待是1964年8月3日在上海中医学院医史博物馆,时为英中友好协会会长、剑桥大学教授的李约瑟博士和鲁桂珍博士再次前来参观。李约瑟博士请教了针灸原理及中国医学史的编写体例。王老向李约瑟博士赠送了一套早期的《医学杂志》,令李约瑟博士爱不释手,参观后欣然命笔,用中文题词:"百文(闻)不如一见"。王老一直以自己有这样一位学术知己为自豪,即便因此在"文革"中遭受迫害也毫不隐讳。

四、发起组织中华医史学会,群策群力推动医史研究

王老通过自己多年对祖国医学史的研究,深感"吾国医学虽具悠久之历史,而曩昔医士鲜注意及之,致使丰富之史料乏人整理",认为"医史研究早感需要"。因此1935年冬,当中华医学会在广州举行第三届全国会员代表大会时,王老与伍连德、李涛等几位热爱医学史的会员,商议发起并组织了"医史委员会",其宗旨明确为"促进医学史学术之探讨与研究",王老被推举为该委员会主席。

1937年4月,中华医学会在上海举行第四届全国委员会代表大会,"医史委员会"进行了改组,更名为"中华医史学会",王老被选为会长。为了积极推动医史工作,发挥医史学会应有的作用,他代表中华医史学会明确地宣告:"对于医史之倡导与推进,本会负有极大的使命。"因此,中华医史学会成立后,有计划地组织中、西医学界人士撰写医学史论文,每年举行若干次医史学术交流会,并且每隔一年分别编辑出版一期中文版与英文版《中华

医学杂志医史专号》。正是由于王老等的努力推动,中华医史学会能够及早组织成立,从而成为中华医学会最早组成的 12 个分科学会之一,在促进医史学术活动上起到了很大的作用。

1942 年,王老负责编辑出版了《中华医史学会五周年纪念特刊》,他在其中发表了《中华医史学会五周年来之回顾》一文,着重强调:"中国医史乃一广博之科目,确系未开垦之园地,予研究者以绝好机会",并且满怀信心地说,它的"光明之前途呈现于吾人之前"。

1947 年初,中华医史学会决定出版定期的《医史杂志》季刊,王老任主干,具体负责编辑与出版。该刊的问世,成为我国介绍和交流医史学术的重要园地,对国外也有一定的影响。

五、设立医史文献资料室,为医学史研究倾其所有

王老坐拥书城,爱书如命,但为了医史博物馆的建设和发展,在建馆早期,特设医史文献资料室,将自己收藏较完整的医史文献资料,无偿地捐赠出 5 000 余册,如《中华医学杂志》《中西医学报》《三三医学丛书》等,这些书就当时而言,也是难以购到的。在日军侵占上海期间,王老考虑到所收藏的中医学珍本与文物的安全,将它们分别转移保存于留沪国际友人、同道、教友家中。更值得一提的是,到杭州取已征集的杭州智果寺主持僧清华的《珍藏医书类目》,当时正值抗日战争时期,乘火车遇炸是常有的事,非常危险,但王老全然置个人生死于不顾,亲自赴杭,即托之江大学外国教授马先生帮忙,每天从秦望山入城,再用汽车从明晃晃的枪刺缝里串行,避开日本侵略者的掠夺和抢劫,搬了一个月才搬完,使之安然无恙运到上海。他对博物馆事业所作出的出生入死的贡献,将永远铭记在后人的心里。

1959 年医史博物馆划属上海中医学院后,王老又赠送了一部分珍贵医学杂志(其中有《中华医学杂志》,现存放于上海中医药大学图书馆)。1969 年在他 80 岁高龄时,又把历年收藏于自己家中,便于自己在家里研究参考的中外医学史著述、杂志、期刊等 700 余册,全部赠送给上海中医学院医史博物馆。他以"天下为公"的豁达胸襟,为医史文献研究工作提供了极大的便利,一时成为医史学界的美谈。正是王老对所创办的中国第一家医史博物馆倾注了毕生精力,捐赠了大量医史文物及文献等,为该馆尔后的发展打下了扎实基础,对中国医学史的研究、教学、弘扬、普及等,产生了良好的社会效益。

六、温文沉静著书立说,矢志医史坚持不渝

王老性格温文沉静,待人热情耿直,热心于公益事业。抗日战争前,他担任过杭州保婴大会会长。王老是一位虔诚的基督教徒,早在 1927 年他在杭州时,就力主基督教应实行"三自"(自立、自养、自传)。由于宗教思想影响,一些观点在早年所写的《中国医史》及某些文章中,或多或少有所反映。但是,他还是很愿意学习进步的事物,中华人民共和国

诞生后,受到社会主义的思想教育,他在自己的写作中,要求学习运用马克思主义有关正确对待历史与文化遗憾的论述,于1957年写出了《祖国医药文化流传海外考》的高质量论文。

王老不仅自己进行研究和写作,也很乐意帮助他人从事医学史的研究,热情地指导青年医史工作者获得扎实的医史和研究能力。

王老以一位享有优裕生活和地位的西医师,自愿转到很少被人所看重的医学史处女地进行探索,而且始终不渝地坚持在医史园地努力开垦耕耘,这种热爱祖国医

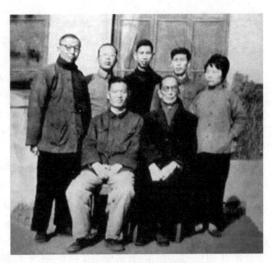

王吉民和他的同事们

学史的任劳任怨、死而后已的钻研精神,诚然是非常难能可贵的。

为纪念上海中医药大学校庆60周年,我们将王子鸿先生(王吉民之子)在1948年发表的"王吉民医师著述年表"、周明忻先生在2000年发表的"王吉民医史论文目录"以及王吉民先生在中华医学会医史委员会、中华医学杂志上发表的文章进行收集整理,回顾以纪念、研究王吉民先生的学术思想。在长达50余年的医学史研究生涯中,1932年与伍连德先生合作撰写我国第一部英文版中国医学史专著"History of Chinese Medicine"(《中国医史》),发表文集200多篇,内容涉及医药事业考证、医事制度、中医药史话、中外医家传记、中西医药发明、中医药流传国外、西医传入我国的情况、医事报告、会务报告、工作报告、纪念文章等,为中医医学史事业和医史博物馆建设付出了毕生的心血。现收集整理的文集,生动再现了王吉民先生在中华医学会、中国博物馆事业、中国医学史的学术研究史上光辉灿烂的一页,也是我们研究中国医学史最珍贵的历史史料。

································· 主要著作和论文 ·································

1. 著述

[1]　王吉民.中国历代医学之发明·绪言.上海:千顷堂书局,1930.

[2]　Wang and Wu Lien-eh. History of Chinese Medicine, KC. Tientsin Press. First Edition, 1932.

[3]　Secondrevised and enlarge ededition,1936.

[4]　王吉民.中华医学杂志医史专号.中华医学会印行,1936.

[5]　王吉民.中华医学杂志三十周年纪念号.中华医学会印行,1936.

[6]　王吉民.中国医史文献展览会展览品目录(附有中国医史文献展览会书签).中华医学会医史委员会印行,1937.

[7]　王吉民.中华医史学会五周年纪念特刊.中华医史学会印行,1941.

[8]　王吉民,傅维康.中国医学外文著述书目1656-1662.上海中医学院医史博物馆,1963.

[9]　王吉民,傅维康.中国医史外文文献索引1682-1965.上海中医学院医史博物馆,1966.

2. 文集

［1］ 王吉民.厄米汀那与阿米巴痢.医药新报,1913,1(1).

［2］ 王吉民.霍乱症之静脉灌水法.中华医报,1913,(8).

［3］ Wang JM. Chinese Medieal Superstitions. China Med Journ, 1916,2(4).

［4］ Wang JM. Chinese Medical Literature. China Med Journ, 1918,32(2).

［5］ Wang JM. Noteson Chinese Medicine. China Med Journ, 1918,32(4).

［6］ Wang JM. An Inquiry into some Chinese "Sexual Diseases". National Med Journ China, 1918,4 (1).

［7］ Wang JM. Orig in of Syphilis and Gonorrhea in China. National Med Journ China, 1918,4(2); China Med Journ, 1918,32(4).

［8］ Wang JM. Small pox in China. National Med Journ China, 1918,4(3).

［9］ Wang JM. Chinese Medical Schools and State Examinations. China Med Journ, 1919,5(2).

［10］ 王吉民.中国历代考医与医学制度.广济医报,1920,5(1).

［l1］ 王吉民.读香港政府《医学卫生报告》感言.广济医报,1920,5(1).

［12］ Wang JM. The Social Evilin China. China Med Journ, 1920,34(6).

［13］ 王吉民.耳列氏传(发明 6O6 者).广济医报,1920,5(6).

［14］ Wang JM. Anesthetics in China. China Med Journ, 1921,35(5).

［15］ 王吉民.中国麻醉药.广济医报,1922,7(4).

［16］ Wang JM. Four Millenniums of Chinese Medicine. Some Aspects of Chinese Civilizatior, 1922; Reprinted by Loneet, 1929,8,3,20.

［17］ 王吉民.中国婴孩体格之标准.中华医学杂志,1922,8(2).

［18］ Wang JM. Chinese Hospitals in Ancient Times. China Med Journ, 1923,37(1).

［19］ 王吉民.中国梅毒之起源.中华医学杂志,1923,9(1).

［20］ 王吉民.公倡制中之检验商榷.中华医学杂志,1923,9(2).

［21］ Wang JM. Was the Circulation of Blood Known in Aneient China. China med Journ, 1924,38(7).

［22］ Wang JM. Status of the Medical Profession of China. China Med Journ, 1924,38(8).

［23］ Wang JM. Chang chung-Ming. The Hippocrates of China. China Med Journ, 1924, 38(11).

［24］ 王吉民.芸心医话.广济医刊,1925,2(3).

［25］ 王吉民.医学时期之孙中山先生.广济医刊,1925,2(6).

［26］ 王吉民.发明恩苏林者班庭氏.广济医刊,1925,2(6).

［27］ 王吉民.德国医学之悲观.广济医刊,1925,2(6).

［28］ 王吉民.种痘之益.广济医刊,1925,2(6).

［29］ 王吉民.坏货.广济医刊,1925,2(1-11);1926,3(3-5).

［30］ 王吉民.中国婴孩体格之经验录.广济医刊,1925,2(12).

［31］ 王吉民.婴孩玩具之选择.广济医刊,1925,2(12).

［32］ 王吉民.婴孩健康检测法.广济医刊,1925,(12).

［33］ 王吉民.中国婴孩体格第二次报告.中华医学杂志,1925,11(5).

［34］ 王吉民.婴孩卫生研究资料.广济医刊,1925,2(12).

［35］ Wang JM. Chinese Medical, Sayings and Proverbs. China Med Journ, 1925, 39(12);1926,40(1); 1926,40(2);1926,40.

［36］ 王吉民.中国历代医学之发明.中华医学杂志,1925,11(6);1926,12(3);1926,12(5);1927,13(5); 1928,14(6).

［37］ Wang JM. China's Contribution to Medicine in the Past. Annals of Medical History being Reprint of Four Millenniums of Chinese Medicine,1926,8(2).

[38]　王吉民.答征求妇科旧医书之来函.中华医学杂志,1926,12(3).

[39]　王吉民.中国医事年表.医药学,1927,4(3)、4(4).

[40]　王吉民.中国医语录.医药学,1927,4(6);1928,5(4)、5(8).

[41]　Wang JM. Hua Tuo, the Godof Surgery. China Med Journ，1927,41(8).

[42]　王吉民.几首圣诞诗歌之略历.新生命,1928,1(10).

[43]　王吉民.西译中医典籍考.中华医学杂志,1928,14(2).

[44]　Wang JM. The Pulse Lore of Cathay. China Med Journ,1928,42(12).

[45]　王吉民.礼拜仪式.新生命,1929,2(1).

[46]　王吉民.今日杭州教会的危机.新生命,1929,2(2).

[47]　王吉民.中国医报调查表.医药学,1929,6(9).

[48]　Wang JM. Four Millennium of Chinese Medicine. The Lancet,1929,20,27.

[49]　Wang JM. China's Contribution to the Science of Medicine. China Med Journ. 1929,43(12).

[50]　王吉民.对于《上海大光明映怀怕死》一案之感想.新生命,1930,3(3).

[51]　王吉民.中华基督教名称之研究.新生命,1930,3(7).

[52]　王吉民.虎跑会议花絮.新生命,1930,3(8).

[53]　王吉民.杭城教会主日礼拜人数之调查.新生命,1930,3(11);1931,4(12).

[54]　王吉民.医药骗术.卫生周报,1930,7(9).

[55]　王吉民.医学时期之孙总理.卫生周报,1930,(21).

[56]　王吉民.杭州医药刊物小史.卫生周报,1930,(52).

[57]　王吉民.中国麻疯病之简史.麻疯季刊,1930,4(4).

[58]　王吉民.以膏药起弹之一场笔墨官司.社会医报,1930,10.

[59]　Wang JM. The Early History of Leprosyin China. China Med Journ, 1930,44（8）；Leper Quarterly,1930,4(3).

[60]　王吉民.箴杭州区会.新生命,1931,4(3).

[61]　王吉民.山东自主教会调查.新生命,1931,4(5).

[62]　王吉民.本会一个小统计.新生命,1931,4(6).

[63]　王吉民.莫干山消夏杂记.新生命,1931,4(8).

[64]　王吉民.读野声君《杭州教会近三年之经过》之补正.新生命,1931,4(11).

[65]　王吉民.中国教会诗歌问题.新生命,1932,5(2).

[66]　王吉民.孙总理大殓时所用之诗歌.新生命,1932,5(4).

[67]　王吉民.《近乎我主》之著者.新生命,1932,5(7).

[68]　王吉民.国人组织教会应冠中国名称.新生命,1932,5(10).

[69]　王吉民.四年来中国医药之定期刊物.社会医报,1932,(163).

[70]　王吉民.试用肺形草之经验.科学医报,1932,1(1).

[71]　王吉民.吾人应有之体重.科学医报,1932,1(10).

[72]　王吉民.贡献给下届儿童健康比赛会的意见.二十一年夏季卫生运动纪念册,医学与药学,1932,1(3).

[73]　王吉民.中国旧有麻疯治疗方法.医林一谔,1932,3(2);麻疯季刊,1932,6(4).

[74]　王吉民.介绍美平信徒调查团报告书.新生命,1933,6(4).

[75]　王吉民.介绍圣诞音乐的材料新生命,1933,6(12).

[76]　王吉民.参加思澄堂献堂礼拜感言.新生命,1933,6(12).

[77]　王吉民.南游日记节选.新生命,1934,7(1).

[78]　王吉民.教会儿童工作用书.新生命,1934,7(4).

[79]　王吉民.写在儿童节特大号之前.新生命,1934,7(4).

[80] 王吉民.中国医药期刊目录.中华医药杂志,1934,20(1).

[81] 王吉民.霍梦慈博士传.中华医学杂志,1934,29(4).

[82] 王吉民.英译《本草纲目》考.中华医学杂志,1935,21(10).

[83] 王吉民.赠医匾额考.中华医学杂志医史专号,1936,22(11);中华医学杂志,1936,22(11).

[84] 王吉民.西译中医典籍重考.中华医学杂志,1936,22(12).

[85] 王吉民.中国医史文献索引.中华医学杂志医史专号 1936,22(12);中华医学杂志,1936,22(12).

[86] Wang JM. Some Famous Ancient Chinese Drags, China Tribune, 1936,22(12).

[87] 王吉民.医事画家辛内烈及林华.中西医药,1937,3(1).

[88] 王吉民.中国种痘大家邱浩川传略.中西医药,1937,3(1).

[89] 王吉民.中国西医第一人关韬事略.中西医药,1937,3(1).

[90] 王吉民.筹设中国医史陈列馆刍议.中华医学杂志,1937,23(5).

[91] 王吉民.医史委员会报告.中华医学杂志,1937,23(5).

[92] 王吉民.组织中华医史博物馆之建议.中华医史学会第 1 次会议论文,1937.

[93] 王吉民.牛惠生医师与教会医药事业.牛惠生博士哀思录,1937.

[94] 王吉民.中华医师学会二年工作概况.中华医史杂志医史专号,1938,25(11).

[95] 王吉民.会务报告.中华医学杂志,1938,24(4-10).

[96] Wang JM. Anaphylactic Reactions During Dick Test and Actionmmunization with Scarlet Fever Toxic.Chinese Med Journ, 1938,53.

[97] Wang JM. Cinchona in China.China Journal, 1938,14(6).

[98] Wang JM. Some Suggestions for Organizing the Chinese Medical History Museum. Chinese Med Journ, 1938,53(4).

[99] Wang JM. I the Story of Shake Wine (蛇酒小史). Leper Quaaerly, 1938,12(3).

[100] Wang JM. Survey of Mission Hospital Losses. Occasional Leaflet, 1938, 27; Revised List, 1940,30

[101] 王吉民.中国医史文献图说四则.震旦医刊,1939,4(4).

[102] 王吉民.世界基督教大会医药报告.中华医学杂志,1939,25(3).

[103] 王吉民.教会医事委员会报告.中华医学杂志,1939,25(8).

[104] 王吉民.中华医史学会报告.中华医学杂志,1939,25(11).

[105] 王吉民.徐大椿画眉泉记真迹序并小传.中华医学杂志,1939,25(11).

[106] Wang JM. Repo of the International Missionary Conference at Madras (Medicalsection). Occasional Leaftet,1939,28.

[107] Wang JM. Repo of the Council on Medical Missions (1937-1938). Occasional Leanet, 1939,29.

[108] Wang JM. Sun szu-mo, the Fimt Chinese Leperologist. Leper Quarterly, 1939,13(2).

[109] 王吉民.教会医事委员会之组织与事工.公教医师会会刊,1940,(2).

[110] 王吉民.编辑后记.中华健康杂志,1940,2(5).

[111] 王吉民.黄子方医师与健康杂志.中华健康杂志,1940,2(6).

[112] 王吉民.中华医学杂志二十五年来之演进.中华医学杂志,1940,26(1).

[113] 王吉民.民国二十八年教会医事委员会报告.中华医学杂志,1940,26(7).

[114] 王吉民.中国最早之麻疯病专家—孙思邈.麻疯季刊,1940,14(1).

[115] Wang JM. The Council on Medical Mission: Its Origin and Functions. Repo and Financial Statement, 1939,1940,31.

[116] Wang JM. Autographs of Three Famous Physicians of the Ching Dynasty. Chinese Med Journ, 1940,58(3).

[117] Wang JM. The Feature of Christian Medical Work. Chinese Recorder Jan, 1940; Reprinted by

Occasional Leaflet，1940,30.

[118]　王吉民.康熙皇帝吃西药.中华健康杂志,1941,3(4).

[119]　王吉民.音乐与健康.中华健康杂志,1941,3(6).

[120]　王吉民.喉科秘方.中华健康杂志,1941,3(6).

[121]　Wang JM. Some Famous Lepersin Chinese Literature. Lepter Quarterly, 1941,15(1).

[122]　王吉民.中国麻疯病史中之名人.麻疯季刊,1941,15(4);中华医学杂志,1941,27(9).

[123]　王吉民.中华医史学会报告.中华医学杂志,1941,27(2).

[124]　王吉民.中国医事艺术品集影.中华医学杂志,1941,27(11).

[125]　王吉民.中华医史学会五年来之回顾.中华医学杂志,1941,27(12):795-799.

[126]　王吉民.在华新医先进像传.中华医学杂志,1941,27(12).

[127]　王吉民.姚钧石先生事略.中华医史学会五周年纪念特刊,1941,12.

[128]　王吉民.健康人应有之体重.中华健康杂志,1942,4(4).

[129]　王吉民.评胡美著《中国之医道》.中华医学杂志,1942,28(8).

[130]　王吉民.书评蓝森著《外科上之人物及事件》.中华医学杂志,1942,28(9).

[131]　Wang JM. The Hygienic Principles of Confucius. Chinese Med Journ,1942,61(5).

[132]　王吉民.《本草纲目》译本考证.中华医学杂志,1942,29(11).

[133]　王吉民.吾国最早留学海外之二医师.医文,1943,1(3).

[134]　王吉民.服药常识.中华健康杂志,1943,5(1).

[135]　王吉民.名医好名.中华健康杂志,1943,5(3).

[136]　王吉民.鱼肝油对于结核病功用的检讨.中华健康杂志,1943,5(4).

[137]　王吉民.霍梦慈博士传.中华医学杂志,1943,29(4).

[138]　王吉民.傅青主父子书卷.中华医学杂志,1943,29(6).

[139]　王吉民.中国医学之译述与世界医学之影响与震旦历史学系合办交流,1943,1(28).

[140]　王吉民.李时珍先生年谱.中国药学杂志,1955,(8):342-346.

[141]　王吉民.李时珍文献参考资料汇目.上海中医药杂志,1957,(3):46-48.

[142]　王吉民.祖国医学在历史上的供献(简介).中医杂志,1957,(6):4-5.

3. 参考文献

[1]　曹克南.王吉民先生小传.医史杂志,1948,2(1):1.

[2]　马弼德、童光鉴.谨向王吉民医师致敬.医史杂志,1948,(1):9.

[3]　鲍哲庆.王吉民先生六十寿序.医史杂志,1948,(1):4.

[4]　朱晟.俄国学者布来希里德和他的著作"中国植物"——由王吉民:"本草纲目外文译本谈"一文谈起.中国药学杂志,1955,(8):362-363.

[5]　王吉民,金明渊.薛生白小传和他的生卒考.江苏中医,1963,(5):25-27.

[6]　王吉民著,秦伯未编校,潘澄濂注.中国历代医学之发明·日本汉医伤寒名著合刻·伤寒论新解.新文丰出版公司,1976.

[7]　傅维康.医史园地悉心耕耘 50 年——著名医史学家王吉民.中华医史杂志,1987,17(3):145-148.

[8]　周明忻.医史学家王吉民先生其人其事.中医文献杂志,1997,(4):35-37.

[9]　周明忻.王吉民医史论文目录.中华医史杂志,2000,(2):114-117.

[10]　吴鸿洲,萧惠英.王吉民先生曾为国际科学史研究院院士和通讯院士.中华医史杂志,2003,(1):13.

[11]　萧惠英.王吉民、伍连德与《中国医史》.中华医史杂志,2003,(2):92.

[12]　萧惠英.王吉民与医史博物馆.医古文知识,2003,(2):31.

[13]　萧惠英.王吉民年表.中华医史杂志,2004,(4):242-245.

[14] 萧惠英,陈丽云.王吉民、伍连德的《中国医史》.医古文知识,2005,(3):22-23.

[15] 陈琦.王吉民、伍连德的《中国医史》及其中译本.医学与哲学(人文社会医学版),2006,(1):53-55.

[16] 吴佐忻.王吉民对李时珍的研究.中医药文化,2006,(3):11-12.

[17] 王吉民,王扬(译).孔子之卫生观.中华医史杂志,2007,37(3):191-192.

[18] 萧惠英.王吉民先生著述及文集录.上海中医药大学学报,2008,(5):81-84.

[19] 萧惠英.追忆上海中医药博物馆创始人王吉民先生.中医药文化,2008,(1):32-33.

[20] 全嫲嫲.《中国医史》再版感言——纪念王吉民120周年、伍连德130周年诞辰.中医药文化,2009,(6):49-50.

[21] 俞宝英.抗日战争时期医史学家王吉民和朱孔阳两先生轶事.中医药文化,2015,(6):30-35.

致　谢

　　感谢傅维康教授、郭天玲教授、张建中副教授、吴鸿洲教授、吴佐忻副教授、楼绍来教授,感谢中华医学会上海分会图书馆、上海龙华烈士陵园、上海市基督教诸圣堂周飞长老以及王吉民家属。

（萧惠英　陈丽云执笔）

118

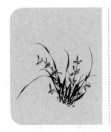

"胆大心细老面皮　磨刀不误砍柴工"
——记"一指禅"推拿名家王百川

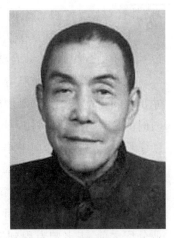

王百川照

王百川(1901～1977),曾用名王浚,江苏省扬州市邗江县西门人。1956年加入农工民主党。1916～1921年随堂兄一指禅推拿名家王松山学推拿,满师后开业。1953年参加筹办嵩山区第一联合诊所,任推拿医师。1956年参与创办上海推拿医士训练班(后改为上海中医学院附属推拿学校),任推拿专业教师和推拿门诊部医师。1958年底放弃联合门诊兼职。1976年起,任岳阳医院推拿医师。

1957～1963年担任上海市中医学会推拿学术组组织干事;1963～1965年,担任上海市中医学会推拿核心组委员。王老是上海一指禅推拿学术流派的代表人物之一。临床上擅长一指禅推拿治疗脾胃病,并能吸收各家之长及针灸的取穴特点,为推拿的发展做出了积极贡献。曾与王纪松合作书写了王松山学术经验的论文。乐嘉哲、陈菊金在组织安排下,正式拜师王百川继承一指禅流派临床经验。晚年还参加教学电影《中医推拿》的拍摄工作。

王老是上海一指禅推拿学术流派的代表人物之一,临床上擅长一指禅推拿治疗脾胃病,并能吸收各家之长及针灸的取穴特点,为推拿的发展做出了积极贡献。

一、沪上王氏推拿传人

王老过世近四十载,但其言行举止,音容笑貌犹在眼前,历历在目。王老身材高大,长相清奇,为人率直坦诚,常年穿一套灰色中山装,穿一双黑布鞋。

在推拿学校几位老前辈之中,王老是为数不多的能写能说能干的一位。他对教学工作极其认真,要求严格。一旦发现学生手法有误,立即指出,要求改正,甚至于严加训斥,不留情面。如此有些学生对其心存畏惧,但是若干年后同窗相聚,又无不对其教学态度大加赞赏。在教手法时王老常说的一句话是"工欲善其事,必先利其器",又说"磨刀不误砍柴工"。王老对手法的每一招每一式都讲得十分清楚,且不厌其烦,亲自示范,务必使学子掌握手法要领。对于接受能力较差的学生,时常在工作之余,下班之后,让学生随其回家,再加教育。

王老自身推拿手法功力深厚,在20世纪60年代,诊室取暖条件不尽人意,有些畏寒患者身穿棉衣,王老之一指禅仍能深透其穴,使其有"得气"之感,由此可见其手法功力非同一般。在上海市推拿门诊部,王老为第一诊室之掌门,该诊室以一指禅推拿和儿科推拿为主,王老的二位高徒,一为小儿推拿学教师,一为专攻小儿推拿临床。王老用一指禅为小儿治疗效果显著。我曾见一小儿麻痹患者,在其治疗下得以完全康复。王老本为一指禅推拿第三代传人,治疗内科、妇科之疾患更是得心应手,他擅长治疗脾胃病和月经不调。有一患者曾因月经不调而不孕,在王老精心治疗后得以喜得贵子,专程送喜蛋给大家,以示感谢!

王老在一指禅推拿手法的基础上,每有创新。如今天所常用的用于胃下垂的"插法"以及用于治疗腹胀的"开合法"就由其创新。

在临床中王老时常教导学生要"胆大心细老面皮",在实习和工作之初,笔者等年轻之辈常缺少自信,王老就鼓励学生要"胆大"敢于实践,勤于实践。实践之时又要谨慎心细,时时注意患者之反应,切不可在工作之中谈笑风生,视工作如儿戏。此外王老要求学生不断学习,向老师学习,向书本学习,更要在临床实践中向病员学习,正是谓"久病成良医",有些病员之亲身感受比书本上的还要受用。

王老对患者态度热忱,每每治疗后,不顾自己年高,扶患者起床,为患者拿鞋,使患者十分感动,且在治疗后,及时整理诊床,使床铺保持整洁。对学生也是关怀备至,在笔者毕业分配之前,王老曾专程到笔者家访问,此情此景令笔者终身难忘。王老对笔者之教育,影响至深,至今未敢忘其恩。

王松山系统地继承了一指禅推拿学术流派的真传,并在实践中不断创新。王松山入室弟子14名,有长子王纪松、堂弟王百川、次子王少松及王子余、王亦松、王春山、王家齐、毛若周、叶椒舟、刘景山、池芝汕、李祖道、赵元鼎、葛荣海。松山先生的一指禅推法,均为右单手操作,着于大拇指螺纹,螺纹面大而圆,操作时柔和、稳健、沉着,已臻刚柔并济,炉火纯青的化境。理论上,提出"因人而治,因病而治"的法则,重视健脾和胃,调和气血。治疗上,强调手法刚柔相并,柔和深透。王老深得师传,牢记师傅的教诲:"学一指禅推拿,起初要与师合,往后要与师离,与师合,方能尽得师传,与师离,则能兼收各家之长。"可谓深得学习之窍矣。

二、练功宗《易筋经》

一指禅推拿名家王老对练功极为重视。常谓:"从事推拿治疗工作者,首先自己要有强健的体力,否则患者还未治好,医生已感到疲乏,当然就谈不到发挥推拿治疗的作用,所以必须坚持练功。"王老所熟练的《易筋经》功,原有12势,但他特别注重其中的"三盘落地""韦驮献杵第一式""摘星换斗""倒拔九牛尾""龙吞（饿虎扑食）"5 种，因为这 5 种，对推拿用力有直接的关系和帮助。回忆王老在指导学生练功时，常常指出："三盘落地"应取马档姿势（屈膝下蹲成马步），这个功，主要是练两臂的悬劲，使两臂用劲虽久而不致疲惫，这是运用双手推治腰部疾病的重要先决条件。"韦驮献杵第一式"，应采取分档站桩势（屈膝下蹲成马步），应体会"立身期正直，环拱平当胸，气定神皆敛，心澄貌亦慕"的四言诀之深义。练功时舌抵上颚，紧吸慢呼。这一势的锻炼，对推治头部疾患时，就发挥了它的作用。"摘星换斗"是锻炼腕与掌的蓄力，采"独手掣天掌伏头"的姿势，同时用数数字"一、二、三、四……"作拖长短音的吐纳练气。这一势的锻炼对于治疗前胸后背部的疾病时，医生的手臂可以伸缩自如，而不致疲乏。"倒拔九牛尾"是采弓箭步姿势，目的是锻炼腰、臂、手、腕的蓄劲。"龙吞（饿虎扑食）"势系练"拿法"之用，要求先练平掌，继练悬掌，再练缩一指、缩二指、缩三指，以炼到缩三指为度。他对练《易筋经》功之外，还练"推米袋"，以锻炼手指功夫，练指功时，要出手清晰，眼神贯注，身段灵活，步伐准确，快而不乱，慢而不懈，要求锻炼到手、眼、身、步，紧密配合。王老更强调练功应该持之以恒。他自己就是数十年如一日地锻炼着的。所以他虽然在诊务繁忙中，持久施术而始终不觉疲乏，且疗效显著，自己亦享高寿，这是与他的持久练功有关的。

三、手法宗一指禅

一指禅推拿名家王松山先生认为，推拿手法的"要领"，在于施术时能掌握"沉肩，垂肘，腕端平，指吸定而掌空虚（即指实、掌虚）"的原则，这个要领的实质，就是要求练手法时，把肩、肘、腕、指等部位放松，不可有一处僵硬，以达到柔和的境地。同时也说明了施行推拿手法中，医者应以运用腕关节为主动，来带动指关节，同时将肩、肘等关节置于被动地位，促使腕、指关节的协调。倘施术时，医者着力于自己的肩、肘部而使用"蛮力"，就必然不能柔和，疗效必然不好，而且施术者自己也容易疲乏而不能持久。

注意练手法时的全身姿势，以及如何运用轻重、疾徐，分别重点与一般等，亦很重要。王老认为，推时应该行如直线，不得任意歪斜，推会直线后，横推就无困难了，如仅会横推，就不太容易推直线，讲到施行推拿时医者所采取的身形问题，他认为，一般应该是右足向前，呈斜"丁八"式；若身体向前时，则前腿实而后腿虚；身体向后时，则前腿虚而后腿实；不前不后时，则两腿微弯。全身应该保持"含胸、拔背、呵腰、臀收、少腹蓄"，使气沉丹田，这样即使持久施术，自己亦不致疲困或气急；推时应该身随手走，眼随手转。谈到轻重缓急问题，王老认为，治疗时应"推经络，走穴道"。推经络应该重三聚五，三推一回，也就是应该以主要穴位为重点，次要的穴位只要过而不留好了。动作应轻重有节，疾徐有序，做到"慢而不懈，快而不乱"。王老在操作时，外表看来很轻松飘逸，实际确是"蓄力于掌，处力于指，着力于罗纹（所谓螺心劲）"，使劲含而不露。王老是手腕端平，动荡均匀，轻而不浮，重而不滞。虽冬天在棉衣上推，用重力而并不板滞；夏天在单衣上推，用轻力亦不浮飘。王老的手法，确已臻于柔中有刚、刚中有柔、刚柔相济之境。

在推拿手法方面,王老继承了推拿专科王松山先生的"一指禅推拿"手法(包括推、拿、揉、缠、按、摩、搓、捻、摇、擦、抖、点12种)外,并在实践中创用了插法、开合法,共十四种。王老临床中运用的手法,以推、拿、揉、缠、摩5种为主,抹、勾、摇、抖、搓五种为辅,在主要手法中又以"推法"为最要。

(一)一指禅推法

这是一指禅推拿流派的主要标志,也是王老临床最常用的手法,由于拇指接触面的不同,有拇指指端推、拇指螺纹面推、拇指偏峰(拇指植侧面)推三种。一指禅推法分为单手推和双手推两种。由于双手操作的手势不同,又分为蝴蝶双飞法和猴儿爬山法两种。王老五种手法均用,而最常用的是拇指螺纹面推,次为拇指偏峰推。

临床上,王老根据所推部位的不同,而选择不同的推法。在睛明穴或在腹部推取某一穴位时,常用拇指指端推,且往往同时作拇指旋转,王老称旋推法。这种方法,能使手法作用(力)深透。在头部和脘腹部,常用拇指偏峰推。拇指螺纹面推,可运用于全身各部。蝴蝶双飞法,常用于前额和风池穴。猴儿爬山法,专用于项部膀胱经。操作频率为80~100次/分(手法练习频率为120次/分以上)。王老强调,手法要刚柔相兼,以柔为主,柔能泻有余,补不足。

猴儿爬山法,是王老从临床实际出发,在蝴蝶双飞法的基础上改革而成。此法有利于在项部的操作。操作要点是双手握空拳,拇指端按在项部膀胱经上,作上下来回推法。

(二)拿法

王老常用二指拿、三指拿。二指拿常用于合谷,三指拿多用于项部、肩部和四肢诸穴。王老认为,作拿法时,切忌过重,只要患者有得气(酸胀)感即可。但得气感可根据不同患者和疾病轻重有强弱之别,但不能认为得气感越强越好。如对虚证患者,则强调"以柔补不足"。有舒筋活络,疏散风邪之功。是治疗外感疾病和筋肉板滞的常用手法。

(三)按法

王老常用拇指按法,是取穴而按之,逐渐用力,以酸胀为度。有通经开闭,止痛之功。

(四)摩法

是用食、中、无名、小指摩之。不仅用于腹部,且常用于胸部。如摩膻中、云门、中府等。王老认为,摩法专用于人体某一部位(面),而不是一点(穴位)或一线(经络)。有时,虽以穴位称之,实是以此穴为中心的一个面。摩法常用于气结、无形之痰结等。有化痰宽胸之功。体质虚弱者,可选择适当的部位摩之,还有补益气血、安神之功。

(五)揉法

有掌根揉和鱼际揉两种。王老两者均用。王老认为,揉法不仅可散有形之积(如瘀

122

结、食积等），且能散无形之结（如气结、无形之痰结等）。它是治疗跌打损伤、内妇杂病的常用手法。王老认为，有形之积，应局部揉之；无形之结，可局部揉之，亦可循经取穴揉之。

（六）缠法

推法加快谓之缠。频率为180～200次/分。人体各部均可用。王老秉承丁凤山之法，专用于喉部，治疗扁桃体炎、咽喉炎和声带水肿等。有活血消肿，利咽开音之功。

（七）摇法

以手托、提患者的关节部位，作左右旋转的运动。有疏通经络，活动气血，滑利关节，增强肢体活动之功，由于所施关节不同，而有各种不同的摇法。摇肩关节，医者一手托住肘部，一手扶住肩关节，作旋转摇动；摇腰部，医者一手扶腰，拇指按住压痛点，另一手扶肩，做前后摆动。能滑利关节，舒筋活络，对腰部闪伤，有较好的散气止痛的作用。王公施行此术的特点是，能运用他自己的关节运动以帮助患者的关节摇动，充分发挥摇法的作用。

（八）捻法

王老常用此法施于四肢的各指（趾）关节。在作捻法的同时，在指关节处作摇屈动作，有疏通气血，滑利关节之功。适用于指（趾）麻木，关节活动不利等。

（九）搓法

用两手掌夹住肢体，作前后快速搓动。力须柔软均匀，从上至下，来回搓动。王老常用此法于四肢、腰胁部，有疏肝解郁，调和气血，舒通脉络之功。

（十）抖法

专用于上肢。握住患者的手腕部，微微用力向上送。有滑利关节，舒松肌筋，通畅脉络之功。王老习惯将患者上肢与胸部成90°的状态下施抖法。抖法多用于肩关节粘连或上肢麻木者。他行此术的特点是，能使抖的作用，由近而远，一浪推一浪地前进，将力量送到肩关节。王老认为，抖法还有调和气血以养心安神之功。除治肩关节及上肢疾病外，还多用治血虚头痛、失眠等。

（十一）点法

有拇指峰、中指、食指中节和肘部诸种点法。王老常用拇指峰点和肘部点。手法的功夫不在于重，而在于运用得当和部位的准确性。若所选部位不准确，即使用力再大，也不能取得满意疗效。点法的作用是，开导闭塞，破结定痛。对各类气闭瘀阻引起的疼痛有较好的治疗作用。

（十二）滚法

操作要点是，掌握空拳，食、中、无名、小指的第一节指间关节为着力点，腕部作往返均匀的摆动，整个空拳如圆球样滚动。且着力点同时作缓慢的移动。压力适中，频率为120次/分左右。常用此法于腰部、臀部，头顶部少用。主治各种疼痛，有镇痛舒筋活血，通络解痉之功。

（十三）插法

医者位于患者左侧后，左手置于其左肩前，右手五指并拢伸直，操作时医者左手着力向后推其肩，使其左肩胛骨凸起，同时右手从其肩胛骨下方向内上方插入。如此双手协同用力操作，患者有胃脘被上提之感。每次治疗做35次即可。

（十四）开合法

患者仰卧，医者坐于其后，用右手在其腹部作掌摩法，施行时该法与掌摩法不同之处在于当摩至患者腹部左侧时，用手掌小鱼际侧用力向右侧推挪，当挪至其腹右侧时，则翻手用手掌大鱼际侧着力，向其腹部左侧退挪，如此反复操作数十遍，用于治疗腹胀，以加强肠胃蠕动功能。

四、重视望诊和切诊

（一）望诊

王老对肝病患者，每察其指甲的坚硬、发脆、厚薄以及颜色的枯萎和滋润等变化。王老认为，肝血不足的患者，往往指甲变软或变薄，颜色呈淡白，有时指甲当中凹陷。年老体衰的，也会出现指甲枯脆现象。对脾病患者，必知察口唇的形色，倘脾胃虚弱，肌肉必见消瘦，口唇色白而干燥；但阴虚火旺的患者，也会出现口唇鲜红，又当仔细分辨。对急惊风患者必看其眼神，如眼神迟钝，表示有食积和痰滞；慢惊风主要是眼神呆滞，手足发冷，如口唇周围发青，认为病势已濒绝境。在冬春季，若见小儿眼圈湿润，揩之无泪，或是咳嗽多涕，眼发红色，认为是发痧子的现象，如果腮旁见有白点，认为痧子就要见点。对卒中的患者，如见有油汗出，小便失禁，断为难以挽救。

（二）切诊

王老重视切人迎脉，这是根据"有胃气则生，无胃气则死"的道理而来。人迎为胃脉，人迎脉硬，说明患者的胃气已将绝，即使形色尚好，生命亦不能持久；反之，如人迎脉柔软，形色虽难看，病情虽重，亦还有转机。王老对于腹痛患者，往往先用手指尖轻按其脐之右侧，若患者呼痛或眉头紧，即追问其前后阴部是否发胀，如有，当想到可能为肠痈。对半身不遂患者，王老以"拿"缺盆部位的方法，来探测其预后。若经"拿"后，患者的感觉范围大，

124

半身酸麻犹如触电,则疗效快,恢复的希望也就比较大,如感觉范围小,甚至感觉限于局部,则疗效慢或无效。

五、对几种疾病临床经验总结

（一）肝胃气病

治以疏肝理气,健脾和胃为大法。常用推、揉、摩、搓、拿等几种手法,以推、揉、摩三种手法为主。

取穴方面:取胸腹部任脉经的中脘、气海、神阙、关元;足阳明经的天枢、足三里;足太阴经的大横;背部足太阳经的肝俞、膈俞、脾俞、胃俞。若痛甚者,多推背部腧穴以止其痛,前腹部少推或可不推。若嗳气不畅,多推背部肝俞、膈俞,及胸部膻中,以宣通气分。若大便不通,多推天枢。小便不爽,多推少腹两边。最后拿肩井、曲池、手三里,以作辅助。

（二）头痛

王老认为,"无风头不痛,无热不成风;成而近者为头痛,深而远者为头风。"治疗以舒筋散风为主。一般先推印堂、丝竹空、悬厘、太阳等穴(用劲宜柔软,硬则震脑);后推风池、风府,再推百会、肩井,拿风池、按风府、大椎;最后,推膀胱经的膏肓穴。王老主张虚证多"抹"少"推",实证多"推"少"抹"。推治虚证要患者闭目,可避免头昏眼花;在"抹"时又要患者睁目,否则可引起头胀。肝阳头痛采取先推后拿,风寒头痛采取先拿后推,先拿风池、风府,后推印堂、太阳,然后再由印堂推到百会,名曰开天门,有祛风散寒的作用。

（三）漏肩风

漏肩风是风寒入络所致,王老根据"新病属实、久病属虚"的理论,采取不同的治法。对新病多推肩部周围穴位,采用"和劲",同时还要问患者头晕与否,如不晕而感到舒适,表示经络舒通,可以多推一些时间,并且由此可以推测到见效亦较快。对久病患者,则先推肩井和颈部、督脉,后推膀胱经膏肓和上胸、缺盆部,用摩法,也可用拇指推。

（四）乳娥

在患侧用"缠法",由轻到重,认为轻可以消散,重剧则破血。再用拿法在患部拿1～3次,并用拿合谷,消气分,推背部和腹部作为辅助手法。治疗完毕,令患者进稀饭或面一碗。

（五）小儿惊风

对神志昏迷不醒、高热的患儿,以拿合谷、风池、风府使之苏醒,直至哭声喊叫响亮,方可认为惊止窍开。对痰食引起的惊厥证,常用揉摩法揉两胁,以顺其气;摩中脘以消痰食。一般经治疗 20～30 分钟后,病情逐步好转,气见通顺或宿食排出。王老对慢惊风的施治，主张必须补中气，健脾胃，采取揉中脘，推背俞之法。对角弓反张的治疗，主张背部拿风池、肩井，病见松后，再推督脉及膀胱经。

主要论文

［1］ 王纪松，王百川.推拿专科王松山先生的学术经验.上海中医药杂志.1962,(8)：26-28.
［2］ 王纪松，梅犁.一指禅推拿先驱——李鉴臣嗣后历代弟子脉系.按摩与导引,1988,(1)：12-15.

（金义成执笔）

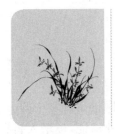

谨严取穴创"五法"　刚柔相济和为贵
——记王氏"一指禅"推拿传人王纪松

王纪松(1902～1990),原名王荣宽,江苏省扬州市邗江县西门人。中国民主促进会会员。王老16岁时随父一指禅推拿名家王松山学习推拿。22岁时独立开业。1955年参加上海市公费医疗第五门诊部工作。1956年参与创办推拿医士训练班(后改为上海中医学院附属推拿学校),从事教学工作和医疗工作。1978年起任上海中医学院附属岳阳医院推拿科顾问。20世纪50年代曾任上海市高血压研究所顾问,并协助中山医院开设推拿科。1985年获上海市卫生局颁发的"从事中医工作五十年"荣誉证书。

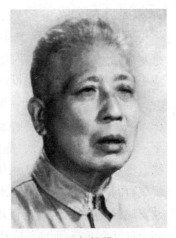

王纪松照

王老师承一指禅推拿学术流派,与叔叔王百川、朱春霆、丁季峰等名家同代。擅长抄法、抹法、梳法、勾法等手法,以柔和、深透、持久、有力为特色。其推法以拇指螺纹面推法为主,手法柔和有力;操作时随势化裁,在腹部操作时由于拇指指端和食指第一指间关节背侧同时着力,运动中犹如一空拳在腹部滚动,患者颇感舒适。王老在临床上重视整体观念,辨证施治,提出了"辨证取穴""辨证运用手法"的观点,认为推拿要"以柔克刚"。擅长治疗高血压、头痛、头晕、胃脘痛、失眠、肾虚、月经不调、半身不遂等病症。晚年虽因青光眼双目失明,仍心系推拿事业,在其弟子梅犁等的协助下,撰写发表多篇推拿论文。严隽陶和梅犁在组织安排下正式拜师王老继承一指禅推拿。

一指禅推拿名家王纪松早年秉承其父王松山一指禅推拿之真传。他从医近70载,积累丰富的临床经验,并就一指禅推拿治病的手法运用等理论问题,提出了一整套颇有建树的观点,王老不仅全面继承了一指禅推拿的精髓,而且在手法运用中有所创新。在学术上,王老法古不泥,另辟蹊径,创独家思想。在一指禅推拿学派中,他率先明确提出"辨证取穴"和"辨证运用手法"的观点,并倡导了"取穴五法"。王老学验俱丰,治疗常收桴鼓之效。

一、学术造诣

（一）辨证运用手法

1. 一指禅手法的特点和运用　一指禅推拿有着悠久的历史，是祖国推拿医学中的一个重要组成部分。鉴于当时的推拿、按摩手法过于简单，不能治疗诸种病证，遂增入抖、搓、捻、缠、揉等手法，形成了一指禅推拿流派。一指禅推拿是以一指（拇指）推为标志，结合运用诸手法，以达到防治疾病的目的。随着一指禅推拿的代代相传，推拿治病的范围日益扩大，手法亦随之增多。20世纪50年代，上海创办了全国第一所推拿学校。为了便于教学，将一指禅推拿较常用的手法，归纳为推、拿、按、摩、揉、缠、摇、捻、搓、抖、点、擦12种，就是后人所指的一指禅推拿十二种手法。王老根据自己几十年的临床经验，创造性地运用了"抄、勾、抹、梳"4种手法的内容，为一指禅推拿手法学增加了新的内容，使一指禅推拿更趋完善。王老的手法，柔和深透，持久有力，刚柔相济而闻名，已到炉火纯青，得心应手的境地，受到了各派推拿人士的尊敬。

（1）抄法：这是王老在治疗中风和久病体虚患者过程中创造的手法。患者仰卧床上，医者双手张开，伸入患者胁腰部，如抄煤之势，抄起腰部，向下按5～6次，然后托搓腰数下。如此反复作3～4次，能活血通络，调和气血，对久病长期卧床不起的患者常用的手法。王老认为，中风或久病体虚者，常多卧床，日久，导致气血停滞不行，机体及脏腑因缺少气血的濡养，而功能减弱或丧失，使腰背部气血呆滞，机体难以康复。运用抄法，不仅可改善局部血液循环，且可调理周身之气血，以扶正气。通过对腰背部膀胱经的手法作用，使全身气血运行，加速新陈代谢，是治疗中风后遗症和久病体虚的调和手法之一。

（2）勾法：是王老在治疗头痛、高血压等病症过程中，经过几十年的实践，总结摸索出的一种手法。此法专用于头颞侧部的太阳穴，又叫勾太阳。根据疾病的不同，勾太阳有两种操作法和作用。患者取坐位，医者站在患者身后，双食指弯曲成钩形，在太阳穴部位作勾动3～4下，然后由前向耳周（足少阳胆经）勾至玉枕穴。在此可分两步操作。① 由玉枕穴接抹法（双食指面），继续向下至颈侧人迎穴。此法有平肝阳，降血压的作用，多用治肝阳头痛和高血压病。② 由玉枕穴接右手拇指和食指，向下至项部的风池、风府及项部的膀胱经，直达第4～5颈椎棘突水平。在此处揉片刻，能使上升的肝阳使之下行，有祛风通络、解表之作用，多用治外感疾病。

（3）抹法：常用于头、面及颈项部。有单手拇指螺纹面抹法和双手拇指螺纹面抹法两种。要求拇指螺纹面于病者印堂处分经坎宫抹向太阳，作上、下、左、右各方向的抹动，以减轻头胀头痛。有平肝降火，清醒头目之作用。此法民间常用于治头痛，他用以配合"勾法"，有独到之处。

（4）梳法：本法多用于四肢。医者左手握住患者肢体远端，右手拇指与其他四指分开（四指亦自然张开），拇指及四指面夹住肢体近端，作梳发之势，进退梳拿，上下来回循环操作。本手法通过对四肢各阴阳经的手法作用，有疏通经络，调和气血以达四肢之功。其理论依据,就是四肢经络与人体五脏六腑的有机联系,临床运用梳法,不仅治疗四肢关节、筋肉的疾患,对五脏六腑气血虚弱及功能失调者,也有极好的辅治作用。

王老强调辨证运用手法,根据不同的部位选择不同的手法,而且根据不同的疾病(包括疾病的虚实)来决定手法的轻重。综合病证、病性、取穴、手法等诸方面,制定有效的治疗方案。这样才能手到病除,妙手回春。

2. 手法运用,刚柔相济 一指禅推拿历来主张手法要"刚柔相济""柔和为贵"。并且认为"柔则为补,刚则为泻"。这已成为一指禅推拿手法运用的一个重要原则。在这个原则指导下,可根据患者的体质、胖瘦、疾病的性质,以及所施手法的部位或穴位,来确定具体手法和手法的"刚"与"柔"。王老在运用这些原则过程中颇有建树,并且,明确提出了"辨证运用手法"的观点。

所谓"刚",即手法重而不硬,沉实深透。要求频率稍快或很快,幅度可大,移动可快,压力较重,时间较短,施于患部的刺激量较强。所谓"柔",即手法轻而不浮,软中有实。要求频率较慢,幅度较小,移动缓慢,压力较轻,时间较长,施于患部的刺激量较弱。由此可知,"柔"的手法较和缓,刺激量小,适应机体的承受能力,能调节和提高人体的经络和脏腑功能。故曰:"柔则为补"。临床上对机体调节功能差,且耐受力弱的虚证患者,选用柔和的手法最为适宜;实证患者,往往机体耐受力较强,机体和脏腑功能常过亢,故一般柔和的手法较难以达到调节和抑制功能的刺激水平。而"刚"的手法刺激量较强,能抑制机体和脏腑功能过亢,并调节其功能的刺激水平。故又曰:"刚则为泻"。王老认为,一指禅推拿手法中,摩法、揉法、抹法、一指禅推法等手法常较柔和,刺激量亦弱,可归属于"柔"类手法,为补法;按、拿、摇、缠等手法刺激量一般较强,可归属于"刚"类手法,为泻法。但这些分类是人为划分的,临床实际有时并不绝对如此。因为,各种手法的轻重,医者可以自己掌握。

"刚"与"柔"之手法,施于人体治疗疾病,则反映为"泻"与"补"的作用。在推拿治疗过程中,凡具有直接祛除体内病邪的作用,或抑制脏腑机体功能亢进的作用的,称为"泻",凡能补充人体物质之不足或增强脏腑机体功能的作用的,称为"补"。实证患者,往往机体耐受力较强,脏腑机体功能常过亢,适用以"刚"的手法,因为"刚"的手法刺激量较强,能抑制其功能过亢,使体内阴阳维持在相应的正常水平。如气滞血瘀(实证)导致的胃脘痛发作时,推拿治疗首先重按或摇法于脾俞、胃俞,使气行瘀祛,可收到立刻止痛之效。又如急性扁桃体炎,通常在咽喉部施以快速的一指禅推法或缠法,可泻火消热,治急性扁桃体炎有较好的效果。故曰:"刚则为泻"。而虚证患者,机体耐受力弱,脏腑机体功能低下,则适用"柔"的手法,因为"柔"的手法刺激量较弱,适应机体的承受力,并能调节和提高机体脏腑功能。如脾肾阳虚导致的泄泻,推拿治疗常在腹部施以轻柔的揉法、摩法,在脾俞、肾俞穴上施以揉法和一指禅推法,以增强脾肾之阳的功能,调节肠胃之阴阳,使其泻止。而实证之便秘,推拿之腹部手法,要求深沉,并可在肾俞和胃俞上施以重按或摇法,以泻阳明腑实之火浊。如此时以轻柔的手法施之,则无效,故曰:"柔则为补"。

实则泻之,虚则补之。这是一指禅推拿用以指导手法运用的基本原则之一。但王老认为,仅有这两方面,还不足以用来解释临床的实际应用。如肝阳亢盛导致的高血压病,王老常用柔和的抹法、一指禅推法、勾法等,使上亢之阳平降。但绝对不用"刚"的手法来"泻"。因为,过强的手法刺激治疗高血压,可导致人的精神紧张,在人体神经体液的调节作用下,小动脉收缩,而心跳加快,心搏出量增加,从而使血压升高,这是被临床实践所证实的。而轻柔的手法治疗高血压,可抑制紧张,使全身小动脉舒张,有利于血压平降。所以,王老主张,对肝阳亢盛的实证,应遵循"以柔制刚"的原则选用手法。他的这一主张,进一步完善了一指禅推拿手法运用的理论,并得到了推拿各界的赞同。这也是王老擅治高血压病的精髓所在。

以上所及,"柔则为补,刚则为泻",及"以柔制刚",这些都是一指禅推拿运用辨证论治的理论,指导手法运用的具体体现。然而,王老强调,疾病是千病万化,错综复杂的。有时虚中有实,有时实中存虚。在实际操作中,要求对同一患者,手法的运用应"刚柔并蓄",互参应用。有时以"刚"为主,有时以"柔"为主,但终以病性为据。这就是"刚柔相济"的精神所在。

王老行一指禅推拿,素以柔和深透,持久有力,刚柔相济而闻名。尤其他的一指禅推法更见功底。王老拇指螺纹面宽大丰实,腕关节松软灵活,操作时,轻如棉絮缠缠而过,重如铁沉水底,直入而不浮,真是手法所至,功效卓然。

（二）取穴严谨,倡导取穴五法

王老认为,正确的诊断,是治疗疾病的前提,而科学的取穴方法,则是治愈疾病的基本手段。他一贯提倡要合理取穴,科学取穴,并明确提出"辨证取穴"的观点。具体地说,就是要根据疾病的发病机制,局部症状和病邪所犯经络,进行参合分析,辨明主次,拟定出合理的,科学的"穴方"。王老还很重视首取穴位对整个治疗作用的影响,他根据自己几十年的临床经验,归纳出"取穴五法"的基本原则,即主辅相伍取穴法、局部取穴法、循经取穴法、表里经相配取穴法,以及要穴首取等五种方法。

1. 主辅相伍取穴法 这是根据疾病的发病机制,针对病机特点,为消除主症,并且在治疗过程中,始终是以主穴为主导穴位,辅穴以加强主穴作用的取穴方法。王老在解释这种取穴方法时认为,不同的病机,有时可以表现为同一的症状,而不同的症状,有时又隶属于同一病机。这是中医学的基本观点之一。本法就是要求医者通过相同或不同的症状,找到疾病的根本点——病机,确定主要穴位,这样,往往事半功倍,疗效卓然。王老在治疗气滞血瘀型胃脘痛时,取中脘、胃俞。他认为,中脘能活血化瘀,理气和胃为主穴;胃俞则有理气止痛之功为辅穴。两者相配,能加强行气祛瘀之功效。

2. 局部取穴法 此种取穴法,推拿名家都已广泛采用。然而,大多以"阿是"穴为取穴部位。王老此法则不固于此,他是以发病部位为取穴部位,或直取"阿是"穴,或取病变内脏所在体表部位。王老认为,内脏有病,有时不一定以疼痛形式反映在体表部位,它可以功能障碍、紊乱等形式反映出来。推拿治疗时,可直接施手法于病变的内脏所在的体表部位,以调节其功能。比如泄泻,主要是肠功能紊乱所致。一指禅推拿常以小腹部为主要治疗部位,通过直接手法的刺激作用,可调节肠功能,使泄泻痊愈。

3. 循经取穴法　经络学说是一指禅推拿理论体系的重要组成部分,它始终指导、推动着一指禅推拿理论的发展。王老十分重视经络学说的运用。他认为"经之所走,经气至也"。人之五脏六腑,筋肉骨节,均有经络所布,这些组织依靠着经气的温养和推动,才能履行正常的生理功能。如果由于其他组织发生病变,影响了经气的功能,或由于经气本身的病变,常可进一步导致其他组织发生病变。经络作为人体全身各部组织、器官的联络网和通路,其不仅履行着正常的联络和疏通气血津液的生理功能,而且,还是疾病相互传变及反映疾病的一条重要途径。此外,王老还认为,从推拿治疗学上看,经络还是传递治疗刺激(或信息),调节各组织、器官功能的主要途径。而穴位,就是这条途径上的刺激点或信息发射站。所以,有时所取穴位,虽离病变部位较远,但仍能奏效,其道理就在于此。

4. 表里经相配取穴法　这种取穴法,是王老运用经络学说的又一特点。王老从实践中认识到,单一的局部取穴,或单一的循经取穴,远不足以应付临床上千变万化的疾病。他根据阴阳两经互为表里之学说,以及针灸学配穴的特点,把表里经相配的取穴方法运用到一指禅推拿中,大大提高了治疗效果。如王老治肝阳头痛,除取肝经的章门、期门、太冲、行间外,还取胆经的颔厌、风池等穴。这样,两经相配,表里为伍,上亢之阳便安舍而不过。王老素以一指禅推拿治疗肝阳头痛而闻名,究其原因,除了其运用独特的手法外,还有取穴上的独到之处。

5. 要穴首取　"穴方"确定以后,治疗首先从何入手,首先治疗的穴位(或经络,或部位),对整个治疗所起的作用如何? 这并没有引起临床医师的广泛重视。要穴首取的原则,为临床实践提供了有益的经验。王老认为,要穴首取也是在中医学的辨证论治,治病必求于本等理论指导下萌生出的取穴、用穴方法。即在所取穴位中,以一个主要穴位(或经络,或部位)为首治穴位,这个穴位将对整个治疗起主导或对后面所取穴位有促进、加强之功效的作用,或者首取穴位对祛除病邪有决定意义的取穴、用穴方法。如外感头痛,多因感受六淫外邪引起,其中以风邪者最为多见,而风邪又往往同时挟有寒、热、湿之邪。所以,中医学把其分为风寒头痛、风热头痛和风湿痛三种证型。王老认为,外感头痛虽有三型,但推拿治疗时,主要以疏经通络,祛风为主。因为风祛,则寒、热、湿邪无所附,寒、热、湿之邪易除。他主张,治疗外感头痛,应该抓住风邪表证的关键,施用抹法或一指禅推法于项部两侧膀胱经。"膀胱主一身之表。治疗应首开膀胱经发表之门户。"门开,则外邪方能被祛除。王老又称此法为"首开脑门分散之路。"又如,肝阳上亢之头痛、头晕等,王老常首取一指禅推印堂穴,印堂为督脉之源,而督脉为总督诸阳之经,诸阳之火,常聚灼印堂,首推印堂,以开门散火。

(三) 遵循规律,信守天人合一

中医学的精髓之一,就是能够运用自然界变化的自然现象或规律,来预测人体疾病的凶吉,以便尽早采取措施,防病转变于未然。王老就是把变化的自然现象和规律,运用到一指禅推拿医疗中来的典范。他的基本信条,就是"天人合一"。

王老认为,"天是一大天,人是一小天",他不仅把人看作如同自然界是一个不可分割的整体一样,同时认为,人体同自然界一样,有着千变万化的自然现象。这是符合中医学"天人合一"之学说的。所以,他强调,不仅要认识到人体的整体性,而且,也不能忽视人体的变化性,反映在疾病中,即表现为疾病的突变与缓变,疾病的变轻和变重。治疗时,医者应该密切注意这些变化。如小儿急惊风,当发现小儿高热,同时伴有两眼发出寒光,提示可能发生惊厥。王老认为,这一现象,就像自然界在闪电以后,要出现雷鸣一样。此时,不应用拿法(因为越拿越惊),而应该采用轻柔的揉法施于膻中穴(因为以王老之验,惊厥大多为痰壅膻中而发生)。这样,就可阻止惊厥的发生。

王老把"天人合一"的原理运用在成人中,主要是通过"闻其声音,观其两目"来预测疾病的变化。如高血压属肝阳亢盛者,如出现声音宏大,两目阴翳,则提示患者血压正高,且有出现中风的危险。此时,应忌手法旋于头部,以免进一步引动肝阳,促使中风发生。王老认为,这种现象,就像自然界的暴风雨前的雷鸣和闪电。王老还把风湿腰痛对气候转阴的"预报",暑夏易患疰夏的特点等,都认为可用"天人合一"的原理加以解释。

二、临床经验

(一) 头痛

王老承其家传,擅一指禅推拿。他博采众技,治学严谨,行医70年,积累了丰富的治疗经验。王老运用一指禅推拿治疗内伤头痛,取穴独特,手法细腻,常收桴鼓之效。

王老认为,内伤头痛多与肝、脾、肾三脏有关。并将其分为虚实二证。实证包括肝阳头痛、痰浊头痛、瘀血头痛、肝风头痛(偏头痛);虚证包括血虚头痛、肾虚头痛。治疗上,王老根据中医学"急则治标,缓则治本"的原则,临证变法。他指出,虚证手法宜轻柔,实证手法宜重着,此即"虚者柔之,实则刚之"。无论哪种证型的内伤头痛,取穴均要以头部穴位(或经络,或部位)为主,但又不拘泥于此,还应根据不同的病机,辨证选取诸穴。

1. 基本治疗方法

取穴:印堂、太阳、风池、风府、睛明、攒竹、四白,太阳经和前额部、眼眶部。

操作步骤:患者取坐位,医者站在患者正面,一指禅推印堂、太阳经2分钟;抹前额部、眼眶部7~9遍;医者站于患者背面,勾太阳3次;按拿风池、风府约1分钟;医者又站到患者正面,一指禅推睛明、攒竹1分钟;抹印堂、四白各7~9遍。

印堂为督脉之源,而督脉又"总一身之阳",肝风、肝火、痰湿等常随阳经入督脉,壅滞于印堂,或血瘀滞留督脉,致督脉经气不利。一指禅推印堂,能开门散火,宣通经气。配合以上其他穴位和手法,有明目醒脑,降火息风之功。

2. 分型治疗方法

(1) 肝阳头痛:为肝阳亢盛而致。因肝火内盛,腑气不通,往往还表现出便秘,苔黄等症状。王老常用釜底抽薪法治之,以通大便,以期降肝火。加摩腹、揉腹,一指禅推大横、天枢、伏兔,按揉足三里。患者仰卧位,医者坐于患者右侧,摩腹,掌揉腹部;一指禅推大横、天枢约 15 分钟；一指禅推伏兔 1 分钟；按揉足三里 0.5 分钟。

摩腹、揉腹部，一指禅推大横、天枢为通腑降浊之要法，伏兔、足三里为足阳明胃经之穴，又胃与大肠相表里，故推此穴，能兼清胃与大肠之火。

（2）痰浊头痛：为痰湿中阻，清阳不升而致。王老常以祛痰化湿，健脾和胃法治之。加一指禅推、揉膻中，一指禅推中脘、肝俞、胆俞、脾俞、胃俞。患者仰卧位，医者坐于患者右侧，用一指禅推及鱼际揉膻中 5 分钟；一指禅推中脘 10 分钟；患者坐起，医者站于患者左侧，一指禅推肝俞、胆俞、脾俞、胃俞 4 分钟。

治疗痰浊头痛，要注意降浊而升清。一指禅推、揉膻中，能豁痰开胸，降痰浊之邪，能有效地解除痰湿中阻导致的胸闷。一指禅推中脘、脾俞、胃俞，能健脾和胃化湿，一指禅推肝俞、胆俞，能疏泄肝胆之气，以助脾之健运。

（3）瘀血头痛：由于久病入络，血瘀气滞，或头部撞伤，瘀血内停，阻塞脉络而致头痛经久不愈，痛如锥刺等症状。治宜活血化瘀通络，加按太阳，抹胆经（颞部）、膀胱经、督脉经、项部，按百会。患者坐位，医者站于患者正面，两手中指按于太阳穴上 0.5 分钟；医者站于患者背面，两拇指抵住患者枕部，双手食、中两指并拢，由颞部胆经前端，向后抹至耳后 5～7 遍；用拇指和食、中两指，由枕骨下抹至第 7 颈椎水平 5～7 遍，用拇指面，由枕骨下抹至第 5 颈椎水平；最后用拇指面按百会 1 分钟。

治瘀血头痛，应以柔制刚，手法宜轻柔，稳重。手法操作过程中，应避免手法幅度过大，导致头部过多晃动，或手法过重，导致精神过度紧张，从而造成头痛加重，影响治疗效果。按太阳、百会有镇静止痛之效；抹胆经、膀胱经、督脉经，有化瘀通络之功。

（4）肝风头痛：此为肝经风火而致头痛。其主要表现为一侧偏头痛，痛势甚剧。王老用祛风平肝，镇静止痛法治之，加一指禅推肝俞，按额厌，搓两胁，拿三阴交。患者坐位，医者站于患者头痛侧，拇指按额厌穴 0.5 分钟；医者站于患者左侧，一指禅推肝俞 1 分钟；患者仰卧位，医者站于患者右侧，搓两胁 7～9 遍；拿三阴交 0.5 分钟。

推拿治疗偏头痛，应以患侧为主，尤其头部取穴及手法操作，更是如此。一指禅推肝俞，搓两胁，拿三阴交，有祛风平肝，理气宽胸之功；按额厌则有镇静止痛之效。

（5）血虚头痛：多因出血过多，耗血一时未及补充，致脾胃功能减退，生血不足；或为七情过度，阴血暗耗；或为瘀血不去，新血不生所致，常头痛伴有头晕，面色少华，心悸不宁等症状。王老以健脾和胃，养血止痛治之。加一指禅推心俞、脾俞、胃俞，揉中脘，按揉血海、三阴交。患者仰卧位，医者坐于患者右侧，揉中脘 15 分钟，按揉血海、三阴交 2 分钟；患者俯卧位，医者原位，一指禅推脾俞、胃俞、心俞。

血虚头痛者，常体质虚弱，脾运无能。推拿治疗血虚头痛，贵在健脾和胃，增强纳谷和运化能力，使生血有源，一指禅推脾俞、胃俞，揉中脘意在健脾和胃，促进胃功能；按揉血海、三阴交能调阴血；一指禅推心俞有宁心安神之功。

（6）肾虚头痛：多因久病耗伤肾阴，而出现头脑空痛、耳鸣等症状。王老以补肾滋阴法治之。加一指禅推肾俞，按揉阴陵泉、翳风、耳门、听宫。患者俯卧位，医者坐在患者左侧，加一指禅推肾俞 1.5 分钟，按揉阴陵泉 1.5 分钟；患者坐位，医者站于患者正面，双中指按揉翳风 1.5 分钟,按揉耳门、听宫 1.5 分钟。

髓海空虚,则头脑空痛,推拿治疗,头部手法宜轻柔。柔和渐强则精血引入脑海,脑海受精血滋养,头脑空痛则愈。加一指禅推肾俞,按揉阴陵泉有补肾阴之功;按揉翳风、耳门、听宫可镇静止痛,消除耳鸣。

3. 病案举例

案例 1:患者,男,35 岁,1984 年 12 月 13 日初诊。

头病 5 年余。初发时,左侧颞部疼痛,引及左眼上眶部。每月发作 2~3 次。受风,或心情不舒,或用脑过度就发作。近 2 年来,两侧"太阳"穴交替胀痛,时有刺痛,左眉弓尤甚。每 2~3 天发作一次。梦多少寐,形瘦,苔白,脉弦。证属肝经风火。诊断为肝风头痛(偏头痛)。治拟祛风平肝,镇静熄火,解痉止痛。采用一指禅推拿法。

取穴及部位:取风池、风府、太阳、印堂、额厌、心俞、肺俞、玉枕、睛明,上肢部、督脉经(项部)。

操作步骤:① 一指禅推风池、风府、太阳、印堂,② 勾抹太阳至风池,按额厌,以上共约 10 分钟,③ 一指禅推心俞、肺俞 2 分钟。以上①②③法重复一次,④ 抹玉枕,梳拿上肢,抹督脉经(项部),约 3 分钟;⑤ 一指禅推睛明 1 分钟。

经上法共治疗 8 次头痛即消失。2 个月后随访,仅左眉弓有时胀痛,但程度已轻。

案例 2:患者,女,38 岁。1985 年 1 月 8 日初诊。

头痛 30 年。年幼自发头痛,每看电影,晒太阳或闻鸡蛋味头痛即发。青春期后,头痛频频发作,睡眠不足则头痛剧发。近 2 年来,每月发作 1~2 次,症见头晕、口渴、唇干、便秘、头痛常发于前额、面色萎黄。苔薄,质淡红,脉细数。证属肝肾阴虚,虚阳上亢。诊断为肾虚头痛。治拟滋补肝肾,阴滋潜阳。

取穴及部位:风池、风府、印堂、太阳、心俞、肺俞、百会、阴陵泉,三阴交,翳风、肾俞、肝俞,上肢部。

操作步骤:① 一指禅推风池、风府、太阳、印堂约 10 分钟;② 一指禅推心俞、肺俞 2 分钟。以上手法反复一遍;③ 按百会 0.5 分钟;④ 梳拿上肢部;⑤ 按揉翳风;⑥ 按揉阴陵泉、三阴交;⑦ 按揉肝俞、肾俞 2 分钟。

以上方法共治疗 31 次,头痛大为减轻。但劳累后头痛仍会发作,但头痛程度减轻。

(二)眩晕

一指禅推拿是以一指(拇指)推为标志,结合运用诸手法来防治疾病的一种推拿流派。如"一指禅"推拿名家王纪松从医近 70 年,精其一指禅推拿之道,并明确提出辨证运用手法的观点,他融疾病、手法、取穴之辨证于一体,对某些疾病的认识和治疗,独辟蹊径。现就王老运用一指禅推拿治疗眩晕证的经验,作一介绍。

中医通常把眩晕分为四型,即肝阳上亢、气血亏虚、肾精不足、痰浊中阻。把眩与晕统概以眩晕,不辨眩与晕的差异,因而疗效欠佳。眩晕一般以"虚"为病机特点,而以肝肾阴虚、肾精亏、气血虚、脾虚等为主。肝阴、肾阴、气血虚者,多以眩为主,伴晕;肾精亏、脾虚者,常以晕为主,伴眩。

　　肝阴虚,肝火偏亢,风阳升动,上扰清空,而致眩晕。然肝开窍于目,肝阴不济,目滋不足,故目眩显于头晕,出现以目眩为主的眩晕症;肾阴虚,水不涵木,肝阳上亢,阴不上济,肝阴失其养目之职,而出现以目眩为主的眩晕症;血虚,不能上承于脑,然血养目,血属阴,阴血不足,目失血养,故血虚者亦出现以目眩为主的眩晕症;肾精亏,不能生髓,脑海空虚,故以晕为主的眩晕症;脾虚,健运失司,聚湿生痰,痰湿交阻则清阳不升,故以头晕为主眩晕证。往往临床上,不是出现单一的病机现象,而是两种或两种以上病机同时出现。如肝阴虚者同时伴有气虚或肾阴虚,脾虚者可伴有气血虚;血虚者同时伴有心气虚或肾阴虚等。从而反应在症状上亦有所差异。只要细察其症,还可发现眩与晕,存在着主次之别,当分而治之。

　　1. 基本治疗方法(患者取坐位,操作步骤依次)

　　取穴:目眩、头晕是本证的共同点,所以,治疗均以清醒头目为首位法则。风池、风府、印堂、太阳、睛明、攒竹、鱼腰、四白和前额眼眶、督脉。

　　操作步骤:抹项部督脉 5～7 次。拿风池、风府 5～7 次。推印堂、太阳共 5 分钟。抹前额眼眶 5～7 遍。太阳至风池 3 遍。推睛明、攒竹、鱼腰、四白共 3 分钟,以上诸手法反复作一遍。

　　"督脉主一身之阳"项部督脉向下抹之,有引上亢之阳下行之功。其余手法,均有显著的清醒头目之功。笃于眩晕为虚证所属。在头部、面部操作时,应避免过多晃动头,以免虚阳反而上浮,加重头晕。

　　2. 分型治疗方法(腹部操作时,患者取仰卧位)

　　(1)阴虚阳亢:除眩晕外,还有头痛头胀、面红、夜寐不佳等症,目眩胜于头晕。肝肾阴虚常见,治疗应以育肝肾阴为主治法则。基本治疗方法加取推心俞、肝俞、肾俞、命门共 5 分钟,拿曲池 5～7 次,按揉三阴交 1 分钟。

　　背部腧穴属膀胱经,通过手法施术,达泻补之功。如推肝俞,重推、急推能泻肝经之火,轻推、缓推能补肝之不足。故而手法要特别强调以柔制胜,即"柔则补之,刚则泻之"。推心俞能宁心安神。推肝俞、肾俞能育阴制阳。拿曲池能降虚热,按揉三阴交,能调节人体阴阳,使虚阳降而真阴生,达到阴阳平衡。

　　(2)气血两虚:除眩晕外,还有面色苍白、心悸少寐、神疲懒言、纳少等症,目眩胜于头晕,治则为益气健脾,补血养心。加推中脘,摩腹共 15 分钟,按揉血海、足三里共 2 分钟。推心俞、脾俞、胃俞共 5 分钟。

　　治疗气血两虚型眩晕证,应以补脾健胃为主。胃不健则纳不香,脾气运化乏源。脾气不振,运化吸收水谷精微之功则难以胜操。推、摩中脘,按揉足三里,推脾俞、胃俞,有显著的益气健脾胃之功。但手法操时间不应少于 15 分钟,按揉血海,推心俞有补血养心之功效。

　　(3)肾精不足:除眩晕外,还有神疲健忘、腰膝酸软、耳鸣等症。偏阳虚者四肢不温,偏阴虚者,五心烦热。前者宜补肾助阳,推大椎 3 分钟,按抹翳风 1 分钟。肾俞、命门 5 分钟。按揉大肠俞、阳陵泉共2分钟。摩承山5～7次,后者宜补肾滋阴,推肝俞、肾俞5分钟,按揉三阴交1分钟,按抹翳风1分钟。推大椎穴能调节身之阳气。按揉大肠俞,拿承山能治腰膝酸软。推肾俞、命门穴,按揉阳陵泉,能补肾壮阳。按抹翳风穴,以止耳鸣;推肾俞有补肾精,调节肾之阴阳之作用,此是治疗肾精不足的重要治法,肾精不足,虽属先天不足,但若后天能够善养,仍有可能转机。所以,推拿治疗本证,应从本上治之。以上手法做完后,须加推摩关元、气海,按揉足三里共15分钟。以补元气。

(4)痰浊中阻:除眩晕外,还有头重如蒙,胸脘痞闷,少食多寐等主症。推摩膻中、中府、云门共10分钟。推揉中脘15分钟。推脾俞、胃俞共3分钟。按足三里1分钟。擦两胁5～7次。推摩膻中、中府、云门,有化痰开胸之功。推揉中脘,推脾俞、胃俞,按足三里,有健脾益气化湿之功。擦两胁,有宽胸理气之功。

痰浊中阻之眩晕,一般多由饮食不节或恣食肥甘,伤及脾胃所致。而王老认为多因素体虚弱,或病后羸弱,致使脾胃气虚。以补益气血,健脾化湿法,常能奏效。以头晕为主者,应适当增加头部的治疗时间。

一指禅推拿名家王纪松行医几十年所形成的学术思想及临床治疗特点。细玩之,可体会到,王老在理论上,始终把中医学的阴阳五行学说、脏腑经络学说、气血津液学说以及四诊八纲等基本理论,作为指导一指禅推拿的理论基础,可概括为"整体观念,辨证论治",这个基本思想指导下,王老倡导了"取穴五法",为推拿治疗学增加了新的内容。他还首先把中医学"天人合一"的观点,运用到一指禅推拿中来,丰富了一指禅推拿的理论。王老提出了"辨证取穴""辨证运用手法"以及"以柔制刚"的观点,对指导临床实践,提高推拿疗效,起到了极大的作用。王老法古不泥,勇于创新的精神,仍不失为后辈学习的楷模。

主要著作和论文

1. 主要著作

王纪松.推拿自学入门(内含推拿法、推拿穴位、练功临床应用).油印本,1985.

2. 主要论文

[1] 王纪松,王百川.推拿专科王松山先生的学术经验.上海中医药杂志,1962,(8):29-31.
[2] 梅犁.名家王纪松临床运用"一指禅"推拿十六种手法介绍.辽宁中医杂志,1985,(8):35-36.
[3] 梅犁.推拿名家王纪松治疗眩晕的经验.天津中医,1986,(4):21-22.
[4] 梅犁.一指禅推拿名家王纪松老师学术思想初探.按摩与导引,1987,(6):3-6.
[5] 梅犁.一指禅推拿医家王纪松辨证运用手法的经验.上海中医药杂志,1987,(4):18.
[6] 王纪松,梅犁.一指禅推拿先驱——李鉴臣嗣后历代弟子脉系.按摩与导引,1988,(1):12-15.
[7] 梅犁.一指禅推拿名家王纪松治疗内伤头痛的经验.按摩与导引,1988,(2):23-25.

(黄琴峰执笔,金义成　梅犁供稿)

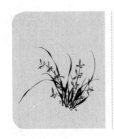

一代名医丰碑在　海派伤科医林范
——记我国著名伤骨科名家石筱山

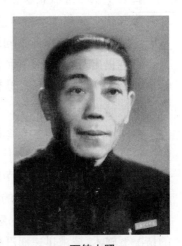

石筱山照

石筱山（1904～1964），原名瑞昌，字熙侯，江苏省无锡市人，为石氏伤科第三代传人。早年就读于上海神州中医专门学校，毕业后随父石晓山从业，继承家学，并能汲取各家之长，以其擅于正骨复位手法和外伤内治法，形成江南伤科流派之一。

1929年，石老与其弟石幼山共设诊所于南市大东门，该处为码头搬运和建筑工人聚居区，居民多筋骨损伤等疾患，经石氏诊疗，常应手而愈。1933年诊所迁至吕宋路（今连云路），虽地处闹市，郊县农民亦慕名前来就诊。

中华人民共和国成立后，石老于1952年参加上海市公费医疗门诊部工作。被评为上海市一等一级中医师。历任上海中医学院伤科教研组主任、附属龙华医院伤科主任、上海中医学会副主任委员及伤科分会主任委员、上海市卫生局顾问与上海第一医学院伤科顾问，华东医院伤科顾问，中华医学会理事，并担任中国人民政治协商会议第二、第三届全国委员会委员等职。1964年7月，石筱山先生因长期操劳过度，罹患肺癌，不幸英年早逝，享年60岁。

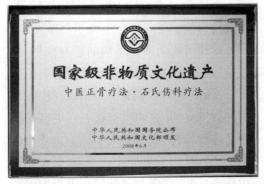

石氏伤科疗法列入国家级非物质文化遗产代表性项目

石老临诊数十年，总结整理出不少经验与良方，如柴胡细辛汤治疗脑震荡，消散膏治疗伤后瘀血、关节肿胀，三色敷药治疗陈年损伤等。主编《中医伤科学讲义》著有《中医治疗经验选集——正骨疗法》等。门人编著《石氏伤科临床经验》《石筱山、石幼山治伤经验及验方选》《中华名中医治病囊秘·石筱山石仰山卷》《中国百年百名中医临床家丛书·石筱山、石仰山》《石筱山论骨伤科》《石氏伤科集验·石筱山、石幼山医案合集》《石筱山伤科学》。2008年石氏伤科疗法列入国家级非物质文化遗产代表性项目名录。

一、主要学术成就与贡献

1924年,石老务医后,声誉日隆,石氏诊所求治者众多,日门诊量达三四百人次,石筱山、石幼山两兄弟精力有限,于是配备专门助手,一人专写处方,一人配合复位、理筋、敷药、包扎。诊治时,他们便一面治疗,一面口述医案处方,日久助手对疾病亦颇熟悉,配合默契,得事半功倍之效。同时,亦由门人子侄辈襄诊,较重或疑难病员则由他们俩亲诊。

石老不仅尽得祖业家传,更在原有基础上继续发展。他把"十三科一理贯之"的理论进一步深化。主张治病务求灵活,不拘泥墨守成规,尤其是伤科,不能单凭几张家传秘方治一切跌打损伤,应根据不同病情,察其体质,审其阴阳,于是年轻时便医名鹊起。

石老提出"气血兼顾"而"以气为主"的学术思想。骨折伤筋一般医家看做瘀血为患,活血化瘀为用药之必然,他认为不可一味攻伐,逐瘀应适可而止,否则徒伤正气,若元气充沛则可使瘀血清彻,亦利于以后的康复。

石筱山、石幼山两兄弟诊治急性损伤的面广量大,每日必有相当数量案例的骨折脱位。从现存的资料看,50年代后期在两年内有10例髋关节脱位,三个月内仅小腿胫腓骨骨折亦有50例左右。髋关节脱位极为少见,他们的案例均来自近郊各县,其中不乏诊治失时、延误十几日乃至近月的陈旧性脱位。由于他们手法娴熟,助手配合得当,均能很好地得到复位。髋关节部位深着,臀及大腿部肌肉丰厚,难以着力,而且当时是在不用麻醉的情况下施术,要求迅速而准确,做到像清朝胡延光所说"患若知也骨已拢"。

对较为棘手的某些部位的骨折,如儿童肘关节肱骨髁上骨折,复位不当或包扎不善均易致前臂肌肉缺血坏死,而手呈爪状畸形,难以恢复,复位位置不够满意又易造成肘部枪托样畸形。他们治疗该骨折复位准确,包扎匀贴,愈后无明显畸形。又如前臂双骨折,有的案例多处就诊,皆称必须手术,而他们用简单的手法使之达到较为满意的复位,日后恢复亦佳。诸如此类被认为必须手术的骨折,经他们治疗免受手术之苦,不乏其例。对一些确实必须手术者,他们退还诊金,嘱去西医骨科诊治。

骨伤科疾病须作手法的还有伤筋,如肘或膝部损伤后,局部高肿,筋络离位突出,屈伸不得。他们施以手法后,往往局部高肿消失,并能伸屈自如。对关节伤筋还常按揉摇转,理顺筋络,纠正关节微细的错位。时或手法与针刺并用,如腰急性扭伤难以起立,病者或卧门板上由家人抬送诊所,经他们三四次针刺后既能霍然而

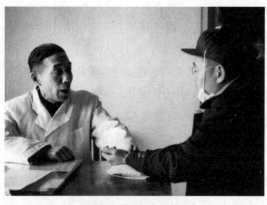
石筱山门诊治疗中

起，继则稍予按揉腰窝，手到病除。又如头部内伤昏迷不醒者，他们施以针刺使之苏醒，继则用药调理。其针法较传统针灸不同，因其患者众多，无法多做留针，石老常在针刺之后即进行方药书写，一方写完，即起针换人，而且他发现很多损伤疼痛只要针刺"得气"（针灸术语，指针刺入穴位时，出现酸麻重胀等感觉即为"得气"），即有较好的疗效，无须多做留针，故久而久之便形成了石氏针法不留针的特点，现代亦称之为"石氏快针法"。

伤科的临床用药各家均有特色，石氏与历代骨伤学派一样，用药非常讲究。石老对家传的外敷药"三色敷药"加以改进，使疗效提高，并扩张应用方法，在敷药上盖一层薄棉纸，使能保持药效，换药时又无药膏粘于皮肤，不触动骨折位置，并于其上加家传之丹玉膏、碧玉膏等护肤生肌或清热解毒、散风止痒等其他药膏，使之不易过敏，收效更佳。

此外，石老还最早提出"兼邪"理论，并较为系统的进行阐述，在他过世后，其子石仰山又对"兼邪论"进行高度的凝炼与应用拓展，使之成为石氏伤科的"镇家之宝"。石老认为：凡非本病，其发生不论前后，而有一个时期与本病同时存在的，都叫兼邪。治伤须留意兼邪，诸如风寒痰湿之类。因为损伤后，气滞血瘀，失于流畅，即易成痰，痰瘀胶着致使症情顽笃，慢性损伤易有外邪兼夹，也使痰浊湿滞留注骨节筋络，生诸变证。故而在内服外治时，兼顾治其痰湿能使疗效更见显著。为此，石老还专门制定牛蒡子汤一方，治疗痰湿为患的兼邪病症，其后沿用近百年，疗效显著，成为石氏一代名方，其子石仰山的椎脉回春汤、逐痰通络汤、痰瘀阻络汤等治疗颈椎病、腰椎间盘突出症的名方也正是从牛蒡子汤化裁而来。

对于新的医疗技术，石老也十分虚心学习，取其长处，去其糟粕。X线技术早在解放前就已传入中国，在上海，那时是西医私人诊所里才有的东西，石老的门诊可没有这样的东西，但许多社会名流在西医诊所中摄片后，转至石老处求诊，又常常要求读片，虽然中医诊治的精华要领并不在此，但石老还是特地请教当时的西医同道，学会读片技术，其谦虚好学之精神由此可见一斑。

石老不但医术高明，且虚怀若谷，十分善于学习前辈经验，亦取同辈之长。如诊所设在新街时，曾向同辈的张杏荪先生学得以轻灵药治内科外感热病。杏荪先生亦儒亦医，近代名医刘鹤一幼时，即在杏荪先生处学文。石老和兄弟石幼山又在李瑞林和颂平先生处学习治疗外科疾病的治法与经验。他在与同辈的交往中吸取他们的点滴之长，充实于临床。由于兼取各科之长，使伤科医学得到新的发展。得益于此，石老亦有治失荣症之经验。此症为外科病，皮肤溃破，久不敛口（按现代医学的诊断应为癌性溃疡）。曾有一患者为福建人，病体虚弱，疮大如碗，多方医治无效，石老运用家传外科治疗经验，结合自己对"兼邪"认识体会，中药内服外治，三月余患者神色日见好转，疮面亦敛而痊愈。他有治愈30余例失荣症破溃不愈的记录。

石老早年忙于诊务，晚年稍得闲暇，将石氏的经验归纳成文，并整理了部分医案。他还对伤科学的发展史列出专题加以搜集研究，他的著作有《石氏伤科临床经验》《中医伤科学讲义》《石氏伤科集验·石筱山、石幼山医案合集》等，《石氏伤科集验·石筱山、石幼山医案合集》中还按伤科疾病的大类，概述了他的临证经验，为后学晚辈提供了珍贵的治学明鉴。

二、高尚医德与社会影响

民国时期,石老在上海声誉颇高,当时的社会名流如卢筱嘉、黄延芳、陈光甫等都深信石老医术高明,不论内外病症,都延请先生调治,也却能药到病除。他与李伯康等曲艺名家亦十分熟络,有听书、看诊不花钱之交情。因此,有关石老的传说、轶事在上海滩上广为流传。

1934 年 5 月,46 岁的南派名武生盖叫天在上海大舞台演《狮子楼》,他扮演武松。演至武松去狮子楼寻西门庆,西门庆赶紧从楼窗——离地两丈多高——跳出逃逸,武松亦纵身一跃奋勇追赶,正在半空中,盖叫天忽见"西门庆"还躺在地上,为免砸到"西门庆",千钧一发之际,他迅疾在空中一闪身,落地时只听"咔嚓"一声,右腿胫骨竟被折断!一瞬间疼痛难忍,但他仍倾注全力以左腿"金鸡独立",台下的掌声、欢呼声经久不息。可当大幕完全落下时,他便一头栽倒在地。

可戏还在继续,过场锣鼓还在催打,"救场如救火",于是打电话请石老救助。石老十万火急地赶到剧院,经手法触摸(当时尚无手提式 X 光机,出急诊全靠手法诊断),即判断是"胫骨骨折"。仅在短短几分钟里,石老便完成了紧急处理:一是将断骨整复,二是顺势将筋脉理顺,消减肿胀,三是以小夹板暂时固定。开始时刚触及伤处,钻骨的痛楚直令盖叫天汗淋遍体,面色变青。但处理结束时,盖叫天刺骨之痛顿减,脸上又有了血色,竟然又能坚持着回到舞台,演完后续的剧目。

事后,这惊心动魄的内幕不胫而走,盖叫天的艺德和石老的医术令人肃然起敬。有人称赞道:"石筱山的正骨,盖叫天的神勇,堪与三国故事里华佗为关羽刮骨疗毒相媲美。"

还有一位记者,曾去外地做采访,回到上海 3 天后开始咳嗽,渐渐胸闷、胸痛,一周后竟然咳出血来,当时西医界的名医给他作了全面的检查化验,都查不出有任何的问题。之后也曾找中医进行内科调理,但都收效甚微,病情日渐严重,几乎无法下榻。万般无奈之下,他的家人想到了石老,觉得他是最后的希望。于是急忙将石老请至家中,将病情和盘托出,石老亦觉得此病颇为蹊跷,在把脉诊察之后,他说:"此病似是内伤,你可有与人结怨,为人所伤?"患者反复思索,肯定的回答没有。但他说了一件奇怪的事情:在采访丐帮帮主的时候,不知言语上有何得罪,他的脸微微有点愠色,临走时轻轻拍了我的肩膀一下,当时也没觉有任何疼痛不适,所以也没放心上。石老幼时也曾习武,直觉告诉他,这位记者碰到了内家高手,轻轻一拍已使他受了内伤。这种病起初并不明显,但时间一长,身体的气血流通就会明显受阻,导致疼痛,严重者会出现内脏慢性出血的症状。石老对患者说:"这是内伤病,胸部气血运行受阻,不过不用担心,我帮你施针、用药,会慢慢恢复的。"石老当即为患者施针(肩井、章门、足三里),寥寥数针,缓缓捻转,患者自觉浑身微微发热,渐至汗出,胸中顿感畅快。在场的所有人都觉得石医生针法神奇,赞叹不已。随后,石老又开 3 剂汤药,3 天药吃完,患者已能下床走动,后于石氏门诊处又调理了两周便恢复了工作。

虽然石老与上流社会交际颇广，但在诊病时，却是一视同仁，无分贵贱。他既看过上海滩黑帮老大杜月笙、亦看过不少地痞流氓。对于许多贫苦百姓，石老更是经常分文不取，有时还赠医施药。在抗日战争及解放战争时期，有很多抗日分子、地下党员等（当时不知）因伤前来就诊，石老均不问其伤势缘由，一概治之，虽事后得知其身份，亦不觉惶恐，依然每日故我，来诊即治。

　　那时的上海地痞流氓无数，像石老这样的名医开业，他们天天都要来收保护费，不然就休想开诊，一次，石老的管家看不过流氓们贪得无厌，心中气愤，嘴上回了一句，第二天开诊时就受到了他们的"粪弹"报复，相当恶劣。事后，石老叮嘱管家说，看诊重要，能用钱打发他们走就可以了，千万不要和他们有冲突。但有时候，小混混们也会无事生非，敲诈勒索一番。这时候，石老就难免要和他们斗智斗勇，周旋一番。于是，便有了石老刀劈阿歪的笑谈。

　　阿歪真名叫啥不清楚，大家只晓得他小时候顽皮得不得了。有一次阿歪趴在桌子上玩，一不小心跌下来，头着地竟把头颈跌歪了。他爷娘急得不得了，曾经请不少外科医生看过，但都没有能把歪的头颈医直，倒让别人叫出了绰号叫"阿歪"。后来他长大了，知道自己的歪头颈再也不会好了，也只好随它去吧。他在南京路一带也算占到了一个地盘，平常专在这一带寻事生非，敲诈勒索。

　　某日他赌钱输了很多，便在南京路上兜来兜去，想找门路弄点钱翻本。逛到了河南路口，刚巧看到了石老坐在黄包车上过来，心里窃喜今天能敲石老一笔。他一下子横穿出去抓住车把，叫车夫停下来。石老看到拦车的人穿一身黑香云纱短衫裤，歪着头颈斜眼看人，心想，这肯定不是个守本分的人。但眼前还不晓得来意是啥，就客客气气问一声："这位先生，有啥指教？"阿歪说："你就是有名的伤科石医生？"石老说："对。"阿歪说："我要请你看毛病。"石老笑了："哪有在马路上看病的？"阿歪凑近身体，指指自己的头颈说："你先看看我的歪头颈，能不能医好？"石老对阿歪的头颈摸了摸，又按了按，觉得他的头颈已经僵硬，再重重的捏捏，问他："痛不痛？"阿歪觉得石老手里有劲，但头颈那里木木的没啥感觉，就翻翻白眼说："不痛。"石老问他："你的头颈啥时候歪掉的？"阿歪故意说："昨日夜里。"石老心想：分明是说谎，像这种毛病绝对不是一天两天，也不是一年两年，医得好医不好并没有十分把握。阿歪又问了："我这头颈到底医得好吗？"石老想：我现在如果说看不好，他一定会大做文章要流氓，还是叫他到我诊所去，那边我的人多，也不怕他要无赖。就说"我现在有急诊，过两小时你到我诊所来。"说完叫车夫拉走。阿歪想，到诊所更好，你倘若说医不好，我就拆你的招牌。

　　石老出诊后回到诊所，同几个助手、学生商量了一下，一边为挂号患者看病，一边等阿歪上门来看病。不一会儿，果然，阿歪大摇大摆地来了。要想进去，门口被人拦住，要他先挂号。阿歪想：我就花上一点钱挂个号，也算是个正式患者，只要你回绝我，我就敲你一笔。他照手续付了钱挂了号，也一本正经坐在长椅子上排队等叫号。阿歪朝四面看看，呵，墙壁上挂满了患者送的镜框、锦旗。靠墙一排威武兵器架，上插大刀、长枪、单刀、棍棒，心里想，这大约都是伤科医生平时练功用的。又看到，屋当中放着一只长长的木凳，看来约莫有六尺长，两尺阔，两尺高。阿歪转身问自己身旁的患者，据说这是为骨伤患者动手术用的手术凳。阿歪想，今天可以利用长年僵死的歪头颈，挑石老没有本事医好的错，来敲诈他。如果石老不就范，就把此地的所有东西统统砸光，就不信他不跪地求饶！

等到叫到号，阿歪像煞有介事上来："石医生，我来啦！"石老说："先让我再来看看你的头颈。"立起身来将阿歪的头颈细细摸摸，有时候突然转动一下，阿歪倒觉着有点麻辣辣。石老再用点力气捏一捏，阿歪又觉着有点痛。石老看阿歪的面部表情，心里有点数了。说："你的毛病，起码已经有一二十年了。"阿歪说："不是，不是，昨日夜里。你医得好吗？"石老说："耽搁得太长远，看不好了。"阿歪心里开心，就等这句话。马上"呼"的一下立起来，两手往腰里一叉，大声说："啥？我这样小的毛病你都看不来，算个啥名医生？你今天把我的头颈医好，我谢你一百元！若是医不好……哼，不客气，拆掉你的牌子，敲掉你墙上挂的骗人东西，你还要得陪我点钱，太少了我可不答应哦！"石老说："好，既然你相信我，一定要我帮你医治，你可也要当着大家的面依我一桩事：一切要听我的，答应不答应？"阿歪心想：我的头颈小时候不晓得看了多少医生，也不曾看好过，何况又过了近二十年，想看好也没那么容易。心里这样想，嘴上立即答应："好，就听你的。"

石老站起身来，对两个助手丢个眼色。说了声"上吧。"两个助手过来又起阿歪，将他按在手术凳上，拿出一根粗麻绳，快手快脚把阿歪连手带脚捆在凳子上。石老把长衫一脱，在兵器架上抽出一把雪白锃亮的单刀，转过身来满面杀气，冲到阿歪身边大声说："瞎掉你的狗眼，竟然敢找我的麻烦！老实告诉你，我早就认得你了！"其实石老并不认得他，只是故意这样讲。"你的头不是昨日夜里的毛病，从小就歪了，今天你存心来胡闹，无非是要敲我的竹杠。那你是看错人了！今天没啥客气，不是你死，就是我亡，我一刀劈死你算了！喝——！"石老一声高喊，高高举起单刀看准阿歪的头直劈下来。

说时迟，那时快。阿歪身上被绑得动也不能动，眼看雪亮钢刀劈下来，吓得连忙用力把头往旁边躲闪。不料这样用力一偏一蹩，头颈顿时可以四面活动了。石老连忙缩回手，把刀放下来。助手们摇转阿歪的头颈，确实已经活络，马上解开麻绳，把阿歪拉起来坐直。石老又用双手把阿歪头颈搓搓、捏捏、拍拍，阿歪只觉得头颈骨松动了，不像过去那样僵硬得动也不好动。自己也试试上下左右转了几转，真的医好了！阿歪赶紧跳下手术凳，向石筱山抱拳拱手："嗨嗨……石医生，你真神！没想到你用这个办法真的把我头颈医好了。"

旁边一些患者在交头接耳讲："石医生的确医道高明，看来要谢伊一百块洋钱了。"也有人在一旁讲："当面约定，不好赖账哦……"阿歪当然听见，面孔上热辣辣，心里疙瘩瘩，非常尴尬……石老爽朗地呵呵大笑说："免了吧，免了吧！"这时候阿歪既惭愧又感激："石医生，谢谢，谢谢。刚才得罪你了，你大人大量，千万不要见怪。"一面又打躬作揖道谢了一番，一溜烟向外逃窜，石老也没让人拦住他，让他走了。

从此，石筱山刀劈阿歪的故事不胫而走。

在20世纪30年代，电台有一档节目，为陔南轩主讲故事。此人平素钦佩石老的医术。某日石老在他家中诊病，突然同一幢房子中的邻居患中暑闭气，牙关紧闭，手足冰冷，人事不知。陔南轩主得知，前往观看，当即嘱众人安静，并称今有上海一位大医生在我处，可请他前来诊治。石老被邀诊治,简单探查后,即予以针刺天突穴,不多时患者苏醒,口渴索饮,一时传为美谈。

石老不仅医术精湛独到,而且医德高尚,深明大义。中华人民共和国成立之初,他即毅然把祖传三代的石氏伤科的秘籍——包括所有的方剂与医技——完整地献给国家。其中三色敷药被各大医院配制应用,疗效显著,鼎盛时期,全上海85%的医院都在使用三色敷药。也正是这个不同凡响的举动,成为石氏伤科50年后实现巨大跨越关键的第一步——这一点,也许连他自己也始料未及。

1954年,上海市成立第一家中医院,即请石老任骨伤科主任;1956年,上海市成立第一家中医学院,又请石老领衔组建伤科教研室并任主任,石老主编的《中医伤科学》成为全国中医学院统编教材;1960年,上海中医学院附属龙华医院建成,石老又领衔创立伤科并兼任主任。石氏伤科这个民间医术,就这样跳出一门一户、一家一派的狭隘范围,直接跨入中国的主流医学界与高等教学体系。

中华人民共和国成立后,石老还连续两届担任中国人民政治协商会议全国委员会委员。在国民健康水平十分低下,西医西药又甚昂贵的当时,他极力主张发展中医药事业,培养现代化中医人才。但与时俱进的他也不排斥现代西医的部分理论与技术,他认为作为中医骨伤科医生,对人体的解剖一定要很熟,因此他非常欣赏西医的解剖学,也主张现代解剖学成为骨伤科医生的必修课。同时,他也觉得X光技术对骨伤科疾病的诊治十分有帮助,应该大力推广。"中西合璧,西为中用"是石老学术主张的概括。

1964年7月石老仙逝,党和政府以及中医界为其举办隆重的追悼活动,肯定了他对中医伤科事业做出的杰出贡献。石老为中医事业奋斗一生,这种精神在他的嫡子石仰山先生的身上一直延续发扬着,也在其他的石氏传人的工作中闪耀着。

三、一代大师风范

石老平素为人正直,不苟言笑,对治学十分严谨,但又不乏育才、爱才之心。对于中医界的莘莘学子总是给予厚望,对他们格外的爱惜。

自石老成为龙华医院中医骨伤科主任兼骨伤科教研室主任后不久,中医学院党委又作出决定,选拔一批青年学子提前两年进行专业定向培养,为石老等一批名中医配备学术继承人。

石老教过的学生有20多名,师生间薪火相传、亲密无间,留下了许多感人至深的故事。

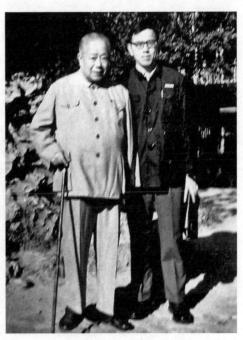

施杞与石筱山老师的合影

他的学生施杞至今记得这样一件"小事"：那天上午，石老带领学生一起查房，详尽地回答学生提出的每一个问题，查房后又到门诊接待患者，学生继续跟着老师抄方，等送走最后一个患者，已是下午2点多钟，大家顿感腹饥力乏。这时，石老笑眯眯地从随身携带的包里取出包装精美的巧克力送到学生手上。巧克力在那个年代尚属稀罕之物，学生们甜在嘴里，乐在心里。

还有一位弟子，某日跟随石老第一次为一个脱臼的小儿上骱，当时他真是有些胆怯，但石老师鼓励他上，示意他要胆大心细，石老在一旁目不转睛地注视着，为他压阵。由于第一次，真免不了心慌手慌，不够镇定，心中越着急越是上不进去。眼看快上进了，又差一点，这时，石老立即镇定自若地过来贴在他的身边，一面对患者说："已上进了！"一面轻巧又快捷地用手一推，只听"咯嗒"一声，这就是石老的画龙"点"睛。那弟子当时急得满头大汗，而石老毫不动声色的这么"助"他一臂之力。小孩嘟着嘴的脸蛋顿时还原成活泼的模样。患者再三感激更使那弟子如坐针毡。俗话说"四两拨千斤"，老师上骱的真谛所在，说明这位弟子当时还没真正学到手。学习是必须下功夫的，要仔细揣摩，更要很好锻炼才行。那弟子思忖着今天老师会怎么看待呢？患者走了他还在那里不语不哼的站立着，可石老面部毫无愠色，声音还是那么轻声细语，语调还是那么斯斯文文，他把弟子叫近一点，让他听得更清楚，看得更明白，一五一十地给弟子指出治疗脱臼的要领所在，尤其是小孩更要注意的那些关键之处。石老在关键时扶了他一把，在事后又没有一句埋怨训责，使那弟子羞愧难容，也永生难忘。老师句句似金科玉律，使他"豁然开朗"，也使他以后在处理一个个脱臼的案例时都十分顺利，手法也越来越娴熟。而每成功一例，他都会想起是石老在为他劈石引路，扶他去攀上一座座山峦……

对于许多其他专业的学生，但凡石老授过一两次课，他也都一视同仁，十分和蔼可亲。当时的中医妇科学生陆秀珍对石老的为人印象尤为深刻。她回忆说："记得1960年春节，几位同学相约年初一下午到石老师家拜年。我们来到石寓门口，想想他上课神态比较严

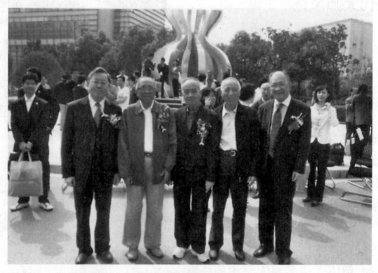

石氏伤科主要学术传承人

肃,商定祝福一下算了,不宜多打扰。谁知门铃一响,石老师听说是中医学院的学生来了,他立即亲自出来一一招呼欢迎我们到楼上小憩,我们原先紧张拘束的气氛,一下子烟消云散了。虽然他家中宾客盈门,可他对我们这些不起眼的无名小卒却是一本正经当回事儿,并非应酬一下就完事了。我们上门拜年并无一物当礼品,只是带去一份真诚的尊师之心,一份热爱中医的青春之心!而石老师端坐下来细声慢语地娓娓和我们亲切交谈,并对我们这些初出茅庐的'未来中医'寄予厚望和鼓励!当得知我们63年级学生有的来自小城市,有的来自穷乡山坳田野,但学习都是那么刻苦,生活都是那么俭朴,成绩都是十分优秀时,他欣慰地连连点头微笑。当得知来访的同学中有好几位是外地或农村的,为节约车资没有回家过年,还利用时间在图书馆或教室里用功,他更是连声感叹。石老师还特地请家人炒了一大盆年糕,和我们边吃边谈,和我们一起高高兴兴地在他温馨而充满关爱的家中度过了一段难忘的时光!1963年夏,我毕业了,特地去谢谢各位老师,也去对石老师说,我被分配在第五门诊部妇科,他听后很高兴地说:'真太好了,祝贺你!第五门诊部是上海中医名家的荟萃之地,你要好好学!一定会大有作为!'且挥毫在我的毕业纪念册题写了十六个中楷字:'后起之秀,青胜于蓝,红专并珍,攀登高峰。一九六三年九月石筱山赠言'。"

石老爱才,惜才,无门户之见,无亲疏之别,毫无保留的将自己的毕生所学教授给他的学生,其中绝大部分都是外姓弟子,而这些弟子现在也都成为中医骨伤界中流砥柱,他们继承了石老的奉献精神,为中医骨伤事业不断作出自己的贡献。

石老生于上海,祖籍江苏省无锡市,从医数十年间坚持继承创新,认真践行循古不泥古,发展不离宗的原则,坚守海派文化理念,百采众长,精益求精,大力弘扬祖传石氏伤科流派特色,不断完善拓展石氏伤科学术思想,形成"气血立论,注重兼邪,内外并重,筋骨平衡,脏腑调治"等临证经验,创造了众多防治技术和方药,谆谆教诲弟子,一破"秘而不宣"之旧俗。石老祖籍乃为当年"泰伯奔吴"事件之故地,3 200年前泰伯自周室南渡长江,于无锡梅里建立勾吴国,至公元前514年移国都于苏州。吴国于公元前473年虽为越国所灭,但吴国存世700年之久,当时形成的"德治为本,开放纳善,刚勇尚武,灵活机智,善于谋略"等吴文化底蕴一直影响着江南广阔地缘的社会、经济、文化等诸多方面,尚导着世代民风民德。先生亦诚然术自家传,得蕴天赋。石老传道、授业、解惑,桃李天下,现已有弟子400余人,五代相传。他当年创建和培植的上海中医药大学骨伤科教研室暨上海中医药大学附属龙华医院骨伤科已成为国家重点学科、国家中医临床研究基地。

石老毕生奋斗,大师风范,为我国中医药事业做出了重大贡献,世人誉为我国现代中医学家、骨伤科临床家、中医高等教育家。大道岐黄,薪火相传,先生所缔造的事业必将永存,先生成为后继者永远的楷模。

主要著作和论文

1. 主要著作

[1]　石筱山.中医治疗经验选集——正骨疗法(第一集).北京:人民卫生出版,1959.

［2］ 上海中医学院伤科教研组.中医伤科学讲义.北京：人民卫生出版社,1960.

［3］ 上海中医学院伤科教研组.中医伤科学中级讲义.北京：人民卫生出版社,1961.

［4］ 上海中医学院.中医伤科学讲义.上海：上海科学技术出版社,1964.

［5］ 石纯农.石氏伤科临床经验.上海：上海科学技术文献出版社,1992.

［6］ 石印玉,陆品兰,石鉴玉,等.石筱山、石幼山治伤经验及验方选.上海：上海中医学院出版社,1993.

［7］ 石仰山,石筱山.中华名中医治病囊秘・石筱山 石仰山卷.上海：文汇出版社,1998.

［8］ 石仰山,邱德华.中国百年百名中医临床家丛书・石筱山石仰山.北京：中国中医药出版社,2004.

［9］ 朱世增.石筱山论骨伤科.上海：上海中医药大学出版社,2009.

［10］ 石印玉.石氏伤科集验・石筱山、石幼山医案合集.上海：上海科学技术出版社,2010.

［11］ 施杞,石仰山.石筱山伤科学.北京：人民卫生出版社,2014.

2. 主要论文

［1］ 石筱山.从医史中认识祖国伤科的成果.上海中医药杂志,1955,(7)：3-5.

［2］ 石筱山."筋骨损伤"述略.中医杂志,1956,(11)：598-599.

［3］ 石筱山,石仰山.祖国伤科内伤的研究.上海中医药杂志,1957,(1)：33-36.

［4］ 石筱山.石氏伤科经验介绍.上海中医药杂志,1963,(6)：5-9.

［5］ 石仰山.石筱山对骨折延缓连接的治疗经验.中医杂志,1985,(1)：18-19.

［6］ 石关桐,陆品兰,周恩元.著名伤科石筱山、石幼山先生治疗脑震伤的经验.辽宁中医杂志,1985,(10)：7-9.

［7］ 诸方受.石筱山老师伤科临床经验点滴.江苏中医杂志,1986,(5)：15.

［8］ 石仰山,石凤玲.石筱山.中国医药学报,1987,(2)：54-55.

［9］ 上海市中医药学会.石氏伤科学术研讨会论文选编——纪念石筱山诞辰95周年、石幼山诞辰90周年.上海市中医药学会,2000.

［10］ 邱德华,施杞,石仰山.石筱山临证经验与理论特色撷英.中国中医骨伤科杂志,2015,(9)：67-69.

（施杞 邱德华 楼绍来执笔）

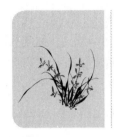

笃学而不趋新巧　征实而不蹈虚幻

——记妇科名医朱小南

朱小南（1901~1974），原名鹤鸣，江苏省南通市人。为朱南山长子，成为朱氏妇科继承人后改名小南。18岁即随父临诊，秉承家学，尽得父传。20岁即在沪应诊，早年通治内科、外科、妇科、儿科，中年以后尤擅妇科。1935年协助其父创办新中国医学院，先任该院校董事会主席兼副院长及医院妇科主任，后继其父任院长，直至1948年8月学院被迫停办。在1938~1941年间，创立《新中医刊》为中医提供了学术交流的平台。组织"鸣社"定期聚会，旨在研讨学术和昌明医学。

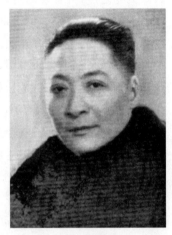

朱小南照

1952年，应聘参加上海市卫生局直属中医门诊部（后改为公费医疗第五门诊部）工作，创建了当时上海医院中第一个独立的中医妇科，任职主任，并担任市卫生工作者协会常务委员、上海市中医学会妇科分会会长、中华医学会妇产科分会委员、上海市中医妇科学会主任委员，新成区、静安区政协委员。

朱老擅长妇科，善治崩漏、痛经、不孕症等，重视经络学说，尤重奇经学说的运用。认为诊治妇科疑难杂症或慢性病，非深究奇经难以取效。临床用药不拘泥于一病一方，也不局限于内服汤剂，能根据病情内外兼治或单施外治，积累了丰富的经验。主要著作有《症治精华》，其门人编著《朱小南妇科经验选》《朱小南论妇科》。

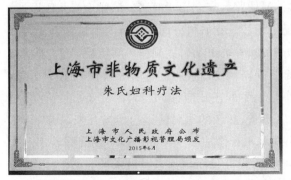

2015年朱氏妇科疗法列入上海市非物质文化遗产

"药王"孙思邈曾在其著作《备急千金要方·大医精诚》一文中对医之大家进行了深入的描述，他所提出的"夫凡大医者，博极医源，精勤不倦，见彼苦恼，若己有之"，早已成为数百年来衡量"医之大者"的立世准绳。及至当今，凡大医者，无不严谨治学、恪守医德；无不大爱奉献、传道授业。海派中医朱氏妇科第二代传承人，上海中医药大学附属岳阳中西医结合医院第一任妇科主任——朱小南先生，称其为"大医"，可谓当之无愧。2015年朱氏妇科疗法列入第五批上海市非物质文化遗产代表性项目名录。

一、秉承家学铸仁心，欣欣向学树医名

1901年2月25日，在江苏省南通县四甲坝合兴镇的一个乡村医生家里，新添了一名男婴，《诗经·小雅·鸿雁之什》有云："鹤鸣于九皋，声闻于野……鹤鸣于九皋，声闻于天。"鹤鸣之声，可震动四野，亦能高入云霄，他刚好排在家谱的鹤字辈，父亲朱南山便给他取名为鹤鸣，后以长子身份继承父业，故改为业名小南，这便是日后声名远扬于沪上乃至全国的名医——朱小南先生。

合兴镇是一个乡间小镇，地方不富庶，前来看病的人也不多，朱南山先生一家的日子也颇为艰难。小南先生是长兄，晓事较早，深知就学不易，攻读勤奋有加，加以生性诚笃，天资过人，在乡读书10年中，年年名列第一。据先生自述，乡间一本唐诗（《千家诗》）他背得滚瓜烂熟。后来为了减轻家中的经济负担，作为长子的他辍学到镇上的一家油车糟坊里去当了学徒。艰苦的学徒生活，使他接近了下层人民并切身体验到他们的疾苦，这些经历深刻影响着他，使他在踏上行医道路上后，坚定不移地树立起良好的医德医风，以诚挚的医疗态度为劳动人民服务。

1916年，朱老一家徙居沪上，父亲应旅沪同乡会之邀行医于此，并在开封路同兴里开设诊所，未满18岁的朱老担任父亲助手。当时住在这一带的大多是平民百姓，来就医的大多是重病或久治未愈的疑难杂症患者，朱老每天目睹着父亲以一颗深切的同情之心为患者精心诊治疾病，对那些贫病交迫者，父亲不但不收诊费，而且还施诊给药，由此更加铸就了朱老的那颗医者仁心。

学习医术，阅读当以四海为量，以千载为心，以高明广大为贵，技艺当以跟师勤学为基本，以理论实践相结合为要旨。因此，朱老白天随父襄理诊务，夜间则苦读千家医籍，初习《医学三字经》《濒湖脉诀》《医宗必读》《雷公藤药性赋》《汤头歌诀》等。后研读中医经典名著，对《内经》及《金匮要略》更是看得最多。又博览各家之说，如《诸病源候论》《张氏医通》《景岳全书》《证治准绳》《医学心悟》等书无不深读。在妇科方面，对《济阴纲目》《妇人大全良方》《傅青主女科》《妇科玉尺》《妇人良方补遗》等书更是研读颇精。两年后，他又师从如皋濮厚戴学医，进一步研习《黄帝内经》《金匮要略》《伤寒杂病论》《景岳全书》等经典医籍，很多经典原文都能信手拈来。20岁时，小南先生即正式应诊。当时因父亲辨证确切，用药富有魄力，往往一剂见效，人称"朱一贴"，不久，父亲的医名便迅速传扬开来，1933年全家迁居北京西路，另辟诊所，取名"南山小筑"，每日诊治200～300号，可谓门庭若市。大量的就诊患者也给朱老创造了不少的学习和实践机会，起初，患者对朱老并不十分信任，凡来就诊的患者，无不希望朱南山先生亲自诊治。对此，朱老并不泄气。他利用每天早上

父亲尚未门诊或午后外出应诊的机会，竭诚至笃地接待患者，详细询问病史，了解患者病情，愿意接受他处方的，他便给予处理。由于他对待患者态度良好，对患者一视同仁，总是不厌其烦，问了又问，追根究底，遇到疑难杂症，他殚思竭虑，悉心揣摩，从而屡克危疾，因此，给患者留下了很好的印象，从而逐渐赢得了患者的信任，为自己建立起了声誉，并由早年通治内科、外科、妇科、儿科，转为以妇科著称。

二、波折办学育人才，立刊创社议学术

20 世纪初，政府推行民族虚无主义，崇洋媚外，歧视中华文化，否定传承几千年的祖国医学。而当时西学东渐之欧风美雨鼓荡而致，西方医学大有取代我传统医学之势。一国医学之隆替，无不关系着民族之强弱。有识之士皆慷慨而起，竞相提倡祖国医学，设立国医馆，制定中医检定之规章，创办医校，发扬祖国医学。朱氏父子亦忧戚祖国医学之盛衰，1934 年，南山先生不幸中风，随即卧床不起，朱老便和二弟朱鹤皋分担了繁忙的门诊业务，昆仲联碧，摇曳生辉，诊业日升，正值盛年的兄弟二人便在父亲的鼓励下，开始筹备规划中医教育之业。1935 年 11 月，新中国医学院筹建小组成立。1936 年，2 月 1 日，创办于卡德路爱文义路王家沙花园的新中国医学院如期开学，朱南山先生任院长，因朱老在建校时出资最多，因此被推举为院校董事会主席，兼副院长，1938 年南山先生逝世，朱老继任院长，并兼妇科教授。新中国医学院"以研究中国历代医学技术，融化新知养成国医专门人才为目的"该院与上海其他中医院校最大区别是设立研究院。该研究院"以实现国医科学化，养成国医高深人才以供社会需要，并以科学方式证明国医理论及治疗经过，以供世界医学者之研究为宗旨。"

朱老念念不忘中医的教育事业和改革事业，并在这方面发表了不少言论。他曾在《念八年的三·一七》一文中发表时事感言，提出"欲中医的繁衍，师传制固然暂应保存，欲求中医学术的改进，除非中医学校推广设立，未由成功"的观点，虽然由于战争、私人资金有限以及客观条件的限制，新中国医学院没能将其观点贯彻始终，但学校创建之时力争大规模的建设，正是源于此。1940 年 7 月，朱老又在《坚固自己的壁垒》一文中发表中医改革的观点，指出中医改革"舍科学改造不可，舍实地苦干不可"。同年 11 月，朱老又发表《改进中医学校之吾见》一文，文中提出改革建议四条："一、分科教学。即一、二年级同授各种基本课程，第三年分科，如内、外、妇幼科等，俾学者得选定一门，专心攻习。二、特设专科。专授药物生产、性状、效能及配料、化验、保存等。毕业生应由卫生行政当轴（局）核给中药师执照，通饬各药铺尽先录用。三、聘定专任教授。对重要学程如内经、伤寒、经方、时方、病理、诊断、药物等科目，均应增加待遇，聘定专任教授，上课以外，定期驻校，以便学生随时请益。并积极地负责指导学生在课外之研究。四、设置实习医院。各校亟应自办实习医院（或联合数校合办一院），敷设相当病房，聘定识验俱丰之各科医士，负责指导学生实习诊疗。"

朱老在中医教育与改革行动上，一如自己所言，"实地苦干、科学改造"。新中国医学

院建立之初,学校经济拮据,为了发展教育事业,朱老每年从私囊中拿出两万块银元以事补贴,虽然家庭生活因之受到影响,但其资助贫苦学生学医的志愿却矢志不移。为加强学生实践学习,扩大临床基地,朱老一直主张创办医院,然而淞沪战役摧毁了刚开张 9 个月的新中国医院和研究院,也几乎摧毁了创办者的希望。战争也使得学校无力独立重建医院,因此,朱老等人决定数校联合集资开办医院。1939 年 6 月,"上海国医院"在新闸路辛家花园开张,朱老时任院长。

然而,国民党当局从未停止对中医药事业的摧残,1929 年 2 月 23 日,新组建的中央卫生委员会在南京召开第一次会议,通过了留日医生余岩和汪企张提出的《废止旧医,以扫除医事之障碍案》。此案一出,举国上下无不义愤填膺,广大中医群起抗争。3 月 17 日,各界代表云集上海,召开全国医药团体代表大会,组织请愿并取得成功。从此确定 3 月 17 日为国医节,成为中医药界最重要的纪念日。1946 年 8 月,国民党当局又下令取缔新中国医学院和上海中医学院,在祖国医学生死存亡之际,朱老挺身而出,带领教师及学生向政府请愿,据理力争,并通过新闻媒体进行抗议,于 1946 年 8 月 22 日,与上海中医学院领导丁济万及两校学生在《新闻报》联合发表了《上海中医学院、新中国医学院两校同学护校宣言》,言之"不忍坐视出身之地之母校遭摧残,不得不起而护校。"

朱老对中医事业呕心沥血,随父一同集资艰难创办的新中国医学院,曾先后聘请陆渊雷、祝味菊、章次公、姜春华、黄宝忠、谢利恒等著名医家来院任教。新中国医学院建校 10 年,共培养了十一届学生,总计 494 人。他们当中的许多人,在中华人民共和国成立后成了全国中医药学的中坚力量,如原上海中医学院院长王玉润,原浙江中医学院院长何任,著名中医师钱伯文、朱良春、卞少天、张振朝等,均毕业于该校。有一名叫饶师泉的学生,毕业于新中国医学院研究生院,后侨居马来西亚,在当地创办了马华医学院,门生遍及东南亚各地。许多毕业生人虽已离校,但都要求列入门墙。

《幽梦影》曰:"镜不能自照,衡不能自权,剑不能自击。"《汉书·艺文志》载:"凡诸子百家……蜂出并作,各引一端,崇其所善,以此驰说,联合诸侯。"学术亦如此,若没有百家争鸣、百花齐放之景象,而是故步自封,又何谈发展?何言进步?

1938 年 9 月,朱老出资并组织创立《新中医刊》,任社长,该刊的创办为新中国医学院引进一股清新的空气,《新中医刊》旨在利用科学头脑,整理国医学术,博采合理学说,融合中西特长。刊物兼容中西医内容,新中国医学院的教授以此为学术园地和开展交流的窗口,常在此刊发表论文,这为中医的存亡抗争、学术交流提供了言论的平台。鼎盛时期,《新中医刊》曾远销东南亚各国华侨聚集地,推广了祖国医学和新中国医学院的影响。朱老也在该刊物中发表了大量文章,融汇了学术、科研、社论,具体表现在关注中医院的建设,关注中医出版的舆论作用,关注中医学校的建设工作及中医发展之命运,如《对于国医出版界进一言》《国药前途之展望》《从发掘整理以致于革新》《中国的医药和寒热温凉》《中医学校当前之急务》《创设中医院之重要》《怎样研究中医》等,这些文章不仅具有很高的学术价值,而且对目前中医所面临的问题以及如何发展中医依然具有指导意义。

为研究中医学术，联络同门情谊，昌明医学，1936 年朱老还开始组织成立"鸣社"，凡是其门人都属于"鸣社"的成员，1940 年 10 月，《新中医刊》第 3 卷第 2 期刊出消息："鸣社"正式成立。"鸣社"既取自朱老之学名，又寓以百家争鸣之意。该社分设总务、学术、康乐三部，制定各项章程。每天晚上，"鸣社"的许多成员纷纷来到诊所，聚集一堂，或是互相研讨医学上的问题，或是学习朱老的临床经验，颇有声色。

三、建国继行医教研，自成一派放异彩

　　中华人民共和国的诞生使中医事业也获得了新生，朱老为之欢欣鼓舞。1950 年国家发行建设公债时，他积极响应，甚至把小孩子的首饰都卖掉来认购公债券。1952 年，朱老携长女朱南孙参加了上海市卫生局直属中医门诊所（上海市公费医疗第五门诊部，上海中医药大学附属岳阳中西医结合医院的前身）的妇科工作，创建了当时上海中医院中第一个独立的中医妇科，任职主任。朱老平时除了担负科内大量的门诊治疗和带教进修生、实习生之外，他还和科内医生共同进行科研活动，并先后担任了上海市中医妇科学会主任委员，上海中医学会妇科分会会长，中华医学会妇产科分会委员，上海市卫生工作者协会常务委员等职。当时的朱老虽已年逾花甲，但精力仍然十分旺盛，工作劲头不亚于青年人。在担任上海市中医学会妇科分会会长期间，朱老工作十分繁忙，除了医院里的诊务外，他每月需定时组织同道研讨学术，及时交流经验，参加地区带徒班的讲课等。从早到晚，很少闲暇，并常常挑灯夜读。他博涉医书，精研典籍，虽然已经享有盛名，却还是不敢懈怠，不断学习，不断进取。

　　中华人民共和国成立后，朱老家传的朱氏妇科已逐渐自成一派，彼时，朱老非但没有私藏家学，反而更加重视中医教育和发展事业，毫无保留地将自己的临床经验及心得体会传授给学生，并积极总结整理，发表了大量论文、论著，如《妇人癥瘕证治》《冲任探讨》《阴维阳维探讨》《阴蹻阳蹻探讨》《带脉探讨》《奇经八脉在妇科临证间的具体应用》《妇科肝病的证治探讨》《朱小南医案》《朱南山先生的医学成就》《妇科临证经验介绍》等，希望后辈莘莘学子能通过阅读这些著作增加学习感悟和启迪。

　　在朱老潜心钻研和大胆创新之下，他独树一帜，形成了治疗妇科诸疾特色鲜明的学术思想。朱老学术思想的形成，除继承其父"治外感务以祛邪为急，利在速哉；治内伤杂病，注重调解脏腑气机，以脾肾为先；治妇科重在肝经脏器"的观点以外，张从正之"攻邪论"、李东垣之"脾胃论"、张景岳之"阳常不足论"、叶天士之"重视调肝补奇经"以及徐灵胎之"命门元气论"等对其学术思想形成也都有较大影响。此外，朱老还将脏象、经络、气血学说有机结合，并将奇经用药整编归类，提出了奇经八脉与妇科的关联方面独特的见解。他认为"妇科不究奇经，犹似隔靴搔痒，难以推敲病机，治疗亦难中鹄"。并指出"奇经病变，月经不调，多与冲任有关；癥聚在少腹部位，病在任脉；背寒脊痛，下元虚冷以及不孕等均关系督脉；带下等症，乃带脉为病；蹻脉失和，则失眠或嗜睡，甚至两腿痿躄；阴阳两维，不能维系，则病寒热，或苦心痛……但奇经八脉为一整体，病初则为局部经脉受累，如拖延日

久,缠绵不愈,精血亏虚,终于八脉俱病。"一如冲任,朱老认为,脏腑气血、其他经络有病变会影响冲任功能,造成经、带、胎、产诸病,冲任失调又可影响脏腑、气血、其他经络而产生疾病。如冲任受伤,可致月经不调;任脉湿热,则发为黄带;肝火夹冲脉上逆,发为恶阻;冲任气虚,发为漏胞;冲任损伤,致产后恶露不尽及暴崩;冲任有病,致乳汁不足;或见女子不孕,或女子带下癥聚。

对于奇经虚实之复杂病症,朱老还制定了具体治则和方药,究其渊源,当《黄帝内经》《金匮要略》为先,博采《妇人良方》《济阴纲目》《傅青主女科》等医著,尤其是推崇宋代陈自明《妇人大全良方》和明代武之望《济阴纲目》中治疗妇人病的处方用药。如用辛苦芳香法温通癥聚;用食血虫类药治经脉气滞瘀结;以腥臭脂膏之润治秒带精枯;以填补奇经膏,冬季进补治崩漏连绵、奇经虚愈等症。朱老还涉猎群书,归纳出奇经八脉的引经药。如吴茱萸、枸杞子、甘草等入冲脉补冲脉之气,当归、丹参、川芎等入冲脉止血;鹿茸、覆盆子等入任脉补任脉之气,归身等入任脉补任脉之血,白果可固任脉;升麻、五味子等入带脉可提升带脉,龙骨、牡蛎、椿根皮等入带脉可固托带脉,白芍、甘草入带脉止带脉之疼痛,艾叶、干姜等入带脉可温带脉之寒,黄芩、黄柏等入带脉清带脉之湿热,当归、熟地等入带脉能补带脉之阴;此外,朱老对阴维脉、阳维脉、阴跷脉、阳跷脉亦予归类整编,提出各经引经药,这大大增加了在治疗妇科经、带、胎、产诸疾时的针对性和方向性。

朱老还提出"肝气不舒则百病丛生,尤于妇女为甚"和"治肝必及肾,益肾须疏肝""肝肾为纲、肝肾同治"的观点。论治注重调和气血,疏肝健脾补肾,尤其注重调肝和奇经学说的运用。认为妇人以血为基本,而肝为藏血之脏,与冲任血海密切相关。奇经盘踞于小腹又为经、带、胎、产之疾的病变所在,故妇人内伤杂病的治疗非深究奇经难以获效。审证注重诊乳,以察肝气的条达或怫郁;又注重按腹,以辨胎孕或症结。朱老常谓:"妇人病多隐微,必须详问细查,方能确切诊断,则用药无不中鹄。"

朱老向来强调在发扬祖国医学之时,还应采取现代必须之方法,学会融会贯通,方能"增强吾民族之张本,并谋以国医之真谛"。早在新中国医学院办学期间,朱老即主张设立化学、解剖、病理等学科,以供学生中西同习,融会贯通。中华人民共和国成立后,朱老仍然注重中西结合治疗妇科诸疾,还曾提出补冲任药和激素的关系,指出一些补冲任药物如鹿茸、紫河车等含有性腺激素,临床予以补冲任药物,似有增加性腺激素的功能。

国之医学并非死板的生搬硬套,治疗妇人病应掌握服药时间,才能提高疗效,朱老将此宗旨践行得活灵活现。在治疗痛经一症时,他根据不同病因类型,分别在不同的时间进行治疗。如痛经属气郁型者,在经前感到乳胀胁满时,予以服用疏肝理气药,使肝气条达,气血运行复常;属血瘀型者,则在行经初期,给以活血调经药,使"瘀滞"及时给以得散;属虚性痛经者,必须平时服药,行经期不须服药,同样治愈痛经。此外,朱老治病既不拘一病一方,亦不局限内服汤药,兼用内外合治,或单用简便外治方法而获奇效。如曾治一例鼻渊患者衄血不止,症势猛急,急取附子研碎糊并贴于足心涌泉穴,再以冷湿毛巾外敷风池穴,衄血须臾即止。又如对患盆腔炎腹部触及包块者,除内服汤药外,又用川椒、大茴香、乳香、没药等共研细末,以面粉、高粱酒少许调和敷于患处,再以热水袋温烫,腹部包块每能消散。

时光飞溅，1974年5月11日，朱老这位曾经精力旺盛的老人，最终没能越过病魔的纠缠，在饱受癌细胞对他的折磨与摧残后，他还是没能越过死神设置下的生命栅栏。他临终前仍不忘医学事业的发展，最后仍竭尽全力，又一次向守候在病榻旁的子女和门人告诫说："医学如建屋立基，基础打得牢，才能建造高楼大厦啊！"这也成为朱老这一生中的最后一鸣。

"善为医者，行欲方而智欲圆，心欲小而胆欲大。"全国名中医朱南孙教授曾多次向我们提起朱老对她第一次看门诊的教诲："当时是个下雨天，我父亲出诊了，来了一个患者，是家属拿一个竹排把患者抬来的，患者就是肚子痛、有出血，当时我紧张得很，我父亲又不在，但是患者既然来了就要给她处理，我想不是痛经就是其他情况了，询问她，了解到是月经过期了也没来，痛得不得了，当时我也没经验，其实她痛要月经出来总是要活血化瘀的，就是比较粗的认为她是痛经了，把药给了她，她就回去了。第二天她又来了，她说吃了药以后血下来了，肚子也不痛了，所以她还是要我看，要小朱医生看。我和父亲讲了这个患者的病情，我父亲就讲你有没有按按她的肚子啊，搭脉不是全都能解决问题的，有没有看看她的经血的颜色、是否有血块、质地是怎么样的，看病要细心啊，望闻问切要全部做到，不能遗漏。第二天就知道她是先兆流产了，大概胎下不来所以血也少了。"因为患者已经有三个孩子了，原本就不想再要孩子了，所以朱南孙教授当时反而得到了患者的赞扬，但父亲的话却一直萦绕在朱南孙的耳旁，这也让她永远记住了父亲的话，要仔细、认真、全面地去了解患者病情，切忌遗漏。

朱老儿子朱世增也曾在《勤奋的一生》中回忆道："先父幼时家境清寒。先祖在乡里虽小有医名，但收入微薄，兄弟三人都要读书，负担很重。先父是长兄，晓事较早，深知就学不易，攻读就更加勤奋，加以生性诚笃，天资过人，在乡间读书的10年中，年年名列第一。据先父自述，在乡间学校10年的课程中有经书，也有新学，还有体育课，古文的根基是相当扎实的，先父一直非常喜爱唐诗，一本《千家诗》背得滚瓜烂熟。先父的书法从唐人碑剂着手，近似柳体，刚劲有力，他对于书画的爱好，一直保持到暮年，与著名书法家马公愚先生是莫逆之交。我现在还保存着一帧马公愚先生、陆渊雷先生和先父的合影。渊雷先生的医名虽然昭著，却很少有人知道他的书法造诣极深。这三位先人的友谊，正可以说是翰墨之缘。先父自幼体魄健壮，还是赛跑的能手。重病之前他的身体一直很好，步履之捷常使中青年感到不易并肩。先父对此常归功于幼年时对于操拳的注重，我们都还记得先父在中年时，晨间常常要摆几下'八段锦'的架势，这对于他的精力始终保持旺盛都是不无补益的。"

医之为道，非精不能明其理，非博不能致其得。朱老一生勤奋好学，他不仅自己学识渊博，事业有成，又有一颗仁爱之心拯救患者于病痛，还积极投身医学教育，教书育人，为中医药事业的发展存亡倾尽了自己所有的力量，并大大促进了朱氏妇科的发展，为朱氏妇科的发展树立了良好的标杆。所谓"三尺讲台，三寸舌，三寸笔，三千桃李；十年树木，十载风，十载雨，十万栋梁。"不过如此尔。

主要著作和论文

1. 主要著作

［1］ 朱南山,朱小南,朱鹤皋.症治精华.上海:鹤社,1942.

［2］ 朱小南.朱小南医案.上海:上海中医学院附属第五门诊部妇科,1975(油印本).

［3］ 朱南孙,朱荣达.朱小南妇科经验选.北京:人民卫生出版社,1981.

［4］ 朱世增.朱小南论妇科.上海:上海中医药大学出版社,2009.

［5］ 朱小南.朱小南医案(油印本).上海中医学院附属第五门诊部妇科,1975.

2. 主要论文

［1］ 朱小南.对于国医出版界进一言.新中医刊,1938,10.

［2］ 朱小南.国药前途之展望.新中医刊,1939,1.

［3］ 朱小南.从发掘整理以致于革新.新中医刊,1939,3.

［4］ 朱小南.中国的医药和寒热温凉.新中医刊,1939,4.

［5］ 朱小南.中医学校当前之急务.新中医刊,1939,7.

［6］ 朱小南.创设中医院之重要.新中医刊,1939,8.

［7］ 朱小南.怎样研究中医.新中医刊,1940,4.

［8］ 朱小南.妇人癥瘕证治.上海中医药杂志,1955,(7):36-38.

［9］ 朱小南,陈大年.中医对月经不调的认识和处理.中医药杂志,1957,(3):37-39.

［10］ 朱小南.经络学说和妇科.上海中医药杂志,1959,(6):45-48.

［11］ 朱小南.朱南山先生的医学成就.上海中医药杂志,1962,(8):25-28.

［12］ 朱小南.冲任探讨.中医杂志,1962,(8):1-3.

［13］ 朱小南.阳维阴维探讨.广东医学,1963,(2):11-13.

［14］ 朱小南.妇科临证经验介绍.中医杂志,1963,(6):14-16.

［15］ 朱小南.阳跷阴跷探讨.江西医药,1963,(10):25-27.

［16］ 朱小南.带脉探讨.中医杂志,1963,(10):24-27.

［17］ 朱小南.重症功能性子宫出血10例的疗效观察.上海中医药杂志,1963,(11):31-32.

［18］ 朱小南.妊娠恶阻的临证经验.中医杂志,1964,(1):34.

［19］ 朱小南.督脉在临床治疗中的关系.江苏中医,1964,(11):14-17.

［20］ 朱小南.几种特殊的月经病临证治验.中医杂志,1964,(5):7-9.

［21］ 朱小南.奇经八脉在妇科临证间的具体应用.浙江医学,1965,8.

［22］ 朱小南.妇科肝病证治探讨.中医杂志,1965,(10):37-40.

［23］ 朱小南,朱南孙.漏胎、滑胎、胎弱等症的临证经验.中医杂志,1965,(3):20-23.

［24］ 朱小南.治疗带下的临床经验及体会.广东医学(祖国医学版),1965,(1):21-22.

［25］ 乐秀珍,朱南孙.著名老中医朱小南在妇科临床的用药特色.上海中医药杂志,1981,(8):2-3.

［26］ 谷培恒.著名中医妇科专家朱小南的临床经验.新疆中医药,1987,(3):51-52.

［27］ 李广德,马继松.朱小南运用奇经理论辨治妇科病经验述要.广西中医,1988,(2):20-23.

［28］ 陆平.擅长女科善调奇经——妇科名家朱小南.上海中医药杂志,1991,(7):30.

［29］ 黄兆强.朱小南、朱南孙膏方医案.中医文献杂志,2002,(2):40-42.

［30］ 许江虹,孟炜.补泻兼施以气为先——朱南孙治疗输卵管阻塞性不孕症经验.上海中医药杂志,2007,(11):1-2.

［31］ 李海英,段逸山.民国名医朱小南与《新中医刊》.中华中医药杂志,2012,(4):1069-1072.

(董莉　黄宏丽执笔,朱南孙工作室供稿)

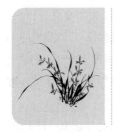

沉潜医史拓新篇　书画文物一大家
——记医史学家、文物鉴藏家朱孔阳

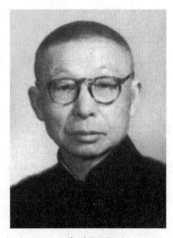

朱孔阳照

朱孔阳(1892~1986),又名既人,字云裳,晚号庸丈、聋翁,上海市松江县人。早年曾习医,1910年参加同盟会松江支部。辛亥革命后,入之江大学文科学习,曾任杭州青年会代总干事,浙江省抗日战争后援会常委及杭州红十字分会华方总干事。1938年后寓居上海,任金陵神学院、金陵女子神学院文史科教授,雅好收藏金石书画,善于鉴别历代文物。曾筹款购藏杭州岳坟精忠柏化石,以免落入日本侵略者之手,此化石后捐献于岳坟文物管理所。

1953年,应聘于原属中华医学会医史博物馆(后为上海中医学院医史博物馆),负责征集鉴定医史文物资料。1972年以80高龄退休后,被聘为上海市文史馆馆员、杭州市文物管理委员会委员。著有《殷墟文字考释校正》《名墓志》《分韵古迹考》《分韵山川考》等书。曾与刘海粟、高络园合作《松竹梅图》。门人编著《云间朱孔阳纪念集》《云间朱孔阳藏戬寿堂殷虚文字旧拓(上下册)》《云间朱孔阳诗书画印集》。先后向中国历史博物馆,上海、南京、浙江博物馆及上海玉佛寺等处,捐献重要古籍、文物数百种。

朱老博古通今,经学诗词,金石书画,无不精通。他将收藏的珍贵文物、书画捐赠中国国家博物馆、岳坟文物管理所、太原市文物管理委员会、上海中医学院,他常说:"我收藏文物不单为自己爱好,自己欣赏,也是为国家收藏呀!"

一、童生"案首",境遇师承

朱老祖上为明末清初隐居于苏州洞庭东山莫蕉峰下的朱布衣。父亲朱杰,又名鸿儒。初在"全节堂"(专收孤寡的社会慈善福利机构)义塾读书。12岁进于锦昌纸店为徒。满师后,仍留店为伙计。师父见其事母至孝,协助娶妻张氏。张氏出身贫家,善为女红,尤善刺绣,勤俭贤良,邻里誉为妇中楷模。生二子一女。即为朱孔阳、朱孔昭,次为女儿。

孔阳 5 岁(1896 年)入私塾,从张雨材、吴小兰、吴西岩先生读完经书。12 岁(1903年)参加"童生"试,获得"案首"(即第一名)。6 岁学字,8 岁学刻。对书画篆刻产生浓厚兴趣。13 岁(1904 年),插班入娄县县立甘棠小学。因习字及篆刻受到邻里赏识和推荐,被誉为"神童"。

15 岁(1906 年)春季,考入华娄高等小学堂,插班二年级。母亲因积劳成疾,日趋严重。朱老在课后陪侍在侧,侍奉汤药。因药石乏效,母亲于 5 月遽然而逝。

同年 9 月,由蔡复初先生介绍,入谷阳小学任教,晚间入惜余夜校补读商科四年毕业。余暇努力钻研书画篆刻。时去当时松江名家张定(字叔木)处求教。张定先生见其聪敏肯学,求教恳切,收为弟子。

16 岁(1907 年)时,朱老又拜松江名医岳旭堂为师,研习中医。他刻苦习研,对中医基本理论和基本治疗方法已能知其大概,而对《汤头歌诀》《药性赋》等医药歌诀也能烂熟于心,直至 90 多高龄,尚能背诵下来。而这段不长时间的学习,对他以后从事医史研究工作产生重要影响。

19 岁(1910 年)时,在松江民主革命前辈、著名教育家杨了公先生指导影响下,接受了民主革命思想。杭州之江大学设立"自助部",招收贫困子弟,半工半读完成学业。但必须是基督教徒。为求学,朱老即去松江的乐恩堂,经过短期的教理学习之后,接受了洗礼,入了基督教。1912 年春带着教会的介绍信到杭州,考入之江大学自助部预科二年级。由于国文成绩特别突出,同时插班中文系本科。

在之江大学求学期间,朱老最要好的同学有两位,一位是同桌同宿舍的郁文(即郁达夫,著名文学家,第二次世界大战时在印尼被日寇秘密杀害);另一位是范镛(即范烟桥,著名文学家、史学家)。离校数十年中,相互之间仍时有往来。

二、缘结连理,再展才华

1915 年,因家中经济竭蹶,亟须朱老全力维持。入杭州惠兴女中和杭县县立第三高等小学任教。并正式挂牌,请名人徐恼公先生推荐,订定书画篆刻润格,鬻书卖画和刻印以及替人写真(即画像),补充家中经济收入。

同年,朱老经友人介绍,结识了松江惠华新女士(曾用名惠尔寿,字吉石)。俩人相恋相爱,于 6 月在嘉兴南湖的烟雨楼订立了白首之约。1917 年,朱老在杭州惠兴女中、杭县县立商业学校以及县立第一高等小学等校任教,主授国文和美术。课余,他仍从事书画篆刻和写真创作,增加收入,提供家用,并筹措结婚费用。1918 年 8 月,朱老与惠华新女士正式结为夫妇。婚礼在松江醉白池举行,在当时应算是"新式婚礼",不雇吹打,不坐花轿,不行磕头拜天地。

在杭州立足、成家立业后,朱老即被介绍到正则印书局任职。

1919 年,杭州基督教青年会的新屋正式落成。由青年会华方总干事马文绰先生介绍,朱老正式踏入青年会工作。在青年会一干20年,由文牍而任副总干事,继任代总干事。宣称"以服务社会为宗旨"。

不久,惠华新女士也辞去各校教职,进入杭州女青年会,担任董事和干事。并曾协助知名的社会活动家刘王立明女士。

在青年会的有利条件下,朱老大展身手,充分展现他多方面的卓越才能。他主编《杭州青年》周刊。周刊主要报道和介绍青年会和各教会学校的情况,每期"时事周评",则就当时国内外时事进行评述。如抗议"五卅惨案"和"九一八事变";号召抵制日货,倡用国货;不忘国耻,全面抗日;以及男女平等,劳工权利、禁止毒品等,都由朱老撰文。还转载孙中山先生在各地的演讲,马寅初先生关于经济问题和禁毒问题的演讲稿等。其舆论宣传、发挥了唤起民众的作用。

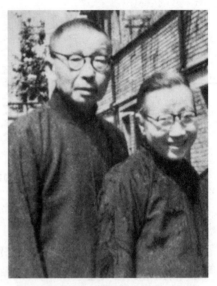

1964年朱孔阳在树德坊与惠华新夫人合影

为了给青年人提供业余学习的机会。朱老在得到青年会董事会的同意和支持下,利用青年会人脉资源,办夜校,吸收青年职工和社会青年前来学习。"青年会夜校"很快成为知名度较高,杭州人人皆知的优秀业余学校。作为校长,朱老也积累了很多的办学经验。他又采用"走出去"的办法。与杭州伟成公司和虎林公司联系,与他们合作办起了劳工夜校,为青年工人补习文化。整整延续八年时间,培养出数以千计有文化、有进步思想的文化青年。

三、喜见孙中山,结识康有为

1912年初,孙中山先生视察杭州之江大学,并与全校师生合摄一影。朱老十分崇敬孙中山先生。一直珍藏这张照片达70多年。"文革"以后,作为革命文物捐献给中国革命博物馆(今中国国家博物馆)。1987年,在北京举行的"纪念孙中山先生诞生120周年展览会"上,曾以革命文献展出此照。

朱老曾说,他就是从孙中山先生、杨了公先生、邵裴子先生以及历代的志士仁人身上,学到了做人的道理,确立了"为人一世,一世为人"的人生理念,要像先辈那样,要做到"已立立人,已达达人",为在中国建立一个富强的大同世界而奋斗。

1924年9月25日午后,朱老与惠华新新婚,偕乘舟访友,恰在此时,千年古塔——杭州雷峰塔坍塌,二人正目睹全过程。朱老即命船工划到塔址,捡得数块塔砖,这才发现有的砖块侧面有孔,内藏佛经小卷。"文革"前朱老曾藏有雷峰塔砖经卷三卷半。其中一卷捐上海中医学院(现上海中医药大学)医史博物馆,其余两卷半则在"文革"中失佚;所藏的雷峰塔砖,也仅存一块,上有永康姚允中镌刻的"塔影追摹"和"古塔坍塌记",并琢成龙砚。

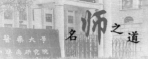

"文革"归还后,即刻上"云间朱孔阳日用砚"等题款。

朱老对康有为戊戌变法之举十分敬仰,并爱好其书法特色、造诣。康有为的晚年曾寓居杭州,朱老数度上门拜访。康有为颇受感动,遂将所写、由弟子石印的关于戊戌政变的《绝笔书》和民国二十九年他从海外归来后所写的"自述",赠送朱老。朱老珍惜异常,保存至1988年,当戊戌变法90周年时,中国革命博物馆征集文物,其子德天即将此套石印件捐献,沧海遗珠,实属珍品。

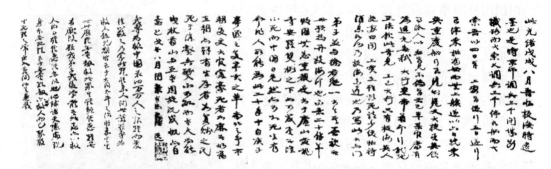

康有为赠送朱孔阳石印本《绝笔书》

《绝笔书》其实是一篇康有为变法失败后的后续故事。康有为"四日奉上密旨促行",一面又遭到"大行帝下旨即着就地正法"(内情曲折,这里有光绪帝正反两种表现),于是遭到三千兵士的围捕,茫茫然不可终日的逃亡,前途唯有投海一途。这是一篇赴死之前的自况和自白书。他表述,变法的目的是"我专为救国,哀四万万人之艰难,乃蒙此艰难。发愿为救人起见,期皆至大同太平之治,将来生生世世,历经无量劫,救此众生。"他表示:"虽频任患难,无有厌改,愿我弟子、我后学,体吾此志,也以救人为事,虽经患难,无改也……"

朱老对"中国道德之典范"周恩来总理一生充满崇敬。1976年1月,总理病逝,朱老为之伤心数日,寝食不思。隔年,在纪念总理逝世一周年之时,朱老撰写一幅悼诗条幅,送到街道的周总理悼念会上:"周备忠贞存正气,恩同鞠育荐春秋。来清去白民歌泣,不朽功勋万世留。"将"周恩来不朽"五字嵌在诗内,情真意切,情感溢于言表。

由于惠华新的关系,朱老结识了中共早期党员侯绍裘先生(国共合作时期,曾主持国民党江苏省党部工作,并任省党部中共党团书记,曾参加上海工人第三次武装起义。1927年4月被杀害),相交甚洽。其后,侯绍裘在上海从事革命工作,曾来信或托人带信给朱老,谈及其革命工作的意义及经济上遇到的困难。朱老曾几次尽己所能给予资助。朱老珍藏的侯绍裘亲笔书信,"文革"后交给他的长子,后献给南京雨花台革命烈士纪念馆保藏。

朱老与不少历史名人的巧合相逢,是他成功的机缘,为他的成功助上一臂之力。而他善于借力发力,善于驾驭历史机缘的功力,也正是他的伶俐乖巧之处。所谓好风凭借力,送我上青天。

1925年,上海"五卅惨案"。朱老在青年会里发表时评,抗议"五卅惨案",遭到不怀好心的人的训责;朱老为《杭州青年》所撰关于"五卅惨案"的评论也被撤下,自此,与相关人的矛盾日深,随后被调走。此时,由于董事长王吉民和华总干事对朱老才干的看重,又重新得以重用。

其弟朱孔昭在朱老扶植下,刻苦努力,半工半读,在之江大学理科部完成学业,后在浙江大学农学院任教,曾由浙江大学校长李熙谋指派去日本进修,回国后继续在浙江大学任教。抗日战争爆发后,他携全家避入上海租界。在上海《时报》社任编辑。不幸积劳成疾,于1938年罹伤寒症不治,英年早逝,年仅三十七岁。

1927年,国内一些爱国的基督教人士,为摆脱外国教会的控制和制约,提出了国人自办基督教会的主张。杭州则有多名基督教知名人士发起,朱老是其中之一,创办"杭州中国耶稣教会",彻底割断、摆脱了"西差会"的掣肘,受到国人称道和爱国教友的拥护。在广大爱国教友的支持和资助下,在浣纱路盖起了三层的"杭州中国耶稣教会"大楼。楼下是可容纳数百人的礼拜堂,楼上是教会的办公地址和团契的活动场所。

1929年,孙中山遗体由北京香山移灵至新落成的南京中山陵。当时,国民政府和国民党曾制作"孙中山先生奉安纪念"大铜章。正面为中山先生浮雕像,背面为南京中山陵全景。纪念章赠发老同盟会员和国民党及政府有关人士。朱老以老同盟会员的资格,获赠一枚,珍藏数十年。后人以革命文物捐献赠中国国家博物馆收藏。

朱老从大学时代起就开始搜集资料,据考证而编纂的三本书——《分韵古迹考》《分韵山川考》和《名墓志》,经过十余年的努力,终于全部完成,但由于种种原因,最终未获付梓。

朱老的广泛社会参与和与各界的接触交流,加上本人的学识、才干和热心服务于人、平等待人的高尚情操和品德,社会声誉日隆,担负的社会工作也越来越多。他先后担任了杭州博物馆的委员,西湖博览会的筹备委员,吴越史地研究社的评议,还有著名文艺界人士钱化佛倡办的"上海文艺善会"的董事等。

朱老与书画篆刻艺术家们常相交往,切磋交流,艺术日臻完善,名声四播。不仅书画篆刻约件越来越多,还有很多公司商家、酒家饭馆、机构单位和公众场所,纷纷邀作榜书、写牌匾、留墨迹。在杭州的主要街道和重要风景名胜地,随处可以见到朱老俊秀的擘窠大字和墨迹,正草隶篆,观者无不称绝。

朱老长年累月潜心钻研,对书画文物的鉴定能力也越来越精湛。他热情助人,一些藏家、古董商和文物爱好者都乐于与他交往,彼此互相观赏古玩,既增长知识,提高鉴别真伪的能力,又互通市场信息。这给他的收藏事业带来更多获得珍品的机会。

1930年,从一友人处转辗觅得董其昌仿米芾书写的《四十二章经》。朱老1939年曾携此卷至其师唐文治寓居。唐先生未失明前见此卷,击节称好。如今,捧卷感慨良久:"有机会应将此卷勒之于石,拓印发行,使之更加发扬光大,至善至德!"这番嘱咐言犹在耳,朱老40多年后一直铭记在心,一直希望能如愿。1982年,上海玉佛寺方丈真禅法师来访。朱老谈起此经,并谈及为唐先生还愿之事,真禅法师欣然响应,愿捐重金请人镌刻。朱老兴奋不已,后请无锡刻碑专家黄怀觉精心琢刻,一年后完成,嵌装于玉佛寺大雄宝殿后壁。

四、再结连理"联铢阁",南北双寿百年庆

1964年7月,惠华新女士逝世,享年66岁。朱老十分悲痛,手书挽联:"尔我白手起

家,正期白首齐眉,约学比相依,共图继进;彼此红专有志,讵料红尘息影,使夫妇永别,偏教先亡。"

1965年先聘周乃贞女士来归,然不满一年,年底,继室夫人因病去世。

1966年,经友人介绍,朱老娶金启静女士续弦。金氏杭州人,小朱老十岁。为刘海粟先生女弟子。上海美术专科学校毕业后,曾游学日本,为私立日本大学社会学学士,归国

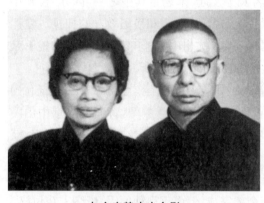

与金启静夫人合影

后被聘为上海美术专科学校教授。1928年,与美术界名人王济远、江小鹣、朱屺瞻等共同创办了"艺苑"社,多次举办艺术展览。1934年,她又与原美专同学潘玉良、李秋君、陈小翠和顾青瑶等,在上海创办了"中国女子书画会",这是中国美术史上规模最大的女子美术团体。以后,她主要从事艺术教育和儿童教育。20世纪60年代初,由合肥退休回上海,侍养萱堂老母。来归朱家后,对朱老悉心照顾,体贴入微,又擅丹青,常与朱老诗画相酬,切磋共研,十分和谐相得,朱老因之又用一书斋名:"联铢阁"。以"金""朱"合一为"铢",请老友韩登安、高络园镌章,用于两人的书画作品之上。

朱老在自己处境稍有好转时,又以他一贯的古道热肠,去周济尚在厄境中的友朋熟人,一有机会,就去看望他们或他们的家人,甚至以自己微薄的收入去接济他们。比如,他常去被打成"反革命"、门庭冷落的刘海粟先生住处看望,论书论画,为老友遣闷解愁。刘老有时心境不佳,也会写信邀朱老去谈心。1985年,海粟先生九十寿辰,朱老有病,在有关方面给刘老庆寿的大会后,特派人将祝寿蛋糕送给朱老。朱老以后抱病去看望老友,补送一"寿礼"——乾隆御用画笺,仍是无字的。朱老说:"今日无字纸,祝君寿期颐,挥洒当肆意,画出新天地。"刘老即回应:"我一定要在这张纸上画出最好的作品……"

1952年秋初,朱老夫妇同去北京,看望了老友马寅初,又去香山拜谒了孙中山先生衣冠冢,参观了故宫博物院和北京不少名胜,还参加了"十一国庆"天安门前盛典,十分高兴。回沪后,在政协学习组、军属小组和居民读报小组等各种场合,都宣讲此次北京之行,称颂党和政府以及人民军队的种种盛德,以及首都建设的兴旺景象。也更坚定了他为中华人民共和国作出贡献的决心和信心。

朱老和著名的经济学家马寅初是相交40余年的老友。1981年6月10日(农历五月初九日),马寅初诞辰一百周年,北京大学为老人庆祝百年大寿,并拟为马老刊行文集。朱老为了制《马寅初百岁好学图》,特请王退斋画像、唐云画松、程十髪画竹、施翀鹏画兰、陆鲤庭画石、孔阳补以梅花,并集甲骨文书"百岁好学图"五字。最为难得的,他还请老友南汇百岁翁苏局仙题词,藉此敬祝南北两寿星双百长寿。他除画红梅外还亲自集甲骨文五字书题额"百岁好学图"。

朱老的老友郑逸梅,人称"掌故大王"和"补白大王"。时在香港《大成》发表文章,题为《风趣老人朱孔阳》,文曰:"同砚友操笔墨生涯的,尚有吴江范烟桥……鬻书润例是烟桥为他修定的。小引:'云间朱云裳(孔阳早字云裳,晚年谐声为庸丈),振奇人也。好学不倦,任劳不怨,能贾余勇,从事翰墨。以居西子湖边久,得山水之助,故弥多秀气,而硁硁之操,每于挥毫落纸时吐露一二,宜其所作,斐然可观矣。闻武林人之识云裳者,莫不爱其人兼及其书画(孔阳兼擅六法,偶作花卉,洒然有致),求之者踵接,云裳颇以为苦,爰为重订润例以节之。'在寥寥数语中,孔阳的为人,不难于此得其概况。"

五、捐献珍贵文物,胸怀平常之心

1936年底,友人来访,谈及某人要出让七方砚。七砚中有明代民族英雄袁崇焕的日用砚,有明代孙克弘的书画砚,有明代顾元庆用砚,有宋蔡襄的小楷《兰亭序》砚,有清代胡震的人、地两砚。还有一方称"打严嵩砚"。朱老请引见,后购得,认为此砚既为忠臣之遗物,倍加爱护。一次擦拭此砚时,去除砚边的积垢,发现有字显现,是"翕州山人日用砚"数字,一见大喜过望,原来竟然是明代文学家王世贞的砚台啊!顿悟传说所谓"与严嵩有世仇的人"。王世贞之父王忬是被严嵩诬陷而杀害。当然砚角缺损之由,只是借托故饰疵而已。由此得到印证。购这七砚需资甚多,朱老请原物主缓期半年,然后就东凑西借,出让一些旧藏,才得以按期付讫。

1937年7月,上海市博物馆联合上海市通志馆和周边几个县,举办了规模甚大的"上海文献展览会",有著名同盟会前辈、书画家、诗人叶恭绰担任会长。朱老也有多件藏品参加展出。其中就有王世贞"弁州山人日用砚",孙克弘的书画砚,"清漪园"瓷印,还有清代张照书写的《黄庭经》册,明代陈继儒的图卷,清代姜曛白描《历代名臣图象》卷等。朱老还与费龙丁、吴湖帆、孙伯渊、徐邦达等一起同为该展览会的征集委员。

1942年,传闻嘉兴阮某欲将其祖上阮元当浙江巡抚时私藏的一块岳坟"精忠柏"化石(这段柏木,长八十三厘米,最宽处二十五厘米,上刻篆体精忠柏三字,因越年久远,字迹隐约可辨),公开出售。朱老闻讯十分焦急,唯恐这一代表民族英魂岳飞精神的珍物落入日本侵略者手中,即托友人嘱阮氏缓售。同时,毅然变卖心爱的藏品多件,并向友人借贷,凑得巨款购回,珍藏数十年。"文革"后岳坟重新修复,朱老即将此珍品无偿捐赠给岳坟文物管理所。他常说:"我收藏文物不单为自己爱好,自己欣赏,也是为国家收藏呀!"

1945年春,朱老与挚友钱化佛、熊松泉(又名赓昌)、宗履谷、李栖云、支慈庵、赵俊民、谢之光、郑佐宸(又名郑达甫、郑孝纲)等海上名书画家,举办了《九友画展》。在静安寺路黄陂路口的"大观园"画廊展出,极一时之盛,受到美术界高度好评。

1946年春,金陵神学院和金陵女子神学院决定迁回南京,因朱老抗日战争时共与患难,校领导邀请他同去南京,并应许另授哲学博士衔,工资加三级。朱老未应诺,辞去教职,继续投入社会公益事业,到杭州恢复泉唐公墓。期间,又应好友鲍哲庆先生之邀,在基督教浙沪浸礼议会担任中文秘书。

1948年某日，进步学生来朱家求"援"，其谓自己因参加学生运动将要被捕，还可能送"特刑庭"（国民党专为镇压进步运动而设的反动机构。当时进"特刑庭"的一般都会被判重刑乃至极刑）。朱老闻听后，即带此友四处奔走，托人营救。最后托时任法官的好友徐定戡先生，疏通后，终于获得保释。中华人民共和国成立后，几次运动中都有人来向朱老调查徐定戡的情况，朱老即将经过情况如实证明。徐定戡先生1986年被聘为市文史馆馆员。

1948年，朱老在结束了杭州泉唐公墓事务后返沪，以鬻字卖画和篆刻为生。因物价飞涨，不得不将多年艺术收藏品陆续出让，偿还积欠，维持一家生活。在一篇《随记》中有这么一段："……（1948年）农历除夕，曾因变卖存物，奔走于风雪道中，不禁酸辛流泪，随后写了一首述怀诗《有感》：'人生原是为人生，为着人生苦自撑，致孝致忠无倦怠，此生重矣此身轻'。"

1949年，父亲朱鸿儒去世。朱老在一张祖孙三代的照片上题诗表述自己一心抚育儿女成长胸怀："吾儿有父侬无父，无父从斯无吾怙，愿我长生有父年，扶儿成立多侬护。"中华人民共和国成立，朱老竭诚拥护党的方针政策，他说："我决不做一个时代的落伍者。"因

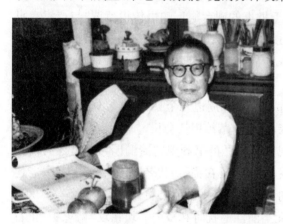

朱孔阳在书房

此积极参加各种学习和宣传活动，努力提高思想觉悟。这是他一贯政治立场。直至九十多岁时，他使用一个新的书斋名："休莫阁"，意为："离休莫离责，退休莫退步。"也正是基于这一思想基础，对国家的号召他都能积极响应。他还支持侄儿朱德人参加华东军政大学。抗美援朝时，又支持儿子朱德天投笔从戎，参加军事干部学校。解放初期需大量宣传人才，他又支持当时唯一留在身边的次女朱德星参加了青岛市文工团……

朱老在党和政府的支持下，积极从事书画创作、文物研究事业。1950年7月，由他发起、组织成立了"上海美术考古学社"。对中华人民共和国成立初期上海地区美术考古事业的恢复和发展起了推动作用，对民间收藏文物的保护也起了一定作用。

1952年夏，朱老觅得著名古文字学家王国维手拓的殷墟甲骨文墨拓本，以后又得山阴李汉青的摹写本。根据这两个拓本摹写本，他在李汉青的后人李恩绩的协助下，整理校审，编撰了《殷墟文字》两册，和《殷墟文字释文校正》一册。费时近三年完稿，给甲骨文字的后学者及研究者提供了一个重要的参考资料。时任中国科学院院长郭沫若主编《甲骨文合编》时，曾多次派人来上海商借参考。1978年，中科院历史研究所的胡厚宣教授亲来上海商借，作为审校《甲骨文合编》的参考。

朱老撰《云常语》，自序："我是平常人，有的是平常心，做的是平常事，说的是平常语。"凡一二百则，都是朱老的内心袒露，谈人生哲理，他的夫人惠华新加批识，亦含哲理。朱老

云："志过高者难成，愿太奢者不遂""洁面以水，洗心以诚""幼少之时所读书，历久难忘，其天性未漓，欲寡心清故也。瞽者善辨，其目无所见、心无所纷，湛然而静故也""宁循理而死，毋违理而生""临事须于纷扰中镇静，急迫处从容""炼心以应变，炼身以习劳，炼识以决几，炼才以经世"。当朱老九十岁时，他撰一联，颇能道其人品诙谐幽默风趣："九秩聋翁翁不老，三江明月月常圆"，解释说，"这三江指的是我出生在松江，读书在之江，寓居在沪江"。又把"蓬莱三岛"谐声为"朋来三祷"，即"祷勿赞我，祷勿让我，祷勿累我"，诙谐幽默风趣是一种乐观的胸襟表露，也是朱老之所以长寿的基本条件。

1982年11月，朱老又被杭州市逸仙书画社聘为顾问。1983年起，朱老启用"休莫阁"章为书斋印。在2月1日的《新民晚报》上，朱老撰文说："休莫阁"的意思是"退休莫退步，离休莫离责"。用这方章，"既是自勉，也是宣传进步"。朱老说：老年人有责任帮助中年人、青年人尽快地赶上和超过老一辈。"只有一代胜一代，社会才能发展，国家才能前进，民族才有希望"。同年年初，朱老应宋代大文学家、大藏书家尤袤的后裔所请，为重建的无锡惠泉的尤袤"万卷楼"，书写了匾额"遂初堂"。此匾意思是顺遂，满足最初的意愿。是由宋代光宗皇帝赵惇书写，赐给尤袤的。

六、浸润医史文物，学术造诣精深

1912年朱老加入美国基督教主办的杭州之江大学自助部文科学习。后在杭州基督教青年会（YMCA）工作，担任副总干事、代总干事。在这段时间里，与家居杭州的王吉民医师相识，由志同道合而结下两度合作的友谊。1927年，朱老和王吉民医师及爱国基督教人士一起，为摆脱外国的控制，发起自办"中国耶稣教会"。抗日战争爆发后，任浙江省抗敌后援会常委及杭州留守，又任万国红十字会杭州分会华方总干事，主办伤兵医院和难民收容所。1938年寓居上海租界，任金陵神学院和金陵女子神学院文史教授。这一段经历与王吉民医师结识和订交为朱老后半生的生活和工作阅历产生深远影响。

1951年即为王吉民收购医史文物。1953年正式应王吉民医师（后为医史博物馆馆长）的邀请，参与中华医学会医史博物馆工作，他们一起筹建医史博物馆。分工由朱老主要负责承担医史文物的征集、鉴定和整理研究，以后又负责陈列和管理。朱老以其卓越的文物鉴定能力和精深广博的医药历史知识，以及广泛的社会交往和丰富的收藏信息，为医史博物馆丰富藏品，建立系统、完善、健全管理模式奠定了良好基础。他又广求博采，对馆藏文物深入进行严密考证和细心研究；还将考古学的知识和方法运用到医史文献研究中，实地考察，求证查实。先后写出了多篇学术论文，在医史研究领域产生深远影响。朱老在宣传和发扬祖国传统医药文化方面，作出不凡的贡献，为医史界所公认和推崇，被誉为"新中国医史博物馆事业的开创者和奠基者之一"。

朱老的花开花落，开花结果，最后落定在中医博物馆和医学史研究上，表现为有诸多发现和贡献。如果前面的生活阅历是花，那么后面在医史馆的成就就是果。若果前面是沸沸扬扬欲罢不能，后面便是尘埃落定，云淡风轻的淡定。如果学术研究是厚积薄发的过程,那么后面的结果就是累积的最后勃发。所谓结之弥深,而发之弥厚。龚自珍说:"我劝天公重抖擞,不拘一格降人才"。朱老就是不同凡响、不拘一格的人物、人才。莫道蜀道多崎岖多艰险,驰过崎岖便驰驱。前程万里。

贡献之一:1953年,朱老经过反复考证研究,编纂了中国现在的唯一延续二十余世的中医——青浦重固何氏世医系谱,1954年发表了这一重要名医世系的考据文章——《历宋元明清二十余代重固名医何氏世系考》,发表于《中华医史杂志》1954年第一期上。对这个世界罕见的历经七百余年、行医二十一世且代有闻人的世医系的考证,对于中国医学史研究有着重大意义。它不仅揭示了我国医学传递演变的基本方法,也为研究中国传统医学的模式和特点,作了有益的探索。文章指出:"在封建社会里医生贱业,甚至入星相一流,但到了宋朝也就是十世纪后,医学日益进步,医学地位也日益提高,所以范仲淹有不为良相,当为良医的话……"因此常有数世行医的家庭,但是绵长五代者已不多见,不料竟有历宋元明清数代,达七百余年,相传行医有二十一世,且代有闻人,如重固何氏者,不仅吾国医学史上或诚无多见,即在世界医史上亦从未之闻,余特考其世系以供医学文化者作一种参考资料。

该文是朱老查阅了大量历史资料,首次考证出江南何氏世医家传世系的起始年代。他同他的同学,著名历史学家顾颉刚先生一样,采用近代疑古考辨之法,使《冷庐医话》中何氏世医起于元代的说法,又提前一个多世纪,该文揭示出家传为我国医药传递继承的基本方法之一,为研究我国传统医学流传的模式和特点,作了有益的探索。

贡献之二:1954年,中华医学会举办了《李时珍文献展览会》。朱老既要征集和筛选展品,又要编撰说明,还做了大量的文献整理陈列和组织安排工作。朱老还为展览会镌刻了有李时珍造像的纪念印章,每位参观者均可钤印,以留纪念。展出后,不仅上海,全国各地都纷纷来人参观,反响很好。李时珍的家乡——湖北省蕲春县领导来参观后,决定以此展览会内容为主干,成立"湖北省蕲春县李时珍纪念馆",并请朱孔阳镌刻了纪念馆的用章。

贡献之三:1955年1月,朱老完成《凌氏良医诗考释》一书。"凌氏"即清代同光年间松江名医凌鹏飞(字履之),凌氏根据所了解的当时以松江为中心的江南名医,写了一篇《良医诗》。朱老根据此诗,将提到的一百八十余名名医,一一加以考证落实。他不仅翻阅了大量文献及历史资料,还征询许多医学前辈,访问了这些名医的后人,费时一年有余,终告完成。从而得出一般性之规律。此书对研究当时江浙医学史有重要价值。20世纪80年代初,松江卫生局编写《松江卫生志》时,也曾以此作为重要参考资料。

贡献之四:清代名医徐灵胎(1693～1771年)故居及墓地的勘查和发现,是朱老对医学史的又一重大贡献。

他根据王吉民所藏清代叶逢金(1797年)所绘的画眉泉一图和徐灵胎本人所作的《画眉泉记》一文,得知画眉泉在苏州吴山七子墩。然而古今地理变迁易名颇多,徐灵胎距今毕竟已两百多年,许多地名早已荡然无存。为了确定"吴山"的地理位置,他查阅了从唐代至明清的苏州地区的地理史籍和文献资料,好不容易在乾隆时期的《苏州府志》中查到了

"吴山"。于是他深入吴山作实地调查,全然不顾当时已是年逾花甲,为了寻找七子墩画眉泉,他几乎爬遍了吴山南北麓,后来在农民口中访得:七子山谷东二里多的"吴山头"处有"话米泉"。朱老根据苏州方言的发音,确定这就是画眉泉。于是又整装出发,最后在苏州城外七子山东的吴山头处,找到了"画眉泉"的遗址。以后又陆续访得吴江徐灵胎的洄溪草堂,八坼的徐氏夫妇墓。

该次徐灵胎遗址的医学实地考古,是考古学和医史学相结合的典范,对医史工作的研究,有相当启发。朱老在进行画眉泉地理考证时,首先查阅资料,他采用了乾嘉学派考据学中所常用的"以山川为主而求其郡县"的方法,以后又深入实地,采用科学考古调查,其中涉及历史地理学方面的知识,考古学方面的知识,乃至语言方言方面的知识,最后果然一举中的。由此可见他渊博的学识和在医学史上的创举。

在《中医杂志》1962年第2号上,刊登了所撰写的文章《徐灵胎著书遗迹——画眉泉发现记》。这次对徐灵胎遗址的实地考古,被称为"考古学与医史学相结合的典范",对医学史的研究产生深远影响。

后来重建徐灵胎墓地和纪念处,完全是按照朱老当年的发现和碑拓"按图索骥"求得的。著名的德国慕尼黑大学文树德教授,为翻译徐灵胎《医学源流论》一书,特远道而来,实地拍摄了一帧徐灵胎墓地的珍贵照片,刊登在他著作的扉页。

贡献之五:1963年起,上海中医学院(今上海中医药大学)医史博物馆制定了十年科研规划,要求对历代医史文物作考古说明,编辑出一本具有国际权威的图文并茂的《中国医史文物图谱》,以显示我国古代文化的光辉成就,激发人们的民族自豪感,启发和激励人们继承发扬祖国文化遗产的信心。朱老负责对馆藏文物进行整理筛选和编撰说明。经过一年多时间的努力,他对馆藏医史文物认真整理,细致鉴别,去粗取精,去伪存真,反复推敲,加以说明,终于如期完成初稿。他又到处访求征集资料,不断充实内容,补遗缺漏,订正疏误,使之不断完善,为医史的研究提供了重要依据。

贡献之六:研究中国医学史,学者们普遍感到困难和麻烦的事,就是古人(包括医人)的名字问题。古人不仅有姓名和字号,还有别名,以及斋室名等。如有名的明末清初大医学家傅山,就有二十多个字号。而他们的著作,作品又往往只署别号、室名,不写真实姓名,给后人研究鉴别带来诸多困难。朱老为"为民解困",编了一本《中国历代名医别号室名索引》,给医史研究带来一本十分实用的工具书。

七、高风亮节后半生,心若明镜不染尘

1955年,朱老为迎接下一年上海地区即将召开的基督教三个爱国运动代表会议,镌刻了包括两方耶稣造像和九方字章的纪念印章。造像与教堂的画像十分相似,慈祥悲悯,仁爱安详的形象,让人肃然起敬。而根据《圣经》中马太福音第五章第三到十节《八福篇》所刻的九方字章,则篆隶楷书,朱白相间,疏密得法,屈伸得宜,增损有序,挪让有致,刀法纯熟,功力独到,古朴敦厚,炉火纯青,更为难得的是题材独特。据了解,这是篆刻界至今

唯一的有关基督教的作品，朱老自认为得意之作。

1959 年，南京博物院前来沪上朱府征集文物。朱老慨然应诺，这是他不以私自占有文物为目的的具体行动和高尚节操。一次就将珍藏多年的六十余件名人书画作品和其他文物等捐献给南京博物院，受到文博界人士的高度评价和赞扬。所捐献的名人书画件中有：明代画家宋旭为松江的超果寺僧和西林寺僧所作的山水画卷，明代宋懋晋所画的青绿没骨山水画卷，明代沈士充所画的绢本山水画幅，明代陈允儒画的山水画幅，明代张弼书写的字幅，明代文石和尚所作的山水画幅等；还有明清时代名家制作的竹雕、茶具等工艺品。

1960 年，朱老捐献给浙江文物管理委员会多件文物中有：清代嘉道年间名山水画家陈鼎夫妇的墓志石，陈光陞夫妇墓志石，陈时夫妇墓志石、清代乾隆时左都御史、名书法家吴省钦的遗物——九狮石，还有元代名书画家吴镇（仲圭）摹刻定武兰亭拓本和画竹拓本等。

1962 年，上海博物馆要编制《战国秦汉魏晋南北朝唐宋元明清——近代各家流派印谱》，但缺少"歙派"创始人、明代程邃（字穆倩，号垢道人）的作品，特来向朱老征集。朱老立即将自己珍藏的唯一一方程邃刻章"寻孔颜乐处"，捐献给上海博物馆，填补了馆藏空白。

同年，朱老将拟原作为"传家宝"的明代晋王朱㭎的书法巨幅，捐献给太原市文物管理委员会。朱㭎是明代开国皇帝朱元璋的第三子，封在山西为晋王，因喜爱书法，曾让属下将钟王剂中散逸字编成文句，拼成千字文刻石传世。他本人也善书法，但传世作品绝无仅有，十分珍贵。此幅长丈余，龙飞凤舞，气势雄伟，单从书法角度看也属精品。此次接受捐赠，太原是作为文物界一件大事来对待的。朱孔阳同时捐赠的还有明末清初的大书法家和医学家、太原的傅山（青主）所用遗物——一玉印和一臂搁，以及与山西有关系的文物数件。

1964 年初，朱老受聘为太原市傅山纪念馆筹备委员会的委员。同年 8 月，又向太原市文物管理委员会捐赠了数件与山西有关的重要文物。其中有傅山手刻的石章一方，印面是"寒泉孤月"四篆字，印章的顶面有傅山的边款："寒中先生有寒泉孤月图，属作是印'傅山'"寒中先生即马思赞，是当时的名画家和篆刻家，印章四周为翁方纲撰写、桂馥镌刻的长篇边款。还有清代乾隆进士、山西阳城张敦仁的玉印。另外，还有清代书画家杨恢基的书法册页，以及清代被称为"三代（道光、咸丰、同治）帝王师"的祁隽藻的绢本对联。祁是山西寿阳人，嘉庆进士，曾任大学士，礼部尚书，书法被称为"一时之最"。

1964 年，朱老将收藏了数十年的杭州雷峰塔砖中藏经——《宝箧陀罗尼经》一卷，捐赠给上海中医学院（今上海中医药大学）的医史博物馆。此经卷为吴越国王钱俶为黄妃得子建造雷峰塔而藏于塔砖内，棉纸木版印刷，上下高 7.5 厘米，全卷展开长为 230 厘米，共 271 行，2 700 余字。建造时共选经卷八万四千卷，每砖一卷。经过千年的风霜雨侵，特别是明代倭寇侵杭时的纵火毁坏，到 1924 年塔坍塌时，已所剩无几。据浙江省文物专家称，到"文革"前，已知下落的雷峰塔砖藏经仅有十卷（未包括朱孔阳所收藏的 3 卷半）。此经卷对研究五代吴越史、中国佛教史、造纸史、印刷史、古代建筑史和杭州的地方史等,均有重要史料价值。佛经中有关于医学的论述,所以捐入医史博物馆。

朱老博古通今,经学诗词,金石书画,无不精通。他书法习二王、苏、黄,工行楷,尤善隶、篆和甲骨;画循"云间画派";篆刻则深受浙派影响。又精于文物鉴别。实行改革开放后,百业俱兴,中国传统艺术和文物考古事业受到重视。作为这方面的专家,朱老更加忙碌起来,不仅来求书画刻印者日益增多,前来邀请鉴定文物的单位和地方也络绎不绝。仅几年时间,他就去了晋、鲁、苏、浙、皖的十几个城市,他的独特眼力,渊博学识,精辟见解,深受文博界人士的赞佩。所到之处,他还留下了苍劲雄浑、英气勃发的书法和意境别具、生意盎然的丹青作品。

1978~1979 年,朱老曾数度去合肥,应安徽博物馆馆长常秀峰之邀,考察宋代包拯墓葬,并鉴定馆藏其他文物。1979 年,马寅初先生被"平反",后托人捎口信,想在健在时与老友朱老相叙。朱老闻讯,即偕继室夫人赴京面晤。朱老在京期间,还遍访了老友顾颉刚、夏承焘、贝时璋、范行毕等,还有继室金启静的同学稔友陶萃英、刘子谷夫妇、胡愈之、沈兹九夫妇以及王雪莹等,和他们畅叙旧谊,互相鼓励,相约为新时期发挥余热。朱老还与他们互留墨迹。

1980 年,朱老曾两度去苏州甪直镇,为保圣寺的文物工作者讲座说唐代罗汉塑像的历史和艺术价值,并对保护这些"国宝"提出许多中肯的意见。保圣寺的文物工作者十分感激,说朱孔阳为"保圣寺古物馆的创建做出了很大贡献!"

1981 年,继室夫人金启静在杭州因病去世。为寄托哀思,朱老受杭州灵隐寺之请,在寺内居住数月,并为该寺和杭州有关单位作书作画甚多。浙江省佛教协会组织友好访问团访问日本,朱老即手书"寿"字幅六十余件,由访问团带去日本,作为文化交流,得到字幅的日本各界人士对朱老十分钦佩:"如此高龄,竟有如此雄健之笔力。"视作难得之墨宝。朱老为灵隐寺写的一幅隶书五言联:"贞石经万载,轻舆历八荒",在 1986 年底,被选去参加在北京故宫博物院展出的"中国当代已故著名书画家作品选展",并被选入编印出版的《中国当代已故著名书画家作品选集》。

1981 年 7 月,上海举办"庆祝中国共产党成立 60 周年、纪念辛亥革命 70 周年中国邮票展览",朱老将他珍藏的"国人办邮第一票——台湾最早的邮票"的实寄封,拿出来展览。此邮品为研究我国早期邮政史的重要文物,成为"珍邮室"的一大亮点。

1982 年 6 月和 8 月,朱老先后去了太原和济南等地,与山西和山东的书画家和文博人士进行了广泛交流,受到了热情欢迎和接待,并互赠书画作品。在遍游名胜古迹时,还为当地留下了墨宝。曾在太原晋祠,为"云榛阁"书匾额"云可楼"。

同年,朱老被杭州市文物管理委员会聘为委员。

为普及文物知识,弘扬中国传统文化,朱老应香港《书谱》杂志社之约,从 1979 年起,在该杂志开辟了两个专栏"古砚留"和"古印云鸠"。因为他初字云裳又为云间人,以云一字压缩二字,鸠有聚集之意。《左传》有"以鸠其民"之谓。着重介绍和评说他自己见到过和收藏过的古代名砚、名印。如明代民族英雄袁崇焕的用砚、明代文学家王世贞的日用砚,宋代书法大家蔡襄书兰亭序砚等五六十方。名印中有十分罕见的明代名篆刻家魏植和苏肇的刻印,明代书画家徐渭(文长)刻的五面印,明末清初宋微舆用印及现代有名篆刻书法家童大年收藏的宋代苏轼(东坡)玉印等精品,还在杭州西泠印社出版的《西泠艺丛》上介绍了莫是龙、董其昌和朱彝尊(竹坨)等的用砚和砚铭,受到海内外艺术界的瞩目。

1983年冬,上海市人民政府正式聘请朱老为市文史馆馆员。自此,朱老每月从书画作品中选一佳作送市文史馆。同年十二月,文史馆举办"纪念毛泽东同志诞生九十周年书画展",朱老书写了篆字条幅"待到山花烂漫时,她在丛中笑"参展,题词意味深长:"党的十一届三中全会后,全国百业俱兴,四化建设生气勃勃,正如山花烂漫,欣欣向荣,足以告慰为中华振兴奋斗诸先烈。值此毛泽东同志诞生九十周年之日,书此以志纪念"。

朱老又"采典籍,考碑铭,竭力摹仿,殚心选篆"集成寿印百方,让他的学生夏雨人刻石,钤拓制成《百寿图》。于1984年元旦,又手写甲骨文题额《益寿延年图》,赠市文史馆,敬祝国泰民安。

1984年,朱老参加了夏镇波等组织的欢庆双甲子元宵联欢会。与会者二百多花甲以上耆老。朱最年长,九十三岁,被推为"双甲子恩科状元",其余均为"进士及第"。大家赋诗作词,相互祝颂,有人统计,二百人加起来的岁数,超过一万五千岁!这也可说是当年沪上老龄社会的一件盛事,不少媒体对此活动均作报道。

朱老待人真挚、诚恳、坦率、热情。在他卧室墙上挂着一幅刘海粟给他画的"蓬莱三岛",画上面是按"蓬莱三岛"谐音写的题额:"朋来三到",下面有释语:"一是看到,他来何事,要求什么;二是做到,好事帮助,坏事不干;三是心到,胸无城府,至诚待人"。凡有人来求他相帮,他从不借故推托;有人来求书画,他有求必应;有人上门求教,他从不敷衍了事,总是热情指点。尤其是对年轻人更是循循善诱,不厌其烦。不仅在上海医史博物馆时,为前来参观的中医学院学生讲解医史文物知识,多次开办书法讲座,退休后,仍常去医史博物馆指导帮助,并接受邀请给上海中医学院的师生做书法讲座。1980年冬,他应浙江美术学院(今中国美术学院)之邀,为好友陆维创教授生前指导的中国第一批书画篆刻研究生做书法学术报告。以后,又在上海"八法草堂"讲学……每次他都充分备课,深入浅出,并挥毫示范。事隔多年后,不少受教育者现已成名医或名家,但一说起朱老,犹十分怀念。

朱老在80岁后,就很少再动刀笔镌刻印章,但却收了好几位有志于治印者为学生,悉心教导。这些弟子都不负所望,不仅篆刻艺术有长足进步,品德也为人称道。如甘珩、夏雨人、穆鼎字,都已成为篆刻界有一定成就的佼佼者。跟随朱老多年的原上海二医大教授赵立国,定居美国后,在教学之余,继续从事篆刻艺术创作,也成了中国传统文化在异国的传播者。

1986年1月,他患脑血栓住院前一天,尽管感到头晕不适,还为中国科学院上海有机化学研究所图书馆奋笔书写匾额。身前事生前了,他必须兑现原先的承诺。

1986年4月1日晚九时,"一代宗师"云间老人朱孔阳先生在上海中山医院溘然而逝。终年九十有四岁。

主要著作和论文

1. 主要著作

［1］　宋镇豪.云间朱孔阳藏戬寿堂殷虚文字旧拓（上下册).上海：线装书局,2009.

［2］　朱德天.云间朱孔阳纪念集.上海：学林出版社,2006.

［3］　朱德天.云间朱孔阳诗书画印集.上海：学林出版社,2013.

2. 主要论文

［1］　王京亶.朱孔阳格物逗人.浙江档案,1993,(11)：45.

［2］　姚竹.朱孔阳藏砚趣事.世纪,2009,(5)：67.

［3］　俞宝英.抗日战争时期医史学家王吉民和朱孔阳两先生轶事.中医药文化,2015,(6)：30-35.

（楼绍来执笔）

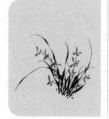

立志学医终有成　心曲无涯传玉壶

——记中医内科名家朱锡祺

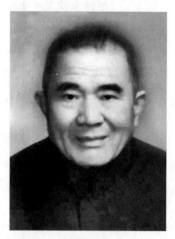

朱锡祺照

朱锡祺(1917~1989)，又名应熙，字左人，一字佐臣，上海市川沙县人。1956年加入中国农工民主党。幼承家学，1934年入上海国医专科学校学习，毕业后开业行医。1956年加入上海市公费医疗第五门诊部从事内科临床工作。1981年任岳阳医院内科主任医师，并曾任上海市胸科医院中医科顾问、上海浦东中心医院中西医结合研究室顾问，上海市冠心病防治组顾问。曾担任上海中医药学会理事、上海中医学院专家委员会委员、中国农工民主党上海中医学院总支岳阳医院支部委员等职。

朱老对心血管、哮喘、慢性支气管炎、慢性肠炎、肝炎、胆囊炎等疾病，均有独到的见解和治法。朱老及其弟子先后在国内外医学杂志上发表学术论文将近30篇，有近百例医案被选入《中国现代名中医医案精华》《上海市老中医经验选》《老中医临床经验选编》《名医特色经验精华》《当代名医临证精华冠心病专辑》《上海历代名医方技集成》等书。著有《高血压病的定风平肝疗法》等。并自行研制"固本培元粉"治哮喘，"慢性肠炎丸"治肠炎，"清热利胆丸"治胆囊炎，均有显著疗效。朱老对冠心病的治疗，提出"以补为主，以通为用"的原则，拟定强心饮、宁心饮、整脉饮及通脉饮等心病四方，亦具有较好的疗效。

门人主要有何立人、唐国章、孙国甫、陶御风等。1982年，朱老开设冠心病专科门诊，系统收集病历资料。以此为基础还承担了"朱锡祺主任冠心病诊疗和教学系统的计算机模拟"课题，获得上海中医学院科研成果二等奖。

朱老毕业于上海国医专科学校，师从名医蒋文芳。蒋文芳是民国时期著名的中医临床家和中医教育家，在中医内科临证方面有较高的造诣。曾任上海国医专科学校教务长等职。中华人民共和国成立后，他是上海中医学院的筹建人之一。蒋文芳指导过的学生还有当代中医大家任应秋，国医大师周仲瑛等。

1952年，上海诞生了第一家由国家组建的中医医疗机构——上海中医门诊所，1954

年改名为上海市公费医疗第五门诊部,主要负责全市干部的中医公费医疗。当时上海市公费医疗第五门诊部汇集了一大批享誉大江南北的中医名家,如内科有陆渊雷、章次公,外科有顾伯华,妇科有朱小南、陈大年,伤科有石筱山,喉科有张赞臣,针灸科有陆瘦燕、杨永璇,痔科有闻茂康等,被中医界同道称为是上海名中医的发祥地和摇篮。朱老就是在1956年上海市公费医疗第五门诊部的调整发展期被充实到这个名医摇篮中去的。

50年医疗实践中,朱老师古不泥,博采众长,衷中参西,精于医理,勤于临床,注重疗效,积累了丰富的经验,有治心病四方、治哮喘三方、治慢性结肠炎二方等,擅长治疗内科杂病,对冠心病的治疗尤多心得。医术日益精湛,医名也逐渐在上海及周边城市传开来了,在业内享有一定的声誉。

一、辨证辨病相结合,治心脏病有四方

朱老在数十年的中医临床实践中,通过对一些心脏疾患诊治的探求,逐步形成了一些比较有规律的习用成方。

心律失常是心脏病临床常见病症,其涉及病种很多,所表现的症状错综复杂,常见心动过速、早搏、房颤等体征及症状,属祖国医学的心悸、怔忡、胸痹等范畴。但简而言之,心律失常可分为功能性和器质性两大类。朱老认为对因各种疾病引起的心律失常的治疗首先应注重两个问题。一是注重问诊。通过详细询问病史,了解患者心律失常的属性及病因,以资有的放矢进行治疗,临床上根据功能性心律失常和器质性心脏病引起的心律失常,而采用不同的治疗方法;二是在辨证的基础上注重辨病。功能性心律失常多由自主神经功能失调所致,临床以心动过速、心脏神经官能症为多见;器质性心脏病引起的心律失常,多见于冠心病、风湿性心脏病、病毒性心肌炎,三者引起心律失常的病机不尽相同,所以光辨证不辨病难获理想疗效。对器质性心脏病引起的心律失常朱老基本按病论治,结合辨证。经过50年的临床总结,形成了独特的治疗心脏病的风格,治疗冠心病善用强心饮,治疗心脏神经官能症多用宁心饮,治疗风湿性心脏病常用通脉饮,治疗病毒性心肌炎多用整脉饮。

(一)冠心病——强心饮

朱老认为冠心病患者大多虚实夹杂,而以"本虚标实"为多见,单纯属虚或属实的较少。"本虚"主要有两种表现。其一是气虚,即使患者有偏阳虚或偏阴虚的,但几乎都兼有气虚。其二是肝肾两虚,肝肾两虚在冠心病患者中也很常见。"标实"多指因"本虚"影响血液循环、津液输布而导致的气滞、血瘀、痰浊等病机。朱老认识到冠心病以"本虚标实"为主,因此,在治疗冠心病倡用"以补为主""以通为用"的原则。"补"主要是补气、补肝肾;"通"主要是理气、活血、化痰。

基础方:党参15克,黄芪15克,丹参15克,益母草30克,附子9~15克,仙灵脾12克,黄精12克,麦冬15克,甘草6克。

功效：温阳益气，活血强心。

适应证：适用于冠心病者的心悸、胸闷气急、畏寒肢冷、面目虚浮。脉结代、舌紫暗等心肾阳气亏虚证候及晚期因心功能不全引起的慢性心功能不全。

方解：补气用人参、黄芪，当无疑义，方中黄芪一味可补胸中大气，大气一转则心脉疏通，心阳大转，胸膺清旷；附子、仙灵脾、黄精为温壮肾阳要药，能下补肾阳以益火，中温脾阳以健运，上助心阳以强心；益母草行血而不伤新血，养血而不滞瘀血，又能散风、降压、利水，故各种心脏病均可选用，唯剂量需至 30 克，少则效果不显；丹参以散结行瘀见长；麦冬既从"无阴则阳无以化"着眼，可养阴安神，补益心脾。

中药加减：痰浊壅塞所致胸闷胸痛加陈皮 6～9 克，瓜蒌 9 克，薤白 9 克；气滞不利所致者加郁金 9～12 克，旋覆梗 9～12 克，紫菀 9 克；心悸怔忡加桂枝 6～9 克，当归 9 克，酸枣仁 9 克；大便溏薄者加补骨脂 9 克，炮姜 6 克；畏寒明显加肉桂 3～4.5 克，鹿角片 9 克；汗多淋漓者人参、附子重用，另加五味子 6 克。适应本汤证患者的心率大多缓慢，故重镇平悸药，如磁石、龙骨、牡蛎等一般不用。

对临床上较常见的气虚血滞为多见，朱老认为，人之有生，贵在气血流通。当心脏发生各种障碍或病变时，仅用理气活血药是不够的。因冠心病患者的气滞血瘀，常与气虚有关。因心气不足导致的血气瘀滞，宜用七分益气，三分活血，治之以畅通气血常显效。朱老认为，宗气贯心脉而行呼吸，紫菀专入肺经，能宣开肺气而改善心脏缺氧状态，故气滞不利所致常用郁金、旋覆梗、紫菀。

朱老治疗冠心病，不仅着眼于"心"，而且重视五脏相关，进行整体治疗。朱老说，心与肾同属少阴，两者互相依存又互相制约。冠心病患者大多是中老年人，这时候因肾气渐衰，不能鼓舞五脏阳气，常导致心阳不振，心脉瘀阻，而诱发心绞痛。再说心与肺同居上焦，肺主气，心主血，关系密切。肺气壅塞，可直接影响心主血脉的功能，导致血脉瘀阻，出现心悸、胸闷等症状；反过来，心气不足，血行不畅，亦会影响肺气的宣肃功能，而出现咳嗽、气喘等症状。因此，朱老在整体治疗中尤重心肾同治、心肺同治。具体来说，在"本虚"为主时，常心肾同治；而对伴有老年慢性支气管炎、肺部感染的冠心病患者，常心肺同治。此外，在胸闷胸痛与情绪或饱餐明显有关时，朱老又常心肝同治或者心胃同治。如伴有房颤、慢性支气管炎等病症，在临床治疗上大多比较困难。特别是呼吸道发生病变更为紧要，因为心、肺同居上焦，两者关系密切。有些患者往往由于肺病而引起心力衰竭，所以朱老认为治心要先治肺，对伴有肺部感染的患者，应首先考虑控制感染，以解决主要矛盾，常选用鱼腥草、山海螺、开金锁等药，效果比较明显。若兼有痰多气喘，可配用葶苈子，取其泻肺气之功。

根据朱老治疗冠心病的临床经验筛选形成的固定方剂——强心饮，经临床治疗，缓解症状总有效率为 85%，心电图改善有效率为 60%。经过动物实验，提示强心饮在体外对于大鼠血小板最大聚集率、聚集速度和解聚过程等各方面均有与丹参相类似的明显作用。正合《素问·调经论》"血气者，喜温而恶寒，寒则涩而不能流，温则消而去之"之说，由于温通了心脉，使宗气贯心脉而行，痹阻壅塞顿除。通过体外实验，观察到该方药具有类似丹参的抗血小板聚集作用，这对临床研究中医"温阳益气"与"活血强心"之间相须相成的关系或可提供一些有益的证据。1987年3月5日上海市卫生局中医处委托中西医结合研究会上海分会和中华传统医学仪器学会举办首次中医药科研成果信息发布会,介绍了朱老研制的强心饮并通过了鉴定。会议认为强心饮临床疗效肯定,动物实验证明,强心饮具有抑制血小板聚集活性、调节心脏泵功能、改善机体微循环、对抗心肌缺血、降低心肌耗氧量功能,对实验性心肌坏死具有保护性作用。

朱老常说,治病要分先后。这一点非常重要,在冠心病等慢性病的治疗中,用药不考虑先后次第,常会导致病机复杂,病症缠绵难愈。《金匮要略》明确指出:"夫病痼疾,加以卒病,当先治其卒病,后乃治其痼疾也。"如果冠心病患者就诊时兼见其他病症,但这些病症尚未成为主要矛盾,则朱老仍按冠心病论治,而用药物的加减来解决兼证。

朱老治疗过许多冠心病患者,很多患者从心电图检查结果看,虽然病灶并未完全消失,但是有的已存活了20多年,其中有部分患者还能从事适量的工作,朱老认为这也是治疗有效的标志,否则他们的病情极有可能发展并加重。

患者,男性,56岁。1983年2月9日初诊。1982年7月卒感胸闷气急,心悸眩晕,脉率30次/分,曾多次昏厥,住某院20余天。心电图提示窦性心动过缓、窦房传导阻滞、频发交界逸搏、不完全性干扰性房室分离。阿托品试验(+)。选用附子注射液静脉滴注,能使心率升至50次/分,但不能持久。出院诊断为病态窦房结综合征(病窦综合征)、冠心病。刻诊:胸闷气短,时欲叹息,伴心前区隐痛,四肢不温,乏力畏寒,夜寐欠宁。舌质淡,苔薄白,脉迟细,心率46次/分。证属气阳两虚,血行不畅。治宜温阳益气,活血强心。处方:党参15克,黄芪15克,丹参15克,益母草30克,附块12克,仙灵脾12克,麦冬15克,玉竹12克,桂枝6克,赤芍12克,川芎6克,陈皮6克,谷芽麦芽各12克,甘草6克。嗣后,在原方基础上稍作增删,或加重附子、黄芪用量(最多均用至30克),或配以石菖蒲、远志开窍散结等,迭进数十剂。1983年4月20日复诊述胸闷气短减轻,畏寒怯冷好转,偶有头晕,近2月来未再出现昏厥,心率62次/分。心电图提示大致正常。

（二）心动过速——宁心饮

成人每分钟心率超过100次称心动过速。心动过速分生理性、病理性两种。跑步、饮酒、重体力劳动及情绪激动时心跳加快为生理性心动过速;若高热、贫血、甲状腺功能亢进、出血、疼痛、缺氧、心力衰竭和心肌病等疾病引起心动过速,称病理性心动过速。多见窦性心动过速、室上性心动过速、房性心动过速、心脏神经官能症等。朱老善用参麦龙磁汤辨证加减治疗,根据临床由生脉散和甘麦大枣汤组成——宁心饮。

基础方:太子参15～30克,麦冬15克,五味子6克,淮小麦30克,甘草6克,大枣7枚,丹参15克,百合15克,龙骨、牡蛎各30克,磁石30克。

功效:益气养阴,宁心调神。

适应证:气阴两虚证。症见心悸难宁,胸闷烦热,口干津少,少寐多梦,或伴汗出。苔少质红,脉细数或有间歇。多用于窦性心动过速、室上性心动过速、心脏神经官能症等。

方解:本方由两个基础方加味而成。生脉散系气阴两虚的方,主要功用为益气养阴生脉;甘麦大枣汤是张仲景创制治疗情志疾患的专方,有养心缓急之功,看似平淡而效验不凡。取淮小麦、甘草、大枣益心气,养心血;百合滋养心肺之阴,宁心神;龙骨、牡蛎、磁石重镇安神宁志。诸药相合,对功能性、神经性为主,以虚性兴奋为主要特征的心脏病患者有满意疗效。

中药加减:心悸甚者加生铁落 30 克;梦多心烦加景天三七 30 克,柏子仁 12 克;苔少口干加石斛 15 克,天花粉 30 克;便秘加生大黄 3~4.5 克;若心率不快,舌不红者用党参 15 克替换太子参,去磁石、龙骨、牡蛎加仙灵脾 12 克;伴有呃逆属于实证者,可用竹茹、橘皮、制大黄等以和胃、降气、通腑,往往药后即停。

根据治疗心动过速的经验,朱老主要用生脉散、甘麦大枣汤加龙骨、牡蛎、百合、海藻、昆布、苦参等,有一定效果。此方还可用于自主神经紊乱、甲状腺功能亢进、更年期综合征有心悸、出汗、虚性兴奋等病症者,有"异病同治"的作用。另外朱老曾遇某些功能性心律失常者,腑气一通,即转为正常。

患者,女性,24 岁。1983 年 2 月初诊。素有心动过速史,屡次急诊,某院曾作室上性心动过速的诊断。近来心悸难宁,夜寐惊魇,胸闷气短,口干津少,咽痛便结,环唇殷红。舌红,少苔,脉濡细带数。证属心气不足,阴虚阳浮。拟益气养阴敛阳为法。太子参 15 克,麦冬 15 克,五味子 3 克,淮小麦 30 克,甘草 6 克,大枣 7 枚,龙骨、牡蛎各 30 克,磁石 30 克,丹参 15 克,百合 15 克,玄参 9 克,酒大黄 3 克。复诊诉服药后甚舒服,诸症均减,大便日行。再处原方 7 剂。嗣后守方连服近 30 剂。

(三)风湿性心脏病——通脉饮

风湿性心脏病以心脉痹阻为主,故对其所合并之心律失常,治疗以通为主要治疗原则。以活血化瘀,益气通脉组方——通脉饮。

基础方:桂枝 9 克,赤芍 12 克,桃仁 12 克,川芎 6 克,益母草 30 克,丹参 15 克,红花 6 克,黄芪 15 克。

功效:益气活血通脉。

适应证:虚实相杂,血气瘀滞。症见胸闷气急,心悸咳嗽,颧红唇绀,舌质暗或有瘀斑,脉细弦带涩。主要用于风湿性瓣膜病变及慢性心功能不全者。

方解:黄芪善补胸中大气,丹参以散结行瘀见长,黄芪、丹参相配可益气和营;赤芍、川芎以活血止痛为优;益母草一味行血而不伤新血,养血而不滞瘀血,又能散风、降压、利水;桂枝改善循环障碍,可减轻瘀血而起到止血作用。

中药加减:伴有肺部感染加鱼腥草 30 克,开金锁 15 克,山海螺 15 克。三药合用,有广谱抗菌作用,药力较强;并发心力衰竭,出现肺水肿征象加附子 9~15 克,万年青根 15~30 克,葶苈子 12 克,泽泻 15 克,槟榔 9~12 克等。

附子、万年青根有强心利尿作用,附子不论心率快慢都能用,而万年青根在心率慢于 60 次/分以下即不用。葶苈子、泽泻、槟榔能泄肺下气,利水消肿,对心力衰竭出现肺水肿征象常有改善作用,尤其葶苈子一味,作用颇佳,过去多认为其药性峻烈,不可轻用,现用之临床，并非如此。肺与大肠相表里，用槟榔旨在破大肠气而助泻肺行水之功；伴见心源性肝大或肝硬化，加三棱9～12克，莪术9～12克，张锡纯谓二药用治瘀血癥瘕"性非猛烈而建功甚速"，确系经验之谈。虽然此类患者多病程历久，形体羸瘦，但只要配伍恰当，用之并无流弊。"瘀血有所留藏，病久至羸，似乎不足，不知病本未除，还当治本。"张景岳此论，可资印证。

风湿性瓣膜病变及慢性心功能不全，其主要病机，都系循环障碍，脏器瘀血。治疗原则及组方配伍都围绕活血化瘀，益气通脉两个方面。方中用大量活血化瘀药，其中桂枝为通心脉要药，配伍赤芍意在互制其弊而各展其长，而又相得益彰。桂枝历来都以舌红及血证为用桂枝之禁忌，但朱老通过实践认为，舌红只要舌上有津，而又具桂枝适应证者，照样可用。至于血证禁用桂枝，亦非一概而论。朱老从临床实践中看到，即使风湿性心脏病肺瘀血而致咳血者，用桂枝非但无害而且有益，此症心功能障碍是"本"，肺瘀血是"标"，咳血乃"标中之标"，故用桂枝改善循环障碍，能减轻瘀血而起到止血作用。当然，血热妄行之血证及舌红舌上无津液则禁用，否则真有"桂枝下咽，阳盛立毙"之虑。单用活血药不行，必须配合益气药。朱老补气喜用黄芪，他认为其作用过于党参，而且善补胸中大气。大气壮旺，则气滞者行，血瘀者通，痰浊者化，此即"大气一转，其结乃散"之谓。但今药店配方之黄芪，枝细力薄，用量常需至15～30克，其功始显。

患者，女性，38岁。1982年9月2日初诊。患风湿性心脏病20年。近又伴发房颤，住某院2个月，于前日出院。目前咳嗽频频，喉头痰黏，咯之不利。房颤虽暂控制，胸闷气急，口唇紫绀依然。常服地戈辛、异搏停、乙胺碘呋酮等西药。脉数而时一止，苔薄，舌边有齿痕。证属心气不足，痰瘀交阻，壅塞气道。先当活血强心，清肺化痰，待咳痰趋平，再商调治。处方：桂枝9克，赤芍12克，川芎6克，益母草30克，桃仁、杏仁各12克，丹参12克，鱼腥草30克，开金锁30克，葶苈子15克，麦冬15克，万年轻根15克。复诊告知，药后症情稳定，胸闷改善，咳痰亦少。治宜益气活血通脉，寓补于通，以期巩固。处方：桂枝6克，赤芍12克，丹参15克，仙鹤草30克，益母草30克，麦冬15克，桃杏仁各12克，黄芪15克，万年轻根15克。

（四）病毒性心肌炎——整脉饮

病毒性心肌炎之心律失常，多由邪毒外侵，内舍于心所致，故治疗不可忽视病毒因素。

基础方：生地15克，桂枝6～12克，麦冬15克，甘草6克，丹参15克，黄芪15克，大青叶15克，苦参15克，茶树根15克。

功效：助心气，养心阴，清邪热，整心脉。

适应证：胸闷心悸，心烦少寐，口干咽痛，舌质偏红，脉有歇止。主要用于病毒性心肌炎，及其后遗症伴见心律失常者。

方解：方中生地、桂枝、麦冬、炙甘草四味，取炙甘草汤之意，炙甘草汤是仲景治疗心动悸，脉结代的专方。因其疗效确凿，故一直受到后世医家的赏用。黄芪、丹参益气和营；大青叶、苦参、茶树根三味从辨病角度选入。大青叶、苦参旨在控制病毒或扫除原发病灶，以利心肌功能的恢复。同时苦参、茶树根相配,又有较强的纠正心律作用。茶树根又能强心,不论心率快慢都可应用。但重用碍胃,可酌情加和胃药。

中药加减:急性发作期因邪毒鸱张,故宜去桂枝、黄芪,加蒲公英15克,紫花地丁15克;口腔溃疡加野蔷薇根15～30克;若阴虚症状不明显而气虚症状突出(舌质淡胖,或边有齿痕,咽不痛为辨证要点),可去大青叶,加党参12克,桂枝剂量亦可酌情加重。

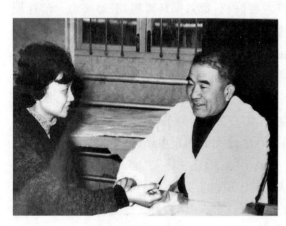

朱锡祺诊治患者

患者,女性,38岁。1982年5月3日初诊。自述数月前患咽痛感冒后继发早搏,时轻时重,某院拟诊为病毒性心肌炎后遗症。因不愿常服西药,来我院心脏专科求治。刻诊:心悸难宁,胸闷气短,烦躁少寐,恶热咽痛,舌质偏红,苔薄,脉细有歇止。心脏听诊可闻及早搏4～5次/分。心电图提示频发性室性早搏,大部分呈二联律,T波改变。即处以整脉饮口服(系本院自制),每次25毫升,每日3次。服1星期后症状逐渐改善。连服1个月,症状基本消失,未见早搏。

二、辨证施治针药结合,治疗哮喘有三方

哮喘一证,临床常见,但根治困难。哮喘之因有风寒、内火、痰饮、食积、气虚、阴虚等。李东垣认为"诸经皆令人喘,"《证治汇补》中指出:"内有壅塞之气,外有非时之感,膈有胶固之痰,三者相合,闭拒气道,搏击有声,发为哮喘病"。哮喘久延不已导致肺、脾、肾三脏俱虚,因而出现了本虚标实的复杂症状。在临床上,本病多见于体弱儿童,其中70%～80%在婴幼儿期患过奶癣;或多由先天不足(即肾精不足),见有鸡胸、龟背、面色少华,发育不良等症。在治则上,治标在肺,治本在肾,以培补肾精为主。

(一)掌握整体,辨证求因

哮喘一证,朱老是与脏腑经络的虚实情况作全面分析。哮喘有虚有实,常见虚实夹杂,是标实本虚,治宜标本兼顾。小儿哮喘,先天不足是本,短气不足以息是症,朱老每以大补元气之剂,资助先天,培补后天,同时兼取平喘祛邪之品,以折其标,因而在治疗上常获满意的疗效。朱老认为临床须辨明"寒喘""热喘"。寒喘与热喘可以交替出现,必须仔细辨证施治。

1. 寒喘的治疗——小青龙汤加减

基本方:生麻黄6克,杏仁12克,细辛3克,半夏6克,干姜3克,五味子6克。

功效:解表散寒,温肺化饮。

适应证：胸膈满闷，喉头痰鸣，痰液稀薄，畏寒头痛，口不干或渴喜热饮，脉浮紧，苔薄白。

中药加减：痰多加三子养亲汤（莱菔子 12 克，白芥子 9 克，苏子 9 克）。哮喘急性期多伴有胸闷。因甘草味甘，有助湿碍胃之弊，故弃而不用。

2. 热喘的治疗——泻白散合麻杏石甘汤加减

基本方：桑白皮 9 克，杏仁 12 克，冬瓜子 15 克，白前 9 克，旋覆梗 9 克，生麻黄 6 克。

功效：辛凉宣泄，清肺平喘。

适应证：呼吸急促，胸膈烦闷，咳嗽痰厚且黄稠，口干喜冷饮，脉滑数，苔黄，质红。

中药加减：高热加石膏 30 克，知母 9 克；哮喘严重加江剪刀草 30 克，佛耳草 30 克，葶苈子 9 克；痰多黄稠加鱼腥草 30 克，山海螺 15 克，开金锁 15 克；咯痰不利加蛤壳 15 克，瓜蒌 12 克；喉中有水鸡声加射干 6 克；有过敏史者加苍耳子 15 克。

朱老配方，注重药性及配伍后的效应。他认为哮喘发作阶段，一般都存在着继发性肺部感染，相似祖国医学中所说的"热毒"。因此，在处方选药时，伍用鱼腥草、山海螺、开金锁等清热解毒药，以增强疗效。

3. 哮喘缓解期——固本培元粉

基本方：紫河车 90 克，地龙 120 克，煅蛤壳 120 克，苍耳子 30～60 克，蝉蜕 30 克，甘草 30 克。共研细末，混匀，贮密器中。

功效：固本培元，化痰平喘。

中药加减：寒喘加鹿角粉或仙灵脾 30 克，热喘加川贝粉 15～30 克。鸡胸、龟背、体弱儿童加生晒参 30 克。鹿角为血肉有情之品，温补肾阳，通调督脉，督脉为诸阳之会。哮喘患者多数自诉背部有寒冷之感，故取其温通督脉之功；仙灵脾具有温补肾阳，益精气的作用；川贝粉味苦、甘、寒，具有清肺化痰的功能；生晒参大补元气，益气培元，为补虚扶正的要药，与紫河车相配，其效更宏，对脾肾俱虚更为适宜。

服法：每服 3 克，每日 2 次，开水调下。随年龄酌情加减。

这是朱老临诊中常用的方法之一。其目的在于顾护正气，培补已虚衰的元阴元阳。哮喘缓解期治本在肾，以培补肾精为主。朱老根据多年临床实践自拟固本培元粉，方由紫河车、地龙、蛤壳、苍耳子、甘草组成方剂，对儿童患者，可以改善体质，促进生长发育，用以减少哮喘的发作，颇能见效。

（二）熟悉药性，精于配伍

在治疗上，朱老取原只紫河车，以古法焙干，研粉，效果较好。紫河车具有益气补精血，滋补强壮的功能，若得参类相助，其效果更佳；地龙即蚯蚓，其味咸寒，降泄，善走窜。能解除血管、支气管平滑肌的痉挛。古方补阳还五汤中取其活血通络的作用。民间用其通乳汁，对乳腺管痉挛引起的少乳，效果较好。朱老用于治疗"哮喘""雷诺病"等疾患，都可取得较好疗效。"广地龙"取其肉厚、肥大、白颈者为佳，韭菜地里的地龙更好。广东民间用地龙煎红茶（内含茶碱）治疗"哮喘"也有一定疗效；蛤壳清肺化痰；甘草味甘，据实验研究含有激素成分，如甘草次酸即有肾上腺素样的作用，此外甘草具有一定的抗炎、抗过敏的功效;苍耳子味甘苦温,可通鼻窍,有抗过敏作用。

患者,男性,35 岁。儿时曾患奶癣。15 岁时发哮喘。此后每年 10 月发病。平时每遇煤气、寒冷、灰尘必发哮喘。因屡治无效,求医于朱老。自诉 10 月已临,哮喘又发,呼吸急促,短气不足以息,喉中喘鸣,喘不得卧,辗转不宁,痛苦异常。精神疲倦,形体消瘦,咽喉肿痛。脉细濡,苔白腻。证属痰热壅肺,肾不纳气。治拟清热化痰,宣肺平喘,摄肾纳气。处方:党参 12 克,白术 9 克,茯苓 9 克,淮山药 9 克,菟丝子 12 克,五味子 6 克,麦冬 15克,黄芪 12 克,陈皮 6 克,半夏 6 克,鱼腥草 30 克,山海螺 15 克,开金锁 15 克,地龙粉(吞)3 克。服药 14 剂,病见起色。上方稍作加减,迭进 2 年余,哮喘未再发作。即在 10 月寒冷发病季节,或遇煤气、灰尘诸多发病因素亦不发病。续予调补善后,以资巩固。处以党参 15 克,麦冬 15 克,五味子 6 克,菟丝子 12 克,淮山药 12 克,茯苓 12 克,南沙参、北沙参各 12 克,半夏 6 克。

按语:朱老认为本例患者病经 20 余年反复发作,病根深而病机复杂。由于久病,导致下元虚损,出现肾不纳气,复感时令之邪气,致使肺气失宣,气机上逆,形成上盛下虚之象。病未发,治应扶正;病已发,宜祛邪。本例就诊时适值病发甚剧,痰热壅盛,阻碍清道,故哮喘不已。根据急则治标,缓则治本的原则,方取多味清肺化痰平喘之品,挫其病势,松动病根。同时,针对患者肾不纳气,已有下元虚亏的特征,施以培补正气,摄肾纳气之药。扶正与祛邪并举,故获此效。

患者,男性,11 岁。病儿生后 2 月患肺炎,愈后复出麻疹,疹后又发哮喘,经治未愈。每年 2、5、10 三个月必发哮喘;近 2 年来,除上述月份发病外,一年四季均见发作。其发病急,病势凶,急需激素及吸氧方能缓解。近日哮喘发作,咳吐大量泡沫痰。喘息倚肩,呼吸不利,打喷嚏,面色无华,骨弱肌削,青筋暴露,口唇殷红,纳谷不香,经常遗尿,脉细数,苔薄腻。证属痰浊恋肺,肺肾双亏。治拟泻肺平喘,化痰止咳以治标,扶正益肾,以固本。汤剂桑白皮 9 克,杏仁 12 克,麦冬 15 克,五味子 6 克,鱼腥草 30 克,开金锁 15 克,冬瓜子 15克,葶苈子 9 克,佛耳草 30 克。粉剂由地龙 120 克,紫河车 90 克,煅蛤壳 120 克,甘草 30克,蝉蜕 30 克,苍耳子 30 克,共研细末,每次 4.5 克,每日吞服 3 次。上方增减,汤粉同用,服药 2 年,哮喘基本不发,体质改善,病遂告愈。

按语:朱老从先天不足论治。由于先天不足,后天又失慎养,致使时令之邪有隙可乘。初则因痰饮留伏,久则结成窠臼,潜伏于内,每遇节气交变或外感风寒,束于肌表,引动宿疾,致使哮喘之症缠绵不愈,继因反复发作,内耗真阴真阳,中焦气虚,气血精微无以化生,故见面色无华,骨弱肌削,青筋暴露诸症。朱老用汤剂宣通上焦气机,泻痰浊而平气逆,攻其宿疾,药力专注,直捣病症之窠臼。取粉剂培补元气,增强体质,提高机体抵抗力,从而祛邪外出使身体逐渐恢复健康。

(三)开阔思路,针药结合

朱老对秋冬季节中发作频繁的哮喘患者除应用中药治疗外,也结合针灸、推拿、红外线局部照射等疗法。对 41 例哮喘患者用以上方法进行临床观察与分析。临床有效率

95％，无效 5％；男性有效率（100％）优于女性（82％）；还观察了白细胞计数和嗜酸细胞情况。

针灸疗法：寒喘取风门、肺俞、大椎，以麦粒灸 3～9 壮，取风门祛风散寒，肺俞宣泄肺气，大椎温煦阳气；热喘取列缺、太渊、尺泽、内关，施行补泻手法，取列缺清肺止咳，太渊、尺泽清肺泄热，内关清心包之火；缓解期取列缺、丰隆、肺俞、脾俞穴（泻），施行补泻手法，取列缺清肺止咳，丰隆顺气化痰，肺俞宣泄肺气，脾俞肃痰之源；也可灸大椎、身柱、至阳、命门、肺俞穴，以麦粒灸 3～9 壮，取大椎温煦阳气，身柱、至阳壮督脉经气，命门温补命火。

推拿疗法：搽足太阳膀胱经（风门→肺俞），推肩胛（肩胛骨内缘成弧线状），揉肺俞，捏背（长强→大椎），按肾俞，拿肩井，或揉天突，推任脉（天突→膻中）推膻中，推中府，抹胸（膻中→乳头），按揉乳旁（乳头外侧旁）。

红外线局部照射：选用国产 220W、250W 红外线发生器，照射背区（以身柱穴为中心，上至大椎，下至至阳，旁至膏肓），照射面积为 10 厘米×7 厘米，照射距离以患者感温暖舒适不烫皮肤为度，一般为 25～30 厘米，每星期治疗 2 次。

患者，男性，36 岁。1963 年 10 月 22 日。患者于 10 年前开始有哮喘现象，当时尚年轻，仅在一冬季晚上睡眠时喉头偶有吼叫声，略有痰浊，每次发作 1 小时左右。4 年前冬季，在赴宁波船上，由于过度疲劳，海风频吹，舱中空气闷热，致使哮喘大发，共持续 7 小时左右，经服用麻黄素 2 片无效，注射肾上腺素后才停止发作。此后，每年秋冬季节交替时就要发病，常发于半夜，发时汗多气急，不能平卧，胸闷咳嗽，恶寒，阳痿不振。脉细弦，苔薄白，体型中等。听诊示心界不大，心音低，两肺呼吸音粗糙。经过中药、针灸、推拿治疗 2 次后哮喘已止，咳嗽亦少，其后情况一直良好，哮喘未作。

患者，男性，30 岁。1963 年 10 月 22 日。哮喘已 15 年，由于感冒和咳嗽日久而起。近 3 年来，每于秋分之后，发作更显频繁，常发于黄昏 8 时左右，发时气急咳嗽，头昏作胀，胸闷寐差，口唇干燥，痰黄稠，如遇煤气及其他刺激性气味则更易发作；脉细数，舌质绛，苔薄白；脉搏 110 次/分，体型中等。听诊示心音较速，两肺呼吸音粗糙。经过中药、针灸、推拿治疗 3 次后，哮喘缓解，但睡眠较差；治疗 7 次后，情况良好，虽有数次感冒，哮喘亦未发作，睡眠如常。

三、对慢性结肠炎、婴儿伤乳腹泻有独到经验

（一）慢性肠炎丸

慢性结肠炎在中医属"泄泻"范畴。《景岳全书·泄泻》说"泄泻之本，无不由于脾胃，盖胃为水谷之海，而脾主运化，使脾健胃和，则水谷熟腐而化气化血，以行营卫。若饮食失节，起居不时，以致脾胃受伤，则水反为湿，谷反为滞，精华之气，不能输化，乃致合污下降而泻痢作矣。"在治法上，《医宗必读》提出淡渗、升提、清凉、疏利、甘缓、酸收、燥脾、温肾、固涩九法。

慢性结肠炎以腹泻、腹痛及粪便中带有黏液或兼有脓血为主症。朱老认为病在结肠，

服用汤药，经胃及小肠，已尽吸收，到达结肠，药力薄弱，故疗效欠佳。于是以丸剂代之，取"丸者缓也"之意，使药力至肠道发挥作用。经过多年临床经验总结，制订了"慢性肠炎丸"，取得了很好的疗效，受到患者的欢迎。

基本方：焦楂炭135克，川朴30克，苍术60克，淮山药60克，苦参60克，白头翁60克，补骨脂45克，煨木香30克，蚂蚁草30克，升麻24克，炮姜24克。

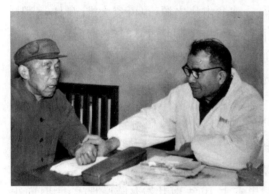
朱锡祺诊治患者

制作：共研细末，混匀，水泛为丸，如同梧桐子大小。

功效：健脾益肾，祛湿止泻。

服法：每次6克，日服2次。一般需连续服2个月。

方解：川朴、苍术燥湿健脾；白头翁清利湿热；煨木香、苦参清热止泻；补骨脂、炮姜温中益肾；淮山药、升麻健脾益气，升提中气；焦楂炭味酸收敛，涩肠止泻；蚂蚁草清热解毒，利湿止泻。

朱老用药前必须详细询问病史，认真检查，明确诊断，选择适应证。对大便呈"带鱼肚肠"样的患者（古云五色痢）须排除结肠肿瘤；对五更泄（鸡鸣泄）要考虑肠结核；另外，血吸虫感染或早期肝硬化者也可能出现慢性腹泻，应予鉴别。

（二）婴儿伤乳腹泻验方

婴妇儿腹泻多因伤乳、伤食、感受寒邪、湿热郁结或脾胃虚弱而发病，均可引起脾胃功能失调而致腹泻，临床上以大便次数增多，便质稀薄或呈水样，或兼有未消化的乳食残渣及黏液为特征。朱老经治近百例患儿，一般一二剂即能见效。故拟婴儿伤乳腹泻验方。

基本方：山楂炭12克，青皮6克。

制作：上为1剂量。共研极细末，混匀备用。

功效：消脂肪，疏利止泻。

服法：上为1剂量，以水160毫升（约12汤匙）调成浆水状，加红糖适量，隔水蒸20分钟。每服15毫升（约3汤匙），每日4次，即一剂量分3天左右服完。

方解：山楂炭用武火加热，至表面焦黑色，内部焦褐色，取出放凉。其气稍苦，味道亦苦涩。入脾、胃、肝经，有消食健胃、活血化瘀、收敛止痢之功能。对小儿乳食停滞有特效；青皮味苦、辛，性温，归肝、胆、胃经，有疏肝破气，消积化滞的功效。

患者，女性，6个月，1982年6月1日初诊。患儿3个月时，因感冒咳嗽，过服竹沥油，引起腹泻。当时大便溏薄，每日7～8次，伴有呕吐。3个月来历服无味氯霉素、土霉素、痢特灵、消食吐、消化新、婴儿腹泻合剂、乳酶生、婴儿素及中药汤剂等，因收效不显，转请朱老诊治。目前大便稀烂，吐有奶块，每日5～6次，不思乳食，苔薄腻，脉滑数。此乃药石乱投，脾胃受伐，乳食不化。处以上方一剂，如法制服。药后大便减至日2～3次，继服一剂,大便成形,每日一次。1月后随访,未见复发。

四、医德高尚,无私奉献

(一)无私传授,乐育后人

朱老长期从事临床,尽管临床业务繁忙,但一直把培养中医人才视为己任,凡有上海中医药大学的教学任务,无论是对本科生或"西学中"学员的讲课和临床带教,他都乐意承担,悉心备课。在教学过程中,他不限于让学生抄抄方子,而是把自己多年的临床经验和技术无私地传授给学生,做到知无不言,言无不尽。他在用药方面突破传统,往往让学生不知所措,他叮嘱学生仔细观察患者临床的症状变化,耐心观察治疗效果。先以事实服人,然后剖情析理,务必使学生知其然,也知其所以然。

在一次门诊带教时,一位女患者咳嗽咯血,呼吸困难,不能平卧,面色晦滞,口唇青紫,西医诊断为风湿性心脏病,因用西药疗效不显而转求中药治疗。朱老在处方中重用桂枝15克,一位学员面有难色,不敢落笔开方。朱老说大胆开方,服药后3天可见分晓。3天后患者来复诊,自诉服药1剂后血即止住,第2天气平,面色及口唇转红润,精神渐振,学生们深为折服。这里又一次表现出朱老的艺高胆大和对患者的敢于负责的精神。为了明其医理,朱老特地组织一次学术小讲课。他说用桂枝虽有四禁(血证、阴虚、外无寒邪、阳气内盛)之说,古人警钟长鸣,但见风湿性心脏病咯血用桂枝另当别论。因为风湿性心脏病咯血,原因是二尖瓣狭窄或闭锁不全,使肺动脉或左心房压力增高所致。重用桂枝,意在温振心阳,又配有丹参活血,加强左心室的收缩功能,以达到减轻肺动脉与左心房的压力,肺部瘀血的症状得以控制,咯血之症自然告愈。学员听了茅塞顿开。

凡是学生或青年医生向他求教,无论是归谁带教的,他都不分亲疏,一视同仁,倾心相授。学生在他的传授之下将他的经验方汇集整理,取得科研成果,他获悉后感到非常高兴,认为年轻人有作为,青出于蓝而胜于蓝,一代更比一代强。

(二)一心救助,不计得失

朱老从事岐黄生涯五十余载,平时待人和气,乐于助人,对患者更是急人所急,一心救赴,从不计较个人的得失。他把治病救人视为己任,不但在医院是如此,就是在过路途中也是如此。他在汽车站候车室里等车的时候,只要发现有人发病,他就会挺身而出,给予救助,即使到了他的晚年,他也仍然乐此不疲。

1976年初夏,一个星期六的下午,朱老接到医院门卫陶师傅的电话,说其家属病重,请求出诊。陶家远在七宝镇的乡下,当时无公交车直达。陶师傅准备骑自行车赶到徐家汇来接朱老。朱老对陶说"你家属病重,不用来接,请放心,我自己想办法过来。"他说到做到,从徐家汇到七宝历时数小时,赶到患者家中。诊毕,再从七宝返回徐家汇,转车到家时,已是半夜11点半了。汗水浸透了他的内衣,脚上也磨出了两个血泡。他的妻子既着

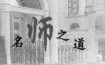

急又心疼地问他,为何这么晚才回来。他风趣地说:"今天,我把卫生工作的重点放到农村去,当了一回赤脚医生。"朱老这样一心救赴,急人所急的故事不胜枚举。他常对人说:"人生在世'三乐'为要,即知足常乐,助人为乐,自得其乐,其中助人为乐尤为重要。"

(三)困卧病榻,不忘天职

晚年他身患慢性支气管炎、肺气肿、肺源性心脏病、冠心病、房颤和心力衰竭等多种病症,曾经多次住院。但是在住院期间,他从来不把自己等同于普通患者,而是当作肩负特殊使命的医生,经常自觉地担负起医生的义务,参与会诊,提供忠告,深受所在医院医生和护士的欢迎。

1986年11月,他因病重住进胸科医院。同住该院的一位女患者,因风湿性心脏病二尖瓣狭窄,作二尖瓣剥离术已4天,精神疲乏,汗多淋漓不尽,肢体厥冷,入睡困难,不思饮食。其家属听说朱老是沪上著名的中医心脏病专家,企盼能为她开方调治。当时,朱老的学生小唐在旁,看到老师病重在身,困卧病榻,十分为难。但朱老严肃地对学生说:"救人要紧,快去询问病史,诊察苔脉,然后我讲你抄方。"小唐诊察苔脉后,朱老说此患者罹患风湿性心脏病年久,加上手术创伤,元气过耗,导致气血两亏,阳气衰弱,不能敷布肌肤,故肢体厥冷;卫阳不能外固,则肌表空虚,营阴不能内守,则汗出淋漓。脉象细微结代,为元气衰惫之兆。汗为心液,大汗淋漓不尽,耗伤元气与津液,两者互为因果,恶性循环,大有亡阳虚脱之危象,亟宜回阳救逆,益气固本为先,遂拟方予服。患者服2剂后,出汗明显减少,肢体转温,但夜寐尚欠安。再服2剂后,出汗止,精神亦振,纳食增旺。大家都被朱老急患者所急,无私奉献的精神所感动。

朱老除担任岳阳医院中医内科主任医师之外,还在一些医疗机构和学术团体中兼职。比如,当时我们医院在南京西路,上海胸科医院在北京西路,靠得很近。朱老擅长治疗心脏病,连当时胸科医院一流的心血管专家对他的医术都十分敬重和钦佩,聘他当该院中医顾问,常常邀他去会诊。朱老虽然门诊繁忙,但总是有求必应,常利用中午或下班后或星期天前往会诊,通过中西医结合治疗方案,使不少危重的心脏病患者转危为安。

朱老心地仁慈,不仅医术精湛,而且医德高尚。在他眼里,患者都是亲人,没有高低、贵贱之分。不论是领导、亲戚、朋友,还是贫困患者,他都一视同仁,同样地细致、周到、热情。对那些家境困难的病员更是热情有加,不但不收取诊金,而且还给予资助,让他们在看病的同时感受到阵阵暖意。所以朱老在同行和患者中的口碑是非常非常的好。

朱老出身清贫,心慈仁厚,凡贫病者求治,不取诊金,深受患者称颂。他毕生酷爱中医事业,不求名利,唯求治病救人,他的无私品德至今仍被后人称颂。从医50年积累了丰富的经验,擅长治疗内科杂病,对治疗冠心病尤多心得,在业内享有一定的声誉。临诊之外积极指导和参与中医科研,热心带教,培养了不少中医、中西医结合的中年骨干。

主要著作和论文

1. 主要著作
高肇基,朱锡祺,唐文中,等.高血压病的定风平肝疗法.上海:上海科学技术出版社,1959.

2. 主要论文

[1] 陶御风.著名老中医朱锡祺治疗心脏病的用药经验.上海中医药杂志,1983,(5):5-6.

[2] 熊庚义,夏汉德.朱锡祺老师治疗慢性风心病的经验.辽宁中医杂志,1983,(11):3-4,7.

[3] 陶御风.朱锡祺老师常用"心病四方"介绍.辽宁中医杂志,1984,(2):1-3.

[4] 张伯臾,祝谌予,朱锡祺,等.心律失常证治.中医杂志,1985,(7):9-14.

[5] 韩新民,林阁加,章晓蓉,等.强心饮体外抗血小板聚集作用的实验观察.上海中医药杂志,1985,(1):41-42.

[6] 韩新民,王瑞娟,金伟勇.朱锡祺用强心饮治冠心病的经验.上海中医药杂志,1985,(6):38.

[7] 陈宇材.朱锡祺治疗心律失常的经验.辽宁中医杂志,1986,(2):16-17.

[8] 王有恒,陈业孟.朱锡祺治疗20例病毒性心肌炎的经验.上海中医药杂志,1986,(4):9-11.

[9] 唐国章.朱锡祺治疗心病经验.吉林中医药,1987,(1):6-7.

[10] 上海市举办首次中医药科研成果信息发布会.中成药,1987,(5):8.

[11] 张之澧,朱荣达.朱锡祺老中医治疗心悸经验.云南中医杂志,1988,(1):3-4,17.

[12] 蒋龙贵.朱锡祺治疗心脏病的用药经验.江西中医药,1990,(3):12.

[13] 王复兴.朱锡祺治疗心悸用药经验的探讨.福建中医药,1995,(6):16-17.

[14] 唐国章,何立人.朱锡祺临床治心经验谈.上海中医药大学上海市中医药研究院学院,1996,(Z1):51-53.

[15] 朱锡祺.全国名老中医治病经验谈系列——朱锡祺治心律失常经验.家庭用药,2006,(9):25.

[16] 朱锡祺,胡知临,赵善祥.综合治疗哮喘41例初步分析.上海中医药杂志,1964,(10):8-11.

[17] 朱锡祺.哮喘治验.江苏中医杂志,1980,(1):24-25.

[18] 莫雪琴,郭天玲.朱锡祺医师应用虫类药物经验.上海中医药杂志,1981,(10):39.

[19] 朱锡祺,徐明光,周荣根.慢性肠炎丸(片)的组成及疗效.上海中医药杂志,1982,(7):22.

[20] 周荣根.朱锡祺老中医治疗哮喘的经验.辽宁中医杂志,1982,(9):35-34.

[21] 陶御风.婴儿伤乳腹泻验方.中医杂志,1983,(5):22.

(黄琴峰执笔,陶御风　朱玄璋供稿)

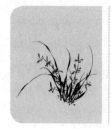

经典勤学明辨证　临床精研通为贵

——记中医名家刘树农

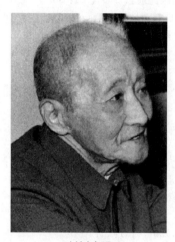

刘树农照

刘树农(1895～1985)，江苏省淮安县人。1956年加入中国民主同盟，1985年3月以91岁高龄加入中国共产党。出身中医世家，是刘氏第七代传人，为近代山阳医学的代表人物之一。幼承家学，随堂伯父等侍诊。1920年正式开业，在诊治当地流行的热病、霍乱病中疗效颇著，声誉日隆。1936年曾应邀赴南京任唐生智医学顾问。1938年起定居上海行医。1956年应聘来上海中医学院执教，担任《金匮要略》教研组主任，内科教研室、中医文献室主任、各家学说教研组主任、学院院务委员及专家委员会委员，上海中医研究所、气功研究所顾问，上海市自然辩证法研究会理事、上海中医学院自然辩证法学会副主任委员。1978年被聘为中医学院教授、硕士研究生导师。

刘老熟谙中医经典著作，博学强记，被称为"活字典"。治学严谨，兼通医理与哲理。常引顾亭林"凡著书立说，必为前人所未言而为后人所必需者"一语，以告诫后学。自进入中医学院后，学习运用唯物辩证法钻研中医理论，感到"豁然开朗"，悟出中医学有生理活动、病理变化和临床辨证论治三大规律。晚年致力于活血化瘀的临床研究，曾指导上海市心血管研究所进行"陈旧性心肌梗死中医辨证"的研究。门人编著有《刘树农医论选》《刘树农先生纪念集》《刘树农论内科》《内科名家刘树农学术经验集》，并编写《金匮要略》《内经》《各家学说》等讲义。年近九旬，犹伏案撰写了20余篇医论。

一、家学渊源——循经临证弘"山阳"

刘老自幼研习四书五经，13岁起接触中医经典，在塾师卢竹居指导下熟读《黄帝内经》《伤寒论》《金匮要略》《温病条辨》《本草从新》《汤头歌诀》等医籍。17岁离开私塾在堂伯父刘小泉及大方脉家应金台两处诊所侍诊，至25岁开始正式行医。开业不久，在诊治当地的流行热病和霍乱吐下中便脱颖而出,治愈了一大批他医未能治愈的患者,从此在淮安地区声誉日隆。1936 年治愈唐生智将军久治不愈的眩晕和休息痢,更使他享有盛誉,并成为唐氏的随军医学顾问。1938 年刘老辞别唐氏,迁居上海,在沪挂牌行医。1956 年上海中医学院创建,被聘为院务委员会委员及金匮教研室主任,讲授第一届西学中研究班的《金匮要略》《黄帝内经》课程。以后曾先后任中医文献研究室主任和中医研究所顾问等职。1984 年被授予"文革"后首批教授职称,并以耄耋之年,先后亲自指导 3 名研究生。

刘老一生勤奋研读中医四大经典,特别对《内经》中的哲理、医理有深刻精辟的理解,一本《灵枢》几乎被翻烂了,书中还加有不少眉批圈点。1984 年刘老应上海市科协科技咨询服务中心之邀,编写《内经精华注释》并拟译成外文对外发行,可惜只完成"序"和"叙例"便与世长辞,这成为刘老不能瞑目的憾事。刘老对历代中医各家学说以及中医传至东瀛后形成的"汉方医学"也都博览无遗,他的博学强记在上海中医学院是出了名的,被誉为"活字典"。尤其令同道和后学敬重的是他对中医学术的科学态度,对古人、前人的知识和经验不是生搬硬记,而是运用辩证法思想,联系临床实际,予以合理取舍,或诠释发扬,或提出不同见解,在临床医疗工作中既能发掘运用古方,又能不断吸取他人的经验。他在《弥甘蔗境忆从前》一文中表达了对成功救治患者的欢愉,亦有对未能认识病机而治疗失败的反思,从中可以看出刘老救死扶伤、助人为乐的崇高医德,也反映了他尊重客观、善于总结的科学态度。刘老先生对待著作非常慎重,他常引用明代顾亭林的话教育学生:"凡著书立说,必为前人所未言,而为后人所必需者。"故一般不肯轻易贸然下笔。直至晚年,感到自己对中医理论的感悟以及几十年中医临床的经验"与其带走,不如留下",于是他抱着对中医学的责任感和对后学的期望,皓首奋笔著述,《刘树农医论选》就是他临终前一年完稿的,其中绝大部分内容为他亲笔撰写或改定,该书集中体现了刘老的主要学术思想、读书心得和临床经验。

纵观刘老一生治学可分为三个阶段,25 岁前为求学侍诊学医阶段;25～61 岁开业行医,在临诊中探索诸家学说,推陈出新,创业成才,加深中医理论造诣;61～91 岁,受聘于高等中医学府,授课带教、编写教材,接受自然辩证法思想,并以此审视古老的中医理论,指导总结临床实践,著书立说。

二、成才之路——弥甘蔗境忆从前

(一)启蒙与业师

刚废科举后,在风气闭塞的小城市里,家长都不愿孩子们去上洋学堂,仍留在私塾里念书,刘老也是其中之一。刘老的塾师是个晚清廪生,颇知医,对《黄帝内经》等经典著作有一定的研究。所以在教刘老读医书时,既讲文理,又讲医理,选择《素问灵枢类纂约注》《伤寒论》《金匮要略》《温病条辨》和《本草从新》《汤头歌诀》等医籍,要刘老熟读硬背。当时虽稍感重负,尔后却获益良多。七十余年前往事,历历在目。

刘老 17 岁离开私塾后,即在堂伯父小儿科小泉公和业师大方脉家应金台老夫子两处诊所轮流进行临床实习。尽管他们业务很忙,对徒弟们却严格要求,并毫无保留地传授他们的宝贵经验。由于刘老有了一些理论知识，在他们耳提面命之下，接受尚易。刘老堂伯父小泉公曾教导他："小儿为稚阴稚阳之体，一旦罹病，即应速战速决，不能以疲药误事"。小泉公这样说，也是这样做的。如小泉公对于当时流行的天花，在初期每重用透托和清解，并善用大黄，以泄在里之热毒，继则补益气血，分别兼温或兼清，以托里排脓，治愈了很多的险症。至于应老夫子则聪慧过人，学识渊博，尤精于湿温病的治疗，他坚持"气化则湿邪自化"的原则，以《温病条辨》中的三仁汤为基本方，随证加减，既善于守，也善于变。记得应老夫子曾治一湿温患者，在服用三仁汤加减四五日之后，病势不但不减，胸痞反而加剧，但不拒按，且伴有不得卧、不知饥、不欲饮等症，苔厚腻浮灰而滑，脉沉细而数。应老夫子毅然改用瓜蒌薤白桂枝汤加干姜、细辛，直通胸中之阳，而横扫阴霾。药下咽后，胸痞顿开，诸症递减，身热亦得周身汗出而解。应老夫子辨证之准确，应变之敏捷，使刘老受到很深刻的教育，给刘老的印象亦最深。

（二）失败与成功

刘老开业后不久，两业师即相继谢世。而刘老在他们余荫之下，业务开展很快。一年初秋，里中曾发生一种发热、有汗、咳嗽、鼻血等症状的流行病，蔓延颇广。当时医者多从新感引发伏暑论治，但未能愈病。刘老在诊治时则据患者数脉且右大于左的脉象，认为是《温病条辨·上焦》篇所说的"秋燥"病，分别予以桑杏汤或沙参麦冬汤等方加减，辄应手取效。越二年的夏秋之交，又流行一种上吐下泻的病症，患者甚至肢冷转筋，躁扰不宁。刘老通过辨证，确认其为"热霍乱"，用王孟英《霍乱论》和姚训恭《霍乱新论》两书中所载的连萸解毒汤、驾轻汤和蚕矢汤等方，治好了很多因误服热药而至危重的患者。由是而声誉日隆，求诊者日众，且委之以疑难重病不复置疑。于是，在诊治时亦遇到一些在知识范围以外不能识别的患者，如急慢性阑尾炎、急性胰腺炎、宫外孕、尿毒症等竟也治疗无效而死亡。及今思之，犹有余恸！然而，这些失败的例子，犹可诿之于历史条件的限制。使刘老最感痛心、给刘老教训最深刻的，莫过于误治一病儿的经过，约1929年夏季，有一十来岁男孩，一得病即壮热、烦躁、神昏、抽搐，刘老认为是暑痫，用清营汤加减。开始进药，烦躁、抽搐即停止。续进苦寒撤热而壮热如故，屡投芳香开窍而神昏依然。旬日后，病儿于昏蒙中用右手频掐阴器，去其手，手复至，问其故，不能答。刘老亦莫知所措，过三四日，即死于内闭外脱。究其致死之由，久久不能得。1939年来上海后，得见日人源元凯所著《温病之研究》，系疏证《瘟疫论》之作。该书上卷之末，有"掐阴"一节，述一染疫病儿，至六七日，烦躁谵语，神昏不宁，频掐阴。诊其少腹，按至横骨旁，有蹙额痛苦难堪状，而所掐便止，放手复掐，予加减真武汤，至八九日而热解，神少苏，所掐亦渐止。经请问，乃知其所以掐，是少腹连阴筋剧痛不可忍。因确认其为"脏结"证。阅毕，刘老不禁骇然而起，绕室彷徨！回忆前所过病儿之死，并非死于病，而是死于药。病一开始，即误于寒凉遏抑，逼其内陷，转化为阴证，继而又未能及时用温药挽救。谁实为之，愧悔交加！在汲取教训以后，每遇小儿暑痫，均治以风引汤，不妄事增损，二三日即痊愈。

1936年，经同乡人介绍，刘老到南京诊治某巨公（48岁）头晕病，症状为头晕而沉重，起立则觉天旋地转,时吐涎水,旋吐旋生,食少神疲,静卧懒言,如是者近一年,经中西医治疗无效。刘老诊其脉沉弦而缓,视其舌淡苔灰滑,知其为在上之清阳不足,浊阴之邪上泛,已成阴乘阳位之局。但屡进苓、姜、术、桂、参、茸之品,仅得稍稍改善,而效不显著。患者有休息痢史,每月必发,经西药治疗,三五日即止。结合这一点,遵张子和"寒湿固冷,又泄而出之"之说,按《备急千金要方》治"下腹中痰澼"的"紫圆"方,照方配制,先服如梧子大者3粒,得微下。隔一日用10粒分2次服,下水液杂脓血数次,越二日头晕即大减,灰腻滑润之苔亦渐化,食纳加,精神爽。续进调补脾肾两阳之剂,康复如初,休息痢亦不复发作。年逾八十,以他疾终。

在受到《温病之研究》的启发以后,深感日人治学之精与见识之广。又揣摩了汤本求真所著的《皇汉医学》,觉得这部书的好处,是教人从腹诊上以识别阴证与阳证。刘老在临床上曾根据确诊所得,用该书所赞赏的桂枝加苓术附汤,治愈了几个沪地所谓"湿温伤寒"属于阴证类型的患者。

（三）新环境与新成就

在党的中医政策光辉照耀下,1956年夏,刘老光荣地走上了中医教学岗位。如枯木之逢春,亲承雨露;庆晚年之幸福,"白首为郎"。既受教于良朋益友,又饱览夫玉轴牙签;既能从今以验古,亦可温故而知新。尽管学而不力,却也略有所得。

1. 关于理论　刘老初步学习了一些哲学著作以后,懂得了:① 中医理论的形成,是我们祖先在积累长期和疾病作斗争的实践经验中,认识到医学这门学科中事物的矛盾法则,其变化发展的根本原因在于事物内部所包含的对立势力的相互作用和斗争。因而在矛盾普遍性原理指导下,运用具有哲理的矛盾分析法的阴阳学说,来阐发医学这门学科本身特殊的矛盾运动规律。中医书籍中的阴阳二字,虽然在不同的地方有不同的含义,但"运动本身即是矛盾""运动是物质存在的形式",阴阳两者的本身,是客观存在的物质。而中医学理论体系中的阴阳学说,则是揭示医学特殊矛盾的说理工具,因而阴阳并不等同于普遍的矛盾。至于藏象、经络、血气、精津、营卫、病因等学说,无论其关系到生理活动或病理变化,都离不开矛盾运动的物质,也就离不开阴阳。所以《素问·阴阳离合论》说:"阴阳者,数之可十,推之可百;数之可千,推之可万;万之大不可胜数,然其要一也"王冰注:"一,谓离合也。"所谓"离合",即意味着对立统一的矛盾运动。基于此,也就加强了刘老一向主张以阴阳学说为中医理论体系核心的信念。② "天人相应"说的精神实质,符合恩格斯《自然辩证法》所认为"生命存在方式的基本因素在于和它周围的外部自然界的不断地新陈代谢"的观点。毫无疑问,新陈代谢,是生命生存的基本条件。如《素问·阴阳应象大论》说:"味归形、形归气、气归精、精归化。"固然只是粗略地描绘机体新陈代谢的概况,而《素问·六微旨大论》"故非出入则无以生、长、壮、老、已,非升降则无以生、长、化、收、藏。是以升降出入,无器不有"之说,则是对自然界一切事物不断地在进行新陈代谢的概括。③ 中医发病学的特点,不仅在于认识到疾病内部存在着邪正斗争的矛盾,更重要的是在内外因统一的认识基础上,把机体的正气(内因)放在首要的地位,邪气(外因)能否致人于病,决定于机体正气的适应能力。这就符合于"内因是变化的根据,外因是变化的条件,外因通过内因而起作用"的科学论断。至于陈无择只片面地看到致病之因,看不到受病之体的"三因"说和王清任"本不弱而生病"之说,都不符合中医学固有的朴素的辩证法的两点论,而是形而上学一点论的纯外因论或被动论。唯有许叔微独具慧眼,能够辩证地对待疾病发生发展的问题。他在《普济本事方》中于经文"邪之所凑,其气必虚"的下面,又指出"留而不去,其病则实"。这和现代医学所认为因致病因子的刺激,机体生理性的防御机制起而抗争的观点,如出一辙。其实,这也就是疾病本身的辩证法。

在编写第一届西学中研究班中医内科杂病教材工作中,刘老认识到最重要的一条,是尽量把中医学这一文化遗产中最有实用价值的东西写进去,借以加强西医师学习中医的信心。例如写"虚劳篇"讲义时,鉴于过去关于虚劳病的论述,多数认为是"积虚成损,积损成劳",只强调正虚而不及邪实,并把现代医学的结核病也纳入其中。其实,我们的祖先对任何疾病的形成,都认为是邪正两方面的事,《内经》和《伤寒论》《金匮要略》对结核病均有大量的记载,细按即得。因此,把"虚劳"分为"虚损"与"劳瘵"两类。前者因另开《金匮要略》课程,只简略地叙述汉以后关于"虚损"方面比较切合实际的理法方药,后者则重点突出《外台秘要·骨蒸门》所引用的"苏游论",其曰:"毒气内传,周遍五脏而死"。所谓"毒气",是指六淫以外的外来之邪,这是非常可贵的认识。又如"肿胀篇"中刘老特别提出《金匮要略·水气病脉证并治》中"血不利则为水,名为血分"的观点。虽然它是指的"妇人经水不通",但已论及血与水的关系。这些都是中医学理论中的精华部分,理应晓之后人。可是,刘老在担任这项工作后不久,即病支气管扩张,大量咯血,反复发作,体力不支,而另让贤能。

在目前大量论著中,有不少论及了中医五行学说内孕育着"内稳定器模型""系统论"和"控制论"的萌芽。在这些论文的启示下,进一步认识到古老的中医学的确是一个伟大的宝库,并从而认为陆渊雷《金匮要略今释》"五行可废、阴阳不可废"之说,是毫无根据的。朱熹《太极图说注》中曾指出:"有阴阳,则一变一合而五行具……盖五行之变,至于不可穷,然无适而非阴阳之道。"由此可知五行之中固莫不具有阴阳,而中医五行学说以五行联系机体内外环境的整体统一和相互资生、相互制约、自动调节的一系列活动,又莫不包含着阴阳两者的矛盾运动。陆氏未见及此,故其有废此存彼的错觉。若夫中医惯用的有关五行方面术语中的"克"与"制",则应有所区别,不能混淆不分。因为它关系到生理与病理,即正与邪两个方面,而其含义各异。如《医经溯洄集》在解释"亢害承制"时说:"承,犹随也。不亢则随之而已,既亢,则起而制之,承斯见矣。"这和《类经附翼》"无制则亢而为害"说中的所谓"制",都属于生理性的自动调节。施制与受制的双方,都属于正的方面。当然,制的作用,也可施之于邪的一方,如培土以制水,滋水以制火,其所制者,自属于邪。不过,这所谓制,是来自体外的输入。假如是阳明大实,煎熬肾阴,则为邪土克正水;水湿上凌,蒙闭心阳,则为邪水克正火。总之,克我者为邪气之贼害,被克者为正气之受戕。正如《素问·至真要大论》所说:"清气大来,燥之胜也,风水受邪,肝病生焉;热气大来,火之胜也,金燥受邪,肺病生焉……"因此,为了使概念明确,对克与制的含义,有严格区分的必要。

2. 关于临床　在临床带教中，单靠中医的辨证，显得十分不够，这是毋庸讳言的。然而有些案例，在实验室检查的客观指标提示下得以确诊，但其中往往也闪烁着中医理论的光辉。例如，慢性肾炎患者的早期，尿检中有蛋白、管型、红细胞、白细胞等，至晚期血检中非蛋白氮等升高而死于尿毒症。这就充分证明了清代邹树在《本经疏证》"山药"条下"肾气者，固当留其精而泻其粗也"之说，是天才的发现。在当时的历史条件下，当然不可能清楚地认识到精与粗的实质，但这一论点，确是对肾脏生理功能认识上的突破。尤其是在目前，有足够的资料使人理解到：慢性肾炎患者，始而"留精"功能不足，亦肾气之衰颓；继而"去粗"功能有亏，知邪毒之潴留。从而为指导治疗提供了有益的论据，有力地纠正了过去仅据尿毒症出现的惊厥、昏迷症状，认为是病久及虚、虚风内动，治以三甲复脉汤等方的偏差。不仅如此，现在还能根据肾脏早有器质性病变的认识，及早地适当佐用活血化瘀、消肿生肌的药物以提高疗效而推迟恶化，乃至完全治愈。当然，也不能因此而忽视中医的整体观点。如在治疗经过现代医学确诊为冠心病范围内的某些心脏疾患时，根据传统的四诊所得，参用补肾阴或温肾阳的方法，往往取得比较满意的疗效，这又说明了中医"心肾相交""坎离既济"等理论并没有过时。与此相反，刘老在运用肤浅的现代医学知识从事临床实践中，又常常感到某些中医理论的不够完善，甚至变更了原来整套的理法方药。众所周知，现代医学的炎症，主要是一种局部充血、水肿的病理变化。刘老曾遇到一个失音 5 年、别无所苦、久治不愈的患者，即根据五官科对声带检查的结论，用通窍活血汤合真人活命饮加减，不过数剂即得音开而逐渐响亮如初，这就免去了"金实不鸣"还是"金破不鸣"不必要的顾虑。还有，刘老曾用活血消肿、渗湿清热、专理肠间的方法，治愈多例慢性腹泻，以及在治疗慢性迁延性肝炎和早期肝硬化的过程中，总是尽先解决血气有亏与邪毒和瘀血留滞这一对虚与实的主要矛盾及其矛盾的主要方面，多能完全治愈或获

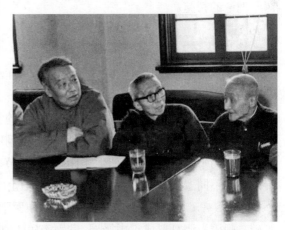

金寿山、黄文东、刘树农等在民主党派座谈会上交流

得缓解。这又使刘老感到李士材治泻九法和王旭高治肝三十法，都有限于历史条件而不尽切合实际之处。也有一些慢性腹泻，其病机正如《临证指南医案》"便血"案中所说"脏阴有寒，腑阳有热"的相反状况，治疗上自应兼筹并顾。叶氏之说，自是从《金匮要略》黄土汤方义领会而来。实际上，有很多胃肠疾病和其他方面疾病的病机，同时存在脏寒腑热的情况，亟须仔细分析，这就是辩证法在病理上的体现，也是辨证论治的精华所在。刘老忆及《医学入门》有"人皆知百病生于气也，而不知百病生于血也"之说。刘老则认为，百病未必皆生于血，但百病或多或少地与血有关。这从活血化瘀法在临床上用途之广，取效之捷，可见一斑。刘老常说："吾生有涯而知无涯。纵皓首穷经，犹未窥堂奥。然涉猎既久，也不

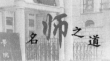

到有一知半解。但一念及先贤顾亭林'凡著书立说,必为前人所未言,而为后人之所必需'之言,则又不敢率尔操觚。荏苒至今,徒伤老大"。

最后,刘老不辞衰朽,速向同道们贡一得之愚:"我们祖先留下的宝贵医学,是研究和解决医学部门特殊矛盾运动的学问。要学好这一宝贵医学,就要学习辩证法。《辩证唯物主义讲课提纲》中曾指出"科学历史告诉我们,每一种科学都是研究世界某一方面过程的矛盾运动的学问,科学家只要一旦离开了矛盾分析的研究,把它研究的对象看作是没有矛盾的东西,就要使科学的进步遇到障碍"。因此,刘老常说他愿在有生之年,和同道们一起,一面加强对辩证法的学习,一面呼吁多学科的协助,进一步探索中医学理论的精髓,为中医学术的发展共同努力!

三、学术成就——理论临床有创见

刘老的学术思想极为突出的是自始至终贯彻辩证法的观点,从早年学习《黄帝内经》后形成的朴素的自发的辩证法思想,20 世纪 50～60 年代学习了恩格斯的《自然辩证法》,毛泽东的《矛盾论》《实践论》以后,更上升到唯物辩证法思想,并进一步用以研究和认识中医学理论的精髓。

(一)《内经》蕴含着辩证法的"两点论"

刘老认为《内经》最可贵之处是贯穿了辩证法的"两点论",特别是其中的阴阳学说和邪正斗争观点,包涵着精深的哲理。

1. 阴阳学说　阴阳学说是中医基础理论的核心,阴阳学说揭示了中医学本身特殊的矛盾运动规律。如健康人体应是阴平阳秘,阴阳消长,消而不偏衰,长而不偏亢,阴阳处于一种动态的平衡之中,两者相生相制,自动调节。阴阳学说涉及人体的生理、病理、诊断、治疗。他不同意把藏府学说作为中医基础理论的核心。

2. "无病无邪,无邪无病"　刘老认为中医学中邪正斗争的观点是中医发病学的思想基础。阴阳失调是形成正虚受邪、发生疾病的原始内在因素;而任何疾病的发生发展都是离不开邪之为害,即所谓"无病无邪,无邪无病",人处于气交之中,不啻处于邪气的包围之中,因此邪正斗争贯穿生命的整个过程,也贯穿任何疾病的始终。此观点可以说刘老深刻领悟并继承和发展了金元时代张子和的学术思想。

(二)对中医学的独到见解

1. 阴平阳秘　是人体生理活动的规律:机体为了健康与繁衍,总是力图对外在的天时、地理、人事各个方面的因素作出适应性的变应,以达到阴平阳秘,这是人体正常的生理活动自我调节的规律。

2. 邪正斗争　是人体病理变化的规律:病体的病理是机体为恢复健康而斗争的生理防御力量(正气)与致病因子包括病理产物(邪气)作斗争的过程,因此邪正斗争反映了病体的邪正进退的病理变化规律。

3. 辨证论治　是中医临床学的规律。刘老认为中医临床学的辨证论治规律主要内容为：① 识别阴阳、审症求因。即通过望闻问切四诊，综合病体的种种症状，对照有关理论，通过审症求因，鉴别假象找出疾病的本质，作出适当的治疗。② 祛邪以安正，扶正以祛邪。两者是辩证的统一，若邪实为矛盾的主要方面，则必须以祛邪为主，邪去则正安；若矛盾的主要方面为正虚，则应以扶正为主，正气足而邪自去，实际上扶正与祛邪，两者相辅相成。③ 同病异治、异病同治。同是肝病，但有以湿热为主的，有以气滞血瘀为主的，治法自然不同。而有的病不同系统，但辨证发现有共同的病理机制，则可用同一治则甚至同一方剂进行治疗。同病异治、异病同治是中医临床学的又一规律。

（三）治疗学方面突出一个"通"字

在治疗学方面刘老十分重视一个"通"字。刘老认为人体以血气流通为贵，"《内经》所谓'疏其血气，令其调达，而致和平'之说，正是治病的基本方针"，认为"通法在治疗学上具有普遍性而不应忽视""在任何治疗方法中，总离不开一个'通'字"。因此在具体治疗法则中就特别推崇张子和的祛邪说，王清任的活血化瘀法，叶天士的"通络祛邪""通阳泄浊""宣通气血""疏通奇经"等法。刘老在这方面的论著有《浅论张子和祛邪学说的承先启后》《用"通"的观点探讨活血化瘀法的原理》等。特别对活血化瘀法有着极为精辟的见解，认为"活血化瘀法的功用，首先在于疏通经隧""活血化瘀法的原理是以通为补"，在临床上也积累了丰富的经验。

1981年刘老指导研究生邵启惠等对治疗糖尿病临床疗效，作较长时间的观察，求实验证。临床发现糖尿病患者的全血比黏度、血浆比黏度、红细胞压积、血浆渗透压、纤维蛋白和男性患者的红细胞电泳时间都显著高于正常人，血瘀可能是产生血管和神经并发症的重要原因，因而他们认为，在控制糖尿病的基础上，采用活血化瘀药物来预防、延缓血管和神经的病变，缓解其症状，是具有一定的理论依据。老年人糖尿病的病理特点应为本虚标实，阴虚为本，血瘀为标，本虚可致标实，标实又可加重本虚，进而促使各种并发症的形成。治疗宜标本兼顾，养阴活血并用。表明在糖尿病的辨证施治中，活血化瘀中药的使用显得十分重要，加用活血药不仅有利于改善糖、脂代谢，且有助于改善血液高黏状态，从而纠正组织缺血缺氧，增加了脏器血液灌流量，有利于并发症的防治。

刘老经历了清代、民国、中华人民共和国三个时期，业医司教的经历长达65年，不仅阅历和临床经验十分丰富，而且由于勤奋好学，博学强记，善于思辨，因而对人生、对中医学的发掘和展望也有着过人的见识。总结刘老的中医学理论和实践方面的经验是一件极有意义的工作。

--------------------------------- 主要著作和论文 ---------------------------------

1. 主要著作

［1］　刘树农编著，郭天玲，朱抗美整理.刘树农医论选.上海：上海科学技术出版社，1987.

〔2〕 朱世增.刘树农论内科.上海：上海中医药大学出版社,2009.

〔3〕 上海中医药大学中医文献研究所.内科名家刘树农学术经验集.上海：上海中医药大学出版社,2002.

2. 主要论文

〔1〕 刘树农.当归芍药散对妇女漏经病治验的简述.上海中医药杂志,1955,(7)：28.

〔2〕 刘树农,潘益吾.读"从巴甫洛夫学说来研究张仲景伤寒论的六经证治法则"一文后.上海中医药杂志,1955,(11)：21-23.

〔3〕 刘树农.从中医学术基础上研究治疗血吸虫病的管见.上海中医药杂志,1956,(4)：4-6.

〔4〕 刘树农.经络学说与"辨证论治"的结合.上海中医药杂志,1959,(10)：12-13.

〔5〕 刘树农."阴阳五行学说"运用于临床的体会.上海中医药杂志,1962,(9)：1-5.

〔6〕 刘树农.刘河间学说管窥.上海中医药杂志,1963,(2)：34-36.

〔7〕 刘树农.用"通"的观点探讨活血化瘀法的原理.上海中医药杂志,1979,(1)：11-14.

〔8〕 莫雪琴,郭天玲,刘树农."痰"与心脏病发病的关系和治疗.上海中医药杂志,1981,(3)：18-19.

〔9〕 朱抗美.学习刘树农教授运用"通法"诊治失眠症.上海中医药杂志,1981,(4)：11.

〔10〕 刘树农,章敏,蒋见复,等."甘温除大热法"验案一则.中医杂志,1981,(5)：39-40.

〔11〕 刘树农,俞尔科.浅论张子和祛邪学说的承先启后.上海中医药杂志,1981,(7)：18-20.

〔12〕 刘树农.一正辟三邪.上海中医药杂志,1981,(11)：37.

〔13〕 朱抗美.随刘树农教授诊治虚劳证的体会.上海中医药杂志,1982,(3)：15-16.

〔14〕 李相端,陈灏珠,何梅先,等.100例心肌梗死中医辨证分型与实验检查.上海中医药杂志,1982,(11)：20-21.

〔15〕 蒋浩庆.刘树农老师对泄泻症的认识和临床体会.辽宁中医杂志,1983,(4)：16-17.

〔16〕 邵启惠,刘成,郭天玲,等.以活血化瘀法为主治疗糖尿病的初步观察.上海中医药杂志,1983,(5)：15-16.

〔17〕 刘平,郭天玲,刘成,等.当归芍药散治疗功能性子宫出血83例报告——附治疗前后血液流变性和甲皱微循环观察.中医杂志,1983,(6)：25-29.

〔18〕 沈雄伟,朱抗美,蒋浩庆.随师刘树农教授临证偶得.上海中医药杂志,1983,(12)：15-16.

〔19〕 刘平,郭天玲,刘成,等.功能性子宫出血血气瘀滞血气两虚的血液流变性和甲皱微循环变化的初步观察.上海中医药杂志,1984,(4)：48-50.

〔20〕 刘平,刘树农.活血行水法初探.陕西中医,1984,(4)：1-3.

〔21〕 刘平,郭天玲,刘成,等.功能性子宫出血患者的血液流变学变化与甲皱微循环关系的初步探讨.福建医药杂志,1984,(5)：35-37.

〔22〕 邵启惠,刘成,郭天玲,等.中西医结合治疗糖尿病84例临床观察.辽宁中医杂志,1984,(5)：15-17.

〔23〕 刘平,刘树农.活血行水法初探.陕西中医,1984,(4)：1-3.

〔24〕 刘成,郭天玲,邵启惠,等.糖尿病血瘀与血管神经并发症关系的探讨.辽宁中医杂志,1984,(7)：18-20.

〔25〕 俞尔科.精研覃思融贯各家——刘树农老师对子和、丹溪、景岳、天士四家的剖析.上海中医药杂志,1985,(1)：3-6.

〔26〕 邵启惠.药对偶拾——刘树农教授中药配伍经验.上海中医药杂志,1985,(3)：27-28.

〔27〕 邵启惠,刘树农.内托生肌散在治疗消渴脱疽中的运用及体会.中医杂志,1985,(3)：39-40.

〔28〕 邵启惠,刘成,郭天玲,等.中西医结合治疗老年人糖尿病的临床观察.福建中医药,1985,(4)：15-17.

〔29〕 楼绍来.羞与群芳随流俗爱从哲理运清思——访上海中医学院刘树农教授.上海中医药杂志,1985,(10)：9-12.

［30］　楼绍来.古松无量寿老鹤不知年——刘树农教授养生五字诀.上海中医药杂志,1986,(1)：46-48.
［31］　邵启惠,郭天玲,朱抗美.刘树农教授治疗内科疑难重症案例报告.福建中医药,1989,(1)：7-8.
［32］　茹小华.纪念著名中医学家刘树农教授诞辰100周年.上海中医药杂志,1995,(12)：14.
［33］　郭天玲.刘树农对祛邪学说的研究与应用.上海中医药大学上海市中医药研究院学报,1996,(Z1)：24-27.
［34］　吴佐忻,钱月琴.雄才博雅兴华夏——刘树农三首诗简析.中医药文化,1996,(2)：20-21.
［35］　刘树农.祛风利湿化瘀逐邪大法求通温脏清腑斡旋升降寒热并用.中国社区医师,2000,(4)：36-37.
［36］　朱抗美.师恩常忆师德牢记——深切缅怀导师刘树农教授.医古文知识,2002,(1)：6.
［37］　金芷君.刘树农教授论王清任学术思想.全国李时珍王清任学术思想研讨会,2002.
［38］　陈锐.刘树农腹泻治验.中国社区医师,2011,(7)：21.

（朱抗美执笔）

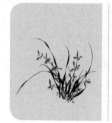

含笑杏林不争春　寻常人生持调低
——记应用"桂枝汤"得心应手的名医刘鹤一

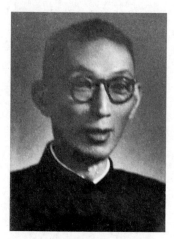

刘鹤一照

刘鹤一（1901～1976），号仁祚，江苏省武进县人。早年从伯父刘卓如习医，又师从金百川。1923年起悬壶行医。1954年应聘入上海市第十一人民医院，任该院内科副主任，1960年任上海中医学院附属曙光医院中医内科主任。

刘老临床50余载，擅长内科杂病，积累了丰富经验。认为"方药之用，与天时、环境等因素关系甚大，切忌尽信己方之验。为医者须知病有因药而效者，有因他故而愈者。为医者不唯须知药能愈人之理，亦当知不药亦有愈人之时。"推崇张仲景的《伤寒论》，强调其精髓在于严谨的辨证论治与药物巧妙配伍。刘氏遣方用药也继承此传统，常取两首经方组成复方，或与时方加减配合。程门雪遗著《女科摘要》，为刘老手抄。门人编著有《刘鹤一医案医话》《刘鹤一医话》。刘老对伤寒第一方桂枝汤应用得心应手出神入化，因而有"刘桂枝"的雅号。他谆谆告诫后学，临证之际，初不嫌猛、狠、闷，后不嫌灵、巧、活，关键在于准。若初即求稳，则寸步难行；反之，初即求活，必漫无中心。

一、出生清苦，从师学医

刘鹤一，出生于1901年1月4日。家住南市学院路。第二年尚在襁褓中，父亲弃养，寡母乳儿生活无着，生计主要来源只能依靠年轻母亲（蔡超南）延揽女红，也接受大伯卓如、二伯康乐的接济和贴补，生活十分清苦。1907～1909年，6岁，入私塾启蒙。张氏家族私塾在康定路涵养村，私塾老师由中医师张杏荪兼任。1910～1909年，转入上海曲六弯东明小学（校长毛子坚）就读，1914～1917年，入上海龙门师范求学。

从幼年到16岁，刘老的求学阶段生活极度困难，他意识到，贫苦的孩子处处受人歧视，人生没有出路，没有昂首挺胸的机会。所谓存在决定意识，环境决定思想，就形成他凡事都不敢直抒己见，而是委屈、自卑、谦让的个性，他为人低调，不问世事，随遇而安。

1917~1919 年,16 岁,由孩提转入成年,也是刘老外出从师就傅的年龄。因为自家大伯原本是开业的中医师,故在母亲和长辈们的关怀和提议下,就决定了择业的去向,即让侄子从大伯卓如学中医。按照传统习惯,开头三年诵读中医基本书籍,《内经》《伤寒论》《金匮要略》是必学的课程,不懂或难点,业师进行疏导和提点。刚学一年,不幸伯父因病去世。家里商量,认为如果中途放弃,未免太可惜了,结果就改从名医金百川继续学医。

金百川(1857~1930),字学海,祖籍浙江山阴,后因太平天国兴,其祖大经公迁居苏州闻门外半塘。是年 14 岁,从师于沪上朱滋仁先生,学凡六年,业成,乃回吴中悬壶。而立之年,其师朱氏溘逝,遂返沪迁居朱师寓中应诊。参与清代宣统初年的上海医学研究总所及辛亥革命后的中华医药联合会、中国红十字会等的创建工作。

当时金百川的医德好,患者多,业务好,有利学子于临床见多识广,这是最有利于临证实习的。刘老意识到自己除了继续读必读的医书,主要的必须由书本知识医学理论通过临床实践转化为自己的实践经验。1919~1923 年,四年时间,刘老把较多的时间和精力都花在临证实习上。他在临床的悟性,刻苦努力和临床表现,确令金师喜爱,他是金师手下几个学生中最令老师喜爱的。

这时期,一方面患者看得多,又加上老师亲自指点,所以刘老的进步很快。这就为刘老以后开业独立行医打下坚实的基础。

金百川去世后,师兄金养田继任负责诊所业务。业师的孙子金明渊也出来问世,在华东医院服务。师兄葛养民在思南路私人开业,据说业务很好,但很少见面。

1917~1923 年,六年中刘老先跟伯父打基础,后由金百川指导临床实践,学到许多临床经验。刘老通过自己细心观察,领悟到病与药的关系,学到临床实践经验,真真切切体会到某病必须用哪些药,某药可以治疗哪些病,于是增长了他与病魔斗争的信心和勇气,他还认为,为了对患者负责,不应该敷衍塞责,有是病,必须用是药,不能马马虎虎。

二、坚持开业,赈贫救急

1922 年 22 岁,刘老在金百川处学医卒业,即在南市高家弄开业。1927 年将诊所迁至新北门侯家路。抗日战争爆发时,又迁址到重庆南路 30 弄 6 号。

从开业到 1949 年中华人民共和国成立,26 年时间,划分为两个阶段。

第一阶段,1923~1937 年,是刘老门诊看病的奋斗阶段,没有此时期的奋斗就没有后来的生存条件和业务的进展。

从 22~34 岁,是刘老开业以后的一段行医生涯,这时还有来自国民党反动派的政治压迫,卫生当局不仅不支持,反而要取缔中医,他们给中医扣上大帽子,说中医是"旧医、封建医",必予取缔。

在这 10 多年里刘老也得到诸多患者的正面支持,由患者与医生的医患关系转变为相互往来和支持的朋友关系。其中刘老与黄陂路一新袜厂的资方兼经理冯炳生就是这种关系。

1928年,刘老娶妻张馥南,后张氏患肠伤寒重症,一场大病持续大半年时间,1934~1935年又患了严重的神经衰弱,一病经年,因此健康受到严重损害。

第二阶段,1937~1949年,是最困难的阶段,也是苦尽甘来的开始。俗话说,中医开业是"家无十年粮,不要背药箱"。这是前人生活和行医经验的总结,意思是说,刚开业不易必须有思想准备,一是在精神上心理上要打持久战的准备,二是必须在物质上有足够准备,所谓手里有粮心中不慌。因为刚开始行医必须要经历生意清淡的阶段,如果患者不上门,为了维持生计就必须动用粮食储备,解决自己生存问题。因为没有经验,或经验少,没有取得患者的信赖,必然生意不会好到哪里。如果家里没有粮食储备即所谓"家无十年粮"就无法维持生计。经验积累是一个由少而多由量变到质变的过程,要有长期作战的思想准备和长志气磨砺自淬的心理准备,最后才能扭转局面,门诊营业状况发生根本的转变,不用宣传广告,口碑相传,顾客盈门,患者来自四面。最后中华人民共和国的成立给刘鹤一带来好运,他的命运从此彻底改变。

刘老本是贫民出身,没有任何背景和依靠,因此刚开业时的困难,无以言表。

在用药方面,刘老行医自有他的理念,有病用药,自有法门,只要药病对症,则药到病除自有疗效;药味尽可能要少,价格便宜,这样就能满足患者的需要。但是在当时患者的心理恰恰相反,认为药味少,价格便宜,必然没好货,若花钱而治不好病,等于把钱丢进了水里,投进一个有去无回的无底洞。刘老因坚持此种理念,反而招来冷嘲热讽,真不知吃了多少亏。刘老坚持自己的原则,药味要少,价格要便宜,但原则是必须药证对路,前提是治病要辨证,辨证要正确,首先识病要准,用药有根据。

抗日战争的爆发,日本军国主义的侵略,给中国人民特别是给上海人民带来灾难性的伤害。刘老为了躲避灾难即从侯家路逃难到重庆南路,一直到中华人民共和国的成立,这是刘老生活最困难的时期。刘老不善交际,落落寡合,仅依靠微薄的医务收入,抵挡不住长期的物价腾涨,医疗业务若存若亡,加上个人丧偶和两次大病,真是屋漏偏逢连夜雨,雪上加霜,几乎把刘老逼上绝境。刘老说,当时任何方面的情况都可使他走上消极颓丧的道路。

开业期间,刘老曾收一门人叶如竹,自己在乔家栅蓬莱区第二联合诊所任所长,后又收一个门人(堂侄)刘春堂(一腿有残疾),自己上午在卢湾区第四联合诊所工作,下午则在自家诊所应诊。

这时刘老之所以主张用药药味少价钱便宜,是为了使患者不必要地额外增加负担。这是刘老自己幼年贫苦生活带来的影响。有些药是为了治病,不得不开,所以他主张,所用必用的药,必须大胆应用,但必须有临床依据。这是刘老经过长期临床周密和密切观察和他孤心独诣的结果,又是他不问世事和随遇而安的个性的表现。

三、为人正直,坚持原则

1949年,上海解放。在中国共产党的领导下,出现历史上从未有过的好政府和好的时期,时代变了,旧貌换新颜,旧上海焕然新面貌。刘老48岁,自开业以来,已经26个年头。这时完全转变了刘老长期的落落寡合。他早过惯了临床单干的医疗生涯。社会动荡结束，集体生活渐渐融入并改变了他的个体生活。中医学会、卫生工作者协会，也有了刘老的名分。在卫生工作者协会小组学习时，出现了刘老的身影，他结识了不少西医，这是过去无法想象的，现在他们团结在一起学习。中医原本在各自的单位里工作，各扫门前雪，夏仲方在华东医院，庞钰在第五门诊部，祝蕾梅开业在雁荡路元昌路33号，金舒白在市第十一人民医院工作，今天他们都走到一起来了，成了学术上的至交，成为相互交往的好友。

1952年，政府提出"中医科学化"的主张，为了中医科学化目标的实现，他们开始学习和进修。刘老为了这个问题心理十分矛盾，心情纠结，是要进修呢还是要科学化，还是西医化呢，还是站在中医的立场上接受一次洗礼。但无论是如何进修，总得先进班再进修。他的主张是，必须站在中医的立场上，去进修。1953年2月，在结业时，他又认识了编组在同一组的巢念修。

进修时，编在同一组里，甲七组，组长夏仲方，夏老与刘老两者都有相同的志愿。以中医立场来进修的巢念修也是组员之一，都认为他们学习西医的知识，同时不放弃中医，学习西医的知识并不妨碍于中医。中医《伤寒论》是重要的经典理论，他们主张，必须将《伤寒论》系统整理一遍，进修后再汇集一起，以便共同研究。1953年冬季的一天，巢念修来找刘老，说自己被确定为"有历史问题"，政府要对他进行审查，要实行管制三年，他问：管制期间《伤寒论》

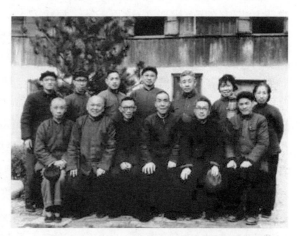

1966年刘鹤一与张伯臾、童少伯等在周浦合影

研究要不要继续整理抄录，他个人能不能有行动自由？刘老的想法是，对于敌我矛盾必须划清界限，但整理中医经典是学术问题，是立功表现，作为公民一分子必须发挥主人翁的作用，既要发挥巢念修的优点和长处，又要帮助他完成思想改造的任务，所以他回答："我们现在是学术研究，准备将来贡献出来，这是立功表现，你要是继续进行整理研究，完成抄录工作，这立功表现对你改造是有利的。你应该继续完成工作，还可以经常来走动走动"。刘老这番话，不仅观点正确，而且言辞得体，令巢念修如释重负，精神面貌豁然开朗。

1954年，中医开展对王斌错误卫生路线的批判，王斌的思想错误是国民党统治时期，卫生当局要取缔消灭中医，要消灭中医的思想回潮，通过严肃批判，自此中医的地位进一步被确立。刘老担任卢湾区卫生协会分会业务组组员，第三基层组防疫中队长，第八基层组防疫中队长、组织干事等职。这时上海第一家中医医院——第十一人民医院成立，刘老入院参加治疗工作。在入院前刘老的思想状况，开始是惴惴不安，唯恐自己技术不够格，

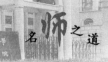

唯恐自己不能胜任工作。随后他转而想道，自己过去曾有过大抱负，雄心壮志，要更好为人民群众服务，现在中医到了发挥作用的时候，英雄有了用武之地，怎么就临阵退缩了，畏缓不进了呢。于是刘老鼓起十倍的勇气，投入工作。

四、挽救垂危，淡泊名利

刘老处处表现出淡泊人生的品格。有一年，中医内科与妇产科会诊，一例产后剥脱性皮炎患者。临床表现为高热，呕吐，全身皮肤红肿。据妇产科主任说，她曾经治疗类似案例3例，但2例都没有存活：对此患者，已用过氢化可的松等激素，均毫无效果。刘老却胸有成竹，引而不发，秘而不宣。他对青年医生庞泮池说："这个患者由你来治。"然后他画龙点睛似地加以提示："注意，首先必须抛开'剥脱性皮炎'这五个字。"

在辨证时他对庞泮池启发说："你看看，这患者，舌苔发黑，她的病情，按照伤寒、温病辨证方法卫气营血辨证，应该属于哪一层次？"

庞答："根据患者舌黑、口干、咽红，识明病已过了卫气，将由营入血分。"

问："怎么处方？"

答："清营汤加三鲜汤（鲜沙参、鲜石斛、鲜生地）。"

刘老同意，并要求把剂量加得很重，有的药味用到30～60克。因为患者呕吐，进药即吐。他根据实践经验提议，用滴鼻管鼻饲，同时生汤液中加黄连9克。他说"黄连止呕"。

开始时用药一天两剂，第二天呕吐即止，患者开始自己服药。第三天后，患者热退，全身红肿消退，仅留臀部未退。这才发现，患者的臀部正垫着橡皮垫，患者的毛病是橡皮引起的过敏性反应。改用布垫后，其臀部红肿也很快消退。此病幸亏刘老经验丰富，果断明智，一开始就要求抛开"剥脱性皮炎"的定性，才使治疗不受定性的约束，放开手脚，最后挽救了患者的生命。在患者呕吐无法进药的情况下，在这关键时刻，也是刘老提出关键的方法。因此本病虽然是青年医生出面主治，实际上还是刘老相助一臂之力。后来这位青年医生成为全国著名的妇科肿瘤专家。当然，她的成长，与她本人的主观努力，刘老等老一辈医生的热心提携和培养也分不开。

刘老对患者的疾苦总是那么关怀体贴。浦东白龙港一位男性患者，因患风湿样巨型关节炎，不能行走，初诊时由妻子用手推车从老远的农场送到医院，足足走半天行程。一早起身，一路上紧赶慢赶，到医院时已近中午。刘老一个上午门诊已精疲力尽，但是听到这位患者的情况后，又了解患者上楼不便，就亲自下楼，给患者看病，看了病又上楼开

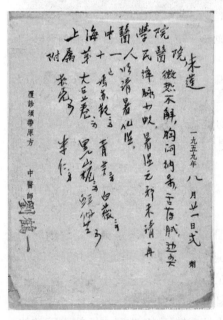

刘鹤一在第十一人民医院开具的药方

198

处方,然后又下来把处方亲自交给患者,嘱咐患者,下次不必亲身前来,可由家属代诊。刘老处方,发挥了"刘桂枝"的特长,药用乌头汤加桂枝。刘老认为"桂枝汤乃仲景书中第一方……此方之用药为可上可下,可左可右,可前可后,可虚可实。药仅数味,寓意深刻,出入升降,变化无穷。"桂枝汤至今在临床广泛应用。第三次复诊时,患者已经能够拄着拐杖走路。他不仅自己走来就诊,而且还送来两捆甜芦秫。他要送给刘医生,感谢治病之恩。可是,他没有见到刘老,因为刘老的肺结核病正处活动期。在家养病。

刘老对患者是如此当仁不让,但在荣誉面前总是退避三舍。每次评选先进评到他,总说:"我不行,我身体不好(患肺结核病),病假多,什么都没有做,工作都是你们做的。"有的人见荣誉就争,而他却找领导个别谈话,打招呼,要求把科里其他人评上,自己退出评选。

五、传道门人,无所保留

刘老一生最得意的弟子有两人,即张绚邦和何传毅。张绚邦是 1956 年入上海中医学院的首届毕业生,何传毅是 1959 年入学的学生。60 年代,党中央为了解决中医事业后继乏人的问题,要求中医学院为老中医配备品学兼优的学术继承人。张绚邦、何传毅就是经学校安排,成为刘老学术继承人的人选的。刘老是旧社会的过来人,解放前中医没有地位,深受国民党当局推行的排斥和歧视中医政策的影响,因而解放后深怀感激和报恩之情。他把党组织交给他培养学术接班人的任务看作组织对他的知遇和赏识,又把培养好何传毅、张绚邦两人作为他知恩报德的实际行动。后来,两人在刘老的言传身教下,果然都成为出色的中医人才,不仅继承了他的学术经验,而且从他的身上继承了传统医德,又加以发扬。

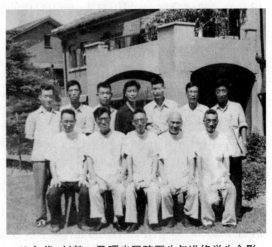

60 年代,刘鹤一及曙光医院医生与进修学生合影

60 年代的一天,刘老应邀赴上海国际妇婴保健院会诊,他照例把张绚邦携带一起去,因为"熟读王叔和,不如临证多",积累临床经验,多参加临床是唯一的途径。他愿意利用各种场合,竭尽所能,倾其所有,毫无保留地把自己的全部经验传授给他们。同时,他也确实喜爱这两个聪明好学的门人,并以他们的伴随引为自己的光荣。

这是一例难产的心脏病患者,因难产用过宫缩药催产素,产后大出血,血流难止。一个正常人常规血量 4 000 毫升,患者已经输血 8 000 毫升,等于大换血两次。病情严重,随时都有生命之虞,因而请中医会诊。

刘老到患者身边,四诊过后,他对学生说:"你看,患者现在最大的特点是什么?"

答:"气不摄血。"

刘老："那么怎么处理？你来处方吧。"

刘老在这关键时刻总是那么从容镇静，胸有成竹。

张绚邦主张用参附龙牡汤。刘老同意："对！剂量要加重。红参用9克。"

刘老又对张绚邦进行启发："你注意没有？患者两颧戴阳，那是虚阳上浮，舌尖红，那是心火上炎。患者虚证至极，阳气将脱，犹如灯油将涸，灯火随时将灭。经风一吹，也将熄灭。要保住患者的生命，就必须保住这点火苗。用大量阳药，就太过刚燥，就有过耗真阳之虞。真武汤用大量阳药，加入阴药芍药，以求阳中求阴。本方也必须加入一味阴药黄连，用阴药把那点阳引入，加以保留下来。"

刘老在参附龙牡汤中加入黄连，他总是在关键时刻加入关键的药。

果然，急病用急药。一天用两剂。患者的危症被刘老挽救了回来。谁说中医药不能治疗急重症？刘老师徒对本案例的救治，又一次显示中医药对救治急重症上的特效。

六、老骥伏枥，志在千里

许多人进入晚年，都留恋过去，甚至抱住过时的陈规陋习不放，抱残守拙，嗜痂成癖，但是刘老越到后期，越如年轻人，紧跟时代的脚步，追求中医现代化，业务上有所创新。

在如何继承发扬祖国医学问题上有人一度出现提倡纯中医的思潮，拒绝和摒弃现代科学医疗仪器设备，不要化验。甚至连听诊器也不要用，完全沿用过去老的方法，一只手，三根指头，诊断拒绝用现代医学的病名，而采用中医的辨证，如不写"高血压"，而写"肝阳上亢"；不写"感冒（有高热）"，而写"阴虚火旺"等。当时国内有这方面的典型，卫生领导部门要全国向他们学习。龙华医院、曙光医院也派人前去学习2周，回沪后召集全院医生进行传达，但只讲了一半，人们再也按捺不住，第一个起来反对的就是刘老，他说："好了，别再说了。这样做不行。任何事物都是朝前走，从来没有往后退的，后退没有出路。中医药学要前进，要现代化。只要对患者有利，对疗病有利，中医就要一步步地朝前走。诊断要明确，现代医学的病名早已被大家所接受，早已为社会所公认，应该继续采用现代医学的病名作诊断。如果用中医的病症作诊断，写在病假单上，什么'肝阳上亢'，什么'阴虚火旺'，不仅令患者莫名其妙，就是患者的单位也难以通过。时代在进步，每一个人都在进步，中医学术也应该不断提高，决不能后退！"一番话义正辞严，犹如一石激起千层浪，顿时大家议论纷纷。传达的人本来就不满意这种倒退做法，就在大家的反对声中停止传达。

由此可见，刘老不仅热爱中医，而且敢于为中医现代化冲锋陷阵。

刘老对业务技术，从来不满足于现状，不愿故步自封，主张活到老学到老。他认为，祖国医药学，横无际涯，浩如烟海。确实是伟大的宝库，取之不尽，用之不竭；我们所掌握的只是其中很小很小的一部分，学到老，学不了。刘老在临床上不断创新。虽然他在临床多用经方，但是他在临床实践中能灵活应用，或两方合用，或化裁加减，均能药到病除。当然，没有规矩不成方圆，老祖宗经过长期实践检验的成法，不能一概拒绝，所以刘老对祖国医学是在批判中继承的，在继承中发展的。刘老善于动脑，富于创新精神。他创制了许多方剂和成药,如设计的安眠 2 号方、安眠 3 号方、安眠 4 号方,至今仍在沿用;他根据小青龙汤化裁的寒喘方,用于寒性气喘,具有很好疗效。正所谓前人创造,惠泽后人,利被天下。

-------------------------------- **主要著作和论文** --------------------------------

1. 主要著作

［1］ 上海市卫生局.上海老中医经验选编·刘鹤一医案医话.上海:上海科学技术出版社,1980.

［2］ 刘强.名老中医医话·刘鹤一医话.北京:科学技术文献出版社,1985.

［3］ 上海中医学院曙光医院.临床资料汇编.上海中医学院曙光医院,1977.

2. 主要论文

［1］ 庞泮池,刘鹤一,张伯讷.中医中药治疗癌症的线索.上海中医药杂志,1958,(11):13.

［2］ 刘鹤一,何传毅.《伤寒论》值得认真钻研.新医药学杂志,1978,(1):25.

(楼绍来执笔)

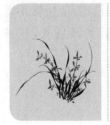

堪作医林孺子牛　家风仁泽自长流

——记"杨氏针灸疗法"创始人杨永璇

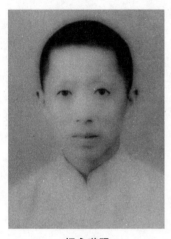

杨永璇照

杨永璇(1901～1981),号静斋,上海市南汇县人。针灸学家。早年师从川沙针灸名医王诵愚,应诊于乡里。1937年秋迁居上海市八仙桥行医。擅用补泻兼施的复式综合手法,又具有丰富临床经验,成为上海杨氏针灸风科流派创始人。

杨老在中华人民共和国成立后响应政府号召,积极参加国家医疗机构工作。1952年任上海中医门诊部特约医师。1954年起,历任第十一人民医院针灸科主任,上海中医学院附属曙光医院针灸科主任、主任医师、顾问,上海市针灸研究所副所长,上海中医学院针灸系副主任。曾任上海市中医学会常务理事、针灸分会主任委员,中华全国针灸学会委员,《上海中医药杂志》编委,上海市第三、第四、第五届政协委员。1955年被评为上海市先进卫生工作者,受到陈毅市长嘉奖和周恩来总理接见。

杨老毕生致力于针灸事业,是著名的针灸专家。主要著作有《针灸治验录》《针灸治疗录》《针灸灵验病案记录(附奇穴针法及治病)》《杨永璇中医针灸经验选》(1984年,获上海市中医、中西医结合科研成果三等奖),门人编著《杨永璇针灸医案医话》。晚年还积极参与医院组织开展的针刺麻醉研究工作。

杨老的学术思想和医术特点是针药并用,内外同治;刺罐结合,活血化瘀;切脉望舌,四诊合参;重视经络,辨证论治;注重手法,善于补泻;调理脾胃,治病求本;擅治中风,通常达变;详审病因,善调情志。

一、创建"杨氏针灸疗法"

(一)"杨氏针灸疗法"的缘起

杨老幼读诗书,长而习医。于民国初年,师从王诵愚研习王氏风科针灸,深得奥旨。

在长期的行医生涯中，熟读经典，师古不泥；与时俱进，博采众长；内外兼修，针药并举；厚积薄发，研创"絮刺火罐"。作为一代宗师，由杨老创立的"杨氏针灸疗法"，流传至今长达百余年。杨老针术精湛、蜚声海上，推陈出新，承上启下，后辈门人继承和发扬针灸医学，形成了独特的医疗风格，享誉海内外，成为当代针灸学术界的一个著名流派，具有丰富的医疗经验和重要的社会文化价值，值得大力传承和发展。

（二）入选上海市非物质文化遗产

2010 年中医针灸被列入联合国非物质文化遗产代表作名录，表明针灸不仅为中华民族的健康造福，还得到了国际认同。紧接着杨氏针灸作为海派中医的代表之一，在上海市针灸学会的积极努力协助下，以其独特的治疗方法、手段和百余年的连续传承、与时俱进、不断学习、包容新疗法的特点。2011 年杨氏针灸疗法列入浦东新区级非物质文化遗产代表性项目名录，同年列入第五批上海市非物质文化遗产代表性项目名录。于 2011 年 7 月被列入上海市非物质文化遗产名录。2014 年在浦东新区卫计委、周浦镇党委的大力支持下，建立了"杨氏针灸疗法"展示室。杨老家学渊源，身处上海，博览群书，融汇中西医学，博集众长，自成一家，成为上海"杨氏针灸疗法"的创始人。杨老毕生致力于中医针灸事业 60 年，在有生之年为近代针灸学的传承与发展、为针灸文化的传播与交流作出了巨大的贡献。其医术精湛，医德高尚，学识渊博，经验丰富，仅择要介绍如下，勉为抛砖引玉。

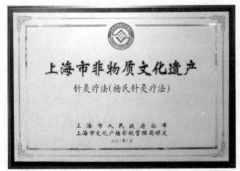
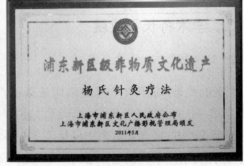

上海市浦东新区非物质文化遗产和上海市非物质文化遗产

（三）"杨氏针灸疗法"传承谱系

杨老将毕生经验传授给其子杨依方，另有门人李大可、张洪度、徐德庚、徐明光、叶强、张怀霖、朱孔时、张令华、陈幼铭、杨评芳、张振华、葛林宝、陈蘦仓。再由杨依方传于孙女杨容、孙女婿方厚贤及张逸萍；葛林宝传于徐鸣曙、李昌植、陈春艳；陈蘦仓传于陈克正。

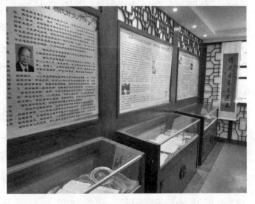

"杨氏针灸疗法"展示室

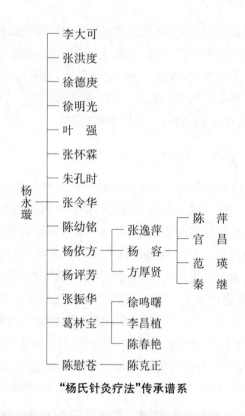

杨永璇

├─ 李大可
├─ 张洪度
├─ 徐德庚
├─ 徐明光
├─ 叶 强
├─ 张怀霖
├─ 朱孔时
├─ 张令华
├─ 陈幼铭
├─ 杨依方 ─┬─ 张逸萍
│   ├─ 杨 容 ─┬─ 陈 萍
│   │   ├─ 官 昌
│   │   ├─ 范 瑛
│   │   └─ 秦 继
│   └─ 方厚贤
├─ 杨评芳
├─ 张振华 ─┬─ 徐鸣曙
│   ├─ 李昌植
│   └─ 陈春艳
└─ 陈慰苍 ─ 陈克正

"杨氏针灸疗法"传承谱系

二、学术特长和成就

（一）厚积薄发，著录验案

医案的积累，对于医生总结临床成败的经验十分重要。杨老这本《针灸治验录》于1965年第一次印刷，1966年2次印刷，是第一部针灸医案的专著。以往针灸医生一般不保留医案或处方，杨老先生率先保留了大量珍贵的处方和医案；基于长期实践的积累，总结撰写《针灸治验录》；杨老在书的末尾列出"奇穴备查"，就是长期临床的总结。在此仅列举三个做简要介绍。宫墙穴，位于耳壳后尽根处，上下折中点，沿耳壳背进针8～10分。主治：聋哑，失聪。后项穴，位于督脉哑门穴下一寸，以手按之，在颈椎间有瘆重感者是穴。针3～8分。主治：上呼吸道感染，头项强痛。宁神穴，位于内外踝直下，脚底正中线处是穴。针2分，直入直出，速刺不留针。主治：失眠。

据杨老几位门人介绍，杨老生前保存了大量宝贵医案，可惜在"文革"中付之一炬，对杨氏针灸的发展来说是一场浩劫。晚年"文革"结束后，由杨依方传人倾注毕生余力，并由门人总结编撰而成的《杨永璇中医针灸经验选》得以问世，也是一大快事。

（二）擅用古法，推崇《内经》《难经》

在《针灸治验录》中，杨老在诸多医案中用到输刺、巨刺、毛刺、赞刺、关刺、阴刺等《内经》中提及的针刺手法。并多次提及迎随补泻、呼吸补泻和开阖补泻等。书末还对针法的经验做了总结。

杨老对于巨刺和阴刺有独到的见解。以往临床医家常会使用巨刺法,但对其中道理知之甚少。杨老对巨刺做出了中医理论的阐释,人体阴阳左右贯通,相互联系,巨刺法"以健侧的正气,推动患侧的经气",从而针刺健侧治疗患侧的病症。

另外,杨老也善用阴刺法,并强调需双手从两侧同时进针方为阴刺,如杨老曾使用太溪穴阴刺法治疗暴喑,常能一次获显效。

（三）师古不泥,与时俱进

"师古而不泥"才是严谨的治学之道。杨氏针灸本身也是开放的系统,从不故步自封。通过研读"杨氏针灸"著作中,分析一下时代背景,我们可以清晰地看到两条线索。

首先是疾病谱的变化,该书中记录的医案中有解放初期的脚气病、脊髓灰质炎等,杨老使用针灸和中药并举的综合疗法,控制了病情,解除了病患的痛苦。虽然,这类疾病已经随着我们生活水平的提高和卫生免疫的措施,已经十分罕见,但杨老留下的宝贵经验对我们探索相似疾病的诊治,提供了十分有益的帮助。"杨氏针灸疗法"也在积极应对疾病谱的变化,适应时代的发展,对影响百姓健康的重大疾病的治疗做积极探索。

在"文革"结束后,广大人民群众积极投身于现代化建设中,由于工作生活等原因,出现很多颈椎、腰椎肥大的患者,杨老根据该病血行不畅、经脉痹阻的特性,倡导使用絮刺火罐疗法,取得了较好的疗效。

其次,杨氏针灸一直保持开放的心态,乐于学习、掌握和使用新的治疗手段和技术,并有所创新。例如杨老在唐家花园随针灸名家王诵愚学习时,了解到民间"走方医"的火罐疗法对某些病症有良好疗效,随即开始在临床中运用,不以其"粗鄙"而弃之。杨老在长期实践中发现,外出应诊时大量火罐难于携带。于是,自主研制了铜火罐,一套六只,可以套叠在一起方便携带。此外,解放后杨老也乐于学习掌握和使用新的治疗技术,如皮内针和离子导入等方法,在《针灸治验录》中均有记载。

（四）博采众长,创"絮刺火罐"

"絮刺"取"絮者调也"之意,絮针,本为古代生活用针具;絮指棉絮,盖此针粗大,用以缝制被服,故名。杨氏引用《灵枢·九针论》和《灵枢·九针十二原》有关"絮针"的论述,指出在古代九针中,取法于"絮针"者有两种:一种是员针,"取法于絮针,筩其身而卵其锋,长一寸六分,主治分间气""针如卵形,揩摩分间,不得伤肌肉",故有不伤肌肉而除气分疾患的效果;一种是锋针,"取法于絮针,筩其身,锋其末,长一寸六分,主痈热出血""刃三隅,以发痼疾",故有泻热出血而除痼疾的作用。

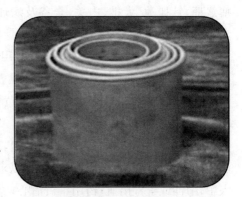

杨永璇自主研制了铜火罐

"絮针"的临床操作即"絮刺",是采用多针浅刺法,并根据临床不同情况,分别运用轻重不同的手法,这样就把员针和锋针两者结合了起来。轻叩时,有员针的浅刺作用,只及皮肤,不伤及肌肉,相应于《灵枢·官针》中的"毛刺"和"半刺"法;当重叩时,有锋针的作用,可以泻热逐邪,相应于《灵枢·官针》中的"络刺""赞刺"和"豹纹刺"法。灵活运用轻刺或重叩,可以治疗各种不同年龄和不同情况的疾病,起到调和阴阳的作用,使营卫气血及皮肉筋骨得以疏通,达到良好的治疗效果。杨老年轻时从师运用火罐疗法,当时的火罐有陶罐、瓷质鸟食罐、玻璃罐等,但这些火罐容易破碎,又不便携带,杨氏乃改进之,设计制成每套六只的套叠式铜质火罐,成为杨氏特色之一。杨氏认为,拔罐疗法是利用负压,使血管得到扩张,血液溢出血管,故局部皮肤出现一时性的紫红色瘀斑,其有疏通经络,通畅气血,开豁毛窍,"吸邪外出"的作用。

杨老擅用针刺加拔罐疗效很好,并对火罐的设计提出初步设想,在1918年春节期间,与王诵愚先生共同遍访能工巧匠,做成每套6只,大小高低依次递减的套叠式铜质火罐,可套叠放置,出诊时携带十分方便。

杨老将"絮刺"与火罐疗法结合起来,在叩刺后加拔火罐,疗效更为显著。轻叩结合火罐,可以拔出汁沫,以泻气分之邪;重叩结合火罐,则可将病邪从腠理通过针孔拔出,排除体内瘀血脓毒,以泻血分之瘀,从而起到"祛瘀生新"的作用,此即现代临床常用的"刺络拔罐"疗法。"絮刺拔罐"疗法临床疗效确切,尤其对因气滞血瘀所引起的顽痹痼疾,如颈胸腰椎病变、黏连连型肩关节周围炎、肱骨外上髁炎、顽固性面瘫、复发性荨麻疹等病症疗效尤为满意。

（五）内外兼修,针药并举

杨老遵循《备急千金要方》《资生经》《针灸大成》之意,认为"针灸药者,医家之不可缺一",故临床以针、灸、拔罐为主要手段,兼用汤散丸药、膏滋药酒、熨引熏洗、外敷搽擦等多种治疗方法,根据辨证,因人因病之异而分别运用不同方法。

如治疗急性腰扭伤,且咳嚏引痛者,针刺人中、委中,用捻转泻法,不留针,再在疼痛局部针刺后加拔火罐,可立见松动;药用白芥子、延胡索、浙贝母、越鞠丸煎服。治疗热痹之证,针风池、大椎、内关、合谷及病灶局部穴位;药用桂枝白虎汤,其中发热疼痛剧烈者,石膏用量可增至120克。治疗肱骨外上髁炎、腱鞘炎等病变,常取压痛点,用合谷刺法,并加温针,出针后加拔小火罐;外用生香附、威灵仙、红花、天仙藤,畏冷者加浮萍、生姜,煎汤熏洗,每日2次。治疗痛风,则针三阴交、商丘、丘墟、太白、八风等穴,均双侧;中药内服佩兰、藿香、车前、泽泻、黄柏、牛膝、茯苓、苍术、连翘、山栀、防风、防已、赤小豆、金银花。

对于中风之证,杨老尤有丰富经验,其根据中风发病的不同阶段,分别运用不同的方法,或针,或灸,或刺血,或针药并用,以求疗效。对于风中脏腑,窍闭而昏迷不醒者,针刺人中、中冲或十宣出血;药用牛黄清心丸、玉枢丹或苏合香丸,煎服天麻钩藤饮、涤痰汤等,以平肝息风,化痰开窍。对于风中经络而半身不遂的早期者,先用针刺补健侧穴,借健侧之力,推动气血运行,然后再泻患侧穴,以祛邪通络,舒筋活血;对于后期者,单刺患侧,或补或泻,随证施治,选用提插或捻转补泻手法。对于伴有肩关节疼痛甚者,取肩髎,用扬刺法加拔火罐;对于肘关节拘挛者,取尺泽、曲池深刺;对于畏冷者,可用温针;对手足末梢肿胀者,可取八邪、八风放血。同时可加服中药,对于半身不遂而气虚者,用补阳还五汤;偏阳虚者,用玉屏风散方;偏阴虚者,用当归六黄汤加减。以上三者均重用生黄芪以加强益气作用,结合活血化瘀药物,推动气血运行。对于老年气血不足的偏瘫患者,在补中养血法中加用和阳法,可获佳效。对于仅留偏瘫而无其他不适者,可用人参再造丸。

此外,杨老非常重视中医中药和针灸的综合运用,在《针灸治验录》中载有多例针灸、中药内服或外用的处方,针药配合,相互补充,因而常能获得良效。

如腕瘫风的一个病案,男,34岁。突然左手腕下垂,不能向上展动,手五指伸直时拇指麻木不仁,无发热及外伤史。迄今2周,脉滑,苔薄、舌质红、舌边有紫斑。询知平日嗜酒,此因酒所酿湿热,致小筋软短,大筋弛长,属痿证。用清化通络法。

取阳溪、合谷、三间、鱼际、偏历(以上泻法),尺泽、列缺(以上补法)。均左侧,用捻旋补泻法,留针10分钟。

二诊(第3天即间隔1天):针后左腕略能上举,但手指仍麻木不仁。脉滑,苔薄、质红。经隧未畅,湿热为患,按用前法。

三诊(第6天即间隔1天):症状稳定,局部昨起畏寒,朝暮较甚,得热则舒。阴伤及阳,气络不和。接用前法,兼用诒方,借疏络隧。

取阳溪、合谷、偏历、中渚(以上泻法),列缺、支沟(以上补法)。均左侧,用捻旋补泻法,留针10分钟。

外洗方:生香附4钱,络石藤4钱,蚕沙(包)4钱,杜红花1钱,桑枝5钱。煎汤温洗患处,每日2~3次,每次10~20分钟。

每间隔1天针治1次,共10次诊治。经针治后手腕情况已恢复正常,手指麻感消失,仅握力较常人略差,嘱停针。2个月后随访无恙。

该案例就是使用针灸和中药外洗并用治疗腕垂症,其中的外洗方也是杨老的经验方。

(六)舌为心之苗,"诊舌调心"

杨老认为诊察舌之形态和舌端震颤的程度,可以了解患者的心理和病情。舌端的震颤有三种情况,一是舌苔正常而舌尖端震颤,显示患者胆小;二是舌苔薄,质淡或绛且胖,而舌尖端震颤,则可诊为心脏病;三是舌苔薄黄或白,舌端中间出现微微颤抖,可诊断为神经官能症。对此当根据"心病还须心药医"的原则,采用相应的针灸治疗,或药物治疗,以及心理疗法。

如一女患者,46岁,素有神经官能症史,近日遇事猜疑,气郁成疾,喜怒无常,胸胁胀闷,寝食恐惧不安。杨氏察见其舌苔薄黄,舌端中间微颤,脉形弦细,兼见面红升火,情绪激动时手指亦见颤抖。洞悉诸症后,杨氏诊断为神经官能症。乃婉言劝导,循循善诱,嘱其保重身体,善自珍惜,体谅他人,然后针刺阳陵泉、足三里、内关、中脘等穴,最后处越鞠丸方加减。2日后患者症情有所改观,前来登门道谢。杨氏认为治疗神经官能症患者,要做到态度和蔼,诊察仔细,施治认真,并要耐心地做好细致的思想工作;针刺阳陵泉、足三里、内关、中脘等穴,可以宽胸理气,和中开郁;中药柴胡疏肝散、逍遥丸、越鞠丸等方,则可以疏肝解郁。

(七)经络脏腑,整体辨证

针灸治病必先明辨病在何脏腑何经络,然后按照脏腑经络和腧穴的相应关系,采取循经取穴、邻近取穴、局部取穴或随症取穴等方法相互结合使用。杨老常说:"脱离了经络,开口动手便错。"经络理论指导临床实践主要有以下几个方面。

1. 重视压痛检查,有助诊断　杨老在临床上重视体表穴位的压痛检查,借以分析内部脏器的病变情况。他认为急性病压痛较显著,慢性病的压痛范围较小。五脏六腑处于胸腹中,脉气发于足太阳膀胱经,故五脏六腑之俞穴在背腰部。如咳呛病在肺俞处有反应,按之舒服;脏躁病(癔症)在心俞、溃疡病在胃俞、胆囊病在胆俞都有按痛。又如精神分裂症患者,在血海穴有压痛;月经病及失眠患者在三阴交穴有压痛等。

2. 重视针感传导,气至病所　针刺治疗要有一定的感应(即得气),这是一般针灸医生均能做到的。但是,针灸临床上,若能"气至病所",那么疗效往往更好。杨老认为针刺感应的放散程度是由经络路线及穴位性能来决定的。针刺时如改变针尖的迎随方向,可使放散路线有所不同。如内关、少海清热安神,针感向下,当宽胸理气时,于内关行催气手法,痠感可放散至肘臂,获效殊佳;尺泽、列缺调肺利气,都向下放散,列缺在治疗颈项部疾病时,也可向上放散;合谷能升能散,如手法正确,针感可到肩髃,甚至到头顶;足三里穴能和胃止痛兼补气,针感向下可到第二趾,在治疗阑尾炎时,足三里针感偶有向上达腹股沟。针刺这些穴位,如掌握正确的手法,往往"得气"的感应较强。若运用催气手法使针感"气至病所",效果就更好了。

3. 重视循经取穴,提高疗效　"经脉所过,主治所在。"杨老在临床上重视循经远道取穴的治法,收效较快。如咽干取双太溪,用阴刺法,效果较好;急性扁桃体炎针合谷、少商较有效;胁痛取阳陵泉;胸闷欲呕吐、腹泻取内关、太冲;落枕取交叉对侧的列缺。

经筋之病,以痛为输。十二经筋是随着十二经脉分布的,它循行于体表而不入内脏,因其发病症状偏于筋肉方面。杨老在临床上,对于经筋之病,常用"以痛为输"的方法来治疗。如网球肘,杨老在检查患者肘部时,可发现一局限的压痛拒按处,就在该点(即天应穴)施以较强的恢刺或合谷刺手法,以泄其邪,然后配以艾灸温针。

(八)调理脾胃,治病求本

杨老行医60年,擅长针灸疯科兼理内科方脉。杨老在历代医书中,研习《内经》《难经》,崇尚《类经》。至年逾古稀,尚能脱口而出,对《类经》的阅读坚持数十年。另对李杲的《脾胃论》推崇备至。在临床上对肠胃消化系统疾患,重视调理脾胃,固不待言;对其他病症患者,不论情志抑郁、饮食劳倦,抑或贼风寒邪、顽痹痼疾,在辨证论治时,皆以"脾胃学说"为指导,除对症治疗外,均以调理脾胃为主。

杨老生前常说:"人身之脾胃,犹汽车之发动机,脾胃是供应人体生长发育所需要的营养物质的器官,而发动机是推动车轮前进的动力。所以在临床上必须重视调理脾胃。"

三、唯德是馨,唯义是举

(一)志承大医精诚,服务底层百姓

杨老幼年时代,目睹邻里染病,为庸医贪利所延误,常愤愤不已。又看到邻里和亲友苦于病痛,不得不驱车或步行数十里外出求医,为此耗费时日,甚引以为憾。遂立志做一个治病救人、方便患者不计名利的医生。其父杨西庚对他的志向十分赞许。

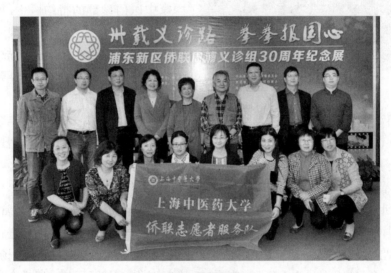

义诊30周年留影

杨老17岁完成私塾学业,投在川沙唐家花园名医王诵愚门下。因此愿在心,故在严师责督耳提面命之下,刻苦自励,每日晨昏不辍,学业终有大进。自《内经》《难经》及各家医著典籍,均广为涉及,勤读记诵,为日后建树杏林打下基础。

悬壶之后,声名鹊起,到而立之年,病者盈门塞道,日诊200余人。夏天三伏,冬病夏治,正是针灸业的旺季,门诊量往往超过300号以上。自开业伊始,即常年设有济贫诊号,并与收费病员同等对待,穿插在一起诊治,对患者中诉说家贫困难的一律免收诊金,还施药予以救济给药,每天都可遇上数例,甚至多达10余例。凡遇急重病者或路远求速归者,也可免费提前优先治疗。杨老定下门诊规例,每10号中施医给药一人,以救治贫困患者。他让免费患者与收费患者互相穿插,以示一视同仁,不厚此薄彼;受惠患者与众多患者在一起接受治疗,便可免除在众目睽睽之下被孤立的心理压力。诊后,在药方上注明药店,

使药店明白,该患者的药账由杨老结算支付。抗日战争期间,"脚气病"者众多,轻者下肢浮肿,麻木乏力,重者双脚萎软,不能站立,民间俗称"软脚风"。当时此类患者中以中年的"搬运工""人力车夫"等体力劳动者居多,尤多贫困,杨老均为其免费诊疗。如此数十年如一日,深得民众的交口称赞和社会舆论的好评。因杨老的医术精湛、医德高尚,所以很多社会名流都慕名前来求诊,而前来求诊者更多的则是社会底层的劳苦大众。"见彼苦恼,若己有之。"只要是患者,杨老都尽力相助,尽到一个医生的职责。因"唯义是举,唯德是馨",杨老受到广大患者的爱戴。

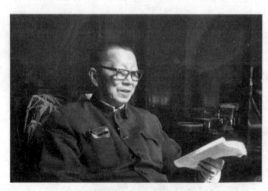
杨永璇在阅读书籍

杨老奉行的人生信条是:"认认真真行医,堂堂正正做人。"他从不以自己医术精湛,为社会所知名而自恃,抬高身价。他乐于将自己的医术投入为人民服务的更广阔的天地。1952年,他成为第一批义务担任国家中医门诊部的特约医生,每周二便按时前往,义务诊治,从不无故迟到早退,或者借故停诊。在杨老看来,无故停诊,便是违背信条。不仅失信于公家,更失信于患者。人而无信,不知其可。

1954年,他放弃私人开业的高额收入,第一批参加国家医院工作。那年8月21日,是他永远铭记的日子,因为他成了上海市第十一人民医院的医生,他可以代表国家对更多的患者施行他的仁爱之心。晚年,他常将这些往事说与他的学生和后辈医生,津津乐道,谆谆教诲,希望他们不辜负青春年华,更好地为患者服务。

"杨氏针灸"第二代传人,荣获"上海市名中医"称号的杨依方主任医师经常放弃休息,利用业余时间,积极参与为民义诊服务,甚至在家中为上门求治的乡亲四邻进行免费的义诊服务,因此而获"南汇县精神文明建设十佳好事"的光荣称号。第三代传人杨容、方厚贤秉承"杨氏针灸"的祖训和为人民服务的传统,从1986年5月开始与志同道合的热心公益事业者一起创办了为民服务的"周浦义诊组",坚持至今近30年。曾入选"上海市精神文明建设百件好事",2011年入选"感动浦东十大典型人物——浦东好人",年底又被评为"浦东十佳志愿者",2012年荣获"上海市十大杰出志愿者"称号,2013年被中央文明办评选为"全国优秀志愿者"。如此高贵品德,既弘扬了杨门"弘农世泽,四知家声"的优良传统,也是对传人树立了效仿的榜样。

(二)素行高洁,拒纳回扣

中华人民共和国成立前,因为杨老的诊业兴旺,就诊者众多,所以药店老板都纷纷来访。1939年春节,他家里来了一位身穿长衫革履,自称是大昌药行老板的客人,他的伙计担着一担丰盛的礼品,宾主寒暄之后,来人就说明此行目的,想请求杨老将就诊患者引荐到他的药行去抓药,他便按三七的比例分成,让杨老得到实惠。当时正值兵荒马乱的抗日战争时期,哀鸿遍野,人民流离失所。杨老避乱刚来上海,生意局面虽已打开,但是生活仍是十分拮据,身上衣裳补丁累着补丁,脚下千层底布鞋是妻子于昏暗的灯下手工千针万线制成,此时的杨老正需要钱。杨老立刻意识到三七拆账,势必将负担转嫁于患者,他认为加重患者负担的事绝对不能做。因为他固然经济困难,处于战争下的患者比他还要困难,所以他断然拒绝来人,说道:"你这样做是加重患者的负担,我决不能做。"他为了防止类似事情发生,索性对来人采取大不敬的行动,不准家人上茶。在过去,大家都很看重春节,一年之计在于春,如果新年开个好头,那么一年四季就会事事顺利,风调雨顺,生意兴隆,反之,就会倒霉,所以大家都把春节看作图吉利的日子。特别是商人,唯利是图,实指望此行旗开得胜,抱个金娃娃回家,谁知大年初一,竟碰了一鼻子灰,倒霉到底了。那位老板只得走了。此后再也没有商人敢到杨老面前自讨没趣。60年后,那位随行的伙计对此还记忆犹新,对杨老的行为钦佩不已。

君子不取嗟来之食。杨老对不义之财一概不收,加重患者负担、损人利己之事一概不为。他只乐意将患者介绍到价廉质优、谨守商业道德的药店。

(三)临终留言,犹在临证

杨老在针灸医生的岗位上兢兢业业一辈子,临终念念不忘的还是他的患者,他的针灸。1981年,杨老不幸中风,7月8日,已经昏迷不醒数日。他突然醒来,却拉着前来探望他的病友,在病友的曲池和手三里穴位进行熟练的消毒和扎针动作。临终时低沉而清晰地说:"某药3钱,某药2钱,医案要写好……"这便是杨老的最后时刻,这便是杨老的临终遗言,他的心中唯有他的患者和他的针灸事业。而在他中风的一段时间内,他对家属没有作过一次关于他自己后事和家事安排的留言。

在杨老逝世后,许多病友从四面八方赶来参加吊唁活动。他们说起杨老的医德都赞叹不已。杨老以自己的高洁言行在人们心中刻诊了一座无字的丰碑。上海中医药大学教授裘沛然为杨老题写挽联:"杨公医德世难求,堪作医林孺子牛。"这是对杨老的最高评价。

2010年中医针灸被列入非物质文化遗产代表作名录,表明针灸不仅为中华民族的健康造福,还得到了国际认同,这将带来针灸的进一步全球化,针灸将不仅增进中国人民的健康,也将为世界人民做出更大贡献,造福全人类。

在中西方文化碰撞、交融的上海,孕育出传承、创新并重的"海派中医"。杨老作为"海派中医"的代表人物之一,在继承传统针灸精华的同时,结合自身临床实践有所创新。这种法古而不泥、善于学习、博采

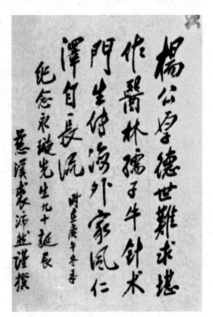

裘沛然教授为杨永璇题写挽联

众长、融会贯通、勇于创新的精神正是"海派中医"的精魂之所在,也是我们这些海派中医学术继承人最应该悉心体会的精华。

主要著作和论文

1. 主要著作

[1] 杨永璇,杨依方,张怀霖.针灸治验录.上海:上海科学技术出版社,1965.

[2] 杨永璇,杨依方.针灸治疗录.香港:医药卫生出版社(香港),1979.

[3] 杨永璇,杨依方.针灸灵验病案记录(附奇穴针法及治病).香港:香港宏图出版社,1983.

[4] 杨依方,徐明光,陈慰苍,等.杨永璇中医针灸经验选.上海:上海科学技术出版社,1984.

[5] 杨依方.杨永璇针灸医案医话.上海:上海科学技术出版社,2002.

2. 主要论文

[1] 杨永璇,张怀霖.新编经穴歌诀.上海中医药杂志,1956,(4):36.

[2] 杨永璇,李大可.针灸治疗小儿遗尿症17例临床报告.上海中医药杂志,1958,(12):24.

[3] 杨永璇,杨依方,张怀霖.王诵愚先生学术简介.上海中医药杂志,1962,(7):16-19.

[4] 杨容,方厚贤.针灸学家杨永璇医案选登.中国农村医学,1988,(3):54-55.

[5] 陆平.胆欲大而心欲小智欲圆而行欲方——针灸名家杨永璇.上海中医药杂志,1990,(11):31.

[6] 杨容,方厚贤.杨永璇针灸医案选萃.中医杂志,1991,32(5):18.

[7] 叶强,周国林,张洪度,等.用肌电图研究著名针灸专家杨永璇治疗颈椎病的经验.上海中医药杂志,1991,(10):12-14.

[8] 葛林宝.纪念针灸学家杨永璇九十诞辰.上海针灸杂志,1992,(1):13.

[9] 方厚贤.针灸学家杨永璇.杏苑中医文献杂志,1992,(4):21.

[10] 杨容.杨永璇的絮刺火罐疗法治疗颈胸腰椎病变38例.辽宁中医杂志,1993,20(4):40.

[11] 杨容.运用杨永璇絮刺火罐疗法治疗颈胸腰椎病变38例.山西中医,1993,9(2):32.

[12] 杨依方,杨容.针灸学家杨永璇学术经验简介.上海针灸杂志,1994,13(1):3.

[13] 沈雪勇.偏历"主小便不利"析——读针灸名家杨永璇医案偶得.中国针灸,1997,17(10):637.

[14] 杨容,方厚贤.杨永璇絮刺火罐疗法治疗脊椎肥大症经验介绍.上海针灸杂志,2000(增刊):33-35.

[15] 戎倩雯,杨奕望.杨永璇学术经验管窥.上海中医药大学学报,2005,19(1):20-21.

[16] 徐鸣曙,陈春艳,葛林宝,等.杨永璇学术经验介绍.上海针灸杂志,2013,32(8):615-617.

(徐鸣曙执笔,葛林宝 杨容供稿)

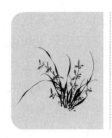

医有"完人"严二陵　倾尽精力愈难病
——记中医内科名家严二陵

严二陵（1901～1981），江苏省吴县东山人。1916年从师清末御医林衡甫先生学习中医。1921年起来沪行医。1923年上海温病流行，他用"轻可去实"之法，拯救了许多重危患者，颇享盛名，因而与当时名医石筱山、顾筱岩并誉为"南市三鼎"。1956年，加入上海市公费医疗第五门诊部，任内科主任，1976年任岳阳医院中医内科顾问。1959年被选为上海市新成区人民代表，1960年又被选为上海市静安区政协委员，1962年任上海市中医妇科学会理事。其弟子有全国人大原常委、中国工程院院士董建华及狄咏霄、董君、姚玉兰、钱素珍、陶明龙。

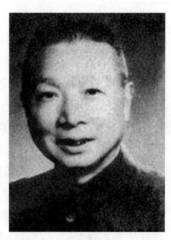

严二陵照

严老熟谙伤寒温病学说，辨证细致深入，探讨病因，寻求其本，然后施治。尤擅长治肝病，处方用药以"轻灵"见长。并研制"宁志丹""脱力倦丸"等中成药应用于临床。

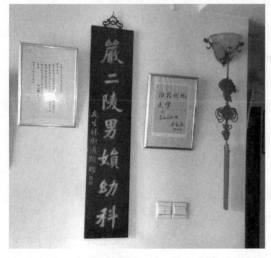

匾与名人题词

严老出身贫寒阶层，同情贫苦患者，非但不取诊费，而且赠钱配药，得到很多病者的称颂，被当时上海医务界赞誉"医有完人严二陵"。严老平素治学严谨，教诲生徒们说："医不贵于能治愈病，而贵于能治愈难病；天下之事，我等能人，人亦能之，非难事也；天下之病我能愈之，人亦能愈之，非难病也；病之难者乃非一般医能治疗之，故想当医者应做一个非常之医，能疗一般常医所不能治疗之非常之病。"严老身教重于言教，他不光要求学生和子女精通岐黄，成为非常之医，而且严于律己，要求自己率先成为一个非常之医。事实也是如此。严老就是一位具有卓越才能的非常之医,许多其他医者感到棘手的疑难危重病症,一经严老诊治,就化险为夷,转危为安,救治了无数危重病患者,赢得了社会各界人士及广大患者的信赖和爱戴。如杰出的社会活动家黄炎培先生和沈钧儒先生,卓越的教育家蔡元培先生,工商界巨子荣鸿元先生、荣德生先生,以及戏剧大师艺术家梅兰芳先生,新闻界名人费彝民先生,以及在上海的外国友人、华侨均前来请严老诊治开方。

一、医有"完人"严二陵

严老是已故上海名中医,从事中医临床达六十余年。1923年适逢温病盛行,严老采用"轻可去实"的方法,治愈了无数重危患者而闻名沪上。1989年2月20日《上海中医药报》刊登了上海市政府参赞何时希先生的《医有"完人"严二陵》,内容摘要如下:

林衡甫"跷脚医生"的继承人,是严二陵,在林氏年老不能应诊时,即由严代诊很久,业务也极佳,"跷脚医生"的盛名不衰,足见得其薪传之秘。同时他在南市王家码头的住宅里,自己悬壶了不到几年,业务已超过师门代诊,于是专力于南市诊室,而把林氏医室(此时林氏大约已谢世)让给师弟贺芸生,据我回忆,贺氏在抗日战争以前一直在方浜路师门应诊,以后迁往金陵东路,与眼科李俊才合室。

严氏家世业商,其王家码头的诊室是在商店后面(过去前店后家的风气很普遍),但患者既多,出入不便,车辆(过去都是人力车)喧喧嚷嚷,也影响了商店的营业。于是他就在原址盖造一座三层楼洋房,据说花费有二十万银元之巨,是着意经营,美轮美奂,作了长久之计的。不想"八一三"日寇侵沪,一个炸弹扔在了新屋的中央,一炬成灰了。

此时开始迁在延安中路(旧称爱多亚路)应诊,狄咏霄协助他抄方,其弟又陵看小号,即在此时,医务十分发达,他以"八仙"中的铁拐李为商标,制了成药赠送,也增加了病员对他医德的景仰。不久他财力复苏,在康悌路(旧名)又建了一座新居,设计了一间夹室小仓库,把文物细软尽藏其中。处事不密,倒做了诲盗、引盗的导线,这样,数十年辛苦所储,竟遭盗劫一空。

他的气宇是豁达的,没有两蹶而不振,仍然忠于初心为患者服务,唯日不足,孜孜为勤,不知老之将至。中华人民共和国成立后,严老参加中医第五门诊部,后并入上海中医学院为教授。直至史无前例的"浩劫",他才忧心忡忡,谨小慎微,不作"蹶而复振"之想了。以八十岁离开人间,哀悼之日,据说有两千余人读报而去吊唁,很多是痛哭失声的,家属都不认识,为曾经严氏治愈之患者也。以上很多是严氏得意传人董君告诉我的,他随严最久,信而可征无疑。

我常说,什么叫"做好事"?即是做一个人应做的事,他做了,有些人认为是好事,也会引起有些妒忌中伤,不要气馁,应继续做应做的事,公道自在人心。

一个医生应做的事是治好疾病,当千方百计,寻师访友,苦读精思来做好这件事,才无愧于一个医生。严老是这样做了,实至名归,而转成忌谗畏饥,他告诫弟子说:到处有能

214

人,也到处有自己不能治的病,和读不完的书,记不全的药方,唯有谦虚谨慎,不骄不满,见贤如不及,方可免于殒越。如遇自己治不好的病,而别人治好了,更当自叹不如,学习还来不及,岂有妒贤嫉能之事。这些话我听到时距他之死已十余年,还入耳铭心,好像是对我说的,对我的同道们说的。他的弟子满面诚恳地告诉我,我觉得有普遍性,故记之。

最难得的是他像越国的陶朱公一样,善于居积,当然由于积有累世经商的经验,但是他屡积巨万,却连遭三劫:火劫于日寇,再劫于盗,到"浩劫"则家产就荡然了。这样的"寡人好货",有人以为不应称他为"完人",我说他主要的收入靠医务,从清晨七时起,九时看门诊到午后四时,才进午餐,旋即出诊,至夜亥始归,晚饭后即卧,日日如此。无虫鱼花鸟之玩好,不吸烟,不饮酒,还有少量的时间用在对客迎送上。虽然他的师弟、令弟、高足都是我的好友,但我和他交往不多,每一见面,则执手热忱接待,有次我替程师门雪送封信去,他支着单拐从楼上直送到门外,古人说的"温良恭俭让",在他身上都见到了。他弟子说他谦虚谨慎,俭朴不慕奢华,不讲究生活;好像脑子很简单,只有怎样治好病的一个念头;到了"浩劫"以后,又多了一个念头:是怎样加倍小心,不出差错。

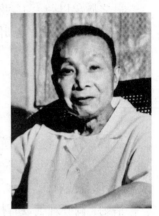

严二陵近照

二、治肝病,善用温养辛通法

严老熟谙伤寒温病学说,辨证细致深入,探讨病因,寻求其本,然后施治。严老治学精神崇尚实践,在长期临床诊治过程中,积累丰富的经验,又重视理论,博阅历代名家医术,尤其对叶天士、王孟英、薛生白、吴鞠通等学派的研究造诣甚深,结合数十年的临床经验,形成自己独特的学术见解。临床善用温养辛通三法,宗轻可去实之意,贯通于急性热病的辨证论治。

中医所论述的肝病与现代医学的认识是不同的,严老以《内经》及历代医学的理论为主导,结合自己的临床经验撰写了《肝病论治》,现将其治肝病经验整理如下。

肝之经脉起于足大趾,上行环阴器。过少腹挟胃属肝络胆,贯膈布胁肋,循喉咙,连目系,上巅顶。凡是头痛、腹痛、胃痛、胁痛、睾丸胀痛、疝气、中风、痿躄、目痛目糊(白内障、青光眼)等目疾、郁证、癫狂、鼓胀等无不都与肝有关,涉及的病症相当广泛。严老又是女科名家,当时妇女地位低下,长期闷郁,情志不畅,所生之病无不与肝有关,如乳房病、月经失调、失眠症、抑郁症等。

肝为风木之脏,相火内寄,体阴而用阳,其性刚,主动主升。全赖肾水以涵之,营血以润之,肺主肃降以平之,中宫土气以培之。肝乃刚劲之质、柔和之体,遂其条达畅通之性,此其常也。

凡上邪之气自肝而出,性善升散而恶郁遏;郁则气滞,此乃情志不舒,或有湿邪痰食,留阻中宫,肝木之气为之郁也。其症为嗳为呕,为胸腹满闷,甚则为胀为痛,皆肝气横逆也。

怒则气上,气有余便是火,亦有郁而生火者,其症为吞酸,为胁痛,为狂,为呕,为失血,皆肝火冲激也。

肝主藏血,血燥生风,血虚生风,风主于木,木易生火,故亦有火盛生风者,其症则为眩为晕,为痉为厥,为瘈疭,为类中、为头痛、为目痒,皆肝风旋扰也。

肝之脉象以弦为主,弦而有力为实证,眩而无力为虚证。人身之脏腑气血,相呼相应,多部平衡,何病之有。若肝气郁滞,肝火上冲,肝阳化风,肝风流窜,肝气下迫,则必然出现多种不同症状。

（一）肝气

1. 肝胃不和

病机:木失条达,横逆犯胃,通降少权,气失疏泄。

症状:嗳气泛酸,胃脘疼痛,两胁胀满,胸闷嘈杂,或纳呆厌食,情志不舒。脉象或弦或濡,舌质红或有刺,苔多,薄腻。

治则:调肝理气,和胃畅中。

常用方药:旋覆花、黄郁金、八月札、制香附、制金柑、炙九香虫、绿萼梅、苏噜子、佛手片、川楝子、炙猬皮、砂仁壳、橘白、制金柑。

患者,女,40岁。胃脘作痛,少寐眩晕,面浮,脉弦。厥气上逆,肝胃不和。治宜调肝和胃,宁神化浊。取金沸草9克,苏子9克,辰茯神9克,黄郁金4.5克,制香附4.5克,炙九香虫4.5克,绿萼梅4.5克,苏噜子4.5克,野赤豆15克,桑寄生12克,砂仁壳2.4克,制金柑1个。

按语:患者自卵巢巧克力囊肿切除术后,常面浮眩晕,喉哑心悸,肝区胀痛,少腹气坠,此乃枢机不和,通调失常也,故治在调肝和胃。肝气得以条达,胃气得以和降,则症自解也。

2. 肝脾失治

病机:厥气横梗,木郁土中。

症状:腹满气胀,呕吐嗳气,便溏泄泻,肛间气坠,四肢不和,或月事参差,少腹坠胀等。

治则:健脾舒肝,调和胃肠。

常用方药:土炒白术、煨木香、砂仁壳、茯苓、扁豆衣花、蜜根、半夏、陈皮、谷芽、麦芽、鸡内金、枸橘李、麸炒枳壳、资生丸(包)。

案例1:患者,男,46岁。土虚湿盛,肝木乘之,中宫健运违常,肠失传导之能,脘腹作痛,便泄频频,神疲乏力,哈气胸闷,口干不引饮。苔腻,脉沉弦。治拟理脾化湿,调肝畅中,调和胃肠。取扁豆衣花9克,藿香正气丸(包)9克,制香附4.5克,枸橘子4.5克,黄郁金4.5克,半夏4.5克,防风炭4.5克,炒车前4.5克,佛手片3克,砂仁壳2.4克,煨木香2.4克,制金柑1枚。

按语：患者常有泄利，故中气久虚；脾为湿困，运化失常，是以嗳气胸闷，口干不引饮，苔腻；脾虚肝旺，其气郁于肝经又乘于脾土，故脘痛而泄频。以其肝脾同病，故肝脾同治，调和胃肠。

案例2：患者，女，45 岁。肝郁气滞，脾失健运。肝区时胀或痛迄今已 5 年，临经则消失，肠鸣嗳气，牙龈易出血，夜间躁热，手心灼热。舌淡，苔薄腻，脉沉弦。治拟疏肝理气，健脾助运。取炒当归 15 克，炒赤芍 15 克，炒白芍 15 克，小蓟炭 15 克，炒青蒿 15 克，柴胡 10 克，炒白术 10 克，苏梗 10 克，制香附 12 克，陈皮 4.5 克，台乌药 4.5 克，薄荷 4.5 克（后入），清甘草、炙甘草各 4.5 克。7 剂。复诊见夜间躁热、手心灼热已消，肝区胀痛、肠鸣嗳气诸症减轻。舌淡红，苔薄腻，脉沉弦。再守原法加减治疗。前后共六诊，服药 40 余剂而告愈。

按语：本案因木郁克土，脾受肝制，肝脾失和，疏运失职，气滞血瘀，则肝区疼痛且胀，肠鸣嗳气诸症并见。《难经》云："肝之积，名曰肥气"。先师施治，灵活变通，肝脾并调，气血兼顾，以逍遥散合香苏饮加减而获全功。

3. 肝气犯肺

病机：金不平木，厥气上逆，木反侮金。

症状：咳呛气促，咯痰不爽，胸胁疼痛，烦躁少寐，或有潮热。脉弦带滑，舌干苔腻。

治则：调肝利肺，化痰顺气。

常用方药：旋覆花梗、川郁金、苏子、清炙枇杷叶、川贝母、象贝母、制南星、清气化痰丸（包）、半夏、川楝子、代赭石、延胡索、橘红。

患者，男，45 岁。咳逆痰升，胸膺懊恼，面浮足肿，左手臂自觉作胀，肝区攻痛。脉象细弦且滑。肝气偏横，上肃失降，中乏健运，下少摄纳。治拟理肺化痰，调肝顺气。

常用方药：旋覆花梗 9 克，代赭石 9 克，苏子 9 克，竹沥达痰丸（包）9 克，制南星 4.5 克，川郁金 4.5 克，橘红 4.5 克，川贝母、象贝母各 4.5 克，淮小麦 15 克，嫩小草 6 克，佛手片 3 克，煅蛤壳 12 克。

按语：患者先因肺结核、肺气肿曾咯血，继则肝区攻痛，动辄气急心悸。此病金虚不能制木而反遭木侮；肝气上冲于肺，暴作而气喘。故当务之急，在于调肝理肺，清金以制木。

（二）肝火

1. 实火

病机：肝阳偏旺，肝木生火。

症状：面红升火，烦躁忿怒，头昏且痛，周身掣痛，咽干口苦，溲热深黄，大便燥结。脉弦数有力，苔黄，质红。

治则：泻肝抑木，清热降火。

常用方药：羚羊粉、黑山栀、生竹茹、丹皮、决明子、珍珠母、麻仁、夜交藤、连翘、指迷茯苓丸、黄连。

患者，女，61 岁。眩晕面浮，目花昏糊，时或心悸，面热升火，不耐紧张。脉象弦滑且长。血压 180/96 毫米汞柱。"诸风掉眩,皆属于肝",治拟泻肝清火,兼以化痰为治。取煅石决明 15 克,野赤豆 15 克,制南星 4.5 克,竹沥 4.5 克,半夏 4.5 克,炒黄芩 4.5 克,牡丹皮 4.5 克,钩藤 9 克,生槐花 9 克,三角胡麻 12 克,豨莶草 12 克,决明子 12 克,指迷茯苓丸(包)12 克。

按语:高血压病所出现之症状,很多属肝阳、肝火范畴。治从平肝清降,潜阳滋阴,按病情轻重,步步深入,或交互应用。本例治疗后,血压稳定在 150/80 毫米汞柱,症状改善。

2. 虚火

病机:水不涵木,气火偏胜。

症状:颧红升火,烦恼易怒,烘热汗出,眩晕心悸,五心烦热,咽干口燥,小便短赤,便秘。脉细弦而数,舌质红绛,苔花剥起刺。

治则:滋水涵木,育阴潜阳。

常用方药:牡蛎、茺蔚子、炙鳖甲、石决明、知柏八味丸(包)、云母石、地龙、龙齿、钩藤、决明子、夜交藤。

案例 1:患者,男,52 岁。阴亏于下,阳浮于上,清空失宁,脉络违和。眩晕头胀,目花少寐,屡见鼻衄,胸脘烦热,口干咽燥,右肩臂酸楚,腿软乏力。脉象弦长,苔薄黄,质红绛。血压 180/100 毫米汞柱。治当滋水涵木,育阴潜阳,更须参入宁神和络之品。取北沙参 9 克,麦冬 9 克,地龙 9 克,五味子 3 克,牡丹皮 4.5 克,夜交藤 15 克,决明子 15 克,生牡蛎 12 克,龟板 12 克,茺蔚子 12 克,黛蛤散 12 克(包),知柏八味丸(包)12 克。

按语:患者高血压,初投平肝清降,息风宁神之品,未见好转。盖阴亏于下,阳浮于上,当从本治。是以宗"二甲复脉"以育阴潜阳,用知柏八味丸滋阴泻火。药后症情改善,血压维持在 150~160/85~90 毫米汞柱。

案例 2:患者,女,48 岁。慢性肝炎,早期肝硬化,酸甘化阴以缓其急,白蛋白、球蛋白比例倒置,胁痛发热,喉干且痛,胸闷气急。脉弦而滑,苔黄中厚。阴津损伤,阳微不潜,治拟益阴潜阳,酸甘抑木,病根深远,缓缓图治。取北沙参 9 克,天冬、麦冬各 6 克,赤芍、白芍各 6 克,五味子 4.5 克,生甘草 4.5 克,七叶一枝花 15 克,岗稔根 15 克,虎杖根 15 克,蒲公英 15 克,马鞭草 15 克,生麦芽 30 克,14 剂。久病入络,本虚标实,现感胃纳好转,肝区微痛。脉弦小不匀。前法尚效,更宗原意,取南沙参、北沙参各 9 克,天冬、麦冬各 6 克,虎杖 12 克,生麦芽 12 克,刘寄奴 12 克,延胡索 12 克,左金丸(冲服)12 克,八月札 9 克,14 剂。随访病情稳定,渐愈。

3. 郁火

病机:肝气抑郁,久而化火。

症状:头胀眩晕,呕泛酸水,胸胁胀痛,颈间痰核。舌红有刺,脉弦数不畅。

治则:疏肝解郁清火。

常用方药:旋覆花、黄郁金、夏枯草、海浮石、象贝母、制香附、沉香曲、大腹皮、藕节、越鞠丸(包)。

患者,女,40 岁。曾患淋巴结核。形容消瘦,寒热往来,右胸胁、少腹隐痛,经转不多,带下绵绵,眩晕乏力,四肢不和。脉象细弦。肝郁血虚,虚火扰之,宜疏肝柔肝并投。取当归身4.5克,炒白芍4.5克,大贝母4.5克,制香附4.5克,桑寄生12克,夏枯草12克,乌贼骨12克,归脾丸(包)12克,橘皮、橘络各3克,茯神9克,川断9克,杜仲9克。

按语:肝郁化火,多由内伤七情,气机不畅,亦即气有余便是火。治从理气开郁,郁开则火自平,即《内经》"火郁发之"之义。叶天士《临证指南医案》载:"郁证全在病者能够移情易性,医者构思灵巧,不重在攻补,而在乎用苦泄热,而不损胃;用辛理气,而不破气;用滑润濡燥涩,而不滋腻气机;用宣通而不揠苗助长"。故主张用药宜轻灵流通,即不过分行散攻伐,以伤正气,亦不过于滋腻填补,以增郁结。

4. 肝火引动心火

病机:肝火旺盛,引动心火。

症状:头痛目赤,面红口干,烦躁易怒,心悸恐慌,少寐汗出,胸膺偏左疼痛,溲赤便艰。

治则:清泻心、肝之火。

常用方药:玄参、熟枣仁、陈胆星、珍珠母、生山栀、淮小麦、竹叶心、莲子心、夜交藤、黛蛤散(包)、胆汁黄连粉(吞服)、琥珀多寐丸(吞服)。

患者,男,55岁。失眠已久,自患高血压后,心悸怔忡,多疑恐惧,情绪紧张,自信殊甚。舌糙起裂,脉象弦滑数。血压170/110毫米汞柱。症由用脑过度,心肝之火偏亢,阴液消烁,阴不配阳,从而神驰勿宁。以清肝宁心为治。取玄参9克,竹叶心9克,砵连翘9克,生山栀4.5克,酸枣仁4.5克,陈胆星4.5克,莲子心1.5克,夜交藤16克,淮小麦16克,萱草12克,黛蛤散(包)12克,远志3克,胆汁黄连粉1.2克(吞服),琥珀多寐丸1.5克(吞服)。

按语:七情过极,肝火妄动,魂无所舍,引动心火,神无所依,煎熬真阴,劫液成痰,是以清肝泻火滋阴宁心,为当务之急,冀阳潜火平。上药服后,诸症明显改善。

(三)肝风

1. 肝阳偏亢,化火生风

病机:风者善行而数变,火者暴悍而酷烈,风火相煽,变化迅速。

症状:眩晕舌麻,耳鸣不寐,面红升火,筋肉牵掣,脉络麻木不仁,甚或发痉。若脾虚而湿痰盛者,形体素胖,面色㿠白,口黏痰多,神疲少力。舌苔白腻,脉象弦滑。

治则:息风潜阳,平肝和络,涤痰化浊。

常用方药:天麻、钩藤、白蒺藜、菊花、僵蚕、三角胡麻、夏枯草、地龙、石决明、丹皮、珍珠母、指迷茯苓丸(包)。

患者,女,51岁。内风蠢动,清空失宁,头痛牙痛,此平彼起,面热眩晕,左面肌麻痹,时或牵掣,手足麻痛。脉象弦滑不匀,舌苔浊腻。当治拟息风宁神,涤痰和络。取龙齿9克,白蒺藜9克,夏枯草9克,地龙9克,钩藤9克,指迷茯苓丸9克(包),珍珠母12克,桑寄生12克,决明子12克,竹沥4.5克,半夏4.5克,黄芩4.5克,僵蚕4.5克。

按语：肝风主动，上窜巅顶而头痛眩晕，横行入络而为痹痛，缓肝之急以息风，风平则诸症悉安。

严老治肝病勤求于《内经》，博采叶天士、王旭高之长，结合自己临床实践，严老认为肝病最为难治，因为肝体阴，用阳主动主升，全赖肾水以涵，营血以养，肺金肃降以平，脾土以培，故肝病多变，易伤它脏。肝病有肝气、肝火、肝风之别，治肝乃以此三者为纲。《内经》云："木郁达之，火郁发之""肝苦急，急食甘以缓之。肝欲散，急食辛以散之。用辛补之，酸泻之"。肝气者，郁而不舒，治在疏肝解郁，调畅气机。肝风之症有上冒巅顶，亦有旁走四肢。上冒多由阳亢，旁走多因血虚；阳亢者宜息风潜阳，血虚者宜养血和络。肝火燔灼，乃一身上下内外无所不至，故肝火为病，其证不一，治法也不相同。有实火、虚火、郁火之辨，实火宜清宜泻，虚火则滋阴降火（育阴潜阳），郁火宜疏宜解。在肝病的治疗上，遵循朱丹溪之"阴常不足，阳常有余"之理论，选用柔和之品，以柔制刚，以和制伐。肝为刚脏，职司疏泄，用药宜柔不宜刚，宜和不宜伐，乃治肝大法。严老在治肝用药方面，一般采用甘温、甘凉、辛凉、甘平之剂。并且注重养阴，特别是胃阴尤为重视。他对肝病久病入络多用辛苦，通络合以酸甘化阴，疗效桴鼓相应，独树一帜。用药之慎重，还强调了肝与他脏之关系，相互依赖，配以滋肾、培土、肃肺、养血等以使五脏功能得以调治，利于肝病之恢复。

三、精妇科，擅治经产胎带病

严老在治疗妇科疾病方面经验丰富，对"经、产、胎、带"诸病研究造诣很深，曾任上海中医学会妇科理事；他治疗崩漏得心应手，用药平淡，疗效极佳，一般属脾虚崩漏者用胶艾四物汤，血热崩漏者用荆芥四物汤，气虚者用补中益气汤合四物汤，血瘀崩漏用琥珀散加减，血不归经者用归脾汤，老年血崩用小建中汤，气虚血崩仿景岳右归饮加减。

治疗带下属脾虚带下，一般用参苓白术散加减，肾亏阴虚用知柏地黄合大补阴丸，肝郁带下用丹栀逍遥散，湿毒带下用易黄汤，邪毒湿蕴用牛黄醒消散、红藤败毒散。严老认为带下病不论寒热虚实均挟湿邪，所以用药时黏腻之品不能使用。

（一）崩漏

案例1：患者，41岁。经漏半载，时多时少，色鲜或淡，腹中绵绵作痛，神倦肢寒，腰酸便溏。察脉细，舌淡苔白。此系脾阳虚馁，不能化湿摄血，与血热经多者不同。法当温摄化湿。处方：熟地炭（砂仁1.5克同炒）、赤茯苓、白茯苓各12克，归身炭6克，血余炭6克，制半夏6克，醋炒川芎炭2.4克，白芍（肉桂0.9克同炒）、炒阿胶珠各9克，莲蓬炭9克，陈艾炭4.5克，生白术4.5克。服10剂而病除，再予人参健脾丸调养巩固。

按语：崩为急症，漏为缓病。脾为统血之脏，喜温燥而恶湿，得阳始运。本案因脾虚失运，不能化湿，统摄无权，崩漏半载不止，故不宜再投凉血止血之剂，以免伤阳助湿。遂予温摄化湿，方选胶艾四物汤而获效。

案例2：患者，产后5月。经末淋漓，腹中有块攻痛，牵引脘胁，纳呆口燥，腑行艰难。

脉沉弦,舌红苔白腻。瘀湿交滞,肝脾之气难以条达,新血不能归经,法应以通为上,仿琥珀散加减。处方:三棱4.5克,莪术4.5克,陈皮4.5克,炒丹皮6克,酒炒当归6克,桃仁9克,杏仁炭9克,酒制大黄3克,生香附3克,酒炒赤芍、白芍各3克,生麦芽30克。7剂。复诊见经行较畅,色黑兼有血块,腹中块痛已平,经漏已定,但神疲少食,口渴思饮,腑行燥结,脘胁阵痛。脉沉,舌淡苔薄。瘀血已去,肝失条达,胃失和运,给逍遥散加减。处方:醋炒柴胡1.5克,炒白术4.5克,归身4.5克,陈皮4.5克,路路通4.5克,石斛5克,姜半夏5克,赤芍、白芍各12克,玫瑰花2.4克,生谷芽30克,7剂。随访病愈。

按语:凝结之瘀湿已渐除,故腹中块痛已平,而经漏遂止。盖新血已得归经,但此病情,正气伤营,血亏已无疑义,阴不涵阳,肝经气火,势必横逆,血津被劫,故神疲食少,口渴便秘,脘胁阵痛依然,法当和之、养之,仿逍遥散法。用柴胡、玫瑰花以舒达肝气;归身、白芍以和养肝血;归身配路路通以定脘胁之痛;牡丹皮泻肝火;石斛养胃阴;用谷芽重养胃气,即所谓扶正气也。

(二)不孕症

患者,36岁。初诊见禀赋虚弱,14岁月经初潮,后每隔三月一转,名曰"季经"。婚后8年未孕。目前头昏目花,面色萎黄,神疲乏力,胸闷气不畅,腰腿酸软。此刻已两月经水未至,情绪不佳,眠差。脉细弦,舌淡苔白。证属肾虚肝郁,气血不足。法当补肾疏肝,益气养血。处方:当归9克,白术、白芍各9克,茯苓9克,丹皮4.5克,制香附6克,川芎4.5克,丹参12克,党参12克,熟地12克,菟丝子12克,炒杜仲9克,鹿角霜12克,苏噜子9克。诊治十余次,服药83剂,月信准期来潮,后二月而受孕。

按语:该患者系先天禀赋不足,肾气未充,精血亏耗,肝气失于条达,影响肝之藏血和调节血流的功能,故冲任失养,证属肾虚肝郁型月经不调所致的不孕症。先师谨守病机,虚则补之,郁则疏之,调经种子并举,仿开郁种玉汤、毓麟珠加减主治,使月信恢复正常且受孕。

(三)带下病

案例1:患者张某,脾虚气弱,积湿困顿,流注于下。伤及任脉,影响带脉,以致带下绵绵,色白无臭味,面色萎黄,四肢不温,神疲乏力,小腹坠胀,便溏纳少,两足浮肿。舌质淡,脉缓软。宜宗益气健脾,化湿固带之法。处方:炒党参12克,清黄芪、炙黄芪各12克,白术、白芍各9克,淮山药12克,白茯苓12克,清甘草、炙甘草各3克,陈皮4.5克,海螵蛸12克,玉桔梗4.5克,炒枳壳3克,炒荆芥4.5克,扁豆子、扁豆花各9克。

按语:本例属于脾虚,以参苓白术散加减为主,临床惯用桔梗、枳壳、荆芥、陈皮理气升提;海螵蛸涩以固带;党参、黄芪、白术、淮山药益气健脾;扁豆子、扁豆花、茯苓、炙甘草和运化湿;白芍和营调肝作配伍;或用薏苡仁、芡实、威喜丸煎服亦有效果。

案例2:患者王某,带下量多,色黄如脓,黏稠呈泡沫状,阴部瘙痒,少腹坠痛,小溲短赤,口苦咽干,低热纠缠,舌质红苔黄,脉滑数。乃湿热蕴毒侵淫带脉,以致湿毒不去,任带二脉必腐蚀多流。治宜清热解毒,利湿祛腐。处方:生山栀5克,川黄柏4.5克,粉丹皮6克,车前子12克(包),大泽泻9克,猪苓、赤苓各9克,生薏苡仁12克,银杏肉7个(打),黑豆、大豆各30克,土茯苓15克,忍冬藤12克,西茵陈12克。

按语:本例属湿毒带下型。仿《世补斋不谢方》及《傅青主女科》易黄汤出入。方中黑豆、大豆、土茯苓、忍冬藤清营解毒为主;山栀、川黄柏、粉丹皮以清下焦血分之蕴热结毒;茵陈、车前子、泽泻、猪苓、赤苓、生薏苡仁化湿分利;银杏肉逐浊以固带。热毒重于湿者改茵陈、车前子、泽泻、生薏苡仁剂量,酌加白鸡冠花、白槿花、马齿苋、红藤,以增强解毒效果,达到面面兼顾的法则。

四、轻可去实,治疗温热杂病

1979年严老已年近八十高龄,仍坚持每星期2次门诊,不辞辛苦抱病工作,对求教医生循循善诱,无私地将自己丰富的临床经验介绍给学生,堪称良师益友。为表示对严老的怀念,现把随诊的只言片语整理成文,牢记上海名老中医严二陵的教诲。

(一)治温病擅用轻可去实

严老中医行医60年之久,博采众方,精研王孟英、薛生白、吴鞠通的学说,1923年上海温病盛行,他用轻可去实之法挽救了很多危重患者性命,终生积累了丰富的经验。他认为治疗温病要宗三法,其一,轻可去实,辛凉清解为主要治则,若全热不清,热退不净,是由于阴液受伤之故,可用甘寒养阴之剂,使阴液渐复,其热自退。其二,注意辨证,甘寒养阴之剂不宜久用,若湿邪不除当用微苦微辛之品。其三,注重整体,特别要重视患者体质,如系阴虚之体用药不可太凉,治疗时服用寒凉之药过多,则会伤阴损阳,气阴两伤。出现四肢厥逆,倦卧烦躁,舌润脉细无力最易误认为三阴虚寒之四逆、真武汤证,若以此治疗,反使阳气不复,津液先伤,且动内风,故须用甘温濡养之剂,以补偏救弊。

案例1:患者,23岁。初诊,新产旬日,恶露未净感受风温,突发壮热,汗出不解,脉象弦数。乃属产后营虚无力御外,风温之气由气入营,且动内风,宜清营泄热,急则治标,处方:牛蒡子6克,玄参6克,竹叶6克,桃仁6克,杏仁6克,粉前胡6克,金银花12克,带心连翘12克,双钩藤12克(后入),天花粉12克,粉丹皮15克,鲜茅根30克,鲜芦根30克,羚羊粉1.5克(分2次吞服)。

二诊:壮热得减,神志渐清,抽搐并定,夜眠不宁,咳嗽痰多,渴欲喜饮。脉象细弦,苔黄,舌绛。风温之邪,外达之兆,若能一帆风顺,可无过虑矣,处方:青蒿梗9克,粉前胡6克,川贝母、浙贝母各6克,桃仁、杏仁各12克,朱茯苓12克,淡黄芩4.5克,鲜茅根、鲜芦根各30克,羚羊粉0.6克(分2次吞服)。

三诊:温邪留恋,肺胃清化失司,咳嗽痰稠,胸膺隐痛。脉细数,苔薄黄。续于前法,处方:青蒿梗9克,金银花9克,粉前胡6克,连翘6克,玉桔梗4.5克,生甘草4.5克,天花粉12克,双钩藤12克,清枇杷叶、炙枇杷叶12克(包),鲜茅根、鲜芦根各3克。

四诊：热逐将尽，咳嗽已稀，痰多胸痛，脉转缓。处方：化橘红 4.5 克，象贝母、光杏仁、冬瓜子、款冬花、瓜蒌皮、忍冬藤、净连翘各 9 克，淡竹茹 6 克，干芦根、清枇杷叶、炙枇杷叶(包)各 12 克。当予肃清余蕴，以收功告愈。

案例 2：患者，男，16 岁。初诊，发热半月，汗出不解，渐至神志昏迷，舌垢唇焦，烦闷不安。察脉弦数带滑，苔浊腻如糊，舌质红。辨证审脉，乃邪毒内陷，痰浊蒙蔽清窍，已属危候。故拟救液生津，涤痰开窍法，此为仿拨云见日之意，俾痰祛浊化，能见红疹白㾦，邪毒壅遏之势方有可解之机。处方：鲜生地 6 克，鲜竹沥(冲)6 克，鲜石斛 15 克，鲜沙参 15 克，清水豆卷 15 克，苦桔梗 4.5 克，白僵蚕 12 克，钩藤 12 克，陈胆星 9 克，鲜菖蒲 9 克，牛黄至宝丹 2 粒(分 2 次研冲)，3 剂。

二诊：服上药 1 剂后，红疹白㾦齐布，身热渐退，伴有咳嗽，思食稀粥。邪得外达，可以额手称幸矣。然连日大便不通，当宜兼清运肠腑。处方：西洋参 6 克(另煎)，川贝母、浙贝母各 6 克，鲜石斛 12 克，清水豆卷 12 克，金银花 12 克，净连翘 12 克，苦杏仁 12 克，凉膈散 12 克(包)，香青蒿 9 克，大腹皮 9 克，制胆星 4.5 克，鲜芦根、鲜茅根各 30 克。3 剂。服 2 剂后，大便略通，自觉神清气爽。

三诊：续予调理处方，经治匝月后得收全功。

按语：温邪郁而化火，火灼津炼液为痰，痰随火升，蒙蔽心包，神明无主。治疗上严老颇重视涤痰浊，醒神昏。治温病贵在透化，轻可去实，以宣气化湿，涤痰开窍为主要治则。又因温热之邪最易损伤津液，故同时配滋阴养液之品，使津充液足，则病有转机。初诊之后，痰热渐解，然阴液亏损不易速复，且津伤腑实，故再施生津养液，润肠通腑，宣展气机，所谓"增水行舟"之法。终使病获痊愈。

(二) 善治咳喘，主张轻可去实

严老中医早年拜清末御医林衡甫为师，通晓各家学说而自成一派。尤善治咳嗽，主张轻可去实，最忌攻伐。因肺为娇脏，又为五脏六腑之华盖。故用药非轻不举。轻清宣肺，又能透邪，对治疗外感咳嗽十分有利。重厚滋腻之品有碍肺气宣发，攻伐苦寒之类有逆娇脏之性，故当慎用。临证施治，常按风、寒、热、燥、痰饮分治；处方遣药，用药量轻，喜用辛宣花叶之品。如桑叶、荷叶边一般 6～9 克，菊花、桔梗也不过 6 克，对有些降肺气药如半夏、桑白皮一般也只有 9 克或 12 克。

1. 风寒咳嗽　风寒咳嗽多因天时寒温失常，受感风寒邪气；或天气凛冽，感受寒冷；或喜食生冷，以致寒邪伤肺，肺失宣发所致。

症状：咳嗽声重，口唾痰涎，鼻流清涕，头痛且胀，恶风形寒，面白胸闷，吐痰清稀白沫，口不渴。舌苔薄白或白润，脉浮缓或滑。若迁延日久，则可见气喘不得卧，四肢清冷。此为肺病及脾，伴脘闷呕吐，食欲减退，体倦消瘦，多汗乏力。若因脾虚肾水上泛，则唾涎，时吐白沫，头目眩晕，四肢浮肿，心悸怵惕等症。

治则：疏散外邪，宣通肺气为主。

常用方药：三拗汤加减。净麻黄 6 克(后入)，前胡 12 克，桔梗 6 克，生甘草 5 克，桔红、桔络各5克,半夏10克,茯苓25克,象贝母10克,光杏仁12克,钩藤15克(后入),荷叶边6克,枇杷叶12克(包)。有恶寒发热者加清水豆卷15克,桑叶9克,桑白皮30克;咽痛者加射干3克,板蓝根15克。

2. 风热咳嗽　风热咳嗽常因外感风热,肺失宣降所致;或平素嗜好煎炸食物、烟酒,热邪炽盛,肺受热灼;或天暑下迫,肺失清肃而发病。

症状:微寒发热,头昏且胀,或身热畏寒,咳嗽频作,咯痰不利,口干咽痛;若肺热内熏,则咳嗽气促,喉痛咽干,痰稠难咯,咳声高亢;痰热阻络,咳则胸胁痛;热伤肺络,则咳痰带血,鼻衄;舌红尖赤,苔薄黄且干;脉多滑数。

治则:对风热咳嗽,邪留在表者,宜辛凉疏表;若肺热失宣,宜清热宣肺;风热阳邪,灼液成痰,宜化痰降气,痰除则气自顺,气顺痰亦少。

常用方药:桑菊饮加减。桑叶10克,甘菊花6克,薄荷3克(后入),连翘12克,前胡15克,牛蒡子10克,光杏仁12克,茯苓12克,钩藤15克(后入),桔梗6克,生甘草3克,鲜芦根30克,枇杷叶12克。对鼻衄者加茜草根10克,白茅根30克;微恶寒者加荆芥9克,防风9克;热伤津液口渴者加知母6克,天花粉12克;肺热盛气上逆,咳嗽气促者加黄芩6克,桑白皮12克。

3. 燥咳　秋伤于燥,多生咳嗽。其他季节,如遇天时风热过盛,亦可感受燥邪。秋天继夏季之后,火之余热未息,天时干燥,肺受燥气致咳。由于燥热伤津,肺津液耗损,或过食干食,胃热蒸肺,肺燥津伤,清气下降。反而上逆作咳。清代叶香岩曰:"燥自上伤,肺气受病。"沈光峰也指出:肺气宜降不宜升,火未有不燥,而燥未有不从火来。故肺燥之证,与肺热咳嗽相似,肺燥津伤,咳而痰少;鼻燥咽干,喉痛,咳则胸胁引痛,肺之津液耗损,上窍不清,咳声高亢短促,甚或声带嘶哑,口干口渴。舌红干,或红而绛,苔黄或薄黄而干,脉弦数,或细数。《内经》曰:"燥者润之"。治宜清热润燥,宣肺降气,热清肺津复生,肺得清润,肃降令行,气下降而咳止。治法有四。

(1) 清宣肺邪

症状:咽痒咳嗽,咯痰黏腻或咯之不畅,声音嘶哑,形寒头胀。苔薄腻且黄,脉浮滑。此为风邪痰热袭肺,肺气失宣。

治则:清宣肺邪。

常用方药:桑叶9克,桑白皮30克,前胡12克,牛蒡子9克,桔梗5克,甘草3克,赤茯苓12克,钩藤12克(后下),大贝母10克,蝉蜕3克,杏仁12克,薄荷9克,清枇杷叶、炙枇杷叶12克(包)。对音哑者加玉蝴蝶0.5克,凤凰衣1克;形寒头痛者加荆芥9克,蔓荆子12克;胸闷作呕者加半夏9克,姜竹茹9克,或玉枢丹3克。

(2) 清肺润燥

症状:咳呛痰少,咯之不畅咽喉干燥且红,苔薄且干,脉濡弦。燥邪伤肺,肺失肃降。

治则:清肺润燥。

常用方药:南沙参、北沙参各12克,麦冬9克,桑白皮9克,杏仁12克,茯苓15克,川贝母、象贝母各10克,钩藤15克(后入),橘红、橘络各5克,桔梗5克,生甘草5克,枇杷叶 12 克(包)。

(3) 润肺化痰

症状:痰多稠厚,或带腥味咳咯不爽,胸膺隐痛,苔薄黄,舌微红,脉濡滑。

治则:润肺化痰。

常用方药:南沙参 12 克,麦冬 10 克,茯苓 12 克,款冬花 12 克,百部 9 克,白及 9 克,冬瓜子 15 克,生薏苡仁 15 克,钩藤 12 克(后入),鱼腥草 15 克,桔红、桔络各 9 克,天将壳 15 克,远志 9 克。胸膺痛加藿梗 12 克,广郁金 15 克,甚者加三七 5 分(冲服);内热口苦者加桑白皮 9 克,芦根 30 克;痰中夹血丝或咯血者加茜草 12 克,侧柏叶 12 克,仙鹤草 30 克,黛蛤散(青黛、煅蛤壳 1:10)12 克(包)。

(4) 养阴清肺

症状:咳嗽痰黏,有时夹血,日久消瘦,低热起伏,或易于升火烦躁,舌质微红,脉细数。

治则:养阴清肺。

常用方药:南沙参、北沙参各 12 克,麦冬 10 克,茯苓 15 克,生地 12 克,款冬花 12 克,百部 12 克,天将壳 15 克,阿胶 9 克(烊冲),淡黄芩 9 克,海蛤壳 15 克,生甘草 9 克,茅根、芦根各 30 克。低热者加地骨皮 12 克,白薇 12 克。

4. 痰饮咳嗽　稠浊者为痰,清稀者为饮。脾土素虚,水气不化,积而成饮,停于胸膈,伏于肺俞,脾虚失于升清降浊,留中滞膈,凝而成痰。因风寒外袭,内动痰饮,或饮食生冷过度,上冲于肺,肺气上逆,而致成痰。痰饮咳嗽,痰稀喘咳,畏寒恶风、口淡不渴,甚则咳逆,气喘不能平卧,面目浮肿,目眩心悸,入冬风寒凛冽,喘咳愈甚,脉迟,或沉细而缓,舌淡,苔白滑。本病初期为阳微阴盛,但虚实寒热可相互转化,故先治其标,后治其本,或标本兼顾,或温凉并用。治法有二。

(1) 散寒蠲饮

症状:咳嗽痰稀,气喘息促,恶寒恶风,舌淡,苔白滑,脉浮紧,或浮缓而弦,为外寒内饮,肺失宣降。

治则:散寒蠲饮。

常用方药:炙麻黄 9 克,桂枝 9 克,细辛 5 克,干姜 9 克,五味子 9 克,白芍 9 克,法半夏 9 克,炙甘草 9 克。肾虚寒饮盛,喘咳痰饮上涌,加附子 9 克,补骨脂 12 克,茯苓 12 克,白芥子 9 克。脾虚中气虚,食欲不振加党参 12 克,白术 12 克,茯苓 15 克。

(2) 温阳化饮

症状:咳逆气喘,面目浮肿,目眩心悸,痰稀色白。为痰饮内伏。

治则:温阳化饮。

常用方药:桂枝 9 克,炙甘草 9 克,白术 12 克,干姜 9 克,茯苓 15 克。脾肾阳虚,阴水泛滥,浮肿甚加熟附子 9 克;气逆咳喘,痰稀吐清水加炙麻黄 9 克,细辛 5 克;心悸失眠加茯神 15 克,远志 6 克,石菖蒲 5 克;胸膺隐痛加橘红 5 克,橘络 5 克,川郁金 15 克,广郁金 15 克;痛甚者加三七粉 1.5 克(分冲);气虚者加党参 15 克,黄芪 15 克;咳嗽不止加款冬花

12克,大贝母10克,天浆壳15克。

5. 治哮喘同治肺脾肾 严老治疗哮喘将其分为寒、热、虚、实四种类型。在寒喘用药善用麻黄,但用药极轻,他认为上焦如羽,只需轻可去实,外因是六淫之气侵袭,内因是情志抑郁,劳倦过度,或房事不节,精气内夺,精本于肾,气主于肺,耗气则病必自上而下由肺而脾至肾,精伤则病必自下而上由肾而脾至肺,故他以同治肺脾肾治疗哮喘恰到好处。

患者,女,50岁,教师。初诊,生育频繁,冲任羸弱,操劳过度,气血双伤,以致咳逆上气,动则气喘尤甚,头额多汗,面浮足肿,胸脘满闷,心悸寐艰,小便失禁,大便稀薄,舌质淡,苔薄白,脉细缓两尺无力。肺、脾、肾受损,肺失肃降之权,脾失健运之能,肾失摄纳之功,三脏俱病当以培元益气,健脾纳肾为本图治。处方:制熟地9克,淮山药9克,山茱萸9克,旋覆梗9克,补骨脂9克,炒党参9克,制半夏9克,干地龙9克,砂仁6克(后入),紫石英30克,代赭石30克,硃远志4.5克,坎炁1条,7剂。

二诊:喘逆汗多较前减轻,面浮足肿未能消退,胸闷纳差,虚中挟实,奏效非易,仍宗原法。处方:党参9克,茯苓皮9克,沉香曲9克,制半夏9克,淮山药12克,白术12克,广郁金12克,炒谷芽、炒麦芽各12克,广陈皮4.5克,川椒目4.5克,济生肾气丸12克(包),7剂。

三诊:喘咳渐减,汗出得止,面浮足肿渐消,纳谷较进,守原法加重填肾之品。处方:制首乌12克,炒党参12克,代赭石12克,川断肉12克,肾气丸12克(包),白术9克,白芍9克,白茯苓9克,旋覆梗9克,菟丝子9克,潼蒺藜9克,广陈皮9克,14剂。随访病愈。

(三)治疑难杂症,轻可去实

1. 血尿

患者,男,28岁。1963年1月间,突然腰痛如折,不能端坐。腰脊酸楚,偏右尤甚,小便深黄且混,脉弦细且数,苔薄,边尖带红。小便常规检查,镜检所见红细胞满视野。肾阴久虚,肝火偏盛,湿热下注,致阴络损伤而血下溢。治以养阴清热,化湿和络。处方:稆豆衣12克,生甘草2克,小蓟炭4.5克,藕节炭9克,竹叶9克,蒲黄炭4.5克,萹蓄草9克,焦山栀4.5克,仙鹤草9克,白芍9克,桑寄生9克,琥珀末1.5克(吞)。服3剂。

二诊:腰脊酸楚减而未除,小溲深黄。小便常规检查红细胞(++)。续予前法。处方:生地炭12克,贯众炭9克,阿胶珠9克,蒲黄炭9克(包),仙鹤草9克,平地木9克,千年健9克,桑寄生12克,炒小蓟4.5克,生甘草梢2克,茜草根9克,三七粉1.5克(吞)。服3剂。

三诊:尿血已止,溲混已清。小便常规检查红细胞(-)。遗精之后,腰酸乏力,苔薄少华,脉沉弦。治以益肾培元,巩固其本。处方:大生地9克,黑大豆12克,制黄精9克,煅龙骨9克,煅牡蛎12克,女贞子9克,旱莲草4.5克,川断肉9克,金樱子9克,杜仲9克,芡实12克,知柏八味丸9克(包)。服5剂。

四诊：尿血屡发之后，肾阴耗伤未复，脑髓虚亏；连进益肾固本之剂，精神较振，未见遗精，腰脊酸痛渐消，脉弦小，尺部少力。再予巩固其本。处方：首乌藤30克，制女贞12克，旱莲草4.5克，狗脊9克，川断肉9克，仙鹤草9克，千年健9克，白芍9克，黑大豆12克，制黄精9克，桑寄生12克，六味地黄丸9克（包）。

服药后，症状逐渐减轻，尿中红细胞逐渐减少；至12月18日，小便检查结果见红细胞（一）。此后，又间有红细胞出现，至1964年3月10日以后，作多次尿常规检查，尿中红细胞均未发现。在服药过程中，曾至某医院作肾盂造影（1965年12月8日作），初步诊断为左肾下盏病变可疑，但作小便培养3次，均（一）；1964年4月，又至该医院作肾盂造影检查，肾盂全部显影。

按语：本例患者，肾阴虚亏，水不涵木，肝火偏盛，湿热下注膀胱；乃正虚邪实之证。方用小蓟饮子加减，取生地、白芍、稽豆衣以养阴；竹叶、山栀以清热；小蓟、蒲黄、藕节以止血；仙鹤草、阿胶珠、平地木以养阴止血；加三七粉吞服，以加强止血之功。尿血止后，则以补肾为主，兼佐柔肝之品。用桑寄生、川断肉、狗脊、杜仲以补肾；女贞子、旱莲草以柔肝；龙骨、牡蛎、金樱子、芡实以固涩；千年健、制首乌、制黄精、六味地黄丸以益肾固本。

2. 血友病

患者，男，15岁。1964年11月5日诊。患者于2岁时，经常鼻衄、齿衄，服中药后稍有好转。此后，齿、鼻每月出血1次，血来如注，同时身上出现大片紫斑。6岁时（1956），于1月某日半夜，突然吐血不止，经某医院输氧、输血而症状缓解，诊断为血友病。此后大吐血虽止，但皮肤紫斑时发，鼻衄仍作，同时发生四肢疼痛，痛势甚剧，不能安眠，1962年（12岁），因四肢剧痛不已，至另一医院诊治，亦诊断为血友病。1964年上半年，又至另一医院诊治，亦诊断为血友病，但治疗效果均不理想。咯血、鼻衄屡发，继则关节酸痛，面色㿠白，面部浮肿，脉细弦数，舌苔黄腻。营血暗伤，风湿热入络，络道不和。治宜养血和营，佐以祛风除湿热。处方：蜜根30克，仙鹤草9克，十大功劳叶9克，千年健9克，丹参3克，平地木9克，炒白芍4.5克，清甘草、炙甘草各4.5克，豨莶草12克，茯苓9克，桑寄生12克，木馒头30克。

二诊：1月18日，服和营通络，祛风除湿热之剂后，关节疼痛减而未愈，左半肢外侧痛势较甚，脉沉弦，面浮少华。再予祛风热、和营分、解湿毒、舒络脉。处方：忍冬藤9克，木馒头30克，平地木9克，千年健9克，姜黄4.5克，豨莶草12克，谷芽麦芽各9克，鹿衔草9克，石龙芮9克，河白草9克，生甘草节3克，指迷茯苓丸12克（包）。

三诊：12月2日，左手臂和腿足掣痛已减，鼻血又见，脉弦滑数。风湿热三者逗留未去，肺热络伤，则血溢络外；当予清化和络。处方：忍冬藤9克，连翘9克，木馒头30克，平地木9克，生甘草节3克，石龙芮9克，钩藤9克，鬼箭羽9克，生谷芽12克，白茅花4.5克，仙鹤草9克，桑白皮30克。

四诊：12月30日，关节掣痛、面浮肢肿等逐渐减轻，鼻衄、齿衄停止已久，苔黄腻化薄，脉沉濡带数。续予清营和络，祛风除湿热。处方：桑叶4.5克，桑白皮30克，蜜根30克，忍冬藤9克，鹿衔草9克，石龙芮9克，木馒头30克，生甘草节3克，豨莶草12克，鬼箭羽9克,谷芽、麦芽各9克,杏仁9克,薏苡仁9克,指迷茯苓丸12克(包)。

按语:本案例来诊时,出血现象并不严重,而关节剧痛,因此处方用药,偏重于治疗关节痛方面。方中忍冬藤、石龙芮、桑白皮、桑寄生、豨莶草等均为祛风清热,舒筋活络之品,鬼箭羽、鹿衔草、姜黄通络止痛;平地木、白茅花、仙鹤草凉血止血;蜜根、茯苓、河白草理气渗湿,用以消肿;千年健、功劳叶调和营气,治腰腿镇痛;丹参、白芍养血和营;木馒头、生甘草节清热解毒;指迷茯苓丸一味为严老治疗风湿热三者阻于络道的经验用药。经用上药加减治疗后,病情逐渐减轻,出血已停止,关节剧痛未发,目前已照常上课,并能参加体育活动。

严老治病注重后天脾胃,极其推崇叶天士的"脾宜升则健,胃宜降则和,太阴湿土,得阳始运,阳明燥土,得阴自安"的论述。尤其对久病或病后调理之时,常用资助后天之法来培补先天之本。由于所治患者以居处江浙卑湿一带为多,体质皆为娇嫩,故遣方多用甘温、甘平、甘凉之剂,反对猛药攻伐,对麻黄、桂枝、石膏等大辛大寒之品,一般不用或少用。故处方用药力求精而少,轻而灵,但常能恰到好处,药到病除。严老临床诊治妇女为多,尤其擅长治疗疑难杂病,对肝病的治疗可谓得心应手。处方用药主张轻可去实,喜柔济刚,多用甘温、甘凉、甘平之剂,最忌攻伐,重视养阴,屡获功效。

主要论文

[1] 严二陵,姚玉兰.临诊医案2则.上海中医药杂志,1966,(1):32-33.
[2] 严二陵,陆铭德.中医对神经衰弱的辨证论治.上海中医药杂志,1963,(3):12-13.
[3] 雷永仲,刘芳,陈汉京.上海著名老中医严二陵治疗肝病的经验.上海中医药杂志,1982,(4):9-10.
[4] 李毅.严二陵医案两则.上海中医药杂志,1989,(3):26.
[5] 王保林.严二陵老中医治疗杂病经验.陕西中医,1994,(9):408-409.
[6] 严庆宗.严二陵治疗咳嗽的经验.中华中医药杂志,1996,(114):36-37.
[7] 李毅.严二陵医案3例.浙江中医杂志,1999(3):128.
[8] 董建华.《中国现代名中医医案精粹》选登(6)——严二陵医案.中医杂志,2011,52(6):540.

(黄琴峰执笔,钱素珍　严衍康供稿)

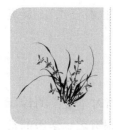

披荆斩棘有豪气　革故鼎新裕后人

——记曙光医院创始人吴涵秋

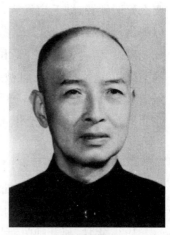

吴涵秋(1900~1979),又名朝坤,字增荣,浙江省鄞县人。早年师从宁波名医范文虎,悬壶甬城。1936年,与当地名医庄云庐、钟一桂创办宁波国医专门学校,任校长。后举家迁沪,自设诊所。1942年应宁波同乡会之聘,任私立四明医院院长,并举办四明护士学校。中华人民共和国成立后,历任上海市第十人民医院院长、第十一人民医院副院长、上海中医学院附属曙光医院院长,并担任上海中医学会常务委员、民主同盟上海中医学院支部主任委员和卢湾区政协委员等职。

吴老于1953年主动向上海市卫生局申请将私立四明医院改为市立第十人民医院,并积极参与筹建第十一人民医院工作。1960年两院合并为曙光医院后,吴老出任院

吴涵秋照

长,为贯彻党的中医政策,团结中西医,发展中医药学而积极工作。虽然行政工作繁忙,吴老仍挤出时间带教学生,孜孜不倦。吴老擅治伤寒病,又长于治疗湿证及调理虚弱证。善于运用经方,又能博采时方,学术上主张"衷中参西",扬长避短。

上海中医药大学附属曙光医院由中华人民共和国成立前宁波籍同乡会组织四明公所主办的四明医院发展而来,中华人民共和国成立后改名为上海市第十人民医院,又与新建上海市第十一人民医院合并,成立了曙光医院,首任院长就是吴涵秋。

一、师从名医,生平坎坷

(一)出身和身世

1900年6月,吴老出生于宁波一个巡防哨官之家,1907年入永嘉私塾,开蒙老师是翁之春。1908年正月至1910年6月,在永嘉私立同一小学就读。1915年冬,吴老随母亲迁到宁波,16岁时,因为父亲与浙东名医范文甫的交谊,故投于范师门下学医。因为范文甫

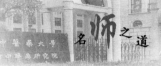

医术构思奇特，出人意表，为人刚正不阿，不肯屈身事权贵，时人称他为“医林怪杰”。吴老师承范文甫，也继承了老师的许多美德。

(二) 学医与师承，开业与行医

1916年春，吴老在父亲的安排下进入范文甫的诊所，学习中医。当时范文甫的诊所设在宁波市江东大河桥一带，范文甫的声望在宁波，尤其在大河桥一带很有名。学医的常规，最早都是被动地接受老师的安排，在老师安排下，课程是学习传统的中医基本理论和药物知识，如《内经》《难经》《伤寒论》《金匮要略》《神农本草经》，还有中国古典文学。除了学习专业医书之外，其他时间都是襄助老师从事门诊工作。吴老学习中医，因为老师缺少教学经验，在理论上缺少科学的论证，教徒方法照搬上一代的方法，要么填鸭式，满堂灌，要么死记硬背，缺乏启发式，从来没有循循善诱。吴老学习中医不久，就觉得这些理论难以消化，难以理解，难以记住，只能死记硬背，索然寡味。当时社会上涌现中西医函授学校和函授讲义，吴老怀着好奇和欣羡的心态迎接这种学习方法，遐时他偷偷地邮购、阅读这些书籍和阅读资料。一旦被老师发觉，就将弟子好一顿责备和教训，老师指责弟子“离经叛道”，不遵守门规，责令今后不准再看此类书籍。以后吴老虽然不敢当着老师的面明目张胆地看西医书籍，但心里不以为然，斗争方式就由公开转入地下，吴老内心寻求科学知识的愿望并未稍减。

吴老在老师的诊所里，上午襄助老师门诊，下午继续学习——读书，学习业务。这时，更加不敢懈怠。晚上回家处理家务，并寻找父亲的社会关系，向父亲的朋友借钱，用于维持家庭生活。为了生计他们怂恿吴老自己开诊所，当面向业师提出自己的想法。

1925年秋，离开师门，起初于宁波应家弄独立开业。开始时，诊业清淡，但他对待患者诚恳，肯于负责，审证精思，诊治有方，每起沉疴，因而诊业有所好转。吴老并不以此为满足，他对现代医学也投入很大的兴趣，与宁波教会办的慈善机构华美医院院长丁立成定交，执弟子礼，虚心向他请益西医知识。每当吴老出诊之便和休息之时，均见缝插针地前往观摩和学习。中西医相互印证，使他学识见解大有提高。也为他以后兴办学校和主管医院打下了基础。

吴老开业后，由于他为患者服务，态度诚恳热情，疗效又好，又有老师范文甫的支持和提携，作为门人的后盾。有时吴老还为患者免费义务服务，因此很受患者的赏识。由于业务逐渐好转，逐渐发达，服务对象也随之扩大。吴老接触的人物形形色色。为了争取广大劳苦大众，他遵循社会的风俗习惯，逐渐把自己养成一个人情练达有资产阶级思想作风的人。为了扭转自己的困难局面，他以为他必须放下架子，老老实实每日替患者治病，治好病，患者的义务宣传，就是口碑。

(三) 创办医校，培育人才

这期间因为与宁波华美医院医师，后来的医院院长，宁波青年会董事丁立成医师经常往来，西医在吴老的心中留下美好印象，吴老希望可以进一步学习研究西医学术。为此他经常赴华美医院，参观学习，尤其参观学习外科手术和化验操作。此时吴老认识了外科医师黄景霞。近朱者赤近墨者黑，由于受到西医医学科学的影响和启发，吴老的医学观点发生很大变化，因而鼓舞他以更大热情投入学习西医。由于他自己的业务繁忙，以致只能抽出业余时间从事学习和钻研，尽管所学仅仅是皮毛，但有助于他学贯中西，有助于在治疗上采用衷中参西，采用西医的方法来为临床服务，为此在患者中他赢得了更高的声誉。由于几年临诊实践和西医的接触，吴老明显地发现中医的许多不合理和不足之处，吴老由此认为，中医必须与科学（西医）相结合，才能发挥作用，后来吴老从传教士处获得奎宁治疟的经验与中医药相结合产生很好的疗效。

吴老有志于振兴中医事业，认为中医要生存，就一定要加强中医自身的建设，要实现中医现代化，中医队伍必须后继有人，不断培育新生力量。吴老与同道庄云庐、钟一桂等创办宁波国医专门学校。筹备初期，吴老亲自到南京去，向南京国医馆请求备案，取得合法手续，请求批准后，返回宁波，又向宁波县政府立案，办学最重要的是学校课程内容，吴老的办学宗旨是立意中西医各科取西医之所长，补中医之所短，汇通中西医学，以培养新的中医人才。1938年春，正式开校。对象是招收宁波中医开业医师，原有的学徒为第一届学生。开学之际，由吴老任校长，庄云庐、钟一桂担任副校长。吴老创办了宁波中医专门学校，并担任校长。为了筹集资金，他不辞劳瘁，四处奔波，还倾其家财产业而无所顾惜。开学数月后，不幸发生了，中日战争爆发，宁波火车站遭到日机轰炸。校址距离火车站只有一江之隔，城区居民遭此劫难，便纷纷逃难，由城区逃往乡村。国医学校教员除少数系专职人员外，均由城区开业医师兼任，如果将医校迁至乡间，势所不能，而学生又将星散。于是宣布停课。这时日机向城区投弹，轰炸更烈。城内居民每天于破晓时向郊区疏散，傍晚再返城工作。吴老目睹此情，为了安顿家眷，他想筹措一个良善之策，就决意把家安到上海去。

这时吴老与宁波居民一样早出晚归，夜间应诊。战争期间，患者之多，业务应接不暇，每天夜里忙得无暇休息。1941年3月间，吴老突患十二指肠溃疡，多次昏厥，急送华美医院，由丁立成医师负责治疗。妻子闻讯从上海返回宁波，帮助料理生活。

（四）抗日战争烽火，移居上海

当吴老病情危急在华美医院留院治疗期间，消息传来，杭州沦陷，宁波局势也岌岌可危。吴老认为此番不等身体康复，非及早抽身离开宁波不可。这时由宁波通往上海航路已断，欲去必须由三北乘机帆船渡海。此时吴老病体初愈，身体软弱，不胜跋涉。正在踌躇不决之际，范文甫的夫人由三北前来探视，夫人竭力主张先到三北住一段时间，得到身体康复后，再启程赴申。吴老同意此建议。于是三月出院，到三北资敬庵暂住。时局瞬息万变，四月二十六日宁波沦陷，这时朋友传来消息，说日本人正在寻找吴老，他是当地政界要人，要维持地方治安，就非要他回去不可。这时吴老内心一股热血在涌动，民族责任感油然而生，他说："自觉平生无建树，愧对祖国，死不足惜，但不能做叛国危害民族之行径，以致上无以对祖国，下无以对人民。"于是，吴老决定冒险一搏，从海路赴上海。吴老与妻

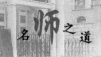

子由三北先到瀣浦,再到沥江平山,途中风大浪急,几致覆舟,葬身鱼腹。次日乘小汽轮到定海,仅住两天,再乘德平轮船到上海,先隐居在八仙桥一家客栈福德里1号住下,深居简出,不敢泄漏身份,不敢外出,惶惶不可终日。

1941年夏间由宁波渡海来到上海后,国家危机日趋严重,而国民党反动军队的不抵抗政策和日本人的暴行,令人深恶痛绝。吴老与妻子由甬逃亡来沪,生活无着落,且病后身体衰竭,途中又染风寒,逾3个月。听说宁波伪政府已经成立,说明日本人已不需要吴老,不再提及这漏网之鱼。为了维持生计,吴老于1941年8月即迁居茂名北路芝瑞里11号,择址行医。因得到宁波籍患者的信赖和拥戴,所以依然生意兴盛。裕泰五金店职员陈经孚之子患膺症,后因营养不良,病势严重,经吴老治疗,逐渐好转,而后痊愈。令陈经孚感激不已。为了感激,他有把五金号经理张志行介绍给吴老,又经治疗痊愈,张经理敬佩吴老的医疗水平。医患长谈,谈起上海宁波籍的四明医院当时存在的问题,张经理认为已经到了非改进不可,不改进就不能存在的地步。吴老认为,非彻底改造不可,改为具有一般西医设备,在合理运用中医所长,是医院成为一所现代化的中西医并存并重的医疗机构,张经理非常佩服吴老的见解,他把吴老的见解和主张向旅沪同乡竭力宣传,并提议董事会商议,让吴老担任院长。他肯定吴老定能不负众望。

（五）临危受命,担任院长

四明医院,是驻沪四明公所创办的一家为宁波同乡服务的中医医院,到抗日战争时已有30多年历史。宁波人在上海服务工商业者很多,凡久病急病无法治治、不能回乡的患者都安置在这里待命。这时的四明医院,医院设备简陋,环境龌龊,由于管理混乱,已经沦为"棺材医院""死人医院"的骂名,且到了无以为继的地步。同乡人士在近年积怨很深,极端不满,因此一致主张改进医院的落后局面。张志行与董事簧延芳、张继光、方淑伯、秦润卿、张莲舫等再三劝勉,推举吴老担任四明医院院长,答应一切困难由董事会和同乡们一力承担,负责竭力解决困难。在多方鼓励、拥戴和支持下,终于于1941年秋,吴老走马上任,担任四明医院院长,副院长由中医师张竺生担任,财务由监理董事会任命的财务专员赵时泉管理。四明医院的组织机构由四明公所董事会产生的监理董事负责管理,每年轮流推举一人为轮值董事。为便于筹募经费,又聘请若干常务董事,以簧延芳为董事长,为了有力帮助改进院务又专门成立改进委员会,董事委员会成立伊始,即开始募集经费建筑新的病房,有新任院长着手制定各项规章制度,调整人事关系,并购置医用器械,充实设备。工作已经接手,困难接踵而来,令新任院长的吴老焦头烂额,几次提出辞职,都被董事会尤其是董事长簧延芳多方挽留。

1942年,吴老受命于危急存亡之秋。首先为了表示他主持医院的诚意和廉洁奉公,他向医院董事们表态,担任院长同时继续私人开业,因为自己有诊业的正常收入,所以不取院长的薪金。后来,果然没有食言,他把院长的月薪累积起来,到了年终岁尾,一部分用于设宴,宴请医院各科室主任,以示对他们一年来辛勤努力和业绩的慰劳,一部分仍退还给医院,用作发展基金。然后,为了让医院真正发挥治病救人的作用,成为名副其实的医

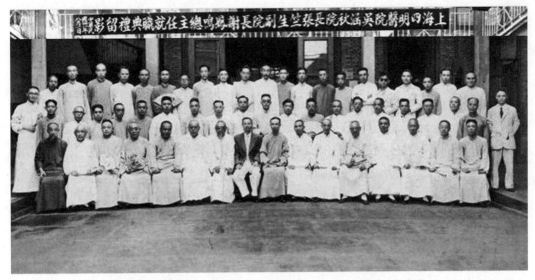

吴涵秋院长与张竺生副院长、谢凤鸣总主任 1942 年就职典礼留影

院,吴老进行了大刀阔斧地整顿。

吴老从人事整顿开始,留下有用之才,淘汰有名无实的"南郭处士"之流,引进医界名流和后起之秀、可造之才。因为淘汰裁人,必然得罪一部分人。而这些人的背后恰恰联系着一定的社会背景和地方势力,因此他们与地方势力相勾结,伺机报复。一天,吴老的汽车从四明医院的桃源路门口出来,又从普安路转弯驰往霞飞路(今淮海路),到恩派亚电影院(今嵩山电影院)门前时,突然遭到流氓的伏击。流氓以为坐在汽车里的正是吴老,就用粪包投掷,粪包在汽车上飞溅开来,臭气四溢。汽车冲出伏击圈,才安全脱险。事有凑巧,那天吴老的朋友因为有事,正借用他的汽车外出,却当了吴的"替罪羔羊",受了一场惊吓,所幸有惊无险。显然,这是有人对吴老改革之举的警告和阻挠,但吴老矢志不移,不惧威淫。

吴老的办院与他的办学一样,贯彻中西医并重的方针。除中西医临床各科外,还开设了临床辅助科室、化验室、手术室、X 光室等。吴老聘请一同来自华美医院的西医外科医生黄景霞任副院长兼外科主任,以示中西医秋色平分,同舟共济,也表示对西医同道的尊重。引进的人员中,从社会聘任的中医名流有陈存仁、孙剑庵、董承琅等(中医人员中还有他的门人陈百平),西医名流有马永江、张秀彬、商文彝、俞松文、唐惠民、徐新贤等,来自华美医院的老职员还有汪汝杏等,还有从华德医学院和东南医学院毕业正在实习的青年医生叶舫瑞、董九如等。此外,吴老为了培养医院护理人员,开设四明护理学校(请著名护士路美丽任护理主任、护士学校校长)。经过整顿以后,医院面貌焕然一新,一时人才济济,医疗服务质量比之原先,大有起色,就诊人数大增。

1944 年秋,副院长张竺生因病辞职,吴老向监理董事会推荐原外科主任黄景霞任副院长。黄副院长就职后即增设西医各科,医务人员大部分由副院长罗致,人事阵容渐趋坚强,业务亦日渐发展。同乡人士不再像往事那样轻视四明医院。

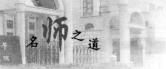

1945年夏,医院业务发展,患者增多,而护理人员缺乏。吴老提议要培养护理人才,但首先必须创办护士学校。因为护理人才与医院的规范护理,护理质量与医疗质量有着深刻和密切的内在关系。经监理董事会同意后设立校董捐募款项,建设校舍。11月校舍落成,由护士长担任校长,教职员也由校长聘请就绪。

接近解放的几年里,因为吴老胃病屡犯,情况越发严重,为了不耽误工作,他向监理董事会提出辞呈,要求引退,未被允许。而此时医院常务董事会星散,经费无法筹募。至1951~1952年,情况更趋严重。最后经监理董事会集体决议,由簪延芳董事长出面向卫生局提出申请,提请卫生局收归国有继续接办。蒙上海市卫生局批准,于1953年3月10日宣布,收归市立。此后,医院领导力量不断加强,院内的组织人事制度逐渐改善。好消息是卫生局筹划办的一所中医实验医院,先成立筹备小组,由院长任筹备组组长,负责筹划建筑中医实验院的院舍。此时人民政府大力提倡祖国医疗事业,特别重视和发展中医学术,于是在卫生局领导支持下,吴老精神面貌发生改观,浑身轻松,好像卸去了身上负荷的千斤重担,他愉快地开展筹备工作。1954年,新建院舍落成,套用人民医院的系列,定名为上海市第十人民医院。组织上任命吴老兼任上海市第十人民医院副院长。任务是发扬和发掘祖国医药文化遗产,充实人民保健事业,更好地为广大劳动人民服务。所谓春风得意马蹄疾,吴老由身心疲惫一下子转变为身心愉快,精神焕发。他甚至打破了一切思想顾虑,放弃了私人开业,他为自己接受上海市第十人民医院副院长任命而欢欣鼓舞,为此而感到光荣,因为这不是私人或团体的任命,而是国家的任命。

吴老与王玉润有一段不寻常的交往。吴老诞生于1900年,王玉润诞生于1919年,两人相差19年,要说他们的交情,那确实是忘年之交。

1967年,"文革"期间,吴老被强行隔离审查。吴老是宁波人,与出生奉化的蒋介石硬凑成了同乡的关系。一天上午,王玉润隔离审查也被关在吴老隔离室的隔壁,因去上厕所,无意中瞥见吴老正把一根带子往梁上悬挂。王玉润的心头一沉——莫非他也要走那条路?前不久,黄景霞医师含冤自尽走了,难道吴老因为"莫须有"的罪名,有口难申诉,心中郁结,排解不开,也要步黄景霞的后尘?据王玉润回忆,当时的往事历历在目,怎能见死不救!"吴医师,使不得,使不得!哪能走这条路呢!"王玉润即上前制止。压低嗓子解劝吴老,事情到底有没有,总会有水落石出的一天,何必自寻短见呢,让亲者痛仇者快!黄景霞一死,落得个"反革命分子"的下场,连累家属也都成了"反革命家属"。你两眼一闭倒清爽,却害了你太太,也害了你的子女。吴先生,千万要有勇气活下去。只有活下去,才能把事情真相弄清爽。"王玉润又劝他:"真的假不了,假的真不了。我们光明磊落,没有做亏心事,没有对不起人民,问心无愧。相信总有重见天日的一天。"吴老听了,才从死胡同里退了回来。吴老木然的神情有了生气,眼睛里也有了亮光。他缓缓地解下了悬梁的带子。

从此以后,吴老与王玉润成了无话不说的忘年交。在隔离室里,他们互通声气,互相勉励,直到释放。

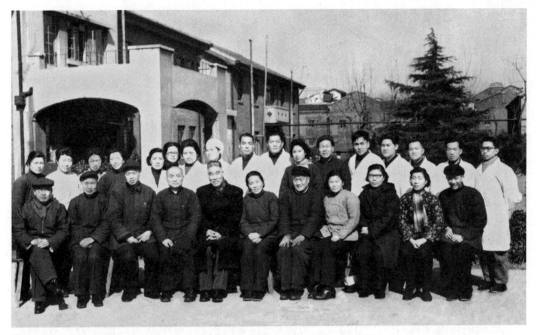

1965年,国家科委田副局长与曙光医院针麻研究组全体人员留影,吴涵秋位在一排左二

二、中西医融会贯通,临床上多有创见

吴老善用经方,博采时方,认为经方授人以规矩,时方补先贤之不足。用药主张应重则重,应轻则轻,不限一格,善以峻剂起沉疴,擅治伤寒热证,又长于虚弱症之调理。吴老受西医学影响,对中医学有所阐发,认为西医重视科学实验,不少理论可引用于中医以补不足。主张中西参合,取长补短,发展中国医药学。先后带徒40余人,多有名望。

(一)中西医融会贯通,创制红绿丸

宁波地势低洼,在潮湿的海洋性气候影响下,多生蚊蝇。而疟疾正是依靠疟蚊作为传播媒介,借以流行、肆虐,危害人们的健康。关于奎宁治疟,本来奎宁确实是首选特效药,但是随着药物的普遍应用,渐渐地使疟原虫产生了抗药性和耐药性,再加以奎宁也有不良反应,如表现为耳鸣、重听、头昏、吗心、呕吐等金鸡纳反应。此外,还能引起子宫收缩,不适于孕妇应用,所以奎宁从首选药的地位退居于次要的地位。随着科学的进步,抗疟首选药不断有新药取代。吴老兴办学校时,向宁波教会的教士学得奎宁的用法。吴老又根据中医药理法进行革新,研制了红绿两种药丸。临床时,根据中医辨证,分别采用红丸或绿丸。红丸和绿丸都含有奎宁,又含有不同的中药成分,施治时还辅以汤剂,因此疗效成倍提高,既优于单纯的西药,又优于纯粹的中药,而且还扩大了适应证的范围。红绿丸以中药面市,因而深受迷恋和偏爱中药者的欢迎,被视为灵丹妙药和寒热往来者的福音。从此,患者近悦远来,人数猛增。当时危重患者都希望得到吴老的亲手诊治,若经诊治,虽死

235

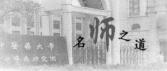

无憾。足见其受患者信赖的程度。

（二）善承师意，继承精华

吴老，中等身材，秀外慧中，神清气朗，肤润光泽，身板挺拔结实，冬天不穿寒衣。学业师承甬籍名医范文甫，善用经方。每方味寡量少，常用"四逆散一二三"（生地一两、荆芥二钱、细辛三分）治疗情志病（情绪郁结）、肠道病（腹泻）和皮肤病（风疹）等。身任院长，善于处理人事，办事果敢，人均谓之"称职"。素怀济世扶危之心，解放前博得同乡籍富贾之赞助，得以免费送诊施药，解放后仍以职务之利对患者、同事备极关怀。由于隔离期间身心倍受摧残，获释解放时心如槁木，形容憔悴，背偻行迁，失去往日的光彩，后郁郁而死。享年 79 岁。对于吴老仅记其生平点滴，作为心香一瓣，聊以纪念。

《近代中医流派经验选集》由黄文东、裘沛然、张镜人等共同编著，将《名医范文甫的临床独到经验》收入其中，本文第一作者是吴涵秋，从精选材料中再次整理而成，既可见老师的经验精华，也可见学生的善承师意的继承理会功力。既有理论归纳概括，条分缕析，又有案例实证。

已故名医范文甫（1870～1936）。初擅疡伤，继研内科，对仲景学说推崇备至，且对经络学说、历代各家学说及论治方法，亦勤求博采，撷取精华。其临证案语，不拘常格，有时只著一二字。有时走笔数百言，判生死，决安危，多奇中，惜乎医稿大多散佚，现将整理所得，选录如下。

1. 同病异法，殊径同归，下利变证，多途一功　范师治下利，常用白头翁汤、黄连阿胶汤、归芍七味汤、苦参七味汤、四逆散加薤白、肠红丸，其中黄连阿胶汤或白头翁汤以治热痢；归芍七味之属以治白菌性痢疾、阿米巴痢疾，用于诸药无效或有不良反应者，若治疗兼腹痛、里急后重者，则更有卓效。痢疾之初起，不论赤白，均可用苦参七味汤施治；若成人，药量加重再加黄连，其效更著。对急性肠炎之气滞泄利下重者，予四逆散加薤白，若患者兼有寒热，其效甚捷。肠红丸对阿米巴痢疾有效。

案例 1：5 月 9 日初诊，热利虚甚。处方用白头翁汤加真阿胶 6 克，炙甘草 3 克。

5 月 11 日复诊：秦皮、川连、白头翁、黄柏各 6 克，真阿胶、人参、小生地各 9 克，藿石斛 12 克，炙甘草 3 克，1 剂。服后病瘥。继以川连 6 克，麦冬 12 克，真阿胶 9 克，炒黄芩 6 克，北沙参 9 克，炙甘草 3 克，生牡蛎 30 克，小生地 12 克，荷叶一片，包米一撮，人参 9 克，藿石斛 12 克善后。

案例 2：7 月 17 日诊：热痢液涸，心肝火炽。方拟炒黄芩 9 克，川连 3 克，鸡子黄 2 枚，阿肢 9 克，生白芍 9 克。

案例 3：丙子 7 月 3 日诊：湿热化利。处方拟当归、芍药各 30 克，益母草 15 克，莱菔子 12 克，车前子 9 克，槟榔 4.5 克，甘草 3 克。

7 月 4 日复诊：有效，昨方加滑石 12 克。

案例 4：8 月 29 日诊：下利胃绝，大为棘手。切勿忌食，应少少与之，以引胃气。舌淡而润。上有寒痰阻滞，故喘而欲呕。方用归芍七味汤佐左金丸 9 克，桂枝 3 克。

案例5：7月23日诊：热痢下重，脉数，舌红，苔厚黄腻。方拟苦参9克，葛根9克，焦山楂9克，麦芽9克，雨前茶9克，陈皮6克，赤芍9克。

案例6：5月15日诊：伤寒大便溏泄，寒热往来，舌淡，脉弦数。曾用西药反剧。予四逆散加薤白。

案例7：下利清谷，脉有力，舌淡白。慎勿作虚治。予四逆散加薤白。

2.选方用量，重轻咸备；宣清渗利，升降有序　治湿热病初期，湿阻而清阳不升，头昏重如蒙，神疲乏力；面色萎涩，尿黄量少，或有浮肿，舌苔白腻等症，常用五苓散，以苍术代白术；偶尔亦用橘皮代白术，加藿香、厚朴，则有清暑导滞行气之功，橘皮用至一两，利尿作用更显，若面黄目黄，予茵陈五苓散；倘湿蕴化热而热盛者，则用桂苓甘露饮（亦称三石甘露饮）。治暑湿常以清震汤加藿香、厚朴或以藿朴五苓加减。清震汤亦主升提，而藿朴五苓则是渗利下降，一升一降，各具妙用。何者宜升，何者宜降，全在灵活运用。倘湿热内淫，外邪不解，则以桂枝白虎汤加青蒿、鳖甲；湿热内淫，遏而不利，则用生石膏、知母、生薏苡仁、甘草、葛根、麦冬、鲜水芦根；若遇寒热如疟，舌苔薄白者，则用四逆散加桂枝；壮热不退，舌质绛而苔薄白者则用白虎汤，以生薏苡仁代粳米。

范师对于湿、热、寒、暑等兼证，辨证时，尤重苔舌之象，以其变化而定夺；用药颇为简练，剂量时大时小，如用麻黄，有时超出常量之一倍，有时仅用几分。

案例1：湿热内淫，舌尚不绛，外邪未解。桂枝白虎汤加青蒿、鳖甲。

案例2：湿热证。舌淡红，脉沉滑。拟以温化；藿朴五苓，桂枝用6克。

案例3：7月20日诊：寒湿深伏甚重。舌白，喉间有白点，两边皆是。极险！大黄附子细辛汤加板蓝根。

复诊：7月21日，喉间白点已退，身微热，舌白不减。解毒活血汤去连翘、生地，加藿香、厚朴。

三诊：7月22日，较前虽瘥，热减，舌仍白，伏邪未除。予四逆散加半夏、桂枝。

案例4：此证全是湿。经云。"因于湿，首如裹；大筋软短，小筋弛长，即此证也"。升麻9克，生苍术30克，鲜荷叶一大张。

案例5：伏湿化热，身热不退，大便溏。舌白腻，脉沉滑而数。予清震汤。

复诊：清震汤加藿香9克，厚朴3克。

案例6：辛未10月7日诊：湿热内陷，月事适来，热入血室，瘀滞日久，津液受亏，为难治耳。处方用柴胡12克，红枣6枚，天花粉9克，去渣煎。

复诊：10月8日，详昨。予小柴胡汤半份（即原剂量减半），加牡蛎24克，天花粉9克，枸杞子9克，姜半夏9克。

三诊：10月9日，党参9克，白术9克，当归6克，黄芪9克，柴胡9克，甘草3克，橘皮3克，半夏9克。

四诊：10月10日，已瘥。炙甘草汤四分之一量（党参、阿胶量不减）。

五诊：10月11日，淡附子3克，姜炭6克，南木香3克，柴胡3克，冬术6克，橘皮3克，党参6克，炙甘草3克，枳壳3克。

六诊：10 月 12 日，四君子汤加柴胡 6 克，橘皮 3 克，半夏 9 克，竹茹 6 克。

七诊：10 月 13 日，炙甘草汤四分之一量（党参、阿胶量不减）。

八诊：10 月 14 日，补中益气汤加桂枝 3 克。

九诊：10 月 16 日，炙甘草汤半份（原剂量减半）。

3. 痉之为病，当辨刚柔；注重元气，攻下忌猛　痉病有刚柔之分，以无汗有汗、恶寒不恶寒区别之。范师特重随症变化而采用相应治疗方法，尝谓"随时注意元气，当忌用药过猛，下之过猛，连后墙敲倒矣！"玩味隽永。

案例 1：刚痉尚不虚。服寒凉而致肢木脚肿，邪在血分而气不能达之。药用葛根、麻黄、桂枝、芍药、甘草、生姜、红枣。

二诊：邪稍解，结痰未除，气不归道，缓图之。药用厚附子、桂枝、生白芍、炙甘草、生姜各 6 克，红枣 8 枚，桃仁 12 克。

三诊：脉浮部得体、沉部滞，知上中焦无病，病在下焦，以下为快。然其舌胀大，元虚显然，下之过猛则连后墙敲倒矣，故应缓以图之。药用黑芝麻 24 克，炒麻仁 24 克，淡苁蓉 12 克，柴胡 6 克，生白芍 6 克，葛根 2 克，姜半夏 9 克，茺蔚子 9 克，生姜 3 克，红枣 6 枚。

四诊：热已净，元气稍复，可去其顽涎，用控涎丹 1.8 克。

案例 2：头痛项强，脉弦直，微有汗，为柔痉。月事适断，恐热入血室。药用天花粉、桂枝、白芍、甘草、生姜、红枣、桃仁、红花。

二诊：稍瘥，前方加川芎、归身。

案例 3：项强，神志不清，痉病危候。方拟桂枝 9 克，炙甘草 6 克，生白芍 9 克，天花粉 9 克，生姜 6 克，红枣 2 枚。

二诊：未瘥。非下不可，前方加保赤丹。

三诊：桂枝 9 克，炙甘草 9 克，生白芍 9 克，天花粉 9 克，淡附子 4.5 克，生姜 9 克，红枣 12 枚。

四诊：桂枝 9 克，炙甘草 6 克，生白芍 9 克，天花粉 9 克，生姜 9 克，红枣 12 枚。

五诊：炙甘草汤。

4. 辨证细致，施治精当；善问敏思，注重舌脉　范师善用经方治伤寒重证，对内伤杂病亦敏于思辨，独具慧眼。其辨证细致，立法严谨，施治精当，长于望色察舌，又不忽于切脉问诊。

范师以治疑难重病而享名，人皆以伤寒家目之。如治乳蛾咽喉肿痛患者，常投大黄附子细辛汤，为一般医家所骇闻。其实，范师以脉沉紧，舌淡白，断为里热外寒之的据。故用之得当，效如桴鼓。又如治小儿外感及痰、食、湿、惊，常与温胆汤加减；若外感新邪，则加桂枝、柴胡、山栀、豆豉、荆芥、防风等一二味，其效常著。验方用白芥子、黄明胶治痰入经络之证，药简效宏。以白芥子辛温、豁痰、利气、散结；黄明胶甘平，滋阴、润燥、止血、消肿，两药相配，刚柔既济，温润得宜。药量之用则视证、脉、舌而灵动变化。

范师常谓："吾人治病应重在辨证施治，不必斤斤于病名之争。"故对各家学说兼收并蓄无偏见。清代王清任之"补阳还五汤""血府逐瘀汤"，尤其运用至妙。有患者，遇事日夜操心,久之酿成失眠,服西药虽可入眠数小时,然梦魂颠倒,醒而神疲乏力,甚则彻夜难眠,衣不觉暖,食不甘味。视其面色苍白,双目隐现红丝,舌胖,脉二关弦长;其人谈笑自若,神采飞扬。范师因前医用药,皆归脾、补心、酸枣仁汤之属,曰"尔之疾,形气有余,脉气亦有余,何可犯实实之戒!"授予血府逐瘀汤去桔梗,加参三七9克。一服即睡卧泰然,连服15剂,得深睡。2月后,又苦失眠,但不若向时之甚矣。其脉二关尚弦,口苦咽干,舌红苔黄,依然实证,投龙胆泻肝汤,5剂而安。

5.临床经验方

(1)治吐血方:附子理中汤

范师治吐血,不论呕血、咳血,常习用以下两方,一为附子理中汤(淡附子3～9克,党参9克,炒冬术9克,姜炭3～9克,炙甘草3～9克;一为生熟地方(生地15～50克,熟地50～100克,参三七4.5～9克,丹皮9克,荆芥炭4.5克),凡吐血不止,面色苍白,脉迟而弱者,用附子理中汤温中止血。如吐暴血,色鲜红,脉见虚数者,用生熟地方滋阴益血。通过辨证,屡获奇验。范师尝云:"吐血属阴虚阳盛者固多,但阳虚挟寒者亦不少。"并基于古人"中焦受气取汁,变化而赤是为血"和"阳虚者阴必走"诸说,认为温补中焦和滋阴生血二者,是血证的根本疗法。并曰:服寒凉药止血,血得寒凉而凝结,血止是暂时的,血凝而不畅流,必致妄行而外溢;故愈后常复发。血得温则畅行,畅行则循环无阻,血循经不外溢,故愈后少复发。

(2)治乳蛾喉痛方:大黄附子细辛汤

宁波当时诸医,治乳蛾喉痛,多用清凉药。范师认为本病不尽属于火,乃创本方,用生大黄9克,淡附子3克,细辛1克,玄明粉9克,姜半夏9克,生甘草3克,命名曰"家方"。凡舌苔白,质微红,及有其他寒包火征象者,常一服热解而痛愈。学生中有问之者,则曰:"《灵枢·经脉》篇足少阴肾经,循喉咙,挟舌本,故《伤寒论》将咽痛列入少阴病中,我乃参合《伤寒论》'少阴病,二三日,咽痛者,可与甘草渴;不差,与桔梗汤。''少阴病,始得之,反发热,脉沉者,麻黄附子细辛汤主之。''少阴病,咽中痛,半夏散及汤主之。''少阴病,得之二三日,口燥咽干者,急下之,宜大承气汤。'而立此方。"

范师以附子、细辛辛热善走散其寒,大黄、芒硝苦寒咸软消其热,正如钱潢所谓:"乃少阴之变,非少阴之常。"陈修园亦云:"少阴病本热而标寒,上火而下水,但明神机枢转上下出入之至理,故其方有寒热攻补表里不同。"

(3)妊娠初期试胎方:桂枝汤加佛手散

范师常以桂枝汤加当归、川芎等,治妊娠初期恶阻或腹痛者,且以此为试胎之用。凡妇人经水中止不久,无法断为妊娠者,屡投此方。大抵服第三剂后,有孕者少腹部常觉跃动,非孕则无此证象。同学有问者:"桂枝、川芎妊娠忌用,何以我师用以试胎?"范师曰:"此方出《金匮要略》,原文云:'妇人得平脉,阴脉小弱,其人渴,不能食,无寒热,名妊娠,桂枝汤主之。'又《肘后备急方》载神妙佛手散,治妊娠胎动。清代徐忠可谓:'此汤(指桂枝汤)表证得之而解肌和营卫,内证得之为化气和阴阳。'医者若拘泥胎前宜凉之说,有失仲景之旨矣。"

范师尝谓："桂枝汤最切实用，外感风寒初起用之，内伤气血不和亦用之，妊娠用之，产后亦用之。"范师认为"太阳初期，唯桂、麻二方为主，桂枝汤可以无麻黄，麻黄汤不能无桂枝，因其能解肌和营卫也。可见桂枝之用乃广于麻黄。"故凡太阳病头痛发热恶风，不论有汗无汗，皆以桂枝汤为主。如无汗脉紧者，加麻黄；咳而微喘者加杏仁，或与厚朴同用。桂枝证而见舌质微红口干者，加花粉，或合栀子豉汤，邪欲传少阳者加柴胡，干呕者加半夏，大便实腹满者加大黄，恶寒有汗苔白者加附子，偏虚寒者加党参、白术。范师对《伤寒来苏集》以证名篇，颇加心许。常认为"为医首要认清了证，方能治得好病，病名可不必强求，若必要先具病名而后言治，则当病情模糊未明时，岂将置之不医乎？"如上述的桂枝证，不论何病，均可用以加减施治，此是范师在外感病治疗上所得出的简要实用之经验。

（4）治胸痹脘痛方：瓜蒌薤白方

全瓜蒌12克，薤白9克，姜半夏9克，枳壳1.5克，桂枝3克，厚朴6克，橘皮3克，生姜3克。

范师以胸痹一病虽有偏气偏饮之不同，胸痛胁痛之各异，但常相兼而作，要不外气机失司，痹而不通所致。即先贤周禹载所谓："寒浊之邪，滞于上焦，则阻上下往来之气，塞其前后阴阳之位，遂令为喘息，为咳唾，为痛，为短气也。"故融合《金匮要略》瓜蒌薤白半夏汤、枳实薤白桂枝汤、橘皮枳实生姜汤而成本方。不论气塞短气，气结气痞，或在心下，或在胁旁，凡偏于阴寒上乘，胸阳不舒的胸痹脘痛，俱可用之，俾上焦之塞得宣，三焦之痹自蠲。

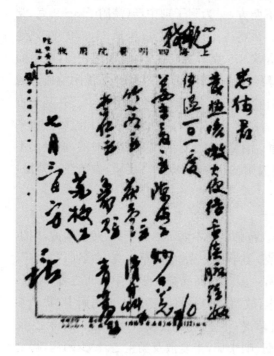

吴涵秋临证处方

（三）《吴涵秋处方介绍》

因为本传记缺少内容，尤其缺少中医的内容，显得单薄，楼绍来四处寻觅材料，在2006年第三期发现《医古文杂志》载文杭州浙江中医学院林乾良《吴涵秋处方介绍》十分欣喜。据此可以了解此方的来龙去脉，林乾良爱好名医处方手迹，手上收方之多有"万方楼"之称，此方出于名医上海龙华医院院长丁济民所馈赠，丁济民甚以为中医名人处方收藏之可贵，宝剑赠英雄，红粉馈佳人，方笺遗识家。此方额面有适居所印："上海四明医院用笺"，尽管没有印章，也可验明真身，从书法墨迹，流畅的笔迹和功力也可判定。时间是在"中华民国三十年月日"之间。

方笺内容是忠佑：发热咳嗽，大便结。舌淡，脉弦数。体温101度。姜半夏三钱，陈皮一钱，炒枳壳一钱，竹茹三钱，茯苓三钱，清甘草一钱，杏仁三钱，象贝三钱，青蒿三钱，苏梗一钱。七月三日。三剂。

林乾良的方解：此方前三味构成温胆汤方义，出之古方《三因方》方义。名虽温胆，实系温胆化痰，主治痰热上扰为患。患者或许体伟丰硕，痰湿素重，故而外感发热，咳嗽痰稠，以之化裁最为相宜。

三、奉行传统美德，文学修养深厚

《论语》曰："曾子：吾日三省吾身。为人谋而不忠乎？与朋友交而不信乎？传不习乎？"吴老一生所奉行的传统道德正是如此。本文可以印证吴老与朋友交往的温情和友谊。

上网搜索吴老的手迹，楼绍来幸运地下载了一封吴老致友人的信函，反映了吴老当时的精神面貌。全文如下：

传秋老弟同志：

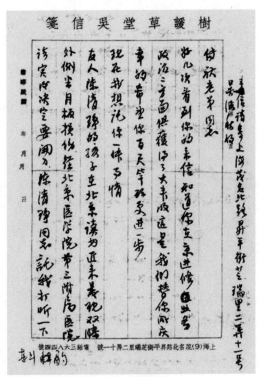

吴涵秋书信

好几次看到你的来信，知道你在京进修业务、政治二方面，俱获得了大丰收。这是我们替你所感庆幸的，希望你百尺竿头更进一步。

现在，我想托你一件事情。

友人陈清琤（上海市民建会秘书长）的孩子在北京读书，近来发现双膝外侧半月板损伤，经北京医学院第三附属医院诊察后决定要开刀。陈清琤同志托我打听一下，北医附之骨科技术水平怎样？半月板损伤是否一定要开刀，其预后怎样？请你百忙中给我打听一下，便时并给我一个回音。谢谢你。

曙光业务很忙。人事上无甚变动，下乡人员参加社教运动外，并组织了巡回队，为农民治病，深受欢迎。北京想亦有如是组织。匆匆不尽。

即询近好！

吴涵秋启　六月廿八日

此信是吴老的亲笔，用毛笔字写，虽然随意写来，但字迹娟秀，微草，书法功底、文字功底甚深。此信颇能反映吴老的处世为人，虽然没有署明写信的年份，但从信的内容和措辞，如社教如人事变动（担任领导职务者则随时可能发生地位动摇），可以判断此信写于1964或1965年。

吴老于1979年2月28日79岁逝世，在追悼回顾他的生平事迹时说到他生前热爱祖国医学,收藏医学著作藏书达到千余册。殊为可惜的是他积累了几十年的行医手稿,由于种种原因未能出版。

主要论文
---

［1］ 吴涵秋,李庆坪,江晓楼,等.范文虎先生的学术经验.上海中医药杂志,1962,(4):01.
［2］ 贾福华.上海"近代中医学术流派报告会"的内容简介.中医杂志,1962,(5):1.
［3］ 吴涵秋,江晓楼,张世杰.名医范文虎的临床独到经验.上海中医药杂志,1982,(6):30.
［4］ 楼绍来.革故鼎新裕后人——记名医吴涵秋.医古文知识,2005,(2):15.
［5］ 林乾良.吴涵秋处方介绍.中医药文化,2006,(6):15.
［6］ 郑雪君,顾问,郭天玲.上海市中医文献馆馆员志(续完).中医文献杂志,2008,(6):25.

（楼绍来执笔,曙光医院供图）

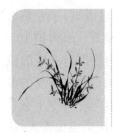

开拓进取理念新　鞠躬尽瘁岐黄路
——记曙光医院院长余志鼎

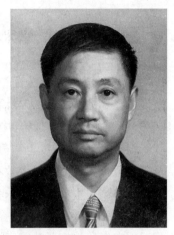

余志鼎(1933～1988),安徽省凤阳县人,中国共产党员。1950年参加工作,曾供职江苏省卫生厅。1962年首届毕业于上海中医学院,同年分配至曙光医院。历任主任医师、教授及中医内科副主任、肾病研究室主任、中医学院中医系二部主任、医院党总支委员。1983年任曙光医院院长。担任卫生部重大科技成果评审委员、全国中西医结合抢救专业委员会委员,及辽宁、河南等中医学院顾问。1983年任曙光医院院长后,集中群众智慧,提出以中医内科急症为突破口,带动中医各专科发展的总体改革思路,把中医各个科研组扩建为研究室,发展和充实了一批具有特色的专病专科项目,医院被列为全国重点建设的中医院。

余志鼎照

余老擅治肾功能衰竭、细菌性痢疾、厥脱等症,曾参与肾移植研究,运用中医药抗排异取得良效。担任全国厥脱证课题协作组组长,由余老处方和设计剂型的"感冒退热冲剂"于1983年获国家银质奖;余老负责的"参附青注射液对邪毒内陷所致厥脱证的临床观察和实验研究",获1987年国家中医药管理局重大科技成果甲等奖。论文有《慢性肾功能衰竭的中医治疗》《关于开展中医内科急诊工作的体会》等。余老担任医院院长期间,行政与业务工作双肩挑,积劳累年,中年早逝。

余老虽中年早逝,留下未竟事业,但正如他生前所祈愿那样:"为探索中医事业的前进道路,甘当一块铺路石!"

一、矢志不渝,辗转学医路

余老出生在上海,祖父做茶馆生意,因子女众多,过着清贫的生活。父辈们最多只受了两三年私塾教育。父亲盼望他能好好读书,但终因经济原因,也只读到初二就辍学回家。15岁起跟随一个私人西医师学医,辗转两地,共计三年余。期间曾至常熟县卫生院学习化验,但因诊所没有设备而无以致用。1952年10月经人介绍,通过考试,至常熟医士学校担任仪器管理员,开始了真正意义上的工作生涯。1953年1月调至苏州市护士学校任教务员,同年7月又调至江苏省卫生厅任办事员,工作认真勤勉,但终因对学医的执着信念,于1956年9月以调干生的身份考入上海中医学院。他异常珍惜这来之不易的求学机会,学习上比其他同学更加努力。余老平时话不多,为人沉稳低调,丝毫看不出有着不一样的干部身份。余老乐于助人、勇挑重任,在许多学习活动中,都担任学生负责人,从生活、学习等各个方面帮助其他同学,是同学们口中的"老余大哥"。"因为我不吃鱼,作为上山下乡小组组长的老余大哥,还会专门帮我搞来鸡蛋增加营养;我没有做过农活,没挖几天土,脚已经肿得不能行走,他提前把我送回学校,主动接过了我的生产任务……"同班同学丁学屏教授回忆起近60年前的往事依然幕幕清晰。

二、孜孜以求,学术造诣高

余老1962年毕业分配至曙光医院,初至肾病科,师从丁氏内科传承人童少伯先生,专攻慢性肾病的中西医结合治疗,后又涉及传染疾病、急诊病症等多个领域。就像他在1983年3月的《干部自传》中写的那样:"(我)酷爱医生专业,多年来从未与患者发生争吵。服务较热忱,态度也和蔼。急患者所急,痛患者所痛。特别在农村巡回医疗工作中,对于危急重患者能连续抢救不知劳累。看到患者转危为安、摆脱疾病折磨,真是说不出的高兴。一个医生最大的快乐莫过于此……"行医20余年,怀着一颗"大医精诚"的仁心,秉持着解救病患疾苦的初心,余老孜孜不倦,开拓创新,在医术与学术上都颇有建树。尤擅长运用中医药治疗肾功能衰竭、肾小球肾炎、细菌性痢疾和厥脱等症。

20世纪60年代,余老带领着发挥中医特色,突出中医的优势,提出扶正泄浊、祛风胜湿等治疗方药治疗肾病取得较好的疗效,通过大量的临床和实验研究,总结辨证论治的规律,积累丰富的经验,成立全国最早的肾病专科。负责承担的"中西医结合治疗原发性难治性慢性肾病及肾炎肾病的临床研究"课题,总结和提高了具有普遍实用价值的经验和理论。曾参与中西医结合肾移植工作,运用中医中药抗排异取得良效。

1965年起,余老率先开展中医中药治疗内科急症的临床与研究工作。三十余载,经历了曲折的起落过程,取得了临床和科研上的双突破。病种范围从处理一般急症,如感冒发热、腹泻等,发展到治疗危重症,如心绞痛、感染性休克、重症肺炎等。用药剂型和给药途径从单纯的口服汤剂发展到冲剂、栓剂、静脉注射剂等。治疗手段也从较单一的中药治疗发展到综合性治疗,如配用针灸、穴位注射、激光氖氦针刺等。以温阳益气、回阳固脱、破气消滞为治则,治疗数十例厥脱证(感染性休克),有效率达80%。该治疗法则的研究,被卫生部列为部级科研招标课题之一。此外,对于血证、痛证、热证的中医药诊治的研究,也获得了新的进展。

作为医院中医急症工作开拓者和奠基人之一,余老曾任全国厥脱证课题协作组长,"参附青注射液对邪毒内陷所致厥脱证的临床观察及实验研究"总课题负责人,在全国带头攻关,为中医急症研究工作打开了局面。还开展了《中医基础理论与临床的发展规划的前期调研、预测、论证》科研课题。由余老处方和设计剂型的"感冒退热冲剂",于 1983 年获国家银质奖;由余老负责的《参附青注射液对邪毒内陷所致厥脱证的临床观察及实验研究》,于 1987 年获卫生部重大科技成果甲等奖。先后撰写的《慢性肾功能衰竭的中医治疗》《关于开展中医内科急诊工作的体会》等 10 余篇论文,在《中医年鉴》《上海中医药》等刊物上发表。余老长期担任教学工作,并多次赴京、豫、湘等地作学术报告。还参与《中医学院教学及卫生技术人员的培训》一书的编著。余老教学中,参与授课、听课工作,结合授课内容介绍学科的新进展,曾带领学生到川沙县开门办学。

三、开拓进取,管理理念新

余老 1983 年起被任命为曙光医院院长,也是改革开放后第一任院长。在改革开放的大潮中,余老的思想也是开拓进取、与时俱进的。余老具有强烈的事业心,走马上任伊始,即为全院、也是为自己订出了奋斗目标:"要把曙光医院建设成全国一流的现代化中医医院。"所谓一流的现代化中医医院,那就是造福于患者、为广大患者提供最好优质服务态度、现代化最好设备的中医医院。

说时容易做时难。为了实现这一目标,必须心怀全局、身先士卒,具体做起来就必须实实在在、一步一个脚印。必须团结全院医教研、医护工、各条战线广大职工,形成凝聚力,产生爆发力,坚持持久力。余老是确确实实、义无反顾地朝着这个目标努力的。

医院的"改革"首先以中医急诊的发展为突破口。余老带领医院党政班子和急诊的医护人员反复学习了党的中医政策,联系临床医疗实践,使医院上上下下统一了思想,大家一致认为开展中医急诊具有战略意义,是个方向性的问题。对于医院,它能突出自己的业务特色;对于中医学科,它与科研、教学水平的提高和学术争鸣的发展也密切相关。余老认为,中医史上蕴藏着治疗急症的丰富经验,对这部分经验进行发掘和研究,有利于促进中医事业的发展。反之,中医治疗急重症的病种和方法将会越来越少,路越走越窄,最后导致衰败。挽残局于衰微、拯传统于开拓,这是中医工作者义不容辞的光荣使命。西医急诊工作近年来虽是发展较快,有其独到之处,但是也并非尽善尽美。如在处理热证、黄疸、厥脱、痢疾等症方面,西医缺少理想的方法,而中医中药却有一套救治的方药和经验。发扬中医特色,补西医之不足,为民造福,这应为我们开展中医急诊工作的宗旨。中医急诊工作开展前后,由于无现成的常规,又承担一定风险,医务人员顾虑重重。为此,余老又带领大家学习了中医治疗急症的文献,如《伤寒杂病论》等经典著作中载述的"高热""厥逆""诸卒""急黄""出血"等症的诊治规律;吴鞠通、叶天士等著作中关于急救方药和救治经验。同时又邀请老中医介绍救治重急患者的经验,讲解近年来中医在救治某些急症方面已取得的成果,如用通里攻下法治疗急腹症,参附、生脉针剂治疗休克。特别是曙光医院自己的经验更具有说服力,如中医中药治疗急性胰腺炎、胆道感染和心肌梗死、多种病因的休克等危急病症。从而使大家进一步认识到,中医治疗急症历史悠久、内容丰富、方法多样,可资借鉴。余老深知开展急诊工作,除了领导亲自抓,在人力、物力上给予重点配套支持外,既要求从事急诊工作的医师具有一定水平的中西医临床经验,又要求人员相对稳定。回顾医院急诊工作的起落,其中一个重要的教训就是因为人员经常调换。为此,1983年8月,余老主持成立了中医内科急症研究室,采取了"三定"措施,一是定方向,明确中医急症的方向,以中医辨证施治为原则,运用现代科学技术与方法,研究和探索中医药治疗急危重症规律,提高医疗质量,为广大病员服务。医务人员专业定向,明确规定从事中医急诊的中医师,其专业发展方向为中医急症,予以基本固定。对青年医生制订长期和短期培养计划。为其创造院内或外出进修的学习条件,提高其治疗急症的业务水平,使其掌握现代检查、抢救技术和实验研究的基本方法;二是定人员,挑选中医理论基础较好,专业思想较巩固,热爱中医急症事业,又掌握一定现代医学知识的中医师,为急诊基本固定人员;三是定任务,规定中医急诊人员的基本任务是以中医中药救治急症患者,努力贯彻"能中不西,先中后西"的原则,在诊断上以中医望闻问切为主的同时,配以现代检测方法,力求及时作出正确诊断;在治疗上坚持中医传统辨证施治,处方用药视病情采用不同剂型。开展中医中药治疗急危重症的临床观察和实验研究,以厥脱证、热证、胸痹作为曙光医院的主攻目标。余老还强调,在完成繁重的急诊医疗任务同时,一定要创造条件,积极开展临床观察及实验研究。中医急症的研究基地,除内科开设部分急症研究的病房外,在原急诊室基础上增设了十六张中医急诊床位,开设中医急诊简易病房。为了观察和研究危重病症,添置了必要的较先进的设备和仪器,如遥控监护仪、血气分析仪等。同时,还建立实验室开展实验研究。如制作急性胰腺炎的动物模型,对在临床上治疗117例急性胰腺炎有效方剂——清胰汤,进行了剂型改革。由汤剂改制为携带、服用方便的冲剂。通过动物实验,结果表明,治疗组与对照组有显著差异,再次将冲剂用于临床,也能重复有效。又如用大肠杆菌内毒素制作动物休克模型,证实了参附青注射剂有改善微循环障碍、增强心肌收缩力、升压等作用,其结果与临床疗效也是一致的。从参附青注射剂的研制成功,从而成为部级中标科研题目。大家深切感到临床、基础、制剂三结合,共同协作,是保证科研工作顺利进行的有效方法。以此为启发,余老又着眼于中药剂型的研究。传统的中药煎剂和丸、丹、膏、散虽有一定疗效,但不能应"急",要改变"缓不救急之弊",须采用多途径、快速给药的方法,力争在较短时间内发挥药效。剂型改革关系到中医急诊工作的开展,为此余老主持成立中药制剂研究室,建造制剂房,把中药剂型改革作为首要任务。自制供急诊、门诊和病房应用的常用针剂、片剂、栓剂、喷雾剂、浓缩剂、汤剂有120多种。就这样,急诊工作促进了剂型改革,剂型改革又反过来推动了急诊工作的开展。这些都与余老高瞻远瞩的开创性思维和敢为人先的进取精神密不可分。

任院长期间,余老还集中院内名老中医和各级医务人员的智慧,提出了以中医内科急症为突破口,带动各中医专科发展的总体思路。在科学是"第一生产力"观点的指导下,把各中医科研组扩建为研究室,使具有中医特色的专病专科项目得到充实和发展,科研工作也有显著进展。全院获奖成果较前五年增加了13%。其中,中医获奖项目增加50%。

余老主张人才的规划,让最合适的人在最合适的岗位,发挥最大的作用,每个学科设置1～2名学科带头人,带领学科发展。余老重视人才的发掘和培养,培养了陈建杰、郑舜华、唐仲伟等各学科的中坚力量。在任期间,余老也为了医院的各学科的发展广招人才,提升医院的软实力,从外院引进了丁学屏、沈远东等人,还促成了引进第一届西学中的骨干加入曙光医院肾内科,共同协作开展肾内科中西医结合治

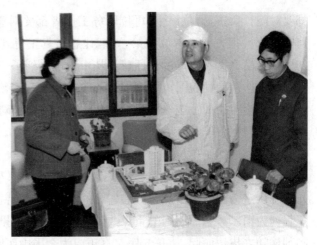

余志鼎为时任副市长谢丽娟介绍新病房大楼模型

疗。余老"海纳百川"的人才理念为医院的可持续发展奠定了坚实的人才储备基础。

余老重视医院的两个精神文明建设,组建了院科两级精神文明领导班子,狠抓各项规章制度的建设和服务质量的提高。余老发起而创办《曙光通讯》,定期检查各项规章制度落实情况,不断提出整改措施,为保持职工精神面貌始终处于高昂的状态起了重要的作用。因此,医院在1985年全国省级中医医院评比中获得总分第一,受到国家卫生部嘉奖。医院在国内获得很大声誉后,进入了一好促二好、二好促三好、步步升级的良性循环。以后,又陆续被评为全国卫生先进集体,连续3年获得上海市文明医院光荣称号。

为了推动医院事业的发展,树立医院的正气,余老很重视对全院职工的医德教育。余老既组织全院职工学习《首都名医谈医德》等著作,又抓住个别医务人员不文明的苗子进行整饬。

一位头部裂伤患者到医院急诊,有关医务人员借口医院拆建而加以推诿,而同样因拆建医院用房而撤销了急诊的伤骨科医务人员态度却恰恰相反;伤骨科的医务人员不仅按急诊方法认真处理了这位患者,而且还主动帮助患者联系汽车联系转院。余老以这一正一反两方面的例子对职工进行教育,弘扬正气。

余老经常对职工说:"医院的出发点和归宿是提高医院的医疗质量。要提高医院的服务质量,就是要尽最大努力,挽救危重患者的生命,使更多的患者恢复健康。为了达到我们的目标,我们必须职责分明,各尽其职,要心往一处想,劲往一处使,大家拧成一股绳。因此院长我必须对国家负责,每个部门则

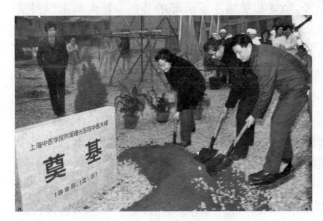

余志鼎与市领导为曙光医院扩建奠基

都要对院长负责,每位医生、每位医务工作者都要对患者负责。所谓对患者负责,就是任何时候都要把方便患者放在第一位,让患者真正得到实惠。"多么朴素的话语! 多么宽阔的胸怀! 多么义不容辞的责任感! 从中我们看到了一位医院领导崇高的精神境界。

随着医院的面貌一点一滴地有了改观,1984年曙光医院获得了市政府的表彰。1985年谢丽娟副市长前往曙光医院检查和视察工作时,对余老的工作表示十分赞赏。她说:"我对你们的工作非常满意,要学习你们的工作精神。你们的综合治理很有成绩,确实是个名副其实的文明单位。"

这些凝结着余老心血的变化得到了中央卫生部和国家中医药管理局的认可后,将曙光医院认定为由国家重点扶植和建设的中医医院,特拨款予以支持,并将曙光医院改扩建工程列为国家"七五"期间的重点改建项目。第一期投资500万元,17层病房大楼和7层制剂楼随之拔地而起,使曙光医院真正成为全国中医医院学习的榜样。大楼建成后,搬迁病房和书库移位都是繁重的工作。余老对此工作十分重视,认为这是改变医院精神面貌,从形式到实质发生根本变化的重要环节,因此他亲自挂帅,决心以自己一言一行、一举一动来影响和带动全院职工。余老卓越的医院管理成绩,受到多方认可。曾受卫生部委托,主持了全国中医院院长学习班;并参与卫生部关于传统医学走向国际市场的论证和前期筹备工作。先后肩任卫生部重大科技成果评审委员、国家教委卫生技术职务评审委员、全国中西医结合抢救专业委员会委员、上海市卫生局药品评审委员会中药分会副主任委员、上海中医学院学术委员会委员及辽宁、河南等地中医院校顾问。

四、鞠躬尽瘁,奉献到尽头

余老为了医院的全方位发展呕心沥血,鞠躬尽瘁。对工作,他兢兢业业,一丝不苟,冲锋在一线;对同事他平易近人,毫不端架子,与群众打成一片;对自己,他严格要求,几近苛刻,从不搞特殊。

余老的同学、同事以及后来的副手蔡淦教授回忆起与余老在一起共事的岁月,仍唏嘘不已。那个时候医院各方面均快速发展,余老几乎倾注了全部的心血。每天都工作到很晚,很辛苦,很多事情忙不过来。后来,余老力荐蔡淦教授做他的副手,主管教学、科研。蔡淦教授与余老共事后更深感余老的不易。为了医院的发展,要协调很多事情,余老经常夹着公文包出差在外,为医院争取更多的资源。力争使医院成为全国重点建设的四家中医院之一。余老很正派、很清廉,从不搞特殊。医院分房子,余老跟蔡淦教授商量,优先考虑临床一线的同志,管理人员往后排。然而,直到最后留给妻儿老小的还是位于底层的拥挤的老房子……那时候医院只有一部公务车,是部面包车,用于接送老专家上下班。顺路的余老却从来没有搭乘过。一辆老式的自行车,是余老每天上下班的交通工具,从天钥桥路骑到普安路,无论阴晴雨雪,年复一年、日复一日……

说起余老,不同的人有不同的印象,不同的人关注不同的侧面。但所有人都会提到这个每天骑自行车上下班的他。这辆自行车,不仅是余老的代步工具,更是余老最忠实的老伙计。1988年1月14日,一个寒冷的早晨,余老又像往常一样,骑着自行车,来到了医院,然而这个老伙计并没有像往常一样,在夜幕降临后载着他回到家中……对工作的全心投入,让余老忽略了自己身体早已拉响的警报。那天早上,余老与往常一样,拖着病痛疲乏之躯,前来上班,一步一层阶梯,捂着闷塞的胸口,艰难地挨上了楼梯。余老心里翻阅着工作日程安排,盘算着那些医院的亟待处理的工作,余老感到最当务之急是赶快把基建审批计划批下去,那么就可以……当余老终于登上四楼,走到院长室门前时,余老的心里一阵轻松,谁知却一头栽倒在办公室的门口。那时距离上班时间尚早,被人发现时已经错失了抢救的最佳时机。

余老虽身为医生,心里只有患者,却不爱惜、保养自己的身体。余老的病情猝发,是日积月累的劳累所致。自从学医以来,余老把自己交给了中医事业,自从入党以后,余老就把自己交给了党,自从就任院长以来,余老就把自己与党的事业紧紧联系在一起,精神魂魄系之。

"春蚕到死丝方尽,蜡炬成灰泪始干。"余老倒在了最心爱的工作岗位上,年仅55岁。他走得那么匆忙,留下了对医院的无尽眷恋,也留给后人无尽的思念。在余老的追悼会上,曙光医院的职工,泪水滔滔,悲痛不已。他们都说:"余院长是为曙光医院、为中医事业的明天而献身的。"

主要论文

［1］ 季文煌,余志鼎,臧堃堂.黑虎丹治疗急性细菌性痢疾25例的疗效观察.上海中医药杂志,1965,(5):13.

［2］ 余志鼎,顾双林.风湿热(心脏型)1例治验.上海中医药杂志,1966,(1):21.

［3］ 王建平,戴钟秀,张重华,等.试论中医现代化.上海中医药杂志,1980,(4):2-4.

［4］ 钟念文,余志鼎,朱燕俐,等.中西医结合治疗成人原发性肾小球肾病及慢性肾炎肾病型134例临床分析.上海中医药杂志,1981,(1):12-15.

［5］ 余志鼎.慢性肾功能衰竭的中医治疗.上海中医药杂志,1981,(10):42-44.

［6］ 余志鼎.关于开展中医内科急诊工作的体会.上海中医药杂志,1986,(6):39-41.

(张莎莎执笔,曙光医院供图)

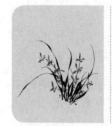

为医"三德"秉终身　治病重在辨明理

——记中医妇科名家陈大年

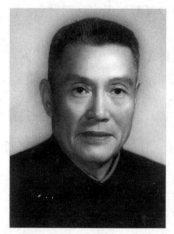

陈大年照

陈大年(1900～1975),上海市人。1956年参加中国民主同盟。其父为沪上妇科名医陈筱宝,幼承家学,随父行医,声誉颇著。1952年参加市公费医疗第五门诊部工作,并先后受聘担任上海第一医学院妇产科医院及上海第二医学院中医妇科顾问,上海体育学院等诸多专业医科及关联大专院校的中医顾问。1959年起任上海中医学院妇科教研组主任兼任附属龙华医院妇科主任。上海市中医学会常务理事、中医妇科分会副主任,全国计划生育委员会委员,全国中医学会理事,中华医学会妇科学分会委员,并担任上海市政协第三、第四届委员。

陈老在中医妇科方面积累了丰富的临床经验,擅长治疗月经病、不孕症、产后病及妇科杂症。强调固护元气,结合时令气候,提倡药物、食物与精神治疗相结合。晚年积极开展以中医药进行计划生育的研究工作,除在临床运用经验方外,还进行口服蚕蛹避孕的动物实验。参与编写全国中医学院妇科教材并任教材组组长,论文有《痛经》《妇科陈筱宝的学术经验简介》《中医中药治疗98例月经病临床分析》等十多篇著作和论文。

陈老行医五十余年,医德高尚,有丰富临床经验,远近闻名而来求诊者甚众。

陈老遵循"三德"为宗的祖训,重视医德修养,终身将"三德"(心德、口德、行为德)作为自己行医规范,以"仁爱济世之心"悬壶。所谓"三德",就是与人为善、同情贫苦和弱者的"心德",说话讲究分寸、从不语出伤人的"口德",言必行、行必果、守信誉的"行德"。

陈老在临诊中善调治月经病、不孕症、产后病及妇科杂病。陈老一再指出:"治病易,识病难;识病易,明理难",治病重在识病明理,才能用药对症。陈老主张四诊合参,特别强调望诊,尤重察目,对舌苔的望诊也颇有研究,撰有《舌苔学讲稿》,教授学生,同时重视药物炮制、配伍和服法。

一、学术特征

陈老传承以陈耀宗为起点，筱宝公肇始陈氏妇科，学术主张渊源于陈素庵、傅青主，并自成独到见解。陈老在学术上继承陈公筱宝之传，发展主要学术思想如"患者以元气为本""妇科以调治血分为主""妇人杂病以调肝为中心"等，善调治月经病、不孕症、产后病以及妇科杂病。

（一）重视四诊以识病之所在

陈老诊病不偏重于问诊，而是强调望、闻、问、切四诊合参，以求辨病恰中病机。

望诊中尤以望目与望舌苔为要，谓："目者肝之官也，瞳子属肾，人以肾气为本，女子以肝为先天，故望目能知气色之好坏、脏腑精气之盛衰及阴阳虚实之转机"。目者精明也，五脏六腑之精气皆上注于目，如开目喜见人者属阳，闭目不欲见人者属阴，瞋目者属阳气盛，瞑目者属阴气衰。又以目为心之使，所谓眼灵则心灵，情志不遂而生内郁者皆可表达于目，如患者两目迟钝或两眉紧锁不展者，则其人心胸狭窄，疑虑太过，或有忧悲之情；两眉舒阔，两目灵活，展视自如者必为心胸开朗，或为喜乐之象；两目瞪视为脾气迟钝；目光炯炯多属心火盛；目珠突露、暴露凶光无慈祥之气者多为肝气盛。凡此种种，望目可推知患者性情之好恶和精气之盛衰。陈老于望舌苔颇多研究，以为"信而有征者，莫过于舌苔，况症有真假，苔无虚伪，求诸色脉而不得者辨之于苔，则无或少误。然舌苔有多种，舌质之复杂，苟不详变辨，亦有千里之误"，故著有《舌苔学讲稿》一文详尽介绍之。

陈老认为问诊为医者与患者沟通桥梁，除询问病之所苦外，尚需兼顾各类信息，诸如患者处境之顺逆，七情之所伤，起居之调畅，要审其偶，察其遇。盖因女子以肝为先天，又善隐曲，了解患者隐曲之所在，一则有利于辨病，二则有利于治病，能收到事半功倍之效。

陈老强调切脉除了浮、沉、迟、数、滑、涩、结、代外，有时要从症从脉，以脉合症，否则指下了了，心中无数。如对肝郁者，应重视左关脉，脾胃病者重右关脉，外感者重右寸脉，不育、闭经者重两尺脉，妊娠者重左寸脉，停经后见两尺脉弦滑者，要考虑怀孕有喜。而闻诊不仅闻声音，还需闻气味，对妇科诊病非常重要，如若讲话滔滔，声宏嗓粗者，其人性情开朗，多急躁，多属火属实；闻其月经、恶露或带下有腥臭气者多属湿热内盛；口臭者为胃热或内有积滞。

（二）强调治病以顾护元气为本

陈老在学术思想上最服徐灵胎"元气存亡"之论。常谓凡人病重而元气不损者可治，元气既伤，虽病轻亦难愈。"患者以元气为本"即治病应以不损伤元气为主。保存元气充沛，人体自能调节去病。陈老认为凡人有病，元气不损，虽重可治，元气既伤，虽轻难愈。因此陈老重视攻补兼施，或先攻后补，以扶正祛邪，这对久病体虚者尤为必要，强调用药时，要避免取快于一时，而重用攻逐，即使必用，剂量宜小，不可久用。主张治病可以缓和调制者,不宜因于急切图功而轻投峻厉之药;治病必须攻泻取其效者,亦宜寓补于攻,配合补益之品以扶正;总之以不伤元气为主,维护元气为先。即以调经为例,月事之失调乃由于七情郁结、六淫外烁,导致冲任为病,而使经行失序,治法多主要疏调气机;即使瘀阻经络,经闭不行,亦不宜快利破气。陈老告诫"峻药取快一时,虽当时获效,而元气暗损,祸患潜伏"。

(三)诊治妇人病以调肝为中心

陈老沿袭陈公筱宝,推崇王肯堂关于"妇人童幼天癸未行之间,皆属少阴;天癸既行,皆属厥阴;天癸既绝,乃属太阴经也"之论。认为妇人一生在生理病理方面,有三个不同阶段,青春时代,主重在肾;中年时期,主重在肝;垂暮之年,主重在脾。女子青春时代,正当肾气旺盛之年,任脉通,太冲脉盛,天癸至,月事以时下,当青春时代,月经反常为病,主要关键在肾;垂暮之年,病患盖因血源不足,正如王冰所说:"因月经数泄,气有余而血不足,当益血之源",脾乃藏营而统血,故主要关键在脾;中年之时,由于人事环境复杂,情志拂逆为多,故肝气郁结,气盛暴厉,为肝阳亢旺,七情所伤,关乎肝木,因此肝木之病变,虽少壮老已皆有关联,尤多现于中年时候,所以中年期间以调肝为最主要。

"治胎产之病从厥阴者,是祖气生化之原也",因此,陈老推崇厥阴之治,最服王旭高对肝病的治疗法则——疏肝、泻肝、抑肝、柔肝、缓肝、疏木培土、泄木和胃。特别对"疏木培土"和"泄木和胃"有深切体会,亦有所发挥。陈老认为这两个治疗法则,原则上是制木扶土,而实际上则大不相同,"疏木"与"泄木"不同,"培土"与"和胃"亦是不同。叶天士《临证指南医案》有"木乘土"一门病证,一般人都以为木即是肝,土即是脾,一律以逍遥散施治,陈老以为"辨证不明,安能有效",盖木有甲、乙之分,胆为甲木,肝为乙木;土有阴阳之别,脾为阴土,胃为阳土。疏木培木法,乃治"乙木(肝)乘阴土(脾)"之症,为肝旺贼伐脾阴、木横土虚的病机,症见两胁满痛、少腹坠胀、立则剧、卧则舒,实为肝气上逆,脾气下陷之症,即《金匮要略》所言"见肝之病,知肝传脾,当先实脾"之义,此叶天士所谓"木乘土"之病候,宜以升提宣达如逍遥散一类之方施治为上。泄木和胃法乃治"甲木(胆)乘阳土(胃)"之症,病机为胆火上炎致胃气不降、木升土逆,症见脘痛呕吐、心中疼热、气上冲心、不饥便秘。此乃胆胃失下降之正常,不同于"乙木乘阴土",当以辛开苦泄而清胆火,同时和降胃气,故云泄木和胃,左金丸之类方所宜。这两种治疗方法,木土之间生克制化之关系失常的道理虽同,而含义则实有区别,前者病在肝脾,后者病在胆胃。陈老认为王旭高深明升降之义,推论疏木培土、泄木和胃之治,足可为后世法,而在妇人科方面应用尤广。陈氏妇科根据上述原则诊治经、带、胎、产多门疾病的过程中,掌握和发展了很多经验配方,如八制香附丸用于调经、黑蒲黄散用于崩漏、香草汤用于经闭、回天大补膏用于重损、求嗣方用于不孕等,疗效显著。

(四)妇人月经以调治血分为要

陈老治疗月经病,特别注重"调"字,认为月经先期、后期、先后无定期、过多、过少或闭经、崩漏等，均因冲任失调所致。治疗时，宜热者清而调之，寒者温而调之，瘀者行而调之，主张多用和营养血，疏调气机，以冀使脏腑功能正常，冲任得以通盛。以闭经为例，陈老将经闭分为四种证型。

1. 由于痰浊阻塞，气机失宣所致　治疗上宜蠲化痰浊，调气和络，药用二陈汤、竹沥达痰丸等以化痰，再用丹参、益母草、当归、白芍或四物汤以养血。

2. 属气血两虚，冲任亏损　治宜益气养血调经，以八珍汤加阿胶、鸡血藤等养血，兼用香附、木香等理气并以牛膝引经血下行。

3. 因心气不能下达于肾而致　常治以交通心肾，善用柏子仁丸合泽兰汤为主方。

4. 由于奇经失利所致　治以调补八脉，药用鹿角霜、巴戟天、益智仁、紫石英等，再兼用理气之品。

5. 对病因病情错综复杂的患者陈老则以香草汤(香附子、益母草、鸡血藤、当归、泽兰叶、川芎、柏子仁、赤砂糖)为主方随症加减，以有养血活血、行气化滞之功。总之，以调养冲任气血为主旨，攻补兼施，随症偏重。陈老认为滋血宜取流畅，行瘀宜取和化，顺气应取疏达，清不可寒凉，温不可辛燥，以期达到祛邪不伤正，恰到好处的疗效，以达《内经》"适事为故"之化境。

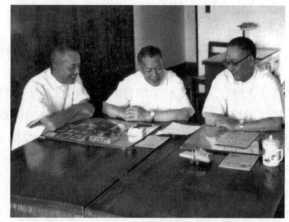

陈大年(中)与朱小南(右)、沈建侯(左)合影

二、临床特色

(一)调经宜重视气药配合

陈老以为调治月经，奇经八脉固属重要，但决不能忽视调解肝气，尤对中年妇女。女子以肝为先天，以血用事，以气驭血。气主动，血主静，气为血之帅，气行则血行，气滞则血凝。肝郁而气滞，则气机不调而血亦滞。故调经必先理气，切忌破气，宜或疏肝理气，或行气祛瘀，或顺气调肝。主张用行气开郁之品配合血药以治月经不调。如遇气郁化火者，亦宜理气药中加入清热凉血之品；寒凝阻滞者以辛温之香附、乌药、木香、肉桂等加入养血药中，以达到行气开郁，逐寒祛瘀。特别在调经中对此类辛热药或寒凉药的应用，不宜多用久用，要中病即止，并要与其他佐使药配合，以免过于辛热而使血热妄行反伤阴血，过于寒凉虽能除热，然有火退寒生之弊，总之，清不可过用寒凉，温不可过用辛燥。临床上常以八制香附丸为主方，此方出自陈素庵，以香附为君，组合当归、熟地、白芍、川芎、红花、黄连、半夏、秦艽、丹皮、青皮成方，经过八制为丸，随证加减治之。

（二）月经病当分先病、后病

陈老治疗月经病，注重区分先病和后病，正如萧慎斋所云："妇人有先病而后致经不调者，有因经不调而生诸病者。如先因病而后经不调，当先治病，病去则经自调。若因经不调而后生病，当先调经，经调则病自除"。月经病有先病经病和先病他病之不同，调经应先分清病之先后，因月经病而致其他不适，当先调经，经调则血自复；若因他病而引起月经病，则应先治疗原发病，病愈则月经复。陈老认为月经失调诸证，总由冲任失调，导致胞宫藏泄失常，因此治疗之时，遵从"热者清之，寒者温之，瘀者行之，枯者滋之，逆者顺之"等治疗原则，随症加减。

（三）求嗣需试探冲任通调与否

对不孕患者，经来时陈老往往先予求嗣方作试探。求嗣方由当归、川芎、泽兰、红花、牛膝、香附、艾叶、丹参、川断、益母草、月月红、赤砂糖组成，有去瘀生新，调畅气机之效。其法在经行之时先服一剂，腹中有气扰动，大便微利，日行 2～3 次，自觉舒适，再服两剂，若即不觉气动，表示冲任气血郁结，胞络之气不畅，为生育较慢之象，假使服此方毫无动静，连续经过六个月试服，也毫无影响，则生育多无希望。服药后腹中有动气者，虽与孕育无直接关系，但由此可测知气血之虚衰，任脉通调与否。

（四）不孕当辨病之虚实

陈老在诊治不孕时，主要分为虚实两端，虚证者，由肝肾不足，冲任失调，八脉空虚所致。治宜温养肾阳，益气养血，调摄冲任，填补八脉。常用温养肾阳者如鹿角霜、巴戟天、仙灵脾、紫石英、益智仁、菟丝子等；益气养血者如党参、黄芪、熟地、白芍、白术、当归等；调摄冲任者如茺蔚子、艾叶、月季花、玫瑰花、赤砂糖之类；其方药以五子衍宗丸、四物汤、艾附暖宫丸、育麟珠等化裁。实证者，乃由肝郁气滞，痰湿内阻所致。治宜舒肝解郁，疏调气机，燥湿化痰。常用药物有醋炒柴胡、制香附、苏梗、枳壳、茯苓、薏苡仁、茅术、制半夏之属；方药以九制香附丸、苍附导痰汤等化裁。

（五）治癥瘕应当固护胃气

妇人癥瘕，多以下腹胞中结块为主，伴有或胀、或痛、或满、或异常出血者。多由正气虚弱，邪毒内侵，或七情不遂、房事不慎、饮食内伤，致脏腑功能失调，气机阻滞，血瘀、痰湿、热毒等有形之邪聚于冲任胞宫而成。证属任脉为病，冲气不宣所致，有挟气、挟血、挟痰之别。治法以理气活血，化痰软坚，消癥散结为主，多为攻伐之品。陈老认为，凡人病重而元气不损者可治，元气既伤，虽病轻亦难愈。因此，治疗癥瘕应重视攻补兼施，或寓攻于补，或寓补于攻，以缓缓图功为上，切忌急于求成，轻投或妄投峻厉之品以伐正，此类用药剂量宜小，不可久用，时时顾护胃气，正如《女科经纶·癥瘕疝癖证》引李东垣之言："人以胃气为本，治法当主固元气，佐以攻伐之剂，必需待岁月，若期速效，投以峻剂，反致有误也"。

（六）胎漏重视益气养血

陈老认为，凡有胎者，贵冲任旺盛，元气充足，以保无虞，分娩顺利；若气血不充，冲任脉虚，则经水衍期，难以孕育，即或得孕，亦多胎孕不实，重者殒堕。故凡有胎者，务必益气养血，以安为要；即或有病，用药以不碍胎为原则，避免使用温热、破气破血、通行滑利之品，以防伤损胎元。

陈老所著讲义中定义"胎漏"为妊娠后经血不时而下者，此乃因气血虚弱，冲任亏虚，摄纳无权；或脏腑有火，血分有热，热伤冲任；或因房事过度、误服药物、跌仆外伤种种，内伤冲任，两经气虚，肾脉无力系胎所致。治法固然以补肾为主，然胎儿之生长发育，又赖母体气血之充沛，因此往往脾肾同治之，以"所以载丸"为主方。本方出自陈修园《女科要旨》，由党参、白术、茯苓、杜仲、桑寄生、糯米、红枣组成，并随症加减。对习惯性流产患者，除药物治疗外，并嘱患者每晚服用桂圆红枣糯米粥，以药疗与食疗结合，补益气血为要。

（七）补虚祛瘀治疗产后病

由于产时的创伤与出血，以致产后气血津液虚损，抵抗力薄弱，加之将息失宜，调摄失当，易致产后诸疾。大年先生对产后病的诊治，重视《金匮要略》三审，先审小腹痛与不痛，以辨恶露有无停滞；二审大便通与不通，以验津液之盛衰；三审乳汁行与不行，饮食之多少，以察胃气之强弱。根据产后多虚多瘀的病机特点，随时顾护气血。在选方用药上，大年先生采取生化汤加减，遵循产后宜用温药，补虚不忘化瘀、不致滞邪，化瘀不过于耗散气血，消导必兼扶脾，清热不宜过于苦寒，解表不过于发汗，攻邪不致伤正的原则辨证施治。

三、治病特点

（一）轻可去实

陈老提出的"轻可去实"有以下几方面含义。

1. **药物性味轻**　在解表时主张施用荆芥、防风、薄荷、桑叶、菊花等轻清升散之品，不用桂枝、麻黄等重浊厚味之属，湿浊中阻时施用茅术（米泔水浸）、茯苓等淡渗之品，不用苍术、厚朴等厚味燥湿之属；

2. **剂量轻**　陈老所用的剂量宗叶天士之法，一般均以1～9克，很少用到9克以上。陈老常言："只要掌握病情，药宜轻用。药对如开锁，重用者往往旧疾不去而反致他病"。因此，陈老用于疏肝解郁的柴胡、郁金只用到2.4～4.5克；理气止痛的制香附、延胡索亦只用到2.4～4.5克，就是常用的炙甘草亦常用至0.9～1.5克；

3. **药味少而精**　"良医治病，辨证确切，用药如用兵，少而精，同样能取胜；多而杂，说明医生心中无数，对疾情掌握不准，不但不能取效，只恐反遭他害"，因此陈老的处方一般均在9～11味之间。

（二）重视炮制、配伍和服法

有些药物通过炮制和配伍，可减少其不良反应，并能增加其治疗作用，如熟地、阿胶等炒炭或珠，或配以辛香理气的如炒枳壳、陈皮之品，可减少其滋腻碍胃的不良反应，发挥其补益的作用；对六一散、蒲黄、车前子或有关丸剂用包煎，以免药液混浊；对紫菀、贯众、仙茅等品，方书记载有小毒，可与甘草同用；对有特殊气味的药物如乳香、没药、五灵脂之类以炒炙用；如某些刺激胃肠的药物，患者服后有不适感者，则嘱其饭后服。

（三）重视结合时令气候

陈老认为，不同时令气候，对疾病亦有影响，用药亦应注意顺应时令。如春天为风木之令，万物升发，肝阳易动，因此用药宜避免升提动火之品；夏令避免或少用辛热及滋腻呆胃的附子、肉桂、熟地、阿胶之属；暑必挟湿，及梅雨湿重季节，要注意多用藿香、佩兰、茅术等芳香化浊之品；秋燥季节，应避免香燥之品，注意养阴为要；冬令藏精之季，根据其体质情况，要及时进补。

（四）药疗与食疗结合

除重视药物治疗外，陈老还根据患者病情，体质条件及食欲等情况，采取药疗与食疗相结合，增进药效。对月经过多者，嘱其平时以鲜藕五片加红枣十只，煎汤常服，可起补血止血作用；对产后大便难解者，建议服蜂蜜或芝麻粥，以达养胃润肠通便；对肝肾不足者，嘱服胡桃肉、松子仁，以补肾养肝润肠通便；对脾胃虚弱，运化不佳者，嘱常服山药、薏苡仁研粉煮粥；带下色白过多者，嘱白果研碎冲豆浆服，可起收涩止带作用。

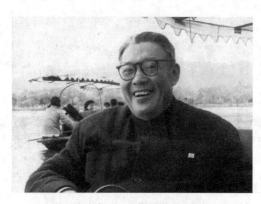
陈大年 1965 年杭州留影

（五）药疗与精神治疗相结合

女子以肝为先天，又善隐曲。陈老经常告诫后学，对一些因肝气郁结、疑虑过度而导致月经不调或不孕症者，或因娇弱而主诉繁多但实际病情并不严重者，或因房事太过而病者，除必要的药物治疗外，应重视精神治疗，给予一定的安慰和诱导启发。所以他临诊时，经常谈笑风生，逗得患者发笑，使之心情舒畅，从而提高治疗效果。

四、主要贡献

陈老行医 50 余年，有丰富临床经验，以治月经病、不孕症、产后疾病及妇科疑难杂病见长，驰名沪上。陈老虽生长于中医世家，但对西学持积极合作态度，不仅授学于西医出生之高徒王大增,还令自己子女学习西学,其子统一更任中山医院骨科主任。陈老组成研究小组,除了继续教书育人、传授医术外,对中西医结合方法治疗宫外孕、功能性子宫出血、子宫肌瘤、子宫脱垂等病展开广泛和深入的临床研究工作,使其学术思想在专病专科方面得到重点发展。当时,陈老带领同在上海中医学院和龙华医院共事的学生王大增、李国维、施令仪、戴悠、黄宣能、李祥云等组建了龙华医院妇科学科小组,把自己多年积累的临证经验和有效方药加以重新整理,并结合内分泌功能紊乱等疾病的发病特点,总结出了现代妇科病的临床辨治规律,亲自传授八制香附丸、香草汤、黑蒲黄散、回天大补膏、求嗣方等在内的多种特色方药,临床上取得了良好的疗效,形成一整套较为完整的中医药防治妇科病的理论学说和系列临床方案,连同"治病易,识病难;识病易,明理难"的临证思想,影响了数代龙华医院妇科的后辈医者。

主要论文

［1］　陈大年.痛经.江西中医药,1956,(2):37-40.

［2］　朱小南,陈大年.中医对月经不调的认识和处理.上海中医药杂志,1957,(3):37-39.

［3］　陈大年.妇科陈筱宝的学术经验简介.上海中医药杂志,1962,(7):13-16.

［4］　陈大年.中医中药治疗98例月经病临床分析.上海中医药杂志,1963,(7):23-24.

［5］　陈大年,刘德傅,徐纪昌."大补元丸"治子宫脱垂的疗效初步观察.上海中医药杂志,1966,(3):692-695.

［6］　王大增,黄宣能,戴悠,等.著名中医妇科专家陈大年的临床经验.上海中医药杂志,1983,(10):13-15.

［7］　王大增,黄宣能,戴悠,等.著名中医妇科专家陈大年的临床经验(经带部分).上海中医药杂志,1983,(11):10-12.

［8］　王大增,黄宣能,戴悠,等.著名中医妇科专家陈大年临床经验(续完).上海中医药杂志,1984,(3):11-13.

［9］　陈农.追忆陈大年先生三二事.上海中医药大学上海市中医药研究院学院学报,1996,(2):75-76.

（王大增　徐莲薇　陈应超执笔）

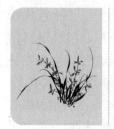

医学气功开拓者　命途多舛志未酬

——记上海气功疗养所所长陈涛

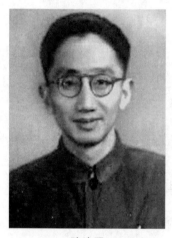

陈涛照

陈涛(1921～1968),别名南涛,贵州省贵阳人。1940 年参加中国共产党,1945 年在上海圣约翰大学毕业后,去解放区搞文化宣传工作。为我党保存大批苏区党团文件及方志敏同志遗物,中华人民共和国成立后他把这些文件交给了组织,为我党做出一定贡献。陈老参加革命后,历任山东省支前委员会民运部秘书、豫皖苏解放区雪枫报社编辑、南京新华日报社社会服务室编辑、四川省川南日报社会服务组组长、四川省乐山地委新乐山报副社长。

因患严重的神经衰弱症,练习气功静功而获康复,于是博览医书,寻访和求教老气功师,刻苦练功,潜心钻研。曾先后担任上海市气功疗养所所长、中国医学科学院特约研究员、上海市公费医疗第五门诊部主任。

陈老对气功的实践和理论有较完整的体验,制订以放松功为主的四套常规功法,曾受卫生部委托,举办全国气功师资训练班。积极应用现代科学方法研究探讨气功的机制,与上海第一医学院生理教研组合作,首次用电位测定仪观察练功中人体表面的经络变化。又与其他有关单位协作,运用脑电波、心电图等仪器观察记录练功时各种生理变化。主要论著有《气功科学常识》《气功疗法讲义》等。

陈老出生于富有家庭,抗日战争爆发后投入抗日救亡运动。他的“放松功”和刘贵珍的“内养功”被人们誉称为南北双壁,经推广应用,效果良好。

一、生平简介

陈老出生于富有家庭,抗日战争爆发后投入抗日救亡运动。因用脑过度而神经衰弱,解放初因手枪走火右眼损伤被摘除,便长期休养,有时痴呆,记忆减退,话不成句,医生说恢复无望。1955 年他开始学气功和太极拳,感觉良好,看到唐山气功疗养所刘贵珍气功治病的报道,对气功治病增强了信心,专心练习静气功。一年多后病情明显好转,能阅读书报、思考问题了。于是博览医书,寻访求教老气功师,刻苦练习,悉心钻研,为揭开气功之谜,决心献身于气功事业,提出申请,受到领导支持。1956 年从上海市经委工业处调到上海市卫生局工作,负责筹办上海市气功研究机构,并兼任无锡太湖华东疗养院气功指导。陈老艰苦实干,专心调研、大力举荐和任用有气功专长的人才,如著有《因是子静坐法》的蒋维乔老先生被聘为气功疗养院顾问;原佛光疗养院院长陈乾明老中医被聘为气功疗养院指导老师;对气功锻炼颇有成效的杨中一、耿午楼等也被上海中医文献研究馆聘为兼职馆员。陈老曾不辞劳苦地前往天台山,一天走数十里路,亲自拜访黄岩道士伍止渊,后经上海市卫生局同意,介绍病休干部七八人到天台山向伍止渊学气功半年左右,受益良多。

1957 年 7 月上海市气功疗养所成立,由陈老任所长,蒋维乔任顾问。该所共设 20 个床位,工作人员 30 人,其中医务人员 20 人,以后又增设了武康路气功门诊,病床增加到 80 张。陈老和大家认真总结了蒋维乔先生在气功讲座中的经验教训,结合临床观察,发现练功者多有紧张现象,它既是病因,又是病果,既是影响练功效果的原因,又是练功方法(姿势、呼吸、心态)不当的结果,总之是练气功的关键问题。为了解除病员紧张情绪,练好气功,防止偏差,治疗疾病,各个环节上都应着眼"松"字,据此而整理创编了"放松功",提倡整体疗法。在积极练气功同时,要注意精神修养、规律生活和适应气候变化,在指导练功中强调:"松静为主,动静结合,练养相兼,意气相随,要循序渐进,持之以恒"。经推广应用,效果良好。后来南方的"放松功"、北方的"内养功"被人们誉称为南北双璧。

1958 年上海市气功疗养所受到卫生部表彰,陈老则被聘为中国医学科学院特约研究员。为推广普及气功疗法,还多次举办了上海市气功短期训练班,培训了一大批气功指导人员,为普及推广气功疗法创造了条件。1960 年受中央卫生部委托上海市气功疗养所举办了"全国气功师资进修班",为各省、市的医学院校、医疗单位培养了气功专业人才 39 人。他组织编写了《气功疗法讲义》由上海科技卫生出版社出版,《气功科学常识》也相继公开出版发行。并先后撰写了多篇论文在医药杂志上发表。上海市气功疗养所由此成为江南的一个气功先进单位。

1959 年 10 月 16～31 日在北戴河召开了全国首届气功学术交流会议。这次会议是根据卫生部指示召开的。参加会议的有北京、上海、广东、福建、内蒙古、黑龙江、湖南、湖北、浙江、山西、河北、河南、吉林、辽宁、山东、江苏、甘肃等共 17 个省、市、自治区 61 个单位 84 名代表参加了会议。会议报告和交流的 64 篇论文中,有治疗 25 种疾病的 3 063 个案例(5 例以下未予统计),其中胃、十二指肠溃疡 2 288 例,神经衰弱 191 例,胃下垂 159 例,肺结核 98 例,慢性肝炎 88 例,慢性胃炎 66 例,矽肺病 38 例,风湿性心脏病 26 例,支气管哮喘 22 例,还有高血压、糖尿病、肾炎等,总有效率为 89%。这是中华人民共和国成立后首次气功学术会议,它标志着气功已进入临床实验阶段和基础理论研究阶段,也说明气功已作为医疗手段推广到全国,影响到世界,出现了中华人民共和国成立后气功发展的第一个高潮。第一次气功高潮,使气功疗法得到整理、发掘及大力推广,气功学术得到了前所未有的发展。其特点是以医学气功为主,紧密结合临床,并进行了初步的现代科学研究。在气功功法方面,一批疗效确切的气功功法被发掘整理,并得到推广;在防治疾病方面,全国各地共总结了近 30 种慢性病的气功疗法。

陈老积极应用现代科学方法探讨气功机制,与上海第一医学院生理教研组合作,首次用电位测定仪观察练功中人体表面的经络变化。又与其相关单位协作,采用脑电波、心电图、呼吸和血管容器描绘、X 线摄片等观察练功时的生理变化,结合巴甫洛夫学说解释练功效果,开始了呼吸、循环、神经等系统的实验研究;加强了临床和教学之间的协作,总结肯定了 104 例胃下垂和溃疡病的疗效。上海在运用现代科学方法对气功的原理研究,取得了一些成果。

在"左"倾思潮的冲击下,"文革"前的 1965 年 5 月,上边"一声令下",上海市气功疗养所被并入上海中医学院。上海市气功疗养所所长陈老不是不离开了气功事业,调任上海市公费医疗第五门诊部主任。在"文革"兴起后,对陈老进行了残酷的批斗,1968 年 3 月 27 日去世,年仅 46 岁;直到 1978 年 12 月才平反昭雪,死后 10 年才举行了追悼会。

二、学术造诣

(一)创建推广"放松功"

"放松功"为静功功法之一,1957 年由上海市气功疗养所推出。特点是有意识地注意身体各部位自上而下地由头到脚,结合默念"松"字,逐步向下进行放松,使身体各部位调整到松静、自然、舒适的状态,最后达到排除杂念,安定心神,调和气血。

"放松功"是初学气功应首先学习掌握的入门功法,是一种采用或卧,或坐,或站等姿势来练习的静功。也是深入学习高级功法前应该掌握的基本功。它通过有步骤、有节奏地放松身体各部位,结合默念"松"字诀,把全身调整到轻松、舒适、自然的状态。此功法有协调内脏,疏通经络,行气活血,增强体质和防治疾病的作用。

1."放松功"要求 一提起"放松功",一般人多容易理解为只是放松肌肉。其实"放松功"要求的不是单纯的肌肉放松,也同时要求精神的放松,而且精神放松是练好"放松功"的先导和基础。只有精神真正做到放松了,肌肉才能达到很好的放松。

所谓精神的放松主要表现在两个方面,一是尽可能地摆脱与练功无关的杂念。这主要指初学气功时,意念常常一时达不到专一,而有时越想专一,杂念反而会纷沓而至;二是防止和消除放松时产生的紧张。所谓放松时产生的紧张是指有的人因练功心切,想尽快地达到目的,实际上是欲速则不达,越想放松,精神和肌肉反而越紧张。消除这两种状态的方法之一是将意念集中到身体一个接一个放松的部位上,去仔细体会每个部分放松时产生的感觉。这样,自然而然就阻断了其他杂念的产生,达到精神放松。所谓肌肉的放松是要做到在保持练功体势的基础上相对地放松。这种放松并非是松懈瘫软,因为要保持一定的练功体势,肌肉必然有一定的紧张度,然而这种肌紧张又不是僵硬,需要达到恰好能保持体势即可。这种肌肉状态就是平常所说的"松而不懈,紧而不僵"。

2. 练"放松功"的具体方法　准备阶段安神宁志,轻闭两目几分钟。

(1) 呼吸:然后随自然呼吸全身逐步放松,如对意念及呼吸控制能力较强者,亦可选择腹式呼吸法。

(2) 姿势:练功姿势不限,卧位、坐位、站位皆可,初学者及体质虚弱者采用平坐式或仰卧式较好,体质较好者以站式练习为佳。练功过程一般不可变换姿势,不舒适时可稍作纠正。

(3) 放松肌肉的方法:轻闭双眼,从头顶开始按序一个部位一个部位地想象并放松。先以意念放松头部,尤应注意两眉之间与咬合肌部位,其后依次放松两肩→两臂→两手→胸部→腹部→两腿→两足。再从后脑开始,依次放松背→后腰→臀部→大腿后侧→足底。再依次放松身体两侧部位。如此放松可反复多次。在吸气时以意守放松部位为主,呼气时默念"松"字,并意会该部位的轻松舒适感。为加强放松效果,可在想象到每个部位时默念"松"字,也可同时播放轻音乐。

3. "放松功"具体操作方法

(1) 三线放松法:(两侧、前面、后面)放松法

1) 第一条线(两侧):头部→颈项部→双肩关节→两侧上臂→双肘关节→两侧前臂→双腕关节→双手部,意守中指 1～2 分钟;

2) 第二条线(前面):面部→颈部→胸部→腹部→双髋关节→两大腿部→双膝关节部→两小腿部→双踝关节部→双足部,意守大脚趾 1～2 分钟;

3) 第三条线(后面):头后部→颈项部→背部→腰部→臀部→大腿部→小腿部→两脚跟→两足底,意守涌泉穴 3～5 分钟。

(2) 部位放松法(头部、两肩两手、胸部、腹部、两腿足):部位放松法头部→颈部→上肢部→躯干部→下肢部。上肢部放松后,意守 1～2 中指端;下肢部放松后,意守涌泉穴(两脚心),意想如老树生根。

(3) 局部放松法:局部放松法即意想某一部位进行放松,如放松头部、上肢部、背部、胸部、眼部及病灶等。

(4) 整体放松法:整体放松法即从头至足一次放松完毕。意想淋浴时温水从头到足缓缓淋下那样轻松舒适。所有放松方法均需要做好收功,放松完毕,意想全身各部位的气缓缓集聚到下丹田,称之为"气息归元",意守片刻收功。

上述放松一般以三线放松法为佳,初学者如果难以放松,或者放松到下一个部位,上面又紧张了,这时可采用部位放松法。如对某一部位不易放松的,或针对某一病灶进行治疗时,可选择局部放松法。整体放松法既可以用于三线放松法、部位放松法、局部放松法结束前使用,亦可在练习其他功法前用于对身心的放松,有利于尽快进入"气功态"。

4. "放松功"的作用　"放松功"对消除疲劳,恢复体力有较好的效果。对于高血压、胃肠病、青光眼、哮喘、神经衰弱、心脏病等有一定的疗效;对消除紧张、促进睡眠也很奏效。失眠患者可在晚间上床后练习"放松功",常可随着心身的放松,很快入眠。"放松功"对健康人群和一般慢性病患者均可选择练习。

（二）气功锻炼中经常遇到的几个问题

1. 气功为什么能治病？　陈老认为从目前的情况来看,巴甫洛夫学说是研究气功的一种最好的方法,巴甫洛夫和他的学生们研究了疾病的产生原因以后,告诉我们,除了个人遗传上和体质上的因素之外,各种外界的刺激包括生物性、物理性、化学性、营养性以及精神方面等种种因素形成的刺激作用,与我们身体的局部,通过末梢神经传递到高级中枢,以致使正常神经活动受到干扰,神经营养功能也跟之变异,以致细胞发生变化而成病变,如精神紧张的影响,可以诱发高血压或胃溃疡。在疾病过程中起决定性作用的是神经因素。疾病本质就是高级神经活动障碍的反映。因此对于预防和治疗疾病可从减少及消除病因和调节神经功能来考虑。

有了以上这种科学结论,再来研究气功疗法为什么能治病的原因,就容易得多了。练功时保持高度的安静使我们的神经系统容易获得休息,也就是减少许多足以引起神经活动紊乱的外界刺激。练功时所用的呼吸方法——意守丹田以及各种姿势,目的是使我们的大脑皮层处在一种"特殊的保护性抑制状态"。所谓"特殊的保护性抑制状态"的形成,是由于呼吸运动意守"丹田"作为诱导,使内脏和大脑皮层形成一种特殊的联系。这种联系在大脑皮层的某一部分形成一个新的兴奋灶。这个兴奋灶可以使大脑皮层的其他部分进入较深的抑制状态,这时练功的感觉就是"入静"。这种状态可以使大脑皮层过去使用过多,因而衰弱的部分得到休息。这种状态类似巴甫洛夫所说的催眠现象——大脑皮层内构成了强烈的兴奋灶,这兴奋灶对其周围部分产生强烈的负诱导。由于这诱导出来的抑制过程的扩散,巴甫洛夫称为催眠现象。这样就使大脑皮层得以有力量来调整神经系统的活动,从而打破各种疾病的恶性循环,修复内脏器官的病变。大脑皮层的这种功能是巴甫洛夫采用睡眠疗法的根据。气功和睡眠疗法的不同处在于催眠需要旁人用语言作为条件来形成兴奋灶,气功是自己运用本身的内在力量来达到一种类似睡眠的状态,循序渐进形成一个兴奋灶。没有药物的强性抑制所产生的反应,患者自己通过练功,学会了这种掌握自己的方法,可以经常运用,不需要外力的帮助,在日常生活中可以经常使大脑皮层正常发挥这种调节内脏的功能,加强对疾病的抵抗力。这种解释和古代练功家的说法,有许多地方是可以相通的,尤其是他们所传下来的各种具体体会和方法中有许多是可以用这种理论来解释的,只是由于古代科学条件的限制,以及宗教信仰的支配,因此也必然产生许多不合乎人体生理规律的理论学说。

2. 练功方法上的一些问题　古今练功的许多方法中,有很大一部分是属于宗教界修行用的,不是简单为了养生的。如道家的"结丹""换身",佛家的各种"禅""定"功夫,都和以练功来治病强身的目的不相符合。因此要善于区别,任何方法在于引人走上宗教修行的目的,都是所不需要的。有了这一个界限,可以帮助练功者对各种练功方法进行决定取拾。

其次还要具体的研究确定对自己适用的练功方法。如果为了用于一般的修养身心保持健康,还比较简单,为了要求治好某种疾病,那么问题就需要从多方面来考虑。就以十二指肠和胃溃疡来说,北方的"内养功"是有相当疗效的,但是如果条件不够,如没有安静环境,没有足够的营养,没有正确的指导,也还是不行的。如果目的是为了治好高血压或神经衰弱,那么除了姿势方面需要老师帮助经常指正外,调息方法和调止方法,都是需要经常随着练功情况的变化而变化的。练功的时间和生活规律的掌握,用什么样的动功来作配合,这些也是必须考虑的问题。

练功方法的灵活性,还表现在练功过程中,各人病情不同,性格不同,环境不同,思想情况不同,练功变化过程也不同。每个人的进度,都不完全一样。每个人练功遇到某种新的感觉和发生某种新的现象时,往往同时有几种方法可以用,而哪一种方法最好,还要看具体对象来决定。如果把某一个人的练功成功经验,硬套给另一个,那没有不出偏差的。练功有一定的规律,那是多少年来经验的综合,但在具体的运用上,却有很大的灵活性。这是练功的人所不能不注意的。因此,在讨论练功方法的时候,陈老认为应着重研究的不是哪一种方法最好,而是哪一种方法对哪种人比较适合,以及怎样来帮助练功的人掌握这种方法。往往有时需要先试用一种,再试另一种,作了比较以后才能确定。如练功发生胸闷头胀时,有的只需要多注意呼气就能解除,有的则需要变换练功姿势呼吸方法,有的就需要暂时停止练功,用其他功法配合才能解决。

现在许多迫切想用气功来治疗疾病的患者不要误认为气功是一种及其简单可以无师自通"百病告除"的万应"金丹"。陈老认为如果这样来认识练功的各种方法,那即使方法本身是好的,而由于我们不会掌握,不但不能练好,有时反而会练出偏差来。练功原来就有一个大忌,就是对每个方法,甚至在练功过程中体内产生的每种变化和感觉,都不可以执着一种方法硬练下去,如果这样练功就不能进步,而且还可能会出问题。

3. 练功的条件

(1)练功必须在安静的环境中练:古代练功书上有这样一种说法,行、坐、住、卧都可以练。这并不是说练功可以无条件进行,它是强调要时时保持练功的那种安静舒适的心情。事实上任何人是不可能不受环境影响的,"泰山崩于前而色不变"这不过是一句假借譬喻的话,练功有基础的人,容易使自己的大脑皮层处于安静状态,环境的扰乱对他的影响也就小一些。但对有病的人或是初学练功的人来说,环境的高度安静还是必要的。古代练功的人都喜欢住在深山古寺中,也就是这个道理。因此,练功必须在安静的环境中是第一个条件。如果白天环境不静,只好利用晚间作为练功时间。如果没有安静环境,那就不要练功。

(2)练功还需要内心的安静:这点更重要,尤其是有病的人,大脑皮层很容易兴奋,往往又急于痊愈,又容易因病痛引起许多烦恼,有家庭的想的问题更多,环境的安静还可以设法来解决,内心的安静就只能依靠自己的意志来控制。对于练功来说,"内静"是一个主要条件,同时也是一个目的。练功的过程就是求静的过程。练功愈好,求静愈易,疾病的情况也愈容易改进。两者的关系是互为因果的。这个情况对于神经衰弱的患者来说是最明显的。根据陈老的体会,在开始练功时思想非常不集中,随着练功的延展,思想集中程度渐渐加深,内心的平静,也渐渐容易形成,脑力就渐渐地恢复起来,各种症状(失眠、头昏、记忆力衰退、食欲不振等)渐渐减轻。因此他认为练功中的各种发热、发光、震动、气通任督两脉等现象,都不是主要的,主要的就是求静。只有在入静时,大脑皮层才能得到休息,对疾病才有好处。"任督一通,百病不生"的说法,是不可靠的,在事实中陈老看到有些人"任督"已通,病并没有痊愈,还是需要继续治病、吃药、练功。气功疗法所以能治病是因为大脑皮层处在一种"特殊的保护性抑制"状态下,它有力量来调节修整全身的器官,这点上面已经谈过。这里强调的"内静",事实上就是大脑皮层处于那种状态的具体表现,因此它很重要。练功中的"内静"陈老认为是非常重要的。如果静不下来,就不能练功。否则就很容易出偏差。

(3)练功是不能没有指导的:随便看一本书,或是听到一种方法就关起门来苦练是没有好处的。这里,同时就产生一个问题,就是目前虽然练功老师都还愿意出来教功,但是一方面要求练功的人太多,另外一方面并不是每个老师对各种疾病都有把握,因此找老师的问题还是有困难的。不过,无论如何,没有指导,就没有具备练功条件,这点陈老认为还是应该着重提出的。

(4)练功还需要有信心和决心:关于信心的建立,应该从两个方面来考虑,一方面是通过练功的体会,渐渐从感性方面得到了有关气功的许多知识,另一方面通过向老师和书本上从理性方面学到一些有关气功原理的知识,这样对气功的信心才可能正确的建立起来。同时要有决心。因为不下决心练功,也就不会懂得气功的好处,更谈不上对气功会有信心。如果从看到别人练功得到好处的实例,希望自己也来练,这时候就首先要考虑自己有没有条件,如果条件足够,就下决心按照老师指导方法和一定的程序,坚持练下去,才可能得到好处,逐渐建立信心。如果一上来就不顾一切,盲目的相信一种方法,下定决心蛮干,这与所提的信心和决心是不一致的。

(5)营养方面也是不可缺少的条件:"辟谷服气",那是道家在求长生的目的下,所发生的一种行为,与练功治病,毫无相通之点,所以应该注意营养。不过有些同志认为增加营养就是多加饮食,这也不完全对,问题在于食物要能吸收。练功可以增加消化和胃肠吸收能力,这是没有疑问的,但是如果食欲并没有增加,为练功而勉强吃得太多,使肠胃负担过度,那么对疾病和练功都没有好处。

(三)练功会不会出偏差,怎样防止

1958年2月27日上海市卫生局中医处和上海市气功疗养所邀请了陈乾明、陈天民、周潜川、刘振民、孙道胜、耿午楼、葛养民、蒋君毅和李浮尘法师等十几位有练功经验的老师座谈研究过这个问题,会上大家意见很不一致,有的认为动是必经过程,有的反对这种说法,有的认为各人情况不同,动的好坏不能一概而论,应根据具体练功人的情况判别。但是有一点意见是大家所共同的,就是"无论具体情况如何不同,练功中总不应在主观上有所追求"。

1. 气功练习中的"外动"现象 《内经》中的两句话:"恬澹虚无""精神内守"是一贯为练功的人们所珍视的。明代李中梓在《内经知要》中注解"恬""澹"二字说:"恬者,内无所营,澹者,外无所遂。"陈老认为这点对练功过程中掌握自己的思想情绪有很大的帮助。

首先,练功是否一定要动?古书上有"静极生动"的说法,练静功时内脏的运动不是减弱而是加强。这种大脑皮层处于安静状态,而内脏却加强活动的现象正是使全身健康能够有所改进,疾病便于得到修复所需要的。因此,陈老认为"静极生动"主要是指的"内动"而不是"外动"。据了解,有许多练功数十年的老师,并不是个个都经过手舞足蹈的阶段的。因此,不能说"外动"是必经过程。

2."外动"形成偏差? 气功疗法主要目的是练静,因此应该强调"入静"的重要意义。老子《道德经》十六章内有一句话可以引用到练功上来,他说:"各复归其根,归根曰静",就是说无论往来反复,最后都要归到静的根上去。也就是强调"入静"的重要性。

陈老认为如果把"动""静"这两个概念提高到哲学范畴来看,那么,"静极生动""归根曰静"的说法是不正确的。因为一切事物无时无刻不在运动中,静是相对的,动是绝对的,但是作为练静功的具体情况来说,由于有些人在日常生活中不懂如何正确使用脑力,使大脑皮层经常处于疲劳状态,练功的目的就是使大脑皮层疲劳恢复和加强调节内脏活动的功能。在这里把相对的"静"特别强调出来,作为练功经验来说,还是正确而有益的。

至于练功中在头、面、腰、身、四肢各部为什么会发生各种的"动"呢? 苏联心理学家捷普洛夫写的一本《心理学》(何万福、赫葆源译)中在分析人的动作时,他指出人的动作一般来分可以说有"随意"和"不随意"两种,但是他又说,事实上"人的一切动作都是随意的,不过随意的程度是有差别的"。从他这一段话可以认为人的一切动作都是受大脑皮层支配的;人的大脑皮层是通过条件反射作用指挥行动;形成条件反射必须要有刺激物(刺激物可能是间接的,通过语言或文字形式的)。陈老认为这些科学论点对揭去练功中各种现象的神秘外衣很有帮助。

在谈到练功中发生的各种感觉和现象时,人们往往容易过分强调这些现象的自发性,似乎这些现象是"另外自有一套规律"的,不受人的意识支配的。事实上一般人在练功前大都先从书本上或旁人口头上知道练功中可能产生某些现象和感觉,并且误认为这些现象是练功有效与否的标志。因此这种通过文字或语言的刺激就在大脑皮层中经常在起着作用。由于练功人有使疾病早日痊愈的强烈意愿,因而加速形成条件反射,扩大它对整个大脑皮层的影响。这时的表现就是在练功中时时期待某些感觉和现象。这种期待促使练功者带有急躁情绪,处处流露出急于求成的心情。这就是"有所追求",就是产生偏差的开端。陈老认为如果没有老师加以说服指导,那么失之毫厘,谬以千里,越练偏差可能越大。

由于他们经常在期待"震动",大脑皮层的运动中枢就在不断受到这一期待所形成的刺激。一旦条件成熟,中枢就自然地兴奋起来,这时练功者的身体某些部分就会运动起来。这时练功者自以为练功有了成效(有时因为身体的活动,确实可以转移一部分对疾病的注意力),就更加把注意力集中到这种"震动"上去。于是大脑皮层的运动中枢兴奋更加加强,这样练功者的"震动"就逐渐加剧。以至于发展到运动中枢兴奋逐步加强到一定程度时,练功者的"震动"就会形成不能控制的现象。

有些练功出了偏差的人,这时就变得终日不能静下来,只要一静,这种带有不可控制现象的运动就自然发生。这种情况一旦形成,由于大脑皮层这种特殊的条件反射已经比较巩固,因此就不是一下子可以解除得了。有的人经过老师治疗一年多才全部消除,有的治疗几月还是未能全部消除。但大多数人是动了一个短时期就不敢坚持下去，因而消除得也比较容易，只是从此不敢再进行气功练习了，认为练气功很容易出偏差。实际上要形成偏差也不是容易的事，不顾一切急进猛练的人究竟是个别少数。如果因为有少数出了偏差就来否定气功疗效当然是错误的。这一两年来，参加有指导的推行气功疗法的医疗单位练功的人，出偏差的人还是占绝对少数。这个事实应该明确指出。

3. 练功是不是一定不能动　在练功过程中，也就是大脑皮层整个的抑制作用的加强过程中，由于内脏运动的加强，它的各个中枢不可能不受到影响。有时发热，有时发冷，有时发痒，有时发重……这些现象说明大脑皮层中各个中枢在此起彼伏地兴奋着。运动中枢当然有时也可能受到影响，这时人的身体某些部分就会产生动的现象。一般来说，这时练功的人只要不过分注意它，仍旧坚持"入静"为主，那么"动"过一个时期，自然就会停下，就如发热、发冷、发痒、发重，过了一个时期也都会自然消失的情况一样。如果片面强调练功中的某个现象，这在练功术语上叫做"执着"，都可能产生偏差，这条经验在古书上也写得很清楚的。

陈老认为目前有些流行的书籍，在个别现象（例如震动）上作了过分渲染的描写，以致给初学练功的人们一些错误的认识，这点对气功事业是有不良影响的。练功有一条原则叫做"动静相兼"。这里的"动"是指辅助静功的一些动功（如易筋经、十二段锦等）或是太极拳等柔软的活动操练，而不是指那种盲目自发的乱动。

陈老认为气功练习不是神秘不可思议的。由于大家运用科学来研究它还不太够，因而有许多问题还不能解释清楚。但无论如何不应该夸大其中的所谓"不可思议处"和"个别现象"，因而把它引向玄学方面。需要努力揭去它在过去所披的神秘外衣，才能使广大人民乐于接受，才能使它得到正常发展。

4. 如何防止偏差　会不会出偏差的问题很简单就可以回答，是可能出偏差的。问题在于如何防止，这就需要从多方面来考虑了。上海市卫生局邀请了好多位专家对这个问题研究了一下，结论是这样的：① 体质和病情不宜练静功的勉强练功会出偏差；② 没有老师指导，练功不得法的会出偏差；③ 练功过程中受了重大刺激会出偏差；④ 急于求成，强求硬练会出偏差；⑤ 练功过程中产生了一些幻觉，自己思想上产生了阴影，找不到解释，也可能形成偏差。

防止"偏差"，应该以预防为主。那就是说首先要请医生把病情诊断清楚，再和练功老师研究确定是否可以练功，以及如何练功的方法。练功过程中整个生活情况、思想情况、练功情况都要让老师了解，尤其是发现了一些异常的感觉和现象时，更应该及时和老师提出研究。决不可以自作主张，盲目硬干。应该信任老师，把自己的各种怀疑，或是听到和看到的其他练功方法，都要提出和老师商议；但决不要听到什么就练什么，看到什么方法都想试一试，那无论怎样高明的老师也无法进行帮助。一般来说，初学练功并不需要什么高深的理论，目的在于治好病，不用浪费许多精力去钻研什么高深理论。总之，应该公开告诉大家，没有条件练功的千万不要勉强，这是非常重要的。

请初学气功的同志们注意，没有老师具体指导，单靠自学，要练好气功是很困难的，有时甚至会造成不良的结果。此外，练功的方法非常多，初学时还很难判断哪一种方法对自己疾病有利。如高血压患者如果误用意守泥丸（头部）的方法，就很危险；患肺结核病的如果采用了激烈的呼吸方法，对疾病也很不利；神经系统有病的更不能胡乱采用一些宗教气息很浓的练功方法，因为那样只会促进神经系统的紧张状态。另外对长期被慢性病纠缠得痛苦万状的患者，常常一听到气功疗法就像得到"仙丹"一样，希望在很短的时间内就能用它把自己的病治好的。所以一定要请教医生后决定能否练气功。

气功锻炼是一种科学的养生治病的方法，它有自己的规律，需要我们去学习掌握，如果性情急躁，单凭主观热情，把它看得太简单，认为只要懂得怎样呼吸，意守什么地方，坐卧姿势怎样就可以了。实际上古代和现代专门研究气功的大师们都不是以方法方式为研究对象的。他们的主要研究对象是练功中产生的各种感觉和身体内部发生的变化。当然，由于科学水平的限制，他们最后的结论常常是把练功的人引向宗教。

至于练功已经出了偏差的，也不用害怕，首先我们都相信出偏差的只是极少数。而且少数出了偏差的人，在练功老师们的帮助下配合医生的治疗，很容易就可以纠正过来；但这究竟是不好的。因此，还是以预防为主。这点希望能引起各地推行气功疗法的同志们注意。

陈老热爱党，热爱毛主席和敬爱的周总理，中华人民共和国成立后在挖掘祖国医学气功疗法的过程中，积极贯彻党的中医政策，以高度的热情办起上海市气功疗养所。陈老是上海医学气功的开拓者，上海市气功疗养所是全国最早的三家气功专业单位之一，陈老的"放松功"和刘贵珍的"内养功"被人们誉称为南北双壁。陈老对气功的实践和理论有较完整的体验，制定以"放松功"为主的四套常规功法，曾受卫生部委托，举办全国气功师资训练班。他努力钻研祖国医学，丰富自己的气功知识，写下来一些体会和论著，为气功推广工作做出了积极的贡献。

····················· 主要著作和论文 ·····················

1. 主要著作

［1］　陈涛.气功科学常识.上海：科技卫生出版社,1958.
［2］　上海市气功疗养所教研组编著.气功疗法讲义.上海：科技卫生出版社,1958.

2. 主要论文

［1］　陈涛.对进行气功锻炼的几点意见.上海中医药杂志,1956,(9)：34-35.
［2］　陈涛.气功锻炼中经常遇到的几个问题.上海中医药杂志,1957,(1)：39-42.
［3］　陈涛.谈谈气功练习中的"外动"现象.上海中医药杂志,1957,(12)：6-8.
［4］　上海市气功疗养所召开座谈会.上海中医药杂志,1958,(4)：37.
［5］　彭佳珍,李梅娣.对气功治疗严重肠胃病一例的体会.上海中医药杂志,1959,(4)：39-41.
［6］　邝安堃,王振义,章德馨,等.气功治疗高血压病长期疗效及气功对调整机体异常反应性的研究.上海中医药杂志,1962,(5)：19-23.

（黄琴峰执笔）

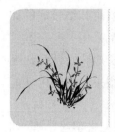

"陆氏针灸"呈流派　伉俪携手耀岐黄
——记"陆氏针灸"创始人陆瘦燕

陆瘦燕(1909～1969),本名李名昌,原籍嘉定,后出嗣陆家,寄籍江苏昆山。生父李培卿为当地针灸名家,陆老16岁中学毕业后,即随父学医,兼习书法。后定居上海,开业设诊,以其精湛之针术,日诊百余人,且常义务施诊,享誉沪上。

1948年,陆老与其夫人朱汝功兴办"新中国针灸学研究社",附设针灸函授班,传授针灸医术。并研究针具改革,制作针灸经络穴位模型,又于报刊设《燕庐医说》专栏,著文宣传针灸知识,影响远及东南亚一带。

陆老于1952年参加上海市公费医疗第五门诊部,1955年任第二军医大学及上海市干部疗养院中医顾问。1958年起,历任上海中医学院针灸教研组主任、针灸系主任、附属龙华医院针灸科主任、上海市针灸研究所所长、国家科委委员、上海市中医学会副主任委员、针灸学会主任委员等职。并曾担任全国政协第三届特邀代表,上海市政协第一、第二、第三届委员和中国农工民主党上海市委委员。1959年作为中国医学代表团成员,赴苏联及东欧诸国进行讲学、会诊与学术交流。

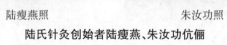

陆瘦燕照　　　　　　朱汝功照

陆氏针灸创始者陆瘦燕、朱汝功伉俪

陆老对"经气"的含义及"六腑之合""经脉交会"等针灸理论多有阐发,临诊提倡使用温针及五输穴补母泻子法等以提高疗效。并曾对"烧山火""透天凉"及"导气"等传统针法,进行临床和实验研究,获得颇有价值的资料。著作有《十二经穴分布图》《针灸正宗》《经络学图说》《刺灸法汇论》《针灸学讲义》《腧穴学概论》《针灸腧穴图谱修订版》《针灸学概要》。由其夫人及门人整理汇编成《陆瘦燕针灸论著医案选》《陆瘦燕金针实验录》《陆瘦燕论针灸》《陆瘦燕朱汝功针灸带教录》《陆瘦燕朱汝功针灸医案选》《经络学图说》《陆瘦燕朱汝功论刺灸》《陆瘦燕朱汝功论经络》《陆瘦燕朱汝功论腧穴》《陆瘦燕朱汝功论针灸辨证论治》《陆瘦燕朱汝功针灸腧穴图谱》《陆瘦燕朱汝功针灸医案》。

"陆氏针灸"是我国目前在国内外影响最大的针灸流派之一,2009年被列入上海市非物质文化遗产名录,2011年被列入国家级非物质文化遗产名录。"陆氏针灸流派"形成于清末民初,流派奠基人为李培卿(1865～1947),创始人为陆瘦燕、朱汝功伉俪。他们一生从事针灸医疗、教育科研工作,经过数十年地刻苦钻研与针灸实践,在学术上提出了许多新的观点,融会贯通,自成体系;在医疗上针术精湛,疗效显著,形成了独有的医疗风格,成为江南地区的一大针灸流派。2011年陆氏针灸疗法列入上海市非物质文化遗产代表性项目和国家级非物质文化遗产代表性项目名录。

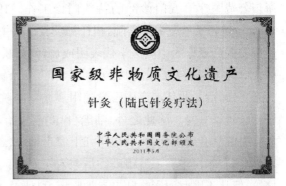

2011年陆氏针灸疗法列入国家级非物质文化遗产

一、个人简历

(一)陆氏针灸奠基人李培卿

李培卿(1865～1947年),字怀德,上海嘉定人。青年时期自学针灸,于22岁时从陈慕兰为师,钻研《内经》、金元四大家之说,深究窦汉卿、杨继洲诸家之长。早年悬壶于嘉定西门外严庙乡,治疗每获奇效,故有"神针"之誉。中年,分别设诊于昆山、上海两地,经验更丰,业务更盛。重视脾肾的虚实,强调经络理论的指导作用,注重补泻手法,提倡慢针细捻,创用温针、伏针、伏灸。后经其子陆瘦燕(李氏幼子,出嗣姓陆)大力推广,成为针灸医学的一大流派。

(二)陆氏针灸创始人陆瘦燕、朱汝功

陆瘦燕(1909～1969年),系李培卿之八子,江苏昆山县人,小名昌,原姓李,因5岁时出嗣嘉定绿墙头陆门,故改姓陆,名瘦燕,迁居江苏昆山。自幼随生父李培卿习医,精读

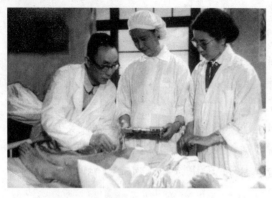

陆瘦燕在病房会诊

《内经》《难经》《针灸甲乙经》《类经》《针灸大成》等历代中医针灸典籍。16岁中学毕业后,即立志继承父业,每日到父亲诊所临诊。1927年,陆老18岁,学医初成,通过上海医学会考试,取得开业执照,开始行医生涯,并加入了神州医学会。起先分别在昆山南街"绿墙头"及上海南市两处开业,后因战乱,全部迁至上海八仙桥(今金陵中路112弄5号),诊所门口的医招写的是:江苏嘉定李培卿出嗣子陆瘦燕诊所。1943年,陆老与朱汝功结为伉俪。1948年,陆氏伉俪克服了种种困难,共同创办了"新中国针灸学研究社"及针灸函授班,分别担任社长及副社长。1952年,除私人开业外还参加了上海市公费医疗第五门诊部的特约门诊工作。1955年,被聘为第二军医大学中医顾问。1958年受聘于上海中医学院,担任针灸教研室主任,并着手筹建针灸系。1959年,中央卫生部委派陆老作为中国医学代表团成员,到苏联讲学、会诊、进行学术交流。回国后,陆老被任命为国家科委委员。1960年,全国第一个针灸系在上海中医学院成立,陆老被任命为系主任,后又兼任上海中医学院附属龙华医院针灸科主任、上海市针灸研究所所长,集医、教、研于一身。除此之外,陆老自50年代始,一直担任上海市针灸学会主任委员及上海市中医学会副主任委员,他历任上海市第一、二、三届政协委员,第三届全国政协特邀代表,中国农工民主党上海市委委员兼农工南市区委主任委员等职,虽兼职甚多,社会工作繁忙,但从不因此而影响陆老参加临床、科研及教学工作。"文革"初期,陆老即被打成"反动学术权威",1969年4月17日,又遭诬陷,被隔离审查,10天于原上海市针灸研究所隔离室逝世。1979年3月10日获平反昭雪,恢复名誉,并对他的一生作出了公正的评价。

朱汝功(1913~2017年),上海奉贤人。1913年出生于江苏省奉贤县三官堂(今上海市奉贤区光明乡)一个教师家庭,因父亲无重男轻女的封建思想,认为男女都有接受教育的权力,故将女儿与胞兄朱汝霖一起入学。父亲在学校教书。深受乡里爱戴,常受托书写对联、屏条,朱汝功则很小年纪就每日清晨起床,站立一旁,为父磨墨、拉纸,自己也临摹勤练,练就一手好字。她受父亲的影响,自幼聪敏好学、养成刚毅自强的性格。13岁时,父母相继得病仙逝,后由祖父母及伯母亲自扶养照顾。朱汝功继承父志,入奉贤县师范学校读书,毕业后,受聘于奉贤南桥女校任教。抗日战争爆发后,避居上海表姐家,得知中国

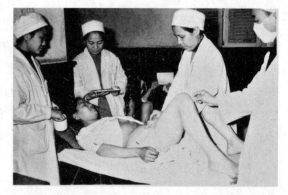

20世纪50年代,朱汝功在八仙桥"陆瘦燕针灸"诊所

医学院招生后,毅然考入中国医学院学岐黄之术,业从章次公、李培卿等名师。1941年毕业后,在南桥开业。1943年,与陆瘦燕结为伉俪,婚后也在上海八仙桥(今金陵中路老首安里)设立诊所,挂牌行医。1952年,参加了上海市公费医疗第五门诊部的特约门诊工作。1955年,被聘为上海市干部疗养院、上海市第二肺结核病院的中医顾问。1960年,结束了私人门诊,接受上海中医学院附属龙华医院的聘请,任针灸科副主任。"文革"后,朱汝功恢复原职。1979年以后,任上海市针灸经络研究所室主任、上海市针灸学会副主任委员、《上海中医药杂志》及《上海针灸杂志》编委等职。1981年,年近七旬、退休后的朱汝功只身来到了大洋彼岸,在美国行医20年,自1986年起历任美国针灸医学会第六、第七届副理事长,美东针灸医师联合会第一、第二届常务理事、兼学术研究部主任等职,为在国外传播和发扬针灸医学作出了很大的贡献。

二、学术成就

(一)研究阐发经络、腧穴理论

"陆氏针灸"重视对经络、腧穴理论的研究。陆老认为"经络学说的起源和针灸的关系十分密切,经络学说用于指导临床实践,以针灸为最早,其后随着中医学理论的发展,才广泛地被应用到各科中去,所以经络学说从孕育、诞生到发展,皆与针灸息息相关。如失去经络学说的指导,实践中就会迷失方向,缺乏理论依据,在千变万化的案例面前,必然不知所措。"因此,深入整理研究经络理论,在临床上从诊断到治疗,无不贯穿了这一学术思想,并对一些争议较多,众说纷纭的问题,如经气的意义、经脉元气和脏腑腧穴的关系、十二经脉同名经相接的关系、十二经脉与奇经八脉的交会关系、十二经脉病候的病理析解等,都作了深刻的阐发,为针灸教学和临床长期存在的一些悬而未解的问题,提供了理论依据,促进了经络理论的不断完善和提高。

(二)注重肾气和胃气对人体的影响

陆老与朱老两位老师特别重视切诊,认为切诊在针灸临床上不仅是诊断疾病的重要手段,而且也是选穴位、论补泻、别深浅、辨忌宜的主要依据,运用正确与否,对提高针灸疗效有直接关系。故提出除切寸口脉外,还应候"肾间动气"以察元气的盛衰,切"虚里之脉"以诊胃、宗二气,重"太溪""冲阳"之脉,辨疾病的转归和预后,额厌脉候清空,太冲脉候肝气,诊寸口详察左右偏胜,同时应仔细切按经脉的皮部及有关的腧穴,如此全面切诊能掌握病者的整体情况,帮助正确辨证,故疗效往往较好。

(三)权衡缓急,处方配穴有常有变

陆老与朱老两位老师认为,针灸处方配穴,也和内科处方用药一样,有其一定的组成规律,绝不是病在哪里就针哪里,而要整体辨证,识别标本,权衡缓急。一般以局部和邻近病所的腧穴为主穴,以经络循行所到处四肢的腧穴为配穴进行处方,其常用的配穴方法有

下列多种。

1. 常用的配穴方法

（1）俞募配穴："俞"就是五脏六腑的背俞穴，是经气转输之处；"募"是五脏六腑的募穴，为经气集聚之所。背部的俞穴受了外邪，在腹部的募穴往往可有反应，而内脏有病，在背部的俞穴处也常有压痛，两者相互影响。因此，凡脏腑有病时都可配合应用，临床上效果很好。这种配穴方法，虽然近似局部和邻近取穴法则，但效果远远超过后者。俞募相配除了可治脏腑本身的疾病外，还可以治疗和脏腑相关的病。

（2）表里配穴法：由于五脏六腑十二经脉都是表里相同的，表经均属腑而络脏，里经都属脏而络腑。在体表，表经的别络必走里经，里经的别络必走表经，也构成了相互连缀的整体。此外，十二经别的离合，也是表里二经并行相配。再如十二经脉的流注亦由表里经脉相互传注形成循环。所以在治疗上，一经有病，可取与之相表里的经脉同治，往往可以加强疗效。其中，本经有病取本经的原穴，再配相表里经脉的络穴，这样一表一里，一主一客相配的方法，名为"主客原络法"，亦属表里相配，在临床上经常应用。

（3）纳支配穴法：是一种按十二经经气流注时刻取穴的方法，即十二经和地支配合应用。十二经的气血各有最旺盛的时刻，当某一经脉经气大盛时施以针灸则效果最为显著。具体的配穴方法，是按病的虚实，按时施治，在病经经气流注所至，若实证时，"实则泻其子"，可取该经的子穴，即在该经气血最盛时，泻该经的子穴；若虚证时，"虚则补其母"，可取该经的母穴，在该经气血将衰时，补该经的母穴，然后再配用其他对症的有效穴位，往往可以加强疗效。

（4）刚柔配穴法：是十二经和十天干相合应用的方法。将十天干分成阳干和阴干两类，再配成五组，隔五相合，即甲与己合、乙与庚合、丙与辛合、丁与壬合、戊与癸合。与之相应的脏腑经脉也可分成五组，即胆与脾合、肝与大肠合、小肠与肺合、心与膀胱合、胃与肾合，其中心包为阴血之母，三焦为阳气之父，同属相火，所以三焦属丙，心包属丁。在临床上胆经穴与脾经穴配、肝经穴与大肠经穴配、小肠经穴或三焦经穴与肺经穴配、心经穴或心包经穴与膀胱经穴配、胃经穴与肾经穴配，就是夫妻刚柔配穴法。

（5）对症配穴：这种配穴方法临床上应用最广，即针对症状和病理，选配腧穴。可选用单穴，例如咳嗽、多痰加丰隆，喉痒配天突，也可加用古今小型有效成方，例如兼胃病常取内关、足三里，利水常配阴陵泉、水分等，大都根据古人歌赋中的内容，临症加减，灵活运用。

2. 权宜之变通方法　泻南补北法是古人针对"东方实""西方虚"而提出的一种配穴方法，陆老与朱老二师认为此是一种权宜之变法。东方实即木实，西方虚即金虚，泻南即泻火，补北即补水。在木实金虚的病理机制下，木实生火，火实克金是必然的，所以治疗上必须泻火救金以制肝木，这是实泻其子之法。但金虚何以不补土母，而要补水呢？他们认为在土平无恙情况下，补之使实，则有制水之忌，水亏无以克火，火旺则更伐金，如是非但不能取得治疗效果，反而更造成恶性循环，因此提出补水，水不虚则可制火，火衰而不烁金，则金虚得治，金坚而能制木，则木因而平矣。

（四）重视爪切，善施行气、补泻手法，并对刺法理论作了深刻的阐发

陆老与朱老两位老师重视爪切进针法，这样可以使患者减轻疼痛或不觉疼痛；正确取穴，不致偏离；宣散血气，避开血管或器官；便于施行各种针刺手法。因此，双手爪切进针法是陆氏针灸流派的特色之一。在长期临床实践中陆老体会到，正确运用针刺手法是取效之关键，尤其在治疗脏腑病时，运用补泻手法，疗效确比不用补泻手法为佳。

1. 对针刺手法提出科学的分类　手法分3类，即基本手法、辅助手法、复式手法。手法作用分3类，即候（催）气、行气及补泻。针刺补泻手法分2类，即调和阴阳、疏调营卫。

创5种行气法，即捻转行气法、提插行气法、呼吸行气法、按压行气法及针芒行气法，填补了近代针灸文献的空白。

2. 对"烧山火"与"透天凉"的研究　从源到流，从理论到操作，作了深入而精辟的讨论，并将这两种手法的具体操作方法作了考究。并进行了临床和实验研究。不仅使古老的技法得以薪传，而且通过实验研究认识到，两种手法的作用在主观的感觉变化过程中，有实际发生的生理过程和物质基础。陆氏伉俪可以说是针灸学科现代实验研究的先驱者，这在当时无论是国内还是国外均居领先地位，亦为以后经络及手法的研究提供了思路和借鉴。

3. 对"行气针法"（导气针法）的实验研究　初步证实了感觉循行的定向性随手法不同而有显著差别，且不同的施术者存在着效果的差别。将古老的针刺手法与现代的实验方法相结合，开创了针灸实验的先河，为日后的《实验针灸学》积累了经验，打下了基础。

（五）针法与灸法并重，辅以中药，进行综合治疗

针灸包括针刺和艾灸两种治疗方法。陆老和朱老认为针刺和艾灸各有所长，或针，或灸，或针灸并用，再辅以中药，根据病情的需要，选用得当，皆能获得显效。即一针、二灸、三用药。陆老在《略论针刺补泻手法的探讨》一文中详细地谈到针灸并用的方法："凡虚实相兼的病症，如上虚下实，或上实下虚等，若针与灸适当配合，有各取其长的良好效果。一般是一天针治，一天灸治，交替使用，既能起针刺调气的作用，又能收艾灸温行的效果，疗效则比单纯针刺或单纯艾灸为显著。至于针与灸的间隔次数，应结合对象，适当施行，或针2次灸1次，或针3次灸1次，需要灵活掌握。"

（六）习用毫针，提倡温针、伏针、伏灸

陆老习用毫针，认为毫针纤细灵活，进针时可减少疼痛，运针时施行手法方便，肌腠损伤较少，不伤正气，所以比其他针具安全，可用于全身各穴。

陆老和朱老承先父的经验，体会到温针不但有温行经气的功效，还有帮助加强手法的作用，因此，大力提倡使用。他们认为温针和灸法是截然不同的两种治疗方法，温针的作用是取其温暖，借以帮助针力之不足；而灸法是取艾火之灼热，振阳温经而起陷下。在随

陆老针灸奠基人李培卿临诊及自己数十年临床实践中,体会到伏天天气炎热,人体腠理开疏,阳气旺盛,此时或针或灸,能使伏留筋骨深处的外邪随汗外泄,无论补虚泻实,均可收到事半功倍的效果,成为陆氏针灸流派的又一特色。

三、兴办教育

(一)新中国针灸学研究社及针灸函授班

在 20 世纪 40 年代,陆老和朱老为了传承针灸绝学,延续中医命脉,除了传统带徒外,1948 年,两位老师克服了种种困难,共同创办了"新中国针灸学研究社"及针灸函授班,分别担任社长及副社长。他们亲自编写讲义,答复函授学员的来信提问,由于《针灸讲义》深入浅出,回复来信能解决实际困惑,故慕名前来参加针灸函授班的学子遍及国内外,以致在全国各地及东南亚都设了"新中国针灸学研究社"分社,他们大力兴办针灸教育,实是延续中医命脉的重要之举。

"工欲善其事,必先利其器",陆老和朱老认为要成为一个好的针灸医师,必须要有好的针具,才能为患者解除病痛,因此,他们改进针具,创制"瘦燕式"金、银质毫针及各种规格的不锈钢毫针。在制作上,由专人负责,并亲自指导,针柄丝要求绕得均匀紧凑,针尖不宜磨得过锐,须圆利得当。在他们的倡导下,后来逐步发展成目前的"松针形"毫针针尖的统一规格。

为了提高针灸教学的效果,使学生对经络、腧穴有直观的概念,他们还研制针灸经络穴位模型,挂在墙上,让学生查对和复习。在现代,陆氏伉俪是最早制作模型用于教学的。

另外,陆老还在报刊上连载《燕庐医话》:"漫谈伏针、中风""中风证治宜分闭脱"等,以宣传推广针灸医学。在中医衰退,针灸更是难以为继的境况下,陆老不遗余力,通过报刊扩大中医针灸的影响,对针灸的传承和发扬起了积极作用,影响十分广泛。

(二)陆瘦燕、朱汝功针灸学习班

中华人民共和国成立后,随着中医政策的颁发和落实,中医药学获得新生。为了满足针灸医学蓬勃发展的需要,1952 年和 1955 年先后开办了二期"陆瘦燕、朱汝功针灸学习班",学制三年,设置了《内经》《伤寒》《金匮》《中药》《方剂》《经络》《腧穴》《生理》《解剖》《针灸治疗》《中医内科》《西医内科》《神经内科》等中西医基础课程,当年每天晚上集体上课、白天轮流临床带教,采用边教学、边临诊、集体上课、个别带教的教育方式,培养了一批学有专长的针灸医务人才,为当年上海市、区各级医院针灸科的成立,培养了专业人才,后来多成为针灸各领域的骨干。他们成功的教学经验,为后来上海市历届中医带徒班所吸取,集中教,个别带,自"陆瘦燕、朱汝功针灸学习班"始,成为中医教育界一种新的传授方式。

除此之外,陆老自 50 年代始,一直担任上海市针灸学会主任委员及上海市中医学会副主任委员,他定期组织学术讲座、开办进修班,为提高上海市整体针灸队伍的水平,做了大量工作,深受同仁欢迎,使全市的针灸学术气氛浓重而活跃,成为全国的楷模。

（三）中医针灸高等教育的创立

1958 年春,为更好地继承发扬针灸医学,培养针灸事业接班人,陆老毅然放弃了收入丰厚的私人门诊,接受上海中医学院的聘请,担任针灸教研室主任,并着手筹建针灸系。1960 年,全国第一个针灸系在上海中医学院成立,陆老被任命为系主任,后又兼任上海中医学院附属龙华医院针灸科主任、上海市针灸研究所所长。同年,朱老亦结束了私人门诊,接受上海中医学院附属龙华医院的聘请,任针灸科副主任。

陆老亲自为针灸系、医疗系、西医学习中医研究班、针灸培训班的同学上课,做手法示教。在上课前陆老总要充分备课,所以陆老的课堂教学质量很高,既讲究内容的科学性,又注意教学的趣味性,深入浅出,生动有味。学生反映说,陆老师的讲课,既易理解,又不枯燥,可以增强记忆,因此,深受学生的欢迎。

陆老还主持编写了三套不同层次的针灸学教材,其中《针灸学讲义》是高等中医院校医疗系教材,由上海科技出版社出版;《针灸学概要》是中专教材,由人民卫生出版社出版;《经络学图说》《腧穴学概论》《刺灸法汇论》《治疗学》四册,为针灸系专业教材,由人民卫生出版社出版。由于上海中医学院是全国创办针灸系最早的院校,所以这套针灸专业教材的编写,奠定了全国针灸专业课程的基础,在国内外有广泛而深远的影响。

陆老十分重视教具的研制,在他主持下,筹建了针灸示教室,创制了经络、经别、腧穴等系列示教模型,并与前上海教学模型厂协作,创制了我国第一台与成人同样大小的光电显示经络腧穴电动玻璃人模型和我国第一套脉象模型,分别获 1964 年全国工业产品二等奖和三等奖。通过直观的教具配合上课,大大提高了教学效果。

陆老倾心于针灸教育工作,大胆进行教具等改革,为中医针灸学术的发展作出了贡献,在中医针灸学领域享有很高的声望。

四、医德医风

（一）济世为良,愈疾为善,活人为心

自古以来"德术并重"就是中医的重要特征。陆老能急患者之急,痛患者之痛,不管病者是富是贫,社会地位是高是低,都一视同仁,认真地进行诊治。由于他医德高尚、医术高明、待人谦和真诚。因此,深得病者爱戴,亦是后辈学习的楷模。

陆老行医数十年间,前来诊治的不仅有许多内科杂病及各种风湿痹证,还有精神病、癫痫、麻风病之类的特殊病症,经陆老治疗后,都取得了较好的效果,在《陆瘦燕针灸论著医案选》中均有详细记载。陆老平易近人,在私人开业时,对于贫困患者,不仅不收诊金,还常资助其财物,进入公立医院后,陆老也乐于济危助困。在陆老从业生涯中,受其帮助之人无数。曾有一位三轮车工人的妻子患病,陆老得知后,嘱其即可送患者前往龙华医院检查,患者被诊断为急性胆囊炎,需要马上手术,陆老立即帮助患者安排住院。患者出院时,医院结账共需 600 余元,这位三轮工人家境贫寒,无力承担。陆老得知后,立即替他交了所有费用,还送钱购买营养品。陆老曾多次下乡参加巡回医疗队,1965年到南汇县黄路公社送医上门诊疗期间,治愈了几十年没有治好的疑难杂症。有一个6岁耳聋儿童,陆老为他针刺10余次就恢复了听力。一位下肢疼痛8年余患者,彻夜不得安眠,百治无效,经陆老治疗6个星期,得到明显好转。一位多年的"老胃病"患者,经陆老治疗11次就解除了病痛……当地农民交口称赞,方圆几十里的患者都赶来请他诊治。香港《大公报》记者为了介绍大陆医学专家下乡为农民治病的事迹,特地采访了陆老,并登载了一篇报道,名为《"针灸大王"下乡记》,从此"针灸大王"陆瘦燕蜚声海内外。

同时,陆老认为,医生能够在患者中赢得口碑,建立声誉,首先要能医治好各种疑难杂症,这也是陆氏针灸的立足之处。在陆老的从业生涯中,疑难杂症治验无数,几乎百治百效、着手成春。有一天诊所突然来了一位精神疾病患者,有一青年突然神志错乱,被家人送来,患者言语无序,暴躁不安,陆老即起针,刺其神门、鸠尾、心俞穴以清心开窍,让人想不到的是,患者在被连扎几针后,神志即清。还有一位被其他医院诊断为不治之症,并拒绝治疗的胃癌晚期患者,怀着求生的希望,要求陆老治疗,经过一年多的针灸及中药的综合治疗,这位患者经X线片检查证实胃癌已经被治愈,使他又获得了新生。20年后当这位89岁的退休工人在报上看到陆老追悼会在沪举行的消息后,不禁老泪纵横,失声痛哭。

(二)呕心沥血,教书育人,发展针灸教育

陆老生平谦虚谨慎,好学不倦。对学术从不偏执己见,集各家学说之髓,融为一体,独成一条。对门人弟子慈严兼见,训勉倍至。嘱门人弟子为医者,应对学术精益求精,尚需持割股之心,为患者解痛除疾,当视作己任,切切铭记。陆老为人正直,严于律己,宽厚待人。陆老勤于学习,勤于实践,通过实践,不断深化,不断创新。陆老虚怀若谷,善于以能者为师,使自己在学术上不断进步。

20世纪40~50年代,入室弟子共有80人,其中如李元吉、杨钧伯、顾礼华、屈春水、王佐良、高正、尤益人、石小平、陈德尊、王天籁、施正华、吴绍德、王志煜、张时宜、苏肇家、高忻洙等,在针灸医疗、科研、教育、文献等诸领域,建树颇多。

陆老是针灸医学界的一代名医,他是教书育人的医学学科领头人,呕心沥血,发展针灸教育。陆老在中华人民共和国成立前目睹针灸医学被诬为"不科学",惨遭歧视,濒临绝境,他毅然放弃国外邀请行医的丰厚待遇,决心为针灸医学在国内的继承和兴旺发展尽自己的力量。于1948年春排除各种阻力,与其夫人一道在上海创办了"新中国针灸学研究社"和针灸函授班,在当时中医学险遭失传的境况下,为针灸医学的继承和传播起到了重要的作用,为针灸人才储备了后备军,为中华人民共和国针灸医学发展的起步打下了一定的基础。为了中医学的传播和继承,陆老不顾个人安危,在当时的报刊上刊登《燕庐医话》,宣传针灸医学在中华人民共和国成立后,在中国共产党的关怀和领导下,中医学的发展如久旱逢春雨,蓬勃发展。陆老以培养中医后继人才为己任,1952年他在参加上海市公费医疗第五门诊诊疗工作同时,创办了针灸学习班,为国家培育了大批针灸专业实用人才。1955年陆老创造性地将中医传统式的人才培养形式与现代学校集中教学模式结合

起来,采取边教学边诊疗的方式,对中医学的教育形式进行了可行性探讨。1958 年陆老毅然放弃自己私人门诊丰厚的收入,接受了上海中医学院的聘请,着手创办针灸系,开始了以培养中医后继人才为主的职业教育生涯。1960 年现代中医教育史上的第一个针灸系在上海中医学院成立,陆老担任首届针灸系主任,致力于针灸理论和针灸教育的研究工作,在当时针灸教材缺乏和针灸系统教育刚起步的情况下,他一方面协商制定针灸系的课程设置,另一方面积极组织编写针灸教材,对我国针灸系统教育起到了重要作用。上海中医学院针灸学专业受教学生不计其数,其中,很多均成为针灸名医,在针灸医疗、科研、教育、文献等诸领域,建树颇多。如陈汉平、王卜雄、杨文英、刘炎、居贤水、魏福良、高忻洙等。

为了适应社会对不同层次针灸人才的需求,陆老夜以继日主持编写了不同层次的针灸教材。令人痛惜的是这些宝贵的著作在 10 年"文革"中均被付之一炬。为了增强针灸教学效果,陆老等人与上海教学模型厂协作,创制了我国第一台大型成人等大光电显示经络腧穴电动玻璃人模型,通电启动后能显示经络循行与流注关系、腧穴的定位,并配录音讲解,为针灸教学提供了现代化的直观教具。1959 年受卫生部委派,陆老作为中华人民共和国医学代表团成员前往苏联进行讲学、诊疗和学术交流,为祖国医学在国外的传播起到了一定的作用。

五、流派传承

上海市中医药发展办公室、上海市卫生局非常重视中医流派的传承和研究,并于 2012 年以巨额资金资助中医流派传承基地建设,其中陆氏针灸成为首批 15 个海派中医

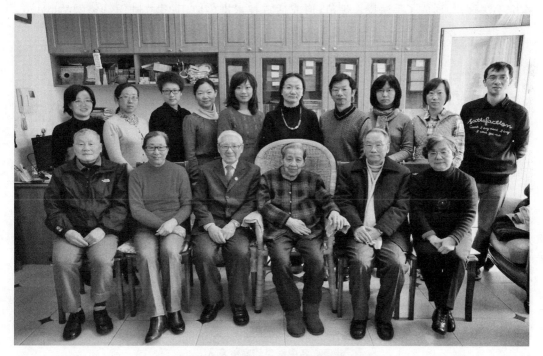

陆瘦燕名中医工作室继承人拜望朱汝功

流派传承研究基地之一。2012年12月12日，陆氏针灸流派传承研究基地建设项目顺利启动，项目负责人为陆焱垚、裴建、施征。其中主基地为上海中医药大学附属龙华医院，分基地为上海市针灸经络研究所，项目合作单位包括上海中医药大学附属岳阳医院、上海中医药大学、复旦大学附属华山医院、交通大学附属第六人民医院、上海市中医院、浦东新区中医院、上海市第七人民医院。同时成立专家委员会与顾问委员会，指导陆氏针灸流派的学术思想总结和临床经验的发挥。

龙华医院"陆瘦燕名中医工作室"于2012年8月2日授牌建立。同时成立了陆氏针灸工作室专病特需门诊，旨在努力发掘陆氏针灸流派特色诊疗技术，并通过陆氏针灸流派传承、学生跟师临床学习，继承流派学术思想、临床经验，培养传承人才临床诊疗能力。通过陆氏针灸专家陆焱垚、陆李还、高正、苏肇家、谈月涓5位导师临床带教学生。

传承研究基地以"陆瘦燕名中医工作室"为主要平台，系统梳理了陆氏针灸传承谱系；回顾性分析了陆氏针灸流派形成的人文环境、成才之路，初步探索了现代院校入门教育加师徒授受的师承教育模式，以提升中医传承性人才的中医素养，并培养了2批陆氏针灸继承人；凝练陆氏针灸疗法的临床经验和学术思想；以优势病种带动中青年人才培养，通过陆氏针灸治疗中风偏瘫的临床评价，探索陆氏针灸辨证体系；通过提炼陆氏针灸流派温针技术参数，观察颈痹、腰痹的取穴配伍规律；通过陆氏针刺手法对偏头痛患者临床疗效的评价，分析优化的刺激参数以及量效规律；通过对陆氏针灸"导气""守气"手法治疗排尿功能障碍的临床观察，客观评价"气至病所"的临床效应，通过多中心、多学科合作研究建立了老中青结合研究平台，培养了针灸人才，提高临床疗效。通过研究陆氏针灸技法内核，探究手法规律、形成了手法操作规范，形成适宜技术推广应用；建立陆氏针灸网站（www.

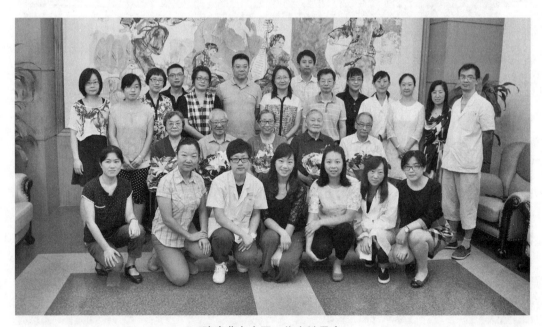

陆瘦燕名中医工作室继承人

shlhzj.com),推动陆氏针灸学术理论发展,弘扬流派文化,传播高尚医德医风,推动学术繁荣,传承发扬陆氏针灸流派学术经验与临床特色,弘扬中医精髓,提升临床水平,造福民众健康。

一个真正的伟人,影响着一个时代,而陆老便是一位影响了几代针灸人,推动了针灸学术发展的伟人,他的思想代代传承。而我们新一代的针灸人所要做的,就是站在陆老等老一辈针灸大家的肩上,沿着前人开拓的道路,尽自己最大的努力发展针灸事业,使之蒸蒸日上。

主要著作和论文

1. 主要著作

[1] 陆瘦燕,朱汝功.十二经穴分布图.上海:千顷堂书局,1950.

[2] 陆瘦燕.针灸正宗.上海:千顷堂书局,1950.

[3] 陆瘦燕,朱汝功.经络学图说.上海:上海科学技术出版社,1959.

[4] 陆瘦燕,朱汝功.刺灸法汇论.上海:上海科学技术出版社,1959.

[5] 上海中医学院针灸学教研组编辑.针灸学讲义.上海:上海科学技术出版社,1960.

[6] 陆瘦燕,朱汝功.腧穴学概论.上海:上海科学技术出版社,1961.

[7] 陆瘦燕,朱汝功.针灸腧穴图谱.上海:上海科学技术出版社,1965.

[8] 陆瘦燕,朱汝功原著,吴绍德等修订.针灸腧穴图谱修订版.上海:上海科学技术出版社,1965.

[9] 上海中医学院针灸学教研组编辑.针灸学概要.北京:人民卫生出版社,1969.

[10] 陆瘦燕著,吴绍德整理.陆瘦燕针灸论著医案选.北京:人民卫生出版社,1984.

[11] 陆瘦燕著述,王佐良等整理.上海:上海科学技术出版社,2002.

[12] 陆瘦燕.陆瘦燕金针实验录.北京:人民军医出版社,2008.

[13] 陆瘦燕.陆瘦燕论针灸.上海:上海中医药大学出版社,2009.

[14] 陆瘦燕,朱汝功.陆瘦燕朱汝功针灸带教录.北京:人民军医出版社,2009.

[15] 陆瘦燕,朱汝功.陆瘦燕朱汝功针灸医案选.北京:人民军医出版社,2009.

[16] 陆瘦燕,朱汝功.经络学图说.上海:上海科学技术出版社,2010.

[17] 陆瘦燕,朱汝功.陆瘦燕朱汝功论刺灸.上海:上海科学技术出版社,2014.

[18] 陆瘦燕,朱汝功.陆瘦燕朱汝功论经络.上海:上海科学技术出版社,2014.

[19] 陆瘦燕,朱汝功.陆瘦燕朱汝功论腧穴.上海:上海科学技术出版社,2014.

[20] 陆瘦燕,朱汝功.陆瘦燕朱汝功论针灸辨证论治.上海:上海科学技术出版社,2014.

[21] 陆瘦燕,朱汝功.陆瘦燕朱汝功针灸腧穴图谱.上海:上海科学技术出版社,2014.

[22] 陆瘦燕,朱汝功.陆瘦燕朱汝功针灸医案.上海:上海科学技术出版社,2014.

2. 主要论文

[1] 陆瘦燕.第九讲针灸学(一).上海中医药杂志,1956,(7):8-15.

[2] 陆瘦燕.哮喘的斜灸治疗.上海中医药杂志,1957,(2):23-29.

[3] 陆瘦燕,黄羡明.针灸医学的发展道路——访问江苏省中医学校观感.江苏中医,1958,(4):4.

[4] 陆瘦燕.针灸治疗面瘫的初步观察.中医杂志,1958,(6):410-413.

[5] 陆瘦燕.谈谈我在针灸临床上的点滴体会.中医杂志,1958,(9):597-601.

[6] 陆瘦燕.从针灸的辨证论治程序谈到处方配穴原则.上海中医药杂志,1958,(12):10-16.

[7] 陆瘦燕.经络学说的探讨与针灸疗法的关系.中医杂志,1959,(7):10-13.

[8] 陆瘦燕.经络学说的探讨与针灸疗法的关系(续).中医杂志,1959,(8):62-66.

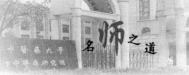

［9］ 陆瘦燕.针刺补泻手法的探讨.上海中医药杂志,1962,(2):1-6.

［10］ 陆瘦燕.经气的探讨.中医杂志,1962,(3):1-5.

［11］ 李君梅,陆瘦燕,朱汝功.针灸科李培卿的学术经验.上海中医药杂志,1962,(9):21-24.

［12］ 陆瘦燕.答刘天成先生《对针刺补泻手法的探讨一文的几点商榷》.上海中医药杂志,1962,(10):30-31.

［13］ 陆瘦燕.概述腧穴的命名.中医杂志,1962,(11):24-27.

［14］ 吴绍德,陆瘦燕.针刺捻转手法初探.上海中医药杂志,1963,(7):28-31.

［15］ 陆瘦燕."烧山火"与"透天凉"手法的探讨.中医杂志,1963,(9):9-12,29.

［16］ 陆瘦燕.略论针刺补泻手法.天津医药杂志,1963,(10):627-631.

［17］ 陆瘦燕,秦于生,奚永江,等.经络"导气"针法的感觉循行与多方位经穴肌电测绘之临床观察(31例120针次初步报告).上海中医药杂志,1963,(11):3-8.

［18］ 陆瘦燕,秦于生,奚永江,等.经络"导气"针法的感觉循行与多方位经穴肌电测绘之临床观察(31例120针次初步报告).上海中医药杂志,1963,(11):1-6.

［19］ 陆瘦燕.切诊在针灸临床上的运用.上海中医药杂志,1964,(1):19-22.

［20］ 陆瘦燕,朱汝功,汤颂延,等.针刺手法"烧山火""透天凉"临床效果的初步观察(37例136针次的资料分析).上海中医药杂志,1965,(5):24-2,31.

［21］ 陆瘦燕,周才一,万叔援,等."烧山火""透天凉"两种针刺手法对体温和某些体液成分的影响.上海中医药杂志,1965,(9):33-36.

［22］ 陆瘦燕,朱汝功,陆焱垚.针灸治验10例.新医药学杂志,1977,(12):10-12.

［23］ 王佐良,吴绍德,陆焱垚.略论著名针灸医师陆瘦燕的学术思想.上海中医药杂志.1979(3):6-8.

［24］ 陆瘦燕.留针温针伏针伏灸.中医文献杂志,1994,(3):36-39.

［25］ 陆焱垚.试论陆瘦燕、朱汝功的针灸学术思想.上海中医药大学学报,1996,10(Z1):20-23.

［26］ 陆焱垚.陆瘦燕、朱汝功针灸临床经验选介(一)——以经络学说为辨证论治主体的医疗点.上海中医药大学学报,1999,13(1):32-33.

［27］ 陆焱垚.陆瘦燕、朱汝功针灸临床经验选介(二)——全面切诊、整体治疗的医疗特点.上海中医药大学学报,1999,13(2):31-33.

［28］ 陆焱垚.陆瘦燕.朱汝功针灸临床经验选介(三)——精通手法,针灸兼施的医疗特点.上海中医药大学学报,1999,(4):32-33.

［29］ 吴焕淦,口锁堂,刘立公,等.针灸学家陆瘦燕.中国针灸,2006,25(12):885-889.

［30］ 梁繁荣,杨洁.略论陆瘦燕针灸学术思想.上海针灸杂志,2010,29(9):559-561.

［31］ 姚怡,陆焱垚,裴建.陆瘦燕治疗慢性关节痛学术思想探析.上海针灸杂志,2013,32(12):983-985.

［32］ 黄奏琴,裴建.转化医学在现代针灸学中的应用和发展.中国针灸,2014,34(5):463-465.

［33］ 张琰,裴建,谈月娟.陆氏针灸"理气调经"验案5则.上海中医药杂志.2014,48(11):69-71.

［34］ 孙懿君,吴耀持,张峻峰,等."陆氏针灸"烧山火针刺手法治疗神经根型颈椎病疗效观察.上海针灸杂志,2015,34(3):234-236.

［35］ 裴建,陆焱垚,陈宇杰,等.陆氏针灸源流及主要学术思想.上海针灸杂志,2016,35(4):388-391.

（裴建执笔　陆焱垚　施征　尤晓欣供稿）

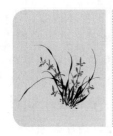

广览医书仁为本　撷采众长为翘楚

——记中医内科名医张伯臾

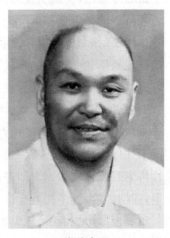

张伯臾(1901～1987)，字湘涛，号浩，上海市川沙县人，中国共产党员。早年从师于浦东三桥镇王文阶先生，1918年入上海中医专门学校学习，毕业后随业师丁甘仁侍诊一年，后返乡行医。1938年起寓居上海，曾设诊于当时的中医疗养院。1956年受聘入第十一人民医院任内科医师，1958年起在上海中医学院附属曙光医院从事中医内科、妇科临床及教学工作。曾任主任医师、学院专家委员会及学术委员会委员、市高校中医学科教授职称评审组成员。

张老临床融伤寒、温病学术于一体。20世纪60年代着力于热病厥脱证的研究，以生脉饮加味治愈热病血压不升的脱证多例，并对风湿、胆囊、胰腺疾病进行研究。20世纪70年代以后，研究心肌梗死的治疗，独创通下、温阳、益气诸法，

张伯臾照

取得显效，为中医药治疗急重症开拓了新的途径。1984年被卫生部评为上海市名老中医，完成中医治疗急性心肌梗死临床经验总结，获得上海市卫生科技二等奖，被评为上海市科技工作者，担任中央领导人保健医生。1984年完成张伯臾治疗冠心病计算机程序，获上海市卫生科技二等奖。主要著作有《张伯臾医案》，主编第五版全国高等中医院校统编教材《中医内科学》及教学参考书《中医内科学》，发表论文《张伯臾教授治疗急性心肌梗死的经验》，并编著《张伯臾论心脑病》。

张老从医60余年，手不释卷，精研中医经典及各家著述，同时还勤习西医及文史诸子，以求他山之助。其仁心慈厚，悬念患者疾苦，为探索疾病治疗规律，勤求不息。虽年届耄耋，仍坚持门诊、会诊，指导并参与临床科研，并热心教学，为国内培养了大批中年中医骨干。

一、大医精诚，疗效卓著

（一）擅长治疗内科急重病和疑难杂病

张老辨证细致，分析精当，其特点在于"平调阴阳，培补脾肾"，注重人体正气，立方用

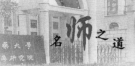

药,章法分明,贯彻"扶正祛邪,祛邪安正""扶正而不碍邪,祛邪而不伤正"的学术思想。

张老在中医学术上的发展,开始于对温热病的治疗。1924 年,张老回乡悬壶行医。当时,乡间农民积劳成疾,病多危重,尤多热病重症,如高热、霍乱、痉病、厥逆等,病情复杂多变,非温病时方如桑菊饮、银翘散等轻清之剂所能奏效。面对棘手之症,张老在刻苦钻研叶天士《温热论》、吴鞠通《温病条辨》的基础上,又勤读吴又可《温疫论》、戴天章《广温疫论》、雷少逸《时病论》等医籍,掌握了一般温病与时行疫毒的治疗差异,投以治疗秽浊戾气的方药,使疗效有了很大的提高。

然而,张老并不以此满足,在临诊中,深感温病诸书,虽对保津开窍之法颇多发挥,但对厥逆之变的辨治,尚嫌有不足之处。如当时霍乱流行,病死者甚多,其症见卒然暴吐泻,手足厥冷汗出,大渴引饮得饮即吐。一般医家从温病之法,投甘寒(或苦寒)清热之剂,活人者鲜。而张老据仲景所论,投白通加猪胆汁汤获效者不少。从中得到启发,故他旋即进一步深研《伤寒论》,以补温病之不足,并借鉴《伤寒指掌》一书,探索融汇六经及卫气营血辨证以救治热病重证的方法,终于逐步形成了熔伤寒、温病于一炉的治疗热病的风格。这种风格在他的临床中有很突出的体现。

患者,男,25 岁。1980 年 10 月 25 日初诊。病者原有肾病综合征,尿蛋白(+++),住某医院内科,使用西药噻替派,在第 17 次治疗后,白细胞突然下降到 200/立方毫米并伴高热(体温 40.5℃),两次血培养均有金黄色葡萄球菌生长。诊断为败血症、继发性再生障碍性贫血。立即停用噻替派,并用多种抗生素静脉滴注及肌肉注射 5 天,高热不退,症情凶险,遂邀张老会诊。症见高热 6 天不退,入夜口渴,便秘,两下睛红斑(出血点)。苔黄腻根厚中裂而干,脉象虚细而数。张老辨析病系正气大亏,客邪乘虚而入,邪热亢盛,炽于气分,灼伤阴津,且有入营之势。治当扶持正气,清化邪热。投人参白虎汤,兼用凉血药救治之。方用生晒参、铁皮石斛益气保津,石膏、知母、金银花、连翘清热透泄,赤芍、丹皮、旱莲草取其凉血散血之意,以杜传变。综观全方,清、透、养三法同用。服药 2 剂,高热得平,白细胞上升至 4 900/立方毫米。病房医师以此方为清热妙剂,故又嘱患者续服原方 3 剂。至 10 月 30 日再邀会诊,病情出现嗜睡懒言,面色萎黄,汗出较多,口渴胁痛,舌根苔腻,舌质红中裂,脉细数,重按无力。张老认为,症由邪伤气阴,又过服寒凉清热之剂,更见阳气伤损,有虚阳外越之兆;邪热虽化未彻,有内传少阳之虑。故治疗重在滋养气血,佐彻余邪。方中重用吉林白参、黄芪、当归补气血以托邪,牡蛎、白芍和营卫以敛汗,柴胡、金银花、连翘以透余邪,佐入麦冬清热养阴。服 4 剂后,热病告愈,2 周后复查,2 次血培养未见细菌生长。

在本例中,张老先宗温病,后法伤寒,不拘一格,而立法用药,防病于未患,尤为突出。

(二)达常知变,擅治内科、妇科疾病

张老在诊病之余,深入研读李东垣、朱丹溪、张景岳等名家医论及《名医类案》《柳选四家医案》《临证指南医案》,并常置《类证治裁》于案头,随时翻阅。此外,到市区以后,也常找机会与老同学秦伯未、程门雪等相聚,互相切磋医学上的问题,如此历经 20 余年,在处理疾病中日趋取得明显疗效。1956年到曙光医院工作，病种接触面更为广泛，并担任了上海中医学院的内科临床教学任务。从而他经常注意把掌握的中医理论系统化，并总结自己的经验，使之更条理化。然而，从中张老又深悟自己的学术经验还较局限，"时方"轻灵之剂用于有些疑难杂症，常有杯水车薪之憾。因此，他用"学无止境、以勤补拙"激励自己，花甲古稀之年犹攻读不止，结合临床潜心研究各家学说，这是他虽年迈而学术仍不断长进的原因所在。

张老常说："习医之道在于熟读医理，又善触类旁通，达常知变。"这就是他的学术特点。

患者，女，46岁。1974年9月21日初诊。患者由车撞致脑外伤昏迷，经西药治疗24天，仍神志昏迷无反应，左手及两下肢不能活动。脉弦数，舌苔干腻。头脑受伤，血瘀阻络，拟醒脑活血通络，投通窍活血汤原方加石菖蒲、郁金、至宝丹。

二诊：神志略清，但仍常昏迷，头痛，烦躁狂叫，日夜不休，便秘腹痛，解则燥屎。舌苔转淡黄腻，脉弦小数。受伤后，瘀热凝阻，《伤寒论》蓄血如狂之症，与阳明热盛发狂不同，拟抵当汤加味，化瘀清神。处方用水蛭9克，虻虫9克，桃仁12克，当归18克，红花9克，生大黄6g（后下），鲜石菖蒲15克，郁金9克，山栀15克，朱茯苓9克。

三诊：前投抵当重剂加味，服至第4剂时，左手及两下肢已能活动，故又服10剂，顷诊烦躁狂叫大为减轻，神志渐清，但不能言语，昨日又软便3次，腹痛已止，苔黄腻，脉弦小。脉络血瘀渐化，唯痰湿热又阻中焦，再拟活血和中而化湿热。黄连温胆汤合通窍活血汤（去麝香），加石菖蒲、白豆蔻。此后烦躁惊叫除，神志渐清，但时有幻觉，据症予活血通络，和中醒胃以及调补气阴，佐以清化之剂，症除病愈。先后调治50余天。

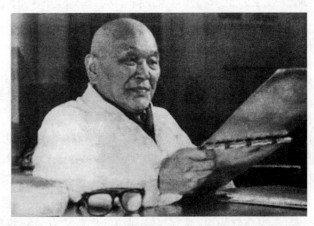

张伯臾看病房案例

此外，又如他在精通《伤寒论》桂枝汤方加减应用的基础上，根据桂枝汤的药物配伍，具有和营、温通、止痛、振奋脾胃功能的作用，而又广泛运用于辨证虚寒的慢性泄泻、慢性胰腺炎、胃脘痛、神经衰弱、虚劳等内科病症的治疗中，疗效卓著。

（三）精于思考，临证每多创见

张老常说："精通医学，以谙熟医理为首务。但是，欲求发展，又不可为成说所囿，不敢越雷池一步。须结合临床深入体察，反复思考，以得真知，抒发己见。"例如，对肝藏阴阳的认识，古人谓肝藏体阴而用阳，肝阴肝血可能亏虚，而肝阳肝气总属太过。张老认为此说片面,五脏皆有阴阳,皆可见有阴阳之虚,何唯独肝气肝阳无虚之有?纵然,吴澄、唐容川等医家曾提及肝虚、肝阳虚,但乏阐述,未能付诸临床。张老指出,临床中肝气虚、肝阳虚并非少见,在肝炎、肝硬化案例中尤多,其症可见胁肋隐痛,或胀痛绵绵,劳累则增剧,神疲乏力,腹胀纳呆,面色灰滞萎黄,悒悒不乐,甚或畏寒肢冷。舌多淡红胖,苔白或腻,脉虚细弦或沉细无力。并常与脾气弱、脾阳虚同见。治疗当以益气、温阳、补肝、健脾为原则,用党参、黄芪、附子、白术、茯苓、细辛、白芍、枣仁、乌梅、木瓜之类。若对此类患者,反用疏肝泻肝,投以大量理气活血之品,必致戕伐太过,犯虚虚之戒。

患者,女,49岁。1974年11月5日初诊。患者罹早期肝硬化,近年来肝区胀痛,神倦纳呆,面色灰黄,月经2月未转,近来畏寒肢冷、盗汗。脉沉细无力,苔白滑。肝气虚,脾阳弱,气血不足。拟温脾阳而补气血,方用附子、白术合桂枝汤加当归、鸡血藤、青皮、陈皮。

二诊:1974年11月19日。肝区疼痛得减,畏寒肢冷依然,经停已转,寐则多汗,面色萎黄,神疲纳增。脉细,苔白润。方药合度,仍守前法,以冀进步。前方去青皮、陈皮、红花、炙鳖甲。服上方后,症情又见好转。再守方参入枣仁、牡蛎、党参、川芎等药,连服2月,肝区胀痛得除,形寒肢冷转温,面有华色,艰寐盗汗亦瘥。蛋白电泳示r球蛋白从12.5%上升至15.5%。血沉降率从35～65 mm/h下降至正常范围。患者病情好转恢复了工作。随访年余,症情稳定,未见反复。

(四)祛实补虚,治疗胸痹经验独到

张老根据《金匮要略》及有关医著记载和切身体验,认为心肌梗死不仅属于"真心痛",范畴,也应属"胸痹"的范畴。

张老认为左胸疼痛剧烈,或者手足青至节,并在24小时之内死亡的,为"真心痛";痛虽剧烈,但不迅速死亡的,为"胸痹"。《金匮要略》曰"阳微阴弦",为指阳虚,阴寒痰饮之邪乘于阳位,发为胸痹。张老指出,就本虚标实而言,确为心肌梗死的特点所在。然而就病机而言,本虚者非都阳虚,尚可见气虚、阴虚、阴阳两虚,甚或阳微阴竭,心阳外越者;标实者,不仅痰饮为患,尚有气滞、血瘀致害,又有兼寒兼热不同;同时标本之间恒多相互影响,未可执一而言。尽管心肌梗死的病机复杂多变,但在辨证上,张老认为只要抓住"阴"(阴虚)、"阳"(阳虚)、"痰"(分寒热)、"瘀"(因气或因邪)四字及"心脏虚弱""胸阳失展""心瘀痹阻"等基本病机,结合病情进行分析。至于心肌梗死的治疗,张老根据本病发生发展的规律,又提出三大原则,一是因本病特点为本虚标实,治疗必须处理好"补"和"通"的关系,掌握好"祛实通脉不伤正,扶正补虚不碍邪"的原则;二是防脱防厥,经细致地观察患者在神、气息、汗、疼痛、四末及温度、舌苔、脉象等方面的细微变化,随时警惕厥脱的发生。同时,既要防脱防厥,用药宜于厥脱之先;三是关于通便问题,心肌塞患者常见便秘一症,因大便不畅而引起心跳突然停止致死亡者并不少见,故及时而正确的通便,为治疗心肌梗死的重要方法。立法用药时,应分清阳结、阴结,采取"先通便去实,然后扶正补虚"或"补虚为主,辅以通便"等法,以助正气的恢复。

（五）治疗疑难杂症，合法合方

张老在青年时期，曾读《备急千金要方》，不解其意，视为"偏书"，解放初期曾见方行维先生用夹杂之方，斥为"无师传授"。20余年来，他所遇疑难杂症，与日俱增，投以平时熟用之法，取效者不多，百思不解其结。于求法不得情况下，遂再次攻读《备急千金要方》。随着阅历的丰富，读起来就别有一番感受，爱不释手。张老认为，斯书医学理论纵然不多，而方证记录朴实可信，其上下、表里、寒热、补泻、通涩等药并用之方颇多。用心良苦，奥秘在其中，所谓疑难杂症者，大多症情错杂，非一法一方所能应对，当须详细辨证，合法合方，方能奏效。故张老常说："杂症施治，效法《千金要方》。"这是他10余年来，治疗疑难杂症的效果得以提高的心得。

患者，男，52岁。1973年2月28日就诊。患者于解放战争时期有脑震荡史。从1960年起常有嗜睡或不眠之象，症情逐年加重，近四五年来，嗜睡不眠交替而作，眠则三四十天日夜不醒，饮食须由家属呼而喂之，边食边睡，二便亦须有人照顾，有时则自遗；醒则十数天日夜不寐，烦躁易动，头晕且胀。平时腰酸怕冷，手足逆冷，面色晦暗。得病之后曾赴各地叠治不效，遂来沪诊治。

刻诊：神倦呆钝，边诊边睡，家属诉纳食尚可，口干，便艰解燥屎。苔白腻，舌边紫暗，脉沉细濡。多年顽疾，寒热虚实错综复杂，恐难骤效。书云："怪病属痰"，痰浊蒙蔽心窍，神志疲困。故先拟清心涤痰，镇潜宁神法，以观动静。方用炒川黄连、茯苓、橘红、制南星、广郁金、石菖蒲、磁石、当归、钩藤、白金丸、淮小麦、礞石滚痰丸。7剂。

二诊：1973年3月10日。神倦嗜睡之象略见好转，便艰亦顺，然手足依然逆冷，面色晦暗，脉舌如前。推敲再三，审证求因，病由肾阳不振，阴霾弥漫，痰热内阻，瘀凝气结所致。法当标本兼顾，改投温振肾阳，清化痰热，理气化瘀之剂。方用熟附片、川桂枝、炒茅术、茯苓、制南星、制半夏、石菖蒲、陈皮、当归、桃仁、川芎、全鹿丸、礞石滚痰丸。14剂。

三诊：1973年3月27日。投温肾通阳，清化痰热，理气化瘀之剂后，即见应手，既往寐则数十日，推之难醒，则服药两天即自行起床，无烦躁狂乱诸症，且感精神爽朗，四肢转温；苔白腻减而转润，舌暗转淡红、边紫，脉沉弦小。神情已正常，肾阳不振有恢复之机，痰热瘀虽化未净，前方既效，毋庸更张，壮肾阳以治本，化痰瘀以治标。前方去茅术、桃仁、川芎，加杜红花。服药后症状消失，体力日见好转，前方略为出入，续服30余剂，得以痊愈。

二、广览医书，撷采众长

张老治学，主张寻本溯源，以《内经》《伤寒杂病论》为基础，但同时又必须结合临床广览医书，撷采众长，这样才能增进学识，提高医术。张老认为读历代医家之书，不能盲从，不能不加思索地兼收并蓄，重要的在于认真地进行临床验证，方能学到真谛。徐灵胎评注的《临证指南医案》是张老一生爱看的书。叶、徐两家均是一代名医，但在学术见解上常有相左之处。对此，张老不轻率随和一家之言，而总是潜心研讨，然后融为己见。如《临证指

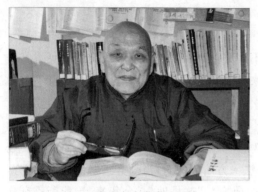

张伯臾在书房

南医案》的吐血门中,叶天士常用麦冬、五味子、玉竹、沙参等品,徐灵胎持不同意见,认为"吐血咳嗽乃肺家痰火盘踞之病,岂宜峻补""今吐血之嗽,火邪入肺,痰凝血涌,唯恐其不散不降,乃反欲其痰火收住肺中,不放一毫出路,是何法也!"对此两说,张老在临床上留心十余年,悟有灼见,遂作批语如下:"徐、叶两家之言,似乎背道,实乃相辅而不悖。吐血咳嗽而痰火恋肺者,麦冬、五味之属,当在禁用之列,以免资寇助纣,然临诊之中,所遇肺阴已伤,舌红绛,脉细数而咳吐血痰者不少,以阴虚为重,沙参、麦冬、玉竹等药,均属对症佳品,岂能废用,徒用清化痰热,以伤胃气,非其治也。故徐、叶之说,未可偏废,相机而用,取效临床。仲景有麦门冬汤,麦冬半夏同伍,补阴而不滋腻,配搭之妙,诚可取法。"

三、教之以术,树之以德

张老逝世已近 30 年了,而他的音容笑貌至今仍常常浮现在我们的眼前,他的大家风范常常梦回牵绕。1987 年谢世,师生相授的往事历历在目,他那渊博的学识和独特的人格魅力让人们终身受益、难以忘怀,他关心学生,视徒如子,让每一个受过他教诲的学生永远铭记,在张老的言传身教下,培养出一批优秀,杰出的人才,他的学生严世芸、顾双林、陈平东、何立人、梁尧堃、季文煌、张菊生、蒋梅先、潘朝曦等学术造诣、人格魅力、医学水平在中医领域都是佼佼者。

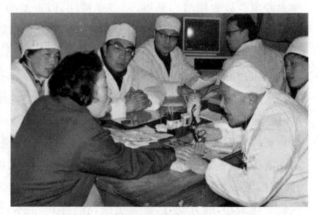

1985 年张伯臾在冠心病专科门诊带教学生

(一)超绝的医技,教育学生要努力的临床实践

张老娴熟中医经典,精通中医理论,临床医术精湛,在学术上承古而不泥于古,培养了大批优秀的学生,桃李满天下,目前他培养的学生都是临床的精英与骨干,随师门诊的学生,都有深刻的体会,张老教会学生看病,更教会他们做人。曾经张老查病房时,遇见一顽固咳嗽患者,治疗已 40 多天,未见其效,张老细看病历后,认为治疗中解表、化痰、清肺、滋阴……凡是能用的方法都用上了,心中细细琢磨,这该怎么办?张老看了病历后并没皱眉头,仍细问患者,有无恶寒,患者说有,又问有无口渴,患者说有,且每天要喝两热水瓶水,

诊脉问病后,张老说此人属越婢汤证。随即以越婢汤加减处方 3 剂。患者 3 剂药后,正值张老周四下午门诊,这时只见患者穿着病房紫红色棉大衣,来到门诊室,见到张老,扑通一声跪倒弃地,向张老一边磕头,一边说:"谢谢您老高手,这个折磨我几个月,几乎要把我咳死的病被您 3 剂药全治疗好了。"此情此景至今犹在学生们的眼前。

研究生郑某是学中医专业的学生,自己患病多时,先请他自己的老师诊治而效果不明显,后自己对着医书为自己开处方,先后更换多种治法方药都无效,无奈之下请求张老诊治,张老欣然同意。学生来到张老家中,张老一边诊病一边讲解分析病情,独特的见解,灵活的辨证思路对学生们启迪很大,大家有豁然开朗之感,药后该学生的病果然好了,学生们的佩服之心由衷而生,由此大家体悟到中医诊病绝不能似是而非、模棱两可,必须熟谙医理,方药对路才行,所谓"药用当通神"是也。此后数年间,学生们侍诊师侧,还见过好多诸医束手的案例被张老治愈。

张老有当代"御医"之称,他是如何成为当代"御医"的? 说来也并非偶然,据张老讲述,"文革"刚结束,有位中央领导在无锡生病,主症是发热不退,先请无锡市西医会诊,后请无锡市中医会诊,均未能退热。出于无奈,有关方面向上海求援,张老受命前往。诊脉后张老为患者开了人参白虎汤加味,这患者了解一些医学知识,一看开了人参,当即摇头,说:"我这人阴虚火旺,北京医生讲过,即使用参也只能用几片西洋参含服,先生用大量人参恐不妥吧?"张老当即说:"你请我来就要相信我,反正我们住一个宾馆,你先试试看。"患者将信将疑把药服了,不料第二天烧即退了,患者折服不已。通过此患者的推介,一些中央高干相继邀张老诊病,均疗效特佳。不少病正如张老所说,大多经过国内中西医高手诊过而未解决的难题,而张老一诊,多应手而愈。这样诊病多了,张老的医技也深得中央领导的广泛推崇,从此便有当代"御医"的称号。可以说张老的"御医"之称是名副其实的,张老的医技不单来自他的医疗实践,还来自他对医理的精研。1985 年前后在上海召开一次中日中医学术交流会,可谓海内外中医硕彦云集,会上张老就《伤寒论》中的少阴病作中心发言。张老对中医文献的阐述引证,使与会的日本专家称奇不已,他们认为在与会者中,张老对文献之熟当推第一。

张老的教学实践使学生们懂得,光有书本理论不够,更要有丰富的临床经验,时方与经方的结合,因时、因人、因药的治疗,这就是中医诊治的精髓,活的教材,治好病的根本。

(二)学而不倦的精神,勉励学生要不断进取

张老除了应诊以外,他都会戴上老花镜在看书,他既看中医书,也看西医书。他常看的中医书有《备急千金要方》《金匮要略歌括》《类证治裁》等,西医书主要是《实用内科学》。《实用内科学》对于一个生理学、解剖学、病理学知识薄弱的中医老者来说学起来很困难,但他仍坚持查书、找资料力求弄懂。张老是孟河名医丁甘仁先生创办的上海中医专门学校第三届学生,和程门雪、黄文东、丁济万等都是同学,当时有一段时期是吃住在老师家,每月生活费 14 元大洋,由于张老少年失怙,家道中落,生活费用全由岳父家支持,为完成学业师母还当掉一副金手镯,张老十分珍惜来之不易的学习时光,每天起早摸黑、勤学钻

研,所以学习成绩一直领先。有一次过春节,学校放假,学生们都回家过年,唯独张老不回家,仍留守在丁甘仁先生身边,侍诊抄方,丁甘仁先生很奇怪,说过年了学生都回家了,你怎么不走?张老笑着回答先生,说只是想多学点东西。这使丁甘仁先生很为感动,从此对他尤为喜爱,每次出诊都带上他。

张老除坚持书本的学习外,还善于对所学知识归纳总结。张老仅晚年写下的读书笔记和临证笔记就有厚厚几大本,遇到难题,常向中西医同道请教。张老治学十分严谨细心,读书笔记的字一丝不苟,对待疾病的治疗采取实事求是的态度,从不把话说满,把病情、病根、病理向患者说清楚,使患者对自己的病情有清楚的了解,这和当代学风浮躁、许多医生急于求成、重于经济利益等有天壤之别。

(三)淡泊名利,潜心治学给学生树立榜样

张老所处的年代,争名夺利之风虽不像现在这样公开和明目张胆,但也毋庸讳言,大有人在。张老却泰然处之,仿佛独居世外。例如,张老有很多观点,独到新颖,一经传出

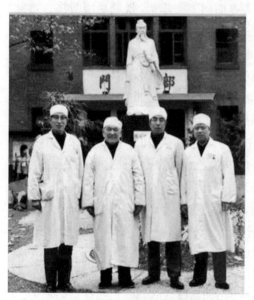

张伯臾与学生在曙光医院门诊楼前合影

后,擅长笔杆者往往撰写成论文,署上己名发表,此情况多有发生,传到张老耳里,他总淡淡一笑了之。张老不大主张观点还不成熟就撰文发表,以博虚誉。张老著述有《张伯臾医案》《张伯臾教授治疗急性心肌梗死的经验》《清胰汤治疗急性胰腺炎》等10余篇论文和医案医话,还主编了第五版全国中医药院校《中医内科学》教材,几乎没有专著。他常说"虚誉误人,让人心力旁骛,热闹一时而已",张老曾引用他老师丁甘仁先生的话教诲学生:"君子毋患有司之不明,当常患己之无能。"希望学生们耐得住寂寞,潜心治学。

由于医技高超,求医者中多为中央干部和军界、文化界名人,治愈的案例也特多,张老从不张扬自炫,总像没发生过一样。虽然接触了一些干部,但张老从来没有要求有关照与照顾,一家医学期刊来函,邀请张老担任该刊顾问,张老读了来函,说顾问,顾名思义是要问的,我年事已高,诊务又忙,无法过问那么多事情,这种挂名顾问我不当。尽管期刊明确提出在期刊上宣传他并会付他报酬,张老还是婉拒了。

(四)仁心广被,谦恭对待每一个人

凡接触过张老的人,都知道张老是一位非常谦和可亲的长者,他省病诊疾可谓"澄神内视,望之俨然,宽裕汪汪……至意深心……"凡经张老诊治的患者,都深有感触地说:"这位老先生态度特和蔼,诊病特细心"。早年在川沙乡间行医,他常年跋涉于乡野阡陌,不避

风雨寒暑,救治很多危重患者,许多乡间的农民都说张老是一位好人,他免费治好了许多患者,张老曾回忆用井底泥敷头额治农人中暑,用童便、独参汤治产妇大出血。张老曾为一花农治病不取报酬,花农深受感动,后来经常为诊室送来鲜花。

张老对待同仁更是尊重有加,他要求学生不断地向有学说特色的医生求教,向临床经验丰富的老师学习,常常指点学生学习的方向,他说某老谙熟文献,某老尤擅妇科,某老的学说有新观点……要求学生找时间向他们学习。他从来没有在背后批评或诋毁他医。不仅如此,学生们按年龄应是他的孙子辈,但他客气有加,慈爱关怀备至,有些医学问题竟还相互求教,使得得大家非常感动。

（五）克己奉公,关心中医的事业

张老经常告诫家人和学生,不能损公肥私,非己所有,一芥莫取。最感人的是他病危住院期间,据当时医护人员和家人回忆,张老一再叮嘱床位医生,不要为他用昂贵的药以免增加国家负担,当时在场的人听了这话都深受感动,无不为之动容,待他病势稍缓,他常要求家人用轮椅推他到窗前,看看在建设中的曙光医院病房大楼,并多次捎话叮嘱工程队一定要保证建筑质量,勿延工期。他平常心里想的和口中讲的常是中医事业的发展。

张老为中央领导诊病,个人从不提任何要求,而建议最多的就是希望中央加强对中医事业的重视和投入。上海中医药大学出版社的建立就是张老首先向当时的中央宣传部长胡乔木建言,后得胡乔木关怀才予批准;国家原副主席李先念为我校的题词也是他亲笔去函,才得以遂愿。他还多次请求中央对中医事业拨款和加强人才的培养。

张老是一位普通医生,身不兼任何政治职务,作为一名普通医生,一个普通的教授,他的特殊贡献与成就,不仅是他个人的成功和骄傲,也是学校的成功和骄傲,更是中医界的成功和骄傲。张老生前曾多次给予学生鼓励,并寄予厚望,《礼记》云:"师也者,教之以事而喻诸德也"。张老以其毕生经历为学生树立了精诚仁善的医道丰碑,他高尚的人品、精湛的医术、严谨的治学和谦恭待人的风范于我们永远如高山仰止,是学生们人生的楷模和努力的方向,他们将不懈努力,勤奋工作,为国家的中医事业发展作出更大的贡献。

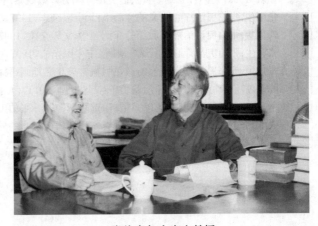

张伯臾与金寿山教授

主要著作和论文

1. 主要著作

[1]　严世芸,郑平东,何立人.张伯臾医案.上海:上海科学技术出版社,1979(2003年再版).

［2］ 张伯臾,董建华,周仲瑛.高等医药院校教材中医内科学(供中医.针灸专业用).上海：上海科学技术出版社,1985.

［3］ 张伯臾,董建华,周仲瑛.高等中医院校教学参考丛书中医内科学.北京：人民卫生出版社,1988.

［4］ 朱世增.张伯臾论心脑病.上海：上海中医药大学出版社,2009.

2. 主要论文

［1］ 张伯臾.腹胀(肠功能紊乱).上海医学,1978,(4)：46.

［2］ 张伯臾,严世芸,郑平东,等.多寐、厥证、腹痛验案.新医药学杂志,1978,(9)：11-14.

［3］ 郑平东.张伯臾老中医治疗慢性肠炎的经验.中医杂志,1980,(6)：11-13.

［4］ 严世芸.张伯臾教授治疗急性心肌梗死的经验.上海中医药杂志,1981,(10)：6-8.

［5］ 张天,张伯臾.《实用中医内科学》样稿选载：关格.上海中医药杂志,1982,(1)：18-22.

［6］ 张天,张伯臾.《实用中医内科学》样稿选载：关格(续).上海中医药杂志,1982,(2)：30-34.

［7］ 蔡淦,张伯臾.《实用中医内科学》样稿选载癃闭.上海中医药杂志,1982,(6)：41-48.

［8］ 张伯臾,黄振翘,尚云.小溲混浊脂腻如膏淋漓不畅.上海中医药杂志,1983,(1)：2-3.

［9］ 张菊生.张伯臾验案选录.中医杂志,1983,(4)：18-20.

［10］ 张菊生,张伯臾.败血症治验.上海中医药杂志,1983,(9)：11.

［11］ 潘朝曦,张伯臾.燥邪我见.山东中医学院学报,1984,(3)：46-49.

［12］ 郭良集.著名老中医张伯臾对心肌炎恢复期的治疗经验.上海中医药杂志,1984,(10)：4-5.

［13］ 张菊生.温阳六法治"冠心"——张伯臾学术经验谈之一.上海中医药杂志,1985,(1)：6-8.

［14］ 张菊生.张伯臾老中医治疗头痛验案选.浙江中医学院学报,1985,(3)：29-30.

［15］ 张伯臾,祝谌予,朱锡祺,等.心律失常证治.中医杂志,1985,(7)：9-14.

［16］ 张伯臾.桃李无言下自成蹊——缅怀业师丁甘仁先生.上海中医药杂志,1985,(9)：3-4.

［17］ 吴华强,马继松.《张伯臾医案》急证治疗经验浅探.贵阳中医学院学报,1986,(3)：23-26.

［18］ 潘朝曦.张伯臾教授对痹证的认识与治疗.新中医,1988,(9)：3-5.

［19］ 蒋梅先.张伯臾以补法治疗老年冠心病的经验.上海中医药杂志,1989,(5)：6-9.

［20］ 潘朝曦.张伯臾救治疑难重症的独到经验.上海中医药杂志,1989,(7)：11-12.

［21］ 孙碧雄,张洪熹,汪素蟾,等.张伯臾治哮喘方疗效观察.中西医结合杂志,1990,(1)：42-43.

［22］ 张菊生.张伯臾治疗心肌炎的经验.湖北中医杂志,1997,(3)：6-7.

［23］ 郭良集.张伯臾诊治冠心病经验介绍.中医文献杂志,1997,(4)：24-25.

［24］ 张菊生.张伯臾治疗心痹验案二则.辽宁中医杂志,1997,(6)：39.

［25］ 张伯臾.虚寒黑便首推黄土汤虚热呕血常施生熟地.中国社区医师,1998,(10)：33-34.

［26］ 陈锐.张伯臾心痹、真心痛治验.中国社区医师,2011,(4)：20.

［27］ 董建华.《中国现代名中医医案精粹》选登(25)——张伯臾医案.中医杂志,2012,1：90.

［28］ 成玉,张焱.张伯臾、何立人对心肌炎恢复期辨治经验的异同.吉林中医药,2012,(5)：445-447.

［29］ 黄吉赓.丁氏内科张伯臾临证经验和教学思路举隅.中医文献杂志,2016,(1)：38-40.

(朱丽丽执笔,严世芸　蒋梅先　张菊生供稿)

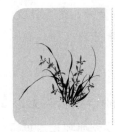

捍卫中医举大旗　医道精明誉九州
——记中医教育家、临床家张赞臣

张赞臣(1904～1993),宇继勋,晚年自号壶叟、蓉湖老人,江苏省武进县人,著名中医学家,中医耳鼻咽喉科奠基人、中国中医耳鼻咽喉科学会创始人之一。生于世医之家,祖有铭、父伯熙,均为江苏名医。父伯熙,精于外科、喉科。张老幼年即从父习医,16 岁随父来沪,考入上海中医专门学校,后又转入上海中医大学(原神州中医大学),师从谢利恒、曹颖甫等名家。1926 年毕业后,受中国医学院之聘,讲授《诊断学》《本草学》。主编《医界春秋》月刊达十年之久。并先后创办上海国医讲习所、中国医药研究所、上海中医专科学校、上海复兴中医专科学校、上海市中医师学术研究会等。1929 年,针对国民政府卫生委员会通过"废止中医"议案,张老首先著文通电,发难抗争,联合全国中医药界同人,推举 5

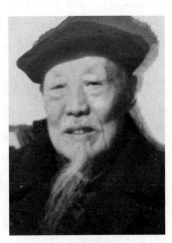

张赞臣照

人代表团赴南京要求撤销该方案,张老任随团秘书。在 1931 年"一·二八"和 1937 年"八一三"的沪上两次抵抗日寇侵略的战争中,都奋力参加对难民、伤员的救死扶伤工作。

中华人民共和国成立后,历任上海市卫生局中医门诊所副所长、上海市公费医疗第五门诊部副主任、上海市卫生局中医处副处长、上海市中医文献研究馆副馆长。卫生部血吸虫病研究委员会中医中药组副组长、中华全国中医学会理事及外科学会顾问与耳鼻喉科学会名誉主任、上海市中医学会副理事长、中华医学会医史分会委员兼学术组组长、卫生部医学科学委员会委员、国家科委中医中药专业组委员、《上海中医药杂志》副主编,上海市第五届、第七届人民代表,及第六届上海市政协委员。卫生部、人事部和国家中医药管理局确定的第一批全国老中医药专家学术经验继承工作指导老师。第一批享受国务院政府特殊津贴专家。

张老擅长喉科,兼通大小方脉。在诊断上首创"舌下经脉诊察法",在治疗上创制"养阴利咽汤""前胡玉屏汤"等喉科效验良方。著作有《中国诊断学纲要》《方药考论类编》《咽喉病新镜》《中国历代医学史略》《本草概要·科学注解》《传染病新论·湿温伤寒病篇》《经穴治疗学》《实用混合外科学总论》《传染病新论·斑疹伤寒病篇》《中医外科诊疗学》《常用九散膏丹手册》《常用方剂手册》《张赞臣临床经验选编》《中医外科医籍存佚考》,发表论文数十篇。晚年犹抱病主编了百万字巨著《中医喉科集成》,门人编著有《张赞臣经验精粹》《张赞臣论五官科》。

张老长期从事临床与教学工作,精通中医各科,兼擅大小方脉,尤擅外、喉科,临床诊疗强调"五官疾病整体论",首倡"舌下经脉诊察法",注重"咽喉局部望诊""鼻衄衄色辨证"等。在治疗上创制了金灯山根汤、养阴利咽汤、前胡玉屏汤、喉痂清解汤等众多经验良方。张老告诫同仁:"千万不要哪里热门就到哪里去争,别人不做,而你踏踏实实地去做,你就能做出成绩,做出名气。"

一、出身世医,一生勤勉

1904年(光绪三十年)9月17日农历八月初七,张老出生于江苏武进芙蓉湖杨田坝的一个三代世医之家。祖父张有铭以医为业,于清光绪丁丑年补博士弟子员,曾修订《芙蓉堤录前后编》六卷。父亲张伯熙(1880~1949),字祖咏,一字明达,晚清秀才,精擅轩岐之术,名闻乡里。张老幼时体弱多病,经父亲悉心调治,得中医药之惠。身居医家,所见多为病员,所闻多为病痛哀苦之声,目睹父祖为之救治,终年不辞辛劳,深受患者赞颂,备感父亲所言"不为良相,当为良医,良相治世,良医救人"之意义深长,因而自幼立下济世救人的宏愿,愿以之为终身职业。

张老7岁时就读当地私塾,以《三字经》开蒙,后除诵读《论语》《孟子》《大学》《中庸》《古文观止》等名篇外,还对诸子百家和笔记小说等均有涉猎,打下了扎实的古文基础。1916年,乡里病疫流布,张氏父祖于武进的双庙镇设"诚济医药局",送医给药,赈济乡梓,活民无数。13岁的张老亲眼目睹,深受教育。

张老14岁时,随父习医抄方,并在父亲指点下,开始阅读入门医书,此外还协助父亲配制各种外科、眼科、喉科临床必备之外用药品,碾、研、筛、飞,熬制膏药,做药捻,摊薄剂等。张老所学第一本医书是《汤头歌诀》,父亲命其每日必须背诵几首,张老犹不满足,白天抄方临诊见习,业余参阅《内经知要》《本草备要》《医学心悟》《医宗金鉴》等书。若白天忙于诊务,读书就放在晚间,每天苦读必至。16岁时,因逢水灾,张老随父离别家乡,赴沪悬壶,侍诊左右。父子俩经常奔波于沪东杨树浦和沪西周家桥等贫民区,出诊看病,对贫苦患者则施医馈药,不取分文。19岁时以同等学历考入上海中医专门学校,就读三年级。一年多后转学跳级,就读于上海神州中医大学。张老为深究各门课程之精义,乃搜求参阅辅助读物,如学《黄帝内经》参阅《类经》,学《伤寒论》参阅《伤寒贯珠集》,学温病参考《温热经纬》《温病条辨》,学诊断时参考《脉经》《四诊抉微》,读本草参考《本草纲目》,读方剂参考《医方集解》《医方考》等。张老对《内经》颇有研究。初求学时,张老对老师指迷解惑常怀感戴之心。当张老自己从教后,也将自己学习《内经》的经验和心得悉数传授给学生:"《内经》是中医的基础,是研究中医的重点,要学好中医就不能离开《内经》。要通晓古文义理、阴阳五行、五运六气、经络脏腑,还须学习和了解《墨经》《易经》,才能逐步解开内核,掌握真谛。不搞清《内经》,中医理论体系就贯穿不起来。"这令学生深受教益。

张老常以"笨鸟先飞""勤以补拙、持之以恒"自勉。张老22岁毕业于上海神州中医大学后,即在沪悬壶开业,诊余之暇,仍坚持夜读习惯,一则为更好地继承前人的经验,如《备急千金要方》《诸病源候论》《景岳全书》《六科准绳》《丹溪心法》《脾胃论》《医门法律》《临证指南医案》等书都一一读来;再则为参考当代医家之经验,谋求发展,如《中西汇通》《医学衷中参西录》《张聿青医案》《通俗伤寒论》《神州医药学报》《三三医报》《绍兴医药月报》等书刊,凡能购到借到者,无不取读。对当时沪上名家如夏应堂、朱少坡、王仲奇、恽铁樵、陈无咎等人的病案,也必推究品评,对确有疗效者,都于实践中借鉴,用以增广自己的学识和能力。

若要学有所进,还须勤于思考,只有融会贯通,才能得其精髓。张老的老师包识生、曹颖甫均擅用经方,为经方名家;谢观及张老父亲张伯熙则善用时方。他们各有所长,皆受患者拥戴。同为外感初起之风寒表证,伤寒派多用麻黄、桂枝之属,而时方派则多用荆防败毒、九味羌活诸方。张老求教于包、曹两师,两师谓:"风寒侵袭太阳,太阳为一身之表,当从汗解,非麻、桂不能除。"而询之谢师则答:"风寒伤卫,卫主捍外,故邪在表卫,法当疏泄,荆、防、羌活乃疏邪佳品。"张老斟酌两说,病因、病机、治法完全一致,但所遣方药则各有侧重,退而究之,麻、桂、荆、防、羌虽均为辛温发散要药,然前者性偏散寒,后者性善祛风,性有不同,用当区分。故以后张老在临床遇风寒表证者,凡以寒为胜者,则投以麻、桂;凡以风为胜者,则投以荆、防,均获良效。又见曹师治伤寒用生麻黄,重则3钱(9克),轻到3分(0.9克),张老细心体察,领悟到其中的奥妙之处乃在于辨证恶寒邪盛与风寒相兼之不同,故取而效之,此即择善而从。

作为中医理论家,张老宗诸师而不泥,法各家而不陷,罗治法而兼备,集众长而并蓄。张老历经数十年临床实践体会到:作为一名医生,于诊断上须独具慧眼,于方药上当运用娴熟,而于治法上则善于变化。治法愈多,思路愈广,治疗更加灵活,遇到复杂的病情才不至于束手无策。张老常以"不敢落后于古贤,亦不落后于后生"自勉。张老在早年就吸收部分西医的解剖、生理知识作为临诊的借鉴。张老认为中医应在坚持自身特色及原则的前提下,用现代科学技术武装自己,以取得更快发展。历代有关中医耳鼻喉科的文献颇多,理法方药莫不兼备,均可作为研究和临床参考,但绝非不可逾越。知无涯而生有限。以有限之年华,集无涯之知识,势所不能。

张老既以悬壶为业,后又任教于中国医学院、新中国医学院、苏州国医研究院等院校,讲授《中医诊断学》、《本草学》、《医史学》等课程,又主编《医界春秋》杂志,数十年的临床实践,内科、妇科、儿科疾病均能诊治,而以外科、耳鼻喉科尤为擅长。自20世纪60年代起,因目睹中医喉科不景气,又后继乏人,忧心如焚,遂专攻喉科,孜孜矻矻,倾力钻研。

1979年在北京出席全国中医学会会议期间,张老遇到了扬州六世家传的著名喉科老中医及医史学家耿鉴庭,老友重逢,二人执手相对,促膝长谈。张老动情地说:"你致力于医史,出版中医典籍,考古较多,希望你对咽喉口齿科能加点力,因为同道已不多了,太少了……行将绝灭了……你说说全国还剩有几人？若再不大声疾呼，真的要完了。"说着竟哽噎起来，老泪纵横。可见张老对中医喉科事业之爱何等深切。

张老治愈了喉科不少疑难病症，屡获患者赞扬，这与他厚积薄发，善于随机引申变通分不开。故欲图学术有专，必须由博返约，以广博的知识以求一专；非博则无以专，欲专则必须博，两者相辅相成。

张老认为，学无止境，艺无止境，科学无穷尽，应不断开拓进取，精益求精，医学亦无例外。祖国医药学有2 000多年历史，名医辈出，代有发展。至今日新月异，对中医药学这份丰厚的传统文化遗产，更应当深入研究，继承发展，切不可浅尝辄止，亦不可略有收获便沾沾自喜，要做一个永不满足的人。

二、勇于抗争，敢当大任

1940年鸦片战争后，随着西方医药大规模传入，我国形成中医和西医两个医学体系并存的局面。其中，对于发展中医事业，社会上却有着两种截然不同的态度，广大人民群众信赖中医，热爱中医；而当时一些执政者却采取种种方法，限制或试图消灭被他们称为"旧医"的中医，对传统的中医学持怀疑和否定的态度。其中最激烈的是余云岫、汪企张等人，他们片面地从西医的角度评估和贬低中医，进而彻底否定中医。将中西医论争从学术观点之争推向了废止中医的行动。这场中医存废之争持续了多年。至1929年，在南京国民政府卫生部第一届中央卫生委员会会议上，竟然通过了余云岫提出的"废止旧医以扫除医事卫生之障碍案"，把中医存废之争推到最高潮。

其间，1926年4月26日，由年仅23岁的张老发起，与同学杨志一、朱振声一起，以"联合国医同志，共策学术之进展，增进民族之健康；唤醒同仁，团结一致，抗御外来侵略"为宗旨，发起创立了上海《医界春秋》社。社址设于公共租界云南路安康里二二七号。该社设监察委员常务理事及执行委员，成员有谢观、朱少坡、夏应堂、丁仲英、王仲奇、张伯熙、张赞臣、杨志一、朱振声、许半龙、虞舜臣、方公溥等，有社员5 000余人，分布于上海、江苏、浙江、福建、江西、安徽、山东、山西、河南、河北、湖南、湖北、广东、广西、四川、辽宁、吉林、黑龙江、台湾和香港等省和地区，以及新加坡、菲律宾、泰国、斯里兰卡等国家。《医界春秋》社是中医现代史上历时较长、组织较健全、地域较广、影响较深的学术团体之一。张老始终是该社的执行主席，主持中医教育、学术活动，并创办月刊《医界春秋》，兼任主编。月刊发行遍及全国各省市，还远及日本、朝鲜、东南亚、欧美等地，直到1937年3月因抗日战争爆发而被迫停刊，前后共11年，出版刊物123期，是当时影响较大的中医刊物之一。同时还创办了中国医药书局，发行出版各种中医药书籍；创建中国制药局，监制各种中成药。

1929年，南京国民政府卫生部第一届中央卫生委员会通过了余云岫的"废止旧医以扫除医事卫生之障碍案"。提案说："旧医一日不除，民众思想一日不变，新医事业一日不能向上，卫生行政一日不能进展。"同时还提出废止中医的具体办法，即所谓"规定旧医登记案原则"。

那时,中医自称为"国医",西医在提案中则把中医称为"旧医",而把自己称为"新医"。因提案具有一定的欺骗和迷惑性,刚开始时有些中医,包括一些老一辈中医似乎意识不到问题的严重性,唯有大发牢骚,而听其自然,静观其变。张老对此心怀忧虑,在得知此消息后,首先电话告知足智多谋的好友陈存仁,并与他商量对策:"你见到这个新闻了吗? 你的态度如何? 不可认为中医已开业的仍能开业就算了。"他分析了形势和事态发展的严重性,两人达成共识:"这件事要从长计议,我们青年中医应该竭尽努力想办法。"

两人认为必须召集全国中医代表到上海举行一次大规模的抗争会议。当天下午陈、张两人约请谢观老师,倾听长者的意见。当谢观得知要召集全国中医举行抗争会时,很是高兴,但又想到"全国中医向无联络,召集起来恐怕有困难"。两人便提起他们所办期刊《康健报》《医界春秋》,各地都有读者订阅,可以根据订户地址在各省、市、县挑选合适人选,将抗争一事通过电报交由他们转呈当地中医公会。谢观同意他俩的建议:通过《康健报》《医界春秋》的读者团结全国中医同道,召集全国中医代表到上海,举行一次大规模抗争大会。并决定在第二天组织上海的中医团体召开紧急会议。

当晚张、陈两人连夜细查两刊订户名册,直到半夜三时才拟出名单,包括全国 300 多个省市县的人名、地址。中医界这场声势浩大的行动就由这二位青年中医发动起来,他俩表现出有智有勇、敢于担当的大无畏精神。在次日的上海中医团体紧急会议上,药业界代表张梅庵提议要在上海先召集中医师及中药店以举行联合抗议大会,与会者一致赞同。数日后,上海中医药界联合抗议大会在六马路仁济堂施诊大厅召开。那天,沪上中医界有 1 000 多人停诊,药店老板及职工几百人也一起参加。会场被挤得水泄不通,大厅和天井里都站满了人,大家群情激愤,气氛热烈,高呼口号,万众一心,大有山鸣谷应之势。谢观演讲并宣读了拟定的通电,遂定于 3 月 17 日假座上海总商会举行全国代表大会。

3 月 10 日,张老率先以"上海《医界春秋》社"名义联合上海神州医药总会、上海中医学会、上海特别市商民协会药业分会、上海中医专门学校、中国医学院、上海市药业职工会、上海医报工会等八个团体,联名向正在召开的国民党第三次全国代表大会及国民政府各部门、各省市政府发出"快邮代电",以示抗议,坚决要求取消废止中医的提案。进而联合上海三十七个医药团体组织,成立了"上海特别市医药团体联合会"。张老以《医界春秋》社代表的名义,在会上提出召集全国医药团体会议的倡议,获得全体与会者一致通过,遂组织筹备会议。

3 月 17 日,"全国医药团体代表大会"在上海市总商会(在河南路天妃宫桥堍,大会堂里可以容纳近千人)举行,有京、沪、江、浙、皖等 15 个省市、132 个团体、262 位代表出席会议;大会主席团由陆仲安、随翰英、蔡济平等人组成;谢观、张老为提案审查委员;张老兼任大会执行委员和宣传部主任。会上通过了定 3 月 17 日为"中医中药团结斗争纪念日",成立"全国医药团体总联合会"等三项决议。

张老白天参加会议,晚上于灯下勤奋笔耕,将所见所闻赶作文字,3 月 18 日的《申报》对大会的声势规模、代表组成、主席团名单、会议程序、开幕词、来宾演说及重要提案等内

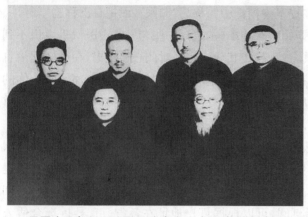

民国十八年(1929)国民政府废止中医案晋京请愿
代表团合影(张赞臣二排左二)

容都有详细刊载。报道称:"昨日,华租各界及吴淞等处所有中药店铺,一律停业半天,各药店上午均双扉紧闭,门上贴有'拥护中医药,就是保持我国的国粹''取缔中医药,就是致病民的死命''反对卫生部取缔中医的决议案'的标语。"尤其以胡庆馀、蔡同德、达仁堂等店号,最为显著。至午时,药店始营业,全市中医2 000余人同时休业半日。

是日,本埠中医所有之汽车及包车,为招待各省代表,悉数扩充公用,专供迎送各代表。总商会门前之拥挤情形为历来所稀有,并有巡捕协助维持秩序。

与会者人头攒动,会场更是座无虚席。各地非代表欲到会列席而被婉辞拒绝者,不下数百人。场内悬挂巨联,左为"提倡中医以防文化侵略",右为"提倡中药以防经济侵略"。四面标语甚多……经统计,到会代表262人,来自15省的132个团体。会上,杭州中医协会提议,谓全国中医药团体之团结,与此次全国代表大会为空前未有之首举。中医药界同仁,应以今日,亦即"三一七",为我们今后永久之纪念日。全场当即鼓掌赞成。会期共3天,大会闭幕,通过决议,组成"医药救亡请愿团"前往南京向国民政府请愿。与会代表一致推举谢观为团长,其余四位代表是隋翰英、蒋文芳、张梅庵、陈存仁。张老、岑志良为随团秘书并担任联络服务等工作。

张老为何没有争取当正式代表,而自愿当随团秘书呢?是因为他考虑到自己还年轻,应多为代表团做些服务、联络和沟通等实际工作,反映出张老为人低调、乐于献身、热心为他人服务的一贯品格。

1929年3月21日,"医药救亡请愿团"乘火车抵达南京。车站上早有数千中医界人士及各界支持者列队欢迎,场面热烈而感人。代表团抵宁后,便马不停蹄地向国民党第三次全国代表大会、国民政府、行政院、立法院、卫生部、教育部等部门请愿。官司一直打到了蒋介石那里。

由于全国中医界的据理力争,通过请愿团数日的奔波及全国民众的舆论支持,国民政府自知民意难违,不得不做出让步,将废止中医案搁置起来。这场关涉数万中医生存的废止中医案,震惊了整个医界与政界,最终以中医界的暂时胜利而结束。

张老把亲身经历并主动参与抗争的全过程,撰文在《医界春秋》第43期(中医界奋斗号)专刊发表(1929年4月10日出版),后又编辑成《废止中医案抗争之经过》一书,由《医界春秋》社刊印出版,在中医发展史上留下了辉煌的一页。张老和他所主办的《医界春秋》所做的第二件大事,是1935年揭露阻挠实施《中医条例》的阴谋,促成《中医条例》的公布。《中医条例》初稿于1929年写成,至1935年,由中央国医馆馆长焦易堂在立法院提出。因为焦易堂兼任最高法院院长，又是法制委员会委员长，所以他提出之后，经三读复议通过。西医界某些人眼看中医不但没能推翻，反而在国家法律上有了立足点，就由上海西医界推出两名代表人物，向南京国民政府请愿，还谒见了当时的行政院院长汪精卫。汪精卫写信给立法院院长孙科（字哲生），仍主张要废止中医，因为《中医条例》中有一项是卫生部要设立一个中医委员会，这是他们最要反对的。汪精卫致孙科函云："哲生先生惠鉴：兹有中华医学会代表牛惠生、颜惠庆两先生前来访谒，对于所谓国医条例欲陈述意见，弟意此事不但有关国内人民生计，亦有关国际体面，今若授国医以行政权力，恐非中国之福，前在中政会议已再三痛切言之，今此案已送立法院，唯盼吾兄设法补救，是所至祷……顺贡数言，敬祈察酌。"此信由孙科交给焦易堂，要他带回去再仔细研究。焦易堂恰巧到上海，把汪精卫原信透露出来。因为此事关系中医前途，张老在征得焦易堂同意后将它拍摄了照片，在《医界春秋》第 15 期刊出，并署名"赞臣"发表《鸣鼓而攻》之评论，矛头直指汪精卫："你瞧亲笔，原来如此……国医条例不能通过，阻力在此。"揭露汪精卫本期（15 期）内载的一封信，是我们全国民众所仰望的汪院长的把持行政院玩弄于股掌之中、实施家天下的丑恶嘴脸，又从三年前（1932 年）以出卖民族利益换取"上海停战协议"的历史教训，揭示出汪精卫历来不顾民族大义和人民灾祸的一贯表现，他所谓关心的"人民生命"、顾全的"中国之福"、在"国际上的体面"，其实是巧舌如簧下所包藏着的祸心，令人担忧的是："到头来不知要多死多少生命了。"笔锋所指，还涉及那些走后门告黑状的丑恶行径。披露此信成为揭露汪精卫反对中医、阻挠颁布《中医条例》、坚持顽固立场的铁证，汪精卫罪责难逃，再一次激起极大的民愤。通过斗争，终于敦促国民政府于 1936 年 1 月 22 日正式公布了《中医条例》，卫生部也正式成立了一个中医委员会。张老此举风险极大，表现出他的英勇胆识，大义凛然的英雄气概。

三、师恩如山，襟同怀抱

　　张老与谢观师生之间的深情厚谊是中医界众所周知的。抗日战争胜利后上海中医界有"经社"组织和"谢门八才子"之称谓，"经社"就是以名医谢观等为首，包括他的学生秦伯未、陈存仁、张赞臣等发起的一个以诗酒约会为活动内容的社团组织。"经社"会友中有谢观的世交、弟子、后辈，如程门雪、章次公、严苍山、盛心如、丁济华、丁济民、徐小圃、叶熙春、方慎庵等沪上名医；谢观众多门人弟子中有八位才学出众者在当时被称为"谢门八才子"，张赞臣、陈存仁、秦伯未深受谢观赏识和喜爱，是"谢门八才子"中的三位。1950 年，谢观病逝于上海帕克路梅福里寓所，"经社"诸人纷纷作挽联或诗词悼念业师。张老悼念谢观的诗作是一组七言绝句并有序。其中所透露出来的师生之情，无论是父辈延续下来的世交之谊，还是乡土之谊，都说明他们之间的关系非同寻常。

　　为了悼念谢观，张老特撰挽联："从游卅载，随吾师领导医林，端仗中流之砥柱；相距一周，与先父逍遥泉下，休言近事更沧桑。"张老回想老师音容与事业，宛如在目前。先后痛失慈父与恩师，大有痛定思痛之感。

武进旅沪"医林四杰"谢观、恽铁樵、丁甘仁、张伯熙,以及福建包识生、江阴曹颖甫,都是张老亲身受教、令他非常尊敬的恩师前辈。其中,父亲张伯熙家学渊源,名医丁甘仁是他中医专门学校的恩师。谢、恽二氏都曾是商务印书馆的编辑,谢观编地理书籍等30多种,所主编的《中国医学大辞典》为其代表作,倡导"事以明核为美,不以深隐为奇";恽铁樵主持《小说月报》笔政,后二人都转行悬壶为医。谢观曾是上海中医专门学校、上海神州中医大学两校校长,是张老心仪追随并师事长达30多年的老师,得到亲聆教诲机会最多,感情最深。1925年,谢观转校,任职于上海神州中医大学校长,因为谢观的离校,专门学校遂发生了大批学生流失。计有第五、六、七、八届四届共25人,其中第六届有朱振声、尤学周、虞舜臣、施文德等人。与张老一样,他们也都是为追随谢观而转校。这次学生流失对医校影响极大,致使医校不得不采取变更学制和变更年级的重大举措,即由五年制改为四年制,原来的第七、第八届变更为第六、第七届。

包识生一生勤于学术研究,是经方名家,有《包氏医宗》四集传世。1912年,包识生受上海著名中医余伯陶的邀请到上海。后与余伯陶、颜伯卿、葛吉卿等人创立了"神州医药总会"。1913年发生"民元教育系统漏列中医事件"时,包识生与余伯陶等发起组织了"医药救亡请愿团",联合全国中医药人士奋起抗争。1918年创办上海神州医药专门学校,任教务长。

曹家达,字颖甫。曹颖甫饶有梅花凌雪傲放的风骨和民族气节。抗日战争时,江阴城邑沦陷,日本人因其德高望重,想让他当维持会长。他振笔疾书痛斥日军,坚辞不就,且高声痛骂,无所畏惧。日酋恼怒,即有敌兵蜂拥而来,将其残忍杀害。陶社诸子闻讯举行追悼。如今江阴已将曹颖甫列入先烈忠义祠,并铸铜像纪念。作为曹颖甫的学生,张老受其教育和熏陶殊深。直到晚年,犹念念不忘。张老一生公而忘私,光明磊落,从中可见各位老师的人品对他的影响之深。

四、整体论治,护正轻灵

沪上名医颜德馨青年时曾就读于中国医学院,他回忆说:"赞老治学严谨,擅长中医辨证,对喉科尤为独到。余时往请益,如用山豆根时有呕吐反应,赞老为我纠正用量,并告必伍甘草佐之,果应。又告治扁桃体炎之用益气养阴,仿之多效。沪上夙称盛心如、程门雪两老为'医之医',赞老亦为五官科的巨匠,析疑决难,广得其益,亦沪上之'医之医'也。"

张老总结诊治喉科疾病经验时,有一句话颇有高屋建瓴的意味:"学通内外科才能学喉科"。他正是用一生实践了这句话。他并非一开始就从事耳鼻咽喉科,而是临床上内外各科兼顾,晚年侧重于耳鼻咽喉科,终成名家。张老认为:一个好的耳鼻喉科医生除了必须具有扎实的中医内科、外科理论与实践的基础,还要能熟练掌握中医内科、外科辨证施治的基本原则和方法,熟知内科、外科基本的理法方药,再进一步结合耳鼻咽喉病的特殊性,加以研究体会,才能做到应用自如,触类旁通。

张老在理论上强调五官疾病的整体论,于诊断上首倡舌下经脉诊察法,并注重五官的局部望诊,治疗上创制多种经验良方,于药物应用上熟稔药性,自有独特的内外用药方略,并重视中医学术创新发展。张老强调五官疾病整体论。"整体观"是祖国医学的特点,也是其优点。张老认为,耳鼻咽喉疾病不论急性、慢性,总不离风、火、痰、热相互为因,但辨风、火、痰、热有其一定的规律。辨证当审其外证,悉其内证,求本索源,明察细辨,而后定法选方治之。比如风性轻扬,容易犯上,不少耳鼻咽喉疾患与风有关,则从风论治之。对于耳鼻咽喉部的疮疡,内治以消肿散结为主,结合具体辨证,变通运用。对于耳鼻咽喉的多种疾病,常用通下法治疗,上病下治,能起到攻下导滞、引热下行、釜底抽薪的作用。以通下泄热法治疗肺胃热盛所致的咽喉急性疾患、鼻衄等证,泻大肠火以清上部热;以通下平肝法治疗内耳性眩晕、急性和慢性中耳炎;以通下滋阴法治疗慢性咽喉炎、萎缩性鼻炎等症,往往药到病除,此即"病在上,治其下"的整体调治法之一。在通下法治疗中,张老一般对壮实之体多用大黄、玄明粉之类药物攻下之;瓜蒌仁、郁李仁、火麻仁等具有润滑作用,分别用于病邪或热毒结于肠胃而成的里实之证,或素体阴虚火旺的血虚少津者。

正气为人身之根本,在治病过程中应时时处处注意维护。对于耳鼻咽喉慢性疾患,因诸多虚候,张老多以调补肺脾,调治肝脏,固护正气为治疗要法。对耳鼻咽喉实热证的患者,用药不避清热泻火之剂,但反对孟浪用药,滥投苦寒,时时顾及病者之脾胃;对脾胃健运尚属正常者,苦寒之剂不能过量;若脾胃虚弱,更不能纯用苦寒,否则邪热未除,中气先损,败伤胃气,有碍康复。至于峻下之品,尤当慎用,不可不用,亦不得妄用,以免应用不当。如药不应证,病轻剂重,则易损伤正气,消耗阴液。所谓"留得一分津液,便有一分生机"。对大便燥结而又体弱不耐攻者,多采用蜜导法(白蜜药熬稠凝,搓成枣形,塞肛门)、胆导法(猪胆汁灌肠)、甘油锭等多种方法润肠通便,务令不伤正气。对阴虚病证,用药当力避辛燥伤津助火之品。即使治肝郁气滞之证,对久病体弱者,忌用青皮等破气导滞药,慎用木香、吴茱萸等香燥药,而用佛手花、绿萼梅、春砂花、郁金、制香附等芳香轻宣理气之品,疏散而不伤正。补益肝肾之阴,则采用滋而不腻的玉竹、首乌、女贞之类。对气虚者,益气不宜过于升阳,健脾不宜过于温燥,选用之药,多为甘润清养之物,如太子参、茯苓、炒白术、怀山药、川朴花、采云曲等属性平和之品。

"良工不废外治"。内服之剂固属重要,外治诸法亦不容忽视。因为外治药物可直达病所,内外合治,则其效相得益彰。张老既重视局部病灶,又不忽视整体调治;既内治调摄,又不偏废外治。其咽喉病证外治法,常用吹药、噙漱、外敷、局部切开排脓等法,以多种家传或自创外用验方,如珠黄青吹口散、提脓丹、玉露膏、银硼漱口液等与内服药同用治疗疾病,使疗效倍增。张老认为喉科外用吹药也要辨证应用。喉症色红,总咎之于火,治疗咽喉病症的外用药,喜用西瓜霜、尿浸石膏、象牙屑、薄荷、土牛膝、冰片、硼砂等;外用吹药中,都用上等冰片,乃借助冰片有开窍逐痰、芳香通关之力。

治病不忘精神情志调摄,是整体调理的重要内容之一。张老认为,治病必先治人,不仅要重视治"身",还须善治其"心",药养固然重要,怡养心情亦不可少,百脉舒和,其病自愈。因此,于治病之初,必先察其心理情绪,安抚其心,认真细致地诊察和综合分析后,将致病原因、病情转机告知患者,酌情作适当解释,以解其顾虑,增其信心,取得其配合,并告知服药及摄生的方法,摄生得宜,每可加速病愈。

注重五官的局部望诊。诊治疾病首在诊断,中医诊断来自四诊,张老对望、闻、问、切俱重,在耳鼻咽喉疾病的诊断中,则较为侧重于局部望诊。他将察舌下经脉,观咽喉局部表现,望鼻膜色泽,验鼻衄血色、鼻渊涕色等与证候询问、切脉、验舌有机结合在一起。张老积数十年临床经验,深感喉科"病之所入,皆由咽喉,咽喉虽小如弹丸,却系食、气之要冲,攸关整体和性命。内脏失调可由咽喉病引发,也可引发咽喉病"。咽喉诸症,观局部之色,有白、有赤。对色白之证,必须明辨属寒还是属热,不可因见色白而一概视之为虚寒;而凡色红者,则无不归属于火,但红有深艳浅淡之分,火有虚实之别。色淡隐红者为虚火上炎,色艳红者则为实火。大凡咽部黏膜嫩红兼肿胀疼痛者,多缘热毒壅盛,其中色大红或伴有肿烂者,多是肺脾积热、心肝火旺;红中带紫色为积邪于内,感邪于外;色淡红者为肺胃蕴热复感受风寒或寒包火;肿而色淡不甚红者往往是肺脾受寒或体弱不能抗病。斗底(咽后壁)小瘰(淋巴滤泡)色红而肿者为火盛;色淡白而肥厚者有痰湿;形高突者为实;形扁平者多虚。斗底"哥窑纹"(即扩张之毛细血管,其分布状如瓷裂冰纹,这种命名出自张赞臣)也称赤色丝脉,纹粗而色鲜红为虚火、实火相参;纹细而色暗红者,则属虚火。局部肿胀散漫,若压之觉质硬为脓未成或脓在深层未达表,再结合病程及咽痛特点加以判断:若局部红肿光亮高尖,顶成微白色,按之质软者示脓已成;而见肿硬麻木或高低不平者为恶候。表面渗出物色明净且局限,示肺胃热毒不深;若腐膜污秽、厚积满布、发秽臭之气,示热盛且预后差。一般而言,鼻膜淡白而水肿者,大多为气虚或有痰湿;老年鼻鼽者之鼻膜呈苍白、水肿状多,此乃肺肾气虚;鼻膜色鲜红而高突,为内有郁火;暗红而干,突起不显,为血瘀或阴虚火旺之证。局部辨证须与全身辨证相结合,临床见有局部充血明显而全身虚寒见证之真虚假实证,亦有局部色苍白而全身内热明显之真实假虚证,必须加以明辨细察,方不致误用方药。鼻衄之血色鲜红,以郁热为多;血色紫黑,为有瘀热之表现;血色暗淡,为正气不足。鼻渊患者,涕黄脓黏稠为有肺火或痰热,浓涕秽臭为邪毒甚;涕清稀如水或如蛋清为虚寒之证。

首倡舌下经脉诊察法。对舌脉的诊察最早见于隋代,宋代也有提及,以后很少有人提到诊舌脉。张老特别注意观察舌下经脉的表现,认为观察舌下经脉之色泽与形状,对疾病的诊断极有帮助,故大力倡导,并有所发展。张老认为舌下经脉与心肝两经关系密切:舌为心之苗,心主血,其充在脉;肝筋聚于阴器,而脉络于舌本。因此,身体任何部位有所瘀积或痰湿内阻,脉道不利时,皆可现之于舌下经脉,且其部位又在薄膜之内,清晰可辨,检查方便。此法不但可以诊察病证之轻重,痰湿之有无,肝郁瘀滞之程度,也可作为治疗效果的明确标准。通过长期的临床实践,张老总结出:舌下经脉色淡而粗大伴舌下腺体肥厚者,为痰湿重;色紫而迂曲暴露者,为有瘀热。根据舌脉辨证治疗,病情控制后,舌脉也往往平复。这一诊断方法以后在中医临床上逐渐广为应用。

创制多种经验良方。张老融会古今耳鼻咽喉科方药运用的临床经验,既精通常法,又能灵活变通,通常达变,随机而施,常获良效。主要体现于两个方面,其一是对古方应用的得心应手,或用古代专著中之原方,或以临床所见随证加减变化,法度井然;其二是针对某些耳鼻咽喉科病证,在临床诊治中创制新方。这些新方是在精熟古方的基础上予以加减化裁而成,充实并丰富了耳鼻咽喉科的方治内容。其宗"流变在乎病,主病在乎方,制方在乎人"之旨,创立金灯山根汤、养阴利咽汤、聪耳汤、辛前甘桔玉屏汤、丹芍茅花汤、消瘤汤、喉痹清解汤等多种经验良方,经临床验证,疗效卓著,不少已收入当今经验名方集,有的还制成医院制剂广泛应用于临床。

　　独特的内外用药特点。张老认为,真正懂中医,必须切实按中医治病规律办事,这样才能预知疾病的变化,掌握治病的主动权。历来医药分工不分家,医生须熟悉药性,妥善处方用药。用药须结合天时,由此还须懂天文地理,否则难以理解五运六气。张老本人通晓百草医理、天文地理,故在药物应用上熟稔药性,切中肯綮,每有独特创见。其用药一般皆取平和之品,慎用滋腻辛燥、峻急之类,时时处处不忘护正。宗"轻可去实"之旨,药取轻灵,以轻宣、轻清、轻泄、轻养为法,缘耳鼻咽喉皆属清空之窍,位于头面部,"治上焦如羽";其用药剂量一般不大,总以"取去为度";认为药不在多,贵在精当,轻药可治重病。在治疗咽喉病证的药物中,有通用药与专用药之分。专用药有挂金灯、山豆根、射干、桔梗、甘草、僵蚕、牛蒡子、玄参等;通用药每从照顾全身症状出发,而又根据不同表现分别选用。此外,张老用药尚有两个特点:一是对药配伍,二是按经用药。

　　在治疗急性咽喉病证方面,张老常用的配伍对药有:挂金灯配山豆根,射干配牛蒡子,桔梗配甘草,川连配僵蚕,赤芍配丹皮,黄芩配知母,皂角刺配芙蓉花;对于阴虚火旺之咽喉红痛之证,喜用玄参配天花粉;对外感所致的暴喉痹,常用胖大海配蝉蜕;对久喉痹常用凤凰衣配玉蝴蝶。耳鼻咽喉的慢性疾患因诸多虚候,张老认为当以调补肺脾,调治肝脏为治疗要法。而调治肝脾病证用药中,因中焦为脾胃所居,上为心肺,下为肝肾,凡上下所属之脏器出现虚实克胜之变,必然影响中焦之气,故四脏有一不平,中气必为之先郁。因此,用药常以芳香渗湿药物,如木香、砂仁、陈皮、茯苓、薏苡仁、扁豆、乌药之类悦脾醒脾。治疗中焦湿阻,常选用厚朴花,因其能宽中理气,化湿开郁,而无厚朴之燥烈,一般不用苍术、半夏,恐其燥烈而伤阴。常用健脾化湿之对药有:茯苓配白术,扁豆配山药,木香配乌药等。治疗脾胃气虚、寒湿滞于中焦者,以理气宽中消胀的春砂壳、春砂花、佛手片等与山药、扁豆配用。治疗气滞中满者,常用枳术丸,然将枳实改为枳壳,理气而不破气,以太子参、土炒白术、茯苓、扁豆衣、怀山药、制黄精、炙甘草之类药性平和、不燥不腻的药物补中益气,培补脾土,常用的对药有白术配山药,白术配太子参。补中寓通,不致中焦滞满,所以在补益药中常用木香、枳壳或陈皮佐以理气,亦常用"保和丸",消、健同用。张老喜用炙鸡内金振荡脾气。对体虚脾失健运者,则用采云曲健脾而不燥。因黄芪易呆胃,且升气亦升阳,故无中虚明显者,一般不轻易应用。平肝潜阳用天麻、钩藤、白芍、白蒺藜、白菊花、豆衣等,少用重镇药,常用白芍配白菊花,白蒺藜配绿豆衣。疏肝用柴胡、佛手花、制香附、郁金、炒枳壳、陈香橼皮、玫瑰花、野蔷薇花等芳香轻宣理气之品。尤喜用野蔷薇花斡旋气机,而不用木香、吴茱萸之类药物,唯恐其辛燥化火而伤阴。香附、郁金为张老常用对药。柔肝用白芍、枸杞子、绿萼梅、制首乌、桑椹子等,喜以白芍与绿萼梅、白芍与枸杞子配伍应用。养肝用潼蒺藜、制首乌、桑椹子、制玉竹、枸杞子、女贞子、旱莲草、山茱萸、五味子、酸枣仁等,滋而不腻,不若龟板、阿胶等碍胃滞脾,喜用生枣仁与熟枣仁,潼蒺藜与白蒺藜,白蒺藜与制首乌,以及二至丸等为对药配伍。张老认为,治疗咽喉病还要特别着重于肺胃两经,其治亦每由肺胃两经着手。因咽、喉分别为呼吸之要道,饮食之关隘,与肺胃二经关系尤为密切,治疗当遵按经用药之原则。故对诸咽喉病证属于热毒为患者,主以清泄肺胃热毒为法,创金灯山根汤治之;属阴虚火旺之证,则以清养肺胃为法,创养阴利咽汤治之。上述两方,于临床加减运用,屡建殊功,充分反映治疗咽喉病证着重肺胃两经理论之正确性。张老重视阴液的养护,认为阴液不足的原因主要有二:一是多因外感风热或暑热之邪侵袭人体后,易于化燥伤阴,即所谓"温热为阳邪"和"阳盛伤人之阴";二是由于素体阴虚,或其他疾患迁延不愈,导致阴分不足。耳鼻咽喉疾病的伤阴症状又多表现在肺胃两经,治疗当以甘寒生津、滋养胃阴为主。因此,常用太子参、南沙参、北沙参、天冬、麦冬、玉竹、石斛、天花粉、芦根等,以补充机体阴液的耗损不足,进而使人体阴阳恢复平衡,起到促进病愈的作用。对鼻病所致头痛亦按部位不同而分经用药,均可切中病症。

张老的独特用药。治疗咽喉病喜用白芍、挂金灯、土牛膝、白桔梗、天花粉、山慈姑等药。善用白芍,不论急性或慢性病证,处方每以大白芍开首,因白芍通过不同炮制,功效偏重有所不同:生白芍长于行气分、清血热,炒用养血柔肝,酒炒能引药上行及增强活血能力,土炒则偏于健脾治痢止痛。常用白芍配白菊花以平肝;白芍配绿萼梅或枸杞子以柔肝;白芍配制香附以疏肝;白芍配白蒺藜以养肝;白芍配茯神以宁心安神;白芍配白术、茯苓以健脾益气;白芍配乌药以健脾理气;白芍配丹皮以清热凉血兼养血敛阴;白芍配当归以和血补血、柔肝敛阴;白芍配北沙参、麦冬、制玉竹、女贞子之类以滋养肺肾之阴;用生白芍取其平肝潜阳,作为治衄要药。张老应用白芍,意在肝脾同治。挂金灯"苦能除湿热,轻能治上焦,故主热咳咽痛",以其质轻而性苦寒,入肺经,将其作为多种咽喉病证的治疗主药,如在其名方金灯山根汤中,即以挂金灯配合山豆根为主药,治疗各种咽喉部急性实热证。

土牛膝清热利咽消肿之功效甚为显著,不仅是内服要药,又可作为外用药物。可鲜草打汁饮用,或配合他药作煎剂;亦可制成含漱剂或作滴鼻、喷雾外用。唯此物必须用根而不宜用茎,否则影响疗效。

白桔梗化痰利咽功效佳,又能宣肺气而止咽痒,为治疗咽喉病症所常用。不少喉科医师疑其性升,有助火上炎之弊。实际上白桔梗佐于清热解毒药中,具引经报使之功。因本品系手太阴引经之药,借其升提之力,可引诸药力至病所而奏速效,再配合甘草之甘缓,能发挥其长处,而克服其弊端,服之无不良反应,无论是风热初起,热毒炽盛,抑或阴虚火旺之急、慢性咽喉病悉为适宜。白桔梗还有消痈排脓之功效,可治喉痈。若与前胡配伍应用,辛开而苦泄,祛痰排脓,用治鼻渊也颇有成效。

天花粉清热生津,善化肺中燥痰,于喉科用之可消除因痰涎壅滞或水湿积聚所生之声带息肉,亦可用来消散囊肿。用天花粉配伍北沙参、生白芍治疗阴虚喉痹及喉瘖,配伍玄参、百合治干性喉疳(即声带白斑张老命名为干性喉疳),配伍前胡、白芷治鼻渊,配伍桔梗治喉痈。

山慈姑长于清热解毒、消痈散结,中医外科多用于治疗瘰疬结核。《本草正义》中谓其"能消坚散结,化痰解毒,其力颇峻",故长于消瘤。张老用其作为治疗鼻、喉部乳头状瘤的主药,再配伍僵蚕、贝母、天花粉、夏枯草加强化痰散结之功效,更配以炒荆芥及仙鹤草散瘀破结、消痈肿而加强消瘤力量。为方便患者长时间服用,亦可合川贝母研粉,蜂蜜调服之。

　　重视中医学术创新发展。张老作为一名资深的中医先辈,学术思想上不因循守旧、故步自封,一贯主张博采众长。他从不排斥西医或中医的不同学派,而是积极、主动地吸取其合理部分,扬长避短,从不断创新中发展中医并提高自己。

五、喉科独到,内外得法

　　张老诊治耳鼻咽喉部疾患经验独到,对治疗癌前期病变的声带白斑,难治性鼻、喉部乳头状瘤和鼻衄等疾患都有丰富的经验,疗效显著。治疗耳鼻咽喉部疮疡尤有特色,有内治六法和外治三法。

　　(一)内治六法

　　内治六法,包括疏邪解表消肿法、清化解毒消肿法、引火下行消肿法、化痰利咽消肿法、益气和营消肿法、托毒排脓消肿法。具体采用各法时则仍按辨证施治。

　　1. 疏邪解表消肿法　张老认为,对于疮疡初期表证明显的头痛、形寒发热、局部焮红肿痛、舌脉正常或脉浮数、苔薄白等症者,非用汗法不能消散,汗之则毒随表散。常用药物有荆芥、防风、薄荷、牛蒡子、炙僵蚕等,配合清热解毒药应用。

　　案例:李姓,35岁,男性,鼻疖患者。

　　初诊:发热八日,交替性鼻塞,流脓血涕三日,用多种抗生素不效。左鼻翼疖肿,痛痒,红肿散漫,兼有形寒伴低热,大便干结,苔薄腻,脉滑数。证属风热蕴肺,上扰清窍,治拟疏邪清热消肿,佐以和营。处方:荆芥、炙僵蚕、生赤芍、牡丹皮、皂角刺、金银花、连翘壳、芙蓉花各9克,防风6克,甘草3克,蒲公英12克。外用芙蓉叶粉30克,加入蜂蜜和红茶汁适量,调成糊状,敷于患处,用消毒纱布固定,每日更换一次。3剂。

　　二诊:疖肿散漫渐消,痒痛亦减,大便已解,唯尚感形寒,脉滑苔薄。情势疡可消散,原方加减四诊,共15剂而安。

　　2. 清化解毒消肿法　耳鼻咽喉疮疡实热壅聚患者,具有头痛发热、烦躁不安、口干、红肿热痛明显、脓肿未形成或已成、溃破脓稠等症。患者脉数或弦数,舌红,苔薄黄或浊腻。此为邪毒在里,张老认为当急予寒凉药清化解毒消肿。根据辨证,治法分别为清热解毒、清热泻火、清热凉血、清热燥湿及养阴清热等。常用药物有焦山栀、胡黄连、紫花地丁、蒲公英、金银花、杭菊花、连翘壳、野菊花、绿豆衣、鲜芦根等。

　　案例:严姓,16岁,女性,鼻疖患者并发面颊部蜂窝组织炎。

　　初诊:患者左鼻翼处肿胀作痛伴面颊肿胀四天,曾用青霉素、链霉素肌注两天,症状不减。疔毒发于左鼻外侧迎香部,结块,肿胀及于面颧,按之坚硬觉痛。脉舌正常。证属热毒内蕴,上攻鼻窍。治拟清营消散解毒为法。处方:赤芍药、黄芩、芙蓉花、杭菊花、荆芥、牡丹皮各9克,紫花地丁、金银花各12克,甘草3克,桔梗4.5克。3剂。芙蓉叶粉30克调成糊状外敷,每日更换1~2次。药后疔毒根脚转软,面颧红肿亦退。药已中的,原方去桔梗、荆芥,加绿豆衣18克,连翘9克。外用同前。19天后随访,疖肿全退而病愈。

3. 引火下行消肿法　对于耳鼻咽喉部疮疡热毒在里,症见发热烦躁、口渴引饮、腹胀便秘、局部肿胀明显、苔黄腻或糙、脉弦数者,张老认为通下的目的在于泄热降火,便通热退肿减而收消散之效。但对年老体衰者应谨慎,以防耗伤正气,使毒邪内陷。常用药物如玄明粉、瓜蒌仁、火麻仁、脾约麻仁丸等。

案例:侯姓,26岁,女性,右外耳道炎伴耵聍栓塞患者。

初诊:右耳反复疼痛已一月,近一周加剧。平时常有耳鸣,近因耵聍栓塞,耳窍突然肿胀刺痛难忍,伴有发热已一周。大便干结,小便频数。检查右耳道前壁肿胀明显,耳内耵聍栓塞,且有少许黏脓性分泌物。脉滑,舌质红,苔薄。证属肝胆之热袭于少阳之经,治拟清肝通下泄热消肿。处方:赤白芍、牡丹皮、杭菊花、蒲公英、焦山栀、瓜蒌仁打碎各9克,龙胆草、生甘草各4.5克,金银花12克。3剂。外用青灵散,麻油调如糊状,滴耳,每日2~3次。药后,右耳道肿胀渐退,取出大块耵聍。续服3剂后,右耳窍肿胀刺痛基本消退,发热亦解,尿频减少,大便通畅,耳道内略有脂溢,此乃余热未清,再予清化解毒。上方去龙胆草、瓜蒌仁,加绿豆衣12克。右外耳道肿胀完全消退,三日后痊愈出院。

4. 化痰利咽消肿法　适用于风热邪毒直达肺胃,或肺胃郁热,外邪引动肺胃火升,上攻咽喉,热毒相搏之痛肿,而出现咽喉肿痛,汤水难入,痰多黏腻,咯吐不爽,气短喘鸣等痰热内蕴、逗留肺胃之证。常用药物有白桔梗、瓜蒌皮、象贝母、前胡、地枯萝等。

案例:周姓,46岁,男性,急性会厌炎患者。

初诊:感冒发热后咽喉肿痛、流涎、吞咽困难两日,伴有右耳作痛,在外院曾用青霉素、链霉素、激素等治疗未愈。查体:体温38.5℃,咽部充血,会厌舌面充血肿胀明显,杓状区亦轻度水肿,梨状窝积液,声门不能见,脉细滑,苔浊腻。证属风痰内阻,肺气不宣之里喉痈,治拟疏风化痰利咽消肿。处方:赤芍、瓜蒌皮、制半夏、莱菔子、金果榄、牛蒡子、防风各9克,前胡、荆芥各6克,白桔梗、射干各4.5克。3剂。另用明达氏漱口液,每日3~4次。

二诊:喉痈咽喉部疼痛明显好转,吞咽转利,痰少,能咯出,大便通畅,会厌舌面肿胀明显消退,脉细滑,苔浊腻大部已化,仍守原意治之。初诊方去防风、莱菔子、制半夏,续服三剂。药后会厌充血肿胀全部消退,痊愈出院。

5. 益气和营消肿法　适用于正气较虚,或痈肿溃脓后气血受损之证。张老认为若气血亏虚,则痈肿肿势散漫,根盘不易消退,故素体亏损或疡久伤其正之证,均需益气和营。扶助正气,以使经脉流通,痈肿消散。常用药物有党参、白芍、当归、南沙参、北沙参、紫丹参、穿山甲、皂角刺等。

案例:徐姓,54岁,男,卢德维氏颈炎患者。

初诊：一周前咽痛，吞咽不利，继而颏下颈部肿胀加重，吞咽更觉困难，头颈转动感觉疼痛，活动受碍，伴恶寒发热骨楚，痰多黏腻咯吐不爽，大便一周未通，小便短赤，曾用抗生素等治疗无效。过去无类似发作史，亦无异物外伤史。查体：颈项肿胀散漫及于颌颐，且有结块微红，按之觉痛，咽黏膜及悬雍垂无充血肿胀，脉右弦滑，左软弱。证属风痰结滞为患之锁喉痈，治拟疏风化痰，通幽托毒。处方：荆芥、防风、皂角刺各 4.5 克，牛蒡子、炙僵蚕、京赤芍、象贝母、生瓜蒌皮、瓜蒌仁、赤茯苓、杏仁、薏苡仁各 9 克，白桔梗、炙甲片各 3 克，生甘草 1.5 克，地枯萝 12 克。两日后在局麻下切开引流，流出较多黏稠脓液。上方去皂角刺、炙甲片。加金银花、连翘、枇杷叶（包）各 9 克。服用 1 剂。

二诊：患者肿痛减退，感觉精神疲乏，大便干结，疮口清洁，右侧咽黏膜有白腐，舌苔干糙，脉象软弱，此为锁喉痈经切开脓泄颇多，正气衰弱，痰热尚未全化，再以清化排毒。处方：生甘草 2.4 克，白桔梗 3 克，大白芍、京玄参、天花粉、象贝母、金银花、瓜蒌皮、瓜蒌仁、地枯萝各 9 克，5 剂。

三诊：脓泄已清，疮口将近愈合，唯面色白，晨起面目浮肿，暮则两足跗肿，且咽干声音不扬，脉象右细左弱重按不应指。证属脾失健运，肾气不足，肺金乏清肃之权，拟悦脾益肺培本养营为法。处方：焦白术 6 克，大白芍、扁豆衣、熟女贞、北沙参、京玄参、肥玉竹、怀山药各 9 克，紫丹参 4.5 克，黑料豆、冬瓜皮各 12 克。8 剂后，面浮退，咽干瘥，两足浮肿依然，脉右手按之有力，左手亦能应指，乃气血两亏，水浊下注，脾肾气衰之故，再予扶正悦脾养营益气为法。二诊：方去玄参、玉竹、黑料豆，加茯苓 12 克，生薏苡仁、熟薏苡仁各 9 克，生黄芪 4.5 克，杜赤豆 15 克。11 剂后，痊愈出院。

6. 托毒排脓消肿法　适用于耳鼻咽喉部疮疡之酿脓已熟阶段，或脓肿已溃而排脓不畅的患者。常用药物有土贝母、芙蓉花、白桔梗、天花粉、皂角刺、山甲片等。

案例：张姓，50 岁，男性，多发性疖肿伴鼻疔患者。

初诊：两鼻烧灼样疼痛，有稀脓性分泌物，极臭，表面结有痂皮，继则延及面、目及颈前，项后亦有疖肿，已一月余，曾用多种方法治疗不愈。查体：鼻前庭红肿隆起，人中穴偏右有疖肿，颈后正中部红肿，疖肿已化脓溃烂，创口细小，脓流不畅，苔薄，脉滑。证属热毒内蕴不清，治拟清化解毒。处方：赤芍、粉丹皮、金银花、天花粉、象贝母各 9 克，绿豆衣、蒲公英各 12 克，生甘草 2.4 克。7 剂。外用药线引流，加提脓丹掺疮面。

二诊：鼻、口疖肿已退，颈后溃疡处脓泄未清，四周根软，苔薄净，脉滑。再予初诊方加芙蓉花、黄芩、地骨皮各 9 克，继服 12 剂，外用药同前。经治疗后鼻、口部肿胀全退，但自觉尚有热痛，颈后溃烂处也已愈合，为防患未然，再予清化以资巩固。上方去芙蓉花、地骨皮，改蒲公英、金银花各 9 克，加绿豆衣 12 克，7 剂。外用青灵软膏敷于患处。鼻疔、多发性疖肿消退而痊愈。一年后门诊随访，旧病无复发。

（二）外治三法

治疗耳鼻咽喉部疮疡的外治法种类很多，张老常用的有三种：喷吹咽喉法、漱口药、围敷法。

1. 喷吹咽喉法　张老认为，当药被吹入咽喉，直达病所时，引起咳呛呕吐，患者若觉清凉，其痛必缓；觉气辣，其脓将溃。喷吹法能起到化痰止痛，清热解毒退肿，去腐利咽的作用。常用中成药有珠黄青吹口散、喉科牛黄散、上品冰硼散（此3种药物为张氏家传喉科外用吹药）、青黛散、锡类散等。

2. 漱口药　适用于一切咽喉肿痛，痰堵黏腻，汤水难下，项下漫肿，痰涌气急的咽喉病症。常用家传明达氏漱口液，具有解毒消肿，化痰利咽的作用。

3. 围敷法　具有制止蔓延和缩小疮疡之作用。张老非常重视本法，认为此法可使轻者立即消散，对毒已深聚不散者亦可使疮形缩小而顶高，有促使提前脓溃的功效。常用的药物有：玉露膏、青灵油膏、提脓丹（后两种药物为张氏家传外科外用药）。玉露膏是将芙蓉叶晒干研细，用蜂蜜或黄凡士林调成青褐色软膏，用时涂于纱布上，敷贴患处。本品有清热排脓，消肿止痛的作用。药理证明对金黄色葡萄球菌有抑制作用。青灵油膏，凡一切外发疮疡，已溃烂腐化，将此膏药涂于纱布上，罨满疮口，能吸收脓水，防腐消炎。患者不适用其他膏药时，可用本软膏，效果良好。提脓丹的功能是提脓拔毒。

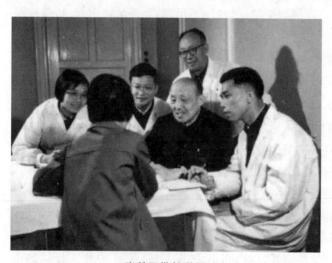

张赞臣带教学员

张老的内治六法和外治三法，在临床上视症情需要灵活掌握，既可单用也可几法联用。张老以凉血散瘀、化痰消肿排脓之象贝母、炙僵蚕、白桔梗、天花粉、连翘壳、芙蓉花、紫花地丁，配合清热解毒药绿豆衣、金银花、焦山栀、板蓝根、杭菊花等，对疮疡"未溃者有消肿作用，已溃脓出不畅者有排脓作用"。张老还指出：皂角刺、穿山甲片等走窜很快，透脓极易，不宜早用，否则蒸脓过早，痈毒不能全散，值得注意。

六、养生有道，顺乎自然

张老幼时脾胃虚弱，形体羸瘦，常有河鱼之疾（腹泻）。年过八旬时虽自叹体质大不如年轻时，但精神状态甚佳。令他欣慰的是，不仅能生活自理，还能坚持医务，从事写作，参加社会活动，为祖国的"四化"建设贡献余力。张老总结自己的养生经验是："崇尚人本于天，天本于道，道本自然，顺乎自然，即是最上乘的养生之道。"

张老的养生观，即"顺个性而生活，随爱恶而取舍，不逆乎自然，毋戕乎自身"，若违拗自己的习惯和自然，勉强自己的意志，便是对自己的虐待！他既不赞同那些极端的养生戒律，也不赞同放纵任性，暴饮暴食，嗜酒无度，彻夜不眠，忧思不节，以及怠惰成性，疲沓拖拉的作为。张老顺应自然，怡然自得，数十年如一日，故到晚年仍能做到老骥伏枥，耕耘不息，"春蚕到死丝方尽"，去世前不久还为患者看病。

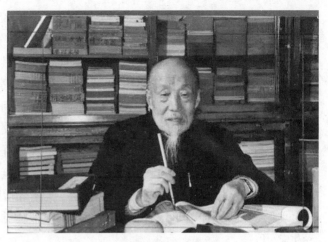

张赞臣晚年照片

生命在于运动。户枢不蠹，体勤常动。运动固然可强健体质，但具体方法必须根据各人的身体状况来选择。华佗总结五禽戏功效规律时说："动摇则谷气得消，血脉流通，病不得生""但不当使极耳"。这也是张老一生主张并行之有效的养生之道。张老平时不参加体育运动，连太极拳、广播体操也不会。但他生性勤勉，十分重视日常的体力活动。在求学时期，他从住家到上海中医专门学校校址南市石皮弄，或到上海神州中医大学校址闸北天通庵路荣庆里，清晨赴校，放学晚归，都坚持步行；毕业开业后，凡一应外用药物无不亲自配制；编辑《医界春秋》期刊十一年间，从联系印刷、发行邮寄，无不亲力亲为；即使到晚年，探访老友，外出购物，他仍以手杖一根，安步当车；至于日常生活，招待来客等事，也尽力亲手照料。他认为，正常的活动，对于肢节的活利、心肺的调节以及一身气血的周流都极为有利。

张老数十年来持之以恒的健身方法为"叩齿、揉眼、擦面、摩腹"。叩齿利于固齿，并能增加津液以养胃，每天清晨叩齿三四十次；阅读时间久了，就用双手轻揉眼部，再闭目养神，此法"能令人目明"。故张老年逾八旬仍拥有一副健全的牙齿，阅读可不用眼镜。每天早晚各作两次擦面，先擦热双手，然后轮流摩擦面部，顺着鼻翼、眼周、前额及耳旁作洗脸状数十次。浴面能使面部气血畅通而感到轻松。每晚睡下后，擦热双手，轻揉腹部，或转圈，或自胸部至下腹上下按摩数十次，利于肠胃蠕动，帮助消化。这些健身方法，运动强度不大，若能持之以恒，却是抗衰老、健身体的有效良方。

张老重视饮食调摄，"适量养身，爱食不倍"，是他饮食养生的观点。对于所谓"常使谷气少，则病少"等少食养生论，张老认为是不足为训的，饮食固然不宜过量，以免"饮食自倍，肠胃乃伤"。但亦不必非节食耐饥不可，过于少食非但不能达到养生目的，还会导致营养不足，中气不足，气血两亏，本元既虚，则御邪无力，易催发疾病，欲图养生，则适得其反。他认为吃得好并不是养生，过之反而有害，要适合自身的特点。对进食量的控制，不要过饱，也不忍饥，以饱为度，既饱即止。饮食过量，过于油腻，对老人不宜，要善于自己控制，不能恣意贪食。

张老提倡"药补不如食补"，老年人以淡食为主。张老认为酱油含色素，多食过咸，咽部易生黏腻、热辣、堵塞感，故不宜多吃。在荤素搭配方面主张"多茹菜，少食肉"。张老并不避忌荤腥，不排斥肉食，选择的标准是顺乎自己的口味，即适量进食荤腥如鸡、鸭、鱼、肉之类。他的进食习惯,早餐吃些营养价值较高的流质、半流质和甜食;中餐则荤素菜肴兼收并蓄;晚餐习惯吃些稀粥,佐菜多选清净爽口之品。张老认为冷饮暑天吃时舒服,过食则使气血受阻,热遏在内,是致病之肇端。起居对于养生有密切关系,张老主张"起居有常,颐养有乐""日出而作,日入而息"。张老早晨起床比较早,无论酷暑严寒基本上都是"黎明即起"。习惯成自然,无论夜晚何时睡眠,翌日清晨都能届时觉醒。"冬夏皆宜以日出而起,于夏尤宜,天气清旭之气,最为爽神,失之甚为可惜。"对此,张老深有体验。过去由于工作需要,往往需要夜晚写作,或阅览有关文件资料,或接待访问者,很难做到固定时间睡眠或及早睡眠。但是张老也有自己的原则,即以疲为度,有迟有早,不拘规限。张老颇赞同《养生庸言》所述老僧修道养生故事:"昔有一人,参见禅师,问修道之要。禅师曰,老僧只饥来吃饭,倦来睡觉而已。"此亦即张老"顺乎自然"的养生之道。

张老主张顺应自然,毋伐天和。张老对衣着随气候变化而增减较为重视。其要者是"适寒温""当加即加,不以薄寒而稍耐;当减则减,也不以微温而稍忍"。特别是年过花甲以后,张老十分注意随时调节,在调节中做到"冬不极温,夏不极凉"。对于冬令进补膏方养生,张老认为膏方调养治本,因虚致病,因病致虚,均可用膏方调治。但要全面考虑,不能单纯用滋腻补药,须顾及脾胃,补中有泻。昔人有谓"五脏以补为补,六腑以通为补",故处理膏方尤应注意到这一点。膏方进补的形式不一定非要在冬令,一年四季,只要需要,无违天和,皆可滋养进补,同时起到"救偏却病"的功效,主要是便于慢性患者长期连续服用。

张老提倡老年养生可采取"三自":自说自话、自祝自寿、自得其乐。张老认为:"人生总要老,但心中要不服老;而不服也要服,既服又不服。"主张老年人不宜太兴奋、太激动,尤其在气候不正常时或饱食后,要当心突变。人的内心不能适应环境时容易发生疾病。回顾自己的养生心得,张老认为心理素质对养生至关重要:人生有缘。缘要结,怨要解。生活小康足矣,千万不要为"孔方兄"苦苦钻营。自己从不贪利,东搬西搬是非的事绝对不做;一生不敢偷懒。人虽已老,脑子不糊涂,患有多种疾病,都依靠自己积极调理,主要是思想单纯,心胸开阔,处惊不乱,处乱不惊,坦然对待。张老年轻时即有阅读的嗜好。回顾一生,引以自慰:"余生平无烟酒之嗜,不喜种花饲鸟,影剧(即看电影、看戏)亦很少涉猎,唯因喜爱读书,故有购书之癖。1949年前,生活条件并不宽裕,然必抽余暇,流连于旧书之肆,并以有限之零钱,购来喜爱之医籍;1949年后,生活有保障,便购书成趣。偶得佳本,辄深以为乐,携之归家,必通读为快。积数十年之久,故存书殊觉可观,可惜十年浩劫,散佚殆尽。'书山有路勤为径',唯勤学可补拙,恒学庶有所得。故余虽年已耄耋,仍学习不敢松懈。"张老晚年虽目力不济,且右手因中风痿废,不利握管,但仍坚持看书学习,不肯吃老本。张老说:"年纪老,思想不能老化。越到老,越知书本的意义深长。经典医书要多读,熟能生巧,老来再读,比初读时理解要深入得多。各种书都要看,相互参照,触类旁通。不懂的先读熟,重要的原文要背,熟而后能知。所谓书读百遍,其义自见,慢慢深入,逐步理解。"

七、以德立世，无私赤子

张老一生救治患者无数，可谓杏林广植，橘井流芬。张老在教育培养门人弟子方面，也德泽广被，遗爱永存。

张老十分重视医德修养，认为医德与医术两者缺一不可。医德是良好医术的前提和基础。医生应该做到：患者利益至上，事事处处设身处地为患者着想，千方百计祛除患者的病痛；对患者一视同仁，为患者尽心尽力，工作具有高度责任心；"医病先医医"，治病须先正己身。张老言传身教，身体力行，以身作则，感人至深。

1932 年"一·二八"和 1937 年"八一三"，沪上两次抗日战争期间，张老参与从事难民救济医疗工作，因奋力救死扶伤而多次获得嘉奖。20 世纪 30 年代开始，张老不仅先后被聘任为中国医学院、新中国医学院等院校的教授，而且自己也多次创办中医学校。他在主办《医界春秋》社期间创办中医药函授部，设普通科和专修科，并招收医学研究人员；为培养医学专门人才，还创办上海国医讲习所，举办伤寒、针灸、传染病等专题讲座。1937 年与余无言合作创办上海中医专科学校，任总务主任，负责该校总体规划并兼教授医学史和本草学。1941 年 11 月，成立上海复兴中医专科学校，任副校长，协理校务，兼教授外科。1950 年创立民办公助的上海市国医训练所，任教务长及所务委员。1949 年后，张老更是一心扑在医疗工作上，荣辱得失，无所计较。当人民政府号召发展中医事业时，张老虽已是沪上名医，拥有众多患者和丰厚收入，但立即响应号召，放弃私人开业，参加国家医疗机构工作，无怨无悔。

1956 年张老担任上海市卫生局中医处副处长期间，与程门雪、黄文东等人共同承担上海中医学院的创建工作，尽心竭力，全力以赴。并且为了照顾整个中医事业的大局，张老忍痛割爱，暂时放下毕生挚爱的中医临床业务。兼任全国血吸虫病委员会中医中药组副组长期间，带病奔赴疫区，组织和参加抢救、防治工作，因为劳累，以致支气管扩张咯血症复发，不得不返回上海，住进医院。当上海市成立中医文献馆时，他不仅积极参加建馆工作，还把多年珍藏的一批中医文物资料无偿献给国家。为了培养中医喉科的学术接班人，他甘为人梯，乐作红烛，恨不得把毕生所学毫无保留地传授给学生。

张老终生从医，是诲人不倦的良师。他常教诲后人和弟子，

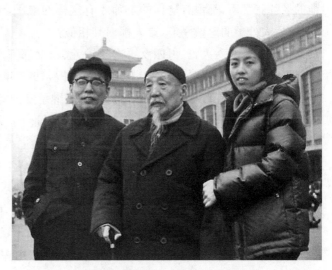

张赞臣和他的学生参加北京会议留影

干任何事,不要先想名利,必须先有事业心,踏踏实实地去干:"我被称为喉科名家,其实我不是什么名家!只是个杂家而已。以前先从事内科,复从事外科,后侧重于喉科。并非不想做内科,而是做内科的人太多,名家太多,而做外科的太少。当外科又热起来时,我也不想与之相争,又转向比较冷门的喉科。喉科做久了,做出了名,我便成了人们所称的'喉科泰斗'。如果我没有内科、外科的基础,我也做不好喉科,做好内科、外科才能做好喉科。其实干什么都不要去争名,名气不是争来的,只要踏踏实实去做,名气自然会来找到你。"张老又说:"千万不要哪里热门就到哪里去争,别人不做,而你踏踏实实地去做,你就能做出成绩,做出名气。"

张老的门人弟子主要有叶显纯、陈之才、郑昌雄、倪合也、张重华、张剑华等,其中陈之才、张重华先后被评为上海市名中医。

对不属于他带教的其他学生,他也都一视同仁,以身作则,热心传授,真诚相待。

叶显纯,自1948年师从张老学习中医,8年中深蒙老师教导,奠定中医扎实基础。在上海中医药大学中药学教研室任教时,多次被评为优秀教师,以后一直担任教研室主任,主编全国高校教材《中药学》,专著有《神农本草经临证发微》等数部。

陈之才,1962年秋经组织安排,正式拜张老为师,通过一年多的学习,继承了张老内科、外科、喉科方面的经验。1978年晋升为主任医师,先后任光华医院副院长、天山中医医院院长。她坚持临床,医疗业务精益求精,深受患者爱戴,被评为上海市首批名中医和全国先进工作者。这一切都归功于老师栽培有方,真所谓有其师必有其徒。

张重华,复旦大学附属眼耳鼻喉科医院耳鼻喉科教授、博士研究生导师、主任中医师。现任上海医科大学学位委员及高级职称评定委员会委员,1996年获上海市高尚医德奖,1997年获上海市十佳医师提名奖。1965年毕业于上海第一医学院医疗系,1970年起三次在上海中医学院学习中医。1990年正式拜张老为师,三年后出师,获中医主任医师资格,遂集中精力探索中医药治疗耳鼻咽喉科疑难杂症。熟识的人见到张重华就会联想到他的老师张赞臣,都说有这样的老师才有这样的弟子,无论脾气秉性,以及对事业的满腔热忱、为人处事的忠诚厚道,二人都何其相似?

张老有子女六人,二男四女。次子钟元、长女郁郁、次女剑华均业医。张钟元为骨科主任医师、教授。张郁郁毕业于上海中医学院,1977年调往天津中医学院,讲授《金匮要略》,获内经专家任应秋赏识,后从其建议,为继承发扬父亲的外科学术经验,改换专业,从事中医外科教学和临床工作。张剑华1971年毕业于上海第二医学院,分配至甘肃省临泽县人民医院从事内科、儿科临床,1983年根据中央七八(五十六)号文件解决老中医后继乏人问题而被调回上海,受命担任父亲张赞臣的喉科学术经验继承人,在曙光医院耳鼻喉科任职。人说大树底下好乘凉,可是父亲对她严格要求,一切必须从头开始,一边做住院医师,门诊、病房、急诊值班都不能少;一边作为继承人,除继续学习中医外,还要帮助父亲整理医案。长期经受中西医双重磨炼,吃苦受累最多,终究不负父亲的厚望和良苦用心,在传承父亲中医学术经验中发挥很大作用,获得中医主任医师资格,临床疗效卓著,深受患者欢迎,成长为出色的中医耳鼻喉科专家。

20世纪50年代末期,上海医务工作者抢救大面积烧伤的炼钢工人邱财康的事迹曾经轰动整个上海,乃至国内外。张老在当时的表现也令人感动。负责主持邱财康的中医药抢救和治疗工作,组织中医会诊,制订治疗方案,夜以继日地守候在患者身旁。此时适逢母亲朱智莲病重危笃。家乡电报频发。但患者需要中西医结合治疗,病情反复,中医治疗必须随时处于待命状态。权衡再三,紧急中他安排妥当后返乡,仅在母亲床前侍奉照顾了3天,便匆匆赶回上海,随即母亲病逝的噩耗从武进老家传来。世间他最亲的人去了,眼泪夺眶而出,感情难抑。最终仍因工作繁忙,未能为母扶柩。

晚年的张老,为重建南阳医圣祠,不顾年高,不顾病体,数次奔波于沪、豫两地,提供有关当年医圣祠的各种史料,参加重建方案的讨论;接待日本汉医泰斗矢数道明的访问并参加学术讨论。1985年他被聘任为河南南阳张仲景研究会名誉会长、张仲景医史文献馆名誉馆长。1992年张老向南阳医圣祠和张仲景医史文献馆无偿捐赠了大批珍贵医籍、文献资料和医药文物,包括珍贵的全套123期《医界春秋》杂志连同镂刻红木书箱,以及与自己日夜相伴应用了一辈子的红木写字台桌椅。不举行仪式,不加宣扬,仅希望为仲景医术的发扬光大添砖加瓦,可谓毫无利己之心。

张老早年外科临诊时习惯备用的止血药"金丝毛",即来自他在实践中独具慧眼的发现。金丝毛,乃药用植物金毛狗脊根茎附着表面的金黄色绒毛,一般处方均除去不用,药店加工时也将此毛刮下弃去。在一次处理外疡疮面急剧出血中应用此药,竟起到出乎意外的止血功效。在一次手术中患者突然疮口血出如注,仓促之间应用压迫法、冷罨法、止血药粉等止血,均无效。患者年逾五旬,生此大疡,如出血过多,必致体力不支。张老想到金丝毛能止创伤之血,无奈当时药囊未备,故急嘱患者家属至就近药店寻觅,觅得两许,当即按于出血之处。10分钟许,血溢旋止,盖覆固定。二三日后其毛脱落,毫无痕迹。经几周治疗,疮疡亦敛。自此以后,张老想到外科医生在处理疮疡时,常有出血的情况发生,大量出血往往见于外疡溃面红肿、瘀血郁滞,或成脓而尚未成熟时,过早开刀可致血涌如注,或疡生于较浅部位,误伤血脉血出时亦可直线般喷射,立即用金丝毛按之,每有疗效。以后每在临床遇到外伤或疮面出血之症均用此法,屡次奏效,遂把此法公诸同行,无私地奉献给社会。

张老一生以德立世,治病救人,对中医耳鼻喉科学的创立作出大量奠基性与再创性的工作,取得丰硕的成果;张老多年致力于办学育人,为完善中医学的学科建设和中医教育体系的形成,为培养中医耳鼻喉科的专门人才,作出重大的贡献。他以崇高的品德与辉煌的业绩高秀于杏林,德泽广被,遗爱永存,是一位令人景仰的中医大家。

·········· **主要著作和论文** ··········

1. 主要著作

［1］　张赞臣.中国诊断学纲要.上海:中国医药书局,1930.

［2］　张赞臣.方药考论类编.上海:医界春秋社,1930.

［3］ 张赞臣.咽喉病新镜.上海：中国医药书局，1931.

［4］ 张赞臣.中国历代医学史略.上海：中国医药书局，1936.

［5］ 张赞臣.本草概要•科学注解.上海：千顷堂书局，1953.

［6］ 余无言，张赞臣.传染病新论•湿温伤寒病篇.上海：千顷堂书局，1954.

［7］ 张赞臣，承淡盦.经穴治疗学.上海：千顷堂书局，1954.

［8］ 余无言，张赞臣.实用混合外科学总论.上海：中医书局，1954.

［9］ 余无言，张赞臣.传染病新论•斑疹伤寒病篇.上海：中医书局，1955.

［10］ 张赞臣.中医外科诊疗学.上海：上海卫生出版社，1956.

［11］ 秦伯未，张赞臣.常用丸散膏丹手册.上海：千顷堂书局，1956.

［12］ 叶显纯，张赞臣.常用方剂手册.上海：上海科学技术出版社，1959.

［13］ 张赞臣.诊治乳蛾的体会.山东省中医学会年会，1962(油印本).

［14］ 上海中医学院五官科教研组.临床中医耳鼻咽喉科学讲义(上中下附录四册).上海中医学院五官科教研组，1978(油印本).

［15］ 上海中医研究所.张赞臣临床经验选编.北京：人民卫生出版社，1981.

［16］ 张赞臣.中医外科书籍存佚考.北京：人民卫生出版社，1987.

［17］ 张赞臣.中医喉科集成.北京：人民卫生出版社，1995.

［18］ 张重华.张赞臣经验精粹.上海：上海医科大学出版社，1999.

［19］ 朱世增.张赞臣论五官科.上海：上海中医药大学出版社，2009.

2. 主要论文

［1］ 张赞臣.本草学的沿革.上海中医药杂志，1955，(6)：38 - 40.

［2］ 张赞臣，叶显纯.中医的咽喉科.中医杂志，1955，(8)：10 - 12.

［3］ 张赞臣.祖国药物的成就.上海中医药杂志，1955，(12)：12 - 14.

［4］ 秦伯未，张赞臣，徐福民，等.妊娠禁忌药的初步整理.上海中医药杂志，1956，(2)：27 - 36.

［5］ 张赞臣.祖国医学对血吸虫病方面的认识.中医杂志，1956，(8)：394 - 395.

［6］ 张赞臣.关于中医学说中"五行学"的存废问题.中医杂志，1957，(8)：406.

［7］ 张赞臣.张伯熙医案.中医杂志，1959，(2)：63 - 65.

［8］ 张赞臣.我对中医业务发展的几点体会.上海中医药杂志，1959，(10)：7 - 8.

［9］ 张赞臣.脑疽证治——(附病案 3 则).上海中医药杂志，1960，(5)：203 - 207.

［10］ 张赞臣.烧烫伤疗法.中医杂志，1961，(1)：32 - 33.

［11］ 张赞臣.张伯熙医案.上海中医药杂志，1962，(3)：31 - 32.

［12］ 张赞臣，王冶任.丹矾与枯矾的制法.上海中医药杂志，1962，(4)：28.

［13］ 张赞臣，尹胜泉.重舌症治验.上海中医药杂志，1962，(8)：36.

［14］ 张赞臣，李继孝，尹胜泉，等.中西医合作治疗扁桃体未分化癌(石蛾)一例.上海中医药杂志，1962，(11)：34 - 36.

［15］ 张赞臣，陈之才，尹胜泉.诊治乳蛾的体会.上海中医药杂志，1963，(4)：18 - 22.

［16］ 张赞臣，金明弼.谈白蜡柿饼煎治久痢脱肛.上海中医药杂志，1963，(9)：26.

［17］ 张赞臣，陈之才.药话一则.上海中医药杂志，1964，(2)：29.

［18］ 张赞臣，陈之才.药话一则.上海中医药杂志，1964，(3)：3.

［19］ 张赞臣.肝郁胃痛昏厥治验案.江苏中医，1964，(4)：28 - 29.

［20］ 张赞臣，陈之才，尹胜泉.治愈瘰疬久溃不敛一例.中医杂志，1964，(4)：17 - 18.

［21］ 张赞臣，陈之才.喉痈的辨证施治.中医杂志，1964，(9)：10 - 13.

［22］ 张赞臣，孙式庵，叶显纯.谢利恒先生的医学经验简介.上海中医药杂志，1964，(10)：16 - 19.

［23］ 张赞臣，陈之才，尹胜泉.气瘿与腹块治案 1 则.上海中医药杂志，1966，(2)：14 - 15.

［24］ 张赞臣.学问专研自勉不息.山东中医学院学报，1983，(1)：1 - 6.

[25] 张赞臣.鼻衄证治经验.江苏中医杂志,1984,(1):12-14.

[26] 张赞臣.咽喉部溃疡诊治经验.中医杂志,1984,(6):11-12.

[27] 张赞臣,张重华,张剑华.鼻渊诊治经验.中医杂志,1984,(11):13-14.

[28] 张赞臣.中医喉科发展的现状.中国医药学报,1988,(1):56-57.

[29] 张赞臣.尿毒症的中医治疗.天津中医学院学报,1991,(1):2-6.

[30] 张赞臣.鼻喉部乳头状瘤手术后的中医治疗.中医杂志,1991,(8):18-19.

[31] 张郁郁,尹胜泉,金明弼.张赞臣先生医案一则.中医杂志,1962,(12):20.

[32] 李继孝,尹惠珠,王惠君.介绍张赞臣医师治疗急性咽部炎症的经验.中医杂志,1963,(8):9-11.

[33] 叶显纯.老中医张赞臣诊治"脑疽"的经验.浙江中医学院学报,1978,(1):38-40.

[34] 叶显纯.老中医张赞臣诊治"脑疽"的经验(续完).浙江中医学院学报,1978,(2):39-43.

[35] 郑昌雄.著名老中医张赞臣在五官科临床运用养阴法的经验.上海中医药杂志,1979,(5):17-20.

[36] 郑昌雄.张赞臣老中医治疗鼻衄五法.福建医药杂志,1980,(5):58-60.

[37] 倪合也,张剑华.张赞臣教授治疗鼻衄的经验.浙江中医学院学报,1981,(2):26-28.

[38] 倪合也.张赞臣教授治疗"耳源性眩晕症"的经验.上海中医药杂志,1981,(7):7-9.

[39] 郑昌雄,张剑华,陈亚南.著名老中医张赞臣运用养阴利咽汤治疗阴虚喉痹的经验.上海中医药杂志,1982,(5):18-19.

[40] 倪合也,张剑华.通下法在耳鼻咽喉病诊疗中的应用——名老中医张赞臣教授医疗经验简介.广西中医药,1982,(4):1-4.

[41] 郑昌雄,张剑华.外治法在喉科临床应用中的体会——名老中医张赞臣治疗经验.福建中医药,1983,(4):8-11.

[42] 倪合也,张剑华.著名老中医张赞臣诊治耳鼻咽喉部疮疡的经验.上海中医药杂志,1983,(7):3-5.

[43] 于在红.张赞臣教授在喉科外治中应用化痰法一得.辽宁中医杂志,1984,(2):4-5.

[44] 倪合也,张剑华.著名老中医张赞臣从风论治耳鼻咽喉科疾患的经验.上海中医药杂志,1984,(10):6-8.

[45] 郑昌雄,张剑华.张赞臣.中国医药学报,1987,(3):55-56.

[46] 张剑华,张重华.张赞臣治耳聋.上海中医药杂志,1988,(10):6-7.

[47] 楼绍来.悉通内外各科方能学好喉科——访中医喉科专家张赞臣教授.上海中医药杂志,1988,(11):38-39.

[48] 张郁郁.张赞臣老中医谈中医临床用药.天津中医学院学报,1992,(4):23-27.

[49] 张重华,张剑华.张赞臣治"老年鼻鼽"经验.铁道医学,1993,(1):12.

[50] 张剑华,张重华.张赞臣教授治疗咽喉急性感染经验.山东中医学院学报,1994,(1):41-42.

[51] 赵尚华.红烛燃尽光芒永存——深切怀念张赞臣教授.山西中医,1998,(6):46-48.

[52] 黄素英,张利.启承研求励精创新——记中医学家张赞臣.中医文献杂志,2009,(2):47-50.

（楼绍来执笔）

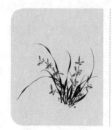

"金三针"饮誉沪上　为事业拼搏一生

——记针灸名家金舒白

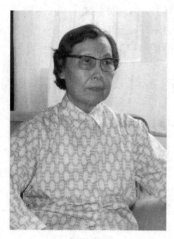

金舒白照

金舒白(1911～1991),原名湘君,上海市川沙县人,研究员。自幼从父习医,专攻针灸,16岁起即在家乡行医。1952年参加上海市卫生局直属中医门诊部工作,其后又在上海市第十一人民医院、上海市针灸研究所、上海市针灸经络研究所从事临床、科学研究和教学工作。曾任卫生部针灸针麻专题委员会委员、上海市针灸学会第二届副主任委员、上海中医学院专家委员会委员和上海市精神医学会委员,上海市针灸经络研究所研究员,硕士及博士研究生导师等职务。

金老继承家学,有一套独特的治疗精神病的方法。又善治甲状腺疾病,她所指导的课题"甲亢症的针刺疗效与机制研究"获1987年全国中医药重大科研成果乙级奖。"针刺治疗内分泌性突眼疾的临床研究"获1987年上海市卫生局二等奖。

金老是较早参加针刺麻醉研究工作者之一,主张根据不同手术步骤,采取不同操作方法,并提出"聚精会神,目视刀向,刀落针重,刀起针轻,环环紧扣"的二十字诀。1989年,由上海市卫生局授予"针麻研究工作荣誉证书",并著有《针灸治疗精神病》一书。

金老具有丰富的临床经验,精深的学术造诣,高尚的医疗道德,严谨的治学作风,素为人们所称颂。

一、探索针刺麻醉的方法

金老是早期参加针刺麻醉(简称针麻)工作的针灸医师之一,对针麻研究有重大贡献。首先,她认为对患者要按照中医理论进行辨证分型,这是针麻成功的关键之一,要辨患者的皮肉筋骨体质类型与五行属性;要辨患者的性格勇怯、思想情绪;要辨患者的证型类别、阴阳虚实。

在手术前要根据上述类型对患者作好思想工作,使勇敢轻诺者重视困难,认真对待;

使懦怯犹豫者理解针麻,树立信心。要根据患者的阴阳虚实,采用针灸和中药治疗,使患者的病理证型得到转化,更好地适应针麻的需要。还要训练患者作均匀柔缓的腹式呼吸,使患者在手术时能通过调息转入安静欲寐状态,以提高针麻效果,克服手术中某些难关。

针麻的取穴,金老认为应根据循经取穴的原则选用相应穴位,她一般选用四肢部远端穴,以输、原、络、郄穴为主,并认为"得气"感应强的穴位效果更好。此外还可选用阿是穴和经验穴。金老常选用手足同名经穴作互相配合呼应。金老又认为,明确穴位分组有重大意义。

针麻的基本手法是提插捻转相结合,采用轻重、深浅、徐疾等不同操作。操作时上下肢左右侧穴位上的手法必须协调一致,同步捻转,互相配合。手法的关键是要掌握刺激量的大小和维持"得气"状态。为此,要根据患者的阴阳虚实、皮肉筋骨、体质情况和五行属性的不同,因人而异,运用轻重缓急不同的刺激方法。

此外,还要根据手术的不同步骤,采用不同的操作,使手法有条不紊地适度调节,使各穴位之间能有分有合,相辅相成。手法操作要比手术操作先行一步,以免"临渴掘井"措手不及,因此必须熟悉外科手术不同的操作步骤。在手术中,针麻术者必须聚精会神,目视刀向,刀落针重,刀起针轻,环环紧扣,急则治其标,缓则治其本,灵活机动,相应行事,不能墨守成规,一成不变,这样才能产生良好的镇痛效果。

金老先后参加了针刺麻醉下的肺、胃、心等手术,兹介绍如下。

（一）针刺经络穴位麻醉应用于胸腔手术的研究

金老、党波平、陈德尊等医生,和上海市第一结核病院合作,从 1961～1965 年应用针麻进行胸部手术 186 例。麻醉时针刺四肢肘膝以下穴位 20～26 对,采用提插结合捻转的导气手法,不用或加用少量辅助药物;通过反复实践,效果不断提高。186 例中成功者 177 例,占 95.5％;失败者 9 例,均出现于第 64 例以前;有 40 例未用任何辅助药物。

1. 研究方法

（1）经络穴位和手法:根据手术部位决定经络,根据手术要求选用穴位。后外侧开胸切口属手足太阳、少阳、厥阴等经分布;放置前胸引流管处经脉分布比较复杂,以手足阳明为主;控制纵膈扑动选用手足厥阴经;止咳选用手足太阴经。穴位选用肘膝以下的输、原、络、郄等,分为六组,各组分主穴和辅助穴位(表 1)。根据不同手术步骤的要求,分别使用各组穴位(表 2)。

表 1 穴位分组

分组目的	腧穴分组	经　　络	上肢腧穴		下肢腧穴	
			主穴	辅穴	主穴	辅穴
椎旁区止痛	甲组	手足太阳经	后溪	腕骨 外灵道	束骨	昆仑
肩胛下区止痛	乙组	手足少阳经	外关	支沟 会宗	阳辅	丘墟

分组目的	腧穴分组	经　络	上肢腧穴		下肢腧穴	
			主穴	辅　穴	主穴	辅穴
腋下区止痛	丙组	手足厥阴经、手少阴经、足太阴经、足阳明经	内关	郄门、通里	太白	太冲 丰隆
前胸区止痛	丁组	手足阳明经、手太阴经、手厥阴经	合谷	太渊、大陵	陷谷	丰隆
控制纵膈扑动	戊组	手足厥阴经、足少阴经	郄门		太溪	太冲
止咳	已组	手足太阴经、足阳明经	鱼际	太渊	太白	丰隆

表 2　分组穴位使用情况

序　号	手术步骤	穴　位　分　组
1	切开皮肤	甲、乙、丙组
2	切开肌肉	甲、乙、丙组
3	提肩胛	甲、乙组主穴
4	骨衣内截除肋骨	乙、丙组主穴
5	开胸	戊组
6	撑开胸腔	戊组，甲组主穴
7	分离粘连	戊组
8	探查病灶	已组
9	处理肺门血管	戊组
10	处理支气管	已组
11	分离叶间裂	已组
12	缝盖支气管残端	已组
13	胸壁止血	根据出血部位运用甲、乙、丙组主穴
14	置下胸引流管	乙组主穴
15	合拢胸腔	乙组
16	缝合胸壁	甲、乙、丙组
17	缝合肌肉	甲、乙、丙组
18	缝合皮肤	甲、乙、丙组
19	置上胸引流管	丁组

　　手法以提插为主，结合捻转，在上下肢两对穴位上同时协调运针。根据手术不同要求、患者体质和得气感应等情况，掌握手法的轻重缓急。

（2）术前准备：术前向患者说明针麻手术情况，试针，测痛，以取得患者合作。

（3）麻醉方法

1）术前诱导：患者取侧卧位，手足搁置在特制的支架上。按骨度法准确点穴，以1.5寸30号或2寸28号不锈钢毫针依次下针，每针务求得气，针深一般1.2～1.6寸然后用提插为主结合捻转的轻度手法，每穴运针1分钟，依次轮流共2遍，作为普遍诱导；再以中等度手法，对甲、乙、丙三组穴位作重点诱导，全部诱导时间约需50～60分钟。上肢由两人同时掌握一对穴位，下肢由一人双手掌握一对穴位。

2）配合手术运针：每一手术步骤开始前就对有关穴位运针。在强烈手术刺激（例如剥骨衣）时，对重点穴加强手法。整个手术过程中应轮番不间断地运针，并保持得气，不使局部有疼痛或电击样感觉，防止穴位出血。

（4）辅助药物和其他措施：术中患者如有疼痛或呛咳，可用少量奴佛卡（普鲁卡因）因局部浸润或肺门封闭。开胸后用氧帐结合面罩给氧。

（5）研究条件：采取十固定制度，即人员五定、方法五定。采用节拍器作为手法快慢的参考。

（6）研究对象：实际应用针麻手术者共186例。其中男性165例，女性21例；年龄最小17岁；最大55岁；体力劳动者105例，脑力劳动者81例。疾病种类以肺结核空洞及结核球为主。

2. 研究结果

（1）止痛效果：在186例中止痛成功者182例，占97.8%；失败者4例，占2.2%。

（2）麻醉手术时的生理变化

1）控制纵膈扑动：实际分析173例，其中成功者168例，占97.1%，失败者5例，占2.9%。

2）呼吸和循环的变化：在整个手术过程中，呼吸脉搏和血压曲线均稍有增高现象，一般尚平稳，偶尔因咳嗽或其他原因呼吸短时间上升，亦随即恢复原来水平。

呼吸频率：与局部浸润麻醉近似。

脉搏：与其他麻醉相比，针麻组升高较显著。

血压：与其他麻醉相比，针麻患者的收缩压有明显升高，脉压也较匐行麻醉为大。

心电图：有窦性心动过速。

呼吸效率：开胸时呼吸效率并未明显减低，亦即开放性气胸和纵膈扑动所可能引起的呼吸扰乱并不明显。

（3）精神、神经系统方面

1）精神情况：针麻过程中患者神志始终清醒安静，可以正确反映自觉情况，并能适当配合手术进行，如口令式呼吸。

2）脑电图：5例于针麻诱导时与手术刚开始时描记术侧顶叶～枕叶脑电图变化，发现是属正常清醒的脑电图形，诱导时偶有a波减弱，在手术开始时则多数有a波减弱现象。

3) 各种感觉：针麻患者除痛觉于针麻诱导后有显著减退外,触觉、味觉、温觉、二点辨别觉等,则无变化,但检查患者不多,尚待肯定。

(4) 术后观察

1) 呕吐、腹胀：64 例针麻患者术后观察结果,6 例有呕吐,其中 5 例发生于应用杜冷丁后;10 例有腹胀。可见针麻手术后呕吐是少见的,腹胀可能与手术有关。

2) 局部反应：针麻手术需进行较长时期的针刺,对局部是否有一定影响? 以往曾有部分患者术后针刺部位有轻度肿胀和麻木感,手多于足,术侧较重,一般在 2 周内消退。采取较轻手法后,肿胀和麻木即显著改善,麻醉效果并未受影响。

除上述情况外,无其他麻醉意外和麻醉死亡。

(5) 穴位手法、诱导时间与针麻效果的关系

1) 穴位手法：研究时期,穴位、手法变化多,单纯强调重手法,开胸后即停止运针,未与手术配合,麻醉效果不稳定;研究中期,穴位精简,有分组但不够明确,手法偏重,以提插为主,结合捻转,开胸后持续运针,同时配合手术,但不够密切,麻醉效果趋向稳定;研究近期,穴位分组明确,密切配合 19 个手术步骤的要求,分别使用主、辅穴位和相互协调的轻重缓急手法,效果显著上升。

2) 诱导时间：在 1~1.5 小时,止痛效果较好。半小时者,效果较差,超过 2 小时,止痛效果并不提高。目前看来,诱导时间以 1~1.5 小时者宜。

(二) 中西医结合辨证施治针麻次全胃切除术 30 例初步体会

金老、陈德尊等医生,和龙华医院医务工作者合作,从中西医结合辨证施治针麻次全胃切除手术的临床实践,分析影响针麻效果的因素,作为探索针麻原理的参考。

1. 中西医结合辨证

(1) 辨证分型：术前对患者用中西医结合的检查,进行辨证分型。用① 中医望闻问切四诊观察患者神态、脉象、舌苔等症状。② 呼吸和血管容积指标观察患者对痛刺激的反应。③ 病灶情况。将患者归结为 3 种类型(表 3)。

表 3　患者类型标准

类　型		1 类	2 类	3 类
四诊辨证	神态	镇定安静,沉着从容,对针麻有信心,术中能配合	介于 1 类和 3 类之间	紧张顾虑,兴奋急躁,对针麻无充分信心,术中配合不好
	舌脉	脉缓弱,舌质淡或淡红,苔薄	介于 1 类和 3 类之间	脉象细数或弦数,舌质红,苔腻
耐痛能力		钾离子测痛时,呼吸及手指容积较稳定	介于 1 类和 3 类之间	钾离子测痛时,呼吸及手指容积不稳定
病灶情况		较单纯,粘连少	一般	较复杂,粘连多

注：患者类型主要是根据中医四诊辨证、耐痛能力等情况进行评定的,但也参考病灶和患者的术中表现。

（2）术前准备

1）术前对患者说明手术大致过程及术中可能有的感觉。并指导患者做深匀柔缓的腹式呼吸，呼气时作全身放松（相当于气功中的放松功）。然后根据不同对象用不同的解释方法，使兴奋急躁的转化为沉着安静，犹豫顾虑的树立起信心。如呼吸、血管容积不稳定的患者，术前加用杜冷丁50毫克肌肉注射。

2）根据患者术前的病症，进行适当的针刺治疗。如有恶心呕吐的，轮刺内关、足三里、太冲等宁神疏中平肝，使患者安静；多汗刺复溜补虚止汗；便闭刺合谷、巨虚疏调阳明腑气。此外有时还酌量配合一些中草药，如半夏片、黄连片平胃清心；体质过于虚弱的用四君子汤健脾扶正等。一方面调整内脏功能，改善症状，一方面提高患者耐针耐痛能力，有助于防止术中"三关"的出现。

2. 辨证取穴和辨证施治

（1）辨证取穴

主穴：足三里、公孙、太冲。

以上三对主穴要根据手术不同步骤，相辅相成，有分有合地灵活运用，如诱导期每穴轮流捻转，切皮、切肌肉时先着重运用足三里、公孙扶正镇痛，打开腹腔前则改用公孙、太冲，松肌止呕。在内脏牵拉较长的时间内除用公孙、太冲以外，视手术止血平静的时候，以足三里参合扶正之法。到缝合时，主要以太冲止腹膜痛。缝肌肉缝皮肤仍用公孙、足三里扶正镇痛。

配穴：术中患者出汗多加复溜；气短加太溪、鱼际；胸闷、呕恶或心率过快，血压波动大则加内关、间使。

（2）辨证施治的手法操作：针麻操作时间长，要保持针下持久"得气""经气已至，慎守勿失"，需要运用挑大梁的手法操作，如感针下空松失气时，可以顺捻"催气"，针下过于紧涩时，可以调度针向，使针下感到松紧适度。且要辨别患者体型肥瘦、气血虚实，针刺分深浅、轻重、徐疾，因人而施，如对体瘦皮肉松薄、血清气滑的患者，针刺宜浅，手法宜轻，对体胖肌肉厚实、血浓气迟的患者，针刺宜深，手法宜重。胃切除患者大多皮肉松薄，属虚证或虚中挟实，故手法一般较轻或轻中结合。

再者，还要根据手术不同步骤而灵活运用：如诱导期徐徐提插捻转，切皮前1、2分钟转快，促使经气充沛，继而急转加紧，调动患者精气神到最饱满的程度，在一刀划开皮肤的转瞬几秒钟内，手法加快，转中度或加重，以加强镇痛作用。等到皮肤肌肉切开，止血时，手法又转慢，以保养经气。在打开腹腔探查前，防止患者一度难受，手法仅稍加快，不必加重。在漫长的结扎胃血管，分离粘连和处理十二指肠球部时，如牵拉较强，则手法稍快；止血或手术刺激较轻，则给予绵绵不断的维持量。在胃肠吻合时，可暂停捻转，"静以久留，停针待之。"到关腹缝合之前，再行操作，手法加快。但不宜过重，因经过数小时手术，患者未免疲劳，必须保持正气。

总的来说，手法要比手术操作先行一步，"不治已病治未病"，免得"临渴穿井"，措手不及。更重要的是，针麻医生要聚精会神，目视刀向，刀落针重，刀起针轻，环环扣紧，急则治其标,缓则治其本。要机动灵活,不能一成不变。

3. 结果分析

(1) 30 例胃切除针麻效果Ⅰ级和Ⅱ级 24 例,占 80%。Ⅲ级以下 6 例,占 20%。

(2) 患者类型和针麻效果的关系。

1) 患者类型好的,即功能状态属 1 类的,针麻效果也好,反之则差。

2) 通过术前准备工作,术中适当的取穴和手法等措施,可使 2 类或 3 类患者的效果提高到Ⅰ级或Ⅱ级。反之,如上述工作未做好,即使类型好的。效果也可下降。

(3) 针麻效果与手术操作的关系,手术操作稳、准、轻、快的针麻效果较好,反之则差。

(4) "得气"与针麻效果的关系,"得气"好的患者中,效果Ⅰ级的例数较多,但也有失败的,其原因可能是我们把针刺感应过于敏感的患者也作为"得气"好的一类缘故。

(三) 针刺麻醉下施行二尖瓣扩张分离术的初步小结

从 1966 年 1 月 17 日起至 2 月 17 日,金老、党波平等医生,和胸科医院的医务工作者合作,开展了针刺麻醉下的二尖瓣扩张分离术,共计 10 例,获得了比较满意的结果,小结如下。

1. 临床资料　全组 10 例中,男性 7 例,女性 3 例,年龄自 18~41 岁。9 例为风湿性二尖瓣狭窄症,1 例为二尖瓣术后再狭窄。术前心功能 2 级者 9 例,2~3 级者 1 例。3 例伴有心房颤动,1 侧伴有左心耳血栓,1 例瓣膜严重钙化。这 10 例中,9 例施行了左侧开胸经心室扩张的二尖瓣分离术,1 例施行了双侧开胸的二尖瓣扩张分离术。手术经过均较顺利,术后未见严重并发症。

2. 针刺方法

(1) 经络穴位的分区分组:根据手术的前外侧切口,采用穴位十五对,即手三阴经的原穴、络穴、郄穴,以及手阳明经合谷,手少阳经支沟穴;足三阴经的原穴和足阳明经陷谷、丰隆,足少阳经的阳辅穴。切口自胸骨左右平第五肋间起,过乳头下 1.5 寸,到腋下部,长 25 寸。经络穴位,分布为甲、乙、丙三个止痛区,以调节内脏功能,循经取穴为原则,结合实验有效穴相配成(表 4)。

甲区:胸骨旁止痛,主穴内关、公孙。

乙区:乳中线部止痛,主穴合谷、陷谷。

丙区:腋下部止痛,主穴支沟、阳辅。

(2) 针刺的程序

1) 普遍诱导:内关—公孙、合谷—陷谷、支沟—阳辅、支沟—阳陵泉、列缺—丰隆、郄门—太溪、大陵—太冲、神门—太溪、通里—公孙,共 4 遍。

2) 重点诱导:内关—公孙、合谷—陷谷、支沟—阳辅、支沟—阳陵泉、列缺—丰隆、郄门—太溪、大陵—太冲、神门—太溪,共 1 遍

10 例的全部诱导时间是 44~53 分钟,平均 45 分钟。

（3）测痛

甲区：胸骨旁线到锁骨中线区测内关、公孙；

乙区：锁骨中线到腋中线区测合谷、陷谷；

丙区：腋中线到腋后线测支沟、阳辅。

表 4　手术时穴位分组设计

手术步骤	部位及针刺作用	分区	主　穴	辅　穴
切皮、切肌	胸骨旁平第五肋间，乳头下 1.5 寸腋下部	甲	内关、公孙	大陵、太冲配合在先
		乙	合谷、陷谷	
		丙	支沟、阳辅	
切开胸膜、切开肋软骨	止痛，防心悸		合谷、郄门、陷谷、太溪	大陵、神门、太冲、公孙
分粘连、切开心包前	止痛，防心悸		内关、郄门、合谷、公孙、太溪、太冲	咳嗽加列缺、丰隆
心脏处理	控制心悸气急		内关、郄门、公孙、太溪	神门、通里、大陵、太冲
放下胸管			支沟、阳辅、合谷、太冲	
合拢关胸、缝肌、缝皮			甲、乙、丙三区灵活应用	

注：在第 4 例后，去太渊加阳陵泉，配合在诱导期。

（4）手法：下针达到得气感应，手法以捻转结合提插，分轻、中、重三种。

1）轻度：进针一般垂直，个别穴位如大陵、神门，向掌根斜刺，阳经穴针深 1.0～1.5 寸，阴经穴斜深 0.8～1.0 寸，捻转幅度 90°～180°，提插幅度 0.1～0.2 寸，速度 200 次/分；

2）中度：捻转幅度 180°～360°，提插幅度 0.3～0.5 寸，速度 240 次/分；

3）重度：捻转幅度 360°～720°，提插幅度 0.5～1.0 寸，速度 270 次/分。

心脏病患者容易紧张，一般采用轻—中度手法，重度手法很少运用。

3. 观察结果　成功 9 例，基本成功 1 例，全组无失败。

4. 体会

（1）针刺配方及方法：前外侧切口，止痛区要求由胸骨旁沿第五肋间到腋后缝，穴位选择以循经取穴为原则，结合实际有效穴位，达到止痛，调节内脏功能的效果。胸骨旁止痛主穴为内关、公孙；乳中线区止痛主穴为合谷、陷谷；腋下部止痛主穴为支沟、阳辅。开胸后除了止痛还要防止胸闷、气急和纵膈搏动，适当解躁除烦，加用郄门、太溪，控制心悸气急，内关解除胸闷，郄门减慢心跳，公孙扶助宗气，太溪调摄元气，故着重采用这 4 个穴位，相辅相减，稳定内脏功能。

（2）患者的体质、类型和病情：针刺麻醉的成败与患者的体质类型，思想情况以及病情有着密切关系。本组中 3 例体质肥胖，膈肌处于高位，开胸后胸闷较明显，易发生纵膈搏动；消瘦者 7 例，其中有胸膜粘连者 3 例，反应较好。此外，思想稳定，意志坚决的患者配合良好,故术前与患者充分说明针麻的优点和特点,消除患者对手术的恐惧也是成功的要素之一。另外,由于针刺麻醉的工作尚缺乏丰富经验,在选择患者时,以2级功能,瓣膜活动度良好,心尖第一音清脆亢进,心胸比率在60%以下,一般情况较好的患者为宜,至于心房颤动,并不成为针刺麻醉的禁忌。

（3）防止和减轻纵膈搏动的措施:开胸前加强各开胸穴位的捻转,有2～3分钟时间的针刺先行;开胸前即予面罩吸氧,并嘱患者作口令式的腹部呼吸;开胸时先于胸膜上作一细小切口,使肺脏在数分种内逐步萎陷;必要时得用面罩和纯氧略作呼吸辅助。

二、针灸临床经验总结

（一）擅治精神科疾病

金老经过长期探索,形成了一套独特的治疗精神病的方法:治疗狂证,取任脉上的鸠尾透巨阙、中脘、上脘(简称"胸三针"),或取水沟透龈交、间使透支沟。手法是提插加捻转,刺激量较重,尤其是水沟透龈交进针1.5寸以上,用重度提插法,直至患者泪出,以达镇静、清心、导痰之效。有时配用中药大承气汤或"生铁落饮"。对于癫证,取督脉上的风府、哑门、大椎、身柱等穴;或取印堂透面针心区,以及内关。用提插捻转手法,刺激量较轻,以求安神、疏郁、调阴之果。有时配用中药"甘麦大枣汤"合"温胆汤"。

金老认为,对于早期狂躁实证要不失时机,针刺泻阳,中药导下。如果错过这个时机,因循日久,阳邪入内,化为阴邪,又过服西医镇静药,以后反复发作,变成顽固性癫证,就难以下手了。长期过多服用西医镇静药会有不良反应,可导致痴呆症,故在针刺见效基础上,有计划地逐步减少西药量,乃至最小维持量,较为适宜。

金老认为,癫狂之证与心君关系最为密切,所以要选择与心经、心包经有关的穴位。还要根据临床见证,进行辨证施治,如对于心肝火旺配太冲;肾阴不足配太溪、三阴交;痰多配丰隆;青春型精神分裂症配蠡沟、间使、然谷、太冲;更年期忧郁症配三阴交、太冲;年老体弱配命门、关元;木僵型精神分裂症取风府、大椎、身柱、筋缩、长强,以及四神聪、后溪、申脉、照海;单纯少语痴呆症取哑门、风府、四神聪透百会,以及通里、大钟;对于慢性患者或治疗巩固期患者,则根据脏腑虚实,选用背俞穴以及魄户、神堂、譩譆、魂门、志室等。

另外金老还常常根据原络配穴的原则,取用合适的穴位,如喜伤心,取大陵、外关;怒伤肝,取太冲、光明;思伤脾,取太白、丰隆;悲伤肺,取太渊、偏历;恐伤肾,取太溪、飞扬。金老又常常依照子母补泻的原则进行选穴,如心不足,补少冲、大敦;心有余,泻大陵、太白;肝不足,补曲泉、阴谷;肝有余,泻行间、少府等。

金老又主张对精神患者采用心理疗法,根据《内经》中"五志相胜"的论述和朱丹溪的"活套疗法",进行情志的生克制化,从而治疗五志过度导致的精神病。

案例:患者男,25岁。1974年10月13日初诊。患者原有胃溃疡史,并发上呼吸道感染,发高热8天,当地医院注射青霉素治疗,数日后,见人打架受惊,引发精神失常。当地精神病院给服氯丙嗪,病症未见平静,由单位陪同来沪。初诊时神志紊乱,日夜不寐,检查不合作，骂人损物，乱说乱跑，口渴喜饮，大便半月未行。舌质红绛，苔花剥，脉形滑大弦数。此为肺分温毒未清，清肃失司，阳明传导不宣，热结聚痰，神不守合。西医诊断为躁狂性精神病，中医诊断为"狂证"。治以清镇导痰（治疗期间，未服西药）。取水沟透龈交、间使透支沟、合谷、丰隆。服中药，处方：生铁落、生石膏、带心翘、苦杏仁、瓜蒌仁、炮远志、石菖蒲、黄芩、生甘草、芦根。本患者因有胃溃疡史，避用承气攻下，而用生铁落饮加芦根、杏仁等，同样达到通便作用，共计 5 次痊愈，半月后恢复工作。

（二）巧治甲状腺疾患

为治疗甲状腺疾病，金老创设了三个奇穴：单纯性甲状腺肿，取"气瘿穴"；甲亢性肿块，取"平瘿穴"（或与"气瘿"交替使用）；甲亢性突眼，取"上天柱"。

所谓"气瘿穴"，是以水突穴为中心，根据肿块大小，定位稍有出入。针刺时针体稍向下，自肿块边缘斜插入腺体中，稍加提插。对于颈前双侧弥漫性肿大者，取左右气瘿穴，用双针旁刺法；对于单侧肿块较大者，取患侧该穴，用三针"齐刺法"；对于单侧肿块较小者，取患侧该穴，用单针"合谷刺法"。

所谓"平瘿穴"，在后项部第四、五颈椎间旁开 7 分处。进针时双侧针体稍向内斜，刺入 7 分许，作徐入徐出的"导气法"，要求针感渐渐环颈循行到喉结部。

所谓"上天柱"，在天柱穴上 5 分处，按之有酸胀，刺之有感应。进针时针体稍稍内斜，刺入 1.3 寸以上，作短短提插，要求感应达到眼区。另外取风池穴，进针 1.3 寸作"导气法"操作，要求感应达到太阳穴处。

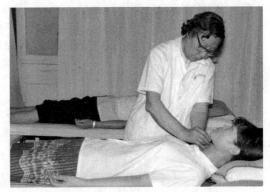

金舒白为甲亢患者针刺

除了上述三穴，金老还根据临床兼症进行辨证施治，在四肢肘膝以下取一二有关穴作配合治疗。金老认为如果单纯取远道穴来治疗甲亢，尽管治疗以后颈部肿块无明显缩小，但基础代谢会有所改善，所以配用远道循经穴位，可以提高疗效。

案例 1：患者女，自觉病程半年多。根据症状、基础代谢检查，外院诊断为甲亢。给服甲巯咪唑控制，但症状不减。

查体：舌红苔薄，脉弦细带数。颈动脉搏动增强，心音亢进，心尖区听到Ⅱ～Ⅲ级收缩期吹风样杂音，心电图报告为右心室肥大。血压 130/96 毫米汞柱。华康氏反应（一），肝功能未见异常，血浆蛋白结合碘8.25％，基础代谢＋45％，放射性 131 吸碘试验 24 小时为 52.3％，颈围 34 cm，颈右侧肿块 5 cm×4 cm，中等度坚硬，体重 51 千克。

取穴：平瘿穴为主，用导气法，气瘿穴适当调用，间使、内关、神门，均用捻转泻法，间日针刺。先试针 6 次后，患者颈部略感舒适，眠况好转，心悸渐平，唯耳鸣如前。7～8 诊治疗方法同前，主诉耳鸣减退，颈部肿块渐平软，但盗汗未止。从 9 诊起，去风池，加复溜，

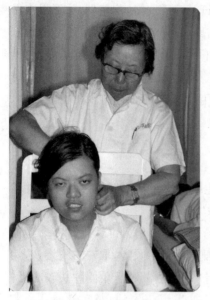

金舒白针刺治疗突眼症

施用捻转补法，以益阴止汗，盗汗渐止。15～19诊时，上述症状稍有起伏，但经来量多，足背浮肿，于是取平瘿穴，用导气法，泻神门，补足三里、三阴交，用捻转补泻法，诸症渐渐稳定，体重增加为55千克。20～28诊作为巩固治疗，取穴同上。试行少量工作到恢复全日工作。5个月后随访复查，诸恙平静。血浆蛋白结合碘为5%，基础代谢为+7.5%。

案例2：患者女，30岁。发病2年，原有颈肿、心悸、手颤、突眼等症。基础代谢+76%，同位素131吸碘24小时70%以上，外院诊断为甲亢。服甲巯咪唑无效，进行甲状腺手术后，一般甲亢症状已经平静；而双眼继续发展为重度突出，眼球转动呆滞，巩膜呈露，眼睑闭合不严，前来针刺治疗。

取穴上天柱、风池，针感每次到眼区，间使、内关用平补平泻，间日针刺。10次后眼球转动稍灵，20次后突眼改善，30次后见到双眼皮浅纹，左眼显著好转，针治半年时双眼基本平复。

（三）阐发针刺手法的要领

金老认为，行针操作最重要的是要得气，若"经气已至"，则当"慎守勿失"。但是为了获得得气感应，每个患者所需要的刺激量是不同的。所以和针刺麻醉一样，针刺治病也要针对患者不同的体质类型，根据其阴阳虚实、皮肉筋骨之差异，采用不同的操作，施于不同的刺激量。一味追求过度刺激，使针感过分强烈，则患者难以忍受，这时得到的并非真气，反可引来邪气，造成贻害。所以运针时要随时询问患者针感情况，使患者获得最佳感应为宜。

对于新病、实证，刺激量一般宜大一些；对于旧病、慢性病、虚证，刺激量一般宜小一些。只要手法能适应患者的体质，补泻的意义就包含在其中了。如对于面瘫迁延数月而未得痊愈者，若在面部运用强刺激，则会导致面肌痉挛，甚至出现倒错现象。故对其宜采取保养的原则，应用轻刺激的方法。金老推崇"徐入徐出，谓之导气；补泻无形，谓之同精"的观点。她认为补泻无形，手法在心。即医者要集中意念，心中想象使患者达到某种感应，这样手上就会自然流露出来。要根据病者的身体强弱、病情轻重、面部表情，自然而然地采用与之相应的手法，而不要斤斤计较于几进几退为补，几进几退为泻，这样患者就能得到医者所希望的那种感受。

金老还说，提插与捻转不能决然分开，应当有机地结合，拇指向前捻转时当带有插入手法，拇指向后捻转时当带有提出手法，这样比较自然。金老认为"用药如用兵，在精而不在多；用针如用药，务求简而精。"她针刺取穴每次不过3～4穴，处方，用药每剂不过8～9味，她说这样才能击中要害，解决疾病的症结所在。针刺取穴过多，犹如"叠床架屋"，导致穴位间互相干扰,又使患者过于紧张,不能收到良好的效果。

三、春蚕到死丝不断

金老是一位治学严谨的针灸学女专家。其医业承自家传,15岁随父襄诊,16岁父亲弃世,开始独立行医。她时刻牢记和尊奉父亲临终遗言:"为父一生无他,仅传女儿三个指头,希望好学上进,回春有术,治病救人,体验疾苦。"她从事针灸临床工作60余年,尤其对于精神病和甲亢的诊治具有丰富的经验,在针麻研究和培养针灸事业接班人方面作出了贡献。党波平、陈德尊是金老的针灸同道,在上海市针麻研究中都作出了杰出的贡献,表现出自我牺牲的精神。

(一) 为了事业后继有人

金老是被国家教育委员会、国家学位委员会首批授予指导针灸硕士、博士研究生导师资格的获得者,高级专家。1980～1989年,从事针刺甲亢、内分泌性突眼症、精神分裂症的临床和实验研究,带教一名博士研究生、两名硕士生。

金老为了中医针灸事业后继有人,对她的学生倾心传授。她在讲授之前,备课工作十分认真,一丝不苟。讲一备十,收集资料超过讲课内容的数倍,备课时间也是讲课时间的数倍,这是任课教师共同的甘辛,但金老比他人付出更多的艰辛。因为她认为,培养研究生不同于普通的授课,要求更高,意义更大,所以非全力以赴不足于回报党和国家的厚望与重托。为了讲解难点和疑点,她用旁注和夹注的形式,细细写下了自己的心得和体会。为了备课,她不仅收集了大量的资料,还写下了大量的备课笔记。上课时,她不取平常课堂授课的形式,而是采取平等讨论的形式。对于针灸古典经

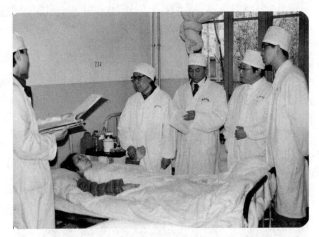

金舒白查病房

文,她总是逐点逐条细细讲解。对于疑点难点,除了讲述自己的观点和体会,她总是喜欢与学生共同讨论,鼓励学生独立思考,提出不同的见解,通过讨论,以便把问题的研究引向深入。金老对学生平易近人,使学生深受感动。金老逝世前,为了把自己的学术经验全部传授给学生,她把研究生小何找去,把所有的文字资料和笔记本全部交给了他。至今,小何睹物思人,经常怀念老师的教诲和关爱,"春蚕到死丝不断",借以鞭策自己,致力事业,永不懈怠。如今,小何已成为上海中医药大学针灸学教授,他获得了多项科研成果,都是在金老的成果基础上取得的,是金老学术思想的延续和发展。

金老在指导临床科研时,针灸门诊室就是带教学生的教室,就是开展临床研究的实验室。教师不离教室,研究者不离实验室,医生不脱离患者,金老也离不开门诊室,离不开她的患者和学生。每天上班,开始时研究所没有为她专门派车,她从南昌路的家赶到宛平南路的所址,必须换乘两辆公交车,但她总是按时赶到门诊室,从来不以自己老迈的年纪和高级专家的地位而放松自己。金老中午自己带盒饭,在门诊室与她的学生以及年轻医生们一起进餐。她的带饭,固然是出于她艰苦朴素的美德,而共同进餐的深意更在于通过加强与她的学生和青年后学的接触,思想交流,进一步因材施教,培养针灸事业的接班人。1982年冬,一天,天降大雪,鹅羽纷飞。金老仍然赶来上班。但她毕竟已经年迈,在乘公交车下车时,不慎跌跤,以致右小腿腓骨骨折。骨折以后,金老不得不在家卧床休养。她人在家里却心在所里和学生的身上。她时刻惦记着学生的学业。未等骨折痊愈,身体康复,就拖着病残之躯赶来上班。当她意想不到地出现在所里的时候,同事们都惊呆了,学生们感动得一时说不出话来。金老师身体未愈,就来关心我们的学业,真是情深似海啊。我们现在唯有更好地完成学业,将来更好地为祖国中医事业作贡献,才能报师恩于万一。学生激动地说:"金老师,你怎么会来?"金老则更是挖心掏肺地说:"研究生啊是国家未来的栋梁,是国家的急需的高级人才。国家把培养研究生这么重的担子交给我,是对我的信任,我就有责任尽心尽力地教好你们,使中医针灸事业后继有人。我只要一息尚存,只要力所能及,我将倾毕生所学,传给你们,绝不辜负党和人民的重托与厚望。"金老的话,使学生们极为感动。无形中师生们更加心贴心,缩短了彼此的思想和年龄的差距。

(二)为了事业她不惜以生命相搏

金老患有多种慢性病,如慢性胆囊炎、胆石症、胆汁郁阻性肝硬化等,而慢性病是随着年龄的增长、身体的劳累而逐步加重的。特别是60~70年代参加针麻研究,金老更是废寝忘食,紧张拼搏,以致妨碍了健康。针刺治病是我国古代劳动人民的杰出创造,针刺麻醉又是我国针灸界在针刺镇痛的基础上发展而来,是震惊世界的一项创造。金老是当年首批从事针麻研究工作并作出贡献的有功之臣。因为她的贡献,1977年被推举为全国第一届针刺针麻学术会议筹备会代表,及全国中华医学会代表;1988年被推举为全国针灸手法会议代表;1989年领取上海市卫生局针刺麻醉研究工

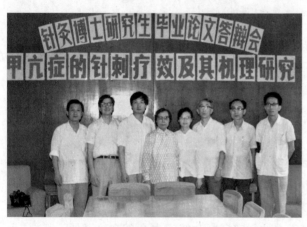

金舒白培养全国第一个博士何金森

作荣誉证书。金老获得种种荣誉毫不过分,理所当然。因为她在针麻研究过程中,既付出了才华,也付出了健康。当年,她40多岁,正当年华,每当开展针麻工作,无论严寒酷暑,

刮风下雨,她都准时赶到。当年她的共事者,回忆起台风季节,她顶风冒雨,浑身淋湿,匆匆赶到现场的情景,无不为之动容。针麻手术,当时还没有电动仪器代替手工操作,针刺麻醉全靠针灸医师两只手。针麻医师三个人,分工负责不同的部位,金老是唯一的女性。技术条件要求极高,同时要有健康的身体条件相配合。金老擅长双手同时进针和旋转运针,能够轻重徐疾一致,能起调整阴阳的作用。针麻手术,要求与手术主刀医师的相互配合,又要求针麻医师之间的相互配合。针麻医师面前都有荧光指示屏,他们按照手术操作的顺序在指示屏统一指挥下,进行有条不紊的操作和密切配合。一个患者的手术时间大致需要5~6小时。而针麻医师则需要在手术开始之前做好麻醉准备,当手术结束时他们尚未停止工作,所以他们的工作时间需要7~8小时。在整个过程中,三人必须始终站立和全神贯注,这就需要耗费大量的体力。虽然金老的体力远远不如其他两位男性同行,但是金老却凭着意志和毅力,挺了过来,始终坚持在针麻研究的第一线。针麻穴位开始时有87穴之多,以后逐步精简为40多穴,最后为20多穴。针刺麻醉的分工和步骤则由具体手术程序所决定,胸腔肺部手术分部进行:切皮,切肌,开胸,肺切除,缝合等,针麻则按此程序进行分工合作。金老就参与了选穴原则和分工原则的制订,贡献了自己的聪明才智和丰富的实践经验。这是出于对针灸事业的敬业精神,对党事业的赤胆忠心(她晚年加入了党组织)。金老帮助人家完成了针麻手术,而她自己却一次又一次地错过和延误了胆石症手术最佳时机,以致到了晚年患了胆汁潴留性肝硬化。这时要想手术早已经来不及了,因为身体条件已不允许。

(三)她走进了患者封闭的精神世界

在精神病科里,常可看到一些把自己封闭在与世隔绝世界里的患者,他们幻想、幻听、幻觉,目光呆滞,神情刻板,或缄默无言,或自语滔滔,或诟詈谩骂,或披发跣足,或亲疏不分,衣履不整,美丑不辨,甚至登高临险,自伤伤人,这就是社会上所称的精神病患者。凡患有这种病的患者往往受歧视,他们的生活、工作都很困难。金老却走进精神患者的封闭的世界里,治疗他们,与他们交知心朋友,把他们拉回到正常人的现实世界。在他们的阴暗世界里投入了阳光,使他们的生命之火重新燃烧。许多年轻的患者,当他们的家属将要送他们进精神病院时,往往会先被送到金老的精神病专科,这里被看作是精神病院的前站。家属送患者到这里来,同时把汽车停在门外等候,他们尊重和等待金老的诊断,如果金老表示患者尚能够救治,他们就留下患者;如果金老表示无能为力,他们就把他送进精神病院,过与世隔绝的生活。精神病本身,是精神突受刺激、思想负担或心理压力过重,精神枷锁无法解开而引起。心病要用心药医,如果思想疙瘩不消除,就会恶性循环,使病情不断加重,最后无可救药。金老就是以慈母般的感情,想方设法地挽救患者,把患者从送往精神病院的路上拉回来,把患者从多次电休克的痛苦中解救出来。为了减轻患者的心理负担,她往往打破"医生等患者"的惯例,亲自走访患者,上门服务。精神病的疗程一般都比较长。许多患者开始时浑然不识人事,随着金老一次又一次的诊治,患者便一步一步地从封闭世界里走出来。后来金老来到他们家,当他们的家属不在时,他们就会主动打招呼,倒茶,进行接待;当金老离别时,他们还会依依送别,直到弄堂口。金老看到患者逐渐恢复健康,由衷地感到高兴。金老对患者是如此体贴,她说:"患这种病是很痛苦的,受歧视又会增加精神压力。精神病与其他病,一样是病,都不应该受到歧视。如果患者对前途悲观失望,往往情绪低落。医生一定要同情他们,帮助他们树立生活的信心,重建面对未来的勇气。治病先治心,可收到事半功倍的效果。"

金老用针刺治疗精神病,继承了家学传统,取穴精简。金氏针灸向来以"金三针"饮誉乡里。所谓"三针",就是喻其用针精、简的特点。金老也继承了这一传统,用针精简目的是以极少的取穴治好患者,并减少患者受针的痛苦。金老说:虽然三针,其实是按照稳准狠的原则和采取透针的方法,一针能起数针的作用,事半功倍。金老技法娴熟,善于一针透两针,如取印堂,可透心区,以安神醒脑;取水沟,透龈交,以泻阳镇静;取间使,透支沟,以清心除烦。因此三针,实际上起了六针的作用,可以减去患者三针的痛苦。

(四)红烛燃尽无怨无悔

金老一生勤勤恳恳,不计名利。金老的研究生撰写论文是在她设计并指导下完成科研课题的基础上写成,也是她的临床实践经验的总结,无论按理或按照惯例,在论文发表的时候,导师署名第一是名正言顺的。可是金老却主动退居次要地位,把她学生改署首位。申报科研成果奖的时候,金老也是这样,把自己放在次要的地位。因为金老在名利面前总是如此谦让,以致引起其他按照惯例行事的导师的误解,以为金老故作姿态,与他们为难。其实,金老的谦虚并不表现在一时一事,而是她的一贯行为,"素志向天托明月,素志明月相映辉"。兰花的幽香,虽不如牡丹、月桂之香浓烈,却更悠远而耐人寻味。金老的素志高洁,堪与兰香共短长。

无论参加全国针灸会议,还是参加世界性大型针灸会议,作为著名针灸专家的金老都占有一席之地,参加这种会议是出头露脸和获得名利双收的好机会。会议发出通知,一般都是两个名额:一个特邀代表,一个列席代表。前者享有比后者更多的待遇。一般都是导师为当然的特邀代表,这是由导师在学术界的名望和地位所决定,后生小子很难望其项背。但是,金老就是一反常规,把列席、特邀的名额都让给了她的研究生。她作出如此的牺牲,目的是为了让年轻的新一代,经受各种场合的锻炼,更快地成长,更快地脱颖而出;而外出参加各种学术会议,是与同道相互交流经验、共同切磋技艺,以求提高自己的好机会。金老谦让代表名额,也使同辈老师为难。其实,金老无意为难他人,"白云出岫本无心"。金老襟怀坦荡,甘为人梯,情同红烛,于此可见一斑。

金老的晚年疾病缠身,终日与药罐为伴。开始时,她都到医院就诊,但服药后总感到药不对路,不舒服。于是就对处方药味进行研究。她的研究生小何关心老师的病情,常去探望老师。金老就与小何一起共同研究,找出原因是药物配伍不尽合理。然后又与小何一起,自度处方。服自度方后,自觉药证对路,以后索性就一直命小何处方。作为中医专家,循规蹈矩到医院就诊,按方服药,信而无疑,从不倚老卖老,确实令人尊敬,因此敬人者人恒敬之。多次服药后,感到药不对路,方始研究药物性味,寻找原因,但从不怨怼他人,足见其大医本色。命学生处方,不矜持拿架,甘以健康相托,足见其相信后生晚辈,相信青出于蓝而胜于蓝。

主要著作和论文

1. 主要著作

金舒白.针灸治疗精神病.上海:上海中医学院出版社,1987.

2. 主要论文

[1] 张令铮,金舒白,赵莉兰,等.使用烧山火、透天凉针刺手法后局部皮肤温度的变化.上海中医药杂志,1962,(12):8.

[2] 张良栋,徐声汉,金舒白.以针刺为主治疗精神病听幻觉 82 例.上海中医药杂志,1981,(4):1.

[3] 金舒白,恒健生,彭正令,等.针刺治疗甲状腺病 228 例经验总结.中国针灸,1982,(1):4.

[4] 金舒白.用针灸治疗癫狂患者的经验.上海中医药杂志,1982,(3):1.

[5] 吴泽森,金舒白,张时宜,等.针刺治疗内分泌性突眼症的临床观察.上海中医药杂志,1983,(4):5.

[6] 何金森,金舒白,严华,等.甲亢阴虚火旺与气阴两虚证的初步探讨.中医杂志,1983,(9):12.

[7] 何金森,金舒白,严华,等.针刺治疗甲状腺功能亢进症的临床研究.上海针灸杂志,1983,(2):10.

[8] 吴泽森,金舒白.针刺治疗甲状腺功能亢进性突眼症及对尿 17-羟、17-酮的影响.中医杂志,1983,(10):2.

[9] 金舒白,彭正令,邵卫文,等.针刺结合中药治疗精神病 155 例.上海针灸杂志,1984,(1):52.

[10] 吴泽森.老中医金舒白针刺治疗突眼症的经验介绍.上海针灸杂志,1984,(2):4.

[11] 顾法隆,金舒白,陈汉平,等.针刺治疗精神药物性乳溢症 40 例疗效观察.上海针灸杂志,1984,(2):18.

[12] 何金森,金舒白,严华,等.针刺对甲亢患者心血管功能的影响.上海针灸杂志,1984,(4):3.

[13] 吴泽森,金舒白,郑祖同.内分泌性突眼的眼征、症状及针刺治疗(附 50 例资料分析).广西中医药,1984,(5):1.

[14] 吴泽森,金舒白.甲亢稳定期突眼症的血瘀及免疫功能观察.中西医结合杂志,1984,(6):4.

[15] 金舒白,何金森.针刺治疗甲状腺功能亢进症的经验介绍.中医杂志,1984,(9):1.

[16] 何金森,金舒白,严华,等.应用子母补泻法针刺治疗甲状腺功能亢进症的临床观察.中医杂志,1984,(9):3.

[17] 何金森,金舒白,严华,等.针刺对甲亢患者体内激素代谢活动的影响.陕西中医,1984,(10):7.

[18] 吴泽森,金舒白.45 例突眼症的辨证分型及针刺治疗.中国针灸,1985,(1):5.

[19] 何金森,金舒白,梁壁光,等.甲亢阴虚火旺与气阴两虚证血流动力学变化初步观察.辽宁中医杂志,1985,(2):3.

[20] 吴泽森,金舒白,张时宜,等.针刺不同穴位治疗甲亢性突眼症及对血液流变性的影响.中医杂志,1985,(12):6.

[21] 何金森,金舒白,恒健生,等.针刺对甲亢患者垂体——甲状腺轴功能的调节.上海针灸杂志,1986,(2):1.

[22] 何金森,金舒白,恒健生,等.针刺对甲亢患者血浆环核苷酸含量的影响.上海针灸杂志,1986,(3):5.

[23] 恒健生,金舒白,何金森,等.针刺治疗甲状腺功能亢进症远期疗效观察.上海针灸杂志,1986,(4):1.

[24] 何金森,金舒白,恒建生,等.不同针刺疗法治疗甲状腺功能亢进症的临床疗效分析.中国针灸,1986,(5):7.

[25] 张洪度,张剑秋,丁育林.金舒白老中医治疗精神病的临床经验.上海针灸杂志,1987,(1):72.

[26] 吴泽森,刘芳稿,金舒白.上天柱、风池穴"气至病所"形态结构的研究.上海针灸杂志,1987,(2):7.

[27] 何金森,金舒白,恒健生,等.针刺治疗甲状腺功能亢进症的临床对比疗效分析.中医杂志,1987,(2):2.

[28] 何金森,金舒白,恒健生,等.针药结合治疗 77 例甲状腺功能亢进症的疗效分析.上海中医药杂志,1987,(5):5.

[29] 何金森,金舒白,恒健生,等.针刺"气瘿"穴治疗甲亢甲状腺肿的临床疗效分析.上海针灸杂志,1988,(2):9.

[30] 何金森,金舒白,恒健生,等.影响针刺治疗甲亢疗效因素的分析.上海针灸杂志,1989,(2):3.

[31] 殷之放,金舒白.针刺治疗精神分裂症的临床体会.江苏中医,1989,(10):36.

[32] 张良栋,张亚莉,金舒白,等.情感性精神障碍的中医分型及治疗.上海精神医学,1990,(1):41.

[33] 楼绍来.银针度人怀情愫三指无虚见真功——访上海市针灸经络研究所金舒白研究员.上海中医药杂志,1990,(5):21.

[34] 何金森,金舒白,恒建生,等.针刺对甲亢患者血清 TSH 受体抗体活性的影响其及临床意义.中国针灸,1990,(6):9.

[35] 陈汉平,胡国胜,何金森,等.针灸治疗自身免疫性甲状腺疾病的作用特点.中国针灸,1991,(6):2.

[36] 刘立公,何金森,陈汉平.金舒白老中医学术经验介绍.上海针灸杂志,1992,(2):2.

[37] 何金森,金舒白,恒健生,等.针刺对 136 例应用抗甲状腺药有副反应甲亢患者的临床疗效观察.上海针灸杂志,1994,(2):17.

[38] 李石良.上天柱穴临床应用体会.中国针灸,1995,(6):1.

[39] 殷之放.金舒白老中医针刺治疗癫症经验举隅.云南中医中药杂志,1995,(3):49.

[40] 何金森,金舒白,陈汉平,等.针刺对甲状腺功能亢进症患者植物神经功能状态的调节作用.中医杂志,1996,(6):4.

[41] 何金森,金舒白,陈汉平,等.针刺对甲亢患者血清甲状腺激素代谢活动的影响.上海针灸杂志,1996,(A1):51.

(刘立公　何金森　陈汉平)

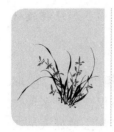

融会贯通集大成　"范氏眼科"有名声

——记范氏眼科流派创始人范新孚

范新孚(1914～1973),原名范熙明,上海市人,中医眼科专家,农工民主党党员,出生于上海中医眼科世家。早年失去父母,从祖父范香荪习医,继承家学。1927年就读于私立上海中医专门学校,后又师从中医内科名医夏应堂、针灸前辈陆瘦燕,推崇"五轮学说",广揽民间医技,自成一派。在南市区文庙设眼科诊所,民间称之为"文庙范氏眼科"。1956年应聘来上海中医学院任教,历任眼喉科教研组主任、龙华医院眼喉科主任、上海市中医学会眼科学组副组长、上海市第一人民医院顾问等职。集医、教、研一体,桃李遍布。海派中医眼科范氏眼科流派为范香荪创立,至范新孚而成名。

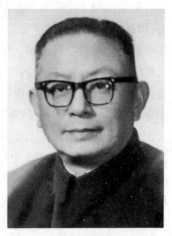

范新孚照

范氏研制治疗老年性白内障的滋阴补肾片,采用活血温阳利水法治疗中心性浆液性视网膜络膜炎,均有显著疗效。1962年与江南造船厂眼科合作,采用针刺合谷、风池穴治疗电光性眼炎,曾由国家科委定为全国性重大科技成果之一。并与上海市第一人民医院合作,就视网膜术后的中医治疗,研制"网膜Ⅰ号、Ⅱ号"方,运用至今。

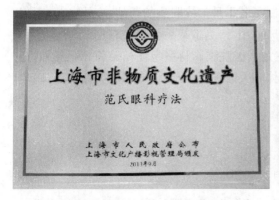

范氏眼科疗法被列入上海市非物质文化遗产

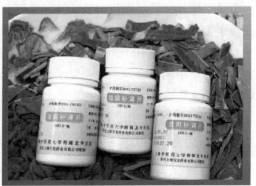

家传秘方研制的治疗白内障等眼疾的药

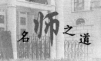

范老曾参与全国中医院校眼科统编教材的审订工作,1973年夏赴广州参加眼科教材编审工作时,因心脏病猝发,不幸逝世。

范老是龙华医院眼喉科的创始人。在医疗、教学、科研工作方面承担了大量工作,取得了优异成绩,尤其是主持研制了若干种治疗眼病的药品,疗效显著,不仅获得了多种奖项,而且至今已40余年还在临床使用,广为造福后代。2013年范氏眼科疗法被列入第四批上海市非物质文化遗产代表性项目名录。

一、出身中医眼科世家

范老出身于中医眼科世家,年幼时就跟随祖父范香荪习医。范老1921~1928年私塾读书,1927~1931年就读于私立上海中医专门学校。毕业后在其祖父范香荪设在上海城内广福寺的眼科诊所学习行医。范老除立志继承家学发展眼科之外,还拜师于沪上中医内科名家夏应堂、针灸名家陆瘦燕等名医前辈。他推崇"五轮学说",广揽民间医技,还积极参加当时社会上有较大影响的名中医等组织关系到中医发展的各种集会活动。兼任社会相关单位职务,如在祖父诊所行医的同时,还在嵩山区第二联合诊所从事医疗工作,在上海大世界工人医疗保健站从事医疗工作并兼所长,1947年曾在大陆书场兼任经理之职,1948年曾在茂昌股票公司任兼职财务等,扩大自己的社会视野。直到全国解放后的50年代之初,范老自己才在南市文庙建立诊所,对外挂牌行医,从事眼科、内科医疗,以眼科著称,民间俗称"文庙眼科"。范老是海派眼科的代表性人物。海派眼科为上海本地眼科,很受本地民众欢迎。1956年,中华人民共和国建立后全国首批建立的四所中医药高等院校之一上海中医学院建成招生开学,范老被聘到上海中医学院任眼喉科教研组主任。范老思路开阔,又较全面的掌握眼科理论知识和实践技能,很快就胜任了中医学院的教学组织和讲课等工作,做出了较好的成绩。

1960年,上海中医学院附属龙华医院建成并向社会开诊,范老肩负上海中医学院学生见习、实习的任务,又到龙华医院组建眼喉科工作,并担任该科主任。范老是龙华医院眼喉科的创始人。

从1960~1974年,范老在龙华医院任眼喉科主任,在医疗、教学、科研工作方面承担了大量工作,取得了优异成绩,尤其是主持研制了若干种治疗眼病的药品,疗效显著,不仅获得了多种奖项,而且至今已40余年还在临床使用,广为造福后代。

范老生前除了在上海中医学院任教和在龙华医院临床科室担任相关领导职务外,还担任上海市中医学会等一系列学术和社会团体相关职务,部分同事或朋友美称其是"医生社会活动家"。

二、医教研成果丰硕

(一)传承拜师进取,广揽民间医技而自成一派

范老勤奋好学,立志行医,除传承家学外,在上海中医专门学校进行了系统学习。在

中医眼科治疗方面不仅得到其祖父范香荪嫡传,而在上海中医专门学校本科阶段又深入学习了龙木论、《医宗金鉴》等中医眼科专科课程,可谓专科专业功底扎实。并能在学习中联系实际,因此专业知识和治疗眼科疾病功底均很扎实。

范老深知中医继承固然重要,临床更需不断创新,要重视专科临床实际情况的变化和发展,去创新中医中药。不拘泥古方、古药,异病同治,是中医的发扬;将中医特色治疗手法用于专科,提高疗效,是中医的发扬;中西医结合,彼此取长补短,创立新的理论和方法,也是中医的发扬。所以,范老曾拜师于沪上针灸前辈陆瘦燕,1931~1934年间,范老在夏应堂父子处学习中医内科。1952年在上海中医学会主办的第一期中医进修班学习,1954年在上海市卫生学校医学进修班学习,1956年担任上海卫生工作者学会嵩山区分会执行委员兼宣教组组长、1959年担任上海市中医学会第二届执行委员兼组织组副组长。曾担任上海市中医学会眼科学组副组长、上海市第一人民医院顾问等职。都是增长知识、扩大视野的好机会。

范老出生于上海,在清末民初的上海,名医汇萃、流派纷纭、学术争鸣、中西汇通,在这个特殊的历史条件下,上海中医形成了一种既保存自身传统、又具极大包容性,不断变化创新的"海派中医"特色。当时的上海中医眼科中范氏眼科流派成了领头羊,还有陆南山、姚和清等流派,其形成、壮大,曾经推动了整个中医眼科学术的多元化发展。

范老立足中医眼科五轮学说基本理论,博采历代眼科医家所长,融会中医内外科、针灸专科等,结合现代眼科检测,形成了以范氏特色理论、范氏特色诊疗、范氏特色外治法、范氏特色方药等为一体的学术体系。范老精通中医眼科知识并积极学习内科、针灸知识,积极参加医界和社会活动,领航海派中医眼科的发展。

（二）重视科学研究和医疗工作成绩卓著

范老在上海中医学院和龙华医院任职期间,以他为主,与人合作,创立活血温阳利水法治疗中心性浆液性视网膜脉络膜炎;自拟网膜Ⅰ号方、Ⅱ号方用于视网膜脱离术后治疗;经验方滋阴补肾片治疗老年性视力下降如白内障、眼底病等;以家传秘方为基础,制成"龙新眼药水"治疗慢性结膜炎,疗效显著,延用至今;针刺合谷、风池治疗电光性眼炎,并开展联合课题进行基础研究,其成果在1962~1964年曾获国家科委重大科研成果奖。

在日常的医疗工作中,范老以身作则,不但具有良好的医德医风,在抓好服务态度同时抓好医疗质量,确保诊治质量好,获得患者较高的满意度。

（三）教学工作有好成绩

1959年,范老担任眼喉科教研组教师兼副组长,为上海中医学院编写了第一部眼科教材,后又编了《五官科学》一书,还参与了全国中医眼科二版教材的编审。

三、建校立科有贡献

范老在教学改革中展开鸣放,虚心听取师生们针对教学方面所提出的宝贵意见,不断抓教学方法改进,提高教学质量;范老主张在学术和业务工作中要有破有立,坚持真理,要出成果。范老辛勤笔耕,编写中医眼科学讲义、方剂学讲义。带教学生深入浅出,善于启发。在教学上如有发现立即加以修正,提高教学质量,同时不断地加以改进。在学术上有自己独特的见解,有时顾不上情面和同道争论,甚至争得面红耳赤。主张全心全意地为发展社会主义中医教育事业而努力。范老在临床中常说:"瞳神疾病如狗咬刺猬,无从下口。"也就是说古人看不到瞳神眼底的病变,难于辨证,这就指出了后学们在今后的临床实践中需要加以攻克和创新的方向。对科室的教师医师时刻要求团结奋进积极工作,不断提高业务水平,全心全意为学生和患者服务。范先生自己总是起模范作用,走在大家前面。

1956年,国务院批准在北京、上海、成都、广州建立我国四所中医药高等院校。程门雪受命为上海中医学院院长。1956年范老受邀进入上海中医学院。回忆当时的动机,或许有人认为搞教学工作,身份地位都好、政治待遇也高等,但事实上在收入利益上一定是比较原来开业时要少得多。范老认为不能完全从个人利益出发来考虑问题。当时范老顾虑自己过去一向搞临床工作,对于教学工作,唯恐搞不好。后来认识到应该把集体利益和国家利益放在第一位才对。因此范老在工作中,鼓足干劲,力争上游,做到政治、劳动、业务相结合,全心全意为社会主义教育事业努力奋斗。

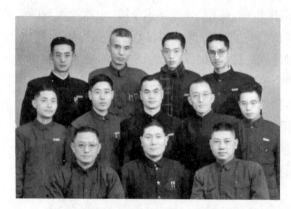

范新孚与他的同事们(前排左1为范新孚)

解放若干年中,经过不断学习,在思想意识方面不断提高,积极响应共产党全民整风,投入知识分子的社会主义思想改造。工作后积极参加党课学习,改变了原先对党认识不清、思想模糊、不能明辨是非等,克服了一团和气、温情主义、凡事多敷衍等解放前的不良行医作风。1956年4月经陆瘦燕介绍加入了中国农工民主党。

四、为人和气能容人

范老生长在自由职业家庭,从小读书、生活条件优越,是一位为人和气,温文尔雅,思想活跃,兴趣广泛,海纳包容的名医学者,而对中医情有独钟。1960年范老创始龙华医院眼喉科,当时龙华医院节日里有活动总是范老去请人来唱评弹,他自己也会唱评弹。范老喜欢广交朋友,并时常切磋临床学术,比较常来常往的医务同道有当时上海市卫生局中医处张镜人、上海市十一人民医院外科主任顾伯华、上海市十一人民医院中医内科主任夏礼彬,其中他和顾伯华、夏礼彬是同学。对于沪上中西医眼科及各家中医眼科流派,无不相互之尊重,任其学术的不同见解,交流发展,充分体现了学术民主,海纳包容。龙华医院眼科在 1960 年建科之时与喉科在一起称眼喉科,建科初年眼科医师除范老,还有冯一鸣、唐文中,他们均为沪上中医眼科名医后裔。五官科医院角膜病专家范德彰教授是范老哥哥的儿子。范老接受西医眼科同仁邀请,经常外出会诊,并担任第一人民医院中医眼科顾问,还拟协定方用于视网膜脱离手术后的治疗。上海市名中医邹菊生教授曾是他的学生,为范氏眼科流派代表性传承人。

经过 50 余年的发展,龙华医院已成为全国中医医院屈指可数的先进医院,眼科也随着医院的大发展而发展。大师级名医范老的塑像和其他七位元老级大师的塑像一起,站立在医院的绿地里,永远受到医院职工和来院就诊患者的敬仰。

主要论文

[1] 范新孚,蔡松年.原发性青光眼辨证论治的初步体会.上海中医药杂志,1962,(12):14-16.

[2] 范新孚,唐文中,杨士瑛,等.中医治疗中心性视网膜脉络膜病变.上海中医药杂志,1963,(12):32-33.

[3] 范新孚,唐文中,杨士瑛,等.针刺治疗 67 例电光性眼炎的体会.上海中医药杂志,1965,(3):25.

[4] 余永燕.近代中医眼科发展史略(1840~1949).中国中医眼科杂志,1997,(3):47-48.

[5] 董志国,张殷建,邹菊生.海派中医眼科流派初探.中医文献杂志,2011,(2):35-37.

(张殷建执笔)

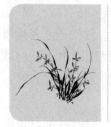

顾氏外科有渊源 心怀民众大医情

——记中医临床家、教育家顾伯华

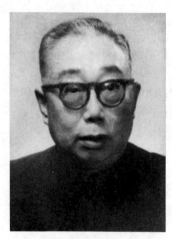

顾伯华照

顾伯华(1916～1993),字铭章,上海市人。中医外科学家。早年随其父沪上外科名家顾筱岩习医,1936 年毕业于私立上海中医学院。1956 年起历任上海中医学院中医外科教研室主任,兼任上海龙华医院中医外科主任、主任医师。曾任上海中医学会外科分会副主任委员、中华医学会理事;1979 年被选为中华全国中医学会理事,《上海中医药杂志》编委会常委,上海市教育和卫生高校教授职称评审组成员,任上海第一医学院外科顾问等。享受国务院政府特殊津贴专家。是中国民主同盟上海市委委员,第五、第六、第七届全国政协委员,1979 年度荣获上海市劳动模范称号,1987 年被评为卫生部先进教育工作者及上海市劳动模范,同年获卫生部全国卫生文明先进工作者称号。

顾老治学博采众长,内治外治相结合,行医半个世纪,对疮疡、皮肤病、肛门病、乳腺病、血管病及急腹症等具有丰富的经验,早年擅治疗疮。20 世纪 60 年代以来,与西医合作研究急腹症,创制锦红片治疗阑尾炎、胆道感染等,获上海市科技进步奖。以挂线和切开法治疗浆细胞性乳腺炎瘘管期,获国家中医药管理局科技成果甲级奖。创制六应丸代替六神丸、小金片代替小金丹,获上海市重大科技成果奖。并不断改进中医外治方法,如以橡皮筋挂线治疗肛瘘,气囊袋压迫止血治疗内痔术后大出血,电吹风热烘治疗神经性皮炎、慢性湿疹等,获市局级科技成果二等奖。

著有《改进枯痔法治疗内痔》《外科经验选》《中医外科临床手册》《实用中医乳房病学》《外科名家顾筱岩学术经验集》;门人编著《顾伯华论外科》《顾伯华——一部关于顾氏中医外科成长和发展壮大的历史》;编写全国普通高等教育中医药类规划教材《中医外科学》(第一、第四版)、全国高校统编教材《实用中医外科学》。顾老主编的百万字《实用中医外科学》全面而系统地反映了他的学术水平和学术成果,也奠定了顾氏外科在全国中医外科学术界的领军地位。

顾老继承家学，又系统学习中医理论，顾老重视以《内经》《难经》《伤寒论》为基础，注重阴阳脏腑气血理论在临床的运用。在外科方面则取法于明代外科名家陈实功之《外科正宗》，并结合临证悉心研究《疡科心得集》《外科全生集》，故精外科而通内科。在中医外科临床上谙熟疮疡病、肛门病、皮肤病、乳腺病、血管外科疾病、急腹症等疾病的诊疗技术。临床诊治中注重从整体出发，内外结合，善于运用阴阳转化之理，不拘成法，屡奏奇效。

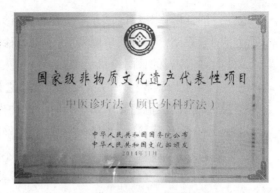

2014 年列入国家级非物质文化遗产

顾老常说："为人之道，严以律己，要做正直的人，宁可直中取，不可巧中求，宁可正而不足，不可斜而有余"。2011 年顾氏外科疗法列入第三批上海市非物质文化遗产代表性项目名录，2014 年列入国家级非物质文化遗产代表性项目名录。

一、顾氏外科，家学渊源

顾老，1916 年 4 月 18 日（农历三月十六日）生于上海市浦东东昌池家村的一个医学世家。顾老祖籍原在崇明堡镇港，后迁徙到一江之隔的浦东，落户在东昌池家村，从此这里便成为顾家第二故乡。人们将浦东作为后来顾氏外科的发祥地，称之为"浦东顾家"。

顾氏外科是近代沪上著名中医外科名家流派，该派家学肇起于顾云岩，成熟于顾筱岩，而光大于顾伯华。传世以来，以擅治疔疮著名，对外科诸般疾病都有独特经验。顾氏子孙相继操持外科世业，至顾筱岩成了名冠沪上的疡科名医，以"疔疮大王"而誉满沪上。

顾老的祖父顾云岩出身乡村郎中，作为医生最重要的是"体民间疾苦"，因此能与大众休戚与共、痛痒相关。在走医巡病过程中，顾云岩对外科疮疡等民间多见疾病积累了许多经验，成为专以治疗外科疾病的疡医大家。

顾老的父亲顾筱岩（1892~1968），字鸿贤。他幼承庭训，继承家业，奈家境不富裕，仅读过四年私塾。后师从父兄学医，从学徒做起，在兄长的诊所里边打杂边学医。父亲云岩公去世后，兄长筱云也于 40 多岁英年早逝。1912 年，年甫弱冠的顾筱岩接替兄长应诊于浦东益生堂诊所。独立开诊以后，起初诊务冷清。为了改变这种境况，他发奋勤学，深研岐黄，先学《医学三字经》《本草便读》《药性赋》，后学《内经》《难经》《伤寒论》诸经典，并细研明代陈实功《外科正宗》等外科典籍。从此，他的医理、医术大有长进，行医境况渐有起色，除在益生堂挂牌外，他还先后在浦东杨家渡、烂泥渡一带悬壶。1924 年顾筱岩将家安置在沈家弄前宅，前来求医者大都是以出卖苦力谋生的升斗栲腹之下层百姓，他的医德和医术由此传扬开来，以致连浦西也常有人过江就医。顾筱岩善察商机，决定摆渡过江，拓展业务，遂先后在浦西杨树浦、南市东门外的万裕码头街等处设立了诊所。从此他每日不断地往返浦江两岸。后因诊务不断发展,就诊者日益增多,他索性将家和诊所一起迁至浦西南市的紫霞路。抗日战争爆发后,他又将诊所迁至福煦路(今延安中路 424 弄 18 号)。

此时,顾筱岩的日门诊量已多达 200 余人次,尤以疗疡疽、活疗疮、愈乳痈而闻名,誉满沪上。当时上海滩上有"大不如筱(小)"之谓,意思是上一辈人不如后起之辈。这"筱(小)"字辈有五人,他们几乎都是当时上海中医各科著名医家中的代表性人物,除外科顾筱岩外,还有妇科陈筱宝、儿科徐小圃、妇科朱小南、伤科石筱山。

顾筱岩勤奋钻研,谦逊好学,不尚空论,不耻下问,他曾向天主教神父求索秘方,甚至向患者博采民间验方良法。他师古而不泥古,学今而能化裁,学习不分中外,触类旁通,结合临床实践,独抒己见。在辨证施治和外用药的研制配方中,发明了许多有很好疗效的经验良方。每逢疑症,往往出奇制胜,拯救危难患者,逐渐形成顾氏外科学术流派特色。

顾筱岩在学术上,不墨守成规,也不拘泥于中外,除了中医界的挚友外,他还广交西医朋友。在临床上如遇有症情较重或疑难病患时,他也经常与西医进行讨论,一起会诊。会诊时双方坦率交换意见,交流经验,一切从患者出发,绝无中西派别门户之见。

顾筱岩崇尚医德,遇贫苦求诊者,常施诊给药不收诊金,但对恶势力却毫无畏惧之心。1931 年夏,顾筱岩治一神志昏迷危重男孩,因病情过重,药力未及,当夜而死。当时的国民政府卫生当局未加调查,竟吊销了他的营业执照。有朋友劝他花钱消灾,私下了结。他镇静自若,正色说:"死人在,病在,方在,药对,我无误。我一生不做鬼祟事,救济贫病我从不吝啬,若要敲诈冤枉钱,我顾筱岩是铁公鸡,一毛不拔!"斩钉截铁,毫不含糊。后来,沪上中医学会等组织联合出面,向各界说明真相,法院不得不以"不起诉处分"了结此案,卫生局也发还营业执照。

1948 年顾筱岩携妻赴台湾、香港,曾悬壶九龙,在当地颇有影响。1956 年人民政府和周恩来总理向海外发出号召,希望海外同胞为祖国统一做出贡献,顾筱岩毅然放弃优越条件,结束香港诊所,阖家离港返沪定居,此举在当时旅居海外的同道中引起了极大震动。回上海后,他受到政府和领导的热情接待和鼓励,并受聘为上海市中医文献研究馆馆员等职。

顾筱岩的坦荡胸怀,对中医外科的热爱和钻研精神,以及他在行医中的高尚医德,顾老从小就在心里打下深深的烙印,对他的成长起到潜移默化的作用。

二、立志学医,蓄势待发

顾筱岩膝下有四子二女,长子伯棠、次子伯华、三子兰章、长女凤莲、次女明莲、幼子圭章。诸子女中有三人学医,为伯棠、伯华、凤莲,其中顾凤莲学的是西医。顾老走上学医之路并不是他的初衷,而是在父亲的要求下开始学医生涯的。

顾老出生时家境比较富裕,他六岁时被父亲送到上海浦东杨家渡的市立第二高小读书。高小毕业后进入南市大东门的育才初中,顾老开始接触一些新的东西,他对科学技术渐渐有了兴趣,同时也喜欢上了音乐,学会了吹口琴、拉小提琴。这时他的志向是在高中毕业后报考国内著名大学,在现代科技上有所深造。但是命运的安排打破了顾老的如意算盘。在他 15 岁时,兄长顾伯棠患了一场伤寒重病,几乎九死一生,使顾筱岩感到只有一个孩子学医对于承袭世业,延续家学是不够的,保险系数太低。于是决定让次子伯华也学习医学,继承家学。少年顾老尽管对父亲的决定感到突兀,但是他深感家庭事业的重要性,于是接受了父亲的要求。这一年的七月,顾老从育才初中肄业,转到了小九华街的秦颂尧私塾,重点学习国文,为下一步学习岐黄之术打好坚实的基础。

1932 年 7 月,顾老领受父命进入私立的上海中医学院学习。在校期间,顾老除系统接受中医基础理论知识外,非常重视学习中医经典,课间或休息日经常与几个同学好友相约到著名内经学家秦伯未寓所请教。放学回家后,顾老仍然跟随父亲侍诊,认真观察父亲接诊和处置患者的经过和方法,接受父亲的耳提面命,体会顾氏家学的内涵。一方面努力系统学习基础理论,一方面全面细致地接受临床感性认知,这种学医方法对于顾老的学业起到很大的推进作用,也为顾老在以后的从医生涯中能光大顾氏外科、发扬顾氏外科的精粹打下了基础。

顾老的父亲顾筱岩是一个思想开明、善于钻研学习的人。他深深懂得开展中医外科并非只是靠着几个常用的验方、几套拿手的手术技巧、几种祖传的外用药,而要真正弄懂中医外科,解决各种疾病证候,一定要学好中医基础理论,尤其要以中医阴阳脏腑气血理论为基础,做到"通内而精外"。于是顾筱岩有意识地决定在自己的子侄辈学医者和弟子中进行一次中医理论的再学习。此时顾筱岩已经是誉满申城的名医,每天诊号一二百人,实在没有时间和精力再给子女们进行系统讲课了。于是他特意邀请上海中医专门学校的第一届毕业生、私立上海中医学院的教务长黄文东任家教,每礼拜两次到家里来专门为顾氏子弟和他的门生们讲解《内经》《难经》《伤寒论》《金匮要略》以及其他中医经典。黄文东谙熟《内经》《难经》和仲景学说,而对李东垣、叶天士的著作钻研尤深。在学术思想上,突出以胃气为本,重视调理脾胃,强调调整脏腑之间升清降浊的功能,把握阴阳五行相互制约、相互依存的关系。这对顾氏外科的学术发展产生了一定影响,无论顾筱岩还是顾伯华在临证中诊治外科诸疾,尤其在疮疡痈疽的康复上,都十分强调必须以胃气的存亡和盛衰为依据。

顾老虽然即将毕业,但仍然很认真地听课、记笔记,经常向黄文东问疑解难,顾老把这样的开小灶当作提升自己医学能力的引擎。在学校时,黄文东是学校的教务长,是当然的老师,后来又是顾家的家庭教师,这双重的身份,使顾老与黄文东的师生关系和情谊更进一步加深。

1936 年 6 月,私立上海中医学院第十六届学员毕业,在所有 43 名毕业生中,顾老成绩名列前茅。年甫弱冠的顾老走出校门后很自然地回到顾氏诊所,开始了他的行医生涯。

顾老全面继承了父亲的衣钵,又经过系统的医学知识(包括一些基本的西医知识)的学习,所以在临证中他能够得心应手地运用家传绝学和各家经验,很快就独当一面了。慕名来找他治疗的患者也越来越多。此时的顾老,在业务上,有父兄的照料和把关;在生活上他与新婚妻子万世芳同心初结,比翼齐飞,互敬互爱,可谓春风得意。然而,好景不长,

1937年7月7日,日本侵略军发动"七七事变",紧接着8月13日,日军攻打上海,抗日战争全面爆发。顾老先避难至公共租界爱多亚路(现延安东路)1414弄10号的岳父寓所,在那里继续开业。数月后,顾老在福明村购进了一套新式里弄房产,随即搬迁到该处挂牌,一直到1942年。

太平洋战争爆发后,公共租界也被日本人占领。沦陷后,申城处于敌伪统治的"孤岛"中,外国豪强、日本浪人、黑社会势力,以及汉奸横行霸道。而性格耿直的顾老对于日本侵略军和汉奸充满仇恨。当时在顾老诊所福明村同一条弄堂里,住着不少当时显赫一时的黑势力人物,伪浙江省政府主席孙祖基气焰最为嚣张。他依仗日伪势力横行霸道,欺压百姓。顾老对于孙祖基这些恶劣行径,早就看在眼里,恨在心中,存心找机会教训他一顿,压一压这个汉奸的气焰。

有一天,顾老驱车外出,刚到弄堂口,迎面开来孙祖基的轿车。按行车规矩,弄堂里有车出来时,外进的车必先让道。而孙祖基平时耍惯了威风,从来不让人,此时,顾老理直气壮地把车停在里弄口,喇叭按得震天响,令孙祖基让路。孙祖基想不到竟然有人胆敢要他让路,令其司机不但不让路反而也同样按动喇叭震天响,要顾老为他让路。两车对峙,喇叭对鸣,此起彼落,围观者越来越多。直到巡警出面,才解决了僵局。

事后,孙祖基感到自己颜面尽失,为了挽回面子,他通过伪保长放言,不准顾老在弄堂里行医,必须去站马路维持交通。顾老深感上海滩已豺狼当道,自己凶险难卜。但他仍蓄着一股正直无私的英豪之气。于1942年11月3日,告别亲人,到贵阳避祸,零星地为亲友介绍来的患者施诊看病。直到1944年3月顾老转道重庆,先在重庆南路大陆坊13号,后在邹容路123号叶开泰药号坐堂应诊。直到1945年抗日战争胜利才回到上海,与离别四年多的父母及妻子儿女团聚。经过这一番经历,所见所闻,满目疮痍,人命危浅,哀鸿遍野,人民的流离失所,生活的无助和煎熬,使他对自己的专业更加热爱,对医技更加精益求精。

顾氏外科成为上海著名中医外科流派,为广大人民群众所喜闻乐见,备受欢迎和推崇。顾老自从下决心从事医学,继承家业之后,就始终以做一个好医生,将顾氏外科发扬光大为己任。古人云"仰之弥高,钻之弥坚"。志须高,学须坚,眼须阔,才能成就大业。顾老刻苦学习医学知识,认真向父兄学习本门特色医技,努力在临证实践中获取经验,并以开放性思维进行大胆创新。

顾老很喜欢读书,多年的院校学习生活养成了他每天阅读的习惯,已经使他将读书作为一种不可或缺的生活内容。他把古人"学而不思则罔,思而不学则殆"作为自己的座右铭。即使在离开校门后,他仍没有放松学习,在一天的诊疗之后,他总是在睡觉前要看上一会儿书,或者对白天所看过的患者,特别是症情比较复杂的疑难患者进行一番反刍式的思索。遇有疑问,他就会记下来,并翻出中医古籍经典进行对照。除《外科正宗》《疡科心得集》《外科全生集》这些外科经典著作外,他还广泛收集古今外科医家的医案加以研究,汲取精华。在夜晚阅读医书的时候,顾老每每在书眉上写下心得,虽寥寥数句,却是自己灵感所至,可备再次阅读时提醒自己,温故而知新,得益颇多。顾老后来成了德高望重的知名中医外科大家,他依然毫不懈怠,孜孜不倦地读书,不断汲取新知识来充实自己,这已是他一生养成的良好习惯,也是他之所以能够成为一代外科大家的原因之一。

为了补充对于西医知识的不足,顾老还经常虚心向西医请教学习。20 世纪 50 年代,上海市举办中医学习西医进修班,帮助开业中医师进修现代医学,如《解剖学》《生理学》《病理学》等。顾老为了汲取现代西医学知识,也积极报名参加了进修学习。但是由于诊务繁忙,很多课程顾伯华都无法按时去听。为了赶上学习进度,他特地聘请毕业于圣约翰大学医学院、任职于上海广慈医院内科的西医徐家裕(后任广慈医院院长)每周三个晚上到顾家为他补课,同时他还邀请自己的好朋友同属于新城区的周文斋、邵亦群、张伯讷、张志雄、张镜人等一起参加学习,不但学了西医学的知识,同时结交了中医学院知友。

三、精外通内,擅治疗疮

顾氏外科以擅治疗疮痈疽享誉申城,被人誉之为"疗疮大王"。抗日战争期间,日本人占领上海,申城人口密集,住房拥挤,垃圾满地,外科疮疡发病率极高。其中疗疮一症最为凶险,有"朝发夕死,随发随死,百人难保一二"的说法,上海人常常谈"疗"色变。顾筱岩、顾伯华父子的诊所每天收治各种疮疡患者,有时不下百人之多,诊所门外候诊的患者排成长队,其中就有很多疗毒走黄、疗毒内陷的疮疡重症患者。顾氏父子在临床实践中不断摸索总结,形成一整套治疗疗疮痈疽的特色经验。遇到危重患者,顾老和他的父兄每能处之泰然,转危为安。

"疗疮"是中医外科中的常见病,也是比较容易出现变症的疾病,如若疗毒越出局限范围,毒气走散,即示病情转入险途而成"走黄"。顾老对此积累了丰富的经验,认为"走黄"患者多为邪盛热极之症,故治疗宜凉血清热解毒为主。顾氏经验认为,若疗头皮色紫滞,患者伴有发热呕吐者,可用七星剑汤;如疗头皮色不鲜,伴有发热口渴者则用五味消毒饮加半枝莲、草河车等;如出现神色昏迷,烦躁谵语,即用犀角地黄汤合黄连解毒汤灌服,另可配合应用外科蟾酥丸(日服 3～5 粒)或梅花点舌丹(日服 2～4 粒),均会取得良好的效果。

七星剑汤是《外科正宗》的方子,为顾氏外科常用方。但顾老在应用七星剑汤治疗疗毒走黄时,原方药中的麻黄常改为僵蚕,他认为颜面疗疮每易动风,麻黄虽有发表之神功,终归是辛温之性,以辛温治火毒,难免有助长之虞。疗疮之症,欲散风邪,不如用僵蚕,以其性咸平,配入心、肝、脾、肺,即可祛风邪,又有清热化痰散结之功。以野菊花、草河车配僵蚕有增强疗效之益。另外,顾老治走黄之证,多视病情变化而随症加减:壮热口渴者,可加大青叶、生石膏、连翘;便秘毒盛者,可加生大黄、玄明粉;神昏谵语者,可加安宫牛黄丸或至宝丹(吞服);阴伤津涸者,可加鲜生地、玄参、麦冬、鲜石斛;水涸风动痉厥者,可加紫雪丹(吞服)或加入羚羊角、钩藤、龙齿。顾老在治疗疗毒走黄时,虽以内治为主,但也常以外治加以辅助。肿势散漫,疗头内陷时,局部疗头处多以苍耳子虫、千捶膏、玉露膏等敷贴,四周用玉露散箍围。经过治疗,如肿势能趋局限,肿毒渐渐外泄,乃起死回生的佳兆。

顾氏外科之所以有很好的临床疗效,是因为他们在治病时十分重视整体治疗。顾筱岩曾说:"疡医务必精内,疮疡大证治内更不可缺。治外而不治其内,是舍本求末,及其所治,岂可舍于内而仅治外乎?"顾老承袭衣钵,指出:"痈疽虽生于体表,如不加早治,可以内传脏腑。而痈疽之成,也可以由脏腑蕴毒外发而起。"

故在治疗疔毒痈疽时,往往十分注重扶助正气以培其本、治其根,正气充则外症自可随之而愈。在扶助正气之中,尤以重视脾胃之气为本。诚如《外科正宗》所云:"诸疮全赖脾土,调理必须端详。"顾老对李东垣脾胃学说颇有心得,在疮疡论治中十分重视脾胃和饮食调摄。他认为,脾胃乃气血生化之源,气血乃化毒之本,因此脾胃不但关系到气血盛衰,而且直接影响着疮疡的顺逆转化。尤其在疮疡重症的"七恶"辨证中,更需十分注重脾胃是否衰败。倘虽患重症,但如脾胃未败,是谓"得谷者昌",即患大症尚有起死回生之转机;若脾胃一败,则百药难施,此即"绝谷者亡",症多凶险难治。

顾老在治疗疮疡痈疽时,非常注意顾护胃气。治疗过程中,除运用药物外,还时常辅以食疗调摄,药疗和食疗相结合,每多取效。顾老常嘱咐患者务必增加营养,如牛奶、豆浆、鸡蛋、牛肉等,意在调动胃气,促使患者脓之早成。而当脓溃以后,则以培补气血为主。对于阴虚火旺者,可取清骨散、大补阴丸等清养为法,断不可不加辨证,以阳和汤一方到底。顾老指出,疮疡患者在急性肿痛期,常因痛伤胃气,食欲不振,诸味不喜;而一旦脓毒已泄,则胃气得回。若此时仍忌口过严,反逆胃气,气血化生受到影响,不利痈疮溃疡的收敛。比如,"发背""脑疽",自古称为大症,症情每多凶险。顾老治疗时,内服法常用活血化瘀清热托毒的"黄芪内托散"主之。外用法,初期多用"大胡麻子粉"用水调成糊状,隔水蒸熟,趁热涂在纱布上湿敷,每日1~2次,以促脓熟快,出脓畅,可大大缩短疗程。此症后期,因气血津液大量耗伤,特别是那些年老体虚患者,常常会出现精神萎顿,欲食难进,疮口平塌,肿势散漫,时出清稀血水等一派正气不足、毒邪内陷危象。此时,顾老常嘱患者停止勉强进药,而改用"童子鸡"食疗,每天一只,蒸汁擗油,频频饮服。许多重危患者改用此法后,精神好转,胃纳渐馨,疮口肿势渐聚,脓水变稠,正气慢慢恢复。从而为进一步治疗创造了条件。顾氏认为,不论疔疮还是痈疖,凡在红肿热痛阳证阶段,不仅是鸡,其他辛热发物均应当避忌。但是到了后期,胃气将败,气血已衰,此时一方面解毒托疮,另一方面要扶正达邪,要顾护胃气。"童子鸡"用于此时,不属犯忌,反能益气托疮。

对于痈疮患者若兼有消渴症,毒邪多不易收聚,易成内陷之症。顾老在治疗中常辅以"以脏补脏"的食疗方法,嘱患者每天早晨将生猪胰9克洗净,滚水烫后,开水送服。并内服托里透脓汤,每天检验尿糖情况。经治疗后,尿色由深黄渐渐变为淡黄绿色,尿糖由强阳性逐渐转为弱阳性或阴性,局部肿势也多由散漫逐渐收聚根束,再治之,乃敛。

此外,顾老论治疮疡还善于辨阴阳。他指出,阳证者,其毒浅,多为火毒之滞,病在六腑;阴证者,其毒深,多因寒痰之凝,阴毒潜伏,病及五脏。然而在临床上,病情往往会错综复杂,常常可阳中兼阴,阴中兼阳,或真阳假阴,真阴假阳;或先阳后阴,阴证转阳等,不一而足。故医者临证时一定要详加审视,仔细辨证。

顾老治疗疔疮时常用的一味独门药,称为"疔疮虫",也即苍耳子虫,这是顾氏外科的独特秘方。制作方法是取苍耳子虫不拘多少,活时浸入生油中,摇晃,使沉入油中,七天后取虫,再浸入蓖麻油中,再加入朱砂至油色变红为度,另入冰片少许。此虫有提疗拔毒的功效。这味外用药似乎很原始、古怪,然而顾氏外科使用这个独门秘药不知救治了多少濒危的疗疮重症。

1964年9月1日,曾收治一位27岁女青年,辨证为"流注",其实就是疗疮走黄的一种重症。就诊前一星期,背生一疗,自行挑破挤脓,翌日寒热并作,肩、臂、大腿等处均见肿块,痛不可及,身热持续高达38℃以上,朝轻暮重,大便干结,三日一行。前曾就诊,对症处理以注射青霉素消炎退热,但症情未见改善。顾老接收治疗,检查时见右大腿下段前后肿块各一,大小分别为6 cm×6 cm,7 cm×6 cm,左肩峰6 cm×6 cm,右肩胛肿块边界不清,左颈肿块1.5 cm×1.5 cm,皮色不红,边界不清,压痛较深;背部一疮口,疮面凹陷,溃口无脓,四周皮色不鲜红。体温升至39.8℃,脉搏每分钟120次,血压160毫米汞柱。患者神志清楚,面容痛苦,全身皮肤无瘀斑,结膜无黄染,血白细胞12 200每立方毫米,中性粒细胞81%,血培养金黄色葡萄球菌生长,凝血酶阳性,红霉素中度敏感。舌绛苔薄,脉数。证属流注,背疗妄挤,邪毒走散入血,流经脉,内未入于脏腑,外不得越于皮毛,行于营卫之间,驻于肌肉分里,结滞不散,气血凝滞不通而为本病。症见壮热不退,血培养阳性,背部疮面干陷,脉促,喘急,皆毒入营血之证。急拟凉血清热解毒。

处方:鲜地黄30克,赤芍9克,金银花15克,黄芩9克,黄连6克,山栀12克,半枝莲12克,玄参12克,生甘草9克,雄黄0.9克(分吞)。外用金黄膏上撒红灵丹敷各处疮上。

四日后,症情基本控制,但体温仍比较高39.5℃左右。续用上方,另外每日加黄连素800毫克。三日后,体温下降至37.6℃以下,白细胞总数5 600每立方毫米,中性粒细胞50%,除大腿两处肿块尚有疼痛外,余均已不痛,肿块亦趋消散,血培养未见细菌生长。两日后,体温再度上升为38.9℃,血白细胞总数回升至14 800每立方毫米,中性粒细胞82%,右大腿肿块增大,疼痛加剧,肿块中央渐软,按触有波动感。消退无望,治疗佐以托毒,予上方加炙穿山甲片9克,皂角刺9克,外用如前。同时令患者辅以食疗调摄,药疗和食疗相结合,顾老嘱咐她务必增加营养。病程过旬,脓已大成,在局麻下予以切开引流,出黄稠脓液50毫升。方药予以和营清热解毒之剂。处方:当归12克,赤芍9克,丹参12克,川牛膝12克,黄柏9克,忍冬藤30克,蒲公英30克,生甘草3克。外用八二丹药线引流,外盖红油膏。

经内外合治近月,脓净、疮敛、步履活动恢复正常而得痊愈。类似病案,不胜枚举,科学家谈家桢曾患此疾,得医于顾老。那是1988年,全国人大代表会议和全国政协会议即将在京举行,时任上海市人大常委会副主任的著名生物学家谈家桢届时也必须赴会。这时谈家桢背部正患"对口疽",病情险恶,随时有走黄、内陷的危险。他的保健医生和市委领导商量后都极力推荐他接受西医治疗。但是谈家桢更愿意接受中医治疗。他与顾老都是全国政协委员,彼此都很熟识。他了解顾老是中医外科名家,更了解他的医道和为人。于是和夫人邱蕴芳力排众议,决定请顾老来为他治疗。顾老看过病情后,给予内服益气健脾托毒的中药,外用顾氏外科"疗疮虫"提毒拔脓。数诊后,谈家桢背部的疮毒渐渐缩小,很快痊愈，没有耽误赴京开会的行期。在整个治疗过程中，顾老还派遣儿子顾乃强为谈家桢换药、送药，无微不至的照顾，使谈家桢和顾乃强成为忘年交，他们的友谊一直延续到谈家桢的百岁百年以后。事后谈家桢经常以自己的切身经历现身说法，力证中医药治病的有效性、科学性。他说中医药的科学性就蕴含在看似不科学的临床经验和秘方验方之中。

四、发扬家传，巧治乳病

顾老继承和发扬了顾氏外科学派独特的学术观点和临床经验，治学博采众长，内治外治相结合，对疮疡、皮肤病、肛门病、乳腺病、血管病及急腹症等外科诸疾均有丰富的治疗经验。尤其在治疗乳房病方面有较大的发展。

乳房病是乳房部位多种病症的总称，乳房患病可出现不同程度、不同性质的疼痛、肿胀、结块，或兼见乳头糜烂、乳头溢液、乳头皲裂、乳房溃烂、出脓、成瘘等症状，是中医外科的常见病。清代《妇科玉尺》说："妇人之疾，关系最巨者则莫如乳。"顾氏外科在治疗乳房病方面汲取了《外科正宗》《外科理例》《疡科心得集》《疮疡经验全书》《马培之外科医案》等外科经典对于乳房疾病的经验，博采众长，取长补短，通过大量的临床实践，逐渐形成了自己的特色。乳房病病种多而常见，乳痈在门诊中所占比例很大。顾老治乳痈有其绝招，对所接治的乳痈案例，发病已在三日以上，业已成脓或将成脓者，必以刀针以决脓。此时的治疗，要在辨脓，而巧在刀法。

乳痈的辨脓，尤其是对于深部的脓疡要达到精确是不大容易掌握的。顾老常说："妇人新产，气血已大伤，治乳痈，指下须明辨是乳、是血、是脓，如乳痈未熟，刀下脓少、乳多、血多，必损伤其血络，而致传囊，术后痛反加。"辨定之后，果断出刀皆是熟脓，多可盈碗，出血极少，术后患者顿爽，身热亦渐消退。对乳痈切开的手术指征，顾老指出："既成必等成熟，不可生开。"对于尚未成脓者，或脓未成熟者则坚决不开刀。

顾老手术决脓时刀技高超，手术前略施麻药，下刀时不事先告诉患者，验准之后乘其不备，骤然刺入，转手即出，当患者感觉时，脓已大泄，胀痛顿减，遂不知痛楚。其手法要点是准、轻、灵。准是位置要准，深浅要准，刀口大小要适度。因为深则伤及好肉，浅则脓不出或出不尽；刀口过大则徒耗气血，小则脓出不畅；位置不宜过高，过高则不利于脓液排泄，出现"袋脓"；切口宜远乳晕，近乳晕则易伤乳络。此外，术后必待脓自出，忌挤脓，以免引起脓毒扩散。

术后对于脓腔过大、过深者，亦不轻易扩创，而是采用传统的垫棉压迫法，在膏药外加数层棉花压迫空腔，使之脓腔缩小，脓毒得畅溢，每见事半功倍之效。

垫棉压迫端托，是防治乳漏和袋脓的有效外治法。乳痈脓肿位于乳络，一旦脓成切开排脓，每易损伤乳络，创口可引起经久不断的漏乳，并致疮口不能愈合。哺乳时，乳孔泌乳减少而疮口溢乳不断，病者敷料及内衣被奶水所浸湿，因此着凉而感冒者屡见不鲜。

病者感到十分苦恼，医者对溢乳的疮口换药也颇感棘手，因此病者往往但求疮口愈合，而被迫要求中止哺乳。为了解决疮口漏乳，顾老将背疮垫棉法移用于乳痈疮口漏乳和疮口下方袋脓。即用几层纱布棉垫覆盖于疮口,绷缚扎紧,借助加压的作用,使破损的乳络自然黏合,同时嘱患者用毛巾或胸罩端托乳房,以利乳汁从乳腺管畅通地由乳头溢出。切口在上、脓腔在下的袋脓者,可用纱布折叠成小块直接垫压于袋脓处,再用胶布拉紧。经过实践应用收到较好的效果,解决了外吹乳痈术后漏乳和袋脓的一大难题。

"以消为贵"是历代疡医所推崇的治疗疮疡的治法。顾氏外科对此尤有心得。顾筱岩指出:"治疡之要,贵乎早治,未成者,必求其消。治之于早,虽有大证,亦可消散于无形。"顾老继承家学,在消法治疗乳房病方面得心应手。如他治疗产后外吹乳痈,见身热恶寒、乳房结块疼痛者,采用疏散邪气、散结通络以消之;对乳癖采用调摄冲任、疏肝理气以消之。顾氏家学治疗外吹乳痈初期多用《外科正宗》的瓜蒌牛蒡汤加减。该方为近代外科医家治疗乳痈的主方,但顾老在应用时别有心得。认为该方的配伍,疏散之品嫌力不够,而清热之品则有余,致使寒凉过早而气血凝滞,则欲消而不消,脓成而不成。所以,他"得其意而毋泥其迹",在瓜蒌牛蒡汤的基础上,自创经验方,取柴胡、苏梗、荆芥、防风、牛蒡发散疏表;瓜蒌、陈皮消胃中壅滞;青皮疏肝气之郁滞;蒲公英清热解毒;丝瓜络、路路通导其壅滞,通下乳汁;鹿角霜消肿散结。曾治一产后未满月患者,右乳结块胀痛,洒淅恶寒,脉来浮数,舌苔薄白。辨证为哺乳不慎,乳头破碎,风邪入络,乳络失宣,乳汁壅滞,壅则为痈,当疏散通络治之。处方:紫苏梗9克,荆芥、防风各9克,牛蒡子9克,全瓜蒌12克,蒲公英12克,橘叶、橘核各4.5克,鹿角霜9克,赤芍9克,丝瓜络4.5克,青皮4.5克,路路通6克。外以金黄膏掺红灵丹外箍。

浆细胞性乳腺炎,是古代文献中未曾记载的难治性乳房病,哺乳期的妇女患此疾较多,常给患者带来很大痛苦。此病在慢性阶段临床表现为乳头内陷、乳晕部反复出现脓肿和窦道,易反复发作,迁延多年不能愈合。20世纪50年代于国内首次报道此病,当时被命名为"粉刺性乳腺炎""慢性复发性伴有乳头内缩的乳晕部瘘管"等,显示出模糊性和不确定性,甚至因为其临床表现与乳腺癌很相似而常误诊为"典型乳腺癌",因而被施以根除术。顾老在临床中发现此病的治疗难点在于瘘管不易愈合。于是他大胆设想借鉴外科瘘管的治疗方法,采用常规挂线引流,将应用于其他瘘管的治疗技术移植于乳房瘘管,通过反复实践终于取得成功,为患者解除了痛苦。有关浆细胞性乳腺炎临床研究的总结性文章一经发表,立即在外科界引起很大反响,学术界给予很高的评价。1986年此项成果获得国家中医管理局科技成果一等奖。浆细胞性乳腺炎是乳管扩张症的一个阶段。病理特征是,起初,由于乳腺管上皮不规则增生,分泌功能失常,乳头和乳晕下乳管内有大量含脂质分泌物积聚,引起乳管扩张。以后,乳管内积聚物分解,引起导管周围组织炎症浸润及纤维增生,累及一部分乳腺形成肿块,乳管因纤维化缩短牵拉乳头而致内陷或使原来有凹陷乳头更加内缩。后期,乳管周围脂肪组织内出现小的脂肪坏死灶,坏死组织周围有大量嗜酸性粒细胞、浆细胞和淋巴细胞浸润,尤以浆细胞为多,故名"浆细胞性乳腺炎"。继而形成脓肿与溃疡,以后急性炎症消退,留下反复发作乳晕部或乳房部瘘管。瘘管壁病理变化都呈炎性肉芽肿组织,有的尚伴异物巨细胞反应。

1998年8月31日,顾老收治了一位患者。该患者46岁,自幼两乳头凹陷畸形。近乳头孔常有带臭味粉刺样分泌物,半月前出现右乳晕部结块红肿热痛,肿块逐渐增大,三天后左乳晕部亦出现肿块,至 8 月 21 日右乳晕部肿块增大波及乳房。门诊检查示右乳晕下结块红肿范围约,有波动感;左乳晕下有一扁平肿块,边界不清,皮色微红,无波动感。两乳头均呈线状凹陷。诊断为浆细胞性乳腺炎。当日在局麻下作右乳晕部脓肿切开排脓,排出脓液中夹有粉刺样物。手术后乳晕部肿块日渐消退,但创口不愈,左乳肿块仍不断增大,伴发热(38℃左右),于是收住入院治疗。住院检查见左乳房以乳晕为中心,结块红肿,边界清楚,压痛明显,有波动感,皮肤呈橘皮样,乳头呈线状凹陷。右乳晕部外上角有一创口,用球头银丝探查,可贯通乳头孔,乳头呈线状凹陷,瘘管周围结块大小,两腋下各触及两个约如花生米大小的淋巴结,活动,轻度压痛。

顾老先在局麻下行右侧乳晕部瘘管切开,并做左侧脓肿切开排脓,切开乳头导管排出血性液体、夹杂乳汁样液体约 20～30 毫升。发现乳晕下区向外下限伸延成一空腔,空腔范围,约有腔壁附有坏死组织。取部分组织送病理切片检查,镜下见右乳晕瘘管壁为炎性肉芽组织,大量浆细胞浸润。左乳晕脓肿壁组织有小灶性急性脓肿形成。术后又给予中药内服外敷治疗,经一个多月而痊愈出院。

顾老对此病的手术治疗特点是在探查管道时,必须细致、耐心、轻巧,动作不宜强力粗暴,以免造成假道。因其管道通向乳头孔,探查时须将球头银丝弄成弯形,方能自创口深入,由乳头孔穿出。在挂线中务必将线拉紧,结一定要打牢,若用药制丝线挂线者,须二三天重新紧线一次,紧线后,应以胶布固定。固定方法宜与创面呈垂直,以有利于切开之目的。每日换药过程中,创面填嵌消毒之红油膏纱布,强调必须均匀地嵌塞创面,既不宜过紧,也不宜太松,冀创面肉芽从基底部长起,以免粘连或桥形愈合。近几年来不论单纯性或复杂性瘘管,均以切开法为正,切开时,只需将通向乳头孔的瘘管壁切开。如有空腔者,亦需将空腔切开,不必做广泛切除。在急性炎症脓肿期,在做脓肿切开排脓时,如能探及扩张的乳头大导管,亦可连同乳头大导管一并切开。

五、善于创新,勇攀高峰

顾老从事中医外科五十余年,继承和发展顾氏外科医理和临床经验,在中医外科的多个领域里都有他耕耘的足迹。他勤于临床,善于总结,敢于创新,在继承家学的基础上,不断探索,勇攀科研高峰。

顾老于继承中创新,对于祖传经验方加以探索,在临床疗效的基础上研创了一批有效、价廉、方便实用的新药,如清解片、六应丸、锦红片、胆宁片、三黄洗剂等。还在临床上创用了几种颇有独特疗效的外治方法,如拖线法用于浆细胞性乳腺炎,垫棉法用于传囊乳痈,丁字带加压法用于直肠癌术后窦瘘不愈合,四头带用于脑疽的绑缚固定,肛管气垫充氧加压用于痔术后大出血等,并获得多项政府科技奖。

顾老在治疗乳房病的临床研究中还首创二仙汤(仙茅、仙灵脾、当归、巴戟天,后者尚可代以菟丝子)治疗乳癖。在 20 世纪 50 年代,中医治疗乳癖通常从肝论治,采用疏肝理气的逍遥散加减为主的治疗方法。而顾老认为,女子乳癖除与肝郁气滞有关外,尚与冲任不调有关,在疏肝理气的基础上加用调摄冲任法,可使治疗乳癖进一步提高疗效。他的这项临床实验研究获得国家中医管理局和上海市科委的科技成果二等奖。顾老在20世纪50年代治疗慢性复发性乳晕部瘘管的临床经验基础上,于80年代又与其学生陆德铭、唐汉钧等进一步开展临床研究,采用切开、拖线、祛腐生肌综合治疗浆细胞性乳腺炎瘘管期,使该病不仅复发率低、创伤小,而且痛苦少、乳房变形小,深受患者欢迎及同业人士的认同,并获得卫生部重大科技成果甲级奖。

中医外科是一门综合性学科,不仅有疮疡、痈、疽、疖、疔的传统诊疗技术,而且还包括乳房病、甲状腺肿瘤、皮肤病、肛肠病,以及急腹症等。在临床实践中顾老在总结陈实功《外科正宗》外治十法基础上加以拓展、提高和革新。如用填棉压迫法治疗难治性化脓性乳腺炎;对下肢慢性湿疹和颈部神经性皮炎,在用外涂药物基础上加用电吹风热烘法,帮助药物渗入组织,易被皮肤吸收,加速疾病的缓解。

传统中药六神丸,是外科常用中成药,以其优良的清热解毒、消肿定痛之效,誉满海内外。但其中一味药麝香,因政策性原因,药源奇缺,多年来一直无法满足。顾老根据顾氏家传经验,在解毒消炎丸的基础上改革创制了六应丸,以替代六神丸。六应丸的组方主药是蟾酥、腰黄、牛黄、珍珠、冰片、公丁香。与六神丸比较虽仅是公丁香易麝香的一味药之差,但是顾老在其他药味的组方比例上也进行了调整,其功能解毒、消炎、止痛,用于热毒壅盛所致疮疡、咽喉肿痛、急喉痹,并能用于虫咬伤等,其功效并不次于六神丸,但较之六神丸要价廉物美。六应丸应世,风靡一时。用之喉科、外科临床,疗效卓著,既节约了贵重药材,降低了药价,又解决了市场供应紧缺的问题。

顾老和龙华医院中医外科的同事们还研制出了治疗急性阑尾炎的"锦红片"和治疗胆囊炎的"胆宁片"。锦红片由生大黄、蒲公英、红藤、厚朴四味药组成,有通腑理气、解毒消炎的功效,是顾老和他的科研小组经过长期的反复摸索、改进、实验,并进行临床验证终于研制成功的。20世纪60年代上海市卫生局组织仁济、新华、瑞金、长征、华山、中山等多所市级医院参加临床实验。一共收治急性单纯性和早期化脓性阑尾炎1 300多例,结果取得90%的有效率。其后的一年中又到浙江嘉兴血吸虫病高发区对血吸虫病性阑尾炎,针对其早期穿孔的特点进行临床实验,并进行了三次临床总结,有效率基本稳定在83.9%。为了研制锦红片,龙华医院专门成立了一支由老中青临床科研人员组成的科研小组,由顾老负责,参加的还有徐长生、杨志良、朱培庭及上海中医学院中药教研室的王爱芳等人。这个团队人数不多,但是精干而忘我,有着很强的组织纪律性和公而忘私、自我牺牲精神。按医院领导要求和规定,科研组到基层医院进行科研;在做出成果之前,一个月休息一次,其余时间都必须坚守岗位,不得随意回家。1965年7月,顾老带领课题组一行来到上海县中心医院。顾老等人落脚地点在医院所在地的漕河泾,这里距离市区并不太远,对于步入中年的顾老、徐长生、杨志良来说,这样规定几乎有些苛求。但他们为了早日研制出中药片剂,早已全身心投入而无心恋家了。顾老有一个爱好,每晚都要饮一点"三滴水"。因"酒"字的偏旁是三点水,故用"三滴水"讳饰酒字。他自称一生别无所嗜,唯有饮"三滴水"的爱好。顾老到了科研基地,须以身作则,始终滴酒未饮,这令同伴无不感动。顾老善于从失败案例中发现成功的苗头,对于鼓舞士气、对团队合作起了很大作用。开展临床科研,在默默守望中,成功与失败往往只有一步之遥,成功就在于再坚持一下。这时他遇到一个案例,患者经过一段时间服药后主动要求中止服药,并在患者要求下施行了手术。患者之所以要求手术,因为他从未亲眼见过有人未经手术、仅服中药而取得成功的。但顾老从切除的阑尾标本发现,患者阑尾部炎症已经消退,局部发生硬结,这就是好转的征兆,证实了中药治疗急性阑尾炎非常有效。由于这一发现,顾老及时进行宣传,提高了大家必胜的信念。

顾老等人研制成功锦红片的消息不胫而走。当时,原上海市主要负责人的儿子得了急性阑尾炎,听到这个消息,专程派人从南京赶到上海询求治方。龙华医院根据他的病情,确诊为锦红片的适应证,为他开处方,来人取药后,觉得药价便宜得不可思议,从而对药物疗效产生怀疑。他希望顾老再开一些贵重药,以便让他回去好交差。顾老对他说:"人虽然有职位高低,但病无贵贱之分。药价虽然有贵贱之分,只要对症治病,才是好药。纵然药价再贵,如果不能对症,那就未必是好药。如果药能对症,即使只花一分钱,也是灵丹妙药。"顾老坚持医家的治病原则,在上海医界传扬开来,他们研制的锦红片也就越发地彰显其名了。

20世纪70年代末,以锦红片为主辨证加减治疗外科炎性急腹症的成果,获卫生部成果奖和上海市重点科技成果奖。

六、侠肝义胆,涵养高风

顾老为人耿直坦诚。他常说:"忠诚,是立身之本;坦诚,是为人之道。""为人之道,严以律己,要做正直的人,宁可直中取,不可巧中求,宁可正而不足,不可斜而有余。"他以鲜明的个性铸就了光彩的人生。

顾老经常提及,家里有一块世代相传的匾额"涵养草庐"。"草庐",意谓草泽医生、贴近下层人民的简陋庐舍。"涵养"二字其实是顾氏家族立业修身的原则,中国文化人素来注重"涵养"两字,即是注重品德的修身,学问的鸿博,艺术的陶冶,情趣的雅致,也反映了顾氏外科最注重的医德医风的世代相传,而顾氏外科的医德医风也带给了顾氏家族名闻遐迩的口碑、名望和声誉。1949年以前,许多患者不知地址,但一说"顾氏外科",车夫就会自觉地把患者送到爱多亚路福明村顾氏诊所。

顾老从小受父亲的熏陶,在他的性格中,既有崇拜父亲刚正不阿,浩然正气的为人和爱憎分明的一面,也有对朋友、同事、患者体贴抚恤,施以仁爱的一面。

顾老为人厚道,乐于助人,在上海滩同道中有口皆碑。

1949年前,顾老的私人诊所有工作人员9人,按月发放工资,但工资多寡按事务的轻重主次划分。如开方师傅属于他的助手,月工资最高得近百圆。顾老常说:"每个员工都很辛苦,作为东家一定要体恤他们,不能亏待他们。"除工资外,每年七八月大伏天及十二月年底,就医的患者多,门诊量大,他就给员工开双倍工资,以资奖励。暑天还另外出资买西瓜等给职工消暑。

有一位工作多年的员工患了肺痨病,长期不能上班,顾老仍然把他看作诊所的员工,按月发给工资。诊所里的员工都很敬仰顾老的人品,同心同德,勤劳工作,使顾氏外科诊所得以长盛不衰。

顾老对同道有困难者乐于伸出援助之手,常常救急于燃眉,使陷入困境的同道锁眉顿解。1952年,顾老主动放弃私人诊所丰厚的收入,到遗址于青海路44号周家花园上海市公费医疗第五门诊部任特约医师。在此期间,他还应上海电车公司工会的邀请义务担任电车公司职工及其家属的特约医生,每天下班后和业余时间为该公司职工、家属免费看病,长达四五年。顾老还在他的诊所贴出公开告示,对烈军属和有居委会证明的贫困者不但不收挂号费,还给予医药费减免。

1956年,顾老进入上海中医学院担任附属第十一人民医院(曙光医院前身之一)中医外科主任和上海中医学院外科教研组长,从此他把自己的精力和智慧全部倾注到了中医学院和附院中医外科的建设中。顾老善于团结同道。在上海中医学院外科教研组中,一部分是顾氏外科的原班人马,另一部分是来自其他外科学派的传人和后人。如来自浙江德清,享誉浙北的夏氏外科夏墨农及其后人夏少农、夏涵;来自宁波的严氏外科传人闻茂康等。夏涵于1952年响应政府号召,赴北京医学院参加全国首届"中学西班",五年时间系统攻读西医全部课程,堪称是典型的中西医复合型人才。1957年他参加公职,进入上海市第十一人民医院。顾老对于夏涵非常尊重,委以重任。对于原班顾氏外科人员也绝不护短包庇。在他领导下,医院的中医外科一天天兴旺起来。

中医外科兴旺最重要的标志是疗效,好的疗效必须有好药作保障,必须具有优质疗效的外用中药。顾氏外科经过两代人的实践,发明研制出了独门招牌良药,疗效卓著。为了给新建科室打牌子,占领医疗市场,他无私奉献出了顾氏外科的效方和验方。

顾老为人豪放、旷达,广交朋友。他的择友是以德才为标准,许多中西医名家是他的至交挚友。如中医伤寒名家张氏传人张志雄、张伯讷、张镜人,痔科名家闻茂康,儿科名家王玉润,魏氏伤科传人李国衡,上海黄氏针灸传人黄羡明,同道还有周文哉、邵亦群等,西医有任广慈医院院长的医学家徐家裕等。这些都是他家的座上嘉宾,并与之为伍。所谓"他山之石,可以攻玉",在他眼里,这些人不仅是他山之石,而且是他山的美玉!他们以聚会形式,经常在一起讨论业务,切磋技艺,取长补短。他们这种交友形式,促进了业务的提高和进步。

顾老兴趣爱好多样,多才多艺,吹得口琴,拉得提琴,弹得钢琴,"吹拉弹唱"都难不倒他。能写一手漂亮的赵孟頫赵体字,也能做诗填词,如已经公开发表的作品《千秋岁·为丁甘仁先生诞辰一百周年献辞》:"孟河仁术,桃李盈阶立。谙内典,通经籍。输财兴学院,贫疡如溺。留手泽,李翁'本草'相辉熠。忆昔求知识,空有楼台迹。跨鹤去,书盈尺。善堂遗爱在,报国心丹赤。花似锦,诞辰百年济术赫。"丁甘仁是中华人民共和国成立前上海中医专门学校的创始人,孟河医派丁氏学派的鼻祖,也是丁济万的祖父。顾老在词作中表达了对中医教育先驱者的满腔怀念、爱戴、颂扬之情。

顾老在子女眼里是一位通情达理、思想开明的好父亲。他有一位1995年评为上海市名中医好儿子顾乃强。1957年长子顾乃强高中毕业志愿选择西医。他选择的12所医学院中，唯独上海中医学院不在他的志愿之内。顾老没有以子承父业的名义强行要求他改变志向，他充分理解并支持儿子的决定。但顾乃强等待录取通知书时却等来了一个来自高教局高招办的电话，让他去面谈，询问他是否愿意改变志愿，选择上海中医学院。顾老见儿子显得很失望，这时他以朋友的身份和口吻良言相劝，被中医学院录取，也许歪打正着，未必不好。塞翁失马，焉知非福。对你未来的前途和发展，倒未必是坏事。还是那句话，你的前途必须由你自己选择，取舍予夺最后还得由你自己拿主意。老爸绝不勉强你。"也许正是父亲这番话鼓舞和激励的结果，顾乃强最后选择就读上海中医学院。1963年顾乃强毕业，被分配到长宁区中心医院。后来顾乃强经过自己的努力在继承先辈开创的事业上作出了杰出的成绩，成为顾氏外科第四代传人。先后被聘为上海市长宁区中心医院及天山医院中医外科主任医师，上海中医药大学兼职教授，上海中医药学会常务理事兼外科学分会主任委员等职务。1985年担任全国中医外科学会副主任委员；1989~1996年任全国中医外科学会乳腺病专业委员会主任委员。享受国务院政府特殊津贴。1995年被评为上海市名中医。晚年随子女定居美国加州洛杉矶，受聘于黄帝中医药大学、加州中医药大学及友三中医大学，为客座教授。顾乃强开始将顾氏中医外科推广到国外。

七、广育桃李，恩泽后学

20世纪60年代，卫生部根据中医药事业发展的需要和老中医后继乏人的紧迫状况，特发出文件要求各地中医学院为名老中医配备一批年轻有才华的学术继承人。上海中医学院确定带徒的名师有程门雪、黄文东、陈大年、石筱山、顾伯华、朱小南、黄宝忠、闻茂康等上海中医界的名师耆宿。当时师带徒俗称"结对子"，与顾老结对子的学生是陆德铭和马绍尧。

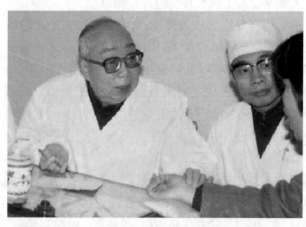

顾伯华在门诊带教

1956年，学校确定"结对子"人选后举行隆重的拜师大会，顾老因为在北京开会没有参加，其弟子陆德铭、马绍尧也没有参加。顾老从北京回校后，听说学校已为他配备了两名弟子，而事先并未征求过他的意见，满肚子不乐意。校领导特地为他们安排了师生见面会。在见面会上，顾老静静地听着陆德铭和马绍尧的自述，细心地观察他们的一言一行、一举一动。他感到这两位弟子都很精干、聪明、淳朴,又胸怀志向,是难得的人才,很高兴。

马绍尧至今还念念不忘顾老师的恩泽。他说:"有一年,正好遇上大旱,稻谷不生长,农民粮食不足。但这年上海郊区各县农村的红花草生长得却特别茂盛。缺粮的农民只能用红花草充饥,严重缺粮者甚至每日进食二三斤红花草。因此松江县枫泾地区发生大量头面浮肿的患者。刚巧我这时也在那里。遇到这样严重的现象,怎样诊治我却一窍不通,只好立即返回上海请教顾老师。他查文献、阅图鉴,终于找到相关的资料,结合文字的图例,详细讲解了此类病的病因、症状、鉴别和防治方法,特别要我记住相互间的鉴别要点。如流行性腮腺炎多在双侧,属濡肿;抱头火丹红肿边界稍高出皮肤表面,伴有高热;接触性皮炎边界清楚;日光性皮炎与光照有关;血管性水肿有麻木感;疔疮走黄有脓头;银屑病有出血点等。顾老师要言不烦,界定清楚。中医诊疗的关键是辨证,有其证,用其药。根据我讲的病症,顾老师告诉我可用普济消毒饮化裁治疗,清热解毒、疏散风热即可。我回到枫泾,按照顾老师的指导治疗了 300 多例,效果显著。我回到学校后,将此次治疗经验写成报告,发表在《江苏中医》杂志上。"这是国内第一篇"红花草植物——日光性皮炎的探讨"的报道。顾老对陆氏、马氏两位学生竭尽所能,倾囊相授,果然名师出高徒,顾老与陆氏、马氏结成的对子是最佳的对子,师徒合作撰写的论文质量最好、数量最多,发表后受到中医同行的高度评价。

1965 年,陆德铭被学校派到奉贤县参加农村社会主义教育运动,同时在当地开展医疗工作,受到当地百姓的赞誉。任务结束后,刚满 30 岁的陆德铭正是血气方刚的年龄,响应号召,贸然决定报名落户奉贤,要在农村广阔天地大干一辈子。

顾老对陆德铭留在奉贤的选择却不满意。他认为如果留在他身边可以干出更多大事,可以对中医外科的临床、科研作出更多贡献。顾老对陆德铭的惦挂之心整整持续了20 多年。

1978 年的一天,上海市委统战部领导前来征询顾老的意见,提出要为顾老等上海名老中医配备学术继承人。他马上毫不犹豫地表示,要求将陆德铭从奉贤调到他身边。这个要求一经提出竟让领导和校内同道惊讶和不解。年过 62 岁的顾老有子女六人,三人学中医,长子在长宁区中心医院,两个女儿一个远在安徽,一个在南汇县,都从事中医工作。顾老没有要求调来子女,却把学术继承人的难得机会传给了自己教过的优秀学生。市领导为他的真情所打动,果然将陆德铭调到他兼任中医外科主任的龙华医院。

顾老慧眼识才、举能荐才、知人善任,凭的是一片公心,放眼中医事业,胸怀坦诚,为后学树立了光辉的榜样。

顾老以事业为重,从公心出发,在处理家庭、个人、子女与国家、集体、学生之间的关系并进行选择时,最能体现他一心奉公的精神。顾老在曙光医院任职期间,学生唐汉钧好提问,勇于发表意见是比较突出的,深为顾老所赏识。认为他肯于动脑,善于思考,值得进一步给予锤炼和打磨。1963 年,唐汉钧与顾老的儿子顾乃强同时毕业,顾乃强在班级里的表现同样也非常优秀,但是顾老却没有把儿子留在自己身边,而是将唐汉钧留下来。

陆金根是 1971 年入学的上海中医学院三年制试点班学员。三年后毕业进入龙华医院,正式拜师顾老学习顾氏中医外科。

1990 年全国老中医药专家学术经验继承工作启动,陆金根被选拔作为继承人并师从顾老,成为他的关门弟子。两次师从顾老的陆金根对顾老师怀有深情。他说,我学的顾氏外科,都是顾老师手把手传授的。顾老师对那些学习虚心、不怕吃苦的学生总是倾囊相授,只怕你不想学,不怕老师不肯教。

顾老传授学术经验有他的一套方法。陆金根将顾老施教树人的方法总结为经心、倾心、悉心、细心、耐心。这"五心"蕴含着教师传授知识和人格感化的双重责任。顾老待陆德铭如此,待陆金根如此,待所有随他学习的弟子都如此。

陆金根说:"即便他的学生是位初学者,顾老师同样平等相待,奉行因材施教,不会有亲疏之分。"他举了一个亲身经历的例子,20 世纪 60 年代,顾老经过多年的研究创制诊疗浆细胞性乳腺炎的新方法,一直是龙华医院的品牌,各地患者纷纷前来上海龙华医院中医外科就诊。1973 年陆金根从上海中医学院毕业,分配到龙华医院第一次拜顾老为师,侍诊于顾老师左右。1975 年,龙华医院为了宣传推广顾氏外科诊治浆细胞性乳腺炎的成功经验,决定拍摄录像片,并把这项任务交给顾老所在的中医外科和学院电化教学中心。陆金根承担录制前的一些基础性的准备工作,即要求在顾老主持手术之前,他必须用银丝球头探针试探乳房病灶上乳窍与溃口之间是否通畅并由屏幕显示出来。按操作程序,银丝球头探针必须从溃口进入,再从乳窍出来,不允许将路径和方向搞颠倒,否则手术无法进行。这个工作看起来非常简单但很关键,如若顺利几分钟即可完成。陆金根回忆说:"然而,录像一开始,我将银丝球头探针按规定的方向插入但不成功,一次次都告失败。我越来越紧张,额头沁出汗水也顾不得去擦。顾老师的眉头紧锁,他一定在想,这么简单的事情为什么做不好? 但他只是静静地看着没有说话。情急中,我将银丝探头进行逆向进针,很快就成功了。顾老师正待要进行手术时,他明察秋毫的眼光,很快发现球头探针的方向错了,于是他喝令停止拍摄。他严厉地问我,为什么要违反操作规程。我满脸羞愧地低着头,不敢正视老师严厉的目光。讷讷地解释并非不按照正常规程办事,实在是按照正常规程探针难以探入。顾老师听后稍事沉默。这时我提出一个大胆的设想,是否可将另一银线探针头与之前进针的探针头,头与头用线连接,然后在退出前一探针过程中把后一探针引进。顾老师同意了我的想法。果然我的设想一次试验成功。当顾老师切开乳房后惊讶地发现,银线探针之所以不能正常进针的原因,是因为患者的病灶乳房有一层乳膜膈,这层乳膜膈犹如静脉血管的静脉瓣,只能单向进针。这是一个特例,我们事前不曾遇到过。"

尽管这是个特例,顾老也从中悟出道理:任何事物都不是一成不变的,既有常规的现象也有特殊的情况;不能以一种常规程序应对医疗中出现的特殊情况。因此,顾老肯定了陆金根急中生智想出的方法,赞许他在临床中遇到困难时肯动脑筋。尤其是陆金根将拖线方法成功地应用于浆细胞性乳腺炎的临床治疗,使他对陆金根由衷地欣赏。此后,陆金根以球引球的方法列入了修改后的操作规程中。

名师出高徒。顾老的学生陆德铭、马绍尧、唐汉钧、朱培庭、陆金根等后来在顾氏外科的分支领域都成为杰出的学科带头人,均被评为上海市和全国的名中医。当他们谈起顾老师时,千言万语而众口一词:"没有顾老师,就没有我的今天。"不约而同说出的一句话,却表达了各自的心声。当初,顾氏外科只是全国众多中医学派中的一家,如今顾氏外科又得到不断发展创新,人们站在时代的潮头,欣喜地看到学科领域不断涌现的生机。正是:春色满园关不住,姹紫嫣红结队来。

八、门人桃李,微见襟抱

顾老主编《实用中医外科学》,在理论上把中医外科学引领到一个更新、更高的领域,他的《中医外科临床手册》,则起到了辅助和羽翼的作用。这是顾老继承和发展顾氏外科的经验和学说,为当代中医外科奠定的坚实基础。

其实,编书著述不是一个简单的技术性过程,整个过程也映射或折射出主编和编者的人品和思想境界。1956年顾老在上海中医学院附属第十一人民医院担任中医外科主任。这时,全国几十所中医学院如雨后春笋,遍地开花。为了满足教学需求,迫切需要编写一批中医院校教材。顾老被教育部门和卫生部门委以重任,担负《中医外科学》主编。此书从无到有,没有先例,白手起家,而且时间紧迫,顾老不仅自己竭尽所长,主观努力,同时发动编写组成员共同努力,融会百家,摒弃门派之见。《中医外科学》很快编写出版,成为全国普通高等教育中医药类规划教材。顾老还先后主编了《实用中医外科学》和《中医外科临床手册》。顾氏中医外科理论和丰富的临床实践就以这三本著作为载体,在全国中医界广为传播,产生深远影响。《实用中医外科学》为近百万字的巨著,在一年多时间完成,一直以来被引为学习中医外科的范本。编委会成员是国内知名的中医外科学家顾伯康、许履和、干祖望、朱仁康等,参加编写的其他成员陆德铭、马绍尧、唐汉钧等既是顾老的学生,又是他一手培养的外科专家。本书是顾老对中医事业作出的巨大贡献,也是他一生最引以自豪的一件快事。

主编《中医外科学》和《实用中医外科学》《中医外科临床手册》,前者是受命主编,是被动承担任务,后两者是自揽任务,是对编写者学识水平的考验,更出于对自己能力水平的一种自信。当然也有对自己组建的编委写作班子整体水平和实战能力的知己知彼的自信。难能可贵的是他确实做到了人所不能。把许多顾氏外科的经验方、秘方、外科绝招贡献出来,必须得到父亲、兄长的支持,若有家庭成员的反对,则此事难成,必然引起家庭矛盾和纠纷。顾氏外科的奠基人,包括所有学术传人,历来只有一个信念,即"不私秘传",这最能反映他们的共识。顾老一家不把顾氏外科看成是一家一户、一门一派的私有财产,而是认为只要对患者有利,只要对中医事业发展有利、有用,都应该贡献出来,做到毫无保留。当时业内大多数人员的思想水平,还停留在自己本门医道能够永存,保留一亩三分自留地,尽量保留人无我有、人有我优的鲜招、验方、秘方,当别人山穷水尽之时,自己可以亮一手,以此显示自己比别人高明,使自己立于不败之地。而顾氏外科从顾筱岩开始,经过伯棠、伯华兄弟,一直到乃强兄妹都这样认为:"只有突破门户之见,把一家一户的秘方公开出来,为大家都能掌握,使顾氏外科经验成为大众共同掌握的经验,这样大家都成为顾氏外科的传人,顾氏外科就能立于不败之地"。正如一滴水容易蒸发,汇成汪洋大海,那就永远不会干涸。一个人容易被打倒,千百个人,众志成城,就能立于不败之地。是否真的不秘私传,一部《实用中医外科学》的编纂成功就是试金石,就是最好的检验。

顾伯棠在回顾中医高校教材《中医外科学》编写竣工时说过这样的话,反映了顾氏外科从主创人到传承人整体的思想境界:"家父治学谨严,但不秘私传,一有余暇便悉心讲授,从诊病心要、用药心得,到外用药配制、手术操作,一一细心传授,要求准确无误。伯华弟主持上海中医学院外科教研室教务,编写讲义时,家父慷慨地支持他把顾氏内治心要、外治秘法统统收入书中,此等大度在医林亦属佼佼者。"顾氏外科学术的芳华绵长,不秘私传,悉心传授,要求准确无误,这就是学术境界。

1978年,顾老最牵挂着编书著述之事,心中有些迫不及待,因为《实用外科临床手册》从60年代出版已经过去10多年,这10多年时间,老的资料已经过时,新鲜的经验特别是关于急腹症、男性泌尿系统疾病等的临床经验有待增补和修订。社会需要,正翘首以待第二版修订出版。《实用外科临床手册》这几年来一路畅销,连续重印10多次尚且供不应求,说明此书很受欢迎。陆德铭是重要编撰人之一,若要修订,非要原班人马不可。一直以来,顾老还有编撰一本具有全国水平的大型著作《实用中医外科学》的夙愿,此书必须组织一班高水平的同道专业人员参加。顾老一旦恢复工作,拥有政协委员建言献策权利,即刻行动起来,着手组建编委写作班子,首先将学生陆德铭调回身边。

1978年,陆德铭与顾老久别后第一次见面。陆德铭到老师家里致谢,久别重逢,"白日放歌须纵酒,青春作伴好还乡"。高足满怀回归庙堂的好心情,春风得意,得遂所愿,于是乎,便敞开心扉。恩师久有廓然大志,今见得意门生依傍身边,更是喜不自禁,从来没有这样兴奋。知徒莫若师,对于陆德铭的学识水平,顾老最知根知底,所以写作班子重要成员非他莫属。这是利国利民的大事,时不我待,必须抓紧。他们最集中的话题就是围绕此书的编写和组织工作。"酒逢知己千杯少",顾老不由自主地放开豪量,意激言质,侃侃而谈。师徒二人,边饮边聊,逸兴遄飞,不知不觉中,从下午一点多钟开始,直谈到夜深。

1980年5月,《实用中医外科学》编委会成立,1982年12月编写竣工,1985年11月出版。唐汉钧的回忆展示了顾老任主编时的情景:《实用中医外科学》既是顾老的传世之作,亦是学生向老师学习的范本。顾老将顾氏外科长期积累的临床经验、传统验方、秘方以及外科手术操作法、外用药物配制法等毫无保留地公开登录,同时也要把自己编撰的书做到切于实用,而不是空架子、花架子,必须成为名副其实的《实用中医外科学》和《中医外科临床手册》。顾老作为主编,在那些日日夜夜里全力以赴,工作态度实干严谨、一丝不苟,给学生们留下了深刻印象。他对参编撰稿的学生的要求特别严格,不仅以身作则,及时评阅学生交来的撰写内容,而且对学生所写的文稿逐字逐句地认真修改。他在不满意、必须重写的句子或段落上画上双杠的重点记号,而且雷厉风行,要求限时交卷,一般必须于次日或第三日撰写或修改完成。顾老对不符合要求的稿件,不惜推倒重来,经过反复修改,直到他认为符合要求了才算满意。他有类似军人的办事风格,不允许误时误点,对于不守约、随意延宕、不能按时完成任务的行为绝不苟同。一部《实用中医外科学》的编纂过程，也是顾老言传身教的见证，培养了一批学生，使他们学会了如何进行实践总结和理论升华。顾老要求《实用中医外科学》和《中医外科临床手册》始终保持先进性和新鲜感，随着临床实践的不断深入，必须把新鲜的临床经验不断地增补其中，不断地进行修改，使之不断更新，不断完善。顾氏外科的若干经验已经在学科建设中分化成为肛肠病、乳房病、皮肤病、肝胆病等分支学科，形成了学科团队。以团队意识，以集体的力量，群体的知识结构，进行新课题的探索，更有利于总结出新的经验。所以，具有顾氏外科特色的《中医外科临床手册》，在顾老手里就亲自修订增补出版了2次，在顾伯康手里主编修订出版了第三版。现在，《中医外科临床手册》已修订出版了第四版，《实用中医外科学》在陆德铭、陆金根主持下完成了第二次修订。这意味着顾氏外科代代相传，百世流芳。

"杏林故事今征实，竹巷新居旧执鞭"。这是近代教育家、浦东川沙人黄炎培为顾氏外科奠基人顾筱岩撰写的一副对联。1937年春节（旧历丁丑年正月）黄炎培回沪寻觅故居，不料已经换了新主人；昔日曾经是自己在上海执教时的旧居，现在中医外科名医顾筱岩正结庐于此。世事浮沉，令人感念不已，便写下此联。昔日橘井流芳和杏林遗泽的医德今天在顾筱岩、顾老父子身上传承。长江后浪推前浪，在顾老的门人弟子身上又绵延不断地演绎出故事新篇。

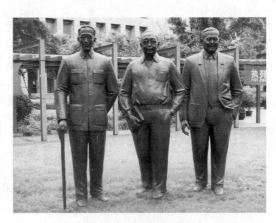

龙华医院顾伯华的雕塑

黄炎培曾经提出"创世兴亡周期"说："其兴也勃焉，其亡也忽焉。"一人，一家，一团体，一地方乃至一国，历史荣辱，从未跳出此周期律。但是事实证明，在顾老的努力下，顾氏外科不但没有衰败的迹象，反而分枝散叶，取得了新的振兴。而今，顾氏门人弟子正努力打破这一周期律，争取迎接顾氏外科新一轮的兴旺勃发。为什么？何以顾氏外科能够经久不衰？"问渠哪得清如许？为有源头活水来。"这源头滚滚活水就是，思想上永不保守，不秘私传，培养新人，不断有新的开拓。

主要著作和论文

1. 主要著作

［1］ 顾伯华,顾伯康,陈泽超,等.改进枯痔法治疗内痔.上海：科技卫生出版社,1958.

［2］ 顾伯华.中医外科临床经验选.上海中医学院附属龙华医院外科,1975.

［3］ 顾伯华.外科经验选.上海：上海人民出版社,1977.

［4］ 顾伯华.中医外科临床手册.上海：上海科学技术出版社,1966,1980.

［5］ 顾伯华.实用中医外科学.上海：上海科学技术出版社,1985.

［6］ 顾乃强,杨军.外科名家顾筱岩学术经验集.上海：上海中医学院出版社,1987.

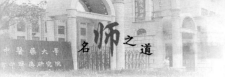

［7］ 顾伯华.中医外科学.上海：上海科学技术出版社,1988.

［8］ 顾乃强,唐汉钧.实用中医乳房病学.上海：上海科学技术出版社,1993.

［9］ 朱世增.顾伯华论外科.上海：上海中医药大学出版社,2009.

［10］ 楼绍来,楼映.顾伯华：一部关于顾氏中医外科成长和发展壮大的历史.海口：南方出版社,2010.

2. 主要论文

［1］ 顾伯华,左景鉴,孟承伟.挂线疗法治疗肛瘘的初步报告.上海中医药杂志,1956,(2)：16 - 19.

［2］ 顾伯华.采用挂线疗法治愈慢性复发性乳腺漏管伴有乳头内缩12例案例报告.上海中医药杂志,1958,(9)：18 - 20.

［3］ 顾伯华,顾伯康,马绍尧,等.红花草植物——日光性皮炎的探讨.江苏中医,1963,(8)：15 - 17.

［4］ 陆德铭,顾伯华.中医药治疗药物性皮炎2例.上海中医药杂志,1964,(6)：29.

［5］ 顾伯华,马绍尧.血栓闭塞性脉管炎的辩证施治.上海中医药杂志,1964,(8)：7 - 10.

［6］ 顾伯华,陆德铭.治愈30例慢性复发性伴有乳头内缩的乳晕部漏管临床分析.中医杂志,1964,(9)：4 - 6.

［7］ 顾伯华,顾伯康.治疗内痔过程中发生出血的原因及其防治方法的探讨.上海中医药杂志,1965,(1)：1 - 5.

［8］ 陆德铭,顾伯华.临诊医案札记.上海中医药杂志,1965,(3)：16 - 18.

［9］ 顾伯华,陆德铭.乳癖的辩证施治(附80例分析).上海中医药杂志,1965,(5)：20 - 21.

［10］ 顾伯华,陆德铭.治愈因注射链霉素而引起的全身性剥脱性皮炎1例.上海中医药杂志,1965,(8)：24 - 25

［11］ 顾伯华,陆德铭.中西医综合治愈疔疮"走黄"20例报导.上海中医药杂志,1965,(9)：23 - 25.

［12］ 顾伯华,唐汉钧.中医药治愈多发性流注(败血症)1例.上海中医药杂志,1966,(1)：24.

［13］ 顾伯华.直肠癌根治术后并发会阴部窦道的治疗.上海中医药杂志,1979,(5)：31 - 32.

［14］ 徐长生,朱培庭,张静喆,等.浅析急腹症治疗中通与变的辩证关系.上海中医药杂志,1980,(2)：27 - 28.

［15］ 陆德铭,马绍尧.著名老中医顾伯华教授在外科临床运用养阴法的经验.上海中医药杂志,1980,(5)：5 - 8.

［16］ 周才一,施向明,朱培庭,等.祖国医学通里攻下治则的研究——锦红新片的泻下作用.新中医,1981,(2)：55 - 57.

［17］ 马绍尧,陆德铭.顾伯华老中医治疗流注的经验(附40例分析).广西中医药,1981,(5)：1 - 3.

［18］ 唐汉钧.顾伯华教授运用"垫棉压迫疗法"的经验.上海中医药杂志,1981,(10)：9 - 11.

［19］ 马绍尧,赵尚华,顾伯华.阴阳学说在中医外科临床的运用.上海中医药杂志,1981,(12)：13 - 15.

［20］ 顾乃强.著名老中医顾伯华治疗急性阑尾炎变症的经验.上海中医药杂志,1982,(1)：10 - 11.

［21］ 陆德铭.顾伯华治疗乳头溢液的经验.中医杂志,1982,(1)：14 - 15.

［22］ 陆德铭.顾伯华医案二则.中级医刊,1982,(2)：27 - 29.

［23］ 马绍尧.顾伯华教授治疗红斑狼疮内脏损害的经验.黑龙江中医药,1982,(2)：40 - 41.

［24］ 唐汉钧,陆德铭,汝丽娟,等.中医中药治疗痢特灵药疹78例.上海中医药杂志,1982,(9)：30 - 33.

［25］ 顾伯华,顾乃强.中医外科专家顾筱岩的学术思想和临床经验.上海中医药杂志,1983,(1)：4 - 6.

［26］ 陆德铭.著名中医外科专家顾伯华诊治浆细胞性乳腺炎.上海中医药杂志,1983,(2)：15 - 17.

［27］ 朱培庭,徐长生,张静喆,等.老年人急性胆道感染116例的临床分析.中医杂志,1983,(3)：28 - 29.

［28］ 马绍尧,陆德铭,顾伯华.败血症的辩证施治(附20例临床分析).广西中医药,1983,(6)：18 - 20.

［29］ 唐汉钧.著名老中医顾伯华治疗重症有头疽的经验.上海中医药杂志,1983,(9)：8 - 9.

［30］ 顾祖敏,史正芳.顾伯华教授治疗结缔组织病的经验.辽宁中医杂志,1983,(12)：1 - 5.

［31］ 朱培庭,徐长生,张静喆,等.中西医结合治疗胆道术后残余结石.上海中医药杂志,1984,(1)：

19 - 21.

[32] 唐汉钧,潘群,吴恒亚.撷采众家治法灵活——读顾伯华《外科经验选》.吉林中医药,1984,(4): 47 - 48.

[33] 陆德铭.著名老中医顾伯华运用活血化瘀法治疗某些疑难病的经验.上海中医药杂志,1984,(5): 6 - 8.

[34] 顾乃强,顾伯华.略论陈实功外治十法及其在临床的应用.上海中医药杂志,1984,(11):2 - 4.

[35] 宗沛,姜春华,顾伯华.益气活血温阳法治疗寒冷性多形红斑的机制探讨.中医杂志,1985,(4): 49 - 51.

[36] 顾乃强,潘群,杨军,等.外科名医顾筱岩医案选.上海中医药杂志,1985,(10):14 - 16.

[37] 朱仁康,张镜人,顾伯华,等.红斑性狼疮证治.中医杂志,1985,(11):10 - 13.

[38] 唐汉钧,王奇明,顾伯华.脑疽内陷治验一例.上海中医药杂志,1986,(7):17.

[39] 陆德铭,唐汉钧.顾伯华治疗浆细胞性乳腺炎形成瘘管的经验(附116例案例).上海中医药杂志, 1986,(9):9 - 11.

[40] 顾伯华,马绍尧.中医中药治疗红斑狼疮内脏损害.中西医结合杂志,1987,(6):327 - 328.

[41] 唐汉钧,潘群,顾伯华.疽毒内陷证治探析.上海中医药杂志,1987,(9):4 - 7.

[42] 顾乃强,顾乃芳.顾伯华治疗白癜风六法.上海中医药杂志,1988,(1):17 - 19.

[43] 顾伯华.凉血清肺饮.中医杂志,1988,(8):55.

[44] 唐汉钧,潘群.顾伯华治外科疑难症.上海中医药杂志,1988,(10):7 - 10.

[45] 朱培庭,徐长生,张静喆,等.中药胆宁片抑制胆色素类结石的研究.上海中医药杂志,1990,(6): 1 - 7.

[46] 徐凤仙,汪惠群,刘力,等.胆宁片治疗气郁型胆石症的超微结构观察.上海中医药杂志,1990, (11):47 - 49.

[47] 朱培庭,张静哲,王以实,等.养肝利胆合剂治疗肝阴不足型胆石病的双盲、随机、对照前瞻性临床 研究——附360例疗效分析.上海中医药杂志,1991,(7):5 - 8.

[48] 朱培庭,张静哲,徐凤仙,等.养肝利胆合剂防治胆色素类结石的实验研究.上海中医药杂志,1991, (10):46 - 49.

[49] 朱培庭,张静喆,徐凤仙,等.养肝利胆合剂防治胆色素类结石的实验研究.中药新药与临床药理 1991,(2):28 - 33.

[50] 顾文聪,韩志芬,林宗根,等.中药胆宁片等对豚鼠胆色素结石模型肝组织超氧自由基的影响.上海 中医药杂志,1992,(4):44 - 46.

[51] 顾乃强,顾乃芬.顾伯华治疗外吹乳痈的经验.上海中医药杂志,1992,(10):28 - 30.

[52] 顾乃芬,顾伯华.禀赋不足气阴虚阴损及阳脏——辨证分型治疗结缔组织病178例.上海中医药杂 志,1993,(9):24 - 26.

[53] 顾乃芬.顾伯华治疗乳癖经验.中国医药学报,1994,(1):60 - 61.

[54] 顾乃强.顾伯华论治流注与流痰的经验.中医文献杂志,1996,(3):29 - 31.

[55] 潘兵,陈素云.顾伯华教授治疗乳癖的经验.四川中医,1998,(1):1 - 2.

[56] 顾乃强,顾乃芬.顾伯华处方赏析.医古文知识,1999,(1):18 - 19.

[57] 余敏英,顾宏平.精研歧黄祛沉疴妙手回春化顽疾——记著名中医外科专家顾伯华教授.福建中医 药,2001,(1):14 - 15.

[58] 赵尚华.怀念顾伯华老师.山西中医,2004,(6):40 - 41.

(楼绍来　杨杏林执笔)

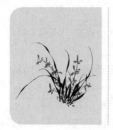

独树一帜治肝病 德艺双馨众人赞
——记中医肝病名家夏德馨

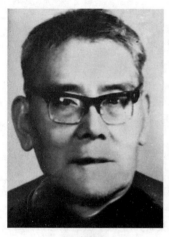

夏德馨照

夏德馨（1922～1985），又名橘香、蓬絮，上海市人。1941年中国医学院毕业后悬壶设诊，受其叔父沪上名医夏应堂的亲传，医术日精。1956年应聘执教于上海中医学院，参与编写《中医内科》教材。后调至第十一人民医院、上海中医学院附属曙光医院内科主任医师。并担任中华中医药学会上海分会理事、上海中医药学会内科学会副主任委员及肝病组组长、上海中医学院内科教研组副主任、顾问，曾任上海市卢湾区政协委员、上海中医学院民盟支部委员、曙光医院各民主党派联合小组副组长。

著有《中医内科临床手册》等，编写《医学百科全书》中"黄疸"与"臌胀"篇的条目等。

夏老熟谙中医经典，博学而不泥古，勤于实践。在治疗肝病方面具有丰富的经验，对慢性乙型肝炎的治疗和乙肝病毒复制指标转为阴性方面，有独到见解。强调治肝应以扶正祛邪为本，以调整肝、脾、肾三脏生理功能为基础，创用"清化、调理、补益"等治肝法则。70年代以后，在以清热解毒之苦寒药治疗黄疸型肝炎获得长期疗效的基础上，又率先倡用补肾为主的方法治疗肝硬化腹水与乙型肝炎，均卓有成效。晚年又致力于中医急症的研究工作。

一、独树一帜的名医

夏老自1959年调到曙光医院后，一直参加中医内科临床诊治与临床带教工作。针对临床危急重症，善于运用祖国医学多家学说的精辟理论，不论泻下、温开、通阳、化瘀、升降、厚土等治法，都能运用自如。长期的医疗实践使夏老积累了丰富的临床经验，著有《医案医话》《夏应堂学术二三事》。编写《工人赤脚医生手册》及《内科学讲义》（1975年版），《医话二十则》《中医学院老中医经验选》等论著及黄疸、积聚、臌胀等讲义。

夏老主要以肝病为主攻方向,在全国率先开设中医肝病专科并开展中医药防治肝病的临床研究工作。在肝病诊治上独树一帜,在慢性乙型肝炎、重症肝炎、肝炎后肝硬化的中医药防治方面均有其特色和良好疗效,丰富了中医药防治肝病的理论和临床实践。

（一）治疗慢性乙型肝炎有奇效

1. 善用清热解毒化湿　夏老治肝一贯强调扶正祛邪为根本,调节肝、脾、肾三脏功能为基础,以"清化、调理、补益"为原则首用清热解毒化湿。在 20 世纪 60 年代初期,夏老吸收张子和"论病首重邪气,治病必先祛邪""先论攻其邪,邪去而元气自复"的观点,对于黄疸型肝炎首用清热解毒化湿为主,重用茵陈、大黄、金钱草。有黄疸者用茵陈 30～100 克,加用金钱草 30～60 克,以增强清热退黄之效。湿热化火,症见黄疸色深如金或兼斑,舌红苔黄腻,不论有无便秘,均以生大黄泻火,使湿热之毒从大便而走。小便不利,尿色异常,尿道有热,选用车前子、泽泻、赤茯苓、滑石以利水渗湿。夏老曾重用茵陈成功地抢救一例"黄疸而腹满"的危重案例。处方为茵陈 100 克,鲜石斛 60 克,鲜生地 60 克,车前子 60克,陈葫芦 150 克。夏老本人曾两次发作黄疸性肝炎,自拟处方茵陈用量 120～150 克而收效。

2. 巧解养阴化湿之难　用养阴化湿之法合理地解决了棘手的阴虚与湿滞的矛盾。20世纪 60 年代后期到 70 年代初,针对不少肝炎患者既有腹胀便秘、尿黄、纳呆口黏、舌苔黄腻,湿热交阻,湿过热伏的一面,又有舌红口干阴虚的一面,通过对大量慢性迁延性肝炎案例的治疗总结,在黄疸型肝炎取得良效基础上,吸收了叶天士的胃阴学说及湿热病的论述,研制成养阴化湿辅以清热的经验方,由石斛 15～30 克,沙参 15～30 克,苍术 9～15克,川朴 9 克,胡黄连 3～5 克组成。养阴化湿法,一以护厥阴之液,一以化太阴之湿,夏老认为养阴以石斛、沙参、玉竹最为妥当;燥湿以苍术、厚朴之重燥最为合拍。石斛、沙参甘寒之品,具有春天升发之性,不仅能补脏腑之阴,而且大剂量应用对脾胃亦无损伤。苍术、厚朴辛温香燥之品燥湿力大,祛邪力强,虽有助热伤津之弊,但是得到大剂量甘寒药物之助,温燥性减而化湿力存,使湿化热去,阴液自存。辅以黄连、胡黄连苦寒健胃,清热利胆。全方化湿不伤阴,养阴不助湿,对于湿热伴有阴虚者,随证化裁,疗效颇佳。解决了不少重难肝炎患者。夏老喜用石斛治疗肝病,以石斛为首选之品,剂量为 15～30 克,因其喜用石斛,人称"石斛先生"。而夏老谓:"肝病者,阴津受损者居多,乃不得已用石斛,非喜欢用石斛也。"肝病水肿,阴虚居多,养阴易助水湿,利水易伤阴液,处理颇为棘手。石斛能清热养阴,用之既能补阴津之不足,又无滋腻碍脾恋湿之弊,其性宽缓,故用治肝病最妥。诚为经验之谈。夏老认为他的先伯祖虽属叶派,但他自己并不属于叶派,他主张"医有流派而病无流派,医有板方,而病无板病。方药应随病情之变化而变化,拘不变则死也。"夏老虽常用寒苦药,但不专主寒凉;是以先生崇古而不泥古之风格。

3. 乙癸同源,肝肾同治　20 世纪 70～80 年代,对乙型病毒性肝炎的认识又有了新的发展。夏老不拘泥一家之见,对他人经验采取严谨的态度,对一些当时以为非而后来以为是的观点进行总结和探索。夏老从众多的乙型肝炎患者中发现该病患者多有乏力、畏寒、腰酸膝软、性功能减退等症状,舌体偏胖舌质偏淡,脉象细滑等一系列肾虚的表现,结合现代医学对乙型肝炎的认识,于 70 年代在国内率先提出补肾为主,清化为辅治疗慢性乙型肝炎的新思路,使肝病的治疗效果又提高了一步。此法的基本方为仙灵脾 15~30 克,仙茅 15 克,巴戟天 15 克,菟丝子 15 克,枸杞子 15 克,甜苁蓉 15~30 克,桑寄生 30 克,随证加减。经治半年后能改善症状和肝功能,对 HBsAg 和 HBVDNA 的转阴也有一定疗效。

(二)善用"三宝"救治重型肝炎

重型肝炎是肝病科常见的危急重症,临床常用清热解毒、渗湿泄浊、养阴温中、凉血活血、芳香开窍等治法方药。夏老善用中医温病"三宝"累救重症。夏老多次告诫学生,三宝虽然属"凉开"之剂,但其有些差异,临证必须合理选用。安宫牛黄丸以"清"为主,用于高烧不退、神志昏迷不清的患者,紫雪丹适用于伴有惊厥、烦躁、手脚抽搐、常发出响声的患者,至宝丹则以"痰"为主,对昏迷伴发热、神志不清、但不声不响、痰声辘辘的患者。用药可不拘口服,常以"三宝"保留灌肠。在临床实践中,总结出凡舌苔厚腻干燥,舌质绛红,脉象浮数者预后差,急用"三宝"救急并予羚羊角粉、真西洋参。曾发表《运用中医中药治疗 12 例重症肝炎》。

部分慢性肝炎患者病情多变,并逐渐加重,必须知其演变规律,先发"病机"。夏老在查房时常常告诫我们肝病之传变自有一定规律,治法也当随之改变,温病入于气分、营分之后,当及时处理,他常说的是,热入营分犹可透热转气,意即虽已病入营分,但仍力求抑制病情恶化,可用清热凉血之剂以期逆转,实质上也体现了中医"治未病"的理念,而在临床上确能见效,促进病情好转。

(三)外用内服治疗臌胀(肝硬化腹水)

夏老认为治疗臌胀应要分清气臌或水臌,治疗大法当以养阴利水、健脾通调、活血理气。在吸收张锡纯鸡金茅根汤的基础上,根据病情拟定"消胀方",药用太子参、青皮、陈皮、云茯苓、薏苡仁、紫丹参、生鳖甲、石斛、鸡内金、泽泻、车前子、白茅根、生牡蛎等。针对难治性腹水,夏老自拟外敷方,药用甘遂、肉桂、车前草、蒜头、葱白,捣烂成泥,热熨脐部,每日一次,五日为一疗程。

夏老运用中医辨证论治的观点,融中西医为一体,刻苦钻研,发现苦寒药能降低谷丙转氨酶、温肾药可促进 HBsAg 阴转、化瘀药可改善 γ 球蛋白、健脾利尿药改善 A/G 倒置。与科室医师先后拟定协定处方多张,惜于"文革"后流失,但已有部分之自制制剂,沿用至今疗效甚好。

夏老作为旧时代的中医大家,长期坚持刻苦学习现代医学知识用来充实丰富他的中医药科研工作,尤其是在肝病的诊治和研究上,以废寝忘食的精神,终于闯出了一条"以水营木""温肾补肾"的独特的既循古又结合个人见解的依据,治好了不少肝病患者,再在"通古达今"的基础上,创立一整套突破旧规范的治法,形成了他个人的学术见解和经验,已为世所公认。夏老参加《百科全书·中医分册》《临床中医内科分册》编写工作以及先后在全国各省市的医学刊物上陆续发表的数十篇论文中,无不渗透着他的学术思想。对国家科学委员会下达的《中医中药治慢活肝(乙型肝炎)》的研究,更是全力以赴,其中《中医药治疗 HBsAg 阳性乙型肝炎 90 例》一文,曾荣获上海中医学院三等奖,其他如《黄疸诊治》《中医中药为主基本治愈重症肝炎 12 例临床分析》诸文先后在全国中医肝病攻关会议以及全国中医急诊会议上作了学术交流。由于夏老的论点融合了中西医学术内容,更突出了他独创的理论依据,因而得到了专家们广泛的赞扬和认可。

总之,夏老的学术经验可以概括为,清热解毒使邪有出路,养阴化湿求对立统一,调理脾胃重把握枢纽,活血化瘀应掌握分寸,补肾为主创中西医结合。

（四）重视脾胃护中州

夏老治肝除用补肾扶正之法外,十分重视脾胃的功能。不论何时处方中常用健脾和胃的理气之剂,如半夏、旋覆花、陈皮、炒麦芽、鸡内金等,盖因肝病时久,脾胃必受其累,而中州乃病机枢纽,切不能使其受害。调理脾胃不但于肝病有益,尚可防久服中药败胃之弊。故半夏、陈皮、茯苓又有"夏三味之称",足可鉴用。

（五）活血化瘀在有度

血瘀是慢性肝病的共同病机,故活血化瘀乃常用之法。尤其积聚、癥瘕(肝纤维化及肝硬化)多能改善病情。但夏老认为慢性肝炎或肝硬化可兼有血虚或血热。故凡肝炎急性期,肝功能明显异常,胆红素、转氨酶明显上升,伴有齿衄、皮衄等则宜慎用活血药。更不宜应用破血药,如三棱、莪术、虻虫等,以免加重患者出血倾向。换言之,需掌握活血化瘀之度,这也是夏老经验之谈。

二、德艺双馨的医家

夏老不仅医术高明,而且医德高尚。在临床诊治中,无论达官贵人,还是平民百姓,始终以仁爱之心待人,急患者之所急,想患者之所想,尽己所能为患者解除病痛。

夏老晚年作为一位年逾花甲而又体弱多病的老人,本该应以"清闲"为主,休息生养了。可他以对中医的事业心和责任心,坚持门诊和病房查房,门诊常常从早上 8 点延至下午两三点,抄方学生都累得受不了,但年过六旬的他依然精神镣烁,毫无倦意。一次门诊时间,突患重感冒,发热达 38.5℃,同事们劝他停诊一次,他说,很多患者从很远地方赶来,我要对他们负责,照常认真接待每一位就诊者。夏老虽为全国知名专家,对待患者态度和蔼、言语平和,经常做患者的思想工作,以精湛医术、高尚医德深受患者爱戴。

夏老从一个普通的中医师直至曙光医院中医内科主任医师、教授,体现了他的才干和学术上的渊博精理,成为党和人民赞赏、信赖的中医工作者。夏老热爱党,热爱社会主义制度,热爱中医事业,热爱人民,在工作之余,还投入了大量的精力搞学会工作,如担任中华医学会中医学会上海分会理事,内科分会副主任委员及肝病组组长。有时,关心他健康的亲友们私下向他说:"夏老,你应该辞退一些职务,清闲一些不好吗?"夏老总是谦虚地笑着说:"这是党和人民对我的信任,我怎么能躺下不干呢?"结果,每一项活动都以其过人的才华和努力解决了问题,博得了大家的赞扬,赢来了日益增高的威望。夏老还参与了大量社会工作,先后担任上海市卢湾区政协委员、上海中医学院民盟支部委员、曙光医院各民主党派联合小组副组长等。十届三中全会后,党的改革使他挥发了暮年的青春,更加勤奋地投入学习与工作,曙光医院中医急诊工作开展后,他又以顾问的身份,积极地献计献策,直到他病倒的前夕,还为中医急诊这个新生事物的成长和发展绞尽脑汁。晚年又撰写了《HBsAg53 例转阴临床观察》《HBsAg90 例转阴临床观察》等论文,引起了业界学术人才的反响。

由于行政工作占用了夏老很多时间,以至于他不能用更多的时间撰写文章,为后人留下宝贵的资料,这是他本人和学生们深感遗憾的事情。

三、诲人不倦的名师

"千里马常有,而伯乐不常有"。古人一句感叹,道出了发掘、培养人才的重要性。夏老乐做伯乐、甘为人梯、识才育人、举贤任能,为中医药事业做出了突出贡献。作为肝病学科开创人,培养出一批优秀人才,其中以上海市名中医王灵台教授、陈建杰教授和蒋健教授为杰出代表。

上海市首批名中医王灵台教授 1966 年始师从夏老,在夏老的言传身教下,从一名西医成长为国内外知名的中西医结合专家。在学术上,继承发挥夏老的"补肾为主清化为辅治疗慢性乙肝"的学术思想,通过临床和基础研究,从 1985~2005 年连续主持和参与国家"六五"至"九五"期间攻关项目,先后获得各级科技成果奖十余项。将补肾为主治法推广应用于慢性丙型肝炎、非酒精性脂肪性肝病、原发性肝癌等肝病治疗。王灵台教授在国内率先进行了"苦味叶下珠"治疗慢性乙肝的临床及实验研究,应用养阴活血法治疗慢性乙肝肝纤维化,其疗效达到或超过国内外水平;先后建立和参与了拟订急性病毒性肝炎、慢性病毒性肝炎中医诊治常规和质量控制标准及丙型肝炎的辩证分型诊断标准,其中丙型肝炎的辩证分型诊断标准已作为全国学会标准在全国试行;提出慢性肝炎黄疸的"介黄"论述;创用清开颗粒防治亚急性肝性脑病,填补了中医空白;积极进行"外治法"治疗慢性肝病的临床和科研工作。尊重前辈的最好方法就是将前辈的创业发扬光大,王灵台教授带领肝病科后人,积极进取,将所在学科逐步打造成为上海市首批医学领先专业、上海市临床医学中心、国家重点专科、国家重点学科,成为国内首屈一指的同类学科。

曙光医院副院长蒋健是夏老首位硕士研究生,在夏老指导下,蒋健教授中医功底不断夯实,已成为上海市乃至全国知名中医基础扎实的内科杂病专家。夏老积极支持学生中西医兼修,在出国学习浪潮兴起之时,积极推荐蒋健教授赴日本留学,学成回国的蒋健教授如虎添翼,成为中西医兼通的一名专家,并走上了医院领导岗位,对医院的科研和教学工作作出了很大的贡献。

上海市第三批名中医陈建杰教授是夏老的硕士研究生,在继承夏老补肾为主治疗慢性肝炎的学术经验基础上,通过临床研究,发现慢性乙肝的基本病机为肾虚兼脾虚湿热,由此建立了补肾健脾利湿为主治疗慢性乙肝的中医药辨证论治方案,临床疗效进一步提高。已发表论文100余篇,应邀出访澳大利亚、中国香港、台湾等,主持国家"十五""十一五""十二五"攻关重大课题研究,获国家及上海市科技进步奖、医疗成果奖6项,获上海市第三届"银蛇奖"提名奖,入围上海市卫生系统百名跨世纪优秀学科带头人,2013年获得上海市劳动模范光荣称号,2006年成为"上海市医学领军人才""上海市领军人才"。

作为老师和领导,夏老不论在卫生部委托上海中医学院举办的"内科研资进修班",或是在中医学院的课堂教学乃至各区、县的中医学讲座,甚至在曙光医院的"医古文"讲解,都是认真对待。有四个字可以概括他培养下一代的态度,那就是"严、谨、细、达"。在学生及青年医师面前,夏老从不夸耀自己,总是那么平易近人。特别是在重病期间,即使在神志已经不清的情况下,谵语中仍然喃喃地念叨着《临床中医内科手册》的编写进程,仍然叨念着科内的工作。

夏老培养了一批高水平、高素质的人才,在人才培养过程中,一是从不保守,无论是谁,只要真心诚意地求教,他都毫无保留地倾囊而授;二是鼓励学生超过自己,他言传身教将学术经验传授给学生的同时,激励学生们博采众长,总结经验;三是注重培养学生为人民服务的高尚情操和献身医学的崇高精神。为此,他以良好的医德和敬业精神感染每一个学生,他要求学生做到"三多一少",即多读书、多看病、多琢磨、少争议,要求学生严以律己,宽以待人;四是对学生生活体贴入微,关怀备至,问寒问暖。

学生从师多年,深受老师的教诲和培养。在悼念他的文章中,对夏老一生的评价是中医基础扎实,国学根底深厚,临证经验丰富。学术自成流派,一生求变创新,热衷中西结合,悉心提携后进,无愧名师良医。

一代名医夏老离开我们已经30年,迄今我们仍铭记他慈祥的面庞,临诊时的身影和对下一代青年医师的教诲,他的光辉形象永存我们心间。我们后辈当发奋努力,与时俱进。要以夏师为楷模,身体力行,以弘岐黄为己任,千锤百炼,使自己成为一名良医和名师。

主要著作和论文

1. 主要著作
夏德馨.中医内科临床手册.上海:上海科学技术出版社,1989.

2. 主要论文
[1] 夏德馨,夏华珍.中医药治疗HBsAg阳性乙型肝炎90例.上海中医药杂志,1979,(6):21-22.

[2] 王灵台,夏德馨.乙型肝炎患者痤疮中检出乙型肝炎表面抗原.上海医学,1982,(3):109.

[3] 夏德馨,陈建杰,夏德颐.中医中药为主基本治愈重症肝炎12例临床分析.上海中医药杂志,1983,(5):12-14.

[4] 陈建杰,沈庆法.夏德馨治疗肝病的经验.中医杂志,1983,(9):12-14.

［5］ 夏德馨.中医治慢性肝病腹胀的体会.新中医,1983,(12):4-5.

［6］ 周曾绮,夏德馨.用益脾肾、敛浮阳法治鼻衄二例.江苏中医杂志,1984,(3):11.

［7］ 夏德馨.治疗肝病各阶段的急性症状的体会.新中医,1984,(4):13-14.

［8］ 顾惠民,夏德馨.慢性肝炎辨证施治案例.上海中医药杂志,1984,(10):26-28.

［9］ 蒋健,夏德馨.老中医治疗肝病的经验.辽宁中医杂志,1985,(7):2-6.

［10］ 夏德馨,蒋健,王灵台.慢性乙型肝炎中医辨证分型与某些实验室指标的关系.上海中医药杂志,
1985,(1):11-13.

［11］ 王灵台,蒋健,夏德馨.温肾法为主治疗 HBsAg 阳性乙型肝炎 60 例报告.中医杂志,1985,(1):
24-27.

［12］ 蒋健,王灵台,夏德馨.益肾为主,清化为辅法则治疗慢迁肝的临床研究.中医药信息,1985,(6):8.

［13］ 蒋健,王灵台,夏德馨.中医中药抗乙型肝炎病毒的初步研究——附 88 例迁延型乙型肝炎临床观
察.中医杂志,1985,(6):26-30.

［14］ 顾惠民,夏德馨.健脾燥湿为主治疗慢性肝炎 148 例.上海中医药杂志,1985,(7):14-15.

［15］ 谢炳国,夏德馨.辨治病毒性肝炎的方法论.上海中医药杂志,1986,(1):16-17.

［16］ 陈建杰,夏德馨.治肝硬化腹水运用内服、外敷二方的经验.上海中医药杂志,1986,(8):33.

［17］ 陈建杰,夏德馨.以九龙丹治血尿遗精验案.上海中医药杂志,1988,(12):11.

［18］ 孙佛全,夏德馨.治肝三步曲.中医文献杂志,1996,(2):34-35.

（王灵台　高月求执笔）

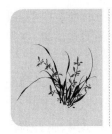

学贯中西产学研　仁心仁术济人世
——记中西医结合外科名家徐长生

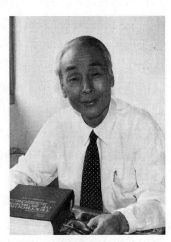

徐长生照

　　徐长生(1920～1992),教授,主任医师。上海市南汇县人。1948年毕业于上海东南医学院。曾任上海同仁医院助理护士长,上海市立第五人民医院、宁波华美医院、东南医学院附属医院、南汇县大团平民医院、四明医院外科住院医师,上海市立第十人民医院主治医师,上海中医学院附属曙光医院主治医师、外科副主任,上海中医学院附属龙华医院主任医师、外科主任。曾任上海中医学院西医外科教研室主任。历任中国中西医结合研究会急腹症专业委员会第一届副主任委员,上海中西医结合研究会急腹症专业委员会第一届主任委员,中国中西医结合学会急腹症专业委员会第二届顾问,上海市高级职称评审委员会委员,卫生部高等院校教材编辑委员会委员,上海市中医药研究院临床研究一所胆道疾病研究室顾问等职。中西医结合外科急腹症领域的先驱之一,是上海市首位被正式授予中西医结合主任医师资格的外科主任。

　　1958年起,与顾伯华教授合作,开展中西医结合治疗急性阑尾炎、阑尾周围脓肿等急腹症的研究,卓有成效。通过动物实验研究,造成胆色素结石模型,为国内首创,获1979年上海市重大科技成果三等奖。著有《胆石病和胆道蛔虫病》,并主编全国高等中医院校第五版统编教材《西医外科学总论》,参与《新急腹症学》一书的编写,发表论文有《三七对肝胆创伤止血作用的动物实验》《应用锦红片治疗急性阑尾炎》《胆色素结石的动物模型及药物防治的实验研究》等。

　　作为海派中医顾氏外科传承、发展和壮大历程中的关键人物,徐老在龙华医院建院初期即与著名中医外科大家顾伯华教授合作,将中医外科学诊治精髓和学术理念应用到西医外科领域内的难治性疾病和危重疾病,从中西医结合治疗急性阑尾炎与阑尾脓肿的临床研究开始,到中西医结合防治外科炎性急腹症,再到聚焦中西医结合防治慢性胆道感染、胆石病的临床和实验研究,充分展示中西合璧,相得益彰的学术特色和学术影响力。

在国内首先开展中药经方验方的甄别和梳理,有效验方的处方精简,中药的剂型改革,研制出治疗急性阑尾炎的中成药——锦红片,这一"转化医学"的雏形理念和实践成果,获得1977年上海市科学技术大会重大科技成果奖。

在20世纪70年代末至80年代初,随着我国广大人民群众生活水平和生活方式的变化,针对临床上随之而来的疾病谱的变化,徐老带领他的外科学术团队于1979～1981年对学科工作重点进行全方位的梳理与聚焦,将胆道疾病尤其是急慢性胆道感染、胆石病作为中西医结合防治研究的主攻病种,积极开展相关的临床与应用基础研究。当时全国同道对医学基础科研的关注刚刚起步,纵使大家有好的研究思路,大多因基础研究平台尚不齐全以及缺乏成熟的研究媒介而未能进行。比如要展开临床有效方药对胆石病的防治作用机制研究,首先要有一个理想的、稳定的可以依托的疾病动物模型。于是课题组成员集思广益,查阅国内外大量文献,积极探索,反复验证;最终通过喂饲低蛋白饮食法建立了豚鼠胆色素结石模型,可谓国内首创,并被收录到20世纪80年代国内最早颁布的一批关于医用实验动物学模型的参考书籍中。国内首创豚鼠胆色素结石的动物模型,具有里程碑式的意义,在当时产生了巨大的学术影响力,对此后国内蓬勃兴起的胆石病防治机制研究起了很大的辐射和引领作用。与此同时,该项研究获1981年上海市重大科技成果三等奖,并被列为国家科委"七五"重点攻关项目。这为学科后期开展的以"胆病从肝论治"理论为指导的系列中医药防治胆石病的研究奠定了良好的基础,亦为国内同行开展类似的研究提供很好的借鉴作用。

徐老在中西医结合外科急腹症领域作出了卓有成效的开拓性工作,作为中国南方地区的标志性人物,在20世纪50年代起,就与中国北方地区天津的吴咸中院士同时在国内率先开展中西医结合防治外科炎性急腹症的临床和实验研究,形成了"南徐北吴"的学术争鸣局面,为我国中西医结合事业,尤其是中西医结合防治外科急腹症的研究事业做出了不可磨灭的贡献,堪为中西医结合外科学界的楷模和先驱。

一、出身贫寒,求学心切,胜任护士长

徐老于1920年10月22日出生于原江苏省南汇县大团镇祝航桥的一个普通农民家庭。共有兄弟姐妹五人,他在家中为长兄。因家境贫寒,家中没有田地,全家生活皆依靠父亲替人打工负担,所以他8岁才开始上学,于1928年进入当地南汇县立大团小学,于1934年高小毕业,当他在读三四年级的时候,其父请了乡邻与同业工人的相助,开设了一间小店,因为店小,生意清淡,所以在他高小毕业后由于家庭的经济能力限制,不能继续升入中学,当时徐老父母准备让他在自家店中学生意,可是他求学心切,央求祖母再三,又反复同其父母洽商,最终其父母应允,让他一边协助店中工作,一边进入当地私塾读书。这次来之不易的求学机会也为徐老后来的成就埋下了一颗希望和发芽的种子。

徐老17岁时,偶尔从他的一位远房亲戚陆文安口中得知,陆氏的侄子在上海仁济医院附设的高级护士学校里读书,于是赶紧向该亲戚了解情况。当他得知这是一所职业学

校,如果读得好,只需要支付一学期的学费,以后就可以不再缴纳学费,同时免收住宿费的时候,徐老高兴地跳了起来。可是又得知仁济护校已不再招男生,且投考护校要初中毕业才可以的时候,徐老又不由得心情黯淡下来,因为他自己根本没有读过初中。不过黯淡的心情转瞬即逝,徐老想:虽然我没有进过初中,但是我可以自修初中课程呀!只要我具备初中的文化知识,还是有希望的。就凭着这一股求学心切、不轻易放弃的劲儿,他抓紧学习,补习初中各门功课,并委托亲戚代为设法报名。终于在1937年初,徐老以同等学历的资格以优异的成绩顺利考取上海仁济医院附设高级护士职业学校。这年,是徐老和医学缘分的开端。

该校地点在上海市虹口区长治路(旧名东坚秀德路),是一所由美国教会创办的医院内附设的护士学校,只招收男同学,规定四年毕业,开始时的半年为试读期,上课较多,实习较少。以后的三年半中是实习较多,上课较少,校长虽然是中国人,但教务长是外国人,一切权力掌握在外国人手中,所以对中国学生有诸多限制和规矩。

求学期间不管你是否是教徒,必须参加礼拜,这一点让年少的徐老耿耿于怀。在日常工作中也只有遵照执行的份而没有任何自我变通的权利。徐老在护士学校快毕业时,已经在病房中担任助理护士长工作,那时适逢当年上海地区肠伤寒流行,患者很多,大多患者都是神志昏迷,不能进食,而需静脉输液治疗。当时的徐老在看到医师们工作太忙,不能及时进行医嘱录入工作,便主动提出协助医师进行医嘱录入工作,但他却因这件事被当时的医院处罚,暂停工作2周。后来徐老回忆起这件事情时,却觉得一点也不后悔,如果事情重来一次,他仍然会这样选择,因为在他心里总是坚定不移的认为,不管什么时候,医生的宗旨就是把患者的利益放在第一位,一切以患者的需求为中心。

还有一件事情也让徐老记忆深刻。他在同仁护校求学时,需要轮值夜班,当时的夜班工作每轮需要做一个月,工作负荷很大,他因工作过度,没有得到充分的休息,加上营养不良,出现心慌心悸不适,无力工作。但在当时的教会医院上班,不能随便请假,所以他毫无顾虑的带病继续上班。那时的同仁护校医院大楼共有四层,而且医院规定,除非特殊情况,否则不允许乘坐电梯,所以徐老每日都在医院大楼上穿梭,上上下下在楼梯上不知道跑了多少次……就这样带病上班,后来过了好久,身体才慢慢康复。但就是在这样几经恶劣的求学环境下,徐老并没有退缩和气馁,仍然一如既往、坚持不懈的追求着自己的求学梦。这是需要多大的忍耐力、意志力和魄力啊!古语有云:"天将降大任于斯人也"。也正是经历了这样的磨难,又源于徐老这种一直与命运抗争,不轻言放弃,执着的精神鞭策他不断成长、成熟、沉稳和强大,这亦成为他职业生涯中后期能取得一系列成就的最好铺垫。

同仁护校由于"八一三"战事影响,由虹口移至海格路,再迁至九江路,此时徐老就白天上课、工作,晚上又到附近夜校补习英文、数学和理化相关课程。在徐老任劳任怨,勤奋苦读之下,终于度过了四年奴役般的学生时期,于1941年春毕业以后,继续留在同仁护校工作,并最终因为他的优异成绩及突出表现担任护士长一职,开始了他在医院的护理工作。

二、志存高远,不畏艰难,终圆医生梦

1941 年秋,徐老与爱人陆仙玲结婚,婚后迫于家中生计等压力,护士工作已经不太适合。为了能争取更多的机会,他一边工作,一边努力于补习文化,准备进医学院深造。在经过不懈努力后,徐老于 1942 年考入上海私立东南医学院攻读医学专业,开始了自己的求医之路。

进入东南医学院后,徐老白天读书,夜里有时去替人家做护士工作,挣一些钱来贴补家用。徐老当时读书非常刻苦,由于那时上海采用灯火票,每家限制用电。迫于拮据的生活,他为了节约买蜡烛的钱,同时不耽误每日的学习课程,时常到其他同学或朋友家里看书、抄写笔记。每当学期开学时,是徐老最煎熬的时候。为了缴纳学费,他曾多次向乡下亲戚四处借钱,以致后期无钱可借。同时因为当时通货膨胀,物价一日数涨,经济情况转恶,家庭已无法负担他的学费。最后只好变卖掉他爱人的全部饰物,并靠空余时间代人注射、看些小病,挣些钱来还债和买书,总算度过就读医学院那 5 年的艰苦时光,圆了他成为一名能够救人性命的白衣天使的梦想。

1947 年 8 月,徐老终于顺利完成上海东南医学院的学业。随即进入上海市第五人民医院实习,在这一年实习期间,许多技术与理论上得到突飞猛进的提高,徐老对外科尤其情有独钟。当他在外科实习时,除了扎实的理论知识外,动手能力和外科基本功也学得很快,加上勤奋的学习态度,当时深得该医院外科行家马勉行等外科医生的赏识。这次的实习经历坚定了他以后成为一名外科医生的决心。

后来由于马勉行医生到宁波华美医院(最初称大美浸礼会医院,1915 年改名为华美医院)任外科主任,徐老实习期满后,被马勉行主任介绍到该院工作,担任外科住院医师的职务。在这一年中,他的外科理论及技术得到快速提高。

1949 年 5 月底上海解放,徐老遂离开华美医院,进入东南医学院附属医院担任外科住院医师一职。

1950 年 3 月因上海遭受二次轰炸,徐老被迫随同家人返回乡下暂住,当时徐老与爱人到大团平民医院临时工作。

1950 年 9 月,由上海市第四人民医院朱景玉医师介绍,徐老进入华东工业部公私合营新星机器厂医务室担任外科医生,一方面看工厂门诊,一方面当患者需要手术时送往劳保医院亲自进行手术操作,在那段独立担当的时间里,徐老发现自身的临床技术和能力还尚欠缺,有一种逆水行舟,不进则退的感觉,深感必须进入比较大的专科医院工作,以提高临床综合技能。因此,他于 1951 年 6 月辞职,并进入四明医院(当时系一私立医院)工作,担任外科住院医师。1953 年 7 月,四明医院改称市立第十人民医院,后又与新建上海市第十一人民医院合并,成立了曙光医院。在那里徐老通过自己的刻苦、敬业和努力,掌握了高超综合诊疗能力,练就了精湛的外科手术技能。由于工作能力突出,徐老于 1960 年 9 月起担任上海中医学院附属曙光医院外科副主任。1965 年后,徐老一直在上海中医学

院附属龙华医院普外科工作,并历任普外科副主任、主任职务。

三、大医精诚,仁心仁术,为生命保驾护航

徐老在从医期间,一直以严谨、细心、认真的作风得到医生同道和患者们的一致认同,他总从患者的角度出发,一心为患者考虑,凭着扎实的外科功底,尽力减少临床误诊误治,避免了不必要的外科创伤打击。从今天的视角来看,也可以看作是现代外科"快速康复外科"和"损伤控制外科"理念的雏形和践行,在徐老的职业生涯中,关于他医术精湛、仁心仁术的感人事例不胜枚举,现列举一二共享。

(一)精确诊断,去伪存真,患儿痛苦迎刃而解

徐老早年在四明医院担任住院医师期间,有一次正巧路过医院,习惯性的从急诊室穿过。正碰上儿科有一患者因下腹包块在急诊室请其他外科医生会诊,当时值班的急诊外科医生认为可能是腹内肿瘤,需要住院观察。值班外科医生见徐老路过时,顺便让他帮忙判断下病情。徐老详细询问患儿家属病史情况,然后亲自给患儿做了个仔细体检,注意到该患儿虽有小便,但量不多,且肿块位于耻骨上部,故诊断为由于尿潴留而引起的膀胱充盈。当时的医疗条件较差,超声等检查设备还没有普及,于是徐老建议为患儿行导尿治疗。随后的治疗证实了他判断的正确性,患者由此而安返家中,免除了不必要的住院,对徐老感激不已。

(二)业务扎实,抉择果断,免除患者遭受不必要的手术之苦

还有一次,徐老在担任主治医生期间,有一天值班,遇到其他科请求会诊,告知有一腹痛患者,内科认为是蛔虫进入胆道,要求外科会诊手术,徐老在检查患者情况后,认为无外科手术指征,建议保守治疗。但由于患者腹痛未停,翌日晨请外科主任会诊,外科主任同意他的诊断,虽然患者接连数日仍腹痛,内科多次要求施行剖腹探查,但徐老仍坚持自己的观点,主张保守疗法,结果几日后,患者即病愈出院,由此避免了一次手术。这样的事例不胜枚举,徐老精准的诊断、外科医生的自信与坚持是患者的一大福音。

(三)精益求精,敢担风险,技术创新,防范未然

虽为外科主任,不管工作多忙,但凡病房中有重症患者时,徐老均不厌其烦地去察看,并详细了解病情,给予及时的必要措施,使患者转危为安。有一例急性胆囊炎、胆总管结石患者,因术后1周左右胆总管T管滑脱,致使胆汁流入腹腔引起胆汁性腹膜炎,患者腹痛、气喘,病情危急,在及时向上级汇报情况之外,大家讨论决定再次手术重放引流管。徐老在仔细检查并分析该患者当时状况后,认为引流管可能部分滑脱,多数胆汁还是通过胆道流向十二指肠,仅少量胆汁溢出,腹膜炎并不明显,建议暂不手术,他随后自己就开动脑筋,将导尿管剪成多孔引流管,并成功放入胆总管中,由此使病情得以控制,经对症治疗

后,患者转危为安,痊愈出院。通过这一案例的处置,徐老还总结对类似术后突发情况的处理经验,为此后相关并发症和意外情况的处理拟定了类似于现今预案的工作流程。技术及手术术式的改进可能是外科领域中最直观的体现形式,那个时候还没有申请专利的意识,也没有现在这样好的学术交流平台,不然可以给更多的医生借鉴,也会有更多的患者受益。

(四)踏实敬业,任劳任怨,默默付出

除了精湛的医疗技术以外,徐老在工作中从不抱怨个人得失,时刻以患者为中心,待科室如家,时时刻刻践行着大医精诚的精神。

有一位患者,曾在外院施行胆囊切除术,术后因腹痛,夜半时分转入龙华医院,当时诊断为胆总管结石、急性胆管炎。由于患者腹痛较剧烈,腹膜刺激征明显,遂即刻行急诊剖腹探查手术。接到值班医师的电话,徐老连忙从家中赶来,直奔手术室。由于先前手术的时间不久,术后腹腔粘连明显,极易出血,徐老带领团队费了很大力气,终于将嵌顿在胆总管下端的结石取出,手术完毕之时,已是天明。他不顾夜间手术的辛劳,迅速再和医师交班、查房以后,仍按原定计划开始了新的一天的手术。不只是这样,每天在外科的病房里,总是看到徐老忙碌的身影,大家看在眼里,疼在心里,同事们劝他多休息休息,其实这只是他外科生涯中最平常不过的一天。正是徐老这种以身作则的示范,这种散射的人格魅力,让大家更加热爱自己的科室,更加有干劲儿。

四、兼收并蓄,精诚合作,倡针刺麻醉

20世纪60年代,在中西医结合风潮的引领下,全国掀起了一片西学中的浪潮。其中上海首次在五官科领域开展了针刺麻醉技术。徐老在看到这股方兴未艾的浪潮时,联想到临床中很多基础条件较差的患者,因无法行全身或局部的药物麻醉而只得放弃手术治疗,如果针刺麻醉可以行得通,那正好可以弥补这一缺陷,可以使更多的患者从外科手术治疗中获益。于是徐老与时任针灸科医师的张时宜主任(张时宜主任是陆瘦燕先生的门人)进行了多次深入探讨,确定了针刺麻醉在普外科应用理论上的合理性和技术上的可行性。70年代初,在徐老的倡导和带领下,针刺麻醉外科手术在龙华医院外科蓬勃开展。为此,龙华医院还专门成立了针刺麻醉小组,应用针刺麻醉这一技术总共实施了六千多台

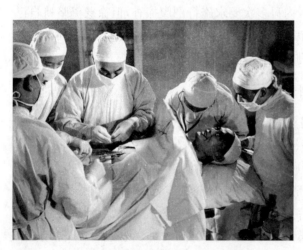

徐长生(中)针刺麻醉下行腹部手术

手术,从甲状腺切除手术,到阑尾切除手术,腹股沟疝修补术,甚至做胃大部切除术、脾脏切除手术以及胆囊切除术等,针刺麻醉下手术几乎涉及和囊括了所有普通外科的手术。那阵子,有很多国际友人访华时,必定会来龙华医院参观针刺麻醉手术。曾经一度出现这样的场面,几间手术室中分别躺着几个患者,在手术床边上都摆放着电针仪(一种专门供针刺治疗的小型仪器),患者睁大眼睛清醒地注视着周围,一群外国友人在几间手术室间来回穿梭观摩学习,也就在这个时期,通过与外科的协作,张时宜主任还发明了面针麻醉技术,后来面针又由张主任带到意大利的米兰。虽然针刺麻醉由于种种因素,在之后相当长的一段时期被束之高阁。如今,看到针刺麻醉技术再度受到重视并逐渐得到推广应用,更提醒我们千万不能忘却徐老这一辈的医师们对这个领域所做的开拓性尝试和贡献。

五、倡产学研,育锦红片,护驾临床科研

1965年深秋,在毛主席关于把医疗卫生工作重点放到农村去的号召下,龙华医院组织了一支由顾伯华教授、徐老、杨志良主任与朱培庭医师组成的四人小组出门到农村基层搞科研。当时,解放日报有一篇报道,我国一艘远洋轮船在航运途中突然有人患了急性阑尾炎,船上没有手术条件,后来,在海上靠直升机运到了外国的港口城市做了急症手术,保住了性命。这件事使顾伯华、徐老两位老师萌发了中药剂型改革的念头。是呀,在我国广大农村、山区缺医少药的地方患了急性阑尾炎怎么办呢?假如能把顾伯华教授1958年治疗急性阑尾炎的复方大黄牡丹汤加以剂型改革制成药片,让海员长期出海时备用、让赤脚医生带上巡视山区农村,将可挽救多少急腹症病员啊!

于是,徐老做出了一个大胆的决定,与顾伯华教授合作开展以复发大黄牡丹汤为主方治疗外科急腹症的临床研究。尽管在当时的环境中,开展临床试验并没有太多复杂的流程,也不需要伦理委员会的重重审批和把关。但是,医生职业的责任感还是提醒着徐老,事关人民群众的生命安全,丝毫不能出错。那时,最先面临的问题就是,什么样病情的患者可以安全地进行临床试验?尤其是对于外科炎性急腹症,发病相当急、病情变化快、随时可能需要修改治疗抉择。在缺乏前人经验的基础上,徐老只能摸着石头过河。

临床研究之初,对于第一批入组的急性阑尾炎受试者,徐老每日必定前往探视数次,有时下班后,接到电话告知说哪个患者腹痛有加重趋势,便立即赶赴医院进行处置。在经过数月的艰苦临床研究观察后,临床数据统计发现,复方大黄牡丹汤对急性单纯性阑尾炎和早期化脓性阑尾炎的治疗效果较好,且阑尾穿孔的概率很低。确定了纳入的标准后,后续的临床研究有序地开展了下来。所幸的是,整个临床试验过程中,没有一例患者出现死亡,也没有重大的并发症发生,这为接下来的研究奠定了基础。

紧接着,在时任医院党委书记李静华同志的大力支持下,以顾伯华、徐老为首的研究团队与上海中医学院中药教研室王老师为首的团队开展合作,大胆革新,将原来处方中的九味中药精简成四味药研制成片剂。第一批研制出来的锦红片一天剂量为50片,每片重0.5克,这一大把药片让原来就腹痛、恶心呕吐的病员如何吃得下,经过中药教研室诸位老

师的辛勤劳动,终于在 1966 年元月研制成片重 0.32 克,每日口服 14 片的锦红片。当时代号为"661",成功的喜讯报到了卫生部,还得到周总理的肯定。因为"661"的名字不好听,后来根据药中大黄(又名"锦纹")、红藤二味君药,改称"锦红汤",同时寓意"锦绣江山一片红"。

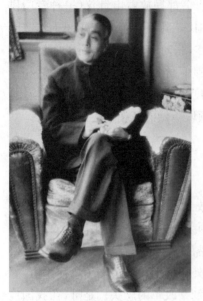

徐长生在书房

锦红片研制成功后,在上海市卫生局的主持下,上海多家西医学院所附属的三级甲等医院如仁济医院、新华医院、瑞金医院、长征医院、华山医院、中山医院等都参加了进来,一共治疗急性单纯性和早期化脓性阑尾炎 1 213 例,取得了 90% 的痊愈率。此后,为了进一步验证中药片剂治疗急腹症的疗效,后期学科团队又到血吸虫病流行区嘉兴二院治疗血吸虫性阑尾炎共 243 例,也取得了同样的疗效。10 年后,徐老的学生朱培庭医生(现已成为上海市名中医、全国名老中医经验传承指导老师)参加市卫生局组织的调查组到嘉兴专访时,当年一同参与药物试验做过临床观察的资深医师们感慨地说:"值班有了中药 661,真是我们外科医师自己解放了自己啊!这样验、便、廉的中药药片真的很受患者的欢迎。"

锦红片的成功研制,探索并走出了一条中医中药走小复方和剂型改革的创新道路,是中医药在外科重症治疗方面的重大突破,也是海派中医顾氏外科流派传承、创新和发展、走上中医现代化的一个里程碑式的事件。在锦红片的研制过程中,徐老在关键时刻挺身而出,承担巨大的风险和压力,为药物的成功研制,发挥了不可替代的作用。

由于在中西医结合外科急腹症领域的突出贡献,徐老当选为首届中国中西医结合研究会急腹症专业委员会副主任委员,首届上海市中西医结合研究会急腹症专业委员会主任委员。1977~1990 年这 14 年间,由徐老带领并主持的中西医结合外科急腹症研究组硕果累累,共获得各级奖项 15 项,其中市级与部级水平的获奖成果 7 项,位居医院之首。他在产学研方面的经历和成就,为中西医结合外科领域的后学者树立了良好的榜样。

同时,难能可贵的是,在中药新药锦红片研发历程中,顾伯华和徐老两位外科大家,一中一西,互相尊重,精诚合作,中西合璧,相得益彰,更被后人传为佳话。

六、言传身教,倾心培养新一代名医

人才培养是徐老除临床医疗工作、医学科学研究之外不可忽视的重要方面。对待后辈,在临床上,他总是给予孜孜不倦的教诲,耐心细致的演示;在科学研究上,他鼓励后辈从临床需要出发,敢想敢做,大胆尝试。可以想象由"精简处方→剂型改革→临床验证→新药开发"的过程,正是依赖于这种勇于探索创新、有序严谨科学的学术氛围,中药锦红片也正是在这种条件下才得以孵化而破茧而出。在徐老的影响下,他所在的科室(上海中医药大学附属龙华医院中西医结合外科)人才辈出,有上海市名中医朱培庭教授(上海第一个六类中药新药"胆宁片"之父)和上海市领军人才、龙华医院第一批中青年名中医张静喆教授带领的学术团队,这个团队针对胆石病提倡"胆病从肝论治",并进行系列研究,研发系列防治胆石病的中药新药,包括胆宁片、升清胶囊和芍杞颗粒,在同领域具有很高的学术影响力,龙华医院外科新一代名医人才辈出离不开徐老的言传身教和倾心培养。

七、地震当前,奉献白衣战士的无私大爱

1976 年夏天,一场震惊中外有史以来危害最大、最剧烈的地震突如其来肆虐了唐山大地。顷刻间地声轰鸣,房倒屋塌,地裂山崩;数秒之内,百年城市建设夷为虚土。唐山大地震能量大,涉及范围广,造成的伤亡惨重、损失巨大。在党中央的领导下,举国动员,一场风雨同舟、患难与共、先人后己、公而忘私、可歌可泣的抗震救灾、重建家园的斗争随之展开。国难当头,冲在最前面的总是最可爱的解放军战士和白衣天使。随着震后搜索急救任务的暂告段落,在重建家园新唐山的前期,急需建立相对稳定的伤员处置和日常医疗保健卫生体系。一方有难、八方支援,上海就承担起支援唐山建立几所抗震医院的重要任务,需要组建多支能够形成临时医院配置的医务人员队伍。由上海中医学院(现名上海中医药大学)会同中国人民解放军第二军医大学、上海市国际妇婴保健院以及上海部分企事业单位所属医院(如纺一医院、邮电医院)等负责在唐山林西矿区组建唐山市第二抗震医院。当龙华医院接到派遣任务并发布动员令后,时任西医外科主任的徐老第一时间就主动报名要求参加医疗队,当时医院领导考虑到徐老年过五旬并承担医院内大量的医教研任务、身体条件并不理想,尤其是还患有支气管炎等慢性疾病,婉言劝退徐老的报名要求。然而,徐老在得知唐山当时非常恶劣的医疗卫生状况后,强烈的责任感和天使之爱促使他全然不顾自身种种不利条件,坚决要求赴唐山第一线为抗震救灾、重建唐山新医疗秩序去工作。因为他深知面对唐山大地震这样的巨大灾害所造成的严峻的医疗救治任务和日常医疗卫生的重建,更需要有丰富经验、能够处理复合与复杂外科病症的医务人员,相对而言我们中医院校附属医院具有这种能力的医生并不多。因此,作为一名资深的精通西医外科和中西医结合外科业务的他,坚定地表示自己更有能力和责任去承担赴唐山医疗任务,在他的一再要求下,参加了"唐山抗震救灾医疗队"。

众所周知,20 世纪 70 年代我国正处于"文革"后期,经济落后的弊端比比皆是,如物质的严重匮乏、交通的不便利等,又加上遇到如此巨大灾难性地震的破坏,当时的抗震救灾条件和难度可想而知。透风的简易病房和医务人员住宿、经常不稳定的供水供电、冰冷条件下的无菌操作、大量的震后伤残患者后续治疗以及不断增加的住院手术治疗和待手术患者以及门急诊患者、24 小时随时应对突发余震灾害(甚至还有不断的矿难复合伤)和日常医疗急救,工作的强度和难度对于年轻的医务人员来说已经很吃紧。可以想象,对于当时已经年近 60、患有慢性支气管炎等慢性疾病、又是在空气条件相对污染的矿区超负

荷工作的外科老主任来说,徐老所要克服的困难有多大、他克服困难的毅力和意志有多坚强！这是因为他崇尚"国家兴旺、匹夫有责"的中国传统文化和道德理念、因为他有着天使般的爱心、因为他有着白衣战士救死扶伤的崇高责任感和使命感！

徐老对待自身严格要求,与时俱进,在医术上精益求精,可谓一名"良医";对待患者如亲人,运用自己精湛的医术不知道挽救了多少患者的生命,可谓一名"德医";对待学术,大胆创新,海纳百川,勇于承担,精诚合作,才有了目前在龙华医院广泛应用的院内制剂——锦红片,可谓"中药新药临床研发探索先驱者",回望种种,徐老以自身散射的人格魅力默默的影响和推动着学科的发展壮大、后备的成长成才,堪称中西医结合外科一代大家。

主要著作和论文

1. 主要著作

［1］ 徐长生.西医外科学总论(供中医专业用).上海：上海科学技术出版社,1986.
［2］ 朱培庭,徐长生.胆石病和胆道蛔虫病.北京：人民卫生出版社,1987.

2. 主要论文

［1］ 徐长生,上官步荣,张妙法,等.三七对肝脏创伤止血作用的动物实验(附临床案例报告1例).上海中医药杂志,1966,(2)：74-77.
［2］ 朱培庭,徐长生,张静喆,等.老年人急性胆道感染116例的临床分析.中医杂志,1983,(3)：28-29.
［3］ 周智恒,顾根福,蒋学土,等.冲击疗法治疗肾、输尿管结石病80例.上海中医药杂志,1983,(7)：16-17.
［4］ 朱培庭,徐长生,张静喆,等.中西医结合治疗胆道术后残余结石.上海中医药杂志,1984,(1)：19-21.
［5］ 李建业,徐长生,裴德恺.溶石疗法治疗肝胆管术后残余结石方案(附：登记表).江西医学院学报,1984,(1)：67-70.
［6］ 金庆丰,施维锦,薛之祥,等.胆道残余结石的原因探讨.实用外科杂志,1984,(5)：251-252.
［7］ 姚铭齐,朱培庭,武和平,等.应用温脾法治疗短肠综合征1例.上海中医药杂志,1984,(8)：11.
［8］ 朱培庭,徐长生.一例罕见的术后麻痹性肠梗阻治验.上海中医药杂志,1985,(12)：16-17.
［9］ 徐长生.应用胆色素结石动物模型进行胆石病防治的研究.天津中医,1986,(2)：14-15.
［10］ 吴咸中,徐长生,王朝珍,等.肠梗阻证治.中医杂志,1988,(6)：4-7.
［11］ 朱培庭,徐长生,张静喆,等.中药胆宁片抑制胆色素类结石的研究.中药(新药)临床及临床药理通讯,1990,(1)：34-39.
［12］ 朱培庭,徐长生,张静喆,等.胆宁片抑制胆色素类结石的研究.上海中医药杂志,1990,(6)：1-7.
［13］ 徐长生,陈根本,王猷佺.哮喘持续状态合并呼吸衰竭低钠血症31例治疗体会.人民军医,1991,(7)：32-33.
［14］ 朱培庭,张静喆,徐凤仙,等.利胆合剂防治胆色素类结石的实验研究.上海中医药杂志,1991,(10)：46-49.
［15］ 朱培庭,张静喆,徐凤仙,等.利胆合剂防治胆色素类结石的实验研究(续).上海中医药杂志,1991,(11)：47-49.

(朱培庭　张静喆执笔)

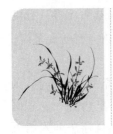

师古不泥重发扬　化裁灵巧有生机

——记中医儿科名家徐仲才

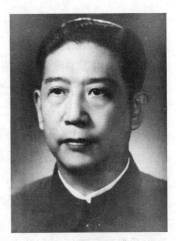

徐仲才照

徐仲才（1911～1991），名树梓，以字行，上海市人。教授，主任医师，硕士研究生导师。幼承其父沪上儿科名医徐小圃亲传，又师从内科名家祝味菊，诊余则研读历代诸家论著，兼通大小方脉，善于运用"扶阳益肾"法，疗效卓著。

1950 年参与筹办上海首家中医诊所，任副所长。1954 年参与筹建市第十一人民医院，任副院长。1960 年调任上海中医学院附属龙华医院副院长。徐老早年积极从事中医学术团体活动，1946 年当选上海神州医学会常务理事。1950 年参与筹办上海中医学会和卫生工作者协会，任副主任委员、组织部长等职。并先后担任中华全国儿科学会委员、全国中医学会儿科分会主任委员、上海市中华医学会理事、上海中医学会副主任委员，儿科学会主任委员，全国防痨协会上海分会理事等职，上海市卫生局评审委员会委员等职务。先后六届当选上海市静安区、卢湾区、南市区、徐汇区人民代表大会代表。

他坚持参加内科、儿科门诊，晚年从事慢性支气管炎哮喘病的专题研究。擅用附子等药物，以回阳救逆、温阳行水、温中祛寒、温经止痛诸法，有效地治疗慢性支气管炎、哮喘、慢性腹泻、小儿夏季热等病症。1931 年负责参校《祝氏医学丛书》1～4 集，《伤寒新义》《伤寒方解》《病理发挥》《诊断提纲》。著作有《仲景方在急难重病中的运用》，门人编著《徐仲才医案医论集》《徐小圃徐仲才临证用药心得十讲》《徐小圃徐仲才临证用药心得》。1961 年后先后发表多篇论

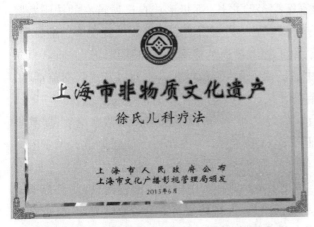

2015 年徐氏儿科疗法列入上海市非物质文化遗产

文。曾担任全国中医学院中医教材编审会议顾问,重点参加儿科教材的编审工作。1985年亲自指导"电子计算机模拟名中医徐仲才教授诊疗咳喘病系统",获上海市科研成果奖。

徐老的一生,是为祖国医药学奋斗的一生,为继承发扬祖国医药学,培育中医人材,为承继和发展徐、祝两氏医疗经验之长,为创建和发展上海首家中医诊所、曙光医院、龙华医院等中医事业机构作出重大贡献,流风遗泽,影响深远。2015年徐氏儿科疗法列入第五批上海市非物质文化遗产代表性项目名录。

一、师从名家

徐老其父徐小圃(1887~1959),名放。尽得其父杏圃公之传。弱冠时即悬壶济世,专业儿科。仲才先生幼承家学,年甫弱冠,师从寓沪绍兴名医祝味菊先生。

小圃先生广读经典,取诸家之长,对仲景《伤寒杂病论》钻研颇深,辨证严谨,用药果敢,特色鲜明,善治小儿重危疑难案例。治病注重温阳扶正,推崇"扶阳抑阴"之论。由于临证擅用麻黄取效,故有"徐麻黄"之称。名重一时,中年名噪沪上,及门弟子遍及海内。晚年医名更著,人称"儿科圣手"。小圃先生对中医儿科学术的发展,做出了贡献,也是徐小圃中医儿科学术流派奠基人。小圃先生热心社会事业,且虚怀若谷。凡中、西医同道好有所长,辄竭诚请益。曾任中国医学院董事长、神州医学总会副会长等职。

徐小圃与祝味菊医道交谊至笃,小圃先生长子伯远于1927年起师从祝味菊先生,为祝氏首位门人。次年(1928年)罹患伤寒重症,经祝先生重用附子,转危为安。因此小圃先生对祝味菊善用温阳药非常推崇和服膺,命次子仲才,从上海市南洋医科大学预科二年级(1929~1931年)肄业,受业于祝味菊门下(1931~1934年),为祝氏第四位门人。

徐老无论从学术思想、遣方用药或临诊态度、社会活动均深受其父影响。继承发扬小圃先生"阴为体,阳为用,阳气在生理情况下是生命的动力,在病理情况下又是抗病的主力"的学术观点,并深得祝味菊先生重阳思想、中西医理念以及对附子等温热药的认识和应用等方面的真传,融会贯通徐、祝两家医疗经验之长,逐步形成自己所特有的扶阳益肾的医疗理论体系,尤其在治疗咳喘病方面积累了相当丰富的临床经验。其临诊思维灵变、方用灵活、知常达变,并擅长运用麻黄、附子等温热药治疗多种疑难痼疾,匠心独运,卓尔不群。徐老以小圃公为榜样,热衷于中医药事业振兴,积极促进中西医及国际交流活动,为创建中医事业机构而不遗余力,殚精竭虑。

徐老早年勤求古训,刻意求知,研读《内经》《难经》诸经及汉唐以来诸家论著,尤其推崇汉代张仲景《伤寒杂病论》,认为辨证严谨,理法厘然,为内儿科临证之典范。至于宋元以来,儿科专家论著相继问世,明清两代儿科临证专著蔚为大观。徐老认为其中类如《万密斋医书》《幼幼集成》《景岳全书》等名家之作,多具有实用价值。即使内科、儿科方书中有些疾病如麻疹、痘疮等,目前虽不多见或已绝迹,但在运用辨证论治原则方面,也积累了不少有益的经验,可供临证借鉴。徐老一贯重视辨证论治和理法方药的运用,师法古人,不泥其迹，取舍有方，自出机杼。1932 年左右曾受其师祝味菊之委托，参与校订《祝氏医学丛书》（包含病理发挥、诊断提纲、伤寒新义、伤寒方解）1～4 册。

徐老于 1935 年在沪自设诊所开业行医，同时积极参加中医学术团体活动。早在 1946 年就被选任上海神州医学会常务理事。中华人民共和国成立以来，徐老对发展和筹建上海中医事业机构做出过重大贡献。1950 年积极筹办上海中医学会和卫生工作者协会，担任副主任委员，组织部长等职务；1952 年与著名中医陆渊雷、丁济民、徐福民等共同筹办上海市人民政府卫生局直属中医诊所，并担任副所长；1954 年徐老由陈毅市长签署任命为上海市第十一人民医院（曙光医院前身之一）副院长（任命书惜在"文革"十年动乱中佚失）；1960 年为开辟上海中医学院教学基地，又受命筹建龙华医院，任副院长。徐老任副院长（第十一人民医院及龙华医院）期间长期分管业务，曾兼任儿科主任，与徐伯远、王玉润等，共同精心培养徐氏儿科第四代传承人；后期将徐小圃中医流派的学术思想和特色技术拓展至内科医教研工作中，使徐小圃中医儿科流派得以继承与发扬。1956 年中医学院建成后，徐老担任历届医疗系本科生及西医学习中医研究班教学任务，多次为进修医生、解放军医疗单位等讲座授课，注重结合临证实际，倍受青睐。"文革"期间，坚持参加儿科门诊，随同龙华医院专题组医务人员深入街道农村防病治病，从事慢性支气管炎、哮喘专题研究工作。1978 年恢复龙华医院副院长职务，1980 年被授予中医学院教授职称，首批研究生导师，并带教硕士研究生。

徐老长期从事中医医疗科研并积极投身中医机构的创建和中医社会团体的活动，将近六十载，矢志不渝，虽属古稀之年，且患有高血压病、冠心病，犹壮心未已。徐老 1979 年检查发现肺部肿瘤恶疾，备尝手术和放化疗的苦楚，但他始终以顽强的意志和豁达乐观的胸襟与病魔作斗争，在手术后未半载即恢复工作，嗣后虽因肿瘤再发，又经 2 次手术，仍坚持参加每周两个半天的专科门诊，曾未中辍。术后他依然任副院长职务，除繁忙政务外，还参加查房、就诊、带教研究生、撰写学术论文（很多是在病后完成的），出席各种有关学术活动等。例如 1985 年领衔指导"电子计算机模拟名中医徐仲才教授诊疗咳喘病系统"，获上海市科研成果奖。1993 年由上海中医学院出版社出版的《儿科名家徐小圃经验集》，徐老对此书的编辑进行具体指导，对传世抄本《徐小圃经验谈》认真甄别，亲自编写《先父徐小圃学术思想暨临证经验简介》，并为该书编者题词。20 世纪 80 年代末卫生部中医司决定将全国著名老中医的医事活动录像并且列专辑保存，当时全上海入选的著名老中医仅 11 名，徐老为其中之一，他带病积极配合，使录像拍摄工作顺利完成。自 1990 年秋冬以来，徐老精力日渐衰退，病情日趋恶化，终至不起，于 1991 年 2 月 1 日晨在龙华医院病房与世长辞，享年 80 岁。

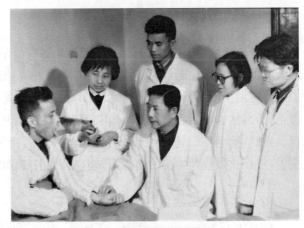

徐仲才（中）在病房带教学生

二、学术特点

徐老在学术上,秉承家学为主,作为徐、祝两家的嫡系,不仅十分纯正地继承了两家的真谛,而且有机地将两者融会贯通,应用于临床,取得了相辅相成、相得益彰的效果。徐老两脉并承,两学并继的传承与发展,便形成了他个人独有的风格。他的重阳、扶阳思想,善用麻黄和附子等经验充分地体现在他大量的病案以及论文中,足供后来者继承学习与借鉴。

（一）扶阳理论的继承与发扬

徐老继承发扬小囿先生"阴为体,阳为用,阳气在生理状态下是全身动力,在病理状态下又是抗病主力,此在儿科尤为重要"的学术思想。因此主张治病必须时时顾及阳气。徐老认为在临床上,不论外感内伤,凡久病失治或辗转求治者,每多阳气受损,应不失时宜地采用扶阳法则。为此,徐老认为这种阳气为主的论点可以上溯到二千余年前,如《素问·生气通天论》说:"阳气者若天与日,失其所则折寿而不彰,故天运当以日光明"。古代医家有所谓小儿属于"稚阴稚阳"的说法,仅是与成人相比较而言,泛指小儿脏腑娇嫩,形气未充,处于不断生长发育过程之中。小儿具有"生机蓬勃,发育迅速"的生理特点,年龄愈小,生长发育的速度也愈快,犹如"旭日初升,草木方萌,蒸蒸日上,欣欣向荣"。"阳生则阴长",明代儿科名家陈复正等倡导"扶阳抑阴"之说,正以小儿阳气稚弱,外易为六淫所侵,内易为饮食所伤,临证之际,注意扶掖阳气。

徐老在临证中固以扶阳为重,但又不是"唯阳气论者",临床上尤其善用温肾潜阳、扶正达邪、温培脾肾、潜阳育阴等法则。这些配伍方法既可各行其道、各司其职,又可相互监制、防偏纠弊,使阴得阳助、阳得阴济,相互协同,从而也使其应用范围得到了拓展。也是"阴为体,阳为用"理论在医疗实践中具体应用的体现。由此可以断言,徐老之所以反复强调这些内容,正是阐明小囿先生所倡导小儿以阳气为主的论点,归根结底是以"阴阳互根"为其主论基础。此与其师祝味菊论治首重阳气的论点同中有异、各有侧重。

（二）温培脾肾,釜底添薪

徐老秉承家学,在临床中反复强调温培脾肾之阳的重要性。昔人谓:"先天之本在肾,后天之本在脾"。徐老曾反复指出,脾与肾是相互依赖的,一方面脾之运化有赖于肾阳之温煦。所谓扶阳,首先是温补肾命之阳,肾阳与命火,名虽异而治多同。一身之阳无不根源于肾,当然也包括心阳、脾阳及其他脏腑之阳。其中振奋脾阳也为历代儿科专家所重视。为此,徐老在临证时对于小儿夏季热、哮喘、泄泻、慢性支气管炎等病证,属于阳虚为主者,常在扶阳益肾为主的前提下,辅以补气健脾,俾使脾肾相互资助而生化不息。

（三）温肾扶阳要不失时宜,见微知著

徐老认为,阳虚的主要特点:一是"气虚",二是"内寒"。临证所见,气虚之重者即是阳虚,阳虚之轻者便为气虚。明代张景岳谓:"气本属阳""气不足便为寒",恰如其分地道出了气虚和阳虚之间的辨证关系。例如,慢性支气管炎早期或轻型多属气虚肺弱,稍后期或中、重型多属阳虚饮聚为患,尤以久病者阳气日渐衰退,正虚邪盛,咳喘迁延日久,不易根治。因此积极的防治方法,应该见微知著,即不要等到病情由气虚发展到明显阳虚的阶段,方才注意采用扶阳一法,而在气虚阶段就作未雨绸缪之计,可能更富有成效。为此,徐老强调指出:"不论外感内伤,凡久病失治或辗转求治者,每多阳气受损,应不失时宜地采用扶阳法则",其中附子一药尤为徐老常用,认为如能配伍得宜,力峻效宏。如张景岳曾对附子的功效做出这样的评价:"今之用附子者,必待势不可为,不得已然后用之,不知回阳之功,当于阳气将去之际,渐用以望挽回,若既去之后,死灰不可复燃矣。"语中肯綮,堪供后学师法。关于徐老应用附子的经验体会,将在下文予以介绍。

三、临床特色

徐老率先全面而又系统地总结了徐小圃先生的学术思想与临证经验,发表了《徐小圃氏儿科经验简介》《再论先父徐小圃"扶阳为主"的学术思想与临证经验》2篇论文。时任龙华医院副院长的徐老应上海中医学院程门雪院长之约,于1962年6月2日参加首次近代中医学术经验报告会,率先开讲题为"徐小圃儿科经验简介",学子们亲炙到徐氏学派重阳、扶阳和阴阳互根的学术思想。

徐老临床特色已经由他的门人陆鸿元、郭天玲,女儿徐蓉娟等总结归纳,出版了《徐仲才医案医论集》和《徐小圃徐仲才临证用药心得》2本论著。

《徐仲才医案医论集》除收集徐仲才先生已发表的文章和医案,尚包括陆鸿元、徐蓉娟、郭天玲等徐派传人撰写发表的传承文章,以及徐老之女徐蓉娟保留的其父就诊时原始案例,一并进行整理归纳。共分4部分:

徐仲才医案24个证:丹痧(猩红热)、暑热证、喉痹(慢性咽炎)、咳嗽、咳喘病(慢性支气管炎、肺气肿)、哮喘、喘肿(肺源性心脏病、心力衰竭)、头痛(高血压病)、中风(脑血管意外、脑干损害)、眩晕(梅尼埃病)、怔忡(心肌病)、胸痹(心肌炎后遗症)、黄疸(传染性肝炎)、肝火、胁痛(肝炎后综合征)、胃脘痛(慢性胃炎、溃疡病)、慢性腹泻(慢性结肠炎)、小儿寒疝、小儿血尿(急性肾小球肾炎)、遗尿、癃淋、痹证、盗汗、绝经期综合征。24个证,有49例,共179诊。

徐仲才运用仲景方治疗急难重病。

徐仲才医论医话:附子在临床上的应用、附子应用的体会、辨证论治治疗哮喘病的一些体会、中医治疗哮喘的一些体会、儿童哮喘分期辨治、黄疸治疗之我见、小儿泄泻证治。

徐仲才学术经验传承文章荟萃:陆鸿元撰《徐仲才先生传略暨扶阳理论的阐发与实践——后附"徐仲才医案100例应用附子剖析"》;徐蓉娟撰《回忆我的父亲徐仲才——家传师授创新意》;郭天玲撰《徐仲才先生的中医流派特色——兼论其对徐、祝两家医学的传承》等。以上文章各有侧重,大有助于读者对徐仲才的学术思想以及用药心得和经验的深

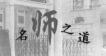

入理解与研讨。

《徐小圃徐仲才临证用药心得》全书共分为十讲：麻黄、附子、桂枝的用药心得，徐氏父子常用66味药物的用药心得，仲景方临证用药心得，外感热病的辨证用药心得，咽喉口腔疾病的辨证用药心得，咳喘病的辨证用药心得，肝胆胃肠疾病的辨证用药心得，心脑病的辨证用药心得，泌尿疾病的辨证用药心得，内科、儿科杂病的辨证用药心得。尽量按中医病证名称分类排序。但有些病名归类难以找到合适的中医对照名词（如泌尿疾病），姑且以此名名之。以病证分类为纲目，总结出徐小圃、徐仲才诊治该病证的用药经验，是本书的特色之一。

以下重点介绍徐老对麻黄与附子的临证应用心得。

（一）擅用麻黄，青龙六味巧化裁

徐老对麻黄的应用以肺经病证为主，认为一切外感，如感冒、肺炎、麻疹、湿温甚至乳蛾等在表证阶段而见寒证者，均可用辛温解表法。早年抗生素尚未发现，西医对小儿肺炎等无特效药物，小圃先生擅用小青龙汤、麻杏石甘汤加减，以麻黄宣肺为主治疗，其效卓著，因而有"徐麻黄"之称。徐老传承了小圃先生应用麻黄的经验，并加以发扬。

1. 对麻黄用法用量的体悟　徐老曾整理小圃先生的学术思想，见于1962年出版的《近代中医流派经验选集》中，徐老使用麻黄的经验，是秉承家传，除儿科外，还广泛应用于成人内科中，如慢性支气管炎、哮喘等疾病。他用麻黄是以肺经病证为主，作为宣肺平喘的主药，一般用6～9克。徐老注重药物炮制，认为无汗表实的用生麻黄，发散力较大，宜先煎；表虚有汗或单纯咳喘的用炙麻黄。炙麻黄可分为水炙或蜜炙两种，多用于解痉平喘。水炙麻黄表散力缓，而平喘作用俱在，多用于咳喘而表邪未净者；再如蜜炙麻黄，不仅辛散作用更为减弱，适用于咳喘病不须表散者。

徐老认为麻黄之发汗解表，实赖桂枝之行血和营之力，故凡咳喘之属实者，麻黄在所必用；反之，表实无汗而无咳喘者，却并不尽用。

历代医家不乏有畏麻桂如蛇蝎者，徐老用麻黄，在用药轻灵的某些海上医林中显然比较"异类"。徐老常谓："药不论寒热，要在审证明确，用之得当，不然即桑、菊、荆、防亦足偾事""如确系风寒表证，因其壮热当用而不用，反予轻清透表或苦寒抑热，则难免贻误病机。盖发热乃正气抗邪之反应，邪愈盛，正邪搏斗愈剧，热势亦愈壮，正应予麻、桂之类方能斩关夺隘，阻抑病邪由表入里、由阳及阴，及时驱邪即所以扶正也。"

2. 灵活化裁，不落绳墨　有人认为哮喘急性发作，往往会大汗淋漓，在多汗情况下用麻黄，恐其"汗出亡阳"。徐老说，他行医已来尚未遇到此类情况，这是因为多数情况下汗出不已是由于哮喘发作之故，喘平则汗自止。他灵活化裁小青龙汤，取方中麻黄、细辛、干姜、半夏、五味子、甘草六味为主药，随证灵活加减。痰黄、口干喜饮者，去干姜，加黄芩、鱼腥草；如痰浊壅盛，咳吐不爽者，可减五味子之收涩，加三子养亲汤，其中莱菔子有异味，一般不用，但因其消导食积、通利大便的作用，可酌情选用；伴有恶寒发热等表证时，酌加桂枝、白芍；鼻塞流涕，加苍耳子；咳剧，加杏仁、桃仁。如出现畏寒肢冷，小便清长，面色白等阳虚症状者,可加附子、磁石以温肾纳气。本方既开且敛,有张有弛,共奏平喘止咳之功。方中干姜主温中,细辛辛温发散,配麻黄能去痰利水,散风寒外出而治咳逆上气。五味子收纳肺气以入肾,与干姜、细辛同用,开合兼顾,咳之来路去路,均告肃清,故仲景治咳,皆姜、辛、味同用。细辛一般用量 3 克(有人认为细辛过量服用时神经系统可有先兴奋后麻痹的不良反应),细辛又是一味引经药,与附子等药同用,可引他药至足少阴肾经。

3. 寒喘与热喘的临证用药心得　其临证中所见到寒喘案例,或名冷哮,发病时喘促气急,喉有水鸡声,痰色白而清稀,胸膈胀闷,面色晦滞,口不渴,舌苔薄白或白腻,舌面滑润、水分多,脉弦滑,或浮紧。此属寒实之症。治疗法则用温肺化饮法,如射干麻黄汤、小青龙汤二方在临床上用得较为广泛。如太阳病兼有少阴病症状,发热恶寒,脉反细虚无力,用麻黄附子细辛汤,既取麻黄以解表,又取附子以温经强心。故往往取麻黄附子同用以治哮喘。

热喘多系痰热蕴肺为患。但不少案例由寒喘演变而来,寒邪郁久化热或部分化热,因而表现寒热夹杂。热喘可伴有阴虚内热,也可兼有阳虚证候。常用麻杏石甘汤,可再加清化痰热药物,如胆南星、瓜蒌、黄芩、鱼腥草等。前述热喘见症兼有心烦,手足心热,舌质绛红少津,苔少而花剥,脉来细数,当考虑到痰热蕴肺,阴分亦伤。可用麻杏石甘汤加黄芩、瓜蒌仁、贝母以清肺化痰平喘,再加沙参、麦冬、玉竹以益阴生津。对于上述热喘兼有阴虚内热者,有人认为麻黄性味辛温,虑其伤阴而不用。但徐老却认为麻黄乃是中医平喘要药,只要配伍得宜,用之无妨。再如前述热喘见症兼有面色苍白,神疲肢软,手足欠温,脉濡细者,辨证为上见痰热蕴肺,下见肾阳亏损,肾气不纳。在这种情况下,徐老认为不必拘泥于成法套方,以采用清上(肺)温下(肾)法为宜,如用麻杏石甘汤以宣肺清热,再加附子、局方黑锡丹以温肾纳气,上下兼顾,温凉并用可取效。

4. 合理配伍,拓展临床应用范围　一般方书认为麻黄发汗力较强,故表虚自汗及阴虚盗汗、喘咳由于肾不纳气的虚喘者均应慎用。高血压病患者忌服。但徐老认为,临证常用炙麻黄,表散作用大都较为缓和,对于咳喘病兼见表虚自汗者,根据辨证麻黄可照用不误,再加麻黄根以敛肺止汗,有相须相成之效。常宜加用益气固表之品。盗汗属于阴虚者麻黄固宜慎用,但咳喘病兼见盗汗亦有属于气阳虚者,麻黄可与温阳益气药合用也可加麻黄根等敛汗之品。至于上实下虚之咳喘病,常用麻黄泻肺之实以治其上,益肾纳气以实其下,环环相扣,每获良效。另有咳喘病兼有高血压者,首先要辨阴阳,察寒热,相机处方用药。在应用麻黄时,适当控制剂量(一般 6 克左右)外,大都与潜镇药物伍用,一以辨证用药,一则借以制其升散剽悍之性耳。

(二)点将附子,家传师授创新意

1. 扶阳首选附子　徐氏父子认为温补肾阳药物虽多,有附子、肉桂、仙灵脾、仙茅、补骨脂、菟丝子、葫芦巴、鹿茸、紫河车等,但独推附子力大效宏,堪为首选。附子性温大热,其味辛甘,性善走,能治恶寒,四肢厥冷,心腹冷痛,失精(指阳虚者),下利。徐老在总结中医前辈徐小圃、业师祝味菊两氏运用附子经验的基础上,提出自己的见解,他认为附子性

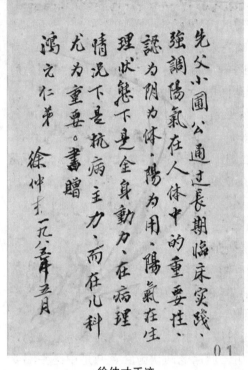

先父小园公通过长期临床实践、强调阳气在人体中的重要性、认为阴为体·阳为用·阳气在生理状态下是全身动力、在病理情况下是抗病主力、而在儿科尤为重要。书赠

鸿元仁弟 徐仲才一九八二年五月

徐仲才手迹

温大热,能走十三经(十二经加督脉经)。正如王好古谓:附子"治督脉为病脊强而厥"。如能谙附子之性,尽附子之用,则对一切温阳药物,犹如百八轮珠在握,左右逢源,得心应手。

2. 辨证严谨,应用果敢 徐老应用附子指征大致为症见神疲乏力,体软,面色㿠白,畏寒,四肢清冷,不欲饮,溲清长,脉细或濡细,或沉迟,或虚数。这些虚证、寒证的症状,不一定条条具备,徐老认为既有所见,自当大胆应用,以求心之所安。徐老常谓"阳虚证端倪既露,变幻最速,若疑惧附子辛热而举棋不定,必待少阴证悉具而后用,往往贻噬脐莫及之悔。"因此,临床应用附子的范围较广,且果敢及时,毫无患得患失之心,而以辨证精细,临证指征除神色外,尤其重视"脉神",审证明确为前提。正如《景岳全书·脉神章》所云:"脉者,血气之神,邪正之鉴也。"多数医家认为"脉数"多属"热",而徐老认为脉数不一定属热,有气阳不足而脉数无力者,不妨称为"虚数",为应用附子的指征。

温肾扶阳要不失时宜,见微知著,非常强调应用附子要当机立断。但也要注意其禁忌,明确应用附子宜忌:① 对于典型的阳虚患者,当用附子者,自必用之。② 对附子可用可不用的,只要无特别禁忌证,也可用。③ 一般实热征象明显的,如面红、舌质红绛、舌苔黄厚腻、脉洪大者,自不必用附子。④ 实证同时伴有虚证,如肺炎患者往往出现正虚抗力不足的表现,此时就要不失时宜的应用附子,一般配伍石膏、黄连、黄芩等同用即可。

3. 重视扶阳,注重配伍 徐老重视扶阳,但不是唯阳气论者,强调"阴阳互根"是中医理论核心,阴无阳不生,阳无阴不长。徐老强调"阴阳互根",并比喻为刀和刀鞘的关系,"刀子越快越好,但也要有刀鞘的保护。"徐老认为,附子药力虽强悍,但若与其他药物配伍得当,确能起到振奋阳气,扶正祛邪,调节全身功能的作用。临床上尤其善用温肾潜阳、扶正达邪、温培脾肾、潜阳育阴等法则。这些配伍方法使附子应用范围得到了拓展。

徐老常将附子与潜降、解表、健脾、清热、化湿、利水、泻下、收敛、滋阴、固涩等药同用,统称为"温阳九法"。

(1)温潜法:与潜降药同用温肾潜阳,阴平阳秘;

(2)温解法:与解表药同用助阳解表,扶正达邪;

(3)温培法:与健脾温肾药同用温肾健脾,脾肾双补;

（4）温清法：与清热药同用温阳清热，并行不悖；

（5）温泄法：与泄浊通腑药或利尿通便药同用扶正泄浊，通利二便；

（6）温化法：与化湿药同用温阳祛湿，通权达变；

（7）温和法：与疏肝理气药同用扶正理脏，调畅情志；

（8）温滋法：与补血滋阴药同用潜阳育阴，阴阳双补；

（9）温固法：与固涩药同用，可温阳固涩，固涩二便。

且一张处方中常多个温阳之法合用，处方精练，疗效卓著。例如：20 世纪 30 年代初，上海乃至东南亚盛行小儿暑热症，该病表现为发热持续、起伏，少汗，头额干灼而两足不温，烦躁，口渴多饮，小便频多清长。中西医家对其均颇感棘手。徐老认为其病机主要是元阳虚于下，邪热淫于上，确定"清上温下"的治则，用连附龙磁汤，清心泻火，温肾扶阳。该方以附子温下，黄连清上为君臣，佐以龙齿、磁石潜阳，菟丝子、覆盆子等温肾，此方集温清、温潜、温固等法于一炉，是当时内科、儿科医家赏用的名方。

4. 师古不泥，继承发扬　徐老认为附子是扶阳的重要药物，能温补肾阳，振奋心阳，去表里之沉寒。徐老应用附子的经验，得自家传与师授，但又有自己独到的发挥。徐老擅长用附子治疗呼吸系统和消化系统疾病，如小儿暑热症、哮喘、慢性腹泻、慢性咳嗽等多种难治病证，使用附子有过人的胆识及娴熟的经验。如徐老以附子治疗一些急性热性传染病与清热药同用；认为部分脱水而具阴虚征象者，此乃阳亦随之而虚，用附子理中才是治本之策；用附子不同配伍治疗血证、黄疸型肝炎等病证，举例如下。

（1）附子用于小儿暑热症：徐老不仅遵父亲经验治疗小儿暑热症，清上用黄连、莲子心等，温下主要用附子；而且知常达变，推陈出新，他认为黄连味苦，暑热症身热甚者，石膏更为合适，故改用附子合白虎汤治疗，每获良效。

（2）附子用于急性热病：徐老认为《伤寒论》是一部治疗热病的专著，其中少阴病四逆证是以阳气衰微、四肢厥冷为主症，仲景重用附子以回阳救逆。当时大多数医者遇到急性热病危重时都用西药抢救，而中药附子除制成针剂（如"附子 I 号"）用于心律失调（多为心肌炎或其他原因引起的缓慢性心律失调）外，急性传染病很少想到用附子。如麻疹，一般认为是热毒，以清凉宜透为主，当麻疹肺炎合并心力衰竭时，则可加用附子温阳强心；麻疹病儿，脸色青白，疹出不透，又见下利者，即用附子加升麻、葛根、金银花、连翘、荆芥等清热解毒宣透的药物。对白喉的治疗以养阴清热为主，但当白喉外毒素引起中毒性心肌炎而出现心脏危象时，就必须在养阴清热方中加附子，以强心防脱。

（3）附子用于脱水：霍乱、吐泻引起脱水，需要补液。徐老认为，吐泻伤阴，口干瘦瘪，固然表现为明显的阴虚，其实阳也随之而虚，如手足冷、脉细弱。有时补阴反而增加腹泻，此时需要用附子理中，才是治本之策。

（4）附子用于血证：徐老认为附子与桂枝同是温热药，但桂枝易动，而附子则能走能守，故血证不忌附子。即使大出血也可根据血脱益气、阴阳互根的原则使用附子。若面红赤、脉洪大等实热症状明显者则不用，此外都可用，还可加茜草、槐花等止血药。如支气管扩张见有咯血的患者，不忌附子，常常在宣肺化痰的同时，配附子以温肾阳，黄芩、茜草之类清肺止血,要在使气道宣畅、血脉和通,则血菀得以解除,出血自止。

(5)附子用于黄疸性肝炎:黄疸患者小便发黄并不都是湿热。很多黄疸患者有明显的倦怠、纳呆、泛恶、脉细迟等表现,徐老常用茵陈术附汤、茵陈附子干姜汤治疗。湿邪有热化趋势时,则同时加大黄,即使大便稀溏也可用,目的是使邪从下达,退黄更快。

5.用量适度,过犹不及 徐老主张附子用量宜适度,过犹不及:小儿多在9克以下,成人一般在9~12克,必要时递增至15克、18克,偶递增至24克。剂量要根据患者体质,具体病情而定。用量宜适度,过犹不及。

徐老认为黄附子药性较乌附子平和,乃盐卤所制,其性纯正,最适用于小儿。徐老认为附子虽有毒性,但现在临床所用的附子大多经过规范的炮制,再加先煎、久煎,其毒性便可基本消除。徐老应用附子几十年,无一例中毒,包括长期服用者。附子应用的久暂与地区、体质、病情等有关。

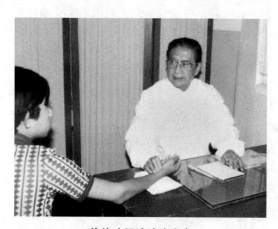

徐仲才门诊诊治患者

由于篇幅有限,上面仅重点介绍麻黄、附子这2味温热药,希望读者对徐老的认识,不要只停留在"擅用麻黄、附子等温热药"这一层次,造成了以偏概全的认识,以至于很多闪光的学术经验被掩盖。由于中医药的生命在于疗效,而疗效则来自明确的辨证和精当的用药,名老中医专家经验的核心内容均离不开用药,其用药心得对于后学者来说是极为实用和值得借鉴的,通过学习《徐仲才医案医论集》和《徐小圃徐仲才临证用药心得》,了解徐老学术思想之全貌,以期在赏析学习徐老用药经验的同时,能领会到大家遣方用药的思路。

四、科学研究

徐老在长期从事临床工作的过程中,重视中医药的科学研究。多年来在治疗内科、儿科疾病如哮喘、慢性支气管炎、慢性腹泻、胃脘痛、心血管等常见病及危难重症方面积累了相当丰富的临床经验,先后整理发表了多篇文章,如《治疗小儿支气管哮喘100例临床分析和体会》《辨证论治治疗哮喘的体会》《附子在临床上的应用》等。对于中医药的研究,在坚持中医辨证论治的前提下,常采用辨病和辨证相结合的方法。萃取中医西医之长,相互补充。

(一)亲临基层,调查总结

20世纪70年代初,徐老欣然应邀参加全国慢性支气管炎的防治专家顾问工作,展其所长。徐老在上海市慢性支气管炎病因病原协作组相邀下,参加松江某公社三万七千余人的普查普治工作,对 115 例老慢性支气管炎患者按祖国医学寒热虚实等辨证方法进行分类。统计分析结果显示,115 例中分类属寒证有 67 例,占 58.3%,其中单纯寒证 19 例,寒证并肾阳亏者 33 例,寒证并偏肾阴亏者 15 例。而属寒热错杂证有 48 例,占 41.7%。徐老据此认为,其一统计资料与一般认为农村中慢性支气管炎的诱发原因以受风寒为主的观点相一致;其二老年慢性支气管患者病程长,体质弱,主要表现为肾阳虚,而典型的肾阴虚较为少见。由此可见,扶阳益肾是慢性咳喘病治疗过程中的一个重要环节(参见《老年慢性气管炎防治研究资料(第一辑)》,1971 年,上海人民出版社。)

此后徐老屡屡提到,慢性咳喘病属于标实本虚之证,而以本虚为主。"本虚"的重点在于脾肾阳虚,尤以肾阳虚为主。自拟协定处方,如扶阳合剂(熟附片、仙灵脾、补骨脂、黄芪、党参、白术、半夏、陈皮、茯苓、甘草)。硕士生沈新兴根据徐老临床经验,总结了中医扶阳法治疗阳虚型慢性支气管炎 115 例。结果表明,温阳组 82 例,有效率 94%(显效以上 46.4%);单纯治标组有效率 72.7%(显效率 18.1%)。统计学处理,温阳组的疗效与客观指标的改善均显著高出单纯治标组。徐老着重指出,阳虚的特点有二,一是气虚,二是内寒。推而论之,对于慢性咳喘一类疾病凡见有肺气虚、脾阳虚、肾阳虚证候群者,均可应用扶阳法,治病求本而提高疗效。通过临床实践进一步表明了,这是徐老对扶阳理论的一个重要发挥,值得重视和提倡。

(二)运用现代科技手段整理诊疗经验

20 世纪 80 年代初,为应用现代科技手段继承名老中医学术经验,由徐老及门弟子陆鸿元研究员根据业师临证经验进行医理设计,并在徐老亲自指导和上海中医学院中药系协作下,编成了"电子计算机模拟徐仲才教授诊疗咳喘病系统"的程序。该系统经徐老与计算机分别在同一时间内诊断处方,然后相互比较。经过 120 例哮喘慢性支气管炎患者进行考核结果,符合率达 99.2%。又将徐老积有病案 42 例的脉证输入计算机重新处方,并经徐老审定,确认符合他本人的临床经验。该系统已通过专家鉴定,并通过上海市卫生局 1985 年度科研成果评定和中央电子工业部 1987 年全国计算机应用及新产品展览会优秀项目评选,均获得三等奖。

五、德才双馨

徐老在受命负责上述中医医疗行政单位和医院的筹建工作时真是殚精竭虑,为创建中医事业机构而不遗余力。如在筹建龙华医院时,徐老不辞辛劳,四处奔走,多次上门诚意邀请了外科顾伯华、伤科石筱山、妇科陈大年、针灸科陆瘦燕等多位中医名家,使他们甘愿放弃优裕的开业收益而参与公职,正是这批名中医元老奠定了龙华医院各主要学科飞速发展的坚实基础,培养了大批出色的接班人。龙华医院成立后,他还怀着满腔热忱向医院捐献了数百册家藏中医古籍。

徐老与陆渊雷、王玉润、黄羡明、魏指薪、陈苏生等同道时有往来,互相切磋交流医技,也与沪上西医内科、儿科名家苏祖菲、高镜朗、徐昌文等为友,并和王希孟局长、李静华书记等医务界各级领导关系亲密。他积极从事促进中西医国际交流活动,80年代一名德国医生名克拉华·朱来龙华医院作访问学者,随他侍诊中目睹中医药之神奇疗效,以及徐老与其英语交谈中显示的中西医知识,并耳闻目睹徐老满腔热忱为患者服务的态度,为之深深折服,克拉华·朱回国后曾发表有关专著,在国外产生了一定的影响。后来他又代表德国中医研究所竭力邀请徐老赴德讲学,可惜由于种种原因而未能成行。

徐老授徒时毫不保留地将自己的经验和盘托出,讲课幽默风趣,深得同学们的喜爱,至今他们仍记忆犹新。正如施杞教授在《徐小圃徐仲才临证用药心得》序中所述:"先生博学广识,温文儒雅,仁者情怀,敬业乐群。讲台执教,一丝不苟,旁征博引,侃侃而谈,受众如沐春风,如入兰台圣殿。临诊带教,内难解析,经方运用,医理阐述,生动极致,予吾辈终生受用而难忘"。谢建群副校长在《徐小圃徐仲才临证用药心得》序中写道:"我跟随徐老抄了两个多月的方。徐老那时65岁光景,两目炯炯有神,待人和善谦逊,一口纯正的上海方言诙谐风趣,一些就诊的患者病情不轻,经徐老诊治后心情愉悦。徐老治病辨证施治和理法方药清楚,用药精当,喜用经方,每获奇效。随诊两个多月下来,虽说尚未学到徐老治学治病之真谛,但徐老高超的医技和良好的医德风范却为我之后的医学生涯留下了很深的印象。徐老善用附子,我对运用附子的粗浅认识,也是从那时开始的。随诊时我发现,徐老不仅对脾肾阳虚的患者用附子后很有效果,辨证为其他证型的患者用附子后也会收到满意的疗效。之后的三十余年,附子也成为我在临床运用较多的一味中药"。"徐老出身于中医名门,早年先学西医,后学中医。做过医院领导,又是积极投身中医行业的社会活动家。20世纪80年代中期,徐老那时已70多岁,我在龙华医院担任党总支书记,常造访徐老高安路家中,聆听徐老对中医药事业和管理医院的教诲。他的思想开放而前沿。他熟读经典,师古而不泥古。在中医界朋友甚多,与多位西医名家也交谊至笃,这也是徐老善用当代先进理念来审视中医、研究中医之原委。"

徐老早年就读于上海南洋医科大学预科时,就有一定的西医学基础,这也使他在开业之初就能接受和融会西医知识。儿科疾病望喉很重要,开业时他就定制木质的压舌板,并注意高温消毒,遇到疑似白喉等传染病时,则在使用后即及时焚烧,这在那时的中医界是很少见的。

徐老为人乐观豁达,与人为善、助人为乐。祝先生去世后,其女年幼失怙,他常为照顾。亲戚朋友谁家中如有难事,乃至于一些琐事纠纷,常来热诚邀请调停,他都乐于出面相助解决。徐老对待贫苦的患者也很慷慨,常常不收诊金,还送钱买药。徐老虽然身为医院行政领导,但常能深入群众了解情况,并与各级领导配合默契,上至院长、书记,下至公勤人员都能与他为友,增加了全院的凝聚力,也显示了他的组织和领导能力。

徐老天资聪慧、博闻强记,心算极快、英语水平高,兴趣爱好广泛。徐小圃和祝味菊当年交往密切,他们二老均钟爱京剧,徐老则也继承了这一传统爱好,曾记得在卫生工作者协会开联欢会时,他也曾上台唱京剧为大家表演,博得满堂彩声。徐老也喜爱体育活动,曾参加上海市桥牌比赛而多次获奖,徐老对各类球赛也很感兴趣。

主要著作和论文

1. 主要著作

[1] 徐仲才,王玉润.上海市中医学会学术讲座第36讲蛲虫病.上海市中医学会主办,1957油印件.

[2] 上海中医文献馆.仲景方在急难重病中的运用.上海：上海中医药出版社.1989.

[3] 陆鸿元,徐蓉娟.徐小圃医案医论集.北京：中国中医药出版社,2010.

[4] 陆鸿元,徐蓉娟,郭天玲.徐仲才医案医论集.北京：中国中医药出版社,2010.

[5] 陆鸿元,徐蓉娟,郭天玲.徐小圃徐仲才临证用药心得十讲.北京：中国医药科技出版社,2012.

[6] 陆鸿元,徐蓉娟,郭天玲.徐小圃徐仲才临证用药心得.北京：中国医药科技出版社,2013.

2. 主要论文

[1] 徐仲才,朱瑞群.中药治疗蛲虫病初步报告.中华儿科杂志.1956,1(6)：177-179.

[2] 朱孝慈.上海市中医学会举行中医带徒座谈会.上海中医药杂志,1956,12：封底.

[3] 上海市中医学会.百家争鸣座谈会发言摘要(一)——对"中医研究工作中的几个问题"一文的看法和意见.上海中医药杂志,1957,(5)：3-7.

[4] 徐仲才.中医中药工作展览会的传达报告.上海中医药杂志.1959,(1)：50.

[5] 徐仲才.徐小圃氏儿科经验简介.上海中医药杂志.1962,(4)：5-9.

[6] 徐仲才,瞿秀华,朱大年,等.治疗100例小儿支气管哮喘的临床分析和体会.上海中医药杂志,1965,(10)：5-8.

[7] 瞿秀华.中医药治疗小儿蛔虫性肠梗阻12例.上海中医药杂志1965,(11)：25-26.

[8] 徐仲才,徐嵩年,季龙荣,等.应用中药成药和推拿治疗腹泻.上海中医药杂志,1966,(3)：84-85.

[9] 徐仲才,陆鸿元,郭天玲.附子在临床上的应用.中医杂志,1978,(3)：3-6.

[10] 徐仲才.脑血管意外、脑干损害.上海医学杂志,1978,(6)：41-42.

[11] 陆鸿元.论著名老中医徐仲才运用扶阳法与治脾肾.上海中医药杂志,1980,(4)：8-9.

[12] 陆鸿元,万适之,李淑琴,等.慢性气管炎"辨虚治本"与血浆环核苷酸含量变化的关系——附106例疗效分析.中医杂志,1980,(4)：18-21.

[13] 徐仲才.中医治疗哮喘的一些体会.中华结核和呼吸系统疾病杂志,1981,4(4)：237-239.

[14] 沈新兴,徐仲才,邵长荣,等.中医扶阳法治疗阳虚型慢性支气管炎——学习和运用徐仲才教授的临床经验.中医杂志,1982,(2)：22-26.

[15] 朱大年.温经活血法治疗小儿风湿热.山东中医杂志,1983,(6)：18-20.

[16] 陆鸿元,邓嘉成,徐仲才.儿科名医徐小圃医案选.上海中医药杂志,1985,(7)：10-13.

[17] 董廷瑶,徐仲才,顾文华,等.小儿泄泻证治.中医杂志,1985,(7)：4-8.

[18] 徐仲才,郭天玲,徐蓉娟.附子应用的体会.中医杂志,1986,(10)：23-24.

[19] 陆鸿元.徐仲才教授运用小青龙汤治喘经验谈.光明中医杂志,1988,(6)：10-11.

[20] 陆鸿元.儿科治喘名家徐仲才.上海中医药杂志,1989,(3)：27-28.

[21] 汪海升.以脏补脏合乎科学原理·药膳食疗研究.1999,(4)：27-29.

[22] 陈槐.徐仲才应用小青龙汤的经验.上海中医药杂志,1989,(7)：35-36.

[23] 徐仲才.黄疸治疗之我见.中医杂志,1989,30(9)：16.

[24] 傅索翰,徐仲才,徐景藩,等.和法的临床运用与体会.中医杂志,1989,(10)：4-11.

[25] 郭天玲.徐仲才学术经验撷菁.上海中医药杂志,2008,42(12)：14-16.

[26] 曲世华.徐仲才哮喘治验.中国社区医师,2009,(5)：34-35.

[27] 葛芳芳,李红.徐仲才的扶阳特色.著名中医药学家学术传承高层论坛,2009.

[28] 郭天玲.略论中医名家徐仲才的流派渊源及传承.中华中医药学会首届学术流派研讨会论文集.2009.

[29] 姜宏军,徐蓉娟.徐小圃、徐仲才伤寒学术思想述要.上海中医药杂志,2012,(1)：1-3.

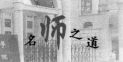

[30] 徐蓉娟,葛芳芳,姜宏军.徐小圃、徐仲才应用附子经验.上海中医药杂志,2012,(3):63-64.

[31] 徐蓉娟,葛芳芳,姜宏军.徐小圃、徐仲才"温阳九法"探析(一).上海中医药杂志,2012,(4):1-4.

[32] 徐蓉娟,葛芳芳,姜宏军、徐小圃、徐仲才"温阳九法"探析(二).上海中医药杂志,2012,(5):1-3.

[33] 张超群,姜之炎.干姜-细辛-五味子治疗小儿顽咳——徐氏用药点滴体会.中华中医药学会儿科分会学术大会,2013.

[34] 陆城华,陆鸿元.徐小圃、徐仲才治咳喘病经验.山东中医药大学学报,2014,(4):335-338.

[35] 李晓,姜之炎.六味小青龙汤治疗痰饮郁肺型小儿咳喘临床举隅.中国中西医结合儿科学,2014,(5):409-410.

[36] 马晶,肖臻,姜之炎.徐小圃、徐仲才儿科扶阳理论学术渊源探究.中医药信息杂志,2014,(5):110-111.

[37] 肖臻,马晶,姜之炎.徐小圃、徐仲才治疗小儿肺系疾病精粹.中国中医基础医学杂志,2014,(12):81-82.

（徐蓉娟执笔）

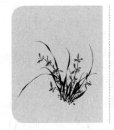

精研岐黄积有素　发扬针灸立新功
——记针刺麻醉胸腔手术的创始人党波平

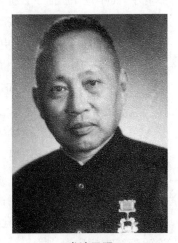

党波平照

党波平(1900~1970)，字恒勋，江苏省无锡市人，中国共产党员。14岁跟随其外祖父无锡名医胡最良学习针灸，21岁来沪，在丁甘仁举办之广益中医院任针灸医师，其后又在中医专门学校兼任针灸教师。1952年起，先后在嵩山区联合诊所及榆林区中医门诊部工作。1956年调入第十一人民医院，任针灸科副主任；1959年调上海市针灸研究所，曾任该所门诊部主任。

1960年起，党老参与上海第一结核病院对肺切除术施行针刺麻醉的研究，当时已年逾花甲，犹日夜操劳，寒暑不易，六年如一日，克服重重困难，通过选用合适的穴位与操作步骤，做好患者手术前的思想工作，结合辨证施治并辅以气功等方法，终于获得成功。为胸腔手术运用针刺麻醉的创始者之一。1955年被评为上海市先进卫生工作者，1960年被评为上海市文教先进工作者，1989年获得"上海市卫生局针麻科研进步奖"个人荣誉证书。

党老诊治疾病颇有特色，一是浅刺，二是多捻转，三是善用三棱针泻瘀血、祛壅滞和以艾灸防治疾病，四是悉心研究子午流注学说，并结合指针治疗儿科疾病，疗效好，深受患者欢迎。

一、幼受熏陶热爱针灸

党老出生在江苏无锡世医家庭，家传中医内科、儿科第六代。无锡党氏世医共六代，祖居无锡北门外东北塘，当时无锡北门外长安桥胡氏世医第三代胡最良，为清末江南名医，是党老的外祖父，以行针灸和儿科推拿最有特色。胡氏于五门十法造诣最深，尤其善于以手法治疗时病，学术上特别重视温补，以醒脾降胃，祛邪安正。因临证多见寒湿，故需借温针艾火之力，以逐湿散寒。第五代为党金镛，第六代则是党波平。党老兄弟三人，波平居长。党氏从医，前代均以内科、儿科见长，但行医业绩不出乡里。至第六代党波平崛起,并携带两位弟弟并进成名。

党老从小聪慧,幼承庭训,尽得家传。14岁时生母去世,被外祖父——清末的江南名医——胡最良接去抚养,更受针灸、儿科推拿秘传,至18岁已誉满乡里,受匾额被爱称为党波平大医师。深受胡最良秘传,党老深谙子午流注、灵龟八法,善用五门十变、原络配穴等法治时令顽疾,巧用手指代针(推拿)治疗小儿急性重症。胡最良亦二代家传与同时代江南名医丁甘仁为同道知交。1920年因丁甘仁创上海石皮弄中医专门学校急需一名针灸老师,而向老朋友胡最良索求。胡遂将自己外甥党老推荐给丁公。从此党老由无锡来到上海,在上海中医专门学校教授针灸,兼广益中医院临床带教老师。首先挂牌在城内西仓桥街,偶然的机会,因丁甘仁曾孙高热屡治不应,而备棺索手时,党老根据先前乡间小儿高热常中药加推拿应手,而年轻斗胆向丁公提出试治,丁公允诺曰:"全当自己的孩子,尽管大胆放手治疗。"党老以一粒琥珀抱龙丸加一指禅推拿,至当日夜半患儿苏醒索食。从此被丁公赏识,出诊时常带党老相伴左右。故党老更得丁公真传如虎添翼,二十出头已经名扬沪上。此后,丁氏家族及门人的小儿几乎都去党老诊所就诊。之后丁甘仁孙子丁济万接管丁氏学校及华隆医院,党老被聘为华隆医院顾问,并准许在该院挂牌设诊所,直至解放后进国家联合诊所为止。

党老在中华人民共和国成立前曾长期掩护共产党地下成员,为当时党中央派去苏联学习军事、政治的粟裕、顾风(解放后无锡市第一任市长)两人直接提供掩护,帮助他们从上海南市寓所送上出境轮船。

1946年蒋介石因手抖。经各方医治无效,而由上海帮会老大黄金荣介绍,党老仅3次治疗即治愈蒋氏手抖顽疾;中华人民共和国成立后又为上海市市长陈毅治愈顽疾,而得到陈毅元帅赠送亲笔签题"党波平大医师留念"大幅照片。党老常为中央首长党政高干会诊治疗疑难杂症。

1949年后,党老参加首批中医学习西医学习班,1953年加入上海榆林区联合诊所。当上海第一所中医医院即上海第十一人民医院成立时。党老应聘任门诊部副主任;当上海中医学院成立上海针灸经络研究所时,他又担任了研究所门诊部主任。1960年身为中国民主同盟盟员的党老光荣地加入了中国共产党。党老自豪地说:"我获得了第二次生命"。从此以后,他便无条件地服从组织的安排。

党老学术上作风严谨,治病一丝不苟,对干部群众均一视同仁;他为人诚恳,讨厌说谎,鄙视市侩,几十年如一日。故很早就得才子名医程门雪(毕业于石皮弄中医专门学校,上海中医学院第一任院长)题联:"言蔚道华行端吏表,埏镕物始渊镜音初"。

党老于1970年10月逝世。虽然当时处于"文革"之中,但公道自在人心,故党老的追悼会仍以中医界最高规格举行。一副挽联对逝者做出了客观的评价:"精研岐黄五十年来积有素,发扬针灸二十载间立新功"。

二、针刺麻醉肺叶切除术创奇功

1960年6月,党老任上海市针灸研究所门诊部主任时,与上海市第一结核病院(今上海市第一肺科医院)合作,运用针刺麻醉成功地施行肺叶切除术,他是针刺麻醉胸腔手术的先驱者之一。

上海中医学院上海市针灸研究所的著名针灸医师党老、金舒白、陈德尊及第一结核病医院的外科医师裘德懋和针灸医师高彤华等密切配合,他们将肺叶切除手术分为19个步骤,遵循中医循经取穴的原则采用手足同名经相配的方法,根据切口位置,分别选用了相应的穴位。由专人按统一指挥进行提插捻转,由于党老和其他同事的共同努力,针刺麻醉终于在肺叶切除术的领域取得了成功。当时党老年近古稀,犹奔波于市郊之间,寒暑不易,风雨无阻,六年如一日,坚持不懈,不断改进,迈步走向规范化。1965年12月针刺麻醉临床研究成果通过国家科委鉴定,得到毛泽东、周恩来等国家领导人的重视和赞扬,从而掀起全国性的针刺麻醉热潮,进而引起世界性的"针灸热",针刺麻醉的研究成果对针灸学、麻醉学、外科学以及神经生理学的发展都产生了重要的推动作用。《人民日报》发表《中西医结合的光辉范例》一文,报道上海市成功创造针刺麻醉的事迹。1966年上海市政府举行春节嘉奖庆功宴会,党波平、裘德懋作为重大科研课题针刺麻醉研究的创始人,与研究胰岛素人工合成的红雷青年小组以及著名电光源专家蔡祖泉一起,被邀请就座于贵宾席上。当时曹荻秋市长特地举杯向他们敬酒,这一热闹场面被摄影记者拍下后,第二天刊登在《解放日报》头版报道。

(一)针刺麻醉肺叶切除术成功的历程

1958年,我国正处于"大跃进"的高潮中,医疗卫生战线也掀起了"技术革命"热潮,在"鼓足干劲,力争上游""破除迷信,解放思想""敢想、敢说、敢干"的号召下,广西柳州结核病院外科医师高永波,在经历了多次失败之后,1959年3月30日,终于成功地用针刺麻醉为一名肺结核患者打开了胸腔,切除了右肺上叶。之后,他又作了12例,由于技术上的问题以及其他种种原因,未能坚持下去。1960年上海市第一结核病院裘德懋得到了柳州针刺麻醉肺叶切除术的论文,如获至宝。回沪后立即仿效如法炮制,可惜失败了。于是裘德懋来到上海市针灸研究所,商量合作进行针刺麻醉手术事宜,党支部书记兼门诊部副主任孙宝玺接待了他。听了他的要求,孙宝玺立即找了党老、汤颂延、陈德尊、赵伯钦等来商量,众人认为此事能干,并设计了针刺方案。1960年7月5日,汤颂延到上海市第一结核病院,与徐学喜、赵振普合作,单纯用毫针针刺经穴,代替药物麻醉,为54岁的男性工人作右上肺

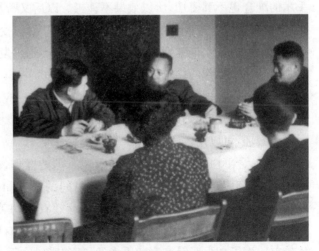

党波平(后中)、金舒白(前左)、陈德尊(后左)在商量针刺麻醉方案

叶切除术,开始按广西文献取穴,止痛效果不佳,后加手三阴穴,效果迅速改善,共刺100多穴,获得了成功。整个手术3个半小时,患者神志始终清醒,能说话谈天,术后无痛苦,当夜睡眠良好。次日,汤颂延又与党老、张令铮、王文莺再赴上海市第一结核病院,与谢庭槐、龙涛合作,为第二例患者作针刺麻醉。患者,男性,23岁,学生,手术尚顺利,创口无明显疼痛,打开胸腔后苏联专家曾来参观,患者尚安静,神志清醒,能回答问话。就这样,针刺麻醉胸腔手术的大门被叩开了,研究人员兴奋异常,一起到上海市卫生局报喜,双方领导决定进一步加强合作,把这个初见端倪的发现继续引向深入。

在首战告捷的基础上,双方继续合作,进行肺叶切除术的针刺麻醉研究。开始阶段由于穴位多,指导思想未统一,手术也未明确分清步骤,因此分组穴位的使用非常混乱;后阶段外科医师根据手术各步骤操作的特点,将整个肺叶切除术划分为19个步骤,这19个步骤是切皮、切肌、提肩胛、骨衣内截除肋骨、开胸、撑开胸腔、分离粘连、探查病灶、处理肺门血管、处理支气管、分离肺间裂、缝盖支气管残端、胸壁止血、置下胸引流管、合拢胸腔、缝胸壁、缝肌、缝皮、置上胸引流管。针灸医师才有条件根据手术的要求按循经取穴原则,配以有关的分组穴位,如皮肤止痛在脊椎旁区的采用手足阳明经的后溪、束骨穴。手足经脉上的穴位如何配合使用,在开始阶段亦无明确的规定,一般为按次序轮流运针,后阶段则根据对经穴穴位的原则配组使用。主穴当循经取肘膝以下穴位。并发觉单侧针刺效果不如双侧针刺为好,取穴数量经过不断实践,从52对精简到32对。

手术步骤由9个而后细分成到19个,每一步骤的针刺操作时间、穴位分组、强化频率、强化力量都作了临床定型。分清了针刺状态、针刺麻醉状态与心理状态三者的不同,使手术与针刺密切配合。研究表明,在切口情况下,外科刀与针灸针要同步操作,效果最好。因此提出了"刀是大毫针,毫针是小外科刀"的观点,强调两者同步的重要。

针刺手法,起初强调重手法,术时穴位出血多,损伤较严重,在术中,时而停针时而运针,上下肢左右侧的手法各不相同,有时以捻转为主,有时则以提插为主,速度有快有慢与手术的配合也不够密切,所以效果不理想。以后又曾从手法的补泻角度进行研究,如试用杨继洲补泻法"神应经"手法、南丰"李氏补泻""龙虎交战"等手法;各种复式手法效果也未见提高。以后逐步摸索到针刺手法也必须从实际出发,手法需缓急之分,应根据患者体质的强弱和手术操作的要求分别施行不同强度的手法,如对病情严重体质虚或感应敏感的患者一般采用轻捻的手法;而对病情轻体质强或感应迟钝的患者则采用重手法。在手术过程中对刺激较重操作如切皮、剥骨衣、撑开胸腔等步骤采用重手法,而在切肌、缝肌时,手术刺激轻,可以用较轻的手法。

党老、金舒白、陈德尊对上下肢和左右侧的操作,比较一致地以捻转结合提插为主的手法,肯定应用这一手法也经过了较长时间的摸索和彼此学习阶段。此外他们还发现针刺者手下得气和患者针后的感应情况与疗效有密切关系,针下得气好的患者感到胀、重、酸感的针刺麻醉效果好;相反若针下得气差的患者有麻、痛、触电感觉的针刺麻醉效果就比较差。为了加强对针刺麻醉手术的研究,当时在手术中,上肢左右两侧由两个针灸医生操作(一般是党波平与陈德尊),下肢由一人操作(一般是金舒白),上海市第一结核病院派了6人专门记录每一个针灸医生在手术过程中的手法频率、深度、幅度、时间、穴位等,另派1人专门记录患者术中的感觉与主诉,以及出现的症状。手术后全体手术人员不离岗,进行总结讨论,提出改进意见。为了进一步的研究,将手术者和针刺麻醉者都分成两套班子,并作了固定的搭配,以利于研究工作的进行。

另外还建立了术前准备和术后随访制度,以利于作好充分的准备工作和术后总结。针刺麻醉施行肺叶切除术是一件新事物,开那么大的手术不用麻药行吗?患者有顾虑不愿接受,案例来源缺乏,工作就难以进行,有一时期一连几星期甚至几个月做不到一例患者,为了克服这一困难针灸医生和外科医师都来做动员工作,并带动护士、公务员一起来做,最后患者亦协助工作人员一起动员别的患者,由于群众的支持使针刺麻醉动员工作进行得较顺利。在临床上发现必须做好患者术前的思想动员工作,对患者进行细致的术前思想工作,向患者讲明手术步骤,在手术中取得患者配合。西医开始认为这是不必要的,后来的临床实践证明这是很重要的。

党老、金舒白、陈德尊与上海市第一结核病院密切配合下,共同动员患者,解决了纵膈扑动、攻剥骨衣等关。纵膈扑动是胸腔手术中严重的生理干扰之一,严重的纵膈扑动若处理不恰当,不但妨碍手术的进行,而且威胁着患者的生命,针刺麻醉第19例患者开胸后出现了严重的纵膈扑动,当时全组工作人员都非常紧张,看来纵膈扑动不解决,针刺麻醉就不能坚持。为此动了不少脑筋,对发生的原因作了排查,先后采用了插管给氧、氧帐、氧罩,肋骨上压沙袋等许多方法。后来发现一位患者手术效果特别好,呼吸很慢,一问才知道他在做气功,于是受到启发,开始训练患者做气功。以后又用猪作实验,开胸后猪纵膈扑动得厉害,裘德懋主任将创口按住,在猪胸部加压,迫使产生腹式呼吸,则控制了扑动。于是孙麦龄提出,做腹式呼吸可控制纵膈扑动,气功的实质是产生腹式呼吸。经过讨论应用中医临床治疗心悸、怔忡的有效穴,临床上发现针刺郄门穴对控制纵膈扑动有效,结合改善给氧,在手术中让患者随口令进行呼吸,在开放性气胸下作腹式呼吸,制止了胸廓呼吸等,纵膈扑动明显改善,以后又发现用腹式呼吸还可以解决“内脏牵拉”的不适。党老等还发现在手术中,外科医生刺激要轻,与针灸医生配合要紧密。经过反复试验,终于使80%～90%的患者的纵膈扑动得到控制,克服了这一关。起初剥骨时患者往往出汗、叫痛长期解决不了,曾考虑按肝主筋,肾主骨的理论取肝经、肾经穴为主施针的方法,结果患者总是痛,后来改用按循经取穴法施针,则获得了较好的结果,这说明反复实践是最主要的。为了解决切骨、剥骨衣和剪肋间神经时的剧痛,选取手足少阳经的阳辅,结果90%患者可以不用辅助药。原计划2年内取消肋间封闭,结果半年左右就解决了,取穴也从32对减至20对。由于改进了针刺手法操作,因此提高了镇痛效果,克服了切皮关。

(二)针刺麻醉肺叶切除术克服了十大难关

经过5年努力,到1965年9月已应用针刺麻醉进行胸部手术186例。麻醉时针刺四肢肘膝以下穴位20～26对,采用提插结合捻转的导气手法,不用或加用少量辅助药物;通过反复实践,效果不断提高。186例中成功者177例,占95.5%;失败者9例,均出现于第

64 例以前。并且有 40 例未用任何辅助药物。

中西医密切团结,相互学习,共同提高,是针刺麻醉工作获得成功的重要保证,针刺麻醉工作既有西医的内容,也有中医的内容,刚开始西医不了解经络穴位,中医不了解手术操作步骤过程和要求,但大家都有一颗为发扬祖国医学而显出自己一分力量的决心,明确到研究方向是对的,创立东方新医药学派更有其重大意义,但道路是艰巨的,因此外科医师努力学习经络理论,了解经络的分布,针灸医师也积极了解外科手术操作的特点,在外科、针灸科、麻醉科和护理部同志的全面合作下,大家扭成一股绳,终于使针刺麻醉工作不断巩固发展,初步攻克了疗效关。自 1960 年以来,针刺麻醉肺叶切除术的研究先后共克服了十大难关:① 尝试打开了针刺麻醉下胸腔手术的大门,"尝到了梨子的滋味";② 克服切皮关不用药;③ 克服剥骨衣、切骨关不用药;④ 克服开放性气胸、纵膈搏动关不用药;⑤ 认识到对患者进行思想工作的重要性;⑥ 认识到对患者进行体质分型的必要性;⑦ 认识到手术操作同步的重要性,认识了"大毫针"与"小手术刀"之间的关系;⑧ 分清了针刺状态、针刺麻醉状态与心理状态三者之差异;⑨ 有 40 例不用任何辅助药物;⑩ 取得了若干客观指标。

(三)上海市针灸研究所在针刺麻醉肺叶切除术中主要贡献

在这一时期的针刺麻醉工作中,上海市针灸研究所党老、金舒白、陈德尊等研究人员的主要贡献是:① 选取了合适的穴位,取上下肢同名经配穴,并不断地精简穴位;② 采用了合适的操作手法,分 19 个步骤,同步操作;③ 对患者进行细致的术前思想工作,向患者讲明手术步骤,在手术中取得患者配合;④ 对患者精神类型进行辨别,选择合适的案例;⑤ 运用气功解决气急与纵膈搏动。

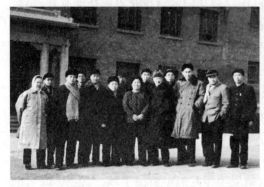
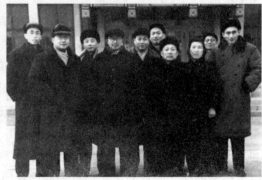

针刺麻醉专家和领导合影

上海中医药大学校庆《针麻下肺切除术的开创纪实》记载:"60 年代,针研所与上海市第一结核病院合作应用针刺麻醉肺叶切除手术获得成功。1965 年 12 月针刺麻醉临床研究成果通过国家科委鉴定,得到毛泽东、周恩来等国家领导人的重视和赞扬,从而掀起全国性的针麻热潮,进而引起世界性的'针灸热',针麻的研究成果对针灸学、麻醉学、外科学以及神经生理学的发展都产生了重要的推动作用"。《上海卫生志》记载:"1960 年,上海市第一结核病院(今上海市第一肺科医院)裴德懋和上海市针灸研究所党波平合作,运用针刺麻醉成功地施行肺叶切除术获得成功。"

三、针灸疗法的特点及其临床应用

调脾扶羸、祛邪安正,党老认为人在脾胃安和之时,谷、肉、果、菜足以养生而却病,不必多服补药。他说:"脾胃如炉,欲求炉火之旺,必须煤炭适量,气流通畅;若滥用补药,譬炉为煤炭所窒塞,气机抑阻,何能运化精微?"故每遇虚羸当补者,辄喜针章门、建里;一以醒其脾气,一以通降胃气,意谓"食补胜于药补"也。

党老治病的通则,主要在于"祛邪以安正"。如徐灵胎所言:"人之有病,不外风、寒、暑、湿、燥、火为外因;喜、怒、忧、思、悲、恐、惊为内因。此十三因,试问何因是当补者?况病去则虚者亦生,病留则实者亦死。"所以党老常说:"病不需补,祛病即补。"虽云"邪之所凑,其气必虚",但"虚体受邪,其病则实";方其邪势侵凌,正气惶惑之际,欲求安抚正气之虚,唯有急逐其邪实之一法。

(一)五门十变法

名医胡最良生平对于五门十变法的应用,最是得心应手,几乎可说无日不用此法,而效获殊佳。党老深得其旨意,总结了五门十变法,并应用于临床。

有关五门十变的文献记载,要推《难经·六十三难》《难经·六十四难》为最早。所谓"五门",其涵义有二:一是指井、荥、输、经、合五输穴所分配的母子穴;一是指十天干的五种配合方式,亦即是夫妻穴。这种夫妻、子母的配合互用,就是"十变法"的由来。

五门十变法原是子午流注针法的重要组成部分,其取穴着重在肘膝以下的 66 个五输穴,而不强调局部取穴。手法则谨遵"南丰李氏针法",以捻旋为主;在运用"子母穴"与"夫妻穴"的同时,还结合了"气血流注、时穴开阖"。此外,还按《难经·六十八难》所载"井主心下满,荥主身热,输主体重节痛,经主喘咳寒热,合主逆气而泄"的不分五脏六腑的治疗通则,亦即是应用各经五输穴的通性的特殊取穴方式,广泛地应用于临床,累积了丰富的经验。儿科指针法,亦根据上述诸点化裁而来,既便利且效显,深得患者欢迎。此法亦推广至畏针之成人,但运力须重,而转数要多。以下各种配合方式,举例如后。

1. 子母补泻治疗头痛的应用　应用本法于头痛症的治疗方面,与一般用法不同之处,乃在一经上同施补泻。治疗前先须分型,根据《内经》所载,十二经各有皮部,而阳经皆上走于头。故从头痛所牵涉的范围中,就可知其所辖的经络,从而分经论治。临床上常见的头痛,有痛在颞侧的"少阳头痛",有痛在前额的"阳明头痛",有痛在后枕的"太阳头痛"。《灵枢·终始》篇云:"故阴阳不相移,虚实不相倾,取之其经。"当一经经气失调,还未波及他经时,只需取本经之穴以调之即可。如系少阳头痛,即取侠谷(母穴)以壮水,阳辅(子穴)以泻火;一补一泻同施于一经,济其不足而夺其有余,自可"平治于权衡"调整偏颇;盖少阳为相火所寄,多气少血,病多火胜,故治从壮水制火之法。如为阳明头痛,则补解溪

（母穴）、泻厉兑（子穴）；但阳明为多气多血之经，其病多见实证，所谓"实则阳明，虚则太阴"，所以不妨多泻少补；如嫌泻厉兑之力有所不足，更可取合谷以泻之（二阳明合气）。如为太阳头痛，则泻束骨，补至阴，其理亦同。

2. 夫妻相配、结合日干，治疟疾的用法　疟疾的主症是寒热往来，《难经·六十八难》云："经主喘咳寒热。"故针对寒热的主症，可取经穴施治；至于取何经的经穴，则须根据值日主经，如甲日是胆经，则取阳辅，乙日是肝经，则取中封等。除了"日"以外，还必须注意"时"，这不仅因为疟疾的发作常有定时，在治疗上亦必须抓住针刺的时机，这正如《素尚·刺疟》篇所说："凡治疟，先发如食顷，乃可以治，过之，则失时也。"所以应当在发作前一二小时内适时进针；并可加用该时辰内的"井穴"，以加强疗效。此外，还可配合与值日主经相合的夫妻经的经穴。甲日，主经足少阳胆经，取阳辅穴，甲己相合，而加脾经商丘穴。如发于辛未时，加鱼际、经渠，而在前一时辰（庚午时）针刺。乙日，主经足厥阴肝经，取中封穴，乙庚相合，而加大肠经阳溪穴。如发于癸未时，加复溜。而在前一时辰（壬午时）针之。

3. 虚心好学，科学评价　党老热爱中医事业，既治学严谨，又思想开明，从善如流。如早年曾悉心研究子午流注针法，并结合指针疗法治疗儿科疾病，效果卓著，深受患者欢迎。曾就急性发热、咳嗽、腹痛、腹泻四种儿科疾病连续观察十天，前八天共 37 例均按子午流注逐日按病症取穴法治疗，大都一二次即见效，有效 28 例（占 75.7%;），后两天共 11 例按一般常规取穴，作对照组，有效仅 4 例（占 36.4%），经统计处理两者差别显著（$P < 0.05$）。但在针麻研究中发现如不弄清何种手术都要按时开穴，效果未见提高，实际也很难做到，遂毅然摒弃。又如党老采用南丰李氏补泻法治疗头痛，临床效果显著，深受患者赞扬，该法规定，不同性别、不同时辰、不同经络要用不同的捻转方向以区别补泻，但经中青年医生进一步研究后，发觉李氏针法取得止痛效果的关键在于捻转刺激，而与男女性别、上午下午、阴经阳经、左转右转没有多大关系，他对中青年医生的这一研究结果，不仅毫无抵触情绪，而且大力支持，说明党老知法而不拘法，学古而不泥古，真所谓思想开明，胸怀坦荡，实事求是。

1965 年 1 月 30 日在《沪中医师学术研究会举行针灸座谈会——讨论疟疾治疗专题》会上党老进行大会发言，提出了对针灸治疗疟疾的看法，他认为"大椎治疟疾极为主要，又如昆仑、间使、内关，也各有效用，可按病行何经，依各该经之主穴，斟酌针治，此即子午流注之循环治法，唯体弱患者，可以黄芪党参助之。"

（二）配穴、取穴的特点

党老在配穴、取穴方面，突出地运用了手不过肘、足不过膝的 66 个五输穴，成为百病取穴的核心，而不强调局部的取穴。

1. 五输穴的临床应用

（1）然谷、太冲：然谷为胃经之荥穴、火穴，太冲为肝经之输穴、土穴。阴经之输即原穴，虚实皆取之，故肝胆之实火，可泻太冲以平之；同泻然谷荥者，以其乙癸同源也；至若肾水下亏，而浮阳上泛者，则补然谷以导龙入海，引火归原，同补太冲，具摄潜之力更大；凡眩晕之症,多因肝火上亢(也有虚阳上浮者),两穴并主之;其兼恶心者,是肝阳挟痰,胃失降和,可配解溪(胃、经、土穴)、中脘、太白(脾、输、土穴),以和胃降逆;木旺则生风,风盛则痰涌,加泻列缺、风池,以祛风化痰,共奏疏土泄木之功。

(2)行间、大都:行间为肝经之荥穴、火穴,大都为脾经之荥穴、火穴。肝藏血而寄相火,脾统血而属湿土,凡二目红肿涩痛、如有异物内阻者,多系肝脾二经湿火上腾,取此二穴以分消之,散火于血中,渗湿于热外,率多著效;或更循乙庚相合之途而加阳溪(大肠穴、经穴、火穴)效尤佳。

(3)太白、太冲、太溪:太白、太冲、太溪分别为脾、肝、肾足三阴经之三个输穴、土穴。胡最良名中医称此三穴为"足部三太",是治妇科疾患之要穴。盖取太溪以解郁,太白、太冲以疏肝理气和胃,三者相合,谓有逍遥散之意。凡肾水不足,肝气郁逆而致肝火偏盛,凌侮胃土,见脘腹疼痛,胸痞纳呆,或经来少腹胀痛者,三穴并皆治之,每有卓效。

(4)少府、内关、神门、大陵:本组配穴,均属心与心包二经之穴,以少府、内关为主。擅治胃脘"当心而痛",及温邪逆传心包而见舌红、口苦者。歌曰:"心胸有病少府泻"(《聚英·肘后歌》),"胸中之病内关担"(杨继洲《兰江赋》)。故取以为主焉。其热盛者,更可加间使(心包穴、经穴、金穴)以泻之,其效益宏。

(5)阳溪:阳溪为手阳明大肠之经穴、火穴,与该经之原穴合谷,同为治头面疾患之主穴。经云:"原独不应五时,以经合之,以应其数。"然则"输"如可合"原",则"经"亦可合"原"矣。盖"输"在"原"之前,"经"在"原"之后,故气数皆相应焉。凡阳明实火上壅,目痛如突,可泻阳溪以清散其火。虽然,阳溪之力上行于头面也,漫无定所,另取攒竹、睛明以为向导,专达于目,则其经捷而力专,宜其收效也愈速。

(6)后溪、临泣:后溪为手太阳小肠经之输穴、木穴,临泣为足少阳胆经之输穴、木穴。头面、耳区、锐眦俱为足少阳盘旋之地,手太阳更直入耳中,故凡二经气火上亢,症见头痛引耳,两目难睁者,取以泻之,常得针入即止之效。

2. 原络配穴法　原络配穴法是采用原穴和络穴相配伍,以主病经的原穴为主,配以表里经的络穴为辅。原穴是十二经脉中脏腑原气经过和停留部,《灵枢·九针十二原》说:"凡此十二原者,主治五藏六府之有疾者也";络穴位于十五络脉分出处,络穴有沟通表里两经气血的作用,临床可用治表里两经及相关部位的病症。原穴与络穴配合使用,能加强经气,提高疗效。党老临床应用具体的用法有两种。

本经有病,先取本经一侧的原穴,后取其表里相应经络的络穴。两穴都用平补平泻手法,行针3～5分钟后留针15～20分钟,中间可以再行针1次。

患者,女性,56岁,素有咳嗽旧疾,今不慎受凉而发热头痛,咳嗽加剧,心悸而喘。此肺气失宣,宜祛风散寒,疏通经络。先针左臂太渊(手太阴肺经原穴),后针右臂列缺(手太阴肺经络穴)。起针后头痛好转,咳嗽气喘减轻,每日1次,治疗3次而愈。

患者,男性,45岁,经常泛恶呕吐,食欲不振,胸腹胀满,精神萎靡。宜调和营卫,和胃健脾,先针左足阳明胃经(表经)原穴冲阳,后针右足太阴脾经(里经)络穴公孙。针后自觉胸腹舒畅,泛恶止,每日1次,连针5次,症状消除。

患者，女性，50 岁，胸脘痞闷喜太息，疲倦，易感风邪。近来厌食，口臭，大便失畅，脉象稍弦，舌质红绛。治取清彻心火，宣畅三焦。先针左手心包经（里经）原穴大陵，后针右手三焦经（表经）络穴外关。起针时胸脘舒畅，同日行针 1 次，3 次后痊愈，大便好转，口臭已除。

（三）针灸临床防治疾病特色

1. 针刺手法的特色　党老诊治疾病颇有特色，一是浅刺，二是多捻转，三是善用三棱针泻瘀血，祛壅滞和以艾灸防治疾病，疗效好，深受患者欢迎。

一是浅刺，浅刺入皮仅约数分，进针后如不用手扶持，毫针往往不能直立，党老说这叫作"针针倒，病都好"这与一味追求感应，采取深刺强刺激者迥异。

二是捻转，进针后用双手交替捻转各穴，少则数百，多至上千次，以增强疗效，这也是为患者所普遍称道的。曾见一外地来沪求医的患者，呃逆 7 年不止，党老在患者两乳根穴浅刺进针后，即施以耐心的捻转手法，呃逆则渐渐而止。尔后的针刺麻醉肺叶切除术多采取长时间捻转手法者，即取法于党老的临床经验。

三是善用三棱针泻瘀血，祛壅滞，古有九针之别，今世则多用毫针，其余不受重视，党老根据病情不同。或以毫针通其经脉，调其气血，或以三棱针，古之锋针泻其瘀血，诀其壅滞，总以疗效为目的，而不是迎合患者心理，投其所好。曾见一吐乳婴儿，遍医无效，党老用三棱针在患儿牙龈上施以乱刺法，患儿受到刺激，啼哭呼号，满口鲜血，其母在侧不敢正视，学生也担心发生意外，但党老却不肯放手，从容地对学生说："这叫作'扳牙'，要挑出一点白色的东西来，病就会好的。"患儿吐乳之症果然针刺一次即愈。

2. "阳气论"在临床上的运用　张景岳有言："凡临证治病，不必论其有火症无火症，但无实热可据而为病者，便当兼温以培命门脾胃之气。"治病多用温化。根据党老临证多年之经验，认为一般疾病，确以寒湿证居多，真正热病，并不多见。因此，普遍采用温针之法，藉艾火之力，以逐湿散寒。凡阳虚者，每为湿困；或脾阳虚馁，则运化无权而神疲纳少，四肢懈怠，胸痞脘闷，苔腻，脉濡。此属中焦湿困。除取中脘、足三里、阴陵泉等穴以降浊、和中、利湿外，必须灸中脘、气海，鼓动阳气以助化湿之力。其肾阳虚者，多见于高年，如症见腰背酸疼，日晡足肿，甚至五更泄泻，除补足三里以崇土制水外，必补复溜、太溪，以温肾中之阳，更灸中脘、关元。在脾胃阳虚兼见者，每见面萎，肢冷，溏泄，则以四神丸末填神阙穴而隔姜灸之；意谓"阳气如天日，寒湿乃阴霾，必得丽照当空，然后阴霾自散"。

针灸一科，理应包括针刺和艾灸，但时医多偏重于针刺，用灸法者寥寥。党老对艾灸防治疾病笃信不疑，常在自己身上实践，每在诊余之暇伸出小腿，在两足三里处可见到乌黑的两块灸瘢，他一面给自己施灸，一面对学生说："古人讲'若要安，三里常不干'，我坚持灸了数年，从未间断，自觉精神健旺，虽年老，但对繁忙的门诊工作尚能应付自如。"曾治疗一男性患者，14 岁，患千日疮自右手指上起，延及手背肘臂，甚至面颧颈项部，大小合计不下四五百颗，其小者占绝大多数，满布皮肤表面，中者如绿豆大小，为数较少，而其中一颗特大，直径约 1 厘米，曾用数种药水涂搽无效。即施以灸术，先在患侧手上曲池、外关、支正,各灸 7 壮,继则在最大一颗顶上灸 3 壮,其色不变,乃继灸 3 壮,见疮略有枯黑色,其四周色赤,乃再灸 3 壮,共计 9 壮,疮面全变黑色。3 天后复诊,见此大疮已落去,疮痕深入肉内约 1 厘米。即用灸疮膏 9 张,令他每日换 1 张,待 9 天后,疮已收口,又一星期,所有全身千日疮患处,不待灸治已完全解决。他对学生说:"说来神奇,但这里面一定大有道理,你们要好好研究啊。"

3. 巧用手指代针,治疗小儿急重症有奇效　儿童大多畏惧针刺艾灼,啼哭挣扎,施术殊为不便。党老深谙先外祖乃运用以手指代针,结合推拿,如运八卦、推三关等法真谛。取穴大体与针灸同,指法亦多从"南丰李氏补泻法"中悟出。应用以指代针法于临床,即便且效。对小儿惊风及时令病,疗效更为迅速而确实,实有补针灸之不逮。

其操作系以拇指、食指、中指为主,或一指一穴,或三指三穴同时推揉。推揉之法,必须轻重合度,勿轻而沿皮,勿重而着骨,但当拿定穴位,运力均匀,徐徐转之。其转向之分男女、左右、早晚,悉同"南丰李氏补泻法"。至于转数问题,则根据症状而定,病轻者,81转左右,较重者倍之,严重者,更倍之;也视年龄之大小、肌腠之厚薄而有所增减,如年龄稍长,则肌腠较厚,转数亦当相应增多。党老操作汗、和、吐、消、温五法,常用于儿科,或针或灸或指针,酌情而定,成人亦可通用。但成人若用指针,则转数应在 300 转以上,否则其效不显。

(1) 汗法:风寒症,形寒发热,咳嗽恶风,脉浮紧,苔白无汗。宗仲景法,先针(推)风池、风府,后捏中冲、劳宫,推阳溪、偏历、曲池(即大三关),若汗不来,加揉二扇门;风热症,身热咳喘,微恶风或不恶风,口渴,脉数,苔薄质红,咽痛,无汗或有汗不畅。针鱼际、经渠、通里,气急者加风门、肺俞。

(2) 和法:凡邪在少阳半表半里之间,症见寒热往来者,须用和法。根据《难经·六十八难》"经主喘咳寒热"之文,而取用值日主经之经穴,其法如前所述。然偏于半表者则寒多,偏于半里者则热多,取穴亦当有所增损。如寒多者,则加大椎,以通阳、散寒、达表。如热多者,则加间使(心包经、金穴),以清里热。盖诸热俱应于心而包络代心君行事,故取间使焉。

(3) 吐法:凡食填中宫,胸高满闷堵,宜用吐法。《素问·阴阳应象大论》云:"其高者因而越之。"或如银杏中毒,腹胀发厥者,亦可用之。其法系针泻中脘、建里、章门;或以指针,则以一手拿定三穴齐推之。凡食停胃脘,未下腹者,便可得吐而解;或更以鹅翎探吐以助之。

(4) 消法:若积滞在腹者,须用消法,取太白、照海、足三里,以消导之。一般食滞,无论上下,皆可取璇玑、足三里、水分、建里以针之。如因食积寒滞而致泄泻者,则针(推)天枢、气海、水分、阳陵泉、足三里;腹痛加公孙。凡痢疾初起,多挟积滞,古称"滞下",言胃其里有滞浊而后下。故初起未可用止涩,以免闭门留寇,首当以"通因通用"为施治原则,针(推)太白、内庭、三阴交、照海;白痢加章门。小儿食积寒滞而致中满呕吐者,取每日主经之井穴与合穴。懊恼不舒加内关,寒吐加足三里,热吐加中魁、太白、厉兑。

(5) 温法:凡大吐大泻之后,或吐泻不已,中阳渐微者,补足三里、长强、涌泉,灸中脘、神阙、关元,推小三关、补脾土、补肾水。眣陷神萎者,须多推解溪,以补胃阳。如小儿后天发育不良,宜于大伏天灸中脘、足三里,每三日 1 次,连灸 15 次,有良效。

4. 癫痫针灸疗法　癫痫分癫病、痫病两类。癫病属于心、脾、包络为病,因三阴蔽而不宣,并受惊而常昏。其出世后即患癫疾者,名为胎病,得于母腹之中,其母曾受大惊所致,由于气上而不下,精气并居,致胎儿病癫。

癫病大多由于情志不舒,不遂所欲而引起发病。癫病发作时,先自觉不快乐,继觉头痛而重,举目而巩膜现赤色,继而烦心,面现紧张而发病。取手太阳小肠经、手阳明大肠经、手太阴肺经。发病时呼叫,气促,心悸者取手阳明小肠经;发病时左侧强者针其右,右侧强者针其左;因癫而体僵脊痛者取手足阳明经、足太阴肺经。针刺手法根据实者泻之,虚者补之原则。

痫病由于痰多火盛,体质衰弱,突然受惊引起发病,阳痫病在腑而易治,阴痫病在脏而难治。症见猝然昏仆,瘛疭作声。听其作声而分五脏为病,但其病症则一致。马鸣者属心,取手少阴;羊嘶者属肝,取足厥阴;牛吼者属脾,取足太阴;犬吠者属肺,取手太阴;猪叫者属肾,取足少阴。

党老治疗癫痫疗效达 70%,一般均能使发作期延长或甚至长期不发。

5. 流行性乙型脑炎针灸疗法　1965 年上海市流行性乙型脑炎流行时期,上海市针灸研究所和上海中医学院附属曙光医院推拿科组织力量,大力参加本病的防治工作。针灸、推拿疗法也被广泛应用于本病后遗症的治疗,和全市医药卫生人员一起积极抢救危重患者,使不少儿童免于残疾。

一个严重角弓反张的小患者,因喉头痉挛而呼吸十分困难,一声声拉锯样的吼鸣,昼夜不停,折磨得他浑身是汗,四肢肌肉不时抽搐,不能睡,也不能吃,烦躁不安。病情非常严重,医生准备采取气管切开术。因未出现"青紫"而没有动手术,继续观察,除等待自行缓解外,再没有别的办法。党老试用七星针在上胸部及颈部喉头附近,轻叩了 3～5 分钟,使局部皮肤充血,同时在肩井及天突穴针刺。治疗后,患者的呼吸逐渐平静下来了,治疗 2 次后,喉头痉挛缓解,呼吸恢复正常,后来没有再发。

有一个四肢、颈部弛缓性瘫痪小患者,经七、八次针灸、推拿后仍毫无转机,不能坐,头抬不起来。党老谨记"坚持就是胜利"的教导,重又鼓起劲头,继续进行针灸、推拿,同时在治疗方面,采用重取督脉,加强功能锻炼的办法,这样又经过 15 次治疗后,病情逐步改善,患儿头能竖起来了,这时再配合中药治疗 2 天后,患儿能坐了。一星期后,竟能搀扶步行了。党老深深地体会到,坚持就是胜利的重要意义。

另一个 18 岁的男患者,于第七病日接受针刺、推拿治疗,当时神志完全昏迷,不能进食(用鼻饲),四肢强直性麻痹,两下肢有轻度水肿。查房后讨论结果,大家认为,该病区以这一患者病情最严重,争取每日针刺治疗 1 次,推拿 2 次,并由护理部加强护理。大家一起努力,密切配合,中西药并用。治疗到第 3 天(第九病日),患者神志完全清醒,能进食。第 4 天(第十病日)能坐起,要求吃干饭。以后病情恢复很快,没有后遗症,痊愈出院。通过这一案例的治疗,总结了一下以下几点体会:① 患者在第七病日接受针刺、推拿治疗,说明急性传染病的早期，针刺、推拿非但没有损害，且能提高疗效；② 医护人员密切观察病情，掌握病情，及时处理，对一个重患者来讲，都是必不可少的；③ 关键问题，在于思想上政治挂帅，要有全心全意为患者服务的思想，工作才会认真细致，才会不厌其烦，有高度责任感地执行治疗任务。对昏迷状态下的患者，要做到经常翻身，在四肢做一些被动活动，这样，对促进机体恢复正常功能，具有重要的意义。

中枢性的发热，是治疗流行性乙型脑炎中的一个难题，以前走过不少弯路，只是用了一般的退热穴位，如大椎、风池、曲池、外关、委中、十二井穴等，均无效。从理论上说，流行性乙型脑炎的发热，显然不同于一般外感或内伤性的发热，要解决这一问题，光有一般的临床经验，很难攻下堡垒。党老根据头为诸阳之会，而督脉则为阳脉之海，上巅入脑，故督脉与脑的联系最密切。据此，我们在一例患者头上（事先剃净头发），沿督脉、胆经及膀胱经用七星针在穴位（或非穴位区）上叩击，使微出血，加拔火罐（口径 2 厘米），共拔 20 多个火罐，历 5～10 分钟，取下火罐，揩净被吸出的血液。我们称这种治疗方法为"刺络拔罐疗法"，患者经过 1 次治疗后，长期（将近 2 个月）的发热，开始下降。

强直性肌张力增高的患者，经过推拿、针灸后，症状可即时得到缓解，但不能持久。怎么办？党老想起了伤科治疗方面有一条"固定与活动相统一"的原则，而强直性肌张力增高的患者，大部分是在高热、抽搐后形成的，现在虽然是流行性乙型脑炎后期，但病情尚未稳定，肌张力仍有趋向痉挛的可能，那么可否在局部施以软物固定，从而加强推拿、针灸的治疗效果呢？因此，对一例下肢屈曲痉挛的患者，在推拿、针灸后，用纱布绑带固定受害关节（取伸展位）2～3 小时。到第 2 次再治疗时，患者的痉挛程度已有所改善。这样连续试用了几个患者，都取得了一定的效果。

6. 医案介绍

患者，28 岁。过多浏览，诵读劳心，发左额与目眶痛已 1 年。每举发于暑期，月余乃止，现正值发作之时，每日痛历 2 小时左右而有定时（上午 9～10 时），痛发则多泪，视物模糊，晨起口苦且干，舌质红，脉弦而洪；此肝阴不足，肝阳偏亢，复值夏季火旺，内外交煽，阴液更伤。故视力减退，焦躁易怒。目为肝窍，怒为肝志，肝胆之疾显然。取行间、曲泉、侠谷、阳辅。曲泉、侠谷用补法，行间、阳辅用泻法。针 3 次，即获显效，停止不发。

患者，男性，25 岁。前因工作紧强，导致失眠，延有 5 年。3 年前患前额头痛，请中西医治疗，无良效，乃来沪就诊。面㿠神疲，脉左沉细，右弦滑。此肾阴不足，肾水不能上交于心，心气不得下通于肾，水火不交泰，故为不寐。肝不下吸，致肝阳肆逆，犯入阴阳之界，故为前额痛。法拟育阴潜阳，交泰心肾。取肾俞、肝俞、心俞、间使、神门、复溜、解溪、厉兑、合谷。肾俞、复溜、解溪用补法，肝俞、心俞、间使、神门、厉兑、合谷用泻法。针治 1 次，头痛即减，睡眠转佳，共针 11 次，失眠基本改善，头痛亦不发。

患者，男性，3 岁。于 1958 年 6 月 24 日（戊寅日）来诊。昨晚发热（丁丑日），伴有呕吐。体温 39℃，咽微充血，苔白润，脉浮数。诊断为感冒。发病日为丁丑，来治日为戊寅，因有呕吐及发热，故取心、胃二经之井穴、经穴，加疏表之穴。取少冲、灵道、解溪、厉兑、鱼际、经渠、通里。施治之际，患儿竟呼呼入睡。回家后即热退，索食，能玩，未来复诊。随访痊愈。

　　患者,女,6个月。腹泻,每日5~6次,泻出物呈蛋花汤样,曾服药治疗未见大效;患儿为人工喂养,吃牛乳、奶糕及粥。脉滑数,苔白润。证属婴见腹泻。来诊日为己卯日,前一日为戊寅。取脾胃二经合穴足三里、阴陵泉,加神门、天枢。初诊后即腹泻渐减,经3诊而痊愈。

　　党老任上海市针灸研究所门诊部主任时,与上海市第一结核病院合作,运用针刺麻醉成功地施行肺叶切除术,他是针刺麻醉胸腔手术的先驱者之一。他诊治疾病颇有特色,一是浅刺,二是多捻转,三是善用三棱针泻瘀血,祛壅滞和以艾灸防治疾病,疗效好,深受患者欢迎。

主要论文

[1] 上海市针灸研究所.运用"五脏交经"针刺法治疗54例头痛症的初步报告.上海中医药杂志,1962,(2):32-33.
[2] 上海市针灸研究所.施用"龙虎交战"针刺手法治疗痹痛症的初步观察.上海中医药杂志,1962,(2):30-31.
[3] 党波平,王卜雄.无锡胡最良先生针灸学术经验简介.上海中医药杂志,1963,(5):6-9.
[4] 上海市针灸研究所.用针灸、推拿治疗流行性乙型脑炎后期症.上海中医药杂志,1966,(7):297-299.
[5] 上海市中医学会.针灸疗法讲座(一).上海中医药杂志,1966,(1):5-9.
[6] 上海市中医学会.针灸疗法讲座(二).上海中医药杂志,1966,(2):45-50.
[7] 上海市中医学会.针灸疗法讲座(三).上海中医药杂志,1966,(3):86-91.
[8] 党惠庆.党波平老中医的原络配穴法.浙江中医杂志,1982,(1):374.
[9] 储维忠,张仲芳.老中医党波平事略.上海针灸杂志,1982,(4):42.
[10] 张仲芳,邵伟文,储维忠,等.针刺治疗头痛的某些规律初探.上海针灸杂志,1983,(1):20-22.
[11] 曹小定.针麻原理研究之路回顾.中西医结合杂志,1988,(7):391-394.
[12] 上海市卫生局针麻科研进步奖获奖表彰名单.上海针灸杂志,1989,2:封3.
[13] 刘立公,顾杰,吴绍德.从经络的起源与灸法的关系谈起.上海针灸杂志,1993,(1):39-40.
[14] 楼绍来,任天洛.周恩来对中医事业的杰出贡献纪念周恩来总理诞辰一百周年(续).上海中医药大学上海市中医药研究院学报,1998,(2):16-18.
[15] 刘立公,周红.针刺麻醉下肺切除手术纪实.上海滩,2010,(1):44-47.
[16] 邴守兰,任宏丽,纪军,等.近代上海针灸发展的时代背景及特点述要.上海针灸杂志,2014,(10):963-965.
[17] 刘慧荣,纪军,吴焕淦,等.近代上海针灸学术发展管窥.世界中西医结合杂志,2014,(11):1148-1151.
[18] 杨枝青,杨杏林.新中国成立前的上海针灸发展.中医文献杂志,2015,(2):28-31.
[19] 刘立公,周红.针麻肺切除术研究的经验和教训.2011中国针灸学会年会,668-671.

　　　　　　　　　　　　　　　　　　　　　　(黄琴峰执笔,刘立公　党惠庆供稿)

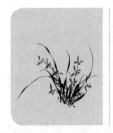

展睿智手法创新 勤教诲传承后人

——记中医推拿名家钱福卿

钱福卿(1884～1967),号焘,江苏省扬州市人。早年随父习医,15 岁起又师从扬州"一指禅"推拿名医丁凤山。1911 年,来沪行医。1920 年,与其师兄王松山共创推拿研究会,曾为黄炎培、盛丕华、胡厥文、朱学范、梅兰芳、荣德生等知名人士诊治疾病。1956 年,参加上海市公费医疗第五门诊部工作,后在上海中医学院附属推拿学校任教,并担任市第六人民医院推拿科医师、上海市高血压病研究所顾问。曾任上海市中医推拿学会常务理事、上海黄浦区政协委员。

钱老行医执教 50 余年,积累丰富经验。强调手法刚柔相济,而以柔和为贵;注重循经取穴,辨证施治。著有《中医一指定禅推拿治病宗法》一书。

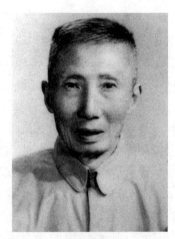

钱福卿照

钱老承袭丁凤山真传,一指禅推法可以双手同时操作。钱老一生共收 14 名入室弟子,有长子钱志坚、钱雪庚、韩樵、曹仁发、钱裕麟等。他擅长"弹、缠、搂、抄"等手法,其一指禅推法是典范。

在临床实践中,钱老在临床操作过程中,以右手拳式一指禅推法君臣为主,左手以弹揉法佐使为辅,对内科、妇科、儿科虚弱之症者,边治疗,边观察,边总结,对疾病作不断体察探索。临床上善于治疗内科的高血压、头痛、头晕、胃脘痛、劳倦内伤;妇科的痛经、月经不调,以及儿科的疳积、消化不良、腹泻等,还擅长外科的痈、疽、疔、疮,治疗时主张托脓排毒、去瘀生新的观点。依病情变化,辨证施治,如肿疡溃烂聚而引之;僵块难消分而散之。

钱老有丰富的临诊经验,平时善于总结临床经验体会,灵活地运用一指禅推拿治疗内外妇儿各科疾病。同时根据病情,选用药物,杂合以治,疗效显著。惜未有专门著作流传,只能根据其传人回忆口述,零金碎玉,略作整理。虽有管中窥豹之遗憾,但希望后来者能够见微知著,在临床运用一指禅推拿诊治时,能够起到一定的启迪作用。

钱老作为一个时期的一指禅推拿流派学术和临床水平的主要体现者、继承者、发扬者,是将一指禅推拿学术经验和推拿技法结合来解决临床疑难杂症的典范,是一指禅推拿流派学术发展的杰出代表,他的学习、生活经历,学术思想和临床经验是中医学伟大宝库中一笔宝贵财富。学习、研究和传承他的学术思想和临证经验,是时代赋予我们的责任。

通过对钱老相关资料收集整理,以及对相关人员进行采访记录,我们可以从4个方面对钱老进行相对详细地介绍,从钱福卿老先生年谱(旧事重提),钱福卿老先生14位弟子简介(一枝十四果),钱福卿老先生特色手法经验(雁过留影),钱福卿老先生临床经验拾慧(夕花朝拾)进行阐述。

一、旧事重提——钱福卿老先生大事录

钱老(1883~1967)秉承"一指禅"推拿学术流派,行医60余年。在清朝末年,与原上海中医推拿门诊部王松山老先生(1873~1962)、沈希圣老先生(1893~1975),同拜"一指禅"推拿名家丁凤山为师。钱老热爱中医,热爱推拿,能勤学苦练,数十年如一日。中华人民共和国成立后,响应党的号召,积极参加人民卫生事业,并于临床和教学工作中,为培养中医推拿的接班人做出一定贡献。

1883年,钱老出生于江苏扬州,是宋代前五代十国之一,吴越国创建者武肃王(852~932)的第三十四代世孙,世世代代祖居浙江杭州临安,延至公元1854年,太平天国攻袭杭州,举家移居扬州。幼时从父钱蔷甫(《扬州城市志》记载名画家)习文。

1898年,钱老时年15岁,拜师于一指禅推拿名家丁凤山(1847~1916),成为中医一指禅推拿流派的第三代传人,为丁氏第二位入门弟子(第一位是王松山)。后常年随丁师出诊江、浙两省,达11年之久,而有"小先生"之称号。精通"推、拿、按、摩、捣、揉、搓、点、缠、搓、捻、抖、抹、抄、弹、颤、分、合"18种手法,最擅长"弹、颤、搓、抄",其一指禅推法指峰着于穴位,操作时大拇指指间关节伸屈幅度小,并与拳眼较近,摆动频率快,紧推慢移。钱

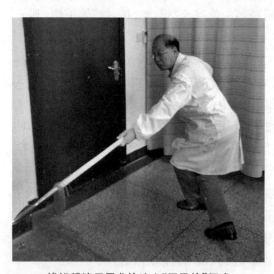

钱裕麟演示屠龙枪法之"回马枪"招式

老的一指禅推法又称"小步子"推法,即一指禅推法的摆动频率加快、全身"精、气、神"三者集于大拇指,心意贯注,快速迅捷,一波未尽,一波又起,缠绕连绵,劲力峻达,相贯不断,是为"缠法",故有"心功劲"之称。钱老承袭丁凤山老师的真谛,左右双手可同时手法操作,在跟师丁凤山学习的过程中,不仅对于一指禅推拿技法深得三昧,而且对于与推拿密切相关的功法,亦有很深造诣,在习练"易筋经"功法的同时,并深得丁师"屠龙枪法"的真传。推拿技法和功法的相得益彰,为钱老在一指禅推拿医疗活动的发展奠定雄厚基础,是为后辈之

范例。

1911年,钱老悬壶于上海,并长年累月精炼"屠龙枪法""刺""挡""压""打""回马"等枪法的各种招数熟练精通,与"易筋经"的功法、"一指禅"各种手法相融合,贯通妙用。从1911～1967年,整整56年的时间,"屠龙枪杆"一直伴随在钱老身边。现在由其孙钱裕麟将枪杆赠予上海中医药大学针灸推拿学院推拿学基础教研室(图为钱裕麟演示屠龙枪法之"回马枪"招式)。钱老发挥少年时即练就的银枪探刺功底,临诊时融汇于手法中,如上、下肢抖动,头部、颈项部的揉法,腹部的颤法,弹法等操作。所以,钱老很强调中医一指禅"易筋经"功法练习,特别是推拿医生的"精、气、神"三者结合的内功,化解笨拙劲为手法中的灵活劲、悬韧劲,置一指禅推拿施术于气功效应之下。

1911年,钱老作为首位到上海来开业的一指禅推拿医师,正值27岁,当时上海名中医主要集中在八仙桥、泥城桥等繁华地段。他将医馆设在当时法租界大马路(现金陵东路),金陵东路近八仙桥,地处繁华中心,每日门诊门庭若市,应接不暇,夜间出诊,诊务日臻,名声遐迩。与针灸大师陆瘦燕、杭州名医陈道隆、宁波名医汪诚学、伤科名医石幼山、王子平相邻,有一定交往。泥城桥位于北京路西藏路附近,当时朱南山、王松山、张湘云、张伯讷等都在此处设诊医疗。

1912年,尊师重道的钱老,亲自把丁凤山老师接来上海行医,丁师医馆就设在今宁海路浙江路路口。1916年,丁凤山老师仙逝后,钱老与王松山、沈希圣等弟子,执弟子之礼,一起料理后事,身体力行,做出尊师重道的典范,为日后教诲诸多学生,树立了良好的榜样。之后,师弟周昆山(丁凤山老师的内侄)、丁宝山、吴大嘴(俗名)到钱老开设的医馆继续学医,钱老代师授业,严格认真,学弟们均学业有成,相继自行开业行医。1920年,钱老又与王松山一起共创推拿研究会,后任上海神州国医学会常务理事,上海市中医师工会会员。

在20世纪20年代,作为在医界独树一帜、已很有名望的钱老,为当时上海各界名流出诊,例如法租界黄金荣、总商会杜月笙、政界何应钦(国民政府部长),钱大镛(国民政府上海市市长)、京剧大师梅兰芳、工商界荣宗敬(荣辅仁之父),以及商务印书馆的朱学范(中华人民共和国首任邮电部部长),钱老均为其作过诊疗。1932年,钱老应香港总商会的邀请,赴香港为总商会的企业家们出诊半年。

1929年,师弟钱砚堂(1881～1933,1899年拜郭云深习"形意拳")会同形意拳师弟王芗斋(1886～1963)在上海与钱老研讨"大成桩"和"易筋经"贯穿于"韦陀献杵"练功中(郭云深、王芗斋均为武学宗师,在此不作详述)。由此可得知,钱老功法底蕴之深厚,对于武术以及功法相关的理、法、术,有着相当的造诣,值得后辈深思学习。1954年,王芗斋还专程从北京到上海,当时由王芗斋和钱老的共同弟子韩樵陪同,两位老先生再次会晤研究"意拳"和"易筋经"。钱老特别强调:"学生一定要练功、手法、经典、临床四方面结合,方可成医"。一再要求推拿医生,要以中医理论为指导,临床上才能辨证施治。

1956年,参与并协助朱春霆创办上海卫生干部进修推拿训练班(上海推拿学校前身,后上海推拿学校并入上海中医学院)。钱老亲自任教研习推拿手法和功法。1957年,钱老任职于上海市第六人民医院推拿科。1957年12月4日,在《上海市中医学会会讯》报道同年4月推拿科学术研究组举行全体会员大会,在会上通过了工作总结报告及会后工作计划,并选举叶大密、朱春霆、王东林、戚于嫩、钱老、吴仁康、汪春涵7人研究核心小组,引领中医推拿事业的健康发展。1958年,钱老受国家专家局任命为中医三级专家,同时受聘于上海中医学院附属推拿门诊部疑难杂症科。同年10月,中央电影纪录片厂拍摄钱老、王纪松"一指禅"专题片,并在解放日报刊登专篇报道,弘扬一指禅推拿学术流派。

1960年,77岁的钱老坚持定期到当时的虹桥空军机场为空军将领出诊治疗,当时还经常有中央首长专程到上海,请钱老会诊治疗。1961年,受上海市推拿门诊部陈国发主任的委托,钱老在家中,接待了上海市眼病防治所钟所长一行,以一指禅推拿示范治疗"近视眼",为日后眼保健操的创立提供基础。1961年和1962年的国庆节庆祝活动上,上海市人民政府特意邀请钱老至人民广场观礼庆典。同时聘任钱老兼任上海市高血压病研究所顾问、上海中医药学会常务理事、黄浦区政协委员等职务。

1966年钱老所著《一指禅推拿治疗宗法》(尚未面世),毁于一旦,此实为遗憾。"文革"期间,在一次上海医疗卫生系统"反右"和"批斗学术权威"的会议上,广播中突然传出有人中暑昏倒在会议现场,需要急救的消息,众人一时噤若寒蝉,当时已经83岁的钱老却毫不迟疑地走上前去,先掐患者人中并轻轻捻动,再拿合谷并揉捏,少顷,患者逐渐清醒,观者均赞不绝口。既赞钱老推拿手法妙用,救死扶伤,又赞叹其精神可贵,勇于担责。现在提起此事,后辈也为钱老的大无畏的精神、一心为患者的精神感叹,是为后辈之楷模。

1967年1月,钱老病逝于上海曙光医院,享年84岁。

二、一枝十四果——钱福卿的14位弟子

一指禅推拿学术流派钱老支系脉络传承14人。钱老英气侠骨,师兄弟间友情交往,对学生自是谆谆教诲,循循善诱,共收14名弟子。

1. 钱纯卿(1891~1955) 扬州人,钱福卿堂弟,随师多年并独立开诊,1956年病逝。
2. 钱雪庚(1902~1968) 上海人,出生上海房产大族。由沈希圣荐入钱福卿门下,学成开诊。1955年任上海华东医院推拿科副主任,曾任上海市公费医疗第五门诊部推拿科主任。
3. 曹寿民(1907~1985) 苏州人,出生七代世医之家,清代苏州御医曹沧洲之侄孙(上海曹惕寅子)。生前任上海市静安区中心医院针灸科副主任。
4. 钱志坚(1912~1986) 江苏扬州人,钱福卿长子,20岁独立开诊。后任职于上海市黄浦区推拿门诊部。1985年获上海市卫生局颁发的"从事中医工作五十年"奖状。
5. 钱小平(1911~1976) 扬州人,生前曾任江苏省中医院推拿科主任。
6. 韩樵(1909~) 号星樵,北京人。先师从钱砚堂,后荐入钱福卿门下,学成开业。曾任上海市静安区北京路地段医院推拿科医师、新疆中医院推拿科副主任医师。曾从师河北武术名家王芗斋习练形意拳,为霍英东的武术老师。现在珠海安度晚年,其妻王群亦

以推拿行医。

7. 胡玉衡　生卒不详,江苏如皋人。钱福卿徒,为钱福卿门人中之佼佼者。学成在汉口开业。

8. 王群(1924～　)　北京人,韩樵妻。北京女子师范大学毕业。钱福卿徒,退休前任新疆中医院推拿科副主任医师。

9. 杨影(1913～　)　又名杨文娟,女,钱福卿徒。学成后,曾任江苏省扬州医学专科学校(后更名扬州医学院)副教授。

10. 张炳元　生卒不详,江苏扬州人,钱纯卿妻舅。三年学成,后不知去向。

11. 曹仁发(1931～　)　浙江宁波人,上海中医学院附属推拿学校 1959 届毕业生。得王松山、钱福卿、王纪松等一指禅推拿前辈亲传。由当时上海中医学院党委批准与钱福卿为结对师生,得其真传。历任中国中医药学会推拿学会主任委员,上海市中医学会推拿学会主任委员、岳阳医院主任医师、上海中医药大学推拿教研室主任。

12. 俞大方(1938～1999)　上海中医学院附属推拿学校 1961 届毕业生,上海中医学院党委批准与钱福卿结对学一指禅推拿。后改从马万龙学内功推拿。曾任上海中医学院针灸推拿系副主任,推拿系主任。全国中医院校教材《推拿学》(第五版)主编。1985 年后赴美国洛杉矶推拿行医,担任美国推拿医师学会顾问,曾在美国皇家医科大学任教。1999 年 3 月病逝于上海第九人民医院。

13. 陈力成(1939～　)　浙江舟山市人,上海中医学院附属推拿学校 1959 届毕业生。退休前任岳阳医院副主任医师。深得钱福卿手法真传,手法酷似钱福卿。

14. 钱裕麟(1942～　)　钱福卿之孙,钱志坚之侄。上海中医学院附属推拿学校 1961 级毕业生,随祖父学习近 10 年。25 岁时钱福卿逝世,遂从钱志坚(大伯父)、王纪松继续研究推拿。曾任上海中医学院附属推拿门诊部、岳阳医院推拿科推拿医师。擅长一指禅"小步子"推法。

三、雁过留影——钱福卿推拿的特色手法

钱老临诊运用一指禅推拿流派的手法,在民国初期《一指禅推拿说明书》中有推、拿、按、摩、捻、搓、抄、缠、揉 10 法,后逐步加入了抖法和摇法等手法。顾非师承的指禅推拿流派钱福卿一脉,总结有"一指禅推、缠、拿、按、摩、摇、揉、搓、点、捻、搓、抖、颤、抹、抄、弹、拉伸、拌"18 法。但最突出、最具代表的手法始终是"缠、抄、搓、弹、一指禅推",这些手法是钱老在传统一指禅推拿手法的基础上,进行的改进和发展。根据其弟子曹仁发和钱裕麟二位先生的著录记述,现将"缠、抄、搓、弹、一指禅推"手法的特点以及临床应用分述如下。

(一)缠法

一指禅推拿流派的先贤们把缠法意为缠绵不休,缠法的应用称之为"心功劲",又名

"小步子",其含义是指推拿医生将集中全身的"精、气、神"达于拇指,思想集中,平心静气,在特定的部位和穴位上,作缠绵不绝的操作,起到治疗作用。手法操作要领为以大指指峰为着力点,吸定穴位、部位上,指间关节、掌指关节、腕关节均都协调自然屈伸摆动,摆幅小,拳式推法时要握空拳,指实掌虚,大指与拳眼距离靠近,紧推慢移,波波相续,节律明快,指力捷速峻达,心意贯注,相贯不断,缠绕相绵,最高频率可达 240 次/分以上,用拇指端或偏峰着力于某部位或穴位,以减少不摆动的幅度,降低对体表的压力,以提高推拿推动的频率,要求轻而不浮,深沉柔和,不能使被推皮肤发红或疼痛。

此法是在"一指禅"推法的基础上发展而来的,因而又称"小步子一指推法",是在推法原有的基础上,进行熟练、快速的操作。缠法的操作速度基本要求是每分钟要超过200 次。在缠法运用时,技巧关键就是拇指与拳眼的相距要小,从而可以加快缠法的频率。因此,缠法与一指禅推法相比,要更快速、更柔和。缠法对人体接触面积小,摆动幅度小,频率快,轻巧而深透力强,具有疏通经络、活血祛瘀、软坚散结、消肿止痛、调和气血之功效,适宜在全身各部穴道使用,特别适合在颈前、颌下、咽喉部及疮痈疔肿周围使用。

钱老将缠法用于颜面、颈、胸胁等部位,具体操作如下。

1. 颜面部操作　患者取坐式,医生以大拇指偏峰为着力点,四指呈散掌状来操作。运用于印堂、神庭、太阳、阳白、睛明、攒竹、瞳子髎、承泣等穴。患者闭目时,在眼眶上也能作缠法。能起到清脑、醒目、安神、镇静的作用。适用于眩晕、头痛、失眠等症。

2. 颌面部的操作　患者取坐式,医生以大拇指偏峰为着力点,四指呈散掌状来操作。运用于四白、地仓、颊车、颧髎、耳门等穴。起到镇痛解痉、通经活络的作用。适用于面神经痛、口眼歪斜、耳鸣等不适症状。

3. 颈部的操作　患者取坐式,医生以大拇指偏峰为着力点,四指呈散掌状来操作。运用于扶突、人迎、气舍、天容、天窗等穴。起到催吐、止呕、平喘止咳、润喉、消肿散结、解痉的作用。对喘咳、痰壅、乳蛾、瘰疬、小儿斜颈均能奏效。

4. 胸胁部的操作　患者取坐式,医生以大拇指偏峰为着力点,掌握空拳来操作。运用于锁骨下缘,胸廓上端(第一肋骨至第七肋骨),沿肋骨间隙自胸骨切迹,向左右方向进行(先左后右),运用于(足少阴肾经)俞府、或中、神藏等穴,过(足太阴脾经)周荣、胸乡、天溪、食窦等穴。

5. 运用于天突穴的操作　医生以大拇指偏峰为着力点,四指呈散掌状来操作,在该穴四周、上下、左右,由浅入深操作。有宽胸理气、豁痰、平喘止咳、止呃的作用。适用于喘咳、心胸痞满、怔忡等症状。

6. 其他　对于疮、疖、脓、肿等外科的病症,也常用缠法治疗,有消散托脓的作用。应用于治疗外科痈、疽、瘰疬有托脓排毒、祛瘀生新之功效。缠法用于痰厥,施术于天突、膻中之穴,有急救回阳之功效。

钱老已将一指禅推拿融会贯通,对于缠法使用了然在胸,可灵活治疗各类疾病,得心应手。

（二）揉法

钱老生前指出："揉法的操作摆动快速形如圆球状，施术在特定的部位，缓慢移动"。

手法操作要领为腕部悬屈，手握为空拳，拇指盖住拳眼，不要用力捏紧，食、中、无名、小四指的第一指间关节为着力点，腕部作往返均匀的摆动（摆动如圆球形），随着腕部的摆动，四指的第一指间关节在施术部位上作缓慢的移动，压力均匀，不可强力按压，动作灵活，速度每分钟达 160 次左右，紧贴治疗部位，不可离开治疗部位或者在治疗部位摩擦。

此法是传统一指禅推拿的常用手法之一，其特点是压力大，着力接触面广，手法刺激量较强。广泛适用于头部或肩背、腰骶、四肢等肌肉丰实的部位。适用于头痛、偏瘫、肌肉疼痛、关节炎等症。起到镇痛、舒筋活血、通络、解痉、滑利关节的作用。

（三）抄法

抄法是钱老在临床诊疗实践中发展的一个独特手法，对胃肠疾病、小儿消化不良、妇科盆腔炎、肩背风湿或其他外伤、头痛等有明显的疗效。

抄法是一种作用力向上的操作姿势性手法，多以食、中、环三个手指的指端，作用于背部、腹部、头面部躯干上穴位、部位，刺激量属中等。

具体操作方式如下。

1. 面额部、头颞部操作　患者取仰卧位，医者立于患者头部，医者施术于患者面部，以双手或单手的食、中、环三指端略靠近指腹边缘，二指平齐微屈，向上作托揉动作操作于穴位、部位上。

2. 胸背部、腰部的操作　患者取仰卧位，医生立于患者的右侧位，双手或单手插入患者的背后的穴位或部位上，以食、中、环三个手指的指端，作托揉操作，可以上下、左右移动操作。

3. 腹部的操作　患者取俯卧位，医生立于患者左侧，双手或单手托起患者的腹壁阿是穴，以食、中、环三手指指端作托揉动作。医生亦可以站立在病床上，双手托起患者腹部，以抄揉操作于阿是穴。注意在腹部祛痛大半的情况下，手法操作即可结束。似同现代治疗小儿肠套叠的颠簸疗法。正如《肘后备急方·治卒腹痛方》记载："使患者伏卧，一人跨上，两手抄举其腹，令患者自纵，重轻抄举之，令去床二尺许，便放之，如此二七度止。"针对小儿的腹痛和成人的胃肠腹痛可使痛消。

4. 背部的操作　患者取仰卧，医生立于患者左侧，医生的双手食、中、无名、小四指自然微屈、四指指峰为着力点，双手同时操作于患者背部两侧足太阳膀胱经第一线，自胃俞，过三焦俞、肾俞、气海俞至大肠俞，手法自上而下，由轻而重，由慢到快，往返揉动。然后，医生双手大拇指指峰同时相对按拿于肾俞穴，就此抄法操作完毕。能起到消食理气，消除脘腹疼痛，解痉散郁，舒筋活络的功效。

（四）弹法

此法是"一指禅"推拿中，弹筋拨络，相对柔和的手法。手法操作要领是以医生的双手食、中、无名、小四指的指峰为着力点,四指的第二指间关节作前后快速的弹动,施术于部位上,连续使劲,深透机体。

钱老多施弹法于颈、胸廓上部、腹部。其感言弹法运用的灵活自如,是深深得益于丁凤山老师的真传。

1. 颈部的操作　患者取坐式,弹法运用于人迎、气舍、扶突、天鼎诸穴。适应对颈部痉挛、吞咽障碍、音嘶、瘰疬等的治疗。起到解痉止痛、润喉利咽、散结消肿、宣通肺气的作用。

2. 胸廓上部的操作　患者取仰卧式,弹法运用于(胃经)天枢、外陵、大巨、水道。然后运用于少腹部(胆经)自带脉至五枢穴。适应于腹胀、腹泻、便秘、月经不调,小儿腹泻等症。有培元固气、止泻、理气通便、调经止带的作用。

（五）一指禅推法

一指禅推拿流派中的一指禅推法,是以运用拇指为主的操作(分为拳式、掌式两种),其手法操作的要领是用拇指指端、指腹、偏峰(少商穴周边),施术于一定的穴位、部位,必须沉肩、垂肘、悬腕,腕端平,拇指吸定,指实(直)掌虚;拳式一指禅推法应掌握空拳,肘一定要低于腕部。在具体操作时,蓄力于掌,发力于指,轻而不浮,重而不滞,拇指指间关节、掌指关节的屈伸运动,腕关节、前臂的尺桡近端远端关节(肘关节)扭合摆动,摆动均匀,速度达 160 次/分左右,动作灵活,以柔为贵,以柔克刚,刚柔相济,达到柔和深透的境界。

一指禅推法(拳式)的类型分为两种,是根据拇指的形态和指间关节、掌指关节、指端、偏峰、指腹的运用操作来归纳和定义。

第一种,大指指间关节、掌指关节的自然背屈(背伸)度大,操作中指间关节、掌指关节不作屈伸活动,而指腹面的接触穴位、部位面就大,优势长处是操作时深透有力,患者感到贴切、平稳、舒服。这类手法的代表人物是王百川(王松山的学生)。

第二种,大指指间关节、掌指关节都能屈伸自如,指腹着力于穴位、部位上,操作时摆幅大,动作稳健,节律均匀,指力圆浑、柔和、深透,这称为"螺心劲",是以王松山(钱福卿老先生师兄)为代表的一指禅(拳式)推法。

医生在一指禅推法操作中,特别在站立操作时,要双足成"丁八式"(又称"前丁后八式""前弓后箭式")。无论站立或坐姿,医生一定要做到头正、肩正、腰正的"三正",全身"含胸、拔背、呵腰、收臀、蓄腹",还要注意深吸慢呼(鼻吸嘴呼),意收丹田(气沉丹田),方可操作持久。操作中身随手,眼随手。治疗时应注意"推经络,走穴位";重三聚五(重视经络、穴位、病情缓急;来聚集精气神,治病要害,治病程序疾徐,操作过程中稳妥得当,医生自始至终保持轻松飘逸的状态);推三回一(顺经络循行,经穴位重点突出,来回三返复一)。

在一指禅推拿流派的主要手法中,一指禅推法和缠法难度高、技巧性强、动作细腻、灵活柔软、频率节奏快、正确性严密,要经历艰辛的磨炼,才能达到熟练、柔和、持久、深透、有力的程度。同时也显现了外观上的美。正如英国美学家夏夫兹博里所说:"凡是美的,皆是和谐的,皆是比例合度的。"

一指禅推法的内在运作是以意领气,以气贯力,以气行手,形成运气化力,集于一指(拇指),静虑凝神,心正意定,血脉通畅,信息传递和转化,达到意到神至,神至气到,炉火纯青,得心应手,挥洒自如。汇聚了医生的精、气、神三者合一。一指禅推法是一指禅推拿流派中一切手法的基础,练就了一指禅推法,其他的一指禅手法就可迎刃而解了。一指禅推法可适应全身穴位和部位的操作。人体上最高难度操作的部位、穴位,是头面部,一指禅双手散掌蝴蝶双飞是最适应头面部治疗操作的手法。一指禅推法的锻炼也是练功的缩影,作为一指禅推拿医生最根本的内涵功,必须练就强筋壮骨、充蕴五脏的少林易筋经功法。

由于一指禅推法刺激量中等,属于平补平泻、补泻兼施的手法,且因为其手法接触面小,就有了深透而柔和的特点,临床适应证有内科的劳倦内伤、头痛、失眠、面瘫、胃脘痛、慢性肠炎等;小儿疳积、哮喘、便秘、腹泻等;妇科的月经不调、痛经、盆腔炎等;骨伤科的颈椎病、腰腿痛、关节炎等。治疗能达到舒筋通络、调和营卫、行气活血、健脾和胃、调节脏腑阴阳平衡的功效。

钱老精通"推、拿、按、摩、捣、揉、滚、点、缠、搓、捻、抖、抹、抄、弹、颤、分、合"18种手法,除最擅长"弹、缠、滚、抄"之外,根据其弟子曹仁发教授笔录分享,钱老对于"拿法",亦有细致的操作和见解。在一指禅推拿流派中,"拿肩筋"常作为推拿结束时收势手法。钱老指出我们拿法使用时,要以拇指指面与食、中、环指指端面相对用力,深按所拿部位的筋脉或肌腱,然后相对用力内收,并作适当揉捏,使被拿部位的筋脉,有感觉酸胀而又不是疼痛。运用"拿法"时,将两手分别放在患者左右肩上,拇指面按左右肩胛骨上方,其余手指置于锁骨上方,然后用力内收,再作轻重交替持续不断地揉捏肩筋。拿法操作时的着力重点是用拇指面与食中指面相对用力,然后一松一紧交替动作,使劲传出连续不断。要注意的是,不可将食指指端抠入缺盆穴或压迫两侧颈动脉,以免引起不良反应。

四、夕花朝拾——钱福卿临床经验集萃

钱老的专业著作在"文革"期间被毁,当时钱老年事已高,不久便故去,无机会再做著述,学生等后辈不能瞻仰钱老学术全貌,实在是一大憾事!学生们只能从相关前辈回忆口述中,摘章断义,希望可以见微知著,为学生等后来者提供一点裨益。

作为一指禅推拿流派的大家,钱老不仅仅局限在治疗骨伤科疾患,对妇科、内科、儿科、五官科等均接诊应对,患者求治,自是全心施治。这和目前推拿治疗疾病多局限于骨伤疾病(因由较多),殊为不同。钱老治疗内科疾病,一般用时45分钟,尤其对有关于心脏类疾病的治疗时间则更长。手法治疗如此长的时间,这对我们目前临床环境是很难得的,但对深入了解推拿手法治疗内科疾病的疗效起到参考作用。同时也为一指禅推拿手法的继承发展,尤其是相关疾病推拿治疗机制的研究提供了信息。

钱老在治疗诸多疾病时,不单单是局限在推拿手法上,经常是手法治疗的同时配以药

物治疗,其中膏药多为钱老亲自调制,汤药和成药一般情况下是药方以外配为主。值得一提的是,钱老亲自调制的膏药除以治疗骨伤病为主外,多用于外科疾病的治疗,而对于内妇科病多配合汤药或者成药。

推拿手法的治疗,与现在医院教学治疗模式相似。当时钱老第一步让学生先给患者做放松手法;第二步,经手法放松的患者过手给钱老,进而进行一指禅推拿治疗。推拿时医患所采用的体位:对于骨伤科疾病患者,一般是采用坐位推拿;对于内妇科疾病患者,则是卧位在床上推拿,医生自己为站立位,协调手法和身形,灵活变化,以便功力施展。

对于妇科痛经的推拿,钱老特别要求患者一般应在经期前7天开始接受手法治疗,每日均要求做一指禅推拿手法治疗,治疗后需扳动双侧骶髂关节、腰5骶1关节,并使用擦法作为结束手法。痛经一般年轻女性较多,推拿手法治疗效果比较显著。儿科疾患的手法治疗,也是一指禅推拿流派的传统特色,钱老强调针对小儿的特点,手法治疗的时间相应较短一点,多以20分钟为度,手法是以一指禅推法为主,手法多轻快柔和,所使用的穴位多以传统经络腧穴为主。除内妇科病、骨伤病外,钱老接诊中医外科疾病、五官科等疾病也较多,如疮疡、腮腺炎、失喑(声带闭合不全),临诊治疗时缠法运用较多。对于"失喑"多以天突穴处使用缠法,在喉结两侧使用捻法(三指与大拇指对拿,捻中带着揉)。

总之,钱老作为一指禅推拿流派的传承者和杰出代表,承前启后,学验俱丰,其学术思想以及临证经验是一指禅推拿流派学术特点、理论特质的相对集中的体现。虽然本文总结的仅仅是钱老的部分代表性学术思想及临床经验,但是也反映了钱老的一技之长和独到之处,希望能够有助于一指禅推拿流派学术经验的推广、运用、发展和光大,也能够为一指禅推拿流派的继承、发展、创新起到积极的推动作用。相信随着医学科学事业的不断发展,我们在前辈的基础上学习、实践,将会出现更多的推拿名医,嘉惠推拿学界,启迪后学,为中医学增光添彩,同时创造出更灿烂的学术成果,造福大众。

(顾非执笔,曹仁发 钱裕麟口述)

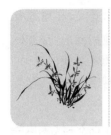

修儒潜心文史哲　嗜医更求学问深

——记中医教育家殷品之

殷品之(1914~1993)，又名礼让，江苏省镇江市丹徒人。1931年就读于中国医学院，1935年毕业于私立上海中医学院。他娴熟文史，师从江阴名医曹颖甫，长期在浦东高桥一带设诊所行医。1956年，任上海市第七人民医院中医科负责人。1957年应聘至上海中医学院任教，曾先后在中医内科、各家学说、中医基础理论、金匮教研室工作，承担这些课程的课堂教授和临床带教任务，同时担任教研室副主任、主任、学术顾问等职务。上海中医学院学术委员会、专家委员会委员，南阳张仲景研究会名誉会长，卫生部高等医药院校中医专业教材编审委员会委员，国务院学位委员会中医基础通讯评议专家组成员。

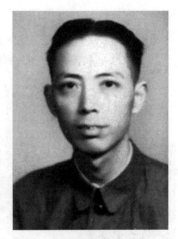

殷品之照

殷老长期从事内科临床及基础理论的教学、研究工作。治学严谨，不尚空谈，重视文理与医理的结合，注重基础，强调以汉儒考据之学来研读中医经典著作。多次参加编写全国医学院校教材，如《中医各家学说》《金匮要略讲义》《金匮要略及医案选讲义》《中医内科学讲义》《金匮要略教学参考》等书籍。在《上海中医药杂志》《中医杂志》《广东医学》《浙江中医学院学报》等全国中医期刊发表论文几十篇。

1983年冬天，楼绍来访上海中医学院殷品之教授。殷老以其博闻强记、饱学通儒而久负盛名。享有"活词典"的美誉。传说，光就《内经》中的一个字，他竟可以引经据典通讲一个半月。为什么殷老有如此精深的学问，他又是如何达到如此境界的呢？

一、安贫乐道，刻苦自厉

殷老的父亲殷义宏对唯一的儿子教育十分严厉。殷老到上海读书，生活费不大宽裕，他爱看书也爱买书，当他买书时就只好买大饼或山芋将就果腹充饥。冬天没有寒衣御寒，只穿两条单裤过一个冬季。母亲不识字，一心从事家务。

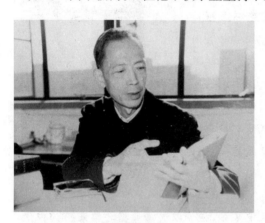

殷老幼时在丹徒私塾岣山山村开蒙，私塾距离村子五里左右，塾师赵其义，在当地有名气，吸引附近的人都到赵老师处求学。有邻居与殷老是私塾的同窗，他们同龄，常常称赞殷老脑子好，记性好，成绩好。当年读四书五经、读《古文观止》，殷老读几遍就能背诵。殷老平时喜欢与年长的有知识的人一起，认为能增长知识。殷老10岁写字就较好，春节时就给人写春联，也借此练习书法。

1914年殷老出生在镇江东乡（丹徒县岣山丁岗村），那时那里的条件较差，只有私塾改成的小学，没有初中，更没有高中。殷老读完改良小学时只得又进了私塾。然而殷老于1931年春以同等学力考取了上海国医学院。读大学时他的条件更相形见绌：开设的课程——生理、病理、组胚、解剖，都是些现代科学和西医课程，还有机化学、无机化学，分子式、"乌龟壳"，实见所未见；非但那日语从未学过，就连上海话听起来都有一定的困难，论学历程度更令他自惭形秽——同学们都是从高中上来的，有的还是读了一二年别的大学转学过来的，唯独他来自偏乡私塾，程度只有初小四年级，然而到了学期末，经过考试，虽三分之一同学被淘汰，但他不仅学业坚持下来，居然日语还考了第一。

消息在乡下传开，都说殷老是天才。读书只要念一二遍即能背诵，一周能学习一门课程，一学期学完一年的功课，三年修完五年大学课程。这不能不是出于聪慧灵秀的天赋。然而从殷老身上更炽烈地感到他的书卷豪情，他的刻苦勤奋的精神和如饥似渴的求知欲望。青年时期的殷老：当别人虚掷光阴的时候他在发愤披黄卷，问难觐严师；当别人早入梦乡的时候，他在四面钉上木板的床上只影伴孤灯，萤雪效夜读；当别人拿他的木床当"灵枢"取笑戏侮，走笔涂鸦"音容宛在"四字的时候，他强

殷品之在备课

抑悲愤，更伤淮阴胯下，引以自勉：虽然十里洋场夜上海令人心荡神摇，但他稳重自持。他也是追星族，他不是追影视明星，而是追那些为了祖国和民族，舍生忘死，做出过巨大牺牲的民族大英雄，他从不放过每一次学习的良机，常踏着夜色，前往八仙桥、福煦路（即今南京路）等处礼堂去聆听名人李公朴、唐文治、王元化、贾植芳等人的讲演；虽然斟茶装烟之作为并不雅驯，但他甘于虔诚地去做，借以仰瞻风采，亲聆教诲；虽然他身上"仅两条单裤过一冬"，物质生活十分贫瘠，但在精神生活上感到无比的富足……逆境和劣势，唯使懦夫消沉，而对于有志之士，则更能激发出奋斗的勇气。见过这些名人，殷老好像精神上受到一次洗礼和熏陶，使自己的精神境界得到一次提升。这就是当年的殷老，多么坚韧不拔！

二、发皇古义，首重基础

当讲起学习医学基础的时候，殷老回忆起他曾给一位赴藏学生张再良临别赠言三句

话:"第一是基础,第二是基础,第三还是基础。"

殷老找出《上海中医药报》1985年11月的书画专刊。第1版上有一幅他的题词——隶书,字迹娟秀,词曰:"振兴中医之道,曰继承,曰发扬,继承为发扬之基础,发扬乃继承之升华,两者如辅车之相依,不可偏废。值此乏人乏术之际,继承为当务之急。"不言而喻,殷老关于基础的含义是:"继承祖国医学遗产"。那份祖国医学遗产又该如何继承呢?

回忆使殷老的思绪又回到了国医学院停办后转读上海中医学院时那段难忘的岁月:"我是怎样以小学程度而读大学,又怎样以三年时间修学五年中医学业的呢? 我唯一的条件是,有较好的古文根底。当时大学里很重视国文(即古文),别人都为古文而发愁,花大量时间去读去背我在私塾时早已背熟的文章,我就将别人用于学古文的时间来补习从未学过的功课,阅读大量的课外书籍。广泛的阅读,使我眼界大开,思路开阔敏捷;深厚的古文根底也使我理解力更加深邃"。有一次考试要求说出"天下为公"的出典,一般同学都不知道……殷老师说:"它的出处最早应该是《礼记·礼运》。"随着,一大段原文即从其口中流利无涩地滑了出来:"大道之行也,天下为公,选贤与能,讲信修睦故人不独亲其亲,不独子其子,使老有所终,壮有所用,幼有所长,矜、寡、孤、独、废疾者皆有所养,男有分,女有归。货恶其弃于地也,不必藏于己;力恶其不出于身也,不必为己。是故谋闭而不兴,盗窃乱贼而不作,故外户而不闭,是谓大同。"

"古文根底也使我笔力雄健"讲到动情时殷老展颜露齿地笑了,"作为一年级学生我还多次为三年级同学捉刀代做作文呢。嘿,成绩还评到了八十几分的高分哩。"殷老的学涯往事又一次令人知道:学中医啊古文总是基础的基础。

他的三位恩师也使殷老追怀莫释:"对我影响最深的是来自三个方面:道德文章受之曹颖甫,治学方正受之陆渊雷,医学心源受之章次公。曹先生是名闻大江南北的大学问家,很有才气,四岁能诗,诗学王渔洋,上追汉唐;善画梅,与画家吴昌硕契交世谊,过从甚密;有民族气节,日寇蹄踏江阴,骂贼而死。先生器重我,赠诗有'登楼读萧选,问字来朱方'之句(萧选指的是《昭明文选》,因为选文作者是梁朝王太子萧统,他领导门客撰著文选。朱方指的是丹徒,殷老师家乡在丹徒)。陆先生为汉学家,治学严谨,讲科学,重考证,要求事事有出处。曹、陆两位先生都是经方派,而章先生主张古今中外兼收并蓄,但求疗效是商而不论门派,在融会贯通中而逐渐形成自己的风格。"前辈的品格犀烛千秋,贤哲的精艺博识更启谛后学:继承祖国医学遗产,要讲究方法学、科学性;学中医,应医文兼收,德操并举,古今中外全面继承。无疑,这也是基础啊!

殷老还说,儒与医的密切关系是不习儒便不能通医,学医必须先成儒而后才成医。

殷老对此深有感慨:"不懂得起码的训诂学和音韵学,就不能弄懂古文中常见的通假、互文现象,就无法读通古医籍,也无法排除医家经典上的疑难,就会郢书燕说,牵强附会;不掌握文史哲知识,也无法弄清医学演变的来龙去脉。"

殷老列举《内经》的成书为例,阐述了他精辟的见解。他说:"要弄清这个问题,必须把《内经》放到当时的历史背景上去考察。《内经》中毫无疑义地打着历史的印记。据我考证,它应该是西汉前期的作品。如'五行配五脏',自先秦以后有两种配法:一种是经古文

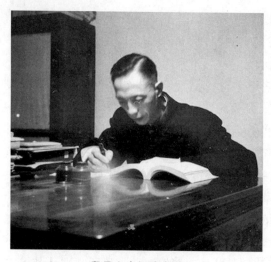

殷品之在阅读古书

学家的配法，一种是经今文学家的配法，除肾属水脏的配法一致外，其他四行配法两家各异，经古文学家将脾属木、肝属金，而经今文学家则认为，脾胃属土、肝属木。西汉时期以今文学家为权威，立于学官，而《内经》的五行配属正是采用了经今文学家的配法。西汉时期窦太后主政，太后好黄老，故'帝及太子诸窦不得不读黄帝、老子'；又大臣赵绾等草议'封禅改历服色'，拟行儒家事，结果招致太后的震怒，迫令自杀，黄老思想如此尊崇和盛行，必然也反映到有关的著述如《内经》中。与《内经》中的新儒家思想相比较，道家思想占着明显的优势。《淮南子》中很多内容与《内经》相接近，这是同时代作品思想内容相互渗透映衬的现象，而《淮南子》正是西汉淮南王刘安的门客们的作品文集。再从《内经》脏腑配属十二官职衔来考察：《内经》称'胆为中正之官'，而中正的提出始见于《史记》（史记是汉代的作品）"。说着殷老起身捧出几本典籍，"这是《史记》的几种版本。搞研究，一种书往往要收集几种版本。"应手翻到《陈涉世家》中"陈胜王凡六月"的一段，果然有"陈王以朱房为中正"的记载。殷老还认为，《内经》之所以冠以"黄帝"的名义，除托古以高身价的原因外，进一层意思是，以"黄"字隐含黄老之意。此外，还可从文字、格局、引文等方面找到大量的佐证。这些都要应用大量的文史哲知识。（有位读者见到此段文字，认为是新颖的见解，就摘录撰成另一文稿发表报章）。

采访结束了，辞别了老师，殷老殷殷话语使我久久回味："学医要通儒""要有文史哲知识"，这样，"提高才有后劲，研究才有深度"。

是啊，如果不掌握文史哲知识，很多医史现象、错综复杂，各种学说渊源都无法合理解释。不了解佛教释家始行于魏晋、盛行于盛唐，就无法理解孙思邈的医学思想，也无法解释为什么唐代的医书中会出现来自印度的《耆婆万病方》《龙树论》；不了解宋元明清的理学，也就无法深入研究朱丹溪、张景岳……对于殷老的饱学和卓识记者唯有敬佩而已：莫道独占一枝先，犹忆梅花最苦寒。梅花的芳香，它是从耐苦寒而来，积久而来，搏斗而来。

三、提携后人，殚精竭虑

时值校庆50周年，研究生张再良缅怀殷老所写了一篇纪念文章《殷殷师情暖人心》。张教授说：1975年，我从上海中医学院医疗系毕业，留校进中医基础理论教研室任教。在担任一年学生辅导员工作后，组织上安排我跟随殷老学习和工作。其时，殷老主要教授《金匮要略》。殷老61岁，当时的零陵路校区内常常可见到殷老拄杖踽踽而行的身影，那是因为殷老有一次不慎被自行车撞伤,股骨粗隆骨折,行走不方便。据学长们讲,20世纪50~60年代,殷老走路极快,倜傥不凡,同时又极和蔼谦恭。

张教授跟随殷老时,殷老年已过花甲,而张教授也是快奔三十的人了。由于"文革"的原因,张教授在学业上几乎还是空白,张教授有自知之明,知道作为殷老的弟子水平太差,这是张教授内心深处的思想,时有流露。殷老可从来未曾对张教授有过嫌弃,每次总是以殷切期待和鼓励的目光与张教授相接。闲谈中,殷老多次现身说法,以自己的经历相勉。张教授了解,殷老在1931年17岁时就离开故乡江苏丹徒到上海。当时的他,用殷老自己的话说,好像走进了万花筒中,耳不暇闻,目不暇接,当初连上海话还听不懂,又没有读过初中、高中。殷老就读的上海国医学院,遵循中医科学化的办学宗旨,发皇古义,融会新知,除了学习西医课程,还要读外语,这对殷老如何不是重重的难关?但殷老硬是凭着自己的毅力拼过来了,很快学习成绩名列前茅,第二年转学入私立上海中医学院。殷老当时白天上课,晚间到曹颖甫处补习诗文,读诸子和《昭明文选》。说明殷老天资聪慧,学有余力。在毕业实习期间,殷老住在章次公家里学医近两年,章公治学不拘古今中外、兼容并包、择善而从的精神,使殷老受益终生。曹、章二位先生的文字,都经过反复推敲,推敲琢磨的功夫,有时看来进度很慢,一天在图书馆内也写不了几条原文。但一经确定的文字,则较少有改动,因为都是深思熟虑的东西,故而从整体看是慢中有快。殷老的严谨还表现在他一般不轻易发表论文,而一旦发表,都是掷地有声的佳作。在进入学院之前,殷老曾在第七人民医院工作一年,当时总结临证治验,在《上海中医药杂志》上发表《中药治疗小儿急性肾炎8例报告》等,以后陆续发表的文章有《我对"甘温除热"的看法》《略论医学流派产生的原因》《慢性支气管炎的证治》《金匮》教学浅谈、《金匮要略》释词举隅等。

殷老主张以汉儒考据之学治医而不尚空谈,强调对中医古医籍的研究应注意文理与医理的一致。精通文理有助明彻医理。当有人提出文理与医理有杆格时应当文理服从医理时,殷老以为不然,文以载道,既然是载道工具,岂有相悖之理,其间出现的窒碍,如果能在版本、训诂、校勘等方面多下功夫,自能求得一致。这里如果举个例子的话,是殷老晚年对《金匮要略》肝着病,"其人常欲蹈其胸上"一句中"蹈"字的钻研,古今注家对句中的"蹈"字都没有作较为深入的解释,以至于有人理解为用脚踩踏,实在于理难通。殷老从《汉书·李广苏武传》等处引出大量书证,认为古时足字旁与提手旁通,释"蹈"通"搯",即用手轻轻叩打的意思。如此,则原文所述于医理、文理都无乖碍了。

1984~1987年,张再良攻读殷老的硕士研究生,1988~1991年,他再读殷老的博士研究生。殷老晚年身体虚弱,生活过得较艰难,但他还是支撑着病体,一丝不苟地给他们上专业基础课,逐字逐句地给他们讲解《史记》选读、《说文解字·序》《隋书·经籍志》《经典释文·序》《文献通考·经籍考·序》等看似与医学关系不大的古代文献,但在殷老的指导下研究过清代医家对《金匮要略》的注释,思考过《金匮要略》中难解条文的症结所在。殷老建立的博士点是国内首创,而张再良能够捷足先跨入门径,既感到万分荣幸,也体会到殷老的一分厚爱。张再良事后了解到,殷老曾多次为张再良挡驾,婉辞谢绝了有关领导要调他去搞行政管理的打算。殷老的做人做学问都是任何人的楷模,熊十力先生的一句话

"知识之败，慕虚名而不务潜修也；品节之败，慕虚荣而不甘枯淡也"，在殷老身上有着最好的体现，获得最佳的诠释。其实，殷老不仅对张再良，对其他研究生、对教研室中的其他老师、对其他教研室的各位老师，甚至对素不相识慕名而来的人，他都会热情相待。有的人甚至追访到殷老家中，殷老都会握发吐哺，欣欣然迎接。

20世纪80年代，张再良多次陪伴殷老出差，参加教材会议或应邀讲课，到过贵阳、济南、南阳、武汉等地。殷老讲课十分认真投入，每课必备，排除干扰。上课讲至兴起时，手足兼舞，声情并茂，给人印象至深。和各地名家接触，殷老礼让谦虚，尊重别人。当时编写五版教材的"五老"（成都的李克光、武汉的杨百茀、南京的张谷才、合肥的周夕林）相处协作得十分和谐，在金匮学界传为美谈，殷老的处事待人也为学校赢得好声誉。

殷老在临证中有许多成功的案例，限于篇幅，仅举一例，以窥一斑。

在20世纪70年代初，从南京来的一位女性患者，因人工流产后反复感冒，低烧持续不退，辗转到沪求医。前医概投发表宣肺、清热化痰之剂，药后虽得一时安宁，但旋即恢复旧态。到殷老处就诊时，尽管只是初秋，但患者已经穿上了棉毛衫裤和绒线衣等，一派怕冷畏寒貌。患者咳嗽频作，咯痰不爽，咽干而红，声嘶而哑，脉细而舌淡红。殷老断为虚劳，处方以补中益气汤加减。二诊以后热退净，四诊以后，天渐凉而患者反减衣。以后调治数周，患者恢复如常人。殷老感叹：世人但知发热咳嗽为外感，而不知内伤致此者亦多，由此每每误治。是以东垣有《内外伤辨惑论》之作也，古人早有警示，今人能够无视么！殷老临证处方善于博采众长而无门户之见，故屡屡出奇而制胜。

殷老是20世纪初到上海，在接受了中医的学校教育后悬壶济世，殷老的后半生是在中医的教学岗位上度过，殷老将自己的心血全都倾注在中医教育事业上，想必沐浴到浩荡师恩的人不会仅某某一人。1985年，殷老为上海名老中医书画展题词："振兴中医之道，曰继承，曰发扬，继承为发扬之基础，发扬乃继承之升华，两者如辅车之相依，不可偏废。值此乏人乏术之际，继承为当务之急。"最后的一句话分量很重，既是殷老的忧虑所在，也是殷老对我们身上所承担着的不可推卸的历史重任的清醒认识。

1993年，张再良受组织派遣赴日本研修。临行告别，几次张教授步出殷老的房间，都被再度唤回，殷老口中反复念叨的一句话是："我等你回来！"话语时目光中的蕴涵，张教授至今也无法恰当地言表。莫非殷老已有预感？但怎么也没有料到，此别竟成永诀！殷老在该年年底逝世，殷老的眼神永远留在了张再良的脑际。隔海相思，两地暌违。老师病重，学子未能侍奉在侧，也未能为老师最后送行，这成了他心中永远的伤痛。

殷老的弟子说："殷老的目光，殷殷期待的目光，一直在注视着我，

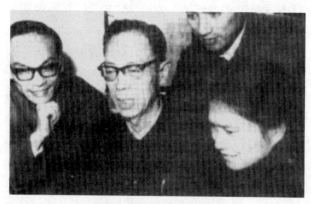

殷品之带教教师集体备课

温暖着我,督促着我。今天可以告慰殷老的是,我们金匮教研室的全体同仁正在中医的殿堂中做着我们的努力,近年编写了研究生教材,了了殷老生前的心愿,并且在全国教材的编写中继续发挥作用。殷老的精神激励着我们,影响着后人。殷老未竟的事业,后继决不会乏人。"

四、临床特色,善治眩晕

《殷品之教授治疗眩晕症》一篇临床经验,是顾瑞生、范曼玲执笔整理。眩晕是一个自觉症状。眩即眼目昏花,晕即头脑运转。《伤寒明理论》谓:"眩为眼黑。眩也,运也,冒也,三者形俱相近:有谓之眩晕者。有谓之眩晕者。"此症轻者闭目片刻即止,重者如坐舟车,常伴有恶心、呕吐等。其发病原因,历代医籍中均有详细记载。如《素问·至真要大论》说:"诸风掉眩,皆属于肝"。《河间六书》则认为此乃风火所致。"风火皆属阳,多为兼化,阳主乎动,两动相搏,则为之旋转"。朱丹溪把它归之于痰,所谓"无痰则不作眩";景岳认为"无虚则不作眩",本病乃由虚而来。总之,眩晕一证,病机变化多端,历代诸医家有风、火、痰、虚等各种论点。

现代医学中的内耳性眩晕、脑动脉硬化症、高血压、贫血、神经衰弱、脑震荡后遗症等,临床表现,每每以眩晕为主。殷老在四十余年的临床实践中,对眩晕的治疗积累了比较丰富的经验,立法用药有一定的心得体会。

(一)平肝

肝为刚脏,主升主动。《类证治裁》云:"风依于木,木郁则化风,如眩,如晕。"可见肝阳上扰是眩晕常见的病理变化,而情志郁结、素体阴虚则又为肝阳上扰的重要原因,故殷老认为,在运用平肝法的同时,还需辨别肝阳上扰系火旺为主还是阴亏为主,属于火旺的宜增加苦寒之品,以清肝泻火。

患者,女,53岁。患眩晕1月余,胀痛连及项背,平素性情急躁善怒,夜寐欠安,合目则梦扰,时有心悸,血压160/108毫米汞柱,脉弦数,舌红,苔薄腻而黄。证属肝火上扰之象。予清肝平肝法。处方:滁菊花9克,决明子20克,牡蛎80克,珍珠母30克,石决明15克,夏枯草15克,地龙9克,生白芍12克,黄芩9克,甘草5克。因见苔薄腻而黄,又佐茯苓15克,半夏9克,竹茹9克,以清化兼挟之痰湿。服药14剂,各症均瘥。

若肝肾亏损,水不涵木,肝阳上扰,则变易清肝平肝而为育阴平肝潜阳之法,即"壮水之主,以制阳光"。

患者,男,20岁。头晕作痛,时如针刺,舌红少苔,脉细弦。此属肾水亏损所致,水亏是其本,木旺为其标。法当标本兼顾,以育阴潜阳治其本,平肝息风治其标。药用石决明15克,滁菊花9克,大生地12克,橹豆衣9克,潼蒺藜、白蒺藜各6克,牡蛎30克,夜交藤12克,炒竹茹9克,大白芍9克,山茱萸9克,甘杞子9克。以上方出入服9剂后,眩晕即止。

殷老认为，一般说来，老年人叫肝肾亏损，精血虚衰，而致肝阳上亢者为多，青年人以肝火上扰而致眩晕者为多。但临诊所见，并非完全如此，上述两例，前者年逾七七，但仍为实证，故以清肝平肝为主；后者不及三八，反为虚实夹杂，故在平肝的基础上，又增用生地、山茱萸、枸杞子、檵豆衣等补益肝肾之阴，以治其虚。殷老还指出，肝阳上亢类眩晕，每易复发，主张一俟肝阳平息，宜常服六味地黄丸、杞菊地黄丸等作善后调治，巩固疗效。

（二）化痰

脾主运化水谷精微，脾虚不运，聚湿生痰，痰湿交阻，升降之机为之闭塞，以致清阳不升，浊阴不降，而头目眩晕。在这种情况下，治疗必用化痰法。辨证时，还当区别属痰浊中阻抑系水饮停聚，才能击中要害。

患者，男，34岁。经常头目眩晕，甚则仆倒，西医诊断为内耳性眩晕。刻诊、脉弦滑，苔薄腻。此为痰湿塞聚，清浊升降之路为之痞满，以《医学心悟》半夏白术天麻汤加味，健脾化湿，标本兼治。药用半夏9克，陈皮6克，生白术9克，清炙甘草3克，白豆蔻3克，炒枳壳6克，泽泻9克，荷叶一角。服药7剂后，眩晕次数旋即减少。

患者，男，70岁。身体羸瘦，脘腹痞满，时有振水声，头目眩晕，呕吐涎沫。苔白腻满布，口干不欲饮，脉弦带滑。予苓桂术甘汤合泽泻汤、小半夏汤加味。专从治饮入手，使饮化呕止，清阳上升而眩晕自止，诚属求本之治。于此可悟，殷老治疗痰浊中阻者，每用半夏、陈皮、白豆蔻等，以芳香化浊，苦温燥湿。而对饮邪内停之眩晕，则多宗仲景"病痰饮者，当以温药和之"之法，用苓桂术甘汤加味。

（三）补虚

殷老认为，因虚而眩晕者，大凡有三，一为气虚，此即《灵枢·口问》篇"上气不足，脑为之不满，耳为之苦鸣，头为之苦倾，目为之眩。"二为血虚，《证治汇补》明言："眩晕生于血虚也。"临床所见，两者每相关联，所谓气虚则清阳不升，血虚则脑失所养是也。三为肾精亏损，此于临床亦屡见不鲜，盖肾为先天之本，藏精生髓，髓海不足，则脑转耳鸣。对于气血虚弱而眩晕的治疗，殷老多用归脾汤、补中益气汤、黄芪建中汤一类方剂，着眼于培补后天之本。脾得健运，化源充沛，则眩晕自愈，殷老认为在补益气血的过程中，该辨别是气虚为主还是以血虚为主，或属气血两虚。不同情况，制方遣药，亦当有所差异。

患者，女，24岁。头目眩晕，心悸耳鸣，面色无华，舌淡苔薄，脉细弱。病由气血亏损所致，予归脾汤调补气血。但对另二姓陈患者，同为眩晕证，不用气血两补法，而是结合其有内脏下垂病史，着眼于面色萎黄，脉沉细，苔薄腻等一派气虚之象，以升阳益气为主，用补中益气汤升提清阳。

若偏阴血虚者，又当滋阴养血。如患者，女，26岁。头目眩晕，甚则跌仆，夜间少寐，有时盗汗，舌光红少苔，脉细弱等症。此为心脾两亏，阴血不足。药味选用生地、归身、麦冬等养阴补血，重用黄芪、党参，取益气生血，气足津生之意。

至于髓海空虚，肾精亏损之眩晕证，前人有主张应用鹿茸、龟板、阿胶、海参、鲍鱼等血肉有情之品，峻补奇督。殷老认为，并非一定要用血肉有情之品来填补精髓，即使一般补肾之品如肉苁蓉、枸杞子、熟地、川断、潼蒺藜、桑寄生等，亦有良效，且少碍胃腻膈之弊。肝肾同源，在补肾同时，也予补益肝脏。

患者，男，29岁。自诉多劳则眩晕发作，脑力衰退，精神不振，两足痿弱，脉细无力。证由肝肾不足，精血亏损所致。治宜补益肝肾为主。处方：生地、熟地各6克，淮山药9克，潼蒺藜、白蒺藜各9克，狗脊9克，橹豆衣9克，川断肉9克，炙黄芪9克，泽泻9克，茯苓9克，以上方出入服6剂后，精神振奋，眩晕亦愈。殷老还经常告诫，肝肾精亏者，多为久病阴阳俱虚，切忌辛香燥烈及苦寒之品，宜选用柔润之剂。

（四）化瘀

外伤跌仆，或久病气滞血瘀，血流不畅，脑海供血不足，亦常引起眩晕。对此殷老多用活血通络的方法，药用红花、丹参、当归、桃仁等。同时辨证加减，如久瘀体虚则增党参、黄芪等益气以行血；若瘀血挟痰湿，每加陈胆星、半夏、竹茹之类以化痰。

患者，男，25岁。10年前曾受脑外伤，嗣后，眩晕时作。近两年来头晕较显，甚则作痛，有时昏厥不省人事，但数分钟即清醒。昏厥时四肢抽搐，有时呕吐白沫，脉弦带数，苔薄腻，治拟活血化痰为主。药用紫丹参12克，全当归12克，全蝎5克（研粉吞），制半夏9克，陈胆星9克，茯苓12克，远志5克。药后症状明显好转。

殷老认为，眩晕之症起因不一，只要审因正确，方药对路，每多获效。唯有病情复杂者，则更需抓住主症，分清缓急，或将多法融合一体，或前后交错施治。

患者，女，50岁。患眩晕之证由来已久，甚则欲仆，泛泛欲吐，心慌，苔偏腻，脉弦数，平时腰酸。西医诊断为"肾下垂"。辨证以痰湿中阻为著。先予消化痰湿。以温胆汤加白蒺藜、泽泻。二诊时腻苔已净，纳食增，痰湿化，然眩晕已久，面色萎黄，略有浮肿，乃气血不足之象。改予调补气血，以治其本，方用归脾汤损益。三诊续进补益之剂，眩晕大减，患者甚悦。岂知四诊时，患者诉头晕又作，午后较甚，脉弦细，苔净。前方中再佐平肝养肝之品，服药7剂，眩晕得平，殷老指出，久病之体，气血易亏，补血益气，自属要图。然患者年过半百，阴阳气血乖戾，常易导致气血复而阳转旺等变端，当谨察病机，各司其属，切不可拘泥于一法一方，而应通权达变。

五、精讲金匮，发微探幽

《金匮要略》是祖国医学中最早论杂病的一部专书。既有理论，又有实践，实用价值很大，故一向尊之为经典。由于年代久远，词简义深，初学者往往难得要领。殷老就将个人教学体会，把成功的经验，从五个方面即联系《伤寒论》阅读、联系有关条文阅读、联系方证阅读、注意脉法的重要性、研究古文文理的特殊性，他提纲挈领地公之于众。读者阅读后大有如醍醐灌顶，豁然开朗的感觉。

（一）联系《伤寒论》阅读

《金匮要略》与《伤寒论》，原系姊妹篇，关系至为密切，宜互相参阅，才能有深入的了解。例如大柴胡汤证，《伤寒论》136条说："伤寒十余日，热结在里，复往来寒热者，与大柴胡汤。"这是病在于里而及于表的表里两实证，但是仅有"热结在里"一句话，没有具体的病位可以验证，这就很难据以用大柴胡汤来通里达表，而《金匮要略·腹满寒疝宿食病脉证治第十》说："按之心下满痛者，此为实也，当下之，宜大柴胡汤。"这就把《伤寒论》中"热结在里"的具体内容明确指出来，因为大柴胡证的满痛，是心下（包括两胁），而大承气证的满痛，则在腹中，同一里实，同一满痛，前者在胃，后者在肠，部位各异。同时，又补充本条可有"郁郁微烦""往来寒热"等证。

又如"悬饮"证治，《金匮要略·痰饮咳嗽病脉证并治第十二》条文是："饮后水流在胁下，咳唾引痛，谓之悬饮。""脉沉而弦者，悬饮内痛。""病悬饮者，十枣汤主之。"此证《伤寒论》叙述较详，认为系外感引起，开始多有表证，待表解之后，具有"头痛，心下痞硬满，引胁下痛，干呕短气"等证时，可用十枣汤。故此证在初起时，仍当先解其表，否则表热入里，为祸更烈。再者如果仅依据"咳唾引痛"，便用破结逐水的十枣汤，则似乎"小题大做"，药重病轻。

（二）联系有关条文阅读

《金匮要略》是临床经验的总结，着重在辨证。为了辨证的方便，有时将性质不同的条文罗列在一起，有时又将性质相同的条文分散在几处，我们学习时，须将有关条文，相互对照、比较，才易于辨证。如《金匮要略·水气病脉证并治第十四》篇22条的防己黄芪汤证，与23条的越婢汤证同为风水，在症状上似乎相同，而病机与治疗则大相悬殊。前者属表虚不固、水湿不化；后者乃外有水气，内挟热邪。故一则用防己黄芪汤以益气固表，行水除湿；一则用越婢汤发越水气，兼清里热。

又如《金匮要略·痰饮咳嗽病脉证并治第十二》28条的小半夏汤证与41条的小半夏加茯苓汤证均有呕吐与渴。前者之渴为病欲解，不渴为"心下有支饮"。因为饮为阴邪，水饮内停，所以不渴，这容易理解。而后者水饮内停而反渴，则是由于饮停日久，病势较深，阳运不及，不能化气布津，所以口渴。再联系到己椒苈黄丸与《金匮要略·水气病脉证并治第十四》的皮水，己椒苈黄丸证有口舌干燥，服药后，口中有津液，是为好转现象，脾气能恢复其传输之功，布散精微。如药后反增口渴，则为饮阻气结，腑气壅滞，气不布津，当加芒硝破坚决壅，则口渴可解。这样前后联系，就加深了对渴与不渴的理解。同样，"皮水"第1条言不渴，第4条又言渴，不渴说明病势轻浅，里气尚和，而渴乃水停、气不布津之故，病势较深。

此外，有关篇与篇也需进行比较。如《金匮要略·痉湿暍病脉证治第二》篇的"湿病"与《金匮要略·中风历节病脉证并治第五》篇的"历节病"，《金匮要略·肺痿肺痈咳嗽上气病脉证治第七》篇的"咳嗽上气病"与《金匮要略·痰饮咳嗽病脉证并治第十二》篇的"咳嗽病"，各有异同。湿病是由感受外湿所致，或兼风兼寒，侵犯肌表，流入关节。历节病是以肝肾不足为内因，而后外感风寒湿邪侵入关节。咳嗽上气病，系由水饮直接所形成，病变多在肺。痰饮所致的咳嗽，则为水饮间接的影响，病变多在胸胁。见证虽同，病机各异。因此在治疗上亦大相径庭。

（三）联系方证阅读

《金匮要略》很多条文叙证简略，甚或仅列方名，或仅叙症状而略方剂。所以前人有"以方测证"或"以证测方"的说法。例如《金匮要略·肺痿肺痈咳嗽上气病脉证治第七》篇："咳而脉浮者，厚朴麻黄汤主之。""脉沉者，泽漆汤主之。"叙症极为简略，依据条文很难正确掌握这些方剂的应用，必须循流溯源，从方剂中推测还有哪些症状应该补充。前者除脉浮外，应有咳嗽上气，胸满烦躁，倚息不得平卧，身热不恶寒，舌苔白腻等饮热迫肺证。故用散饮降逆，止咳平喘的厚朴麻黄汤。后者除脉沉外，应兼见身体浮肿，咳嗽上气，二便不利等水饮内结证，故治以逐水通阳，止咳平喘的泽漆汤。

又有同一症状，并列两首方剂的。如《金匮要略·痰饮咳嗽病脉证并治第十二》篇的17条"短气有微饮"，当用利小便的方法，既有苓桂术甘汤，又有肾气丸，这就应当从方剂中推测，还有哪些症状应该补充，才能有所区别。停饮之证，如因中阳不运，水停心下的，其本在脾，除短气、小便不利外，当有心下悸、胸胁支满、目眩等症；如因下焦阳虚不能化水，以致水泛心下的。其本在肾，除短气、小便不利外，当有腰痛、畏寒足冷、少腹拘急等症。又如大小青龙汤同治溢饮，在临证时是否可以不加区别的应用呢？当然不能。这就必须从大小青龙汤的方剂来加以推测，用大青龙汤的目的，在于发汗、散水、清热；用小青龙汤的目的，在于行水、温肺、下气。大青龙汤证以发热烦喘为主，小青龙汤证以寒饮咳嗽为主。这样对溢饮的用方选择，就有了明确的界限，而不致混淆了。

其中也有不少条文，仅叙症状而不列方剂，这就应从相同的症状中，找出适合的方剂来加以补充。如《金匮要略·黄疸病脉证并治第十五》篇第2、第4、第15条叙证，都具备"心中懊侬、心中热或热痛"等共同证状，这些症状皆为湿热郁蒸所致，治法均不外乎清利湿热。虽然前2条未列治方，但以证测方，第15条的栀子大黄汤，同样可以适用。

《金匮要略·水气病脉证并治第十四》篇以发汗、利小便、逐水为治疗水肿的三大治则，但未曾列出方剂，这就需要与其他篇章和条文联系来读，从而可以找出它们的具体方剂。如需要发汗的，用越婢汤、青龙汤等方；需要利小便的，就用五苓散、猪苓汤等方；需要攻下的，就用十枣汤、已椒苈黄丸等方。

（四）注意脉法的重要性

时病重舌，杂病重脉，这是从长期临床经验体会中得出的结论。《金匮要略》在这方面尤其突出。有的是用脉象说明病因、病机，有的是用脉象决定治法、推测预后以及病程的深浅。例如《金匮要略·黄疸病脉证并治第十五》篇"寸口脉浮而缓，浮则为风，缓则为痹……"这是用脉象来助证黄疸的病因，指出黄疸的成因是外感风邪、里有湿热。《金匮要略·胸痹心痛短气病脉并治第九》篇以"阳微阴弦"的脉象,来论述"胸痹"的病机是胸阳不振,阴邪反盛,病情是虚中夹实。

又《金匮要略·黄疸病脉证并治第十五》篇"酒疸"腹满与欲吐同时并见,指出"其脉浮者,先吐之,沉弦者,先下之。"这是从脉象的变化来考虑治法。又《金匮要略·痉湿暍病脉证治第二》篇:"暴腹胀大者,为欲解;脉如故,反伏弦者,痉。"这又是以脉象来推测预后的记载。

又如"风水"脉象,第1条说脉浮,第2条说脉浮而洪,第3条又言脉沉滑。同一风水,脉象为何不同? 这是因为风水初起,表证为甚,其脉则浮;如进一步发展,水与热相搏,则脉变浮洪;更重则肿势增剧,脉转沉滑。此为风水病逐步发展的不同情况所致。诸如此类,不一而足。学习时必须加以重视,认真研究。

(五)研究文理的特殊性

《金匮要略》难读,除了文字古奥外,还表现在文法方面。由于不了解其中的特殊笔法,每每不能理解其中的精义,甚或将条文的精神理解错误。现举出其中主要的几个方面加以说明,以便读《金匮要略》时作为借鉴。

1. 互文见义 《金匮要略·痉湿暍病脉证治第二》篇的湿病第23条桂枝附子汤、白术附子汤,都是风寒湿在表而见表阳虚的证治。桂枝附子汤条文中的"不呕不渴",与白术附子汤条文中的"若大便坚,小便自利",应该联系起来看,说明里和无病。这是互文见义,并非服了桂枝附子汤后,始转为大便坚、小便自利。"若"字承上文而来,只是指出湿未传里,不过是服了桂枝附子汤后,风邪已去,寒湿未尽,身体尚疼,转侧未便,故用白术附子汤祛湿温经,方中白术、附子逐皮间湿邪、温经复阳;甘草、姜、枣,调和营卫,是为表阳虚兼湿气偏胜者而设。方后注云:"一服觉身痹,半许再服,三服都尽,其人如冒状勿怪,即是术、附并走皮中逐水气,未得除故耳。"可见本方仍为助阳逐湿,微取发汗之剂,从肌肉经脉而祛湿外出的方法。

又《金匮要略·血痹虚劳病脉证并治第六》篇第8条桂枝龙骨牡蛎汤治"男子失精,女子梦交",这也是互词。如果割裂开来看,以为男子只是失精,女子只是梦交,那就不对了。因为男子失精时也可以见到梦交,女子梦交时也能见到失精,《金匮要略》是不重复讲的。这是一种互文见义的修辞手段。前人亦有称为省笔法者。不了解这一点,就很容易把原文的意思领会错。

2. 倒装法 照常例是应该写在前面的语句而移至后面。如果不了解这种情况而顺文解释,很可能把原意弄错。兹举《金匮要略·痰饮咳嗽病脉证并治第十二》篇第18条为例:"此为留饮欲去故也"句,应移至"利反快"之下,指出其人欲自利,为留饮欲去之势,是正能胜邪,病情有好转现象,所以利后反觉轻快。

又如《金匮要略·水气病脉证并治第十四》篇第2条,"此为风水"句,应接在"身体洪肿"之下,文义始洽。因为"汗出乃愈"一句,是指风水而言,通过发汗可使风与水从皮肤排泄,此与《金匮要略·肺痿肺痈咳嗽上气病脉证并治第七》篇第4条所说:"欲作风水,发汗则愈",为同一理由,可资佐证。

424

3. 插笔法　《金匮要略》为了加强辨证识病,每用对立面的证候或类似证候与之相比较,采用插笔法说明问题。例如《金匮要略·腹满寒疝宿食病脉证治第十》篇第 2 条是论述实证腹满的证治。从病机来说,实证腹满多由宿食停滞于胃,或燥屎积于肠道所引起,故腹满按之有痛感,应当采用下法。但其中插入"不痛为虚"句,目的在于虚实并举,更有利于辨证。

又如同篇第 13 条是论述实证腹满的治法。宿食燥屎而引起的腹满,很少有减轻的时候,如果有时减轻的即非实证,所以插入"减不足言"句,"不足言"表示否定,与前一句"不减"表示肯定,两相对举,主旨还在上一句。

又如《金匮要略·水气病脉证并治第十四》篇第 5 条"假如小便自利,此亡津液,故令渴也。"三句,也是用插笔与上文互勘,加强辨证识病和慎用越婢加术汤的作用。其意是说,水肿多有小便不利,假如小便自利又与口渴同见,便属气虚津伤现象,虽然见浮肿,已不单纯是积水为患,而属于本虚标实之证。这样,就不能使用越婢加术汤。

又如同篇第 26 条,是论述正水与风水的不同治法。两者如其水气均在表,皆可用汗法以因势利导。除此之外,尚有另一种情况,腹部虽然胀满,但实际无水,此属气胀,不能与水肿并论。"无水虚胀者,为气"句,为插入之笔。是指出类似证候互相比较,从而区别不同治法。

《金匮要略》较《伤寒论》难读。难处在于,不仅由于凌乱讹夺,还在于词义难明。其中古义通假,多与当今用法不侔;甚至一词多义,随在而异,初学者每望而生畏。殷老爱将其中部分语词,包括难解或易生歧义者,加以诠解,并选实例对照。

(1) 极

【原文】师曰:患者脉浮在前;浮者在后,其病在里。腰痛背强不能行。必短气而极。(《金匮要略·脏腑经络先后病脉证第一》第九条)

【释】扬雄《方言》:"极,疲也。"《汉书·王褒传·圣主得贤臣颂》:"匈喘肤汗,人极为倦。"按语:"极"即疲乏虚耗的意思。与"胸痹心痛气短病"篇第一条"责其极虚也"之极,义同。

(2) 厥

【原文】问曰:经云"厥阳独行",何谓也? 师曰:此为有阳无阴,故称厥阳。(《金匮要略·脏腑经络先后病脉证第一》第十一条)

【释】卒厥,是突然昏倒的一种病证。

【原文】"厥而皮水,蒲灰散主之。"(《金匮要略·水气病脉证并治第十四》第二十七条)

【释】厥,逆冷也。《素问·六节脏象论》:"凝于足者为厥。"按语:本条之厥指身冷,即本篇第四条"渴而不思寒者,此为皮水,身重而冷,状如周痹"证候的概括。所以厥冷,是由于水湿痹其表阳之故。

(3) 救

【原文】"百合病,见于阴者,以阳法救之;见于阳者,以阴法救之。"(《金匮要略·百合狐惑阴阳毒病脉证治第三》篇第九条)

【释】救,作"治"字解。《吕氏春秋·劝学》:"是救病而饮之以堇也。"堇,即乌头。高诱

注：“堇，毒药也，能毒杀人。何治之有？”

（4）反

【原文】“太阳病，发热无汗，反恶寒者，名曰刚。”（《金匮要略·痉湿暍病脉证治第二》篇第一条）

【释】《甲乙经·序》无反字，古本反作“及”。《医宗金鉴》、丹波元简及近人曹颖甫、陆渊雷均以为“反恶寒”句，不当有“反”字。《吕氏春秋·察微》：“吴人焉敢攻吾邑，举兵反攻之。”高注：“反，更也”。按语：“反”可作“又”字解，或作“重”字、“更”字解，与本篇十四条“大便反快”、第十一条“脉反沉迟”、第十二条“无汗而小便反少”，均义同。

【原文】“腹中痛，其脉当沉若弦，反洪大，故有蛔虫。”（《金匮要略·趺蹶手指臂肿转筋阴狐疝蛔虫病脉证并治第十九》篇第五条）

【释】《说文》：“反，覆也，与正相对。按语：一般而论，腹痛多属里寒，其脉或沉或弦；假如腹痛脉反而见洪大，这说明不是里寒，而是蛔动气逆之象，亦是诊断蛔虫病的根据之一。”

（5）如

【原文】“夫痉脉，按之紧如弦，直上下行。”（《金匮要略·痉湿暍病脉证治第二》篇第九条）

【释】原注：一作筑筑而弦。《玉函》《脉经》皆作“紧而弦”。《广韵》：如，而也。《春秋·庄公七年》：“四月，辛卯，夜，恒星不见。夜中，星陨如雨。”《左传》曰：“星陨如雨，与雷偕也。”刘歆云：“如，而也，星陨而且雨，故曰与雨偕也。”如古与“而”多通用。《诗·大雅·常武》：“王奋厥武，如震如怒。”《释文》：“一本此如字皆作而。”与《金匮要略·中风历节病脉证并治第五》篇第四条“如水伤心”，义同。

六、治学严谨，学识渊博

殷老一生在政治上追求正义，反对暴虐。他特别崇尚近代名医前辈曹颖甫先生的民族气节。为反对国民党强行“废止中医”的政令，不畏强暴，参加赴南京请愿的行列，被翻动军警打得头破血流，中华人民共和国成立后一贯拥护党的领导，积极参加各项政治活动，热情颂扬社会主义四个现代化的伟大成就。

殷老1956年即响应政府号召，走集体化的道路，组织联合诊所。1951年欢送长子殷智同参加中国人民解放军，保家卫国。1956年放弃私人开业进入公立医院效劳。殷老生前经常说得一句话是，受聘就任于上海中医学院任职是他一生的转折点，35年来，无论承担什么工作，总是任劳任怨，兢兢业业，一丝不苟，不计名利。即使到了晚年，体弱多病，仍然亲临第一线，直到生命的最后一刻还在为研究生的教学而操心，鞠躬尽瘁，死而后已。正因为如此，曾在1974年、1982年获得学院先进工作者的光荣称号。

殷老是一位治学严谨，学识渊博，学术造诣精深的长者，他老人家一生爱书如命，好学不倦。为了考证一个字义，他可以废寝忘食，查阅书刊，直至得到确切的结果才肯罢休。

殷老在中国古代文史哲多门学科方面的功底之深厚,在我们校园内是一致公认的。他曾多次代表学校参加《中医内科学》《各家学说》《金匮要略》等多门学科的全国统编教材、教学参考书的编审工作,也为学院自编《中医基础理论》《方剂学》等教材积极出力。他所编写的教材,因水平高超而被同行首肯,视为楷模,因而在1982年被卫生部聘为高等医学院校中医专业教材编审委员会委员。深厚的专业功底和古文功底,加上执着的追求,勤奋好学的精神,使殷老在中医学术领域亦颇有建树。除了参加编写教材、教学参考书外,还先后在《中医杂志》《上海中医药杂志》《广东医学》《浙江中医杂志》《辽宁中医杂志》等发表数十篇学术论文。在国内外同行中具有较大的影响。

殷老对于中医教学事业具有强烈的事业心和责任感。无论殷老上什么课,他都认真备课,书写讲稿;因材施教,根据不同的教学对象,讲授相应的内容,教学效果良好。1979年后,连续招收硕士和博士研究生三名。这些学生分布在全国各地,有的在国外,其中不少已成为教学和科研方面的骨干力量。1988年上海中医学院《金匮要略》专业升格为博士生教学点,他被国务院学位办公室指定为博士研究生导师。

教书育人,是人民教师的天职。在这方面殷老是我们的榜样。他严于律己,身教重于言教。殷老为我院的教育事业呕心沥血,做出重大的贡献,付出毕生的精力,因此,他的不幸逝世,是我们学院的一大损失。

殷老更是一位丰富、医术高明的临床医家。从医近60年,擅于内科疑难杂病的调治,常常会取得出色的疗效。其医德医风有口皆碑。他处处为患者着想。看病时,患者再多,他从不马虎。辨证论治,处方用药,有条不紊,慎之又慎,直到把所有患者看完为止,让他们满意而归。慕名而来,上门求诊者,从来不取分文的报酬。

殷老爱好文学,爱与文墨之士结交,与文人有特殊的亲和感情。笔者几次与殷老交接见面,殷老都充满感情地邀请我参加他的门诊,他好为人师,希望传授他的医道。

主要著作和论文

1. 主要著作

殷品之,张镜人.金匮要略讲义.上海:上海市中医文献馆,1982.

2. 主要论文

［1］　殷品之,张启华,叶景华,等.中药治疗小儿急性肾炎8例报告.上海中医药杂志,1957,(6):17-21.

［2］　殷品之.我对"甘温除热"的看法.中医杂志,1962,(9):25-27.

［3］　殷品之.略论医学流派产生的原因.广东医学,1963,(1):10-12.

［4］　甘温除热讨论的补充意见三则.中医杂志,1963,(4):34-35.

［5］　殷品之.慢性支气管炎的证治.上海中医药杂志,1979,(2):11-13.

［6］　殷品之.《金匮》教学浅谈.上海中医药杂志,1980,(6):40-42.

［7］　殷品之,范曼玲,王勤.《金匮》风引汤治验体会.浙江中医学院学报,1981,(5):50.

［8］　顾瑞生,范曼玲.殷品之教授治疗眩晕症.上海中医药杂志,1983,(2):7-8.

［9］　殷品之.《金匮要略》释词举隅.中医杂志,1983,(6):58-59.

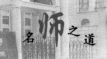

[10] 殷品之.《金匮》瓜蒂散中赤小豆之辨析.国医论坛,1987,(3)：28.

[11] 刘茂林.再探《金匮》瓜蒂散中的赤小豆——答殷品之同志.国医论坛,1987,(3)：29-30.

[12] 楼绍来.修儒潜心文史哲嗜医更求学问深——访上海中医学院殷品之教授.上海中医药杂志,1989,(5)：24-25.

[13] 修儒和通医.上海中医药杂志,1989,(5)：48.

[14] 葛德宏.古文根底深　岐黄学术精——上海中医学院教授殷品之.中医药文化,1991,(3)：24-27.

[15] 徐成贺,殷品之.《金匮要略》用药规律的研究.浙江中医学院学报,1998,(5)：45-49.

[16] 楼绍来.检点旧物怀故人——记《送殷品之序》由来.医古文知识,2003,(3)：23-24.

（楼绍来执笔）

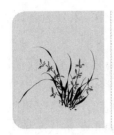

中医情结矢不渝　甘洒热血享永年
——记中医教育家章巨膺

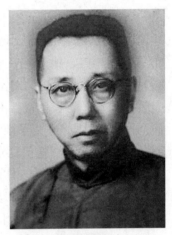

章巨膺(1899~1972)，又名寿栋，江苏省江阴市人。著名中医教育家，伤寒、温病学家，中医临床学家。1956年参加中国民主同盟，为民盟上海中医学院支部首届负责人。他早年在原籍从师习医。1919年起在上海商务印书馆编译所任编辑期间，广泛涉猎大量中医药图书，遂坚持自学中医。1925年，师从沪上名医恽铁樵，三年学成，颇得恽氏真传，于1928年正式开业行医，并协助恽铁樵举办中医函授学校。1929年起又与陆渊雷、章次公等参与兴办上海国医学院，在该院主讲《伤寒论》和《温病学》。1942年，出任新中国医学院教务长，并长期讲授《伤寒论》和《温病学》等课程。

章巨膺照

章老于1954年受聘参与上海市第一所中医医院——第十一人民医院的筹建工作，成为全市首批放弃私人开业参加公职的中医之一，任该院内科副主任、儿科主任。1956年5月，参加筹建上海中医学院工作，任上海中医学院教务处主任，并先后兼任上海市第一届中医进修班主任、上海市西医学习中医研究班主任等。为学校的师资选配、课程设置、教材建设等方面，做了不少奠基工作。曾被选为上海市第四、第五届人大代表、政协委员。在中医教学中，主张"发皇古义，融会新知"，为高年级学生开设"五运六气"等专题讲座。章老临诊长于内科、儿科，擅治急性热病和麻疹。著有《温热辨惑》《应用药物词典》《医林尚友录》《伤寒疗养论》《痧子新论》《中医学修习题解》，门人编著《章巨膺论伤寒》。

章老在筹建上海中医学院工作中和后来担任教务主任时，都宵衣旰食，呕心沥血，付出了毕生的精力。他不仅临床经验丰富，而且中医理论精深博洽，章老衷中参西，对中医学的继承发扬颇有独到之处。

一、出身世家，自学成才

章老1899年10月呱呱坠地，诞生于故乡——江苏省江阴县城区大巷16号。到16

岁时才迁居于东横街10号本宅。原名寿栋,号巨膺,56岁时,他开始业医,以号为名,废用寿栋。卒于1972年2月25日。

章老的家庭原是江阴城里有名有姓的大家庭,书香门第。父亲大名佐治,字思赞,治举子业,故不事生产,不会盘剥经营,故而田产也不会自行增值,田地不多,在章氏族中章佐治的一支属于清寒的一支。父母生育章老等兄弟四人,没有女儿,章老是老三,家里生活来源依靠的是田产的租金,父亲32岁时一病不起,那时章老仅3岁,家里经济状况颇为困顿,母亲守寡抚孤,依靠的就是祖遗的数十亩田产和外祖父的接济和照顾,才得以把4个儿子抚养长大。

(一)学龄时期,乡塾攻读

幼年章老还名寿栋的时候,住在外祖父家里,6岁入乡塾,7岁返回城区,继续在乡塾攻读,11岁入江阴的辅延小学三年级,小学学制七年,初小4年,高小3年,这一年秋天,正是高小三年级,他考入南菁中学,但不到3个月,因为肺结核病复发辍学了,症状经常咳嗽。在养病期间,章老翻阅家里藏书,他看得最多的是中医书籍,寻思再三,当个医生应该是最好的选择,当医生自己不仅可以医养病,以医自救,而且可以医救人,使患者重返健康。最初章老从乡医夏子谦学医,他生吞活剥地读完了三部医书,因为缺少老师的决疑解惑,终于索然寡味。这位夏先生兼着商业老板、老学究,又把市侩习气和医学上不能深入钻研的格格不入兼备于一体。章老终于觉醒,明白跟着老学究继续学习不会有未来,前途暗淡,历时3个月后,章老毅然决然地奋然而返,暂罢学医志愿,决心再续学业,返回中学。

18岁,章老来沪投考大同学院,半年即肄业,停止学业的原因,据负责管理章家经济的长兄章恽平说,学费昂贵,章家已不胜负担,嘱令转学。于是19岁春转入上海浦东中学。当年冬,正在念三年级,因犯脚气病颇严重,不及学期终了便返回故乡。当时学制四年,因相差一年半,故未能卒业,章老引以为终身的遗憾!

(二)商务印书馆时期

1919年,章老20岁,因为生病两度废学,又因家庭经济困难,便谋求生计自谋职业。适时,正遇上海商务印书馆补习学校招生,章老衡量文化水平和自己的谋职要求,报名投考,获选,在印书馆学习3个月,即被派在该馆编译所工作。1920年夏,该馆举办国语讲习所,章老兼任职员。1921年冬,被派赴北京教育部国语讲习所学,3个月后回馆,专职任国语编辑。1922年夏,受令赴镇海、宝山等县宣传国语教育。1923年,商务印书馆举办国语师范讲习所,章老兼任该所教员。1924年,因该馆原有的函授学社添设国语科,章老便因国语科的机缘专职任教学工作。

章老在商务印书馆的前五六年,公余闲暇,便浏览馆藏图书,当时称为东方商务图书馆,其中备览书籍中尤其是中医书籍几乎无人问津借阅,因此为章老的阅读和打开视野提供了有利条件,使他有机会得以涉猎中医学的书籍,进而对中医学的整个体系获得大概的认识。这为他后来学中医做了铺垫,为以后进一步深造打下了最基本的基础。

之后,章老在 1925～1928 年又工作了三四年。这时他正机缘巧合认识了名中医恽铁樵,帮助先生办函授,并正式拜师学医。一直到 1928 年冬,创业行医,便离开了商务印书馆。

二、从师和行医经过

(一)师从恽铁樵

章老因多病而种下学医的愿望,17 岁读书 3 个月,读的是医书。在商务印书馆工作,获得长期和广泛接触中医典籍的机会,就在这五六年中他以自习的方式奠定了中医学术基础。医学是自然科学,理论必须与实践相结合,因此必须有实践的机会,同时也必须有名师的指点和引导。章老一直在寻求这种机会。1925 年春,26 岁的章老获得名中医恽铁樵创办函授学校的消息,而恽师又标榜自己以改革中医为号召,为此章老更欣喜若狂,因为他的选师,达到主客观的高度一致性,他所选的恽铁樵老师正是他最满意最希望选择的老师。当时章老在商务印书馆正从事函授工作,他根据在函授中得到的经验,投书条陈,向老师表述了自己的见解,颇获恽师的赏识。恽师慧眼识英才,亲临商务印书馆,邀请章老利用在商务的业余时间襄助做好函授,章老没有辜负恽师,他抓住机会,执贽于恽师的门下,正式拜师学医。他一边工作一边学习,刻苦自励,终于最后功德圆满,获得成功。

章老正式习医是在商务印书馆的后期阶段,正式行医于商务印书馆离职前的数月间。最初由于为同事治病取得一些成绩,很快就在基层群众中树立了信任。当时在商务印书馆也有保健机构,名"疗病房",只有西医,没有中医。工会组织看到章老会中医,在群众中有信誉,便向资方提议,要求在"疗病房"内添置中医,把章老正式聘入"疗病房"。但当正式提议时却遇到曲折。原来工会的建议是由章老担任中医师,但提到上面时却被变卦了,因资方原因被换了人。这时章老在外面已经开业,开始时的业务很好。经过一年的等待好不容易进入"疗病房"的章老,外面的业务却大受打击,后来经过二三个月后业务才恢复回魂过来。这事提醒了章老,要想开展业务必须善于钻营,若没有关系网,不会钻营就会功败垂成,当时章老就缺少一个环节,就是没有向资方拉拢关系。

1928 年春,在宝山路宝山里 38～39 号,章老开业。

1931 年"九一八"事变,日寇侵占东三省。上海震动,章老迁居北站界路,今天的天目路均益里 9 号。1934 年"一·二八"事变,日寇挑起战火,章老又迁居于厦门路尊德里 12 号。1935 年秋,又迁居到牯岭路人安里 14 号。在这里章老行医时间最长,一直到 1954 年 9 月结束私人开业。

(二)中医教学工作

1929 年春,恽铁樵医师的弟子徐衡之与陆渊雷、章次公合作创办上海国医学院,章老受聘担任教职,这是他兼任中医教学工作的发轫,持续仅 2 年,因办学经费困难,无以为继

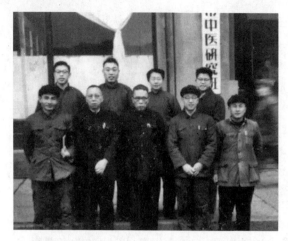

中医教师在临时校址与院长程门雪、教务主任章巨膺合影

而停办。1934年一所新中国医学院在爱文义路（北京西路）王家沙19号创立，他便在新中国医学院任教，1942年春，任教务长，一直到1948年6月学院停办为止。这段时间他获得了教学的实践经验。

1952年上海市第一中医进修班创办，章老担任进修班副主任，负责教学工作，至1954年6月止。1956年3月上海市卫生局创办中医内科进修班，章老被任命为班主任兼任教学，同年5月，章老脱产于上海市第十一人民医院，筹备创建上海中医学院，同时筹备上海市西医学习中医学习班和中医研究班，6月被任命为研究班班主任，继而于9月被任命为上海中医学院教务主任。

三、对祖国医学的认识与态度

章老说，我习医行医30余年，虽然对中国医学少有建树，但是在长期学习和经验中，深深体会到祖国医学的丰富内涵，很多当年认为无法治愈的病症，中医却有其独特价值。章老认为中医在理论上尚有缺陷，艰涩难以理解，还有荒诞难以解释，常常遭到现代理论家的诟病。因此必须改革革新，要与现代医学相结合，刻不容缓。因此，章老的观点和态度是，面对祖国医学，必须不自卑、不自负，不妄自菲薄，不能故步自封，不能夸大，不能缩小，在他二十余年的中医教学工作中，章老一直朝着这个方向努力着。1929年，徐衡之、陆渊雷、章次公创办上海国医学院，章老也参与教学，就以"发皇古义，融会新知"发扬和革新祖国医学为奋斗目标，章老从事中医事业三十多年，有丰富的临床经验和理论水平，擅长中医内科、儿科。章老接受先师恽铁樵革新中医、发扬中医的学术思想，在新中国医学院主持教务工作期间，加大西医课程的比重，使学生能掌握中西医两套本领。课程布置一定数量，提出要求，就是想通过折中教学方法来发扬和革新祖国医学并获得成绩。虽然条件有限，力量有限，教学成就极为微妙。但这种革新尝试是值得肯定的。

1954年7月，党中央、毛主席重申中

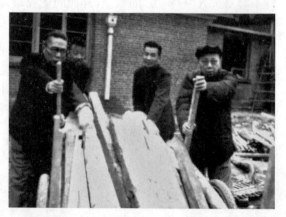

程门雪、章巨膺等在零陵路校区建设工地参加义务劳动

医政策。1955 年 5 月,章老被召唤,参加上海市第一家中医医院——上海市第十一人民医院工作。奉卫生局指派,脱产于第一人民医院,专职从事中医教学工作,筹备中医学院和西医脱产学习中医研究班。6 月任研究班班主任,9 月任中医学院教务长。虽然任务艰巨,力量有限,但这是光荣的任务,他坚决以最大的努力来完成党和政府交给他的任务。他认为很光荣,必须始终不渝。

（一）热心助学,解决难题

1934 年,章老应聘于中国医学院,1936 年任教于新中国医学院,1941 年起担任新中国医学院的教务长。长期任教《伤寒论》《温病学》等课程。章老讲课,有创意,不落窠臼,每以古今医案插入讲课内容,使人感到具体生动,容易接受和理解,颇受学生欢迎。章老还杂以古代名医高尚医德的故事,使学生在学习专业知识的同时,得到传统医学道德的熏陶,为学生们毕业以后全心全意地为患者服务打下基础。章老深入浅出的讲解,使学子多年的疑惑豁然开朗。章老在教学方法上也细加琢磨,认为评弹艺人的说表弹唱很具功力,其说表可借鉴于教学。所以章老讲课,语言诙谐,风趣幽默,既能扣住学员的心弦,又能松解学员的紧张情绪,颇能收到良好的教学效果。

1952 年,为了提高中医队伍的整体素质和业务水平,上海市卫生局组织发动,上海市卫生工作者协会与上海中医学会联合举办上海市第一届中医进修班,为期一年。当时,章老既是学员,又担任了该班班主任。章老的工作认真踏实负责,为人诚恳热情,诙谐风趣,平易近人。常在谈笑中做思想工作,处理问题,使一些棘手的难题迎刃而解。当年上课没有现成的教材,全靠教员讲授,学生记笔记,学员的文化层次不一,因而给学习带来一定的困难。大家纷纷向班主任提意见。本来看来无法解决的问题,但在具有丰富教学经验和办事认真负责的章老身上,得到了完满的解决。章老想出了一个学员自己的困难由自己解决的机智的办法。原来他发现学员中王玉润、凌耀星基础扎实,笔记记得最详细,就提出请他们把笔记重新进行整理,然后刻写油印成讲义发给学员们。起初,凌耀星有顾虑,章老就利用课间做思想工作,他不讲大道理,不进行枯燥的说教,而是讲了几则幽默风趣、助人为乐的小故事,使听讲者在不知不觉中受到教育和启发,心悦诚服地把笔记本整理好,交给同学们做参考。

1956 年,首届西医学习中医研究班开办。章老负责筹备工作,并担任班主任。学员来自华东地区六省一市,都是高年资的西医师。由一些知名的老中医上课。一开始,就遇到了困难,一是语言的困难,老中医讲的都是方言,外地学员听不懂;二是中医理论出自古代经典,现代人对古文的理解有差异;三是中医学与西医学是两种不同的理论体系。尽管学员们精通现代医学,但对于中医学的名词、术语、概念,知之甚少,特别在学习《内经》时,他们对其中:"阴阳五行""藏象经络"简直闻所未闻,对其中的古文词汇也难以理解和消化,再加上老中医的方言土语,简直使学员们不知所云,几乎学不下去。学员们的这些思想动态,章老了解以后,就发挥他高度的组织才能加以解决。一方面动员上海学员发扬互帮互学的精神,加强小组活动;一方面安排中医基础好的上海青年中医参加跟班听课,记好笔记,课后将笔记整理出来,请授课教师修改,再用作补充教材,印发给学员;同时,安排上海青年中医参加课外辅导,帮助答疑。于是,西学中研究班的初学难题,在章老的精心安排下顺利得到解决。这批学员学成以后,回到各自的岗位上,都发挥了很大的作用,大都成为某一学科的带头人或业务负责人。他们在中医事业的医教研方面攻克顽症、解决疑难,直接或间接地造福于人类。这批学员至今回想起来,认为章老在发扬中医学术,帮助学员学习掌握中医学方面,功不可没。

(二)扶植后学,呕心沥血

1955年,章老担任第十一人民医院内科主任时,庞泮池与他共事。她认为与章老朝夕相处,得以聆听教诲,是她一生中最受教益、最值得回忆的一段时间。章老不仅临床经验丰富,而且中医理论精深博洽,他衷中参西,对中医学的继承发扬颇有独到之处。庞、章

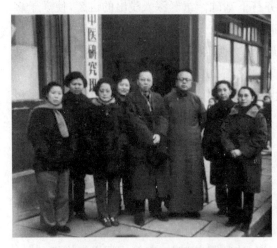

曾共同诊治一例肝硬化腹水的患者,患者的体征为面色黧黑、腹满便溏。章老通过辨证,认为属于仲景学说的女劳疸,可用硝石矾石散主之。所谓女劳疸,历来认为,是由于过近女色所致,即黑疸。但章老的见解是,肝胆郁滞,脾虚湿阻,久而可致肝硬化腹水。章老对于本方的理解,也有独到之处,认为硝石有疏肝利胆作用,矾石经煅后可成绛色,可以补血。后用本方加减治疗,获得显著疗效。对于本方治疗该案例的成功经验,1956年在《上海中医药杂志》发表了《硝矾散治肝硬化腹水初步报告》,庞泮池在章老的帮助下进行了临床总结,从而在业务上有所提高。

章巨膺与第一届上海市西学中医研究班师生合影

1956年5月,章老奉命筹建上海中医学院。在筹建工作中和后来担任教务长时,都宵衣旰食,呕心沥血,付出了毕生的精力。因为创校之初,一切从头开始,困难可想而知,工作十分繁忙。但是章老并没有顾了教学工作,而丢下医院的工作。章老常在学校下午工作结束后,在医院6点下班以前,匆匆赶到医院,继续参加门诊工作。章老一坐下来,马上给患者看病,认真负责,丝毫不敢懈怠。一直坚持到下班,章老也不马上回家,而是继续听取关于科室工作的汇报,或处理医院的文件和有关事情,常常忙到7～8点钟,连晚饭也顾不上吃。科室工作,在章老的领导下取得了很大的进展,但是章老并没有把成绩算在自己的账上,而是归于科室其他人员,让他们评上先进,获得应有的荣誉。

凌耀星是上海中医学院创建时入院的年轻老师。她于建校50周年时写了一篇文章,题为《建校五十周年话旧》。她怀念章巨膺老师,想到章老的赠言,要求她"不要做小花园里一棵树,情愿做大花园里一棵草。"感于章老的知遇之恩和诚心关爱,凌耀星义不容辞,

终于决定大踏步跨进这个即将诞生的大花园,甘愿做一棵小草。提起这句永远难忘的话,她的脑海里立刻浮现出老教务主任章老那慈祥和蔼、诙谐风趣的音容笑貌。当年他为创办上海中医学院,可谓尽心尽力,劳苦功高。在选专业时,章老找凌耀星谈话,要她改选《内经》,他劝勉有加,苦口婆心。在这种情况下,凌耀星只能从命了。从此一头钻进《内经》,与这部 2000 多年前问世的中华民族医学宝典结下不解之缘,走上了奋斗终生的历程。

(三)治病救人,勇于负责

章老性格宁静淡泊,不慕虚荣,不逐名利,自求内省。他谦谦有儒者之风,但正气磅礴,威武不能屈。1943 年秋,上海沦陷时期,章老被一谣言案所牵累,为敌伪宪兵逮捕下狱,虽受非刑折磨,但始终不说一句话,不去连累别人,最后以智谋脱祸,此案方才了结。人们既佩服他的智谋,更钦佩他的品质。

医技高超,也是医德高尚表现的基础。章老治疗内、儿、妇各科,以治疗儿科伤寒、麻疹最为擅长。章老发明了用于外治痧子的喷雾法,可以助长麻疹的透发,挽救患者的危机。

章老擅治内科、儿科各种急性热病,即中医的伤寒、温病。对张仲景大承气汤的运用,对温病热邪入营入血的辨证,对犀角地黄汤的论治等都得心应手,独具匠心。章老对儿科麻痘症的诊治,运用透邪、举陷、救逆、培补诸法均能化险为夷,起死回生。

治病须敢于负责,才能在关键时刻竭尽心智,作出决断,但求抢救患者,而置自己的声名于不顾。新中国医学院第十届毕业生张家裕,于 1946 年毕业前夕,因临证而感染湿温重症,耳鸣如闻砧铁,目视黄色,日晡潮热,而后热焰鸱张,夜间,神昏谵语,循衣摸床。症已三候,遍服清营泄热的紫雪、至宝而无效,绕室无措,举家惶惶。后求助于章老,章老并不因为该生父亲知医而拒之门外,却尽心分析案情,指示用"大承气汤加七液丹"灌服,而获效。

-------------------------- **主要著作和论文** --------------------------

1. 主要著作

[1] 章巨膺.温热辨惑.上海:章巨膺医寓出版社,1933.

[2] 章巨膺.应用药物词典.上海:章巨膺医寓出版社,1934.

[3] 章巨膺.医林尚友录.上海:章巨膺医寓出版社,1934.

[4] 章巨膺.中医学修习题解.上海:商务印书馆,1947.

[5] 章巨膺.痧子新论.上海:商务印书馆,1949.

[6] 章巨膺.伤寒疗养论.上海:民友印刷公司,1949.

[7] 朱世增.章巨膺论伤寒.上海:上海中医药大学出版社,2009.

2. 主要论文

[1] 章巨膺.统一金元四家学派的矛盾.上海中医药杂志,1955,(7):39 - 41.

[2] 章巨膺,黄儒珍.中医历代名著简介.上海中医药杂志,1955,(11):25 - 30.

［3］　章巨膺,黄儒珍.中医历代名著简介(续).上海中医药杂志,1956,(3)：16-20.

［4］　章巨膺.第一讲第二讲伤寒论.上海中医药杂志,1956,(5)：3-8.

［5］　章巨膺,庞泮池.硝矾散治肝硬化腹水初步报告.上海中医药杂志,1956,(7)：33-36.

［6］　章巨膺,章沛时.中医舌诊之探讨.上海中医药杂志,1956,(12)：22-25.

［7］　程门雪,章巨膺.对"中医研究工作中几个问题"的商讨.中医杂志,1957,(6)：281-282.

［8］　章巨膺.统一伤寒温病学说的认识.上海中医药杂志,1959,(3)：4-9.

［9］　章巨膺.恽铁樵先生的学术经验介绍(摘要).中医杂志,1961,(4)：6-8.

［10］　章巨膺.恽氏医学学派简介.上海中医药杂志,1962,(1)：8-13.

［11］　章巨膺.学习各家学说.上海中医药杂志,1962,(11)：1-4.

［12］　章巨膺.咳嗽的辨证施治.上海中医药杂志,1963,(2)：1-4.

［13］　章巨膺,于尔辛.探讨《伤寒论》运用和发展《内经》的理论.江苏中医,1963,(10)：35.

［14］　章巨膺.怎样写医案.中医杂志,1964,(8)：39-43.

（楼绍来执笔）

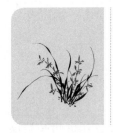

衷中参西两相融　辨经辨病互参用

——记㨰法推拿创始人丁季峰

　　丁季峰(1914～1998)，江苏扬州人，主任医师，㨰法推拿创始人。出生于江苏扬州一指禅推拿世家，其伯祖父丁凤山、父丁树山乃一指禅推拿名家。丁季峰幼承庭训，濡染家传一指禅推拿医术。父殁后，继续随堂兄丁鹤山习医。学成后于1936年在沪自设诊所开业行医。1958～1960年受聘于上海中医学院附属推拿学校、上海市推拿门诊部，担任教学、医疗工作。1960年正式调入上海市推拿门诊部(后为上海中医药大学附属岳阳中西医结合医院)工作，1979年任岳阳医院推拿科主任。曾先后担任《中国医学百科全书·推拿学》《中国医学百科全书·推拿学气功学》主编，著有《推拿大成》。曾任上海中医学院学位评定委员会针灸学科与推拿分会副主任、上海市高级科学技术专业干部技术职称评定委员

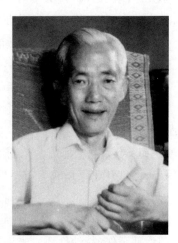

丁季峰照

会(中外、伤、推、针科)专业学科评审组成员、上海中医学院医疗事故鉴定委员会委员。1984年9月任全国老中医药专家学术经验继承工作指导老师、硕士研究生指导老师，1987年任《中国医学百科全书·中医学》特邀编委。首批推拿专业硕士研究生导师，上海市名中医，国家中医药管理局第一批全国老中医药专家学术经验继承工作指导老师。

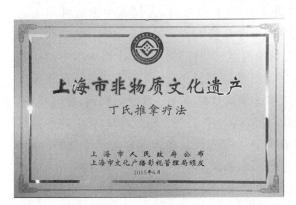

2015年丁氏推拿疗法列入上海市非物质文化遗产

　　丁老所创造的"㨰法"，已在国家级的医学辞书、全国及专业学规划中医教材论著中收录，并确定为医学院校学生学习推拿必须掌握的基本手法，丁季峰"㨰法推拿"的学术结论，已在全国推拿界普遍应用。

　　丁老在学术上注重继承中发扬，不墨守成规，倡导传统医学与现代医学结合。他在继承"一指禅推拿"的基础上，

创立"滚法推拿"学术流派,擅长治疗神经系统、运动系统疾病和软组织损伤。2015年丁氏推拿疗法列入第五批上海市非物质文化遗产代表性项目名录。

一、个人简历

1914年9月1日,祖籍江苏省江都县的丁老出生于杭州。1920年起,在杭州私塾读书。1925年底,随母亲移居上海。1929年,考入上海市育才公学。1931年,父丁树山病逝。丁伯玉代丁树山开业。丁老失去了读书和生活的主要经济来源,无法支付育才公学昂贵的学费,不得不中断学业。1931年1月起,丁老迁居至上海市山海关路延陵里5号堂兄丁鹤山医寓,拜师学习一指禅推拿,一直到1935年12月。1936年1月,丁老离开丁鹤山独立开业,推拿诊所设在上海市静安别墅125号。1939年,创造"滚法"。1945年《当代医家传略》附录刊登丁老《推拿医术原理简论——绪言》,首次记载了丁老创立的滚法,并称"著作不久即可印行"。《当代医家传略》还刊登广告"推拿医科丁季峰,主治疯瘫、筋络拘挛、脊髓痨、痛疯、神经麻痹、关节炎等症"。1948年,成为上海市中医师公会会员。1952年2~11月,在上海同德医学院第一届中医进修班进修,学习生理、解剖、病理等现代医学知识。1953年6~11月参加上海市卫生工作者协会高级医学进修讲座。1955年8月起,半天在上海市南京西路1754号长宁区第十联合诊所中医推拿科工作,半天继续私人推拿开业。1956年7~9月,丁老经上海市卫生局领导介绍,赴南京军事学院卫生处,任特聘医师(行政一级),担任军政高级首长治疗工作,得到学院卫生处处长的书面表彰。1958年7月起,接受上海市卫生局副局长曹国桢的指示,半天参加上海市中医推拿门诊部工作(特约性质),半天继续私人开业。同年9月,丁老兼任上海中医学院附属推拿学校教学工作,仍继续半天私人开业。1959年,在上海市推拿门诊部参与编写《推拿学》(1961年1月,人民卫生出版社出版)。同年,参与中央新闻纪录片《中医》的拍摄。1960年5月起,在原中共华东局书记魏文伯的劝导下,结束了另外半天的私人开业,全天在上海市中医推拿门诊部(岳阳中西医结合医院前身之一)和上海中医学院附属推拿学校,担任医疗和教学工作。1961年,经上海中医学院党委批准与何宗麟为结对师徒;同年,参加编写全国中医学院试用教材《中医推拿学讲义》(1961年8月,人民卫生出版社出版)。1973年9月起,担任上海中医学院第二期全国推拿师资训练班教师。1974年,编写讲稿《滚法推拿简介》和《滚法在操作过程中应注意的要点》。1975年,参与上海中医学院摄制的《中医推拿》的拍摄。1977年1月,转入岳阳医院推拿科工作,负责第二诊疗室相关工作;同年,致信上海中医学院党委,建议采取措施解决推拿事业后继乏人问题,拨乱反正,重建推拿学科。1978年11月起,任岳阳医院推拿科主任。1979年2月起,任上海中医学院学术委员会委员。同年4月,任上海市卫生局中医药人员学术鉴定委员会委员,主持1979年推拿中级医务人员晋升考试命题、评卷和学术评定工作。同年7月12~17日,出席并主持上海中医学院主办的"全国第一届推拿学术经验交流会"。会议论文"滚法推拿的临床应用"收入上海中医学院《推拿学术论文资料汇编》(1980年7月),正式提出"滚法推拿"学术流派。1980年12月,丁老晋升主任医师。1981年4月,任《中国医学百科全书·推拿学》分卷主编。1982年1月,丁老任上海中医学院学位评定委员会针灸学科与推拿分会副主任。同年3月,丁老任上海市高级科学技术专业干部技术职称评定委员会(中外伤推针)科专业学科评审组成员。1984年6月起,丁老任岳阳医院推拿科顾问。同年7月,丁老任上海中医学院高级技术职务评审组成员。9月丁老任学术经验继承师徒老师,带教严隽陶、倪宏德、朱振安等。10月丁老任上海中医学院专家委员会委员。1985年,丁老获上海市卫生局颁发的"从事中医工作五十年"奖状。5月丁老任上海中医学院医疗事故鉴定委员会委员。当年9月丁老任上海中医学院硕士研究生导师,招收推拿专业研究生沈国权。获上海中医学院"从事教师工作二十六年"荣誉证书。1987年10月主编的《中国医学百科全书·推拿学》分卷,由上海科技出版社出版。1988年指导的推拿硕士研究生沈国权毕业。1989年6月15日经民进上海市委批准,加入中国民主促进会。1990年12月起丁老担任国家中医药管理局第一批老中医药专家学术经验继承班指导老师,带教是有康;1991年2月5日举行了拜师仪式,并入选国务院颁布的第一批国家级名老中医。1991年9月丁老退休。1993年10月起,开始享受国务院政府特殊津贴。同年,带教的国家中医药管理局第一批老中医药专家学术经验继承班学员是有康毕业。1994年8月主编的《推拿大成》由河南科技出版社出版。1995年12月,被上海市卫生局授予"上海市名中医"。1996年,参加复旦大学与上海中医药大学合作承担的国家自然科学基金课题"中医推拿摆动类手法动力学分析"课题,在上海体育科学研究所(徐汇区吴兴路87号)拍摄㨰法科研录像。1998年10月22日,逝世于上海市徐汇区中心医院,享年84岁。

二、学术成就

(一)以经络理论结合解剖、生理、病理知识发展推拿

在中医药如何发展的问题上,历来有激烈的争论。丁老从自己家庭三代人从事推拿工作的经验教训中得出结论,发展推拿不能固守传统的理论和方法体系。早在20世纪40年代,丁老就身体力行,率先钻研现代医学理论,提出以经络理论结合解剖、生理、病理知识发展推拿的观点。参加中医学习西医培训班以后,这一思想又出现了飞跃,对手法作用的认识不再停留于"疏通经络,活血化瘀"的模糊认识,而能够进一步了解到它对损伤与疾病的哪一环节发挥影响,手法的目的性明确,针对性强,使推拿治疗效果显著上升。

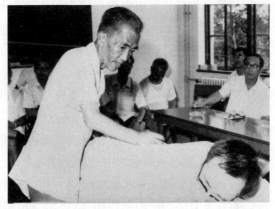

1979年在全国第一届推拿学术交流会时丁季峰演示手法

在推拿手法的认识上,丁老也反对将其披上神秘化的外衣。丁老认为,手法操作技能虽具有一定的艺术性,更是一种类似体操动作的可以度量的物理量,只是目前我们还不能充分描述。

（二）辨证论治结合辨经、辨病

疾病及损伤对人体产生的影响是复杂的、多方面的,认识疾病和损伤也必须从多角度出发,多视角观察。辨证论治、辨经论治和辨病论治就是从不同的角度观察和分析疾病,并采用不同的治疗手段,才能取得更满意的疗效。丁老在国内首先提出必须辨证、辨经结合辨病论治的观点。

辨证论治是把人体作为一个大系统来观察病因和人体抗病能力两方面斗争的结果,是中医理论体系的精髓。推拿作为中医学的分支,要采用辨证论治的原则,是不言而喻的。丁老对现实临床上采用同样的手法操作程序治疗同一种疾病的方法,尤其是急性期与恢复期、青少年与老年人患者采用同样的推拿治疗措施并不认同,认为这样把中医最具有灵性和优势的"辨证论治"原则完全抛弃了。如同为腰椎间盘突出者,急性期根性痛十分剧烈,保护性脊柱侧弯明显的为气滞血瘀型,当以手法根性减压为主,推拿时主要采用脊柱调整使神经根避让,松解手法不宜多作,并要严格卧床。中老年人的慢性腰椎间盘突出多为肝肾亏虚型,脊柱筋骨失养成为矛盾的主要方面,因而脊柱大幅度的斜扳法不宜多作,要将推拿手法治疗与脊柱功能性锻炼结合起来,才能取得稳定的治疗效果。

推拿治疗不同于药物治疗,主要依靠手法对穴位、皮部、经筋的刺激,产生经络感应,从而激发人体固有的调整和自愈能力来治疗疾病。治疗的效果,不仅与手法的种类、压力的大小有关,更与手法刺激部位的选择存在密切的相关性。故推拿治疗必须讲究辨经论治,仔细查询究竟病在何处,伤在何经,再遵循循经取穴的原则,选择最有效果的穴位和经筋进行刺激。如"腰背委中求"之言虽来自几百年的临床实践,但并非对所有的腰背痛都有良效,而只是对源自脊柱及脊柱附近的腰痛有很好的治疗作用,对于源自腰背两旁的腰痛并无确切的效果,治疗腰三横突综合征时,就应选择足少阳胆经为手法刺激重点穴位。

辨病论治首先要求疾病和损伤的正确诊断,这时由于诊断的正确与否将决定医生对该患者的认识,决定治疗方法的应用。如落枕和颈型颈椎病都有颈项疼痛、肌肉僵硬、颈部活动障碍的共同表现,但落枕患者颈部症状主要因持续肌肉痉挛而引发,治疗中只要彻底放松肌肉,阻断病理恶性循环环节,往往能单次手法治疗后即能取得良好的治疗效果。而颈型颈椎病颈部症状的产生主要源于椎间盘退变对椎窦神经末梢的刺激,放松肌肉只能取得暂时的症状缓解,不能达到满意的中期及远期治疗效果,故颈型颈椎病的推拿治疗时,还要采用拔伸、推扳等手法解决椎窦神经受刺激这一病理关键,且要经过一段时间的持续治疗,才能取得满意的中远期治疗效果。

辨病论治的第二要求是对于同一疾病或损伤,必须根据其病理特点,采用不同的手法。如肩关节周围炎的急性期、粘连期与功能恢复期擦法推拿治疗的原则、方法、操作步骤就不一样。肩周炎急性期属于渗出性炎症阶段,局部组织因炎性肿胀而处于激惹状态,质地也较正常组织脆弱,对手法的压力十分敏感。故推拿宜采用很轻柔的擦法、揉法为主,操作时间可稍长,以促使局部血循改善,炎症消散,肌肉放松,不采用肩关节被动运动操作。若局部采用压力较重的手法,或者配合关节被动运动操作,非但于事无补,反而可能引起局部炎症加剧,疼痛加重,病变更为难愈。到了粘连期,由于胶原纤维的增生而将关节囊及周围组织粘连在一起,限制了肱骨头的活动范围,必须分离粘连,一方面为骨头提供大的活动空间;另一方面也因解除了对神经、血管束的束缚而最终消除疼痛。擦法推拿在粘连期采用较重的擦法并配合肩关节各运动轴向上的被动运动操作,以逐渐分离粘连,伸展筋膜、肌腱、关节囊,恢复关节正常功能。

辨病论治还要求对每一具体的患者,要分析其病理特征,从而能为临床治疗时采用最合适的手法操作方案提供依据。如腰椎间盘突出症的基本病理改变是椎间盘组织向后突出,压迫神经根或马尾神经,但具体的突出机制有所差异。青年患者椎间盘一般尚未出现严重的退行性改变,椎间盘突出多因强大的外伤暴力使纤维环破裂,髓核在盘内高压下突出,神经根与突出物之间无粘连。对于此类患者,手法治疗的重点在于腰背后伸被动运动,使突出物在完整包膜随椎间盘内压力波动及形态变化的作用下,被牵拉回纳。还可辅以较大负荷的脊柱牵引,来拉宽椎间隙,降低盘内压,以利突出物回纳。中老年患者的椎间盘多已严重退变,髓核的突出多由纤维环结构自发破裂逐渐融合而成,与外伤之间的关系不明显,同时还存在椎骨骨质增生、黄韧带肥厚、椎管管径减小等变化,椎间盘内压变化对突出物体积大小并无明显的影响。故中老年患者推拿治疗时,手法的重点在于腰椎矫正手法,改变突出物与神经根之间的位置关系,使之脱离接触。慎用腰背后伸手法,以免由于后伸而将突出物挤向椎管,引起后关节过度后移及黄韧带皱缩,加重神经的损伤。

丁老治病,首诊重临床诊断的明确性,先要花费一定时间进行详细的体检,而不光依赖舌诊、脉诊和检查报告。疾病诊断明确后,予以辨证分型,选择治疗方案。然后再根据病变部位的差异,辨经施治,决定手法操作的重点穴位和关节。丁老对部分推拿医生一旦临诊,未详细询问患者及临床思辨,一上手就盲目推扳按揉的现象十分反感,认为这样做不是医生所为,而是把自己放在推拿"机器"的地位,迟早会出乱子。丁老认为,与其盲目推揉,不如多了解病情后再作针对性手法处理,所谓磨刀不误砍柴工,正此谓也。丁老尽管对初诊患者在诊断和临床思辨时多花费功夫,但由于手法对疾病的针对性很强,临床效率却非常高。丁老在私人开业时,日限定门诊人数 30 人,在当时是非常高的工作效率了。

（三）治病必求其本

推拿治疗是通过调整人体内在功能而防病治病的,具有多环节、多靶系统的特点。以擦法推拿擅长主治的软组织损伤来说,减轻或消除疼痛是临床主要着眼点。推拿手法可通过刺激穴位,提高人体痛阈来达到镇痛的目的,也可通过消除致痛环节来止痛。前者似"扬汤止沸",后者类"釜底抽薪"。丁老认为,为医者当循"治病必求其本"之古训,把消除病痛源头作为临床诊治的目标,头痛医头,脚痛医脚的机械诊疗虽然也能使症状逐渐缓解,但这一疗效并不能令患者满意,也不能形成医疗优势。只有通过对病源根本的探寻,尽可能直接消除病痛的本源，才能得到患者对疗效的满意，取得推拿疗效优势。丁老借用了曾流行的政治术语"多快好省"来比喻治病求本在临床上的价值。

三、医学贡献

丁老的学术思想和临床经验对推拿学科的发展有很大的影响，具体体现在以下几方面。

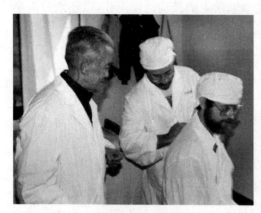

丁季峰指导外国学生

（一）手法贵精不宜多

丁老认为，手法使用贵精不宜多，应讲究实效，目的性明确，针对性强。根据临床需要，丁老选择㨰法作为肩、颈、腰背及四肢部操作的主治手法，揉法作为头面、胸胁部操作的主治手法，按法和搓法作为腰背四肢部操作的辅助手法，捻法作为手指、脚趾等小关节部位操作的辅助手法，拿法作为颈项细致部操作的辅助手法，并将关节被动手法操作与㨰法有机地结合起来操作，形成自己的特色。

（二）手法操作精细化

手法操作技能的高低，是决定推拿治疗效果主要因素。丁老非常重视手法的操作技能，认为手法虽能治病，但手法粗暴或应用不当，同样可加重患者病痛。丁老对于临床上有些医生不注意手法操作技能的提高，或强扳硬拉，或生揉死压，把患者整得哇哇叫的现象生恶痛绝，丁老认为推拿绝不是简单粗暴的治疗手段，而是一种高度技能性的治疗艺术，要求学生在上临床之前，㨰法刺激必须达到"刚柔相济"的程度。此外，丁老又认为，对于不同的个体、不同的部位和穴位、不同的疾病及阶段，推拿医师的手法力量、着力的点、关节运动的方向、引导关节运动的力量必须能随意精确地予以控制，从而达到"精细化的程度"。丁老常用"差之毫厘，失之千里"这一句成语来告诫自己学生在控制手法操作物理量时的重要性。

丁老同样重视关节被动运动手法的操作质量，提出关节被动运动的幅度与力量要恰到好处，中病即止，增一分则易伤及患者，差一分则效果不及。这种对关节被动运动恰到好处的控制能力只能通过长期的临床实践培养，医生在每次临床工作时，须集中注意力，仔细体会患者对手法操作的反应，并将此反应作为调整自己手法操作的依据，并对每次手法治疗的效果加以总结，达到提高精确控制手法操作的能力。

（三）㨰法操作与关节被动运动有机结合

丁老在临床上的另一显著特点是㨰法和关节被动运动操作的有机结合。丁老的治疗过程通常分为三个阶段,首先在病变部位周围运用擦法来缓解疼痛,放松肌肉,以利于后续手法的实施。然后医生的一手不停地以擦法继续刺激病变部位,另一手握持患者肢体远端,使之向某一特定方向作有控制的被动运动操作,以滑利关节,分离粘连,牵伸筋膜,理筋整复。最后仍以擦法在病变部位操作,以促使炎症消散,加强局部血循,消除关节被动运动操作过程中可能造成的组织损伤,利于机体修复。

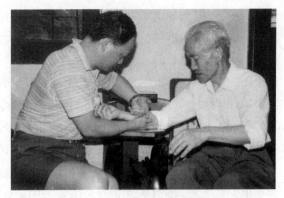

1992 年丁季峰带教是有康医师

擦法属于刺激性手法,擦法治疗效果的产生,有赖于患者自身经络系统的中介,需要一定的时间。关节被动运动属于矫正性手法或松动性手法,不需经络系统的调整即能通过手法本身的机械效应纠正骨关节的不正常位置,撕离软组织粘连,解除对神经、血管的压迫,取效于瞬间。但关节被动运动操作通常要超过关节的病理限制位才能发挥治疗作用,单独应用时常引起患者的严重疼痛。《医宗金鉴》云:"当先揉其筋,致令和软,再按其骨,徐徐合缝。"对刺激性手法和矫正性手法的配合,提出了合理的建议。但在一些慢性损伤和疾病中,由于病理变化错综复杂,即使先用刺激性手法部分缓解疼痛和肌紧张,在关节被动运动手法实施时,仍可引起剧烈疼痛,并影响关节被动运动的实施。丁老在实践中又进一步发展了《医宗金鉴》的思想,不仅在关节被动运动前应用刺激性手法,而且在关节被动运动的同时配合擦法操作,以转移患者对关节被动运动操作的注意力,缓解因关节运动超过病理限制位而导致的疼痛,避免肌肉反射性紧张,为关节被动运动操作创造有利的条件。关节被动运动操作的应用,也反过来弥补了擦法作用的不足,提高了临床治疗效果。

（四）关节运动为先

丁老擅长诊治的疾病谱中,以疼痛与关节运动障碍为两大主要症状。丁老从中医气血流动理论和现代医学运动控制理论中认识到,治疗这些疾病要抓住关节运动障碍这一基本环节,通过医生控制的关节被动运动和医生指导下的患者自主关节运动锻炼来取得满意的临床疗效。丁老认为,急性颈肩腰腿痛时,往往既有剧烈的疼痛,又有明显的运动障碍。推拿治疗的重点要放在关节运动功能的恢复上,即使患者仍然感到疼痛,只要关节功能障碍恢复正常,也是推拿治疗以产生良好效果的标志。如果患者关节运动障碍仍旧十分明显,即便患者诉说疼痛已经明显减轻,这种推拿镇痛的疗效也是不可靠的,往往会在两三个小时后出现疼痛反跳加重。

四、医德师德

丁老把原来以保健为主的"一指禅推拿流派"发展为"擦法推拿流派"之后,尤其注重于临床治疗,因此制定了适应证及禁忌证,改变了原先为了经济利益对患者来者不拒的状况,根据疾病规律进行分析鉴别,适合推拿治疗的留下做推拿治疗,属于禁忌证的则予以拒绝。由此,在以后的临床实践中取得了显著的效果而得到社会的肯定,也体现出一个临床医师的高尚医德。20世纪90年代,丁老目睹社会上不少理发师、浴室内服务员、不学无术的江湖术士等,不花大力气进行学习和锻炼,凭借以掌或指自由活动的普通按摩操作,跑公园、进宾馆、游马路,到东到西谋取钱财,有的还以推拿治病为幌子,利用虚假浮夸、弄虚作假的不良手段来欺骗患者,导致了人民群众对推拿产生了较深的鄙薄观念。丁老对当时推拿医疗的现状感到十分担忧,痛彻地认识到严格进行推拿医务人员自身建设,提高他们的素质,特别是树立为人民服务的职业道德教育已到了刻不容缓的地步。希望一些推拿医务人员自觉地改进上述存在于临床操作中的种种问题,以严谨的医疗态度来消除一般普通按摩对正常推拿医疗秩序的冲击,为振兴推拿医疗事业扫除障碍。

作为一名传统的中医从业者,丁老在传授技术上体现了崇高的师德。中华人民共和国成立前,学习技艺有个"传子不传婿"的说法。用现代话来说,这独创的技艺是专利,一般是不外传的。丁老的滚法推拿起初是个人单干。自20世纪60年代进入推拿学校后,丁老把独创的"滚法推拿"毫无保留地传授给广大学生。到20世纪70年代后期,丁老先后接待了法国、美国、日本、黎巴嫩、巴西、意大利等国外宾,并任"滚法推拿"的课堂教学及临床实习的指导工作,使这些外宾回国后在临床应用中疗效肯定而得到赞扬。但是丁老在传授"滚法推拿"的过程中还是有他自己的观点。是有康回忆中谈到,丁老经常对学生说:"宝剑赠武士,脂粉送佳丽"。也就是说传授技艺要选对象的,不是随便什么人来学习都是全盘托给他,而要观察学习者在学习中是否能认真刻苦地按手法的操作要领去规范地练习手法,并且在临床上也能按操作规范去进行治疗。把推拿作为事业,能为之终生奋斗的人,丁老才能毫无保留地传授给他。丁老在传承滚法推拿的过程中,既有普及又有提高。其普及即课堂教学,其提高即在普及的学生中寻找能按其所教内容去规范进行练习及治疗的学生,并能领会其意图,在临床中实践和总结的作为其继承人进行传授。所以丁老常把自己的设想告诉给学生,然后由学生按他的设想去选择病种,并按他的治疗方法去进行实践和探索。所以丁老每次到门诊时都要对这些研究的患者亲自作检查,然后做出分析,指导进一步治疗的方法,如哪些部位作重点治疗,配合作什么被动运动,最后指导患者回家后怎样作自主性功能锻炼,以提高和巩固疗效。通过这样的实践进行总结,从而使滚法推拿得到了新的发展。

丁老其他的一些学生也常常回忆丁老教学时的细节。戴俭国回忆道:丁老没有通常"祖师爷们"的"做派";更没有所谓的"推拿大师们"的"傲气"。慈目善颜、平易近人。待人和蔼可亲,授业尽心尽责,虽不擅言辞,但讲课与谈心时却言简意深,深入浅出,少有虚套之词,多含真情实意。记得丁老在传授滚法的一个多月时日里,他老人家对滚法操作的每个环节都亲自演示,反复为学生纠正错误,并不厌其烦地讲解,不辞辛劳地一遍遍示范。这种一丝不苟、认真负责的教学精神,对于一个年近花甲且又罹患较重气管炎的老人来说,是何等的可贵!戴俭国记得在一次讲课时,谈及如何学好、练好滚法时,丁老强调:"掌握要领，根据要求，认真操作，坚持苦练，反复实践，熟能生巧，这就是功到自然成。"这一席话，使戴俭国茅塞顿开，也成为戴俭国四十多年来从事推拿手法教学中始终坚持的原则。还有一次，丁老在谈及如何学好手法时，说道："坚持练功是基础，肢体放松、关节灵活是根本，呼吸沉稳、顺其自然是关键。切记不可做作，不能笨拙，不可僵硬，更不能一味模仿，要多思多问，用心体会，才能长进，才会创新。"尽管当时不能尽知其意，但这一席话对戴俭国震动和启迪很大，随着时间的流逝，阅历的增加，教学与临床经验的积累，戴俭国渐渐明白："丁老是要告诉我们，在练功的基础上，顺其自然是克服手法僵硬的有效方法；关节灵活是解决手法笨拙的钥匙；肢体放松、呼吸沉稳是寻求手法深透力的法宝，把三者结合起来，融为一体，即可使手法达到真正传统意义上的上乘手法。"揉法，乃至所有推拿手法，必然是："在自然灵活中求均匀柔和；在放松沉稳中得持久深透。"最好的手法在操作和应用中应该是："不刻意发力则反而有力，力能透达，越刻意发力则反而无力，力滞浅表"。"看似无力胜有力"才是手法的最高境界。

付国兵回忆道，30年前，也就是参加推拿临床工作一年之后，借着卫生部举办全国高等院校推拿师资进修班的机会，他终于来到上海跟随丁老近距离接触学习，一年的耳濡目染，以丁老为首包括俞大方、曹仁发、严隽陶等众多名师言传身教，为日后自己在专业道路上的全面成熟奠定了更为坚实的基础。在技术上丁老倾囊相授，作为推拿手法中最具技巧性的手法，揉法和一指禅推法的操作需要长时间的练习，而好老师的指点则能让学习过程更加顺畅。无疑，丁老就是一位好老师，基于自身对于推拿手法以致推拿学科的认识高度，丁老的讲解是全方位而细致的，从发力的源泉，发力方式，手型，手法的固定点与作用面的异同等，都做出极其深入浅出却又详尽的解释。在手法演示的时候，不仅对单个的手法进行演示，还对单个手法在不同部位操作时，医者所站位置、医者站姿与手法操作的相关变化等情况进行讲解，同时让一众后学末进相互体会手法的感觉，最后老师亲自在每一个学生身上操作最为标准的手法，让学生体会其中的差异等。如果曾经作为学生的角度，不能体会丁老的苦心与对晚辈后学的提携爱护，那么直至自己作为老师，需要指导学生之后才更加深刻地感受到，原来，要真正教好学生，老师一定要比学生更加辛苦。丁老在技术上毫无保留，同时在临证对待病患的态度与方式上，他也潜移默化感染着周遭的每一个人。丁老时常告诉学生们，作为一个医生不但要治病，更不能忘记病的载体——"人"。在工作中必须做到严肃认真，细致耐心。一方面，由于疾病的复杂性与医疗手段的滞后性，医者出现误诊误治的概率本来就比较高，要在诊察、诊断及治疗过程中尽可能少出差错，只有谨慎认真；另一方面，作为自然属性与社会属性结合的人，患者对于医者以及所采取的治疗手段的信任，也将会是促进疾病康复的重要方面。也即是说，对待诊疗过程，不只要关注患者的自然属性，也要关注患者的社会属性，这也是现代医学模式由"生物医学模式"向"生物-心理-社会模式"转变的必然要求，更是贯穿整个中医发展史始终的内在品质。丁老在传授技术知识的同时，也传授给学生以医德。丁老对于推拿学术的热爱与追求，竭力解除患者病痛的决心与勇气，发扬一指禅推法流派，创立揉法推拿流派的精神，始终如明灯般激励并指引着后辈一路向前。

1. 主要著作

〔1〕 丁季峰.擦法推拿的临床应用.推拿学术论文资料汇编,1979.

〔2〕 丁季峰.中国医学百科全书·推拿学.上海：上海科学技术出版社,1987.

〔3〕 丁季峰,林雅古.中国医学百科全书·推拿学气功学.上海：上海科学技术出版社,1992.

〔4〕 丁季峰.推拿大成.郑州：河南科学技术出版社,1994.

2. 主要论文

〔1〕 丁季峰.擦法推拿.推拿医学,1984,(2)：1-2.

〔2〕 朱振安.丁氏擦法推拿流派学术思想初探.山东中医杂志,1985,(6)：35-37.

〔3〕 沈国权.丁季峰与擦法推拿.上海中医药杂志,1989,(1)：30-31.

〔4〕 丁季峰.为振兴推拿医疗事业扫除障碍.中华全国中医学会推拿学会第二次学术交流会论文汇编(广西南宁),1990.

〔5〕 周信文,金卫东,朱樑,等.丁氏擦法推拿不同频率、力度和作用时间对血液动力学影响的实验观察.上海中医药杂志,1998,(6)：42-44.

〔6〕 李映东,是有康.擦法推拿流派的临床辨证施治特色.上海中医药大学学报,2003,(4)：30-31.

〔7〕 苏霄乐,翁文水,罗晓英.丁季峰擦法配合被动运动治疗神经根型颈椎病疗效观察.光明中医,2013,(5)：896-897.

〔8〕 赵毅.推拿名家丁季峰与擦法的创立——纪念丁季峰先生诞辰一百周年.中医药文化,2014,(6)：18-21.

（付国兵　戴俭国　孙武权执笔,沈国权　是有康　赵毅供稿）

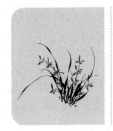

百年沧桑铸医魂　开拓耕耘照丹心

——记皮肤病名家石光海

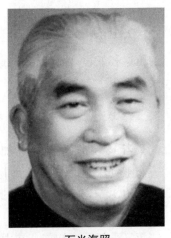

石光海(1915～2002)，别名溶清，台湾宜兰人。1941年毕业于日本东京昭和医科大学。1941～1945年在上海吴淞路随日本驹屋银治教授从事临床研究工作。1945～1946年在上海南京西路开业行医。1946～1949年在北京王府井大街开业行医。1949～1956年在上海重庆南路开业行医。1956～1994年任第十人民医院、曙光医院皮肤科主任。曾任上海台湾民主自治同盟盟员、上海市台联会第一届副会长、第二、第三、第四届名誉会长。上海市第五届政协委员、上海市第八、第九届人大代表，上海中医药大学专家委员会委员，终身教授，享局级待遇离休干部。

石光海照

20世纪60年代石老首创的酒渣鼻划痕术疗法达到国内外先进水平，荣获上海市卫生局重大科研成果奖。20世纪70年代石老领衔的"江西、云南、贵州、上海知青皮肤病的调查研究"科研课题获全国医药科学大会表彰。在酒渣鼻手术疗法的基础上，他孜孜不倦、继续努力，在鼻赘手术治疗方面取得了重大突破，并于1984年荣获国家卫生部科技成果乙等奖。在国内外杂志发表20余篇论文。

石老是海内外有影响的老一辈著名的爱国人士，长期以来为祖国的和平统一事业做了大量工作。

石老从日本昭和医科大学毕业后回祖国，石老长期从事皮肤病临床和皮肤整形外科，运用中西医结合方法对系统性红斑狼疮的治疗做了大量的研究工作，以他的爱国心履行了医生治病救人的职责。

一、出生祖国宝岛，负笈海外求学

（一）童年生活艰辛

石老于1915年11月出生在台湾省台北县宜兰市，祖籍中国福建。祖父石丰泰是个药材商,父亲石霜湖虽然从祖父那里也分到一部分土地,当他六岁时,由于家庭经济困难,父亲把土地全部卖了,远走他乡。母亲黄金锭是一个没有受过教育的老式妇女,生活全靠母亲劳动拼得的微薄收入来维持。

石老7岁进台湾宜兰市小学学习。13岁时,石老考进了宜南农业专科学校,他当时并不愿意读农业,可是当地只有这样一个中等学校,如果要上普通中学,就得离开家乡,到几百里以外的台北市去,这当然是母亲经济能力所做不到的。

日本殖民主义者对台湾实施法西斯统治。在政治上,他们不让台湾人民有丝毫的政治地位和权力。当时在台湾,除了当开业医师以外,大学毕业就等于是失业。在经济上,殖民主义者实行专卖政策,每年都要有好几亿元流入日本国库。在教育上,差别待遇就更是十分突出了。中等学校一般都是只收日本人,很少收台湾学生,至于高等学校那更是让寥寥几个台湾人在里面求学,以点缀点缀门面。

石老的童年就是在这样一个黑暗的环境里度过的,他亲身感受到了日本帝国主义者的压迫和奴役,因此从童年起,反抗帝国主义的心愿在他幼小的心灵中就已经很强烈的滋长着。

(二)少年上海求学

当15岁时,父亲从新加坡到上海开业,母亲就叫石老一起跟着去上海。于是,石老第一次来到了上海。可是到上海后,石老遇到了许多困难,由于小学教育受的是日语教育,不懂中文,不会讲上海式普通话,在上海上学的第一个学期,由于老师讲课听不懂,课本看不懂,因此到学期结束时,一点也考不出来。后来利用暑假两个月,集中力量补习中文,第二年又重新再念初三。初中毕业后,他考入了上海中学的商科。当时石老家庭经济已经十分困难,自己估计无力再上大学,准备在上海中学商科毕业后,到海关、银行或邮局去当职员,以维持生活。但是在商科学习了一年,觉得自己的个性完全不适合于这个专业,讨厌学算盘和会计,决心将来要学工或医。于是他就转入光华大学附中普通科学习。

在上海求学将近5年。每当学期开学时,石老的学费、住宿费和膳费就一项也交不出来,为了这件事,学校还曾几次要开除他,经石老向校长苦苦哀求后,才免于受到开除处分。当时石老正是处于发育时期,可是经常吃不饱穿不暖,有时一顿只能吃碗阳春面,一条被头盖了好几年,破洞很多,也无力更换。

(三)日本潜心学医

1936年3月初,石老中学毕业后,就到日本去学医。那时他认为中国医学落后,国内也没有什么好的医学院校,觉得要学医就非得到当时医学先进的日本去不可。姐姐靠缝制衣服来供他在日本学医,为了供养他念大学,与未婚夫约定5年之后等他大学毕业了再结婚。因为石老在台湾已经受过日本教育,所以不再需要像其他的留日学生那样先得学习日文。在4月初他就考入东京昭和医科大学。在东京求学的5年期间,由于姐姐的帮助,才顺利地完成了他的大学学业。

1936年,石老在东京一个基督教牧师的家里认识了他的爱人李燕燕,经过两三年的交往,1939年他们在东京结了婚。

1937年,卢沟桥事变爆发后,中日关系日益紧张,很大一部分学生回国了,因为石老出身于台湾,当时台湾人都作为日本籍,所以台湾出身的学生全部留在东京念书。日本帝国主义对台湾学生是十分提防的,害怕他们有抗日的思想和行动。他有时放假从上海回到学校时,一在神户下船就有便衣警察跟着他,一直跟他上火车。在东京求学的5年期间,石老也经常受到特务警察的盘查,有时还叫他到警察总局特高科(即特务机构)去,查问他的社会关系及有否参加什么地下活动。

1939年学校发生了一件很不幸的事。有三个台湾籍的学生因为在一篇刊登在学校校友杂志上的文章中隐约提到了一些反对日本侵略中国的词句,而遭到日本东京警察局逮捕。过了三四个月才把他们释放出来,但是这三个人不久以后都身患结核病而死亡了。当时同学们对此事都觉得颇为奇怪。直到抗日战争胜利后,通过日本的揭发,石老才知道,日本特务警察经常用细菌来迫害爱国的中国青年和思想进步的日本青年,这使他万分愤怒。

1941年石老大学毕业,本来准备再在日本研究几年,完成博士论文后再回国,但是因为他的姐姐为了供养他念大学,曾与他的未婚夫约定5年之后等他大学毕业了再结婚。现在他大学毕业了,他不愿意再耽误姐姐的婚姻,于是他决定回国。

(四)医业动荡艰难

1941年石老回到了上海。正好那时在上海有一个长崎医科大学皮肤科教授驹屋银治博士在上海吴淞路331弄11号驹屋皮肤科医院开业。于是他就在他的医院里一面工作,一面继续学习。前后共工作了5年,石老的皮肤科知识是驹屋银治教授一手培养起来的。

1946年2月,石老在北京东城甘雨胡同15号租了两间房屋,并在那里开业。由于业务发展的迅速,石老于当年年底就在北京东城大院胡同二道栅栏又开设一门诊部,同年四月,他在天津渤海大楼八楼也开设了一个光海整容医院。1948年在北京前门开办石光海整容诊所,在上海开设石光海美容诊所。

在20世纪40年代,皮肤科医生开展外科手术并不多见,石老是我国皮肤美容外科的先驱者之一。李世荣等在《中华医学美学美容杂志》发表的《中国整形美容的发展历程》论述了石老在当时著有《整容外科概说》,书中记载了整容常识,并内附施术照片百帧,但此书成书年代、出版社资料已经流失。只能从整容广告得知。当时石老的主要工作除了治疗皮肤病、性病之外,还开始了做面部的整形手术,主要包括先天性梅毒鼻部的后遗症、战争年代军人面部的瘢痕、外伤后眼部大小不对称等,开展了重睑、隆鼻、磨削等13种整容手术。当年手术治疗前后的照片至今仍有部分保存。

1946～1949年,石老夫人李燕燕聘请了一位家庭教师梅克(又名梅相穹)教她国语,她与他们接触了三四年,到北京解放后,才知道她是一位地下党员。在几年的相处中,他们只知道她是一位思想很进步的人,通过她,他们对共产党有了一个很肤浅的认识。

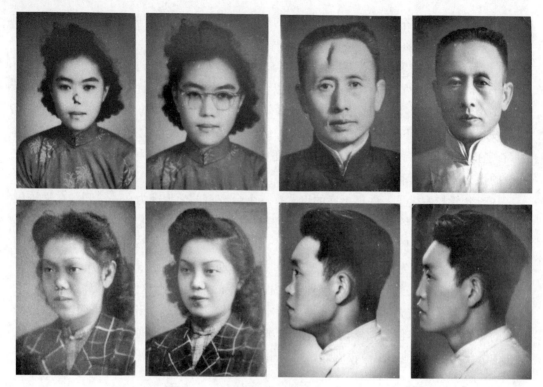

整容手术前后照片

（五）进入医疗单位工作

1950 年春石老去香港，想另找出路。但是不久以后，石老就接到了爱人从上海的来信，告诉他上海卫生局有通告，在 10 月以前，如石老不在上海行医，那就不能在上海领取开业执照。石老经过一番尖锐的思想斗争，是长期在香港，还是回到上海？最后石老决定回到上海。回到上海后，心情也比较安定，在 1952 年三反、五反运动后，上海出现了空前的大繁荣，石老的业务也有了新的发展。

从 1956 年初，石老有了参加公立医院工作的愿望。早在 1952 年，石老的爱人和弟弟都已先后参加了公立医院工作。这时正好周总理又提出了关于解决知识分子问题的政策，卫生局的领导同志又向他们做了动员报告。在 1956 年 7 月，石老参加了第十人民医院的工作，8 月又兼第一劳工医院的工作。在此以前，1954 年初石老还曾担任过上海市立肺结核病防治院（现上海市肺科医院）的皮肤科顾问，1954～1955 年，石老担任铁道部上海铁路卫生学校（后改为铁道医学院）皮肤课程的教学工作，1956 年 9 月以后，石老还兼任上海卫生学校（后改为上海医专）的皮肤课程教学工作。石老自 1956 年 7 月开始在第十人民医院（曙光医院的前身之一）任皮肤科主任直至退休。

（六）创建曙光医院皮肤科

曙光医院皮肤科成立于 1956 年。在当时，国内其他中医院校附属医院，只设有中医外科,皮肤病患者去中医外科就诊。即使是现在,不少中医院的皮肤科还是中医外科下属的二级科室。唯独曙光医院从建院至今,一直保持中医外科和皮肤科相对独立的传统。这与石老当时在国内皮肤科学界的地位及其贡献不无关系。曙光皮肤科作为全国首家中医医院皮肤科,为我国中医皮肤科早期的学科建设做出了重要贡献。曙光医院徐菱、徐昌泰、杨希镳、孙世道等多名全国知名皮肤科专家曾受石老指导,包括上海中医药大学前任院长陆德铭,上海市名中医、龙华医院皮肤

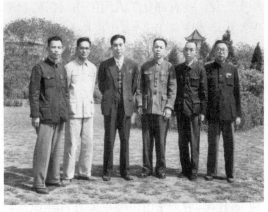

曙光医院副院长李广友、董基康与石光海等
6 人于 20 世纪 60 年代合影

科马绍尧等都曾接受过石老的亲授。上海中医药大学附属龙华医院、岳阳中西医结合医院皮肤科的创建与兴旺都和石老为他们打下的根基有关。石老在曙光医院皮肤科的 46 年工作中,为兄弟医院培养了许多名进修医师,这些医师回去后成为当地的皮肤科骨干或学科带头人,多名知名皮肤科专家在全国或省市级医学会、中医学会或中西结合学会担任领导职务。石老是上海皮肤科学界的老前辈,在 20 世纪 50 年代就力荐要发展中医皮肤科学,充分体现了石老的远见卓识。尽管当时曙光医院皮肤科几位医师都是西医院校毕业的,但石老始终把开展中西医结合作为科室的一个发展方向,他亲自带头自学中医,并请当时曙光中医外科的夏少农、中医内科的张伯臾两位老中医来科室指导,在石老的带动下,皮肤科积极尝试对湿疹、银屑病、系统性红斑狼疮等疾病的中西医结合治疗的探索研究,研制开发了大量的颇见成效的院内制剂。石老用中药治疗胃肠型荨麻疹的疗效特别显著,部分患者甚至优于西医激素治疗,还开发了中药提取液的静脉点滴治疗湿疹、皮炎。这些特色明显的中医治疗方法成为我们今天皮肤科的诊疗基础。为培养年轻一代,1991 年石老推荐青年医生张慧敏赴日本长崎大学攻读皮肤科博士学位。

(七)举办全国首届皮肤外科学术会议

20 世纪 50 年代,那时候的皮肤科医师是不动刀的,皮肤科主要用药物治疗。石老教授领衔的皮肤科在全国范围内首先开展了皮肤外科的工作,内容包含手术治疗酒渣鼻、鼻赘、腋臭,各种皮肤良性、恶性肿瘤。在石老的带领下,开展皮肤外科手术是科室医生的基本技能,都要受到严格的培训。上海乃至全国到曙光医院参观学习手术治疗酒渣鼻、腋臭的医生不计其数,使这类手术得以普及,造福广大患者。20 世纪 60 年代又更上一层楼,在皮肤外科的基础上向皮肤美容领域迈进,积极开展重睑、象牙隆鼻、眼袋修复等皮肤美容手术。在当时,普通群众是不做美容手术的,服务对象主要来自电影、戏剧界人士。常常有导演带着演员来就诊。更难能可贵的是当时做酒渣鼻手术的划痕刀是由石老亲自设计的,隆鼻手术的填充物亦是石老根据不同患者的鼻部情况亲自加工的,真是集医生与技

师于一身。还有部分工人因工伤后需要整形修复找上门来的。石老发扬人梯精神,毫无保留地培养中青年医生,传授技术。1982～1985年先后派送中青年医生去上海市第九人民医院整形外科和温州医学院附属医院皮肤科专科学习进修。

上海曙光医院皮肤科的皮肤外科特色经过石老开创性的工作,影响逐渐走向全国,走向国外。石老曾经受邀到上海华山医院皮肤科,演示酒渣鼻的手术方法,讲解手术要领。1983年在第82届日本皮肤科学会总会上,石老应邀作了"鼻赘(第三度酒渣)的新手术疗法"的特别演讲[石光海,鼻瘤(第三度酒さ)の新しい手術療法,日本皮膚科学会雑誌1983(13):1375],受到好评。1985年受当时华山医院皮肤科主任康克非、方丽的邀请,曙光医院皮肤科派遣了杨希镶、曾秋妹两位医生前往开展皮肤外科工作,带教青年医生孙翔、黄桂琴,后来华山医院皮肤外科在此基础上得到了发展。1986年10月6日,石老联络第二军医大学附属长海医院皮肤科王高松教授,召开了全国首届皮肤外科学术交流会议,到会代表共500多人。石老在大会做了鼻赘手术治疗的主旨报告,引起全体代表极大的反响。一个月后,一个美国皮肤科医师代表团来上海参观访问,石老应邀向来宾介绍了他的皮肤外科手术成果,外宾们十分惊讶。随后,石老和科室成员在世界皮肤科年会及第三届东方美容国际会议等会议上,以及通过学术期刊向世界各国的皮肤科同仁介绍鼻赘手术疗法[石光海,中華人民共和国における皮膚科学の現況,皮膚科の臨床,28(7):677-685,1986]。1993年,在石光海、徐菱及徐昌泰三位教授的指导下,杨希镶副教授(当时)将石老的外科经验整理成题为《划破法治疗酒渣鼻1071例疗效分析》发表在实用美容整形外科杂志1993年创刊号上,介绍了该方法的有效性。在石老和华山医院邱丙森教授的指导下,潘祥龙医生对其划痕术不易形成瘢痕的创伤修复机制进行了病理组织学研究,相关文章发表在《上海医学》杂志上。

"当前皮肤外科及皮肤美容已是皮肤科学内的一个组成部分,我们可以毫不夸张地说这方面石老无愧是中国的开拓者。"由马振友等主编,北京科学技术出版社出版的《中国皮肤科学史》一书,如此评价石老。

二、学术贡献卓著,社会活动活跃

(一)酒渣鼻的治疗

石老长期从事皮肤性病和皮肤外科工作。酒渣鼻的外科治疗是一重点项目,酒渣鼻患者很多,鼻子发红、增大肥厚,不仅仅是影响美观的问题,在社会上也受人误解歧视,药物效果不太理想。酒渣鼻手术的难点就是容易形成瘢痕,石老对此进行了大胆的创新,研发了特殊的手术刀。经过长时间的反复改良,终于开发成功了酒渣鼻的手术方法,并于1958年获得了上海市的科技奖。在此基础上,石老孜孜不倦,辛勤耕耘20余年,又在鼻赘的手术治疗上取得重大突破,并在1984年获得了卫生部的乙级科学进步技术奖。这在当时是曙光医院获得的最高级别的科技成果奖,这一技术达到国内外领先水平,多次在国内国际会议报告,获得同行的一致好评。手术方法也被编入到多种中西医皮肤科教材中,成为现今酒渣鼻鼻赘的首选治疗方法。

（二）毛囊蠕形螨感染与酒渣鼻发病的相互关系研究

在手术治疗酒渣鼻及鼻赘取得成功的同时，石老进一步对酒渣鼻的发病机制作进一步的探讨，特别是毛囊蠕形螨与酒渣鼻发病的相互关系的研究。当时某些学者认为毛囊蠕形螨是酒渣鼻的罪魁祸首。事实上，中国人群中相当多的健康者的面部也有毛囊蠕形螨的寄生，于是在1983～1984年间，石老与当时的上海市第一医学院寄生虫教研室主任徐荫祺教授等合作，指导上海医科大学研究生杨黎青（后任上海中医学院寄生虫病学教授）专攻蠕形螨的研究，调查了大量的健康人群以及酒渣鼻患者，通过流行病学统计数据说明毛囊蠕形螨是一个条件致病性病原体。感染后是否发病取决于虫体的数量以及患者的免

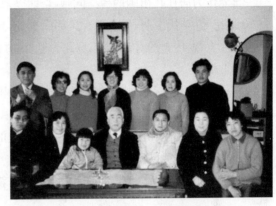

1984年科室同事在石光海家中合影

疫状态等多种因素。该项题为《人体蠕形螨感染的研究》一文获1985年上海市教育卫生科技进步二等奖。

（三）皮肤颚口虫病的研究

石老早年拜长崎大学驹屋银治教授门下学习皮肤病学。皮肤颚口虫病的发现是石老一生难以忘怀的事件。当时的上海，流行一种叫"长江浮肿"（扬子江浮肿）的怪病，该病表现为体表部位游走性的浮肿，原因不明，那时的主流观点认为是一种变态反应性疾病，但缺乏有效药物的治疗。石老在驹屋银治教授的指导下，作了大量的病理切片，也没有得到明确的原因。后来石老只能从临床上认真观察皮疹的形态与皮疹的进展来寻找线索。他发现，皮疹会沿着一定的方向移动，以往的病理切片都是在肿块部位切片，有可能此时病原体已移动到正常皮肤。他打破常规大胆选择皮疹前方的正常部位做了活检，终于发现了病因——寄生虫。他把这种病理组织寄到了长崎大学，在皮肤科北村包彦教授与寄生虫学专家的共同努力下，鉴定了该寄生虫的种属（Gnathostoma spinigerum）。并在市售黑鱼（Ophicephalus argus Cantar）体内也发现了同一种虫体。证明食用有该寄生虫的黑鱼后，猫狗动物也可发生同样皮肤包块。最终使蔓延在上海的"长江浮肿病"即皮肤颚口虫病得以控制。这项研究获得了1964年日本的野口英世奖（以世界著名的微生物学家野口英世命名的医学奖）。

（四）皮肤病的流行病学调查

20世纪70年代"江西、云南、贵州、上海知青皮肤病的调查研究"科研课题获全国医

药科学大会表彰。

此外,还运用中西医结合方法对系统性红斑狼疮、银屑病、湿疹等皮肤病做了大量的研究工作,创制了多种皮肤科内服外用制剂。

(五)社会活动

石老作为居住在祖国的台湾同胞,长期以来为祖国的和平统一事业做了大量工作,特别是 20 世纪 80 年代中期,受中央有关部门委托,亲自率团往返美国、日本,20 世纪 90 年代初又亲走台湾,宣传党的对台方针,联络台胞、海外侨胞之间的感情,为祖国的统一大业做出了应有的贡献。

石老是海内外有影响的老一辈著名的爱国人士,虽然“文革”中受到不公正的待遇,但他对共产党的信念始终不渝,坚定地拥护中国共产党的领导。虽然年逾八旬,石老仍关心祖国统一大业和医院的中医药卫生事业的发展,向医院捐资 10 万人民币,设立“光华科研奖励基金”,鼓励曙光医院在科研工作中做出贡献的中青年医师,鼓励他们更好地为祖国中医药事业的发展作出贡献。曾获上海市归国华侨联合会颁发的爱国奉献奖。

三、无私提携后人,精心培育弟子

张慧敏撰写《追思和缅怀——师恩重如山》,用日语刊登于 2003 年第 21 期长崎大学皮肤科同门会志《绊》。原文如下:“在我的人生中或许再也没有人比石光海老师对我影响这般大了。石老是上海中医药大学皮肤科的终身教授,是我一生敬仰的老师。恩师如父,他字字句句的教诲在我的心中回响,化为热血,变成行动,铸造成了现在的我。2002 年 10 月 13 日,石光海老师因脑梗死长期卧床,最后伴发了肺部感染,驾鹤西去。失去老师的悲痛,使我内心一片空白,无论用什么样的语言也无法表达此时的心情。在此,回忆老师生前的音容笑貌,以永久铭记老师的谆谆教诲。”

(一)与老师的初次见面

1985 年 8 月的一天,23 岁的张慧敏在参加完上海中医药大学的毕业典礼后,得到了一纸留言,上面写着“石光海教授想约你谈谈”。张慧敏怀着忐忑不安的心情,敲开了石老的家门。在见到面的那一刻,石老边一字一字认真地确认名字,边从头到脚地打量着张慧敏,然后就说了一句:“你啊,确实是一个男孩子,看见你本人,我就放心了。”说完开怀大笑,把手伸向了他。见他一头雾水,石老解释说:“我正在寻找优秀的皮肤科接班人,打算把他推荐到国外留学。我把自己的设想告知了大学方面,想从今年的毕业生中挑选优秀的学生。看了你的相关资料,大家对你的评价很好,只是慧敏这个名字看上去像个女孩子,我想万一把你搞错了就不好了,所以把你叫到我家里来看看”。听了这句话后,张慧敏也忍不住笑了起来,最初的紧张心情随之云飞雾散了。获得老师的好评,虽心里高兴,但是要他做皮肤科医生,而且到国外留学,一下子没有心理准备。石老仿佛看透了他的心思,把他带到摆满了许多医学书籍的书房里,对他说:"你比较一下,内科、外科、皮肤科的书籍,哪一本最薄呢,你看是不是皮肤科呢?所以我当初选择了皮肤科,你认为如何?"石老以学术严谨,对学生要求严格而著称,现在竟然从他的口中说出了像是从学生嘴里的话,充满了人情味,一下子拉近了距离。因此,心中下了要成为他的学生的决定。

石老知道了张慧敏的决定后,非常开心。带他一起外出用餐,石老当时担任上海市政协委员,因此把他带到了上海市政协餐厅。用餐期间,石老对他的家庭、父母兄妹,以及学生时代的学习情况询问得很仔细。甚至还问起了他学生时代的恋爱情况,石老告诫张慧敏作为一个刚毕业的年轻医生,最初的 5 年是掌握业务的最重要时期,希望他把精力集中在业务方面。下班以后要认真学习英语和日语。这些话语就像是一位父亲对儿子语重心长地告诫。

(二)临床医生一定要学会做科研

皮肤颚口虫病的发现是石老一生难以忘怀的事件。当时的上海,流行一种叫"长江浮肿"(扬子江浮肿)的怪病,原因不明,石老通过临床表现的仔细观察,大胆提出可能是一种寄生虫的感染。石老在驹屋银治教授的指导下,打破常规大胆选择皮疹前方的正常部位做了活检,通过与寄生虫学的专家合作研究,在病理组织中找到了寄生虫,鉴定了种属,并且通过调查寻找到了中间宿主,更进一步在动物身上进行了验证,最终使蔓延在上海的"长江浮肿病"即皮肤颚口虫病得以控制。因此石老对于患者的临床表现极其重视,他告诫年轻医生,要勤用耳朵、眼睛、手,耐心地听,认真地看,仔细地触摸。对疾病的病因研究始终充满了热情。石老对张慧敏说,临床医生本事再大,救人也只能一个个地救,假使你活到 100 岁,被你抢救的患者也是数得过来的。但如果带着研究者的心去上临床,发现了病因,研究出了治疗方法,那么将造福无数的患者。因此,好医生一定是个会做研究的医生。石老给张慧敏的第一份研究工作是皮肤毛囊虫感染与酒渣鼻的发病关系。

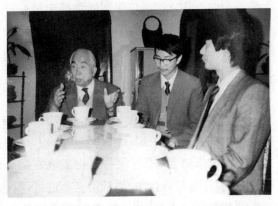

1987 年,石光海家中,石光海(左)、日本长崎大学医师(右),张慧敏(中)

(三)要谦虚做人,努力学习中医的临床经验

石老对于具有几千年经验积淀的中医药甚为重视。为此,特请老中医来共同查房,也开设了中医专门的门诊。凡是老中医门诊一定要青年医生去抄方,做好笔记。张慧敏尽管毕业于中医院校,但有时仍然会对老中医说的话存在困惑。比如说对于食欲不振,腹部

饱满的患者,老中医有时喜欢嘱咐患者在煮药时加入新鲜的葱管,当询问葱管的作用机制时,老中医则回答"葱管中空,故而通气"。学生深感困惑,认为不科学。石老听说这件事情后严厉地训斥道:"老中医讲的是经验谈,即使99句的话讲错了,只要1句讲对,一年365天,你就可以学到很多条宝贵经验,你们可以终身受用"。并告诫学生不可自以为是,要谦虚做人。

(四)学习先进技术,学成后开展中医研究

1987年长崎大学皮肤科的吉田彦太郎教授、野中熏雄、大神太郎、渡边雅久先生一行因参加中日皮肤科学会而抵达上海。在石老的家中,石老把张慧敏推荐给了长崎大学的教授和医生们。此次见面,石老向吉田教授拜托了张慧敏去留学这件事情。石老对张慧敏说:"把你送到欧美还是日本去留学,我心中一直犹豫不决。中国皮肤科医生基本是欧美留学为主,我认为中日同属于黄色人种,对黄色人种中特有的皮肤病,日本研究较多,在这方面相比于欧美,中日皮肤科学者间一定会有更多的共同语言。还有,日本有使用汉方医学的历史传统,对草药的研究比较多,这对将来回国研究中医将会起到帮助。最重要的,是与长崎大学有缘分,我的老师曾是长崎大学皮肤科教授。现在的吉田教授在研究变态反应方面世界闻名。因此,我决定让你去日本长崎大学留学。"

1991年1月,通过吉田教授的推荐,张慧敏作为日本文部省的国费留学生实现了自己的留学梦想。那年,石老已经从曙光医院退休,居住日本并在茨城县北茨城市行医。石老经常给远在长崎县留学的张慧敏打电话、写信,对张慧敏到日本后的生活学习,给予了无微不至的关怀。这些信张慧敏都像宝贝一样永久地保存,即使在今天读来都仍能感到阵阵暖流。1992年张慧敏在日本变态反应学会上做了平生第一次的学术报告,石老得知后非常的高兴,再三邀请张慧敏去他居住的城市。在他的家里,张慧敏和石老共同生活居住了一周,至今历历在目,记忆犹新。

此后数年,石老移居去了美国,张慧敏暂时没有联系到石老。2000年的夏天,在石老上海的家中见了石老一面。2002年6月听说石老患了脑梗死,张慧敏急速请假回到上海,陪伴在老师身边一周。老师显得消瘦,但思维却仍然敏捷。在病床边,张慧敏把留日几年来的成果向老师作了汇报。把发表在国外期刊上的论文,获得的奖状及登载了张慧敏事迹的日本《每日新闻》报纸给老师过目,石老非常的开心,他说:"社会上普遍认为留学欧美要比留学日本好,我认为把你派到日本留学,非常正确。回日本以后,一定请你转告吉田教授,告诉他我非常感谢他把你培养得这样好。"临别的时候,张慧敏告诉老师年底还会回来看望他的。张慧敏坚信,石老一定会战胜病魔,心中祈祷他早日康复。不曾想到,此次见面,竟成了他们最后的相见。

"一定要回到皮肤科来,把你学到的最新研究方法运用到中医,从中药当中寻找新的治疗药物"。这是石老留给张慧敏的最后的话语,每每想起石老说过的话及回想起石老慈父般的身影,作为一个长期受到慈父般关爱的弟子,张慧敏忍不住热泪盈眶。

主要著作和论文

1. 主要著作

［1］ 王侠生.杨国亮皮肤病学·酒渣鼻和鼻赘切割疗法.上海：上海科技出版社,2006.

［2］ 李世荣.中国整形美容的发展历程.中华医学美学美容杂志,2013,19(4)：317 - 320.

［3］ 马振友,张建中,郑怀林.中国皮肤科学史.北京：北京科学技术出版社,2015.

2. 主要论文

［1］ 北村包彦.长江浮肿(颚口虫症)研究の回顾.皮膚科の臨床,1965,7(3)：189 - 192.

［2］ 石光海.鼻瘤(第三度酒さ)の新しい手術療法。日本皮膚科学会雑誌,1983,93(13)：1375.

［3］ 刘承煌,石光海.木村病.国外医学·皮肤病学分册,1985,4：200 - 202.

［4］ 石光海.中華人民共和国における皮膚科学の现况.皮膚科の臨床,1986,28(7)：677 - 685.

［5］ 石光海.酒渣鼻的病理组织学研究.中华皮肤科杂志,1988,21(6)：366 - 367.

［6］ 潘祥龙,丁铁钢,邱丙森.鼻赘型酒渣鼻皮损内浸润细胞免疫组织化学表现型的观察.上海医学,1991,5：300 - 301.

［7］ 石光海.划破法治疗酒渣鼻 1071 例疗效分析.中国美容整形外科杂志,1993,1(1)：38 - 40.

［8］ 杨希镱.中国皮肤外科学的创始人之一：石光海教授.皮肤科时讯,2005,13(6)：33.

（张慧敏执笔　曙光医院皮肤科供图）

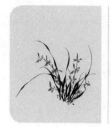

专精覃思儿科学　杏林春暖千万家

——记中医儿科名家朱大年

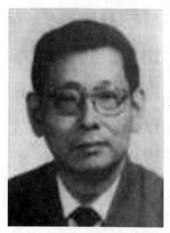

朱大年照

朱大年(1938～2004),江苏苏州人。教授、主任医师。1962年毕业于上海中医学院中医系,大学毕业后即任龙华医院医师、儿科教研室主任、儿科主任;1984～1990年7月任龙华医院院长;1990年10月调入上海中医学院任图书馆馆长,兼中医文献研究所所长。曾任上海市中医药学会儿科分会主任委员,中国中医药学会儿科专业委员会常务理事,上海市中医药学会常务理事及顾问,上海中医儿科学会主任委员。是上海中医界儿科学术带头人之一。1988年,朱老获得全国首届医院优秀院长称号。上海市第六、第七、第八、第九届政协委员。

1984～1990年7月任龙华医院院长,主持医院行政工作。正值任院长期间,医院开始改革,各项工作进入新的发展时期,并处于试行院长负责制的阶段,朱老坚持中医办院方向,充分利用龙华医院人才济济、名老中医汇集的有利条件,不断发挥中医各学科、流派学术专长,着眼人才培养,组织落实梯队结构,采取种种措施继承和发扬名老中医的学术思想和丰富的临床经验,促进了中医特色专科的建立、发展,形成了不少特色诊疗项目,医院取得了较明显的社会效益和经济效益。

曾主编多部儿科学教材与题库,著作有《中医学多选题题库·中医儿科分册》《实用中医儿科手册》《历代本草精华丛书》《现代中医药应用与研究大系(儿科)》《中医儿科学》《上海市住院医师培养指导丛书——中医儿科学》,任全国规划教材《中医儿科学》副主编,还撰写了科普著作《进补要诀》《进补问答》《抗衰壮阳与进补》《一百天学中医儿科》等,对中医儿科学建设发展作出贡献。在全国儿科界具有一定的学术地位。

朱老长期从事中医儿科临床与教学工作,擅长治疗小儿哮喘、慢性肺炎、反复呼吸道感染,营养不良、肾病、癫痫、病毒性心肌炎等,对儿科疑难病症积累了丰富的诊治经验。

一、专精覃思，大医精诚

朱老出生于江苏苏州的一户普通人家。1944 年进入苏州市清微小学就读，1950 年毕业进入苏州第一中学初中，1953 年顺利完成初中学业，进入苏州第四中学高中。完成了高中学业之后，正值中华人民共和国初建不久，百废待兴，在党和政府的正确领导下，中医事业重新焕发了生机，抱着救死扶伤的宏大志向和对中医学的浓厚兴趣，1956 年朱老考入上海中医学院系统学习中医，经过 6 年兢兢业业的学习。1962 年作为该校成立以来的第一届毕业生，朱老进入上海中医学院附属龙华医院儿科工作，担任住院医师。当时龙华医院的儿科由老中医徐伯远教授负责科室工作，徐仲才教授担任业务指导（徐伯远、徐仲才均为上海中医儿科名家徐小圃之后），由于发扬了传统中医治疗方法和广泛开展中西医结合治疗疾病，日门诊量达 150 人次。诊治的病种有支气管哮喘、肺炎、口疮、婴儿腹泻、疳证、急性肾炎、肾病、风湿热、癫痫等，及高热惊厥、小儿乙脑、昏迷等危重病症。面对这些繁杂的病种，面对各不相同的患儿，扎实的中医功底必不可少，朱老专研古籍经方，熟读《伤寒论》《小儿药证直诀》《金匮要略》等经典中医著作，虚心学习名老中医的经验。

由于小儿"肺常不足""脾常不足"，所以呼吸道疾病和消化道疾病在儿童疾病中最为常见。对于常见的支气管哮喘、肺炎、口疮、小儿疳证等疾病更是总结出自己的学术特色。

（一）"防治"控哮喘

支气管哮喘是儿童常见的变态反应性疾病。朱老认为，儿童支气管哮喘急性发作时，不仅要掌握寒热的区分，还应注意寒热并见，虚实兼夹案例的处理。在具体用药时，既要抓住主方，但又要注意兼施并理，这样才能取得较好的效果。治疗上，由于哮喘的主要病理因素是"痰"，因此，急性发作时，必须重视化痰药的运用。痰液得化，症状亦能随之减轻或消退，痰去则咳喘自宁。急性期控制发作后，预防哮喘再发是很重要的环节，在治疗上要着重培补脾肾。不宜过于强调某一疗法，应有计划地为患儿作好全年治疗安排。在临床上采取三种措施，即冬季服中药，春秋季穴位注射，夏季敷贴疗法。许多患儿经综合治疗，哮喘均见症状减轻、发作减少，有些则连续几年未发。龙华医院是上海最早开设冬病夏治小儿敷贴的医院，采用离子导入法，当时每年治疗总人次为 200～300 人左右。冬病夏治穴位敷贴沿用至今，由于治疗效果明显，每年慕名而来的患儿逐年增多。除此之外，他还强调，为保证中药治喘效果，掌握好服药时间也很重要。因哮喘有发作于夜间、白天、昼夜或清晨不同，故服药时间亦应根据发作的具体情况而定。全日发作不休者，可将二剂药同煎后，于一昼夜内分 4～5 次分服；发于午夜者，一剂药一半白天服，另一半临睡前服；发于白天者，一剂药煎头、二汁分 2 次服；发于清晨者，隔夜煎好，次晨 3～4 点时服头汁，二汁于白天服。

（二）肺炎抓"肺闭"

肺炎是小儿常见的呼吸道疾病，一年四季均可发病，尤以冬春寒冷季节及气候骤变时更为多见,2岁以下婴幼儿发病率最高。朱老根据临床辨证施治,随症加减,还结合个别单味药的药理研究所显示的主要抑菌作用的不同,择"菌"而选。如金银花、连翘、紫花地丁、蒲公英、鱼腥草、野荞麦等,有抗葡萄球菌的作用;而连翘、黄连、紫花地丁、一枝黄花等可抗肺炎双球菌;大青叶、野菊花、夏枯草、青黛等可抗肺炎杆菌;板蓝根、紫草、赤芍药、荆芥、射干等可抗病毒。小儿肺炎的病机以邪侵肺卫,引起肺气闭塞为主。肺司呼吸,主一身之气。其正常的生理功能,以下降为顺,上升为逆,一旦肺闭,就会出现咳逆、气促、鼻扇、痰呼、涕泪均无等症,这也是肺炎和一般支气管炎在病机和症状上不同之处。因此,朱老在辨证时牢牢抓住"肺闭"这一病机,在治疗上则处处顾及"开闭"这一措施。即使出现气滞血瘀或正气虚亏,仍须把"开闭"放在首位考虑。只有当"肺闭"好转,气血瘀滞才能改善,而肺之肃降有权,邪气有了疏泄之机,正气才不会继续受到损耗。对于先后天不足、体质虚弱的小儿,则强调防病于未然,必须注意平时经常的调理,以增强患儿抗病能力,减少肺炎的发生。

（三）合理择用"吹口药"

口疮是常见的口腔黏膜疾病,3～4岁小儿易发生。治疗口疮,中医药效果良好,除内服汤药,还有配合吹口药外用的疗法。临床上用治口疮的吹口药有锡类散、珠黄散、青黛散、青吹口散等。由于这些吹口药中,多数含有冰片、薄荷之类芳香中药,涂在疮面上,清凉舒适,能减轻局部疼痛,深受患者欢迎。朱老认为,这些吹口药虽都能治疗口疮,但它们组成不同,药效也有差别,因此不能认为"大同小异"就可以随意选用。例如锡类散清热解毒及祛腐生新作用比较强,消肿止痛作用中等,用后有轻微疼痛感;青黛散有很强的清热解毒作用,而祛腐生新及消肿止痛中等,用后无疼痛感,创面有假膜物覆盖,一般不作首选药物使用;珠黄散化腐生肌作用较强,清热解毒一般,无明显消肿止痛作用,用后无痛感;青吹口散有较强的清热解毒、消肿止痛左右,用后微痛,药力弱于青黛散。临床使用时,必须根据它们的药性和功效,结合口腔溃疡程度、创面情况等,合理选择运用。

（四）针刺"四缝"治疳证

疳证是小儿常见的慢性营养障碍性疾病,多因喂养不当或多种疾病影响,使脾胃受损,气液耗伤而发病,此病尤其多见于2～3岁以内的婴幼儿。该病在20世纪60年代多见,朱老治疗疳证,去除病因同时,不忘补充养营。但使营养物质能为患儿接纳,必须开胃口和促进消化吸收。在治疗疳证的过程中,主要掌握三个环节,即针刺四缝,内服中药和忌口。朱老与儿科林莲梅医师曾用中药加针刺治愈了1 000多例患儿,一般1～2周病情好转,1～2个疗程痊愈。临床有人研究证明,刺四缝有改善小儿消化功能的作用。针刺后可使胃蛋白酶活性升高,肠中胰蛋白酶、胰淀粉酶、胰脂肪酶的含量增加,从而促进消化与吸收。现任儿科姜之炎主任回忆,当年他为小儿开方配合针刺四缝,而动作快、准,半日门诊数以半百。针药并进属治疗措施,而忌口则为饮食调节中的一个重要环节,必须忌食坚硬、粗糙的食物、油炸和油腻的食物、过香的食物如葱、姜、麻油。

(五) 善用温药治难病

徐小圃和徐仲才两父子在中医儿科领域有独特建树,他们认为,人体为阳气为本,故当注重扶阳。他们提出:"阳气在生理状态下是全身的动力,在病理状态下又是抗病的主力,在儿科中尤为重要"。作为徐氏儿科的第四代传人,朱老总结徐仲才用温药治疗风湿热的经验,体会到对热痹必须仔细辨证,不能笼统地认为热痹属热,当用寒治,还必须分清病期之早晚,寒热之侧重,从而确定寒温治法孰主孰辅。过早运用大剂量清凉之剂治疗热痹,常反有遏邪之弊。

朱老运用温肾利水法治疗小儿鞘膜积液,此法有别于一般书籍上主张的疏肝理气方法治疗。朱老认为小儿鞘膜积液,在肝与肾两者间,辨证论治之重点应当在肾。因为阴囊及睾丸均属肾之外窍,又肾主水液,肾之气阳虚亏,即不能温运水液,气化不利,寒湿积滞阴囊,即为"水疝"。此法符合"益火之源,以消阴翳"理论。朱老予济生肾气丸9克(包煎),嫌其温阳之药量不足,处方中除重复用桂枝、茯苓、泽泻外,还加入鹿角霜、仙茅、仙灵脾等温肾壮阳之品,从而促进了鞘膜积液的吸收。

(六) 科研重在与临床结合

在朱老的带领下,龙华医院儿科的各位医师共同合作研制龙华医院自制制剂。如具有温肺平喘功效的"寒喘丸",此为一种含砒(砷)的治喘成药,能阻止或减轻支气管哮喘发作。又如"镇平丸",用于控制支气管哮喘急性发作,一般用1~2天,哮喘基本缓解,即应停用,不宜久服。"镇平片"对寒喘或热喘均有控制发作的功效,可单独吞,也可与汤剂合用。"治喘固本糖浆"则用于冬季长服,以培补脾肾,增强机体御邪能力,减少哮喘发病。"疳积调理糖浆"或"疳积散"则可用于疳积辨证分型用药后4周,配合针刺,以巩固疗效。

除此之外,朱老还与科室其他医师合作做了些初期的临床研究,如参与传统验方"参贝北瓜膏"的临床验证;又如龙华医院儿科自行拟订中药"智力糖浆"治疗轻微脑功能障碍综合征的临床疗效评价等,这些都为龙华儿科以后的科研之路做了铺垫,同时也提高了科室的学术平台。

朱老在全国各类医学杂志发表几十篇论文,曾撰写《健脾化湿法治疗新生儿黄疸》《对祖国医学养学说的探讨》《五味消毒饮加减治疗小儿痰毒》等20多篇论文。

(七) 治疗儿疾,药食并用

小儿大多不愿服药,给药困难,而中药的一大特点就是药食同源。除了在诊疗过程中给患者开药,朱老还会指导家长从饮食方面进行调整。如风寒泻,可用生姜2片、红枣5枚煎汤,加少许细盐给服;湿热泻以淡绿茶汤加少许细盐;伤食泻用焦山楂9克、焦六曲9克煎汤,加少许细盐;脾虚泻用扁豆9克、乌梅4.5克煎汤,加少许细盐喂服。婴幼儿疳证,可用红枣粥、莲子粥,健运辅中;年龄较大的患儿则可配合食用麦片粥、大麦粉糊等,以养胃扶正。

二、传道授业,谆谆教导

朱老热心中医教学事业,曾任上海中医学院儿科教研室主任多年。1960年儿科刚建立,就开始承担临床教学工作。当时由龙华医院、曙光医院两所附院儿科临床教师联合组成原上海中医学院儿科教研组。20世纪60~70年代中期,朱老以承担原上海中医学院本科生、大专生等的临床见习、实习带教为重点。1977年恢复高考以后,龙华医院儿科教研组(室)不仅承担上海中医药大学本科生《中医儿科学》课堂教学,还承担夜大学生、大专生等的《中医儿科学》教学任务。朱老的教学风格风趣、易懂,深受学生们的喜爱。作为教研组(室)的主任的他在教学工作中,传、帮、带,培养了一批年轻教师,使他们在教学工作中能独当一面,共同为培养新时期的中医大学生而努力。在朱老的带领下,不断进行教学改革,使教学质量步步提高。

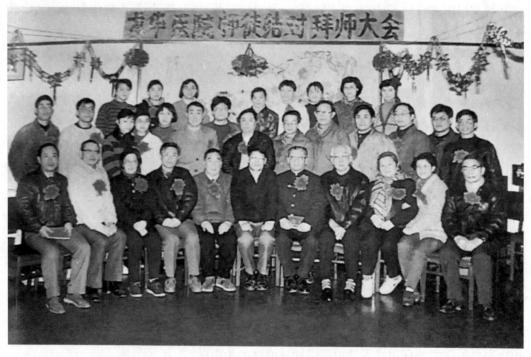

龙华医院师徒结对拜师大会

朱老重视临床实习带教工作,每月都会安排教学查房、专题小讲课、案例讨论,以此来拓宽学生的知识面及诊治疾病的思路,掌握更多的儿科常见病的治疗方法。朱老常常会和学生交流学习上的心得,教导学生:"儿科医生需要更多的耐心和责任心,只有在临床上多听、多看、多练,一步一个脚印,踏踏实实走好每一步,在学习上求上进,在医术上求上精,才能成为一个合格的儿科医生"。朱老还指导本科毕业生完成毕业论文,"轮椅上的天使"陈海新毕业论文《活血化瘀在小儿肺炎中的运用》的指导老师正是朱老。在龙华医院

师徒结对中,朱老与肖臻、林丽两位住院医师结对,继承发扬中医学术。而这两位当年的住院医师,现在也已成为中医儿科界的骨干力量。肖臻主任医师,现为上海中医药大学附属龙华医院院长,中华中医药学会儿科专业委员会副主任委员,上海市中医药学会儿科分会委员,上海市中医药学会中西医结合儿科分会委员。林丽(林外丽),现为上海市中医医院的副主任医师。

朱老曾主编多部儿科学教材与题库,参加 20 多部专著编写。在编写《中医儿科学》一书中关于儿科临床上有关中药的用量时,他根据自己多年的临床实践经验,拟定出一个比例用量。新生儿一般是成人用量的 1/6 左右,药性平和的药物用量也可稍为增大;乳儿为成人的 1/3 至 1/2;幼儿及幼童可为成人的 2/3 或接近成人量;学龄期儿童可用成人量。这种用法得到了当时中医儿科界的认可,编入教材中,一直沿用至现在。除此之外,朱老还主编《中医学多选题题库·儿科分册》《实用中医儿科手册》等 8 部专著,任全国规划教材《中医儿科学》副主编,对中医儿科学建设发展做出贡献。

三、继承发扬,改革创新

朱老于 1984 年 5 月～1990 年 7 月担任龙华医院院长,主持医院行政工作。他在职期间,正值医院开始改革,各项工作进入新的发展时期,并处于试行院长负责制的阶段。

(一)重视中医人才

朱老坚持中医办院的方向,充分利用龙华医院人才济济、名中医汇集的有利条件,发挥中医各学科、流派学术专长,着眼于人才培养,组织落实梯队建设,采取师徒结对等多项措施,继承和发扬名老中医的学术思想和临床经验,提拔了一批批年轻有为的中医人才,促进了中医特色专科的建立与发展,形成了许多特色诊疗项目。他团结中医、西医、中西医结合三支队伍,为中医药事业奋斗。

(二)科学管理医院

朱老在主持医院行政工作中运用科学的管理方法,引进竞争机制,对劳动人事分配制度进行改革,增强了医院内部的活力,调动了全院职工的积极性,使龙华医院的医疗、教学、科研及管理工作有很大的起色,取得了明显的社会效益和经济效益。

六年里,医院 3 次被评为上海市卫生局、上海中医药大学级文明单位和表扬单位,连续 3 次被评为上海市爱国卫生先进单位,并获全国中医院临床学优秀奖等。1988 年,朱老获得全国首届医院优秀院长称号。

1986 年 8 月 12 日,是立秋以来最热的一天,时任上海市市长的江泽民同志和市委常委陈铁迪等领导同志冒着酷暑来到了龙华医院,慰问奋战在医疗第一线的医务人员,朱老陪同江泽民市长看望正在急诊观察室治疗的患者,并向江市长介绍了医院的情况。

四、精编文选，福泽杏林

1990年7月，卸下龙华医院院长职务的朱老，担任起了上海中医药大学图书馆馆长的职务。长期的辛劳，虽然使身体出现了点微恙，但在他任职期间，仍然努力推进各项工作。1994年完成上海中医药大学图书馆的扩建工程，使图书馆的使用面积从2 000平方米增加到4 000平方米，改善了图书馆的服务条件；同年，在朱老的关心支持下，图书馆正式建立文献检索教研室，并编写修订了中医文献检索教材；朱老还着手图书馆计算机管理系统的建设，引进丹诚管理软件，编制中医图书目录数据，为图书馆自动化管理打下良好的基础。这些看似平凡普通的举措，却造福了上海中医药大学的莘莘学子，为他们创造了更好的环境，给他们求知探索之路带来了便利。朱老组织并参与中医古籍的整理研究工作，《中国医籍大辞典》《中国医学大成续编》与《历代本草精华丛书》《皇汉医学丛书》等著作都饱含着他的心血，为振兴中医事业，做出了重要的贡献。

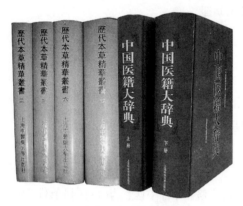

已出版的部分中医古籍

朱老胸怀坦荡，热爱中医，朱老的一生，是踏踏实实从事医教研的一生，是认认真真为人民服务的一生。朱老在医院建设与医疗实践上的奉献，将永远造福于广大患者，朱老在图书馆建设中做出的贡献，将永远庇荫着无数的读者，朱老在教学工作、教材建设上的成就，将永远激发学生的思维，激励我们完成他未竟的事业。

主要著作和论文

1. 主要著作

［1］黄宣能，朱大年，马贵同.进补要诀.上海：上海科学技术出版社，1981.

［2］朱大年.中医学多选题题库(中医儿科分册).太原：山西科学技术出版社，1986.

［3］黄宣能，朱大年，马贵同.进补问答.上海：上海科技出版社，1988.

［4］朱大年，黄宣能，张骏.抗衰壮阳与进补.上海：上海科技教育出版社，1990.

［5］朱大年.实用中医儿科手册.上海：上海科技教育出版社，1993.

［6］朱大年.历代本草精华丛书.上海：上海中医药大学出版社，1994.

［7］朱大年.现代中医药应用与研究大系(儿科).上海：上海中医药大学出版社，1995.

［8］朱大年.中医儿科学.上海：上海科技教育出版社，1995.

［9］朱大年.上海市住院医师培养指导丛书——中医儿科学.上海：上海科技教育出版社，1996.

［10］朱大年，肖臻.一百天学中医儿科.上海：上海科学技术出版社，1999.

2. 主要论文

［1］朱大年.治验烂乳蛾1例.上海中医药杂志，1965，(11)：27.

［2］　徐仲才,瞿秀华,朱大年,等.治疗100例小儿支气管哮喘的临床分析和体会.上海中医药杂志,1965,(10)：5-8.

［3］　朱大年.痫症治验1例.上海中医药杂志,1965,(12)：25.

［4］　朱大年.试论小儿的中药用量.上海中医药杂志,1980,(8)：29-30.

［5］　朱大年.温肾利水治疗小儿鞘膜积液.上海中医药杂志,1981,(8)：21.

［6］　朱大年.益气养阴治疗小儿地图舌的临床体会.辽宁中医杂志,1981,(9)：29-30.

［7］　朱大年.浅谈小儿惊风的证治.上海中医药杂志,1981,(10)：22-24.

［8］　朱大年.泻心汤加味治疗急性溃疡性口腔炎.上海中医药杂志,1982,(4)：20-21.

［9］　朱大年.健脾化湿法治疗新生儿黄疸.辽宁中医杂志,1982,(6)：31-32.

［10］　朱大年.外用吹口药治疗小儿口疮.中成药研究,1982,(8)：41-42.

［11］　瞿秀华,苏华,朱大年,等.中药智力糖浆治疗100例小儿轻微脑功能障碍综合征.上海中医药杂志,1982,(10)：28-29.

［12］　朱大年.急性溃疡性口腔炎的辨证论治体会.辽宁中医杂志,1982,(12)：36-37.

［13］　朱大年.小儿肺炎的病名探讨及证治体会.辽宁中医杂志,1983,(5)：14-16.

［14］　朱大年.浅谈祖国医学的胎养学说.上海中医药杂志,1983,(6)：25-26.

［15］　朱大年.温经活血法治疗小儿风湿热.山东中医杂志,1983,(6)：18-19.

［16］　朱大年.下虫丸加减治疗小儿蛔虫病.上海中医药杂志,1984,(1)：32.

［17］　朱大年.儿童支气管哮喘的证治体会.辽宁中医杂志,1984,(2)：15-19.

［18］　朱大年.五味消毒饮加减治疗小儿痄腮.上海中医药杂志,1984,(6)：30.

［19］　朱大年.儿科应用平胃散的经验体会.上海中医药杂志,1984,5(10)：25-26.

［20］　朱大年.小儿口糜验案.新中医,1984,(12)：15.

［21］　朱大年.浅谈小儿疳证的辨证与治疗.辽宁中医杂志,1984,(12)：44-45.

［22］　朱大年.浅谈小儿疳证的辨证与治疗(续完).辽宁中医杂志,1985,(1)：39-41.

［23］　朱大年.《伤寒论》证候辨析.上海中医药杂志,1986,(4)：39-41.

［24］　朱大年.小儿泄泻和疳证的饮食疗法.上海中医药杂志,1986,(6)：48.

［25］　朱大年.小儿口疮与口糜的证治.上海中医药杂志,1990,(5)：22-24.

［26］　朱大年.口疮的外治法.中医外治杂志,1991,试刊号：29-30,39.

（姜之炎　李晓执笔）

中医儿科传承人　革故鼎新术业精

——记中医儿科名家朱瑞群

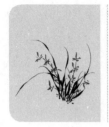

朱瑞群照

朱瑞群(1920～2006)，江苏吴县人。自 1954 年起历任上海市立第十一人民医院儿科医生、上海中医学院中医儿科教研组教师兼曙光医院儿科医师、曙光医院儿科副主任、上海中医学院儿科教研组副主任、上海曙光医院中医儿科副主任医师、主任医师。1987 年受聘上海中医学院教授。1995 年获"上海市名中医"称号。2001 年被聘为上海中医药大学专家委员会委员，曙光医院终身教授。

朱老从事中医及中西医结合儿科学教学及临床工作几十年，在工作与思想上坚持"中医为主、患者至上"的理念。1955 年开始采用敷贴疗法防治哮喘，着重其机制研究，取得较好的临床疗效，五十余年来从未间歇，受到广大患者欢迎。其著作有《中医儿科临床手册》《儿童食疗》《小儿常见病的饮食疗法》，门人编著《朱瑞群儿科经验集》。他发明的中药复方驱虫剂"驱虫粉""蛲虫散"为全国中医教材会议审定《中医儿科学讲义》所采用，并被 1979 年 3 月出版的《简明中医辞典》(试用本)收录。他的一生为中医儿科学和小儿血液病学的临床及教学事业做出了重要的贡献。

朱老善治小儿疾病，认为小儿为"稚阴稚阳"之体，"脾常不足""肾气虚""肺常不足"，因而要重视调补脾肾，益肺固表。指出肺病治疗用药宜轻，应多选用质软味薄；脾胃病宜疏理气机，顺其自然，因势利导，疏其土气，适其营养，轻风细雨以助成长。

一、出身世家，立志从医

朱老于 1920 年 11 月 18 日诞生于江苏省吴县洞庭东山，即现在江苏省苏州市洞庭东山绿化村四组。出生后不久其母陆淑贤逝世，即来到上海淡水路朱衣里 1 号父亲朱少坡身边，其父朱少坡先生乃沪上名医，父亲朱少坡(1877～1930)在 20 世纪 20 年代初曾创上海神州医药总会,并出任会长(当时任会长的还有顾渭川先生,徐小圃先生任副会长)。祖上四代行医,皆以内科、儿科擅长,朱老自幼即跟随父亲左右,耳濡目染,深深地被这神奇浩瀚的医学所吸引。1929年12月,其父亲朱少坡仙逝,时年朱老方9岁,只叹父亲英年早逝,未得亲授其子,但先生承袭祖业之心已定。1939年,19岁的朱老高中毕业,如愿以偿地考取了新中国医学院。4年寒窗,朱老苦读医经,勤奋实践,尚未毕业即拜师于海派中医徐氏儿科创始人徐小圃先生门下,深得徐先生之真谛,成为海派徐氏儿科第一代嫡系传承弟子。1943年大学毕业继续从师学技。1944年3年满师后,便开始了兢兢业业悬壶济世的生涯。朱老由于仁爱细致的医德和妙手回春的医术,很快名声鹊起。1951年响应号召,与大师兄王玉润先生在上海杨浦区长阳路万寿堂国药号内联合应诊。1954年应上海市卫生局聘请,参加市立第十一人民医院(曙光医院前身之一)工作,任中医儿科医师。1958年曾参加为期一年的师资进修班学习。1959年始执教于上海中医学院。1980年任上海中医学院教研室副主任、上海中医学院附属曙光医院中医儿科副主任、硕士生导师。1995年被评为上海市名中医,曙光医院终身教授。

二、仁心仁术,崇古通变

朱老为人谦和,对孩子有一种特有的关爱,在诊疗的过程中是特别的耐心和细致,一声询问,一个动作,乃至一个眼神,都展现出一名中医专家独具的知识底蕴和医德情操,朱老一丝不苟的精神和慈祥和蔼的神态,给患者留下深刻的印象。朱老终身行医过程中贯穿着医学人文精神,"医乃仁术""大医精诚",数千年的中医发展中形成的医德内容,融化于朱老的日常诊疗活动中,朱老给患者送去温暖和希望。在"医学离患者越来越远,医患关系越来越紧张"的今天,老一代中医专家身上焕发出来的医学人文精神,越发闪耀出其灿烂的光芒。

朱老一生勤于读书,埋头做学问,功力深厚,学识渊博,治学严谨,学贯中西。朱老的高超医术和高尚医德,得到患者和同行的认可和赞扬,是年轻一代中医人学习的榜样。朱老对中医有着深厚感情,为传承发展中医不懈努力,朱老虽然没有自己标榜自己为"铁杆中医",但朱老用一生在为中医添砖加瓦,体现了他淡泊明志,甘于寂寞,潜心研究,勤于临床的中医人本色。

朱老临证用药,首先选用先贤经方。朱老认为经方君臣佐使配伍严谨,方药与证相合,组织巧妙,丝丝入扣,故凡病切合于经方者,多不作加减而用之,偶有加减也仅数味,不致本轻而末重。如银翘散、桂枝汤、麻黄汤、小青龙汤、小柴胡汤、七味白术散、玉屏风散、二陈汤、六味地黄丸、桃红四物汤、四君子汤等,均为朱老治疗小儿常见病所喜用之经方。

朱老既推崇经方,又主张变通。因方为定方,病却各异,尤其小儿清灵之体,变化神速,若死搬硬套,好比刻舟求剑,弊多利少,有悖于整体观和辨证施治。朱老经过长期的临床实践,总结出一套活用经方的宝贵经验。如以《重订严氏济生方》苍耳子散化裁成抗敏通窍汤,专治小儿过敏性鼻炎;以《医学心悟》止嗽散化裁成治咳方,治疗风寒咳嗽;以《温病条辨》增液汤加味成生津开胃汤,治疗胃阴虚证;以《太平惠民和剂局方》平胃散化裁为化湿开胃汤,治疗湿阻纳呆,以及新拟平喘汤、清咽汤、止遗汤等,均是在古方启发下,参以己见,反复修正而成。如抗敏通窍汤在苍耳子散白芷、薄荷、辛夷、苍耳子的基础上,加细辛助辛夷、苍耳子以通鼻窍,加乌梅、防风、甘草脱敏抑菌,佐以川芎补气活血。又如桂芪汤在桂枝汤的基础上,加黄芪一味,变仲景太阳中风证方为益气固表,预防小儿反复呼吸道感染之良方。朱老特别强调,方中黄芪重用至 30 克益气固表为主药,芍药敛阴和营,桂枝温经通阳,发表散寒。桂芍相配,一散一收,然白芍用量 6 倍于桂枝(12 克),桂枝仅用 2克,意在调和营卫而非发表解肌,此乃仲景之意。若兼有风寒表证,两者用量比例反之即可,并可酌情加减变化。

(一)方专药精,布阵有方

朱老用药不杂掣肘之剂,崇尚仲景方药法度,处方一般在 10 味药之内,少则 5～6 味,君臣佐使配伍相宜,不失辨证规范,而且简选精良,一药多用,布阵有方。朱老常谓:"药不在多而在精,量不在大而在中病。医之伐病,药不贵繁,但宜精湛,方简力专,克敌制胜,最忌凑合敷衍,杂乱无章"。如治小儿厌食属胃阴虚者,以自拟养阴生津汤治之。方中玄参、麦冬、生地黄养胃阴、生津液,期胃阴复,胃腑润动,而摄纳健旺;香橼、佛手理气和中,助脾健运;玄参、麦冬、生地黄得香橼、佛手则滋而不腻,香橼、佛手得玄参、麦冬、生地黄则香燥走窜而无伤阴之弊;再用谷芽健脾助运,消食化积;炙甘草和缓调中。药仅 7 味,君主臣辅分明,简洁而专一。

朱老喜用小方,但也非一概排斥大方,若症情复杂,病原多而急迫,也酌情增味加药,然必组方严谨而不杂。如治一 12 岁男孩,患慢性活动性肝炎 1 年,面色萎黄,精神不振,头晕纳呆,右胁下胀满不适,口苦,大便不调,肝功能时好时坏。近期检查报告示 ALT 升高,白蛋白比例倒置,HBsAg(＋)。本证虚实兼夹,治拟补气柔肝为主,兼以活血理气,清热化湿。以黄芪、郁金各 15 克,丹参 10 克,当归、半夏、白术、白芍、枳壳、柴胡各 9 克,桃仁、陈皮各 6 克,白花蛇舌草 30 克为基础方,加减治疗 2 个月,临床症状明显好转,肝功能转正常。续服 1 年,HBsAg 转阴。

(二)用药轻平,取效捷速

朱老用药有三轻。一是喜用花、叶、虫衣等药质轻扬之品,与小儿稚体相合,免伤正气;二是多用药性宣散升发之品,因为小儿肺常不足,外感表证众多,或见乳食中伤,中焦气滞;三是用量轻,药味少,中病即止。如《景岳全书·小儿则》所言:"其脏气清灵,随拨随应,但能确得其本而撮取之,则一药可愈,非若男妇损伤积痼痴顽者之比"。其用药看似平淡轻清,却能取得捷效。即使是重危病证,亦强调"重病轻取"。

朱老治病十分慎用寒热偏激,或燥烈峻猛之品。认为寒凉之品不宜过用,太过则戕伐生生之气,于胃家不利;峻下之品,或金石重镇消导克伐之品不宜过用,以免正虚病进;养阴滋补之品不可过剂,有腻脾滞胃之弊;香燥祛湿不可过用,恐其劫阴耗津,回春乏术。故先生用药多取平和之辈，以不伤脾胃为原则，认为量轻味薄，悦脾和中之品，常能使脾气得益，促进痊愈。如黄连、黄芩、黄柏三味非大热邪盛不同用；便秘属实热者用生大黄后下则叮嘱家长适量入药，或以芦荟1克清热泻下，中病即止。滋阴补血重剂方中每用1～2味畅气快膈之品，以取攻补而不壅、滋而不腻之功。如归脾汤用木香，小建中汤用生姜、桂枝，补中益气汤用陈皮、柴胡。活血多取桃红四物汤补血活血不伤正气。附桂温阳则严察其证，适度渐进等。

（三）医贵权变，方贵固守

朱老临证首辨内伤外感之因，再识寒热虚实之变。如《温病条辨·解儿难》曰："邪之来也，势如奔马，其传变也，急如掣电"。

如小儿疳积莫不起自脾胃所伤，故以脾疳为主，多为食积困脾，纳运不健，肥儿丸主之，此乃治疳之常法。然"有积不治，传至余脏而成五疳之候"，当调五脏而消积。若病证迁延，气血两亏，津液消亡，病到晚期，可因阴竭阳衰而神萎，脉微。治当急予救逆固正，以益气之品护其残阳，以清润之品增其胃阴。如此知常达变，辨证施治，每有桴鼓之应。

由于小儿"易虚易实"，传变迅速，朱老十分注重防微在渐，防患于未然。如小儿食积后必安胃和中，以防由实转虚；哮喘缓解期培土生金，补肾纳气，治其根本等。医贵权变，然方贵固守，尤其是疑难杂症，病程迁延，病因多端，虚实兼杂，证候复杂，其治绝非二三诊所能奏效。若处方用药朝更暮致，欲速则不达。朱老临证，只要药证不悖，则固守方药，或随症加减，往往能够出奇制胜，攻克难关。如朱老治疗慢性再生障碍性贫血、肾病综合征、慢性肝炎、哮喘等患儿，固守益气扶正，养阴补血之法，病程长的达数年之久，大多终获痊愈或症情控制。

三、临床科研，并驾齐驱

朱老在儿科、内科方面造诣深邃，自1956年以来从事中医儿科临床诊疗、科研和教学工作，做出了显著成绩，尤其对治疗小儿哮喘、佝偻病、疳积、婴幼儿腹泻、贫血、紫癜等病最为特长。

（一）临床证治经验总结

1. 小儿营养性缺铁性贫血

（1）脾胃的调治在临床实践中有着十分重要的意义：《外台秘要》明确指出，人体后天之本脾胃的损伤是产生贫血的根本所在，为后世奠定了治疗贫血的理论基础，所用"牛髓补虚寒丸"至今仍有实用价值。祖国医学认为血液的生成，最基本的物质是中焦脾胃所吸收之营气，"中焦受气取汁，变化而赤，是谓血"。脾胃健旺则能变饮食为水谷之精气，然后化生而成心血。若脾胃虚弱，营气亏损，血液生化不足，就可以产生"血虚证"。朱老采用益气健脾法治疗小儿营养性缺铁性贫血，旨在运用气血相关的理论，并通过健脾益脾胃，养胃阴两个方面。

（2）治血先治气：血虚之证，何以要用益气健脾之法？气和血，是构成人体和维持生命活动的两大基本物质，两者之间有着极其密切的联系，血病气必病，气病必伤血，气血两者，和则俱和，病则俱病，而其中又以气占主导地位，即所谓"气为血之帅"。所以治疗血虚必须治气，得气机调和，血虚始能恢复，血属阴类，乃水谷精微化生而成，而机体生化之权，皆由阳气，故血之生成，必赖气化。

2. 血灵合剂治疗特发性血小板减少性紫癜　特发性血小板减少性紫癜（ITP）临床表现以出血为主，同时伴有血小板计数减少，故属于中医的血证和虚证范围。出血即血不循经而外溢，按照中医理论有以下三方面的原因：一是气虚，其中小儿脾气虚为多见。脾有统摄血液，使之正常运行于经脉之中的功能，故脾与血证关系最为密切，脾气虚则不能统摄血液，而致血不循常道产生多种出血症状。二是血热，多为外感热邪或阴虚内热伤其脉络，动扰血分，迫血妄行，引起血证。三是瘀阻，即血瘀阻脉络，血行不畅，久则血行脉外，引起出血。朱老认为，按照中医血证的病机，采用健脾益气，凉血止血，活血化瘀三法是治疗本证的基本方法。按照中医理论，结合临床症状，急性ITP患者多以热毒内伏营血或阳明胃热炽盛，以致化火动血，迫血妄行。又则小儿为稚阴稚阳之本，脾气常不足。因此朱老在治疗中选用血灵Ⅰ号（黄芪、丹皮、赤芍、仙鹤草等）通过益气摄血、凉血止血治疗急性ITP。在慢性ITP患者中多因血不循经，血瘀于内，血脉被阻，血流不畅所致。因此选用血灵Ⅱ号（桃仁、红花、丹参、川芎、当归等）通过活血化瘀治疗慢性ITP。血灵Ⅰ号方药中含有主药黄芪，具有免疫促进活性成分，具备生理活性，能增强机体免疫力，从而抑制机体的产生；仙鹤草具有保护血小板作用，促进巨核细胞的成熟，从而削弱了抗体的作用。血灵Ⅱ号方药由活血化瘀药组成，应用活血化瘀药治疗ITP，可能此类药物具有抗变态反应，调节抑制性T细胞和辅助性T细胞的平衡，从而抑制抗体形成。

3. 麻疹并发肺炎　在立方论治的时候，首先要考虑宣肺开窍以达邪，清心肺和脾胃诸经的火毒，豁痰、平肝、熄风、解毒、养阴等也是重要的环节。治疗41例麻疹并发肺炎小儿，绝大多数都是以麻杏石甘汤为主方，天竺黄、胆南星、金银花、连翘、黄连、黄芩、竹叶、芦根、玄参、麦冬、知母、沙参、生地、石斛、竹沥、钩藤、天虫等，也都是常用的药，大剂量的鲜石菖蒲和紫雪丹、牛黄安宫丸或琥珀抱龙丸等，对解毒开窍，泻心肝两经之火，豁痰清肺热更有显著功效。

4. 小儿流行性腮腺炎　小儿流行性腮腺炎是常见的小儿急性传染性疾病之一。临床上以腮腺的肿胀疼痛为主要特征，大多数患儿有发热和周身不适；重的可见形寒、头痛、恶心、呕吐和身痛等症。我国古代医家认为，本病是一种天行传染病，由于风热外乘，天时不正，感触时邪而发。历代文献中记载的"痄腮""温毒""蛤蟆瘟"和"含腮疮"，以及民间所称的"痄腮胀""鳗鲤头胀""猪头风"和"大嘴巴"等，从它们的发病征象、部位、季节和传染性等特点来看，与本病极相类似。对本病的治疗，朱老采众家之见，如徐灵胎以驱风、消痰、软坚、清热为治；吴鞠通用普济消毒饮去柴胡、升麻主之；孙一奎加祛痰药于清散之中，并结合临床诊治经验辨证施治。风热型：除耳前耳后肿胀外，尚有壮热、面赤或咽痛、喉肿、目赤等症。舌苔薄白,脉象浮数。此系风热和温毒上壅的征象,用普济消毒饮去柴胡、升麻,以散风、清热、解毒为主。温毒血热型:症见高热、口干作渴、便秘、溺赤。舌红绛,脉象洪数。甚则发生头痛、呕吐、神昏谵语、抽搐惊厥等症,用紫草以清热、凉血、解毒为主。风痰型:体温不高,但腮部坚硬肿胀较甚,或有痰多咳嗽,故以海藻和昆布消痰软坚为主。

5. 小儿皮疹　朱老对小儿皮疹的鉴别诊断,有独到的经验,如猩红热皮疹按之即退,抬手后皮肤上可见清晰的五指印痕;水痘疱疹好发于皮肤黏膜交界处、口腔黏膜、头皮等处,以同一部位可见不同的皮损为特征,疱疹常呈对称;脓疱疹好发于暴露部位,成群分布,脓疱壁薄易破溃;麻疹前驱期一般为3~4日,除发热、上呼吸道炎和眼部炎症外,麻疹黏膜斑(科氏斑)对麻疹的早期诊断起决定性的作用。朱老在临诊中必闻小儿语声之强弱,啼声之抑扬,咳声之清浊,并结合望、问、切诊,详审证候。

6. 桂芪汤　反复呼吸道感染的体弱儿童,大多是由先天禀赋不足或后天失养,或感冒之后,过服解表剂,损伤卫阳,以致表卫气虚,营卫失和所致。卫气有温养肌肤、开合毛窍、调节寒温、抵御外邪的作用。表卫气虚,营卫不调,营阴外泄则汗出;腠理疏松,病邪乘虚入侵则感冒;汗为津液,病久气阴内耗,正不御邪,更易频发感冒。先生以桂芪汤(桂枝2克,白芍12克,黄芪15克,甘草3克,生姜1片,红枣10枚)加味治疗,预防小儿反复呼吸道感染疗效显著,此方源于《伤寒论》桂枝汤,方中桂枝温经通阳,发表散寒,以解肌表风寒之邪;芍药敛阴和营,且可监制桂枝,不使耗散太过。生姜助桂枝发汗以和卫;大枣助芍药以养营;甘草调和诸药。重用黄芪一味,补气而固表,对体虚易感者尤为合度。朱教授特别教导,桂芪汤的用量是桂枝2克,白芍12克,其白芍的量,比小建中汤的白芍倍桂枝汤,还要大得多,含义是加重了调和营卫的作用。如纳呆者加炒香谷芽,炒楂曲;如汗多者加麻黄根、浮小麦、樗豆衣。

7. 抗敏通窍方　小儿鼻炎实为儿科的多发病。患儿主要表现为喷嚏、鼻塞、流涕、咳嗽,甚则头痛、眩晕、低热等。临床上以过敏性鼻炎和慢性单纯性鼻炎更为多见。前者属于中医的"鼻鼽"范畴,表现为晨起喷嚏连声,流清涕,患儿因鼻痒而时常揉挤鼻子,鼻黏膜水肿,苍白或浅紫灰色。后者属于中医的"鼻窒",表现为长期反复鼻塞,流涕黏稠,鼻黏膜暗红肿胀,鼻涕向后流入咽喉,可引起鼻咽炎及中耳炎。由于小儿为"稚阴稚阳"之体,加之寒温不能自调,养育稍有不当则易外感病邪。肺主表,鼻为肺之窍,风寒燥热之邪侵犯人体,首先犯肺,肺失清肃,则鼻窍不利。若邪毒滞留于窦内,日久蒸灼肺窍,化热化湿,则脓涕不绝。朱老常用抗敏通窍汤(乌梅9克,防风9克,甘草5克,细辛3克,白芷6克,川芎6克,苍耳子9克,辛夷6克)加味治疗有过敏性鼻炎的患儿。《神农本草经》云:"乌梅……去青黑痣、恶肉",有报告对鼻息肉治疗有效,现代药理研究发现乌梅有良好的脱敏、抑菌作用。苍耳子、辛夷、细辛善通鼻窍,其中苍耳子"治鼻渊鼻息,断不可缺,能使清阳之气上行巅顶也"(《要药分剂》)。"辛夷之辛温走气而入肺,帮助胃中清阳上行。所以能温中,治头面目鼻之病"(《本草纲目》)。细辛,芳香最烈,故善开结气,宣泄郁滞,而能上达巅顶,通利耳目(《本草正义》)。防风、白芷祛风止痛,消肿排脓。川芎活血行气,祛风止痛。生甘草泻火解毒,和缓调中。如咽红肿痛者加牛蒡子、僵蚕、玄参、青黛;如咳喘气急者加炙苏子、葶苈子、黄芩、地龙；如流涕黄浊者加鱼腥草、黄芩、桃仁、红花；如缓解期患者加红花、桃仁、当归、白芍、熟地。由于该病易与邻近器官的症状混淆，故常被人们所忽视。朱老在临床上十分重视鼻咽部检查，认为临床许多案例，如长期咳嗽、低热、淋巴结肿大、头晕头痛等，可以通过治鼻而奏效。国内外有不少研究证明，鼻咽部的病理过程还与结缔组织病、变态反应及植物神经功能紊乱等疾病有关，临床上可以通过对鼻咽炎的治疗使这些疾病症状缓解。

8. 抗佝方　维生素 D 缺乏性佝偻病属于中医的"五迟""五软"范畴。表现为多汗、夜惊、烦躁、纳呆、乒乓头、枕秃等。是由先天不足，后天失养，脾肾两虚所致。先生以抗佝方［黄芪 20 克，菟丝子 20 克，煅龙骨 10 克（生煎）、炒谷芽麦芽各 10 克］加味治疗。方中重用黄芪、菟丝子，以黄芪健脾益气，固表止汗，菟丝子补肾固精，助脾止泻，共奏脾肾双补，精气血互生之效；龙骨安神收敛；谷芽麦芽消食和中。诸药合用，益气补肾，健脾壮骨。如脾虚便溏者加炒党参 1 克，炒白术 10 克；如纳呆腹胀者加陈皮 6 克，鸡内金 6 克，焦神曲、焦山楂各 10 克；如湿困苔腻者加苍术 10 克。

（二）科研硕果累累

1. 桂芪合剂的临床研究　感冒、气管炎、肺炎等呼吸道疾病是儿科常见多发病。朱老带领曙光医院儿科在 1978 年对门诊反复呼吸道感染的体弱儿童，采用桂芪合剂内服治疗，并以左旋咪唑内服进行治疗对照研究，取得较好的疗效，论文发表于上海中医药杂志。

桂芪合剂由桂枝 2 克，白芍 12 克，黄芪 15 克，甘草 3 克，生姜 1 片，红枣 10 枚组成。每 30 毫升含 1 剂药量。每周服药 2 天，早晚各 1 次，小于 3 岁者每次服 10 毫升；3～5 岁者 15 毫升。连服 6 个月为一疗程。对照组服左旋咪唑，每日量为 1.5～2 毫克/千克，分 2 次口服，每周连服 2 天，共服 6 个月。每组共观察患者 22 名，治疗半年后，患儿感冒次数减少，症状程度明显改善，临床总有效率为 100%。西药对照组总有效率为 95.5%。两者治疗前后血清免疫学检测变化不明显。

2. 益气补肾法的临床与实验研究　中医古代文献中无佝偻病病名，从其症状体征分析，当在"五迟五软""龟胸龟背""汗证"及部分"解颅"和"疳症"之中。钱乙认为，解颅是"囊大而囟不合，肾气不成也"。明代薛铠云："五软者……源其要，总归于胃……治法必以脾胃为主""肾气怯则脑髓虚而囟不合……调外脾肾为善"，提出了元气未充、脾肾不足为发病依据，调补脾肾为治疗法则。由于小儿生机蓬勃，对水谷精气的需求迫切，但又脏腑娇嫩，"脾常不足""肾常虚"，因此生长发育所需水谷精气相对缺乏是导致佝偻病的重要病因。针对小儿特点，朱老以健脾益气，补肾壮骨为主要治疗法则，为探索防治佝偻病的有效中药及其治疗作用机制，于 1986～1987 年对 108 例患儿进行了中西药对照治疗，朱老在临床观察中发现，抗佝偻方组患儿神经精神症状、乒乓头等体征消失的时间以及 X 线长骨片骨密度恢复时间较维生素 D 制剂组明显缩短（$P<0.05$），抗佝方组生化指标改善也较对照组显著，且无不良反应。动物实验证实，抗佝方能促进钙在骨骼中沉淀，加速骨骼病变愈合。

本课题初步探讨了中药治疗佝偻病的机制,为进一步研究提供了实验依据。本课题获上海市科技进步二等奖。

3.中药敷贴离子导入的临床和实验研究　曙光医院儿科在朱老的指导下,以中药敷贴离子导入防治哮喘已达60年之久。该法不仅能用于预防哮喘,还能治疗哮喘急性发作。并经动物实验证实有良好的平喘化痰,解痉抗敏作用。从1955年开始使用,迄今从未中断过,每年要求诊治的患者超过一千余人,最高达四千余人。本项研究获1987年上海市自然科学基金资助,1989年8月参加日本东洋医学会在日本广岛举办的第四届传统医学哮喘专题防治研讨会,在会上交流"中药敷贴离子导入治疗支气管哮喘的临床实验研究",赢得了国外的高度认可和评价。1990年获上海市科技进步三等奖,有关论文发表于上海中医药杂志。

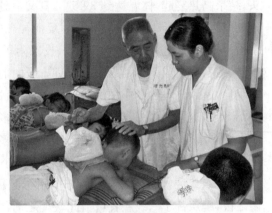
朱大年敷贴现场手把手带教弟子

四、学术深邃,桃李芬芳

朱老教书育人、培养年轻一代中医人的责任心和使命感,朱老培养了很多学生,大多数学有成就、专心于中医事业,成为中医传承发展的中坚力量和精英骨干,有他们在,中医的"火种"不会灭。

朱老在1959年始执教于上海中医学院,1986年担任上海中医学院儿科教研室主任,担任中医系本科班79、80两个年级课堂讲授、课间见习、临床带教等工作,兼指导三名同学撰写毕业论文,其中两篇论文被中医儿科刊物授通讯作者。1983年担任上海中医学院主办的夜大中医儿科学课堂讲授。承担1981、1983两年儿科师资班课堂讲授。1982年指导硕士研究生一名,1986年带教硕士研究生两名。1987年任上海中医学院教授、主任医师。1993年被市人事局、卫生局、医药管理局确定为继承名老中医学术经验指导老师,带教学生王忆琴(上海中医药大学)、张曼韵(上海市第一人民医院中医科)为期三年。2000年被市卫生局聘为上海市高层次中西医结合临床科研人才指导老师,带教学生吴敏(上海市新华医院中医科)和沈朝斌(上海市中西医结合医院儿科),为期三年。先生总是倾其所有,毫无保留地把自己的临床经验带给学生们,无私奉献,医学理论与临床实践的结合,形成了朱老先生的学术观点。

(一)顾护纯阳,滋补"稚阴"

朱老行医半个多世纪,形成自己独特的学术观点。朱老认为小儿为"稚阴稚阳"之体,如"旭日初升,草木方萌",因而须小心呵护,温阳与滋阴应并重。朱老早年跟随徐小圃先生，深得徐先生温阳抑阴心法的奥秘，临床上常用辛温解表、温中祛寒、补肾壮火及潜阳育阴等法，以善用附子、肉桂而著名。朱老在20世纪50年代初期，与中医学院院长王玉润师兄共同主持万寿堂国药号的门诊业务时，曾遇到一位15岁的男孩，患肠伤寒半月余，玉润先生以清暑化湿方加氯霉素治疗半月，发热退去。患儿父亲高兴之余让儿子吃了肉馒头，结果高热复起，体温达到39.5℃，其父遭到玉润先生训斥后不好意思再去求诊，转辗于他处就医，但服药一周后高热不退，反而神志昏迷、大汗淋漓、小便出血，其父惊慌万分，遂求治于朱老，朱老在细心辨证之后，投以附子、肉桂、藿香、佩兰、淡豆豉、薏苡仁、泽泻、太子参、磁石等组成一方，服药一剂热退；服两剂则神清汗止。这是先生早年用附子、肉桂治疗重症，起到化险为夷作用的典型案例，令人惊叹不已。朱老自言这种处方近年来已经用得不多了，这主要因为当年这些求诊患儿大多数属于久病失治或转辗求治的重危病症，其中又以阳气受损、正不敌邪的脱闭证候者居多，故温阳扶正法使用较多。朱老用附子的指征是，神疲但欲寐，面色潮红或晦滞，肢冷，小便清长，大便溏泻不化，脉细软，舌淡而润。但兼见一、二证，便可大胆使用，方中附子配磁石乃徐小圃潜阳育阴之意。因附桂毕竟趋阳之极，解疾苦于一线悬者可借此峻猛之剂，但须慎用。

朱老继承了徐小圃先生温阳学说，又有所发展。朱老经过长期的临床观察，发现小儿感邪之后，邪气易于嚣张，热病的确甚多，故主张清凉、温阳并重，不可偏执于一法。如小儿外感，六淫诸邪易从阳化热。邪在肌表，临证多以辛凉解表治之，投以桑叶、菊花、连翘、金银花、蝉衣等轻清宣扬之品，慎用辛温发表之剂，以防劫汗伤阴助热，汗多表虚，病反难治。一旦里热炽盛，体内稚阴极易为高热所耗竭，因此热病后期还应重视滋养阴分，调理脾胃。朱老善用沙参、石斛保肺津，淮山药、麦冬养胃阴，生地补心液，白芍、枸杞子生肝血，熟地滋肾水。脏腑兼顾，津血同生。

（二）培补脾肾，益肺固表

朱老认为，小儿"脾常不足""肾气虚""肺常不足"，因而要重视调补脾肾，益肺固表。朱老指出肺系疾病治疗用药宜轻，应多选用质软味薄，宣散升发之麻黄汤、桂枝汤、桑菊饮、藿香正气散等以祛邪疏表，并适时固表护卫，补益肺气，达到防病治病的目的。

朱老自拟了桂芪汤治疗上呼吸道易感患儿，固本通窍汤预防哮喘发病，都有很好的效果。朱老临诊用药时刻注意顾护脾胃，认为量轻味薄、悦脾和中之药，往往能使脾气得益，使疾病容易得到痊愈。如果用药猛烈，必然伤到脾胃，其症更虚；如果乱投寒凉，滥用温燥之药，那就要遏抑阳气；甚至化燥伤阴，败胃伤脾。因而用药一定要寒热相宜，燥润相合，刚柔相济，酸甘化阴，芳香化湿，气阴兼顾。

（三）重调气机，因势利导

《内经》云："非出入则无以生长化收藏""出入废则神机化灭，升降息则气孤危"。先生深谙其中之秘，治疗儿科疾病大多以疏畅柔顺气机为要。

脾胃同居中州，是气机升降之枢纽。朱老承东垣之学说，强调燮理中焦，斡旋气机。

临床喜用藿梗、荷叶、葛根、木香、半夏、陈皮等芳香醒脾,升清降浊,药性平和,寒热虚实皆宜,且无东垣羌防升柴之类辛散耗气之嫌。如用仲景旋覆代赭汤中之旋覆花、代赭石咸寒降逆;用钱氏七味白术散之藿香、木香宽中降气,葛根升举清阳。又如小儿食积,中土壅塞,先生常用芦荟1克,泄热导滞,尤宜于食积泄热,或肝木过旺之便秘患儿。或以保和丸、肥儿丸治之,使木达土疏,中和复常。

朱老疏理气机,尤注重于宣展肺气。益肺主气,性喜清肃,治节一身。张三锡云:"百病唯咳嗽难医"。先生理解,治咳重在调气,初期宣开,中期肃降,后期收纳,顺势利导,无咳不平。忌戒过早使用肃肺止咳及寒凉收涩之品,恐其痰壅气道,邪不外达,每易滋变肺闭喘急等症;但又不可刚燥升发太过,耗气伤阴。如风寒咳嗽,朱老每用三拗汤合止嗽散、三子养亲汤化裁,以散寒宣肺;若风热咳嗽,每用麻杏石甘汤加黛蛤散、天竺黄、瓜蒌仁、冬瓜子、紫菀等清肺化痰;若痰饮聚结,阻滞肺气,用涤饮化痰泻肺之方,仅是治标之举,重要的是配合调理脾肺气机。朱老常在平胃散、二陈汤、四君子汤的基础上加用利肺行气之桔梗、旋覆花、枳壳等。柯韵伯云:"痰属湿,为津液所化,盖行则为津,聚则为痰,流则为津,止则为涎。其所以流行聚止者,皆气为之也"。若属肺阴亏虚。则选用沙参、玉竹、麦冬养阴以资肃,并酌加五味子、乌梅、罂粟壳、诃子等敛肺之品;咳喘日久,肾阳亏虚,则每加巴戟天、仙灵脾等温肾纳气。调肺气的意义不仅在治咳,还在于调节通畅其他脏腑之气,以利一身气机宣畅。如临床常用的提壶揭盖法,对小儿便秘诸方无力者,每见奇效。又如麻疹初甫透而不畅,宜宣表透达,药用西河柳、蝉衣、薄荷、牛蒡子、葛根、防风、僵蚕等清轻宣透,使邪有出路。

（四）注重喂养,倡导食疗

小儿五脏发育虽未臻完善,但由于其生机趋于成熟和壮盛,所以宜顺其自然,因势利导,疏其土气,适其营养,轻风细雨以助成长。

朱老认为,当今父母过多宠爱子女已成其害。如唯恐孺子营养不足,乳哺无时,饮食无节,贪吃零食,饮食偏嗜,以致中州壅阻。更有甚者,滥服人参、桂圆等品,无虚施补,附赘悬疣,反致脾胃受损,轻者食积厌食;重者营养不良、性早熟等。如父母唯恐其子形寒衣薄,厚衣重被,令儿汗出津烁,卫虚肌腠不密肺脏愈加娇弱,偶遇风寒,则受戕伐。如小儿终日闭户塞牖,深居简出,少见风日,不沐清风,结果娇嫩脆弱,萎软难长。又如父母恣意纵儿,饭来张口,衣来着身,四体不勤,娇生惯养,不但使儿体质孱弱,性情懦怯,且可出现行为障碍。因此,朱老临证每每反复陈词,叮嘱患儿衣勿过暖,食勿过饱,多见风日,劳动其身,"爱子之意不可无,纵儿之心不可有"。遇厌食患儿,必详问饮食习惯,再嘱其定时定量喂养,纠正偏食习惯,鼓励多食蔬菜、水果,限制蛋白质、糖和脂肪的超量摄入。

利用食物性味之偏,以矫正脏腑功能之偏,达到治疗的目的,此即食疗。朱老积极倡导小儿食疗保健,因为小儿不耐汤药之苦,多拒服哭闹,而食疗口味香甜,易于接受。而且药物有四气五味之偏,甚至峻猛刚烈,而食疗中所选药物多性味平淡,且得食物相监,平和疗疾。

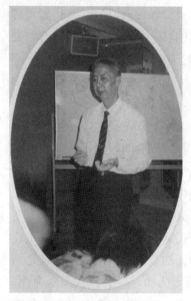

朱大年在国外讲学

朱老著有《儿童食疗》一书，系统地介绍了40多种小儿常见病、多发病的食疗方法，并介绍了233种食物的性味、成分和功效，以便临床选用。如治感冒有葱乳饮、芫荽黄豆汤、咸橄榄芦根茶等；治哮喘有蛙椒粉、白果蜂蜜汤、蟾蜍烤鸡蛋等；还有用复合淮山粉治腹泻等，不胜枚举。

有些食物能直接治疗疾病，甚至可以代替药物。如乌鱼有温阳利水之功，能消退水肿，用于治疗肾炎或肾病水肿；藕汁有清热凉血止血之功，可以治疗鼻衄；山楂片（糕）功能健脾消食，可防治小儿食滞；石榴皮蜜膏（石榴皮煎煮取汁，入蜂蜜调味）治疗久泻、虚泻者有效；粟米糊（去壳捣烂，加水煮成糊状，白糖调味）可治疗内寒腹泻等。

由于食物能补充药物治疗的不足，且可矫味，解除或缓解药物的毒副反应，而且能较久服用，故对许多慢性疾病、体质虚弱儿尤为适用。如对小儿营养不良症、营养性缺铁性贫血、佝偻病等，均有显效。古人有"三分吃药七分养""药补不如食补"，说的就是这个道理。

朱老的严谨治学态度，循循善诱的教学方法，和蔼谦逊的待人之道对弟子们影响深远。朱老的入门弟子有成为儿科界领军人物的，有成为医院管理能手的，有成为大学优秀教师的，更有青出于蓝而胜于蓝者，成为全国名中医的。在海派中医徐氏儿科派系中，朱老身后的传承人众多，已历3代，桃李满天下，他们努力将先生的学术经验和海派医学继承发扬光大。

朱老年幼丧失双亲，家族世代行医，振兴家族的使命自然落到了他的肩膀上，从小立志从医，天生悟性，脚踏实地，勤于读书，在杏林路上走出了自己的风范。

朱老曾任上海中医药大学教授、上海中医药大学专家委员会委员、上海中医学院儿科教研室主任，曙光医院儿科主任，上海市中医药学会儿科学会委员兼秘书。朱老的身影总能出现在各种专家委员会会议、工作座谈会、研讨会以及各种庆典活动现场。朱老一生主要成就有二：一为敷贴加离子导入法治疗哮喘，二为治疗儿童佝偻病创制了多种有效方剂，获得了上海市科技进步奖。1989年，时年69岁的朱老远赴东洋，参加日本东洋医学会在广岛举办的第四届传统医学哮喘防治研讨会，交流"中药敷贴离子导入法防治哮喘"的应用，引起国外的广泛关注，现在曙光医院每年夏天数以万计的患者前来接受敷贴治疗，传统的中医药加上现代技术开发的经皮透析仪器已在临床广泛使用。

朱老不仅精于医术、医者仁心，还勤于临床经验的总结，专注于理论的传承。在中华民族繁衍昌盛的漫漫长路上，一代又一代的名老中医付出了艰苦的努力，为世界医学立下了卓越的功勋，朱老是上海市第一批名老中医，他医技精湛，医德高尚，淡泊名利、仁爱行医，誉满杏林、桃李成荫。先生是我们无数年轻的中医人学习的榜样。

主要著作和论文

1. 主要著作

［1］　上海中医学院附属曙光医院编著.中医儿科临床手册.上海：上海科学技术出版社,1980.

［2］　朱瑞群.儿童食疗.杭州：浙江少年儿童出版社,1988.

［3］　朱瑞群,吴敦序.小儿常见病的饮食疗法。上海：上海科学技术出版社,1991.

［4］　朱瑞群著,朱为康,朱怡康整理.朱瑞群儿科经验集.上海：上海中医药大学出版社,2008.

2. 主要论文

［1］　朱瑞群.上海市立第十一人民医院小儿科试用百部治疗蛲虫病的初步介绍.上海中医药杂志,1955,(9)：14 - 16.

［2］　徐仲才,朱瑞群.中药治疗蛲虫病初步报告中华儿科杂志.1956,1(6)：177 - 179.

［3］　朱瑞群,李仲浩,汤仁智,等.中药敷贴离子导入法治疗哮喘发作 29 例.上海中医药杂志,1982,(6)：26 - 27.

［4］　朱瑞群.应用桂芪合剂预防儿童呼吸道感染.上海中医药杂志,1984,(6)：6 - 7.

［5］　朱瑞群.二十种小儿常见病的食物疗法.上海中医药杂志,1984,(10)：17 - 20.

［6］　史济焱,朱瑞群,唐为勇.佝偻糖浆治疗小儿佝偻病 55 例.上海中医药杂志,1987,(6)：9.

［7］　朱瑞群.中药敷贴离子导入治疗哮喘发作 64 例.浙江中医杂志,1989,(5)：203.

［8］　杜玲珍,顾梯成,朱立红,等.血灵合剂治疗特发性血小板减少性紫癜 35 例.实用儿科临床杂志,1991,(6)：329 - 330.

［9］　朱瑞群,王忆勤,朱雷,等.中药敷贴疗法治疗哮喘 1 128 例临床疗效观察.上海中医药杂志,1992,(4)：10 - 13.

［10］　王忆勤,朱瑞群,莫启忠,等.中药敷贴治疗哮喘的动物实验研究.上海中医药杂志,1992,(6)：42 - 44.

［11］　王忆勤,张曼韵.朱瑞群儿科验方拾零.中医杂志,1995,(5)：273 - 274.

［12］　张曼韵,王忆勤.朱瑞群教授治疗小儿咳嗽的经验.江苏中医,1995,(10)：3 - 4.

［13］　王忆勤,张曼韵.朱瑞群运用黄芪十法.上海中医药大学上海市中医药研究院学报,1996,(1)：1.

［14］　张曼韵,王忆勤.用朱氏清咽汤治疗咽炎咳嗽的体会.上海中医药杂志,1996,(4)：23.

［15］　张曼韵,王忆勤.朱瑞群教授辨治杂病的经验.江苏中医,1996,(10)：18 - 19.

［16］　王忆勤,马秋元.浅述儿科医家朱瑞群的学术观.上海中医药大学上海市中医药研究院学报,1997,(2)：5 - 6.

［17］　王忆勤.朱瑞群教授儿科用药特色.新中医,1998,(4)：8 - 9.

［18］　张曼韵.朱瑞群辨治小儿咳嗽的特色.辽宁中医学院学报,2000,(3)：188 - 189.

［19］　王忆勤.朱瑞群儿科诊法举要王忆勤.中医杂志,2000,(8)：466 - 467.

［20］　陈黎.朱瑞群治疗小儿咽喉源性咳嗽的经验.湖北中医杂志,2001,(12)：13 - 14.

［21］　沈朝斌,顾珺,王华.朱瑞群诊治儿童支气管哮喘临证思路求正录.上海中医药大学学报,2002,(4)：8 - 9.

［22］　朱瑞群.疏风通窍汤治小儿"鼻鼽".上海中医药杂志,2002,(6)：25 - 26.

［23］　陈黎.朱瑞群儿科验案六则.中医文献杂志,2005,(4)：50 - 51.

［24］　朱瑞群.腋静脉和股静脉在早产低出生体重儿输液中的应用.家庭护士,2006,(10)：41 - 42.

（赵鋆　徐珊珊执笔）

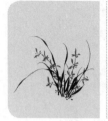

呕心沥血医教研　倾囊相授树英才
——记中西结合名医许廼珊

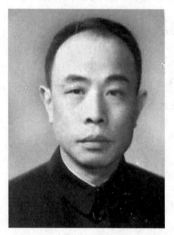

许廼珊照

许廼珊(1923～2000),又名许乃珊,教授,中国共产党员,江苏宿迁人。1947年毕业于上海同德医学院(上海第二医科大学前身)。1947～1948年任上海南洋医院实习医师。1948～1991年任上海四明医院、上海市第十人民医院、曙光医院肺科、内科主治医师、副主任医师、主任医师。1973～1974年参加上海中医学院"西医学习中医班",并于1978年参加了美国医学代表团经验交流会。兼任中华医学会内科心血管委员、中医学会上海分会理事,上海中医药大学专家委员会委员。

许老早年毕业于西医学院,从四明医院到曙光医院在内科工作了四十余年,长期任内科主任,有丰富的临床经验,在心血管内科方面有很深的造诣,是上海市卫生局会诊小组成员。20世纪70年代西学中后,掌握了中西医两套基础理论,又有丰富的专业知识,在临床开展了运用中西医结合治疗内科心血管的科研工作,"麦冬治疗冠心病的疗效与实验研究"项目获上海市医药卫生科研成果奖。

许老主编了《西学中中医内科学》,并发表论文《人参、附子及其复方制剂对麻醉狗心肌力学的影响》等。

许老在临床上积极开展了运用中西医结合治疗内科心血管病的科研工作,带领我院心内科医师在临床科研领域开拓了一片新的天地。

一、年少有志勤学问,百般磨炼终成才

许老1923年1月出生在江苏宿迁县仰化镇一个小康家庭。祖父是手工业者,在仰化镇开设店铺做丝线及百货生意。祖父勤劳,善于经营,年幼时家尚算富裕。但许家本是安徽青阳人,在仰化镇是外来户。仰化镇的集主姓朱,他们控制了镇上的绝大多数的房屋和

铺面,镇上的大小官员大多是朱家的人轮流担任,许老父亲的铺面也是从朱家手里租来的。然而朱家并非善类,在镇上作威作福,镇上的土豪劣绅、流氓恶霸也都听命于他。许家店铺的货物曾多次遭到朱家人和泼皮无赖的无偿掠夺,还常有人无端地到店前捣乱和打骂,最后还严重到扬言要杀害他家里人。到后来加诸战乱,生意实在做不下去,许家只好辗转搬到了上海。

许老7岁起在镇上私塾读书3年,9岁起转至距家近20里的洋河镇上,只身在外读了三年半的小学。

每年寒暑假才能回家的许老,回去后见到更多的却是因为自家是外来的他姓,则要受到当地官家大户和恶霸流氓的欺侮场面。再加上家中营生随时局动荡不安,此时,年幼的许老已暗下决心:"无论将来读书或不读书,必须要学习一个有技术的职业,靠一技之长生活,可以不受人欺压,可以不求人,也不与这些贪官污吏和土豪劣绅混在一起,甚至可以为家庭出一口气。"立志将来要做一个不受人欺压的有一技之长的人,而不是像父亲一样继承祖业。

1936年许老凭借自己的优异成绩考取了县里的中学,并在那里读了一年的预备班。但抗日战争爆发后因敌机轰炸等学校停课而被迫中止了学业。高中时期的许老因为时局动荡,被迫数次转校,常常交了学费还没怎么上课学校就解散了。1938年冬随父亲辗转来到上海后,他又通过自学完成了因战争中断的课程,并直接跳级考取了当时上海青年中学的二年级,后又在初三时跳级考取了复旦实验高中。在动荡的时局下,许老先后又转至省立镇口中学、沪江中学求学才得以完成了高中学业。

高中毕业后,许老的家人力主其攻读财会专业,以期将来能够经营和照顾自家生意,而他则坚定地选择了自己早已想好的医科专业,并于1942年7月顺利考取上海同德医学院(原上海第二医科大学前身,现为上海交通大学医学院)。大学时期,因为学校没有宿舍都是走读生,许老每次放学以后都是径直回家,然后开始温习当天的笔记和功课。此时家里的生意每况愈下,勉强供应自己读书和度日。他的同班级同学大多出身富裕,所以许老很少交际,也从不参加学校或社会活动,一心投入到知识学习上。至大学第五年,许老因为家境困难交不起学费还因此申请免去了一半的学费,日常生活也只得靠补助勉强度日。许老的求学之路曲折不凡,但他凭借自己的毅力努力完成了学业。1947年6月起许老在上海南洋医院实习一年后进入上海四明医院(曙光医院前身)内科工作,直至1991年退休。

二、呕心沥血医教研,倾囊相授树英才

许老在医院工作的几十年中,辛勤耕耘,锲而不舍,造福患者。从不为自己谋求私利,从不向组织提要求。他当时的住房为南昌路1楼的一间小房,有两个女儿同住,去过他家的同事说,这不像是一个主任的家,极其简陋,直到两个女儿要结婚了,他才想到要申请分房了。为了给自己不断增加新的知识,1959年参加了卫生局举办的胸心内科进修班学

习。1960年曙光医院成为上海中医学院(现为上海中医药大学)附属医院后,为了更好地搞中西医结合,1973年已届50岁的他还脱产到上海中医学院参加西学中班,取得了较好成绩。不断学习,不断进取是他的一贯作风。

许老毕业于西医学院,成绩优异,医学基础知识扎实。工作中他勤勉好学,积极进取,又具有丰富的临床经验,在心血管内科方面有很深的造诣。进入医院刚工作不久即利用晚间和假期带班和教授学生知识。1960年评为主治医师以后,许老便开始负责医院的西医内科教学工作,他扎实的医学知识,严谨的逻辑,循循善诱的教学方法很受学生欢迎和喜爱。1964年被评为曙光医院主任医师后,他全面负责医院西医内科的医教研工作并长期担任内科主任、诊断学基础教研室顾问。许老参与了多部医学教材的编写工作,也是《上海中医药杂志》编辑委员会委员,其主编的《西学中中医内科学》为我校数届学生使用的经典教材。在临床带教期间,许老对学生总是倾囊相授,对学生非常严格,注重人才培养,因人施教,据蒋梅先主任讲述,在她实习期间,正好许主任来查房,她有问题请教,许主任当时感觉回答不透彻,让她再去看看书,过后蒋梅先已忘了这事,没料到一周后,许老亲自过来找她,告诉她问题的答案,令她非常感动。另外,蒋梅先在曙光医院做实习医生时,她的外婆有一次病危抢救,她去请教许老,许老立刻随她看望患者,诊断用药,治疗期间一直守候在她外婆身边,调整治疗方案,直到半夜,她外婆转危为安后才放心离去。医院的支惠萍主任也深有同感,曾经有两件事让她很难忘怀,其一,当时许老想培养她从事肾病专科工作,让她进修肾炎专业,但支惠萍说她喜欢神经内科,想去瑞金医院进修,许老听后非常支持,想方设法帮她联系瑞金医院,进修回来后,在科室工作非常繁忙的情况下仍然允许她每月2次去瑞金医院跟随神经科主任查房,为其今后神经科方面的发展奠定了重要的基础。许老讲了一句话让她终生难忘:"从事自己喜欢的职业与不喜欢的职业得道会相差五年"。其二,许老对学术非常严谨,有一次,他告诉支惠萍一本英语杂志上有报道"桥脑中央溶解症"与现在的认识有很大不同,让她去查阅这篇文章。支惠萍当时因为孩子小、工作又繁忙,加上英语水平不够,觉得阅读英语文献有困难,因此并未去看这篇文章。未料到几天后,许老来问她看的情况,当时也不敢说没阅读,就自己发挥着讲,许老听后也没有批评她,而是把这篇文章的精髓详细地告诉了她。许老学术严谨、平易近人等作风值得我们后生好好学习。

许老在患冠心病、高血压病、糖尿病、中风尚未完全恢复的情况下,坚持带病工作,指导研究生、带教下级医生,数十年如一日,可谓鞠躬尽瘁。在他的培养和教育下,他的一大批学生现都已成为教授、主任医师、学科带头人,桃李成荫,悬壶济世;在许老培养教育下,曙光医院有一支技术力量过硬的西医队伍,为医院的中医保驾护航。医院科室离退休医生介绍,许老医学基本功非常扎实,诊断、鉴别诊断、治疗方案思路清晰,分析透彻,许老每次查房,人头挤挤,科内人员、外科室人员、学生、进修生争相过来学习。1979年许老先后被评为上海中医学院副教授、教授。据我院离退休人员介绍,许老南昌路1楼的住房里安装着一部只能打进不能打出的电话,医院有危重抢救患者,无论何时,他有叫必到。有一次他自己生病住院,适逢病区一位患者猝死,他不顾自己安危,跳下病床,参与组织抢救,患者救回来了,感恩戴德。许老患有这么多的疾病,血糖控制很不好,常常会低血糖,每次门诊患者非常多,到了中午 12 点还结束不了,经常看到这样的情景,许老出汗、手抖、乏力,一边洗手,一边旁边工作人员喂他白馒头。此情此景,令人感慨。

许老平日里既要完成医院日常门诊及住院的相关工作,同时还负责统筹和带教实习学生,负责医院教务内容。更值得一提的是克己奉公的他,不仅保质保量地完成了临床和教学任务,他还组建了医院的心电图检查室,组织成立了心导管、心血管造影小组,很大程度上提高了医院心内科的技术设备和临床水平,对医院的发展和科室建设做出了很大的贡献。

在临床科研方面,许老 1962 年参加上海市医疗协作组,参与冠心病发病率、发病因素等调查研究,并在冠心病的中西医治疗方面积极探索。尤其在西学中回院后,掌握了中西医两套基础理论,又有丰富的专业知识和经验,许老在临床上积极开展了运用中西医结合治疗内科心血管病的科研工作。许老的《麦冬治疗冠心病的疗效与实验研究》《心电图耐缺氧病理亚结构的变化研究》等研究先后多次荣获上海市医药卫生科研成果奖和学院奖项。并在国内外杂志发表论文《病毒性心肌炎辨证施治》《心肌梗死后何种心律失常应予治疗》《人参附子及其附方对麻醉犬心肌力学影响》等 10 余篇。许老带领我院心内科医师在临床科研领域开拓了一片新的天地。此外,许老还积极参与国内外学术交流,由于心脏疾病国内外进展迅速,他积极阅读、翻译和勘校国外专业文献。在学术交流方面,许老积极加入中华医学会并担任中华医学会内科心血管委员;参加中医学会上海分会并担任内科理事。国际方面,1978 年参加了美国医学代表经验交流会,1979 年参加朝鲜医学代表团在上海召开的冠心病交流会等。

三、波折坎坷砺心志,爱国为民献毕生

许老 1948 年进入四明医院(曙光医院前身)工作时上海混乱不安,物价飞涨。许老一个月的薪水仅 48 元,在当时根本养活不了一家人。这种种曲折辛酸的生活经历和生活的艰难拮据让他对旧社会、旧制度产生不满。

1949 年下半年,上海迎来了解放。见到大街上经过数日战斗却不进民家,不动民财的可爱的解放军,许老的内心对新社会充满了憧憬。1950 年 1 月,上海郊区解放军部队染上血吸虫病,政府组织医疗大队,许老主动报名参加并担任了治疗小组组长。在嘉定的半年时间里,许老深深感受到解放军战士超高的政治修养和忘我牺牲精神,解放军文工团演出的刘胡兰等抗日战争英雄的故事使许老建立了自己的人生观。同时,许老在嘉定的努力工作受到了肯定和记功表扬。从嘉定回来后许老受到很大的感染和鼓舞,积极投身到医院的建设和日常工作中,时时事事以共产党员的标准要求自己的同时,积极申请加入中国共产党。曾先后六次被评为医院和上海市的先进工作者,临床、科研和教学方面也多有成果。由于许老家庭出身的问题和当时“左”的思想错误,他一直迟迟未能成为中国共产党的一员,但他仍积极接受社会主义教育,学习马列主义理论,不断地反思和提高自我

的思想境界。1985年已经62岁的许老又向党组织提出入党申请,同年9月被批准成为中共党员。从此以后许老更加以身作则,事无巨细皆严苛要求自己,树立党员典范。据曙光医院心内科蒋梅先主任讲述,许老极其重视交党费,除工作期间按时上交外,退休后亦是坚持到他生命的最后一刻,当时蒋梅先主任与许老同住一幢楼,每次到交党费的日期,蒋主任上班前总能听到敲门声,开门后,许老挂着拐杖站在门前,递上党费,并说:"小蒋,这是我这个月的党费,请帮我带到医院。"月月准时,从不遗漏。后来他病重不能下床,委托他的女儿每月按时敲响蒋梅先主任的家门缴纳党费。这种对党的信仰、忠诚令我们深深感动,在当今社会弥足珍贵。许老从不计较个人得失,视患者为亲人,深受患者及家属的仰慕尊敬。在他自己生病住院期间,遇到危急重患者仍奋不顾身投入抢救。即使在生病期间,他从未向组织提出任何要求,一再表示感谢党和领导的关心。许老的一生为我们树立了优秀的楷模。

许老几十年来一贯热爱中国共产党,热爱社会主义,坚持党的领导,对党的事业忠心耿耿,工作任劳任怨。许老的一生业绩累累,为我院、我校乃至我国医学教育和临床做出了巨大贡献。许老自1976年起患有糖尿病、高血压病、中风、冠心病等多种慢性病,虽身染数疾,仍坚持在临床和教学的一线。但终因病重于2000年5月31日凌晨5点在曙光医院逝世,享年77岁。

我们要以许老为榜样,学习他对医学的刻苦钻研、精益求精的精神,学习他无私奉献、不求回报的精神,学习他一切为了患者,公而忘私的精神,要像他那样做人、行医,为医学事业贡献毕生精力。

主要论文

顾双林,许乃珊.人参、附子及其复方制剂对麻醉狗心肌力学的影响.中国急救医学,1983,(1):39.

(徐燕执笔)

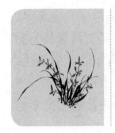

精中通西造诣高　仁医贤师皆可风

——记中医耳鼻喉科名家何宗德

何宗德(1923～2005)四川省梁山县(现名梁平县)人。教授,上海中医药大学专家委员会委员,中西医结合耳鼻喉科主任医师。1980年加入中国农工民主党。

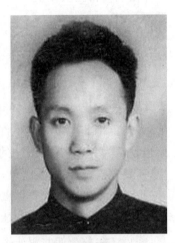

何宗德照

何老1949年毕业于前国防医学院大学部医科。1949～1957年先后在南京、镇江、上海等地部队医院五官科任住院医师、主治医师。1957～1991年在上海市第十人民医院(曙光医院的前身之一)创立耳鼻喉科,并担任副主任、主任、教研室主任。1975～1977年参加上海中医学院第六届西医脱产学习中医研究班,结业,师从名老中医张赞臣、朱宗云学习中医喉科,受益终身,并直接影响其后半生的从医生涯。"耳源性眩晕的基础与临床研究"曾获上海市科学委员会科技成果奖。

何老早年毕业于军医院校,受到了良好的现代医学基础理论教育,又脱产学习中医,学识渊博,从事耳鼻喉科临床工作五十多年,精通中西医,有丰富的临床经验,首创了"甲状软骨开窗术治疗早期声带癌",在中医耳鼻喉科领域中首创穴位注射法治疗多种耳鼻喉科疾病,取得了满意的疗效,受到了同仁和患者的肯定。80岁高龄时毅然承担由上海市卫生局主办的为期三年的"上海市中医紧缺科室人才培养学习班"的带教任务,何老为中西医结合耳鼻喉科事业鞠躬尽瘁,得到他帮助和教诲的青年学者不计其数,可谓桃李满天下。主编的《现代中医耳鼻咽喉口齿科学》获上海市卫生局优秀中医药著作奖,还主编了《中医耳鼻咽喉口腔科临床手册》,发表论文30余篇。

1936年夏天何老从梁山县立第一小学高小毕业。1943年上半年从四川万县高级农校毕业,之后报考前国防医学大学部医科。当时正处于抗日时期,他随校迁移到昆明,在昆明校内,他积极参加抗日救亡工作,在学校老同学毕业后,因为他对学校的一切比较熟悉,于是各种社会活动的重担落在他的头上,如负责领导壁报的安排,编排街头剧、话剧,组织歌咏队、体育活动等。在这一时期,何老用抗日救亡工作团的名义,向新华书店订了许多书刊,如《新华日报》,艾思齐的《大众哲学》,金仲华、沈志远的《经济学》等,也买了许多进步小说,如《铁流》《战争和和平》《母亲》《鲁迅全集》等,这些书籍丰富了何老的头脑,使他知道了不少新的知识,也对他日后的行为有诸多影响。当时昆明有很强大的民主力量,在昆明的一年多,何老常与同学一起前往西南联大、云南大学、昆华女中听民主人士,如曾招伦、罗隆基、李公朴、潘克旦、闻一多等的讲演,看进步电影等。受进步思想的影响,使他在日后敢于收留为躲避国民党逮捕的进步青年达一周。

一、学术造诣

何老在行医从教生涯中,衷中参西,形成了自己独特的学术思想,以下从四个方面作简要介绍。

(一)强调整体观念,重视辨证施治

在数十年的从医施教中,何老一直强调天体是一个大整体,人体是一个小整体。认为人体不是一个与世隔绝的单体,他与天地共存,合为天、地、人三才,彼此互为关联,互为影响;人体也绝非众多单一零件的组合体,其上下、左右、内外均通过经络互为网络连接,彼此也是互为关联,互为影响的,是一个完整体,所谓牵一发而能动全身。耳鼻咽喉位居于上,所发之疾,虽为洞穴之患,但可影响到全身各部的阴阳失衡。反之,全身各脏腑发生病变,也可通过经络表现于耳鼻咽喉。因此,对耳鼻咽喉疾病的认识,应当从整体观念出发,结合对全身和局部的症状、体征变化的观察,来辨明病位之所在,疾病之属性,邪正之盛衰,病势之缓急。如此辨证施治,方可希冀达到阴平阳秘。

何老临诊,辨病识证,恪守中医诊法原则。望闻问切,无不俱全,形神声意,靡不详探。观其施治,其特点有:① 十分重视"辨证施治""防治并举"。何老治邪实之疾,必先辨明"邪之所在""邪势盛衰",择法治之,投方施法,务使邪气去尽。治正虚之病,则每在辨证施治基础上重视脾胃和肺肾的调治。润肺补肾,固护脾土。此外,何老宗丹溪"气血冲和,万病不生"之旨,特别重视人体气血的调和,认为"气血以流通为贵"。故在临诊中常加入适量行气活血之品,以提高机体免疫力,使人体正气得以维护培养,达到未病先防,既病防变之功。如对久病鼻疾,或鼻病初愈者,常用茜草以改善鼻部血液循环;对慢性咽病、耳疾,多用丹参、川芎、延胡索之类以增行气活血之功。② 特别注重"天人相应""蠲痹通络"。何老认为,上海是海洋性气候,多风湿寒气,且环境污染较甚,邪气易从口、鼻而入。因此,临床上耳鼻咽喉痹痛之证多见,对耳鼻咽喉部的疼痛,治疗不能胶固于"清热解毒""养阴利咽"等诸法。"蠲痹通络法"亦应作为治疗耳鼻咽喉痹痛的常法之一。痹痛,不仅有关节、肌肉痛,尚有因血管壁受风寒湿邪侵袭所致的疼痛,血管无处不在。因此,在处方用药中,何老常常使用豨莶草、伸筋草、乌梢蛇、五加皮、威灵仙、络石藤、秦艽等祛风止痛药治之。何老认为"久病必瘀""痹痛"之证日久,可使局部的血液循环不畅,宜加虎杖、川芎、丹参、水蛭、地鳖虫等活血通络药通之。何老的用药特点,一是常用益气升阳法,使清阳得

升，浊阴得降，气机自然得以通畅；二是用药药量偏重，响鼓重锤；三是遣方用药药味较多，提纲挈领，四平八稳。表达了"治脏腑如相"之意。③尤其注意"心理疏导，调畅情致"。何老说："《医宗必读》曰：'性好吉者危言见非，意多忧者慰安云伪，未信者忠告难行，善疑者深言则忌。'治心并非易事，善治者能化繁为简，反之，则平波起浪。"因此，何老对某些功能性疾病和某些疾病不重，但心思很重的患者，在药物治疗的同时，常常花很多时间详加解释，其言辞并非千人类同，而是视患者的病情和性格不同，或给以宽慰，或给以告诫，更多的是告知疾病的原委，消除其顾虑。何老言语幽默，罕譬而喻，常常使患者愁眉而来，开颜而去，达到解缚开胶之功。他说："'医者意也'，很多疾病的疗效是心理治疗优于药物治疗的。"

（二）主张宏观辨证与微观辨证相结合

何老精西通中，对西医耳鼻咽喉科疾病的检查、诊断驾轻就熟。在临诊行医中，发现同一种疾病的局部内镜检查常常表现不同，临床施治除了根据全身宏观辨证之外，结合耳鼻咽喉局部的微观辨证多可以明显地提高疗效。因此，竭力主张临诊辨证施治必须要将宏观辨证与微观辨证相结合。这一观点在何老主编的《现代中医耳鼻咽喉口齿科学》中得到了很好的见证。书中在耳鼻咽喉各个篇章中，专门设立了内窥辨证章节，利用中医传统理论来解释现代医学检查方法所获得的资料和体征，如在喉部内窥辨证中提出，咽痛声嘶，喉镜检查见有杓状软骨区红肿、声带充血者，若见表证则为风热犯喉，若无表证则为气血阻滞之证；又如在鼻咽部内窥辨证中提出，鼻咽黏膜如见暗红，光泽消退，常为郁热火炎；如见色灰白，微水肿，常为风寒上犯；如见红丝缭绕，则为气血瘀滞不畅等。发展了中医学的"望诊"诊法，有利于对疾病的进一步认识，实乃中西医结合的一个新的尝试。

（三）发挥中西医优势，指导临床实践

何老具有扎实的西医耳鼻咽喉科知识，他不仅熟悉耳鼻咽喉头颈部的解剖以及耳鼻咽喉科疾病的基本知识，而且能亲手执刀，施行各种耳鼻咽喉科的手术治疗。又广泛涉猎、熟读诸多中医经典著作，对传统中医理论知识了然于胸，为他用西医学的思维对中医学进行再认识奠定了基础。在临床实践中，何老屡发奇招，效如桴鼓。如在对西医学"颈静脉孔综合征"的诊治时，何老认为颈静脉孔为一骨性小孔，颈静脉、迷走神经、副神经、舌下神经均经由此孔出颅，颅底骨折、肿瘤及感染等病变都可导致局部张力增大，诱发舌咽、迷走及副神经功能障碍，表现为软腭及声带瘫痪，无力举肩，伸舌障碍。颈静脉孔邻近鼻咽顶部（颅颏），隶属足厥阴肝经，人迎穴又邻

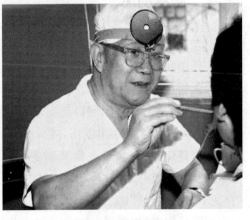

何宗德诊治患者

485

近颈交感神经节。因此治疗除了当以祛风散邪，舒经活络为法，取复元活血汤加祛风药治之外，尚可配合地塞米松 5 毫克及维生素 B_{12} 0.5 毫克作人迎穴注射，达到消炎退肿，补肾健脾，调节代谢之功，可促进迷走神经的病变消退，组织功能恢复。又如对肉芽性外耳道炎的诊治，何老认为外耳道肉芽相当于《疮疡经验全书》的胬肉，是邪毒侵犯骨膜所致，因其无上皮，故渗湿染血不断。临床上刮除、咬摘肉芽后，也容易复发。采用 5% 醋酸加地塞米松和 95% 酒精混合液，摇匀滴耳治之，配合内服清热祛邪、利湿退肿、壮骨扶正的中药，促使肉芽消退，疮疡速愈。醋酸相当于《伤寒论》中的苦酒，可使病处偏酸，有利于促进上皮组织生长；地塞米松具有消炎退肿作用，酒精渗透挥发，能使局部干燥。再如颈动脉痛综合征在临床上易被当作慢性咽炎治疗，由于未识病根，投药每多罔效，何老以为，颈动脉痛综合征系由风寒湿邪侵袭咽部，波及咽旁的颈动脉，颈内动脉血瘀，压力上升，受颈动脉骨管压迫，导致血管壁产生无菌性炎症而导致痹痛。治疗应当上消下疏，用络石藤、豨莶草、虎杖根、秦艽等祛风除湿，制草乌、桂枝温通血脉，乌梢蛇祛风消肿，制大黄扩张下部血管，引血下行，从而减轻上部的瘀血，缓解上部的胀满感。如此多可获效。这些都是治疗学方面的中西医结合体现。

（四）创立"耳鼻咽喉穴位注射疗法"

何老学贯中西，衷中参西。在治疗上，亦不乏独创之术。他根据中医辨证论治原则，结合西药的作用原理，法取内外合治、西药中用，创立了多种耳鼻咽喉水针穴位注射疗法。常常在给予内服中药的同时，选用符合中医治疗原则，将具有类似功效的西药，进行相应穴位的水针注射，其穴位注射的用药原则具有高效的临床指导作用。何老古为今用，使针刺治疗耳鼻咽喉科疾病的方法得到了新的发展。如采用具有化痰止咳，祛风扶正作用的糜蛋白酶、核酪、地塞米松作天突穴注射治疗气管炎，用维生素 B_1、地塞米松、654-Ⅱ作翳风穴注射治疗耳鸣，用地塞米松、利多卡因作人迎穴注射治疗颈动脉痛综合征，用转移因子、地塞米松、利多卡因作天突穴注射治疗变应性鼻炎等，疗效较为显著。

二、临床创见

何老是曙光医院耳鼻喉科主任，他精通西医，思维敏捷，刻苦钻研，善于创新。在他担任科主任期间，曙光医院耳鼻喉科的门急诊量居全市各大医院的前三位，医疗水平与西医各大医院相差无几，何老除了带领科室成员开展上海各大市级西医医院的各种手术外，他还善于动脑，钻研耳鼻咽喉科杂病，以自己独特的思维开创了多种新的治疗方法。例如，为尽可能地减少喉癌手术创伤，减少患者的痛苦，何老首创了"甲状软骨开窗术治疗早期声带癌"，避免了"全喉切除术"所致的残废，提高了患者的生活质量；全喉切除术由于切除全喉，使缝合组织张力较大，增加了咽瘘形成的可能，对此，何老开创了全喉切除术的"张力纽扣牵拉缝合法"，大大减少了局部的术后张力，从而避免了术后咽瘘的形成，为放疗后行喉切除的患者，提供了一期愈合的技术保证；对于长期不愈的化脓性鼻窦炎、咽炎、中耳炎、肾炎等免疫系统功能低下的患者，何老采用自家疫苗疗法，用自体静脉血局部注射进行治疗，多获痊愈；通过长期的临床观察、治疗，何老发现一侧的头颈肩等部位的疼痛与颈动脉的无菌性炎症有关，在国内首先发表了"颈动脉炎"论文，在血管性头颈痛的诊治方面居领先地位。何老除了擅长治疗耳鼻喉科疑难杂症外，还关注交叉学科疾病的治疗，如何老发现变态反应性鼻炎的发作与哮喘有关，为提高疗效，他在临床上开展了"颈动脉体切除术"治疗伴有支气管哮喘的变态反应性鼻炎，结果发现疗效满意，发表了"颈动脉体切除治支气管哮喘"的论文。按照一般的常识，大多认为扁桃体发炎常常容易引发心脏、肾脏以及关节的病变，何老在临床中善于观察，善于发现，他发现扁桃体炎反复发作的患者，部分患者有胆囊炎，且互相之间有关联。于是发表了"扁桃体与胆囊炎"的论文，提出胆囊炎的发作与扁桃体有关的观点。

何老出身于西医，随着中医耳鼻喉科医师的临床效验的耳濡目染，以及自己临床应用的验证，使他逐渐对中医学发生兴趣，并逐渐开始酷爱中医，晚年的何老几乎摒弃西医，热衷于中医学的研究。1978年被授予上海市中医工作积极分子。何老广泛涉猎中医古籍，中西合璧，融会贯通，创立新法，使临床疗效大大提高。如何老发现梨树根对食道狭窄有一定的疗效，自己组方，用中医药治愈了食道烧伤后的食管粘连狭窄，使患者避免了开胸手术；创"耳中"穴插管治疗梅尼埃病，使部分案例达到长久治愈；对于声音嘶哑、颗粒性咽炎、咽鼓管闭塞、急性副鼻窦炎等进行了中医的辨证分型、分型论治，提高了疗效。在治疗上，最早在中医耳鼻喉科领域中首创穴位注射法治疗多种耳鼻喉科疾病，取得了满意的疗效，受到同仁及患者肯定。此外，何老对危重案例善出奇招，一旦认为辨证准确，则放胆施治。曾有一位女性患者因先天性颅内血管瘤突然破裂大出血，昏迷不醒。华山医院脑外科专家认为该患者手术不手术结果都是一样的，存活率不高。家属走投无路，抱着死马当活马医的态度要求中医出诊治疗。何老"艺高人胆大"，欣然接受前往为她治疗，经过详细的望闻问切，辨证分型，他认为是病由气虚血瘀所致，故以大剂量的活血化瘀药为主组方，进行中药内服治疗，不仅使患者恢复神志，而且痊愈如病前，毫无后遗症，实乃"起死回生"。之后患者未再复发。为巩固疗效，患者服药至今，不忘缅怀何老的救命之恩。

何老在做好临床教学工作之外还非常重视科学研究工作。他除了设计、指导研究生课题外，还受到《金匮要略》泽泻汤治疗痰饮病的启发，和当时的青年学者吴大正共同设计、合作，主持卫生部科研课题："泽泻汤治疗耳源性眩晕的临床及实验研究"，该项目获"上海市科委科技成果奖"。

何老后半生致力于中医耳鼻喉科和中西医结合耳鼻咽喉科医疗、教学、科研工作。在长期的行医、执教和科研工作中，何老发现自明、清以来的喉科专著，咽、喉不分，与临床实际不甚相符；而耳鼻口齿和音哑疾病，并无专书，仅散见于中医内、外科各种书籍之中，且病名多不统一，证候描述也十分简略，不利于学习。再者，随着中医学术水平的发展和中西医结合工作的开展，中医耳鼻咽喉科对一些古典专著记载的疾病，有了新的认识，亟须加以总结记录，深感编著一本反映现代中医耳鼻咽喉口齿科水平的专著势在必行，迫在眉睫。由此，何老十年磨一剑，将西医和中医两大体系的理论和实践进行了有机的结合，著书立说,统言积累之功,编著了《现代中医耳鼻咽喉口齿科学》(获 1987 年度上海市卫生局优秀中医药著作奖)。何老旁征博引,参考了许多古籍,将不同的病症名称,统一于现代医学名称之中,并应用中医辨证论治观点,统一使用现代医学病名,把辨证与辨病相结合,使中医、西医有了共同的话语,为中医耳鼻咽喉口齿科的继承、发展和中西医结合奠定了基础。何老发前人所未发,言前人所未言,列选了许多古人未曾论及,而中医中药疗法有显著疗效,或可作为辅助治疗的一些疾病,如阻塞性角化症、咽鼓管异常开放症、大疱性鼓膜炎、腺周炎、打鼾、环杓关节炎,以及嗓音、言语医学方面的疾病等。第一次正式划定了现代中医耳鼻咽喉口齿科的诊治范围。此外,何老著书不泥于古人,没有因袭先贤咽、喉不分的传统,首次将咽科和喉科分成两个独立的篇章论述,纠正了中医喉科咽、喉混杂的传统概念,推进了中医咽喉科学的发展,体现了现代中医耳鼻咽喉口齿科的新水平,在学术的海洋中完成了第一航程。使后学者开卷了然。可谓是中医耳鼻喉科事业的忠臣干将、中西医结合耳鼻咽喉科学的开拓者和创始人之一。为传播、弘扬中西医结合耳鼻咽喉科学,何老还主编了《中医耳鼻喉口腔科临床手册》,方便中西医耳鼻喉科医生学习。

三、医德师德

何老是耳鼻喉科教研室主任。他重视对下级医师和学生的教学、培养,视教书育人为自己的天职。在职期间,何老长期承担中西医结合耳鼻喉科教学工作,除了每年承担大学课堂教学任务外,1980 年、1982 年两次受卫生部和教育部高等教育司委托,主持开办了全国高等医学院校中医喉科师资进修班,自编讲义、教材进行讲授,培养了大批中医耳鼻喉科学术骨干;1981 年、1983 年、1988 年三次受上海市卫生局及上海市中医学会委托,主持开办了中医耳鼻咽喉科临床医师进修班,培养了大批中医耳鼻喉科新生力量。由于何老的学术水平和手术技艺在全国范围享有盛誉,以致全国各地的耳鼻喉科都要求来医院跟随何老进修学习,最高峰时,同期进修人数达到 7 人之多。何老不遗余力,在理论上和实际操作技能上,都是毫不保留地给予传授,培养临床进修医生近百人。

在恢复研究生考试的形势下,何老较早地带教临床硕士研究生。在职期间,何老自己带教了中医耳鼻咽喉科硕士研究生张怀琼,与中国人民解放军第二军医大学附属长海医院耳鼻喉科肖轼之教授联合带教中西医结合硕士研究生陈小平,并帮助带教张赞臣教授的硕士研究生于在红。退休以后,何老"人退心不退",仍念念不忘,热衷于对中医耳鼻喉科人才的培养。2002～2004 年,80 高龄的何老不顾年高体弱,欣然应邀担任上海市卫生局举办的"上海市中医紧缺专科人才培养班"的导师,培养了曙光医院耳鼻喉科的忻耀杰和上海市中医院耳鼻喉科的江洁两名高级中医专科人才。何老全面关心学生的生活、学习与思想,即使在学生学业结束以后,仍耳提面命,关怀备至。2004 年底又积极响应医院领导的号召,顺应形势的需要,创办了"何宗德教授名老中医工作室",他怀着高涨的热情,积极投入工作室工作,为培养工作室的专科人才,为解除患者的病痛,他每周就诊从不落下,即使身体不适,还坚持上岗。为患者治疗、为工作室医生讲课、为病房患者查房、带领科里医生学习专科经典著作等,竭诚扶助中青年学者,忙得不亦乐乎。何老勤学善思,学识渊博,对待教学严谨治学,教书育人,给后生学者树立了良好的榜样。何老常说的口头语是:"学生要发挥钉子精神,老师要发挥榔头精神,共同合力,勇往直前。"

何老重视科室人才培养,善于应用人才,发挥个人的特长。对年轻的医生除了自己培养外,还帮他们联系安排送到其他西医三甲医院进修学习,如安排忻耀杰前往中国人民解放军第二军医大学附属长海医院耳鼻喉科进修学习;安排何建英和于嘉雯前往上海第二医科大学附属瑞金医院(现上海交通大学医学院附属瑞金医院)进修学习。对年纪偏大,理论基础好的医生,则重点安排在教学岗位。侯淑英老师毕业于"协和医院",理论基础特别扎实,何老除了安排侯淑英担当临床工作外,把上海中医药大学的耳鼻喉科教学任务交给她负责,由于侯淑英老师讲课形象比喻、深入浅出,给同学们留下了深刻的印象,使侯淑英亦成为深受欢迎的桃李满天下的好老师。此外,何老还指导科内西医医生学习中医,常常对"西学中班"结业的侯淑英主任的中药处方给予点评、指导,使侯淑英主任的中医医疗水平突飞猛进,尤其擅长于用《金匮要略》理论指导治疗眩晕病。

何老注重科室凝聚力,注重人性化科室管理,除了关心科室成员的业务能力培养外,还特别关心科室成员的健康和生活。例如,对当时科内女医生到了适婚年龄,但由于工作或其他方面原因始终单身者,何老会关心留意,遇有合适机会给她们牵线;又如侯淑英主任曾经生病在家休息,70多岁高龄的何老独自一人来到侯淑英家家访,爬上三层小阁楼探望、慰问等。

何老仁术超群,普贤济人。退休后,继续发光发热,毅然坚守临床医疗第一线,为广大患者布施福音。他视患者如亲人,慈悲为怀,且医术高超,竭尽己之所能,解除患者苦痛。为了患者,他常常饿着肚子看病,并且依旧仔仔细细,毫无厌烦、马虎之意,想方设法地为患者治疗,真正做到了"视患者如亲人""见彼苦恼,若己有之"的境界。何老虽然享受干部保健医疗待遇,但他很少看病。何老患有糖尿病、心脏病、高血压病,应该住院进行系统的正规的治疗,但他为了不爽约患者,坚持不住院治疗,大多由其女儿代配药,直至临终前2个月疾病加重住院,仍然进行专家门诊工作,坚持到卧床不起,实为仁医贤师也。何老行医廉洁清白,坚持原则。20世纪90年代,全民物资匮乏,有一位黄岩老患者为感谢何老治愈了他的疾病,专程从黄岩带来一大筐黄岩蜜橘送给何老,何老婉言拒收。

何老为中西医结合耳鼻喉科事业鞠躬尽瘁,得到他帮助和教诲的青年学者不计其数,可谓桃李满天下。

四、社会活动

何老曾先后担任上海中医药大学专家委员会委员,中华医学会上海市中医耳鼻咽喉科学会主任委员(连任四届),上海市耳鼻咽喉科咨询会诊中心委员,上海市名老中医及中西医结合专家诊疗所委员,中国中西医结合研究会耳鼻咽喉科专业委员会顾问,《上海中医药杂志》编委,《中国医学百科全书》编委,《中国中西医结合耳鼻咽喉科杂志》顾问及杂志编委会委员。何老多次参加并组织了全国性以及地区性学术活动,在任期间,联合卢湾区的瑞金医院、曙光医院、卢湾区中心医院三家医院的耳鼻喉科医生,每隔2周组织一次疑难杂症案例讨论,为患者解除病痛的同时,提高三家医院耳鼻喉科医生的专业水平。每年举行中华医学会上海市中医耳鼻咽喉科分会年会,组织全市中医耳鼻咽喉科同行进行交流。1988年12月曾在上海主持"中华医学会中医耳鼻咽喉科分会第三届全国中医鼻病学术会议",扩大上海中医耳鼻咽喉科分会在全国的学术影响力。他在工作之余还负责《上海中医药杂志》《中国中西医结合耳鼻咽喉科杂志》的审稿工作;参加《中国医学百科全书·中医耳鼻咽喉口腔科学》《耳鼻咽喉100例病案集》《耳鼻咽喉科全书·咽科学》《耳鼻咽喉科全书·耳科学上册》《耳鼻咽喉科全书·头颈疾病学》的编写,为中医及西医耳鼻咽喉科学临床及教学事业做出了不可磨灭的贡献。每周一次前往当时设立在虹口区中心医院耳鼻喉科的"上海市耳鼻咽喉科咨询会诊中心"参加全市耳鼻喉科疑难杂症的大会诊,反映了当时曙光医院在上海西医耳鼻喉科学术界的学术地位。

何老精通英文和俄文,他有利用散碎时间阅读国外医学文摘的好习惯,始终掌握专业动态的前沿,经常翻译医学文献,除了给科内医生讲课外,还经常给一般杂志投稿,给大众普及医学常识,在1956年获上海市科普积极分子、1985年获上海市科技活动先进分子。

何老的一生是追求的一生,奋斗的一生,是继承和发扬医学事业的一生!

主要著作和论文

1. 主要著作

[1]　何宗德.余养居.房学贤.现代中医耳鼻咽喉口齿科学.合肥:安徽科学技术出版社,1986.

[2]　何宗德,夏翔,刘福官.中医耳鼻喉口腔科临床手册.上海:上海科学技术出版社,1989.

2. 主要论文

[1]　侯淑英,何宗德.从扁桃体功能来看扁桃体摘除术的问题.国外医学·耳鼻咽喉科学分册,1980,(1):1-4.

[2]　何宗德.中医治疗颈动脉综合征.上海中医药杂志,1980,(2):29-30.

[3]　何宗德,李伟正,侯淑英.氢化可的松和青霉素在局麻扁桃体剥离术中的应用.上海医学,1981,(2):49.

[4]　何宗德.耳原性颅内并发症患者的脑血流图检查.国外医学·耳鼻咽喉科学分册,1982,(6):379-380.

[5]　张仲芳,薛福林,何宗德,等.针刺治疗美尼尔氏病急性发作期的临床研究.上海针灸杂志,1983,(4):28-32.

[6]　何宗德,郑春芳.用左旋咪唑吸入治疗慢性感染-过敏性鼻炎患者时鼻黏膜细菌的动态变化.国外医学·耳鼻咽喉科学分册,1983,(6):345-346.

[7]　何宗德.失音证治.上海中医药杂志,1983,(12):10-11.

[8]　何宗德.上颌窦炎的氨苄青霉素理疗.国外医学·耳鼻咽喉科学分册,1984,(1):29-30.

[9]　何宗德,黄嘉裳.颈动脉痛综合征.国外医学·耳鼻咽喉科学分册,1984,(4):205-207.

[10]　何宗德.声门上喉炎伴发流感嗜血杆菌性脑膜炎.国外医学·耳鼻咽喉科学分册,1987,(5):291-292.

[11]　何宗德.寒性咽喉见症治验.上海中医药杂志,1987,(11):18-19.

[12] 何宗德.颗粒性咽炎证治.上海中医药杂志,1989,(4):20.

[13] 何宗德.食道狭窄验案1例.上海中医药杂志,1989,(7):28.

[14] 何宗德.急性鼻窦炎证治.上海中医药杂志,1990,(2):16-17.

[15] 李伟正,侯淑英,张剑华,等.突发性耳聋98例临床观察.上海中医药杂志,1992,(5):20.

[16] 刘福官,何宗德.钮扣张力缝合在全喉切除术中的应用.临床耳鼻咽喉科杂志,1994,(1):55.

[17] 张怀璋,何宗德.温阳化饮汤治疗变态反应性鼻炎的临床研究.中国中西医结合耳鼻咽喉科杂志,
1995,(2):8-10.

[18] 何宗德.中医耳鼻咽喉科史话.中国中西医结合耳鼻咽喉科杂志,1995,(2):47-49.

[19] 何宗德.渗出性中耳炎验案.中国中西医结合耳鼻咽喉科杂志,1995,(3):127.

[20] 何宗德.颈动脉瘤验案.中国中西医结合耳鼻咽喉科杂志,1995,(4):188.

[21] 何宗德.空咽痛验案.中国中西医结合耳鼻咽喉科杂志,1997,(2):93.

[22] 何宗德.咽鼓管闭塞的中西医结合治疗.中国中西医结合耳鼻咽喉科杂志,1998,(3):144-145.

[23] 王国良,郭裕,何宗德.中西医结合治疗过敏性鼻炎124例疗效观察.中国中西医结合耳鼻咽喉科
杂志,1998,(4):195-196.

[24] 何宗德.颈静脉孔综合征验案.中国中西医结合耳鼻咽喉科杂志,1999,(2):98.

[25] 何宗德.肉芽性外耳道炎验案.中国中西医结合耳鼻咽喉科杂志,2000,(1):28.

[26] 郭裕,何宗德.开音合剂治疗声带小结型喉炎126例临床观察.中国中医药科技,2003,(1):
55-56.

[27] 忻耀杰,李春芳.何宗德治疗耳鼻喉科疾病的经验.辽宁中医杂志,2003,(9):766-767.

[28] 江洁,何宗德.何宗德辨治声带肉芽肿验案1则.上海中医药杂志,2011,(8):24-25.

（忻耀杰执笔）

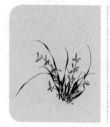

学古尤须先疑古　创新才能有发展
——记中医名家吴圣农

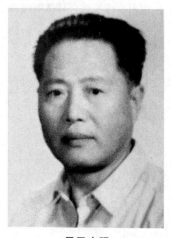

吴圣农照

吴圣农(1914～2006),江苏无锡人。中国共产党员,主任医师。1935年跟随外祖父陈漱庵学习中医,1941年起开业行医。上海中医学院成立后,被调入上海中医学院任教,1960年7月转入龙华医院工作。曾任上海医务工作者代表大会中医代表,杨浦区卫生协会常务主席,上海中医药大学、上海市中医药研究院专家委员会委员。1982年评定为主任医师。

吴老知识渊博,精通中医理论,师古而不泥古,创新而不离宗,治愈众多疑难杂症患者,精心研创了许多富有特色的药剂。有用于镇痛、镇痉的马钱子散,治疗冠心病的红附注射液,治疗反复剧烈心绞痛的冠心备急丸,方便冠心患者使用的冠心鼻闻油、冠心气雾剂等。关于癫痫的病因病机,认为是由于肝脾不足,气弱血滞,元神失养,脉络不和,虚风暗动等环节引起。强调不是因痰而生病而是因病而生痰的观点,常配合马钱子散、片治疗癫痫。主张治疗疑难杂症要运用内服、外敷、针灸等多种手段,实行"中西医结合"的综合治疗。创建主治红斑狼疮和类风湿关节炎的风湿病专科。发起并主持龙华医院振兴中医读书班,帮助青年医师进行业务学习。在中医理论方面有较深的造诣,先后为西学中全国心肺病本科班编写了《黄疸》《喘咳》《痹证》《郁症》《癃闭》《中医肺脏的生理和主病辨治》等10多篇教学资料,门人著有《龙华名医临证录——吴圣农学术经验撷英》。

吴老为人正直,敢讲真话,虽然在"文革"期间受到不公正对待和处理,但他相信共产党,相信人民政府。晚年加入了中国共产党。20世纪80年代他招徒弟1名,培养硕士研究生3名,发起并主持龙华医院振兴中医读书班,帮助青年医生进行业务学习。

龙华医院风湿病科是上海各中医医院最早成立的专科,也是国内建立该专科最早的医院之一。吴老是创始人之首。刚成立时,可以说在一穷二白情况下开张的,吴老亲临一线诊治患者,并带教徒弟及研究生,传道讲学、共同讨论。一切为了患者,吴老也吸取现代医学知识,师徒经常一起谈今论古,认为中医要发展、要创新。

一、学古不泯,重在创新

吴老临诊时辨证细腻,治法灵活,用药精练。对内科杂病,如癫、狂、痫、冠心病、风湿病等疑难杂症更有自己的见解与治法,临床上常常取得较好效果。在学术上除力主中西医结合外,更提倡中医的综合疗法。他治学严谨,诲人不倦。

(一)学古不泯,崇尚实践

吴老治学勤奋,博采众长。除精研古医籍外,对古文化亦有较深造诣,知识面广。吴老说:"中医学说是涉及古代文、史、哲与气象、地理等多学科,单纯从专业入手是不能深入的。"他学古而不泯,又无门户之见,尤其赞扬、推崇敢于创新、有独特见解的学者,如张景岳、王清任等。张景岳在精研《内经》的基础上,临床理论与实践都有超越他人的成就,对阴阳平衡更发挥得淋漓尽致,治法中注重阳中求阴,阴中求阳。王清任不盲从古人,敢于冒封建礼俗之危险,亲自解剖尸体,甚至请教屠夫,自做动物实验等,因而纠正古人某些错误观点,提出自己的见解和独特治法。吴老又说:"任何科学不能离开实践、侈谈理论,中医也不例外。不立足临床实践,既不能验证古人观点,也不能考验自己。"吴老还说:"学古必须疑古,创新才能发展,实践才能创新。离开实践,只能是古人的喉舌,科学的奴隶而已!"

(二)两个相应,整体观念

吴老认为治病要有两个相应的观念。一是内外相应,人是自然界的生物之一,生命是与时空之间的一切运动变化息息相关的,《内经》中的"上古天真论""四时调神论""生气通天论"等都是在反复说明这个道理。如《素问·脉要精微论》说:"诊法常以平旦,阴气未动,阳气未散,饮食未进,经脉未盛,络脉调匀,气血未乱,故乃可诊有过之脉。"又如不少病症都有"旦慧、昼安、夕加、夜甚"的现象。不少病证的复发、加剧、缓解,都与患者所处的天气、地域有密切的关系。杂病如此,时令病更强调时空的变化差异对生命活动的影响,可以说如鱼之与水;二是脏腑相应,人是有机整体,除与大自然密切相关外,脏腑之间的生理活动或病理变化也同样都是息息相关的。故中医学将脏腑比作封建政体的君主、相辅、将军等以说明它们之间有主从,既分又合的生理功能,五行生克、六经传变的病理演变影响。这种特点是因为中医的生理、病理是在整体观的基础上建立的。虽然诊断方法是直观的,推理方法是审症求因的。但疗效的多少就与生理、病理相应的方义——君、臣、佐、使相关的。中医的脏腑不是单纯的解剖器官,中药的作用也不是单纯的独立作用,生理、病理上的相互影响,导致了药理上的相互作用。看病必须看人,"四诊"就是看整个人的。不仅要看病之上相结合,而且要看病、人结合,不从整体着眼,就难从要处入手。

(三)辩证观点,指导临床

吴老说:"中医的治疗法则是战略思想而不是战术思想。如解表清热、祛瘀生新、通因通用、塞因塞用、引火归源、扶正祛邪,以及各种反治、反佐和急则治其标、缓则治其本等都是行之有效的法则。要运用这些治则,首先要辨明病理的标本。标本的含义主要是现象与本质。诊断上标本不明,治疗上就会舍本逐末,甚至本末倒置而铸成大错。"

吴老认为在有些情况下,中医是倒因为果的,将现象当本质。例如癫、狂、痫、中风、昏迷的病因古人都责之于痰,其实是因病而后生痰,不是因痰而后生病的。痰不过是病理性产物而已。至于"怪病皆属于痰"之说是限于时代的臆测之说。同时,吴老也肯定病理的产物在一定情况下产生病理作用,所以急则治其标也是必要的。但治本之图是调节脏腑功能,治疗所谓与"痰"有关的病(包括癫、狂、痫、中风等)除确有涌吐痰沫、喉间痰声,佐用化痰外,一般应从肝、脾、肾着手。因不少重危、疑难、久延之病,主要与肝、脾、肾有关,只有从肝、脾、肾三脏着手,损其有余,补其不足,才能气血充和,阴阳协调,则痰瘀湿浊之邪非但不能为患,而且无由产生。有些疾病若偏执于化痰开窍,可致辛燥伤阴,造成抱薪救火。故吴老治疗中风、昏迷等,在一般情况下,以潜阳活血为主,化痰开窍为辅,在诊治冠心病时首先抓住本虚标实,而不偏执于痰瘀交阻,都是根据整体情况运用益气活血、温肾健脾、活血化瘀等法,或是以通为主,或是以调补为主,但补中寓通,通中寓补,灵活多变,但不离"本虚标实"这原则,从而取得明显疗效。

(四)中西互参,病证结合

辨证论治是中医重要特点之一,但辨证必先识病,识病才能辨证。"不识伤寒、温病,云何三焦六经? 不从整体着眼,无从要处入手。"中医是直视诊断,审症求因,所以病名就是症状,症状又包括病因、病机,但病机比病因重要。准确地分析病机,就能预见地掌握它的发展变化,治疗也能先发制病。如心绞痛,《灵枢·厥病》篇将心痛分肝、肾、肺、脾四种厥心痛和胃心痛,共五种,分属于四脏一腑。说明古人已观察到心痛和很多疾病一样,有兼证与不典型表现。这客观上决定了需要同病异治,异病同治。"同"是共性,"异"是特性,是关键。中医之难不在于大同而在于小异,处方用药力避"画蛇添足",力争"画龙点睛"。朱丹溪不主张公式化地照搬经方的道理亦在于此。朱氏说:"予读仲景书,用仲景之法,然未苟守仲景之方,乃得仲景之心也。"并尖锐地指出:"古今异轨,运气不齐,执古方治今病不想能也。"可见有成就的医学家是不墨守成规的。所以,吴老大力提倡辨病必须从中西医两方面着眼,辨证着重中医的整体观与内外统一观——两个相应,综合分析,处方着重方义组成的意义。例如,诊治胆心综合征,吴老分析此病属中医的心腹痛范畴,是肝胆经气不利,相火引动君火引起胆心剧痛频发。治疗以疏泄肝胆厥逆之气为主,温通少阴瘀痹之脉为辅的治法,获得显效,体现出他中西医结合、病证结合的学术观点。又如,吴老把急性病毒性心肌炎分为急性期、好转期、痊愈期、并发症四类。并制订出不同的用药常规。急性期(1~10天)祛邪为主,清热解毒,黄连解毒汤加减;好转期(11~20天)益气养阴,活血定悸,天王补心丹加减;痊愈期(21~30天)扶正调理、心脾同治,四君子生脉加减;并发心律失常,以温阳活血化瘀为基础,加减复脉汤出入;并发心衰,四逆加入参汤加减;并发心源性休克,参附龙牡汤加减。在出现并发症时均可同时应用急性期、好转期主方。

同病异治、异病同治是辨病论治最好的体现。病同证异,治法不同;病异证同,则治法相同。有时可参照西医诊断结合临床症状,以中医理论为指导,立法处方。如尿路感染,以清泄下焦湿热为法,但处方不用八正散之类,而用蒲公英、一枝黄花、半枝莲、车前草、鲜萹草、鲜茅根等具有较强清热消炎作用药物,效果很好。

(五)扶正祛邪,调气活血

扶正祛邪、调气活血,是吴老治疗慢性疑难杂病的指导思想。吴老说:"不少慢性疑难杂病,脏腑定位主要在于肝、脾、肾,病理机制主要是气血的虚实与畅否。"《内经》"疏其气血,令其调达,而致和平"的论述是中医治疗内科、外科、急慢性疾病、疑难杂病的总则。

现收集吴老诊治 64 例病案,共计诊次 426 次,所用药物达 261 种。应用最多是当归(39.67%)、炙黄芪(34.93%)、赤芍(28.6%)、生甘草(27%)、熟地黄(21.5%)、茯苓(9.45%)、白术(16%)、麦门冬(15.96%)、丹参(11.5%)等。可见,吴老善用益气活血,次为滋阴养血之药。益气活血常选用黄芪、当归、赤芍、白芍、甘草;降气活血用葶苈子、苏子、桃仁等;潜阳活血用珍珠母、青葙子、丹参、川芎、茺蔚子、童子益母草等。

吴老处方用药常以景岳的"阴中求阳,阳中求阴",叶桂的"回阳之中必佐以阴药,摄阴之内兼顾阳气,务使阳潜阴固"的理论为指导。从而看出吴老思路广、方法多、化裁活的特点,充分体现了吴老的中医治疗方则是战略思想,中药是运用或不是应用的学术观点。吴老说:"传统的有效名方,药物性能都是相反相成的。如桂枝汤的桂枝、芍药、生姜、大枣;六味丸的三补三泻;左金丸的辛开苦降;交泰丸的交通心肾等不胜枚举,都明显地反映了古代学者的阴阳理论与战略思想。"吴师的临床实践,正是以这些思想为指导。

(六)综合治疗,内补外攻

吴老说:"现在中医内科治病大都以口服汤剂(或丸、片)为主,这是有欠缺的。"他一贯主张中医应该实行综合治疗,如内服、外敷、针灸等综合治疗,不仅可以取得较好疗效,而且有利于中医学的整体发扬。如昏迷、癫痫、惊厥、呕吐、抽搐、剧痛等都应该针药并用。有的需先针后药,如脑型狼疮、深昏迷用针刺人中、十宣而苏醒;呕恶、吐食用针刺内关而止。对晚期肿瘤采用内服以扶正,外敷以攻邪而获效等。这种统筹兼顾,扬长避短的治疗原则是值得进一步发扬的。

吴老长期从事中医工作,有丰富的理论知识和实践经验,对中医的诸多方面提出不少新观点、新理论与新方法。在理论上提出内外相应、脏腑相应、病证

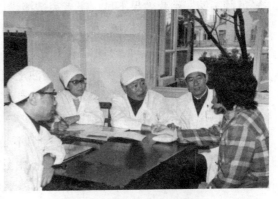

吴圣农与徐正福在诊治患者

结合、中西互参。中医治法是战略思想,中药是运用而不是应用。内服扶正、外敷攻邪治疗疑难病症。中医内科要实行综合治疗,阴阳理论要体现于方药等,这些都是学验有得之论。

二、疑难杂病,经典医案

吴老诊治疑难病确有独到之处。运用不同治法、多种手段、敢于突破与创新,取得很大成功。

(一)结肠癌

患者,女,33岁,患者于1981年12月在外院因拟诊"卵巢囊肿"手术治疗,术中发现是结肠癌广泛转移,无法切除。曾先后化疗、放疗等,均因白细胞急剧下降遂改用中医主治。1982年4月初中上腹部疼痛,后因痛剧伴恶心呕吐,于22日入院。经用抗生素、解痉药治疗未见好转,依赖杜冷丁(盐酸哌替啶)短暂止痛。24日请吴老会诊,症见腹部剧痛5天,痛甚即欲登厕,便行不畅,质稀而不成形,痛处固定不移,右中下腹坚块剧痛拒按,形瘦色萎,脉弦滑,舌淡白瘦瘪。气滞血瘀,瘀凝毒聚,邪势顽恶,正气衰竭。如内服峻猛攻破,非但不能见功,且有残炉泼水之虞,即用内外合治之法。内服中药炙黄芪、白芍药15克,党参15克,当归12克,延胡索12克,川楝子9克,半夏9克,陈皮6克,炙甘草6克,木香6克,降香3克。另马钱子每次1片,每日3次。外敷中药,方由乳香6克,红花6克,赤芍药12克,桃仁12克,生香附12克,乌药12克,阿魏4.5克组成,共研细末,用蜂蜜调成糊状敷痛处,外用纱布固定,一昼夜换药1次。3天后痛势逐渐缓解,能进食少量稀粥。治疗3月余,中上腹肿块明显变软,按之不痛,一般情况明显好转,食欲增加。随访诊治1年半,病情稳定。

(二)癫痫

患者,男,58岁。1963年11月4日初诊,患者神识呆滞、喃喃自语一余年。外院拟诊"轻度脑萎缩",治疗效果不显。患者表情淡漠,行动语言迟钝,呕吐少量涎沫,面颊虚浮无华,脉濡缓,舌淡胖苔薄白腻。《难经》云:"重阴者癫。"忧愁思虑,损伤心脾,心脾不足则气血生化无源,心失所养,而神明之机不健,虽略有吐涎沫,痰湿绝非主因。治病求本,当予解郁理气,运旋中焦气机以生气血,则痰浊之类亦将不治而自化矣。处方:炙黄芪12克,当归9克,陈皮6克,白术9克,茯苓9克,佛手花6克,川厚朴花6克,广木香9克,洗干姜3克,丹参12克,石菖蒲9克,越鞠丸(包)9克,姜竹茹9克。服7剂无效,追问病史,患者多年来有怕冷、多尿、滑精等症。此为肾阳不足,脾失温煦,湿从内生。法当温肾以健脾,所谓"离照当空而阴霾自散也"。重新处方用炙黄芪12克,党参12克,黑附块12克,洗干姜3克,白术9克,石菖蒲9克,陈皮6克,姜半夏9克,益智仁12克,怀山药12克,越鞠丸(包)12克。连服10剂,诸症明显好转。半年后言语行动一切如常,未再复发。

吴老认为癫、狂、痫是本虚标实的病症,从痰论治只是抓住了疾病的表象,只有从肝、脾、肾三脏着手才是抓住疾病的本质。本例属于老年性痴呆,初用解郁理气法效不佳,后因抓住怕冷、遗精、多尿等肾阳虚衰的本质,改用温肾健脾法,则诸症自除,一如常人。

（三）胆心综合征

患者,男,76 岁,1984 年 5 月 25 日初诊。患者反复右上腹痛一年半,近十天加剧伴发热、呕吐、胸闷、心悸。发病常与劳累、情绪激动、进食油腻有关。体温 40℃,巩膜黄染,心率 54 次/分,早搏 5～10 次/分。右上腹压痛、墨菲征(＋)。实验室检查:白细胞 17.4×10^9/L,中性粒细胞 80%。B 超示:胆囊结石,胆总管扩张伴结石。心电图示:窦性心动过缓,频发房性早搏,部分伴有差异传导。诊断为胆心综合征。胸胁满闷,每以胸前闷窒为发端,以身热为诱因,热升痛作,热降痛已,脉细弦,舌红苔腻。胆腑邪实化火,以致右胁与心前区剧痛,所谓相火引动君火之类耳!实火当泻,疏肝胆之气,通心脉为主,利胆排石为辅。处方:柴胡 9 克,青皮 6 克,陈皮 6 克,广郁金 9 克,当归 9 克,赤芍药 9 克,刘寄奴 12 克,丹参 15 克,海金沙 30 克,金钱草 30 克,越鞠丸(包)12 克,降香(后下)3 克。7 剂。

二诊:痛不发,小便正常,大便四、五日一行,坚结难下。脉浮弦,苔浊腻。以行气通腑,籍去气火而弛心脉之郁滞,亦通则不痛之道耳!处方:当归 9 克,赤芍药 9 克,桃仁 12 克,杏仁 12 克,枳壳 9 克,青皮 9 克,陈皮 9 克,茯苓 9 克,柴胡 6 克,赤香附 12 克,生大黄(后下)6 克。5 剂。

上药加减服用一月余。患者无特殊不适。实验室检查:白细胞 6.8×10^9/L,中性粒细胞 75%,淋巴细胞 25%。心电图示:低电压、窦性心动过缓。症情控制而出院。

中医无此病名,但与《诸病源候论》所述心腹痛相似,病机是相火引动君火而致君相火盛,治疗上以君相火盛的暴痛着眼、实火当以泻着手,结合排石。辨证与辨病相结合,取得明显的效果。

三、良师益友,诲人不倦

吴老从医六十余年,临床经验丰富,为培养中医后继有人,他呕心沥血,毫无保留地把知识传授给徒弟和研究生。"文革"后拨乱反正,百废待兴。20 世纪 80 年代初,龙华医院倡议师徒结对,把老中医的经验传授下去。徐正福拜师吴老,随师学习、侍诊十余年。1965 年,徐正福从上海第一医学院(现复旦大学上海医学院)医学系毕业分配到上海中医学院,1970 年调入龙华医院内科。刚接触中医时,徐正福对中医持怀疑态度,中医能治好病吗? 在以后工作中,有幸遇到一代名医黄文东、丁济民、刘树农、茹十眉等,对中医有些了解。后来吴老来到徐正福病区工作,亲眼看到吴老精湛医术和疗效,从而改变徐正福的疑虑,中医确实能治好病,激起徐正福对中医的兴趣。徐正福于 1980 年考入上海中医学院第八届西医离职学习中医研究班,经过 3 年刻苦学习,毕业时,徐正福获得毕业论文一等奖,全班第一名。又回到病区与吴老一起工作。当时医院正在商议组织师徒结对之事,有一天吴老对徐正福说："徐医师，你的性格和我一样，又刻苦好学，我想收你为弟子如何？"徐正福一听高兴极了，忙说："吴老师，我愿意拜你为师。"在组织安排下，徐正福与吴老签订了师徒协议书，拍了照、签了名。珍贵的资料徐正福保存至今，拜师3年，又侍诊至吴老退休。这期间，师徒俩探讨从古至今的中医变迁，中医各家学说，命门相火、引火归源学术命题及风湿病等疑难杂病诊治规则。而且吴老在思想生活方面均非常关心徐正福，教导徐正福做人要正直、要善良讲医德、要讲真话。徐正福与吴老无话不说，情同父子，亦师亦友。吴老虽然学识渊博，但仍不耻下问。当徐正福查房时，吴老也要来听听。徐正福说："吴老师你年纪大了，就免了吧。"但吴老坚持要来，他说："我要了解新知识、新技术及西医的情况。"吴老退休后，时常惦记着徐正福。逢年过节徐正福去拜访吴老，吴老还念念不忘中医事业，常说中医要发展，要创新。对风湿病尤其是红斑狼疮诊治提出新的设想和创见。师徒俩探讨该病阴虚火旺、气阴两虚者为多，按常规益气养阴治之，疗效不太明显，是否命门火衰、虚火上浮所致，能否用温肾引火归源法附桂治之，吴师力挺此探索。

在吴老指导下，徐正福从中汲取了中医的精华，积极开展对中医的研究，相继发表相关论文五十余篇，总结了吴老的学术经验及对疑难杂症独特诊治的论文，积极推动出版了《龙华名医临证录——吴圣农学术经验撷英》。

吴老除收徒弟外还招收俞仲康、苏励、周端等研究生，现诸位事业有成。俞仲康硕士毕业后考取了哈佛大学博士及博士后，现在美国也是一位大学老师。俞仲康也是徐正福很喜欢的学生，在通信中徐正福借用李白诗改成"桃花潭水深千尺，唯有仲康知我心。"风湿科后继有人，苏励接任风湿科主任后，风湿科生机勃勃，成绩显著。苏主任还担任中国中西医结合学会风湿科委员会负责人之一。周端曾担任龙华医院副院长，现是中医学会膏方专业委员会主任等。

四、学识渊博，尽心尽责

吴老治学勤奋，除精研古医籍外，对古汉语、书法等也有较深造诣。吴老是一部活字典，向他请教这方面知识，他详细解释、介绍出处，得益不少。做医生不仅要懂得医理，还要多读文、史、哲诸书。吴老说："中医学是涉及古代文、史、哲与气象、地理等学科的，单纯从专业入手定不能深入的。"所以吴老能学古而不泥古，又无门户之见，尤其赞扬和推崇敢于创新、有独特见解的学者，如张景岳、王清任等。吴老又说："科学不能离开实践、侈谈理论，中医也不例外。学古必须疑古，创新才能发展。"

吴老在九病区工作十余年，对同事及晚辈亲切和善、乐意帮助，而对工作认真负责、一丝不苟。由于年事已高，每周安排两次门诊诊治一些疑难或危重症患者。对要诊治的患者，于查房前详细阅读病史，做到心中有数，看患者时细致、望闻问切，然后回办公室与大家分析讨论病症、病机、组方用药。遇到重危患者，吴老多次深入病房察看患者情况。20世纪80年代初病房收治本院患肠癌晚期青年女医生，因肠梗阻腹痛难忍、命危旦夕，也没有好办法，只能用杜冷丁暂时止痛。我们请吴老诊治，他当机立断，采用外敷攻邪、内服扶正之法,三天后病势日渐缓解、腹部肿块逐渐缩小,生活质量得以改善,生命得到延长一年余。可见吴老为患者尽心尽责。

看吴老的书法真迹是一种享受,龙华医院原大楼墙上很多格言、名句书写都出自其手笔。吴老对古筝尤为喜爱,弹奏古曲清扬、婉转、抒情,发自内心感受,像是专业古筝大师。

吴老长期从事中医工作,有丰富的理论和实践经验,提出了不少新观点、新理论和新方法,有一定创见。同时治学严谨,可谓一丝不苟。其人格高尚,为人师表。如今吴老虽然离世多年,但他永远活在我们心中!

主要著作和论文

1. 主要著作

龙华医院风湿科.龙华名医临证录——吴圣农学术经验撷英.上海:上海中医药大学出版社,2007.

2. 主要论文

[1] 吴圣农.心悸治案1例.上海中医药杂志,1965,(4):25-26.

[2] 吴圣农.气淋治验简介.江苏中医,1965,(12):49.

[3] 季素华,吴圣农.脉痹——多发性大动脉炎一例.中西医结合杂志,1982,(2):89,127.

[4] 屠伯言,顾仁樾,吴圣农,等.糖尿病兼有冠心病的辨证分型与治疗.山东中医杂志,1983,(2):11-12.

[5] 屠伯言,吴圣农.特发性血小板减少性紫癜60例证治探讨.云南中医杂志,1983,(3):11-13.

[6] 屠伯言,吴圣农,姚培发,等.中医治疗病态窦房结综合征的临床疗效观察.辽宁中医杂志,1983,(3):20-21.

[7] 陈湘君,徐正福.吴圣农老中医对癫、狂、痫的认识与治疗.辽宁中医杂志,1983,(5):31-33.

[8] 屠伯言,吴圣农.治疗难治性心力衰竭的临床疗效观察.江苏中医杂志,1983,(6):19-21.

[9] 彭义士.吴圣农医案治验数则.广东医学,1984,(2):38.

[10] 徐正福,毛月丽.吴圣农老中医的学术经验初探.辽宁中医杂志,1984,(3):3-6.

[11] 徐正福,毛月丽.老中医吴圣农对昏迷的治验.黑龙江中医药,1984,(3):13-14.

[12] 毛月丽,徐正福.吴圣农治疗冠心病经验.中医杂志,1984,(4):13-15.

[13] 屠伯言,吴圣农,于素霞.中医辨证治疗糖尿病肾病13例临床分析.中医杂志,1984,(4):39-40.

[14] 徐正福,吴圣农.引火归原法治疗肾性高血压.四川中医,1984,(4):48.

[15] 徐正福,毛月丽.老中医吴圣农对心痛的认识与治疗.辽宁中医杂志,1984,(11):1-3.

[16] 屠伯言,吴圣农.阻塞性肺气肿中西结合辨证分型与治疗探讨——附100例分析.辽宁中医杂志,1985,(5):12-13.

[17] 屠伯言,吴圣农.调气利血法治疗肺心并高黏度综合征20例临床分析.江苏中医杂志,1985,(6):21-22.

[18] 徐正福,毛月丽,陈维宣.吴圣农运用黄芪的经验.中医杂志,1985,(6):36-37.

[19] 陈湘君,徐正福.吴圣农老中医治验举偶.辽宁中医杂志,1985,(6):1-4.

[20] 徐正福,吴圣农.中医对系统性红斑狼疮的认识和治疗.辽宁中医杂志,1985,(9):23-24.

[21] 陈湘君,屠伯言,徐正福.吴圣农用滋阴泻火法治疗红斑狼疮的经验.中医杂志,1985,(10):17-19.

[22] 陈树森,曹鸣高,姜春华,等.慢性支气管炎证治.中医杂志,1985,(11):4-9.

[23] 徐正福,吴圣农.疏肝通脉治疗胆心综合征验案一例.辽宁中医杂志,1986,(4):24.

[24] 屠伯言,吴圣农,徐正福,等.中西医结合治疗狼疮危象10例报告.中西医结合杂志,1986,(4):

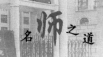

215 - 217.

[25] 田九洲,黄金平.吴圣农老中医治疗类风湿性关节炎四法.辽宁中医杂志,1986,(5)：10 - 11.

[26] 徐正福,郑敏宇,李菡.吴圣农治疗重危急症举隅.黑龙江中医药,1986,(6)：17 - 19.

[27] 蒙定水.吴圣农老中医辨治举隅.广西中医药,1986,(6)：9 - 11.

[28] 陈湘君,刘云翔.吴圣农老中医治疗系统性红斑狼疮的经验.陕西中医,1986,(6)：157 - 158.

[29] 吴圣农,张宗如,宫卫东,等.功能性低血糖治案一则.四川中医,1986,(8)：55.

[30] 徐正福,曹卫,陈五三,等.辨证辨病治疗胆心综合征 23 例临床分析.中西医结合杂志,1987,(2)：43 - 46.

[31] 周端.对吴圣农老中医运用活血种水法治疗水肿的体会.辽宁中医杂志,1987,(7)：1.

[32] 徐正福.吴圣农老中医经验方举隅.辽宁中医杂志,1987,(8)：1 - 2.

[33] 周端,吴圣农,马贵同."瘀可致水"理论的研究.中国医药学报,1989,(1)：8 - 12.

[34] 屠伯言,俞中康,郑敏宇,等.糖尿病肾病用补肾活血法治疗的临床和实验研究.上海中医药杂志,1991,(1)：1 - 4.

（徐正福　苏励执笔）

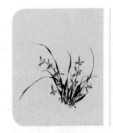

潜心医道厚功底　勤求古训务创新

——记中医血液病奠基人吴翰香

吴翰香(1918~2005)，江苏省太仓人。上海中医药大学专家委员会委员，中医内科名老中医。吴翰香1932~1937年师从常熟、太仓地区名医马云宾学中医。1937~1951年在太仓、上海宝山罗店自设诊所开业行医。1952~1957年作为调干生进入北京医学院学习。1957年毕业分配到上海第十一人民医院(曙光医院前身)中医内科任副主任医师、主任医师，曾任中医血液病研究室主任、中医内科急诊研究室顾问。

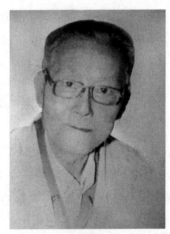

吴翰香照

吴老长期从事中医、中西医结合内科、血液科工作，他学识渊博，治学严谨，贯通中西医。早在20世纪60年代初，吴老就是全国再生障碍性贫血诊断及疗效标准起草人之一。吴老在60年代首创的"健脾温肾法治疗慢性再生障碍性贫血"及倡导的中药砷剂类治疗血液方面肿瘤，为中医治疗慢性再生障碍性贫血奠定了理论基础，得到了国内有关专家的肯定，使中医治疗血液病在国内享有较高的声誉。吴老又运用中西医结合方法治疗多种血液病，取得了满意的疗效，受到了患者的认可。吴老悉心整理六十余年来的数千份病案，集其精要数百例付梓，以示后人，得到吴老帮助和教诲的青年学者甚众，可谓桃李满天下。

吴老长期以来整理发掘历代、近代名医治疗中医血液病证的经验和学术思想，充分发挥其中医药治疗的优势和特色。主编了《色脉舌诊》《实用中医血液病学》《现代中医内科手册》《内经基础理论的读书随笔》《吴翰香论治血液病——个案回眸》《内经经络学说的读书笔记》等专著。发表论文20多篇。

吴老为中医血液病学理论和临床实践的开创和发展作出了不可磨灭的贡献，为后来者开辟了一条通向中医血液病学巅峰的捷径。继承学习吴老独到的学术思想的同时，缅怀吴老的传奇、坎坷的一生，是我们中医人一份难得的精神财富。

一、治学严谨，成就卓越

吴老 1918 年 12 月出生于江苏省太仓市的一个中药世家，从小就对中医产生浓厚的兴趣，并由母亲启蒙读医经，当时其父亲在太仓市拥有一家比较大的中药铺，吴老从小就在药铺里生活，经常跟随父亲到市场采购中药，学习识别药材，还学习各种中药的炮制加工方法，以及配药、制作等技能，了解中药的性味、功效，对一些常见病症也能有个大概的了解。1932 年 10 月至 1937 年 4 月师从中医马云宾学习中医，后在太仓南郊悬壶乡里。吴老早在 20 世纪 30 年代开始熟读医经，学妇科、内科，又后拜师学习中医外科 5 年；并于 1946 年参加中医师特种考试列第 16 名。抗日战争爆发避难至上海，从 1938 年 7 月至 1951 年 12 月在罗店联合诊所任副主任医师。中华人民共和国成立后，为了振兴传统中医药事业，党中央制订了培养中医高级人才的中医政策。1952 年吴老考入国家卫生部中医药研究人员训练班，1952 年 7 月至 1957 年 8 月在北京医学院医疗系学习，本科毕业。1957 年 9 月在上海市第十一人民医院（曙光医院前身之一）中医内科担任内科医疗、教学和科研工作。1958 年曙光医院接受了中央卫生部下达的再生障碍性贫血、肝硬化腹水、慢性肾炎、类风湿性关节炎、冠心病、高血压症、中风后遗症、肿瘤 8 个课题研究。当时医院内只有吴老一人是"中学西"，旁听过血细胞形态学，也做过骨髓穿刺术，在丁济民副院长的支持下，从无到有，购置了一台显微镜、血常规检查器和骨髓穿刺针，做了一张实验室检查台，在曙光医院血液科病房内，亲自做血象和骨髓象检查，主要收治再生障碍性贫血和其他血液科肿瘤患者。1959 年在医院的支持下，又开辟了血液病实验室，为临床诊断服务，并且开了一个短期的血细胞形态讲座，不仅讲理论，而且将各类典型的细胞在显微镜下进行示范。吴老将自己在北京医学院做实习医生时，旁听"全国第一届血液细胞形态学进修班"所学到的知识，毫无保留的介绍给大家，接着，又成立了中医血液病专科病房，主管其事，开设了专科门诊，为了缩小验血时的误差，提出了由专门人员负责检验，采血仪器也经过校正专用，提高了检验的正确性，被患者称为全市血液病专科门诊之最。在业余时间吴老总结了多例达到基本治愈水平的再生障碍性贫血患者的用药情况，进行统计分析，发现在使用育阴滋腻药时血象都趋于下降，相反在使用健脾温肾药时血象则有上升趋势，并发现温肾中药的药效更优于健脾药。这一发现为中医治疗慢性型再生障碍性贫血奠定了理论基础。经 3 年探索，使"不治之症"成为"可治之症"，掌握治疗再生障碍性贫血以"急则治标，缓则治本"和

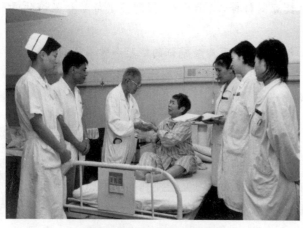

吴翰香与他的学生在查病房

502

"健脾温肾"为主法的临床用药规律,并成为全国再生障碍性贫血诊断及疗效标准起草人之一。吴老完成,"健脾益肾法治疗慢性再生障碍性贫血"的部级课题研究,为中医治疗慢性再生障碍性贫血奠定了理论基础。1961年吴老在中华医学会上海分会血液病小组会议上宣读了这篇论文并引起了医界人士的好评,1963年又应邀出席了京津地区再生障碍性贫血专业会议,再一次宣读了这篇论文,至此健脾温肾治疗慢性再生障碍性贫血为全国中西医所接受。在瑞典斯德哥尔摩第十届世界血液会议上,由医学科学院血液病研究所介绍了我国中医药治疗慢性再生障碍性贫血有效率优于西药治疗的情况。后来印度尼西亚总统尼赫鲁访华时,其随行的卫生部长是位血液病专家,他不信中医药对慢性再生障碍性贫血有如此好成绩,向中央卫生部提出要求亲眼参观一下。当时血液病房设在三病区(现已拆除),上海市卫生局派专人陪同来院,由当时总支书记接待到病房实地参观,这位印尼卫生部长亲自挑了一位脸色灰黑的患者,经卫生局陪同人员的同意,抽出这份患者的病史,由翻译人员向其介绍治疗情况,当其听到血红蛋白在 60 g/L 时就停止输血单用中医药治疗,血红蛋白很快上升到 100 g/L 时,他由衷地翘起了大拇指说"名不虚传,耳闻不如目睹",认识到中国对慢性再生障碍性贫血的治疗水平已处于世界前列。

　　1964年在全国第一届输血及血液病学术大会上,吴老全文宣读中医药治疗白血病的论文,介绍尝试用雄黄治疗白血病的经历,及中药如何配合化疗来治疗白血病以达到提高缓解率、延长间歇期的临床经验,引起了医学界的关注,也为以后的医学专家从事这方面研究开了先河。他倡导用中药砷剂治疗血液肿瘤,在中医血液领域首创了中西医结合治疗多种血液疾病,取得了满意的临床疗效。

　　正当曙光医院血液病享誉全国的时候,"文革"开始了,吴老作为中医治疗血液病的祖师爷首当其冲,一夜之间,贴满了大字报,被迫脱下了白大衣,靠边劳动,关闭了血液科病房,患者被赶出了医院的大门,彻底摧毁了血液病实验室,造成了不可弥补的损失,但吴老能够正确对待,坚持学术研究和悉心地为患者服务。在靠边劳动之时,还挤出时间,分析整理临床数据。"文革"结束后,"百废待兴",曙光医院成立了中医血液病研究室,吴老担任科主任,1986年被聘为曙光医院中医内科急诊研究室顾问,1987年任上海中医学院专家委员会委员,并加入中国民主同盟会会员,2005年被聘为曙光医院名中医。

　　吴老学识渊博、功底深厚、治学严谨、贯通中西。吴老具有扎实的现代医学理论的临床和基础知识,掌握有现代医学研究的方法和思路。在临床研究中,逐步形成了积累资料,收集整理资料,研究分析资料,总结资料等严谨的中医科研方法,并将这一良好的学习习惯保持终生。吴老在业余时间经常向同行请教疑难病症,往往可以获得精辟的见解和指点,正因为集思广益,使吴老在以后的临床实践中受益匪浅,不仅提高了中医药理论水平更是取得了理想的临床疗效。吴老也是张仲景所倡导的"勤求古训、博采众方"的忠实实践者,上自《内经》《难经》典籍,下及清代叶天士、薛生白、吴、王和近代名家之著述,无不博览。吴老对《伤寒论》《金匮要略》作过深入的研究,从中领悟辨证论治的思想和方法。吴老对张景岳《类经》十分推崇,认为斯书彰明经义,有很多精辟的论述,对临床有指导作用。吴老推崇研习前人的医案,认为这是实践的记录,可窥医家之功力,临证之心法,领略不同时期医家的风格,以资今日之借鉴。吴老胸襟博大,视野开阔,治学兼收并蓄。吴老平时注意搜集民间验方,从中汲取丰富的营养,吴老的处方不拘一格,常常把一些民间验方加进去,出奇制胜,往往收到意想不到的效果。吴老认为学问应该与时俱进,一贯重视对现代医学的学习,力求中西医的逐步沟通及结合。中医典籍浩如烟海,往往皓首难穷究竟,吴老"泛览"与"精读"相结合,在浏览全貌的基础上,抓住重点,深入理解,吴老治学的座右铭是"先学岐黄后习希,取长补短两相宜"。

二、医德高尚,医术精湛

吴老对中医有非常深入的研究,对历代中医的医著广为涉猎。吴老尊古而不泥古,善于变通和创新,重视肾脾气血,认为肾为先天,脾主后天,先后天协调,气血旺盛,则人体健壮,精神充足,抵抗力强,自可无病。吴老认为,再生障碍性贫血乃造血之源肾精枯竭,血虚之象呈进行性加重,临床上以髓枯精竭血少易受外感温热,以出血,血亏为特点,本病发热来势凶猛,多因感受邪毒,邪毒充斥表里内外,弥漫三焦,卫气营血同病,多渐变为内伤发热。正如《诸病源候论·虚劳客热候》中所言:"虚劳之人,血气微弱,阴阳俱虚,小劳则生热,热因劳而生""虚劳而热者,是阴气不足,阳气有余,故内外生于热,非邪气从外来乘也",强调了客热非外邪所致,而是由于气血虚弱,阴阳俱虚,劳倦内伤而致。吴老治疗再生障碍性贫血发热及出血经验丰富,咽痛伴发热加金银花、连翘、蒲公英、射干等清热解毒利咽;咳嗽咳痰伴发热者加石膏、杏仁、紫菀、鱼腥草等清热止咳化痰;腹痛伴发热者可加牡丹皮、栀子、薏苡仁以通腑泄热;伴口腔糜烂及牙周炎者可酌加麦冬、知母、牛膝等滋阴清热。邪热耗血动血,血热妄行,血溢脉外,皮肤紫癜者加紫草、仙鹤草、墨旱莲、女贞子等凉血止血;上部血热出血者,如齿衄、鼻衄等,加生大黄、代赭石、生甘草等清热凉血,降逆止血;阴虚内热者加知母、生地黄、牛膝等滋阴泻火,引火下行。上消化道出血导致呕血、黑便,加蒲黄炭、藕节炭加强止血。女性崩流不止者加煅龙骨、煅牡蛎、益母草、蒲黄炭加强止血。若尿血时加白茅根、玄参等清热泻火,凉血止血。为防止上药过于苦寒,有闭门留寇之嫌,加用辛夷疏风解表,给邪以出路;若热邪羁留较久,勿忘滋补肾阴,加用熟地、女贞子、墨旱莲等以防阴虚风动。辨证论治之时,应结合具体病情,灵活变通,使邪毒得去,脏腑阴阳气血平和,病情早日康复。按卫气营血辨证及三焦辨证,病位多归于营血及中焦、下焦,随病情不断发展,应注意邪正盛衰的病情演变、气血阴阳虚实的转化关系,用审慎的眼光去探求不同阶段、不同时期的病位变化,以求辨证准确,指导临床。在一些血液病发热顽症中,取得了很好的效果。曾经有一位女性患者,20岁,确诊再生障碍性贫血1年余,骨髓造血功能明显低下,全血重度减少,症见长期低热不退,头晕乏力,口腔及皮肤反复出血,平时畏寒而手汗多,舌质淡,苔薄黄,脉沉细。考虑脾肾两虚,气虚发热,用健脾温肾配合定期输血治疗4个月,以期甘温除热,但诸症不减。请吴老诊之,见患者两手心尺肤俱热,手汗自出,辨证为阴虚内热,气血不足,治用一贯煎合六味地黄丸滋肾养肝,当归补血汤合四君子汤补益气血,补络补管汤合四生丸补气清热止血。14剂后诸症有减,2

个月后热退不复返。再生障碍性贫血系骨髓造血功能衰竭所致,吴老认为,其病之根本在于肾虚,肾主骨生髓,脾能"受气取汁,变化而赤"。脾肾不足,造血无力,导致精血衰涸而见面白无华、头晕乏力、心慌气短、形寒腿软、舌淡脉沉。其证偏于阳虚,当用健脾温肾法来达到促进造血的目的。然而再生障碍性贫血患者反复感染、出血之后,必将损及肝肾之阴,阴虚生内热,遂发热不止,尺肤手足心热、手汗出、苔黄而脉沉细带数。阳虚易治,阴虚难调,故当先治阴分,平调阴阳之后,再用温补。主张用一贯煎养肝育阴,六味滋肾,四君、归脾、八珍等方补益气血,配合补络补管汤补气摄血,四生丸清热止血,再加牡丹皮、地骨皮、青蒿等以透虚热,金银花、连、蒲公英解毒清热,配合输血,共奏治效。

三、熟读经典,勤于临床

早在学徒时期,吴老手抄名医医案、以实习日记的形式整理名老中医的经验,从研习医案开始步入中医之林,体会到医案的阅读与研究是中医传统的学习与研究方式。随着对医案研究的深入,认识到医案虽不是医学论著,但提供了一些详细的临床资料,是来自临床实践的思考和心得,有相应的处理技巧和经验借鉴。针对学者有很多时候面对医案茫然无得,吴老将自己临床实践整理的医案编著成书。正所谓"师者,传道、授业、解惑也",吴老认为,精读深思经典,若能苦思冥想,方能悟出经典之髓。这就是"书读百遍,其意自见"的道理,但深思熟读不能离开原著,因为《内经》《伤寒论》《金匮要略》《温病条辨》,中医界奉为"四大经典",是学习中医的最佳途径,可窥视中医学之渊源,探索中国医学的奥秘,撷取中医学之精华,循序渐进,从而成为真正的中医学家。对于读书,不仅要深思熟读,还要勤于动笔,所谓"不动笔墨不看书"这是吴老多年来养成的读书习惯,吴老经常说"读书要边读边写才能增强记忆",熟记于心才可左右逢源,触类旁通。他严格按照"知"与"行"的要求进行读书、实践、总结,所谓"实践出真知",没有"行"不可能达到真正的"知",幼年时,吴老已经熟读了四大经典,后来得到了多位前辈师长的精心指点,在长期临床第一线实践中反复摸索,总结,加以应验。所以说知识不会永远停留在一个水平面上,只要不断努力,新的知识就会油然而生,从而提高自身的医疗水平,在继承中孕育成熟,尽早深入临床,尽早在多位前辈的指点下学会应用学术思想汲取临床经验,这才是学好经典著作并得到不断深化的唯一方法,这是一个循环往返的过程,也是一个学无止境的过程。

吴老行医近60年,临床治愈很多危重患者。他对于所有患者总是一视同仁,应诊时虽有限额,但对远道而来的患者,他总是尽量满足其要求,宁愿自己辛苦一点,也给患者加号诊治,因而受到患者的尊敬。早年他接诊一位经各种检查确诊为急性早幼粒细胞白血病患者,一家综合性医院已对他发出病危通知。吴老按中医四诊八纲理论辨证,判断患者壮热渴饮的症状符合《伤寒论》的阳明经病证,患者的大腿漫肿符合《疡科心得集》中半阴半阳证之流注,他遂用内科外科兼治之法,以白虎汤合金银花汤加减消肿,白细胞逐步下降到正常范围内。1964年吴老对34例各型急性白血病,均单用雄黄治疗,不用化疗,配伍西药支持,发现在服用水飞雄黄粉3～7天时,周围血中白细胞数开始下降,幼稚细胞随之减少。吴老还对

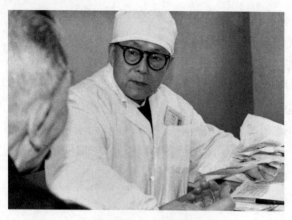

吴翰香在门诊诊治患者

化疗患者的中药辅助疗法积累了很多心得，不少确诊为白血病的患者边化疗、边服吴老的中药都有较好效果，许多患者活了10多年仍健在，生活质量好，达到临床治愈水平。有一樊性患者，52岁，行政人员。于1992年3月，发现脾肿大，住入某大医院，经各项检查，诊断为急性单核细胞性白血病，用HA方案化疗2个疗程后，又单用Ara-C150毫克化疗5个疗程，出院时复查骨髓象缓解。

患者原有高血压、脂肪肝病史3～4年，化疗后，自觉头晕、腰腿酸、膝关节酸楚，来门诊服中药汤药治疗，同时服用疮毒丸治疗。于1993年5月复查提示，急性单核细胞性白血病缓解之骨髓象。后复查血象：白细胞 $5.6 \times 10^9/L$，血红蛋白 119 g/L，血小板 $127 \times 10^9/L$。自觉除稍有脚酸外，无其他不适。患者处于急性单核细胞性白血病完全缓解期，此后未再进行强化。坚持来门诊服中药，定期复查血象均为正常。从确诊至今已逾10年，仍在门诊随访中，停止化疗近10年，达到临床治愈标准。急性白血病是一组异质性的造血系统恶性肿瘤，主要是造血干细胞及祖细胞的突变，白血病细胞失去进一步分化、成熟的能力，阻滞在较早阶段。骨髓中白血病细胞大量增殖，代谢旺盛，故急性白血病，就其实质来说，应属实证、热证。但随着白血病细胞的大量增殖，正常造血细胞的生长受到了抑制，特别是在化疗以后，骨髓抑制更加明显，故此时的急性白血病患者又多表现为虚证。但在临床上单纯的实证与虚证都比较少见，更多的是虚实夹杂，正虚邪实，故吴老在治疗急性白血病的时候，就时刻不忘扶正祛邪这一主要原则。吴老在临床上治疗急性白血病的常用方中既有扶正药，又有祛邪药。又因急性白血病患者常见的一些临床症状，如发热、盗汗、出血等，多为阴虚内热的表现，故其中也有不少养阴清热药。另外，患者在疾病的发展过程中，特别是在化疗后，又往往会发生变端，所以，吴老的用药又不是一成不变的，经常会随证加减。目前对于急性白血病，采用西药联合化疗，配合中药进行调治，是被患者及家属普遍接受的一种治疗模式。但关键在于把握化疗的"度"。因为联合化疗，毕竟是"大毒治病""衰其大半"可也，吴老认为：化学药品有剧毒，其毒性远胜于砒、汞，因此，化疗不能诛伐太过，应当适可而止。化疗过量，非但无益，反而有害。白血病患者之所以能生存至今并达到临床治愈，就是因为化疗适可而止，同时坚持长期中药治疗的结果。吴老认为，若是骨髓象连续3～5次以上完全缓解，即可不必再去化疗，只要再坚持服中药调治，随访血象就可以了，这样可防止大毒化疗之法导致的诸多弊端。

四、因材施教，诲人不倦

在职期间，吴老先后担任血液病教研室主任、急诊研究室顾问，长期承担中医内科教学工作及西学中带教工作。吴老多次参加并组织了全国性以及地区性学术活动，20世纪80年代多次参与中医内科高师班、中医内科师资班、中医内科西学中班等课程的教学。吴老重视各级医师的教学及培养，视教书育人为自己的天职，培养了多名研究生，为医院培养了一批内科血液科临床医教研骨干。吴老对于中医教学工作，强调因材施教和理论联系实际。吴老的带教学生既有中医院校的青年教师，也有临床工作多年的中医师或经验丰富的西医师。由于基础不同，教学要求亦各异，所以吴老经常为不同的班级编写教材讲稿，结合不同学生的实际需要，或偏重于基础理论，或详尽于临床实践，并尽可能增补最新的研究资料。上课前吴老总是认真备课，就算是同一班种，在每次上课前也要重新准备，不断更新内容。吴老比较注重临床教学，他上课善于结合临床实例，条理清楚，讲解透彻，因而深受学生欢迎。在指导学生的教学工作中，吴老希望学生有自己独到的见解，敢于创新，吴老重视现代医学乃至其他学科的知识和研究手段，他与其他学科的专家真诚合作开展中医临床科学研究，也鼓励他的学生采用新的实验手段进行研究，因而取得了较好的成绩。在教学中他常运用比较法提高学生辨异求同的思辨能力，运用探索学术发展源流的方法，今古相比，以今证古，以微见著。许多中药方只是改变一味药，或只是剂量稍变，则方子的功效则完全不同，学医用药有着明确而严谨的法度，加多少加什么，减多少减什么，都以临床所见为依据，有理可循，而不是盲目的增减。吴老要求学生"览观杂学"，多读广采，只有上知天文，下知地理，中晓人事，才能全面科学的把握中医理论，吴老认为任何一门学问都不是孤立的，而是互相渗透，互相启发，甚或互相移植的；基础宽广而扎实，学问的造诣才能更高深，学医之道，除应具备最基本的基础知识外，还要密切结合理论与实践，要从内科到外科、妇科、儿科等各科，不断地学习，才会了解更多的领域，积累宽泛的知识。同时结合经文的讲解，注重培养学生抽象思维的概括能力，吴老反复强调，学到的知识不提炼、概括、总结，就会杂乱不精，运用起来就不能熟练，所以要善于在杂乱纷繁的知识中理出头绪，抽出精髓，这是驾驭知识的一种能力。吴老非常赞成医学术语的规范化，在保持传统经验不丢失和临床疗效不受影响的前提下进行名词术语的规范。时代在发展，语言有变化，部分张仲景的原文内容极为简略，甚至有时候会有缺漏不全，不便于理解和掌握运用，有待我们把一些方证完善起来，提倡用现代语言来解释方药的功效和主治，认为中医学是几千年来古人在与疾病做斗争过程中积累起来的宝贵经验结晶，后人为了解释这些经验才形成中医传统理论，对于方药的功效和主治的解释不能仅仅局限于传统的理论，用现代科学的语言清晰地表述会成为方药研究的必然趋势。尤其是辨病论治和辨证论治容易混淆，使得临床医生直观的东西少了，而思辨的东西多了，许多原本直观的东西变得不可捉摸，对客观证象的"辨识"变成了主观推演的"辩论"，临床证象的对症施方变成了对很多复杂的抽象病机的繁杂思辨。纵观中医学的各种辨证方法，不管是八纲辨证还是六经辨证、卫气营血辨证、三焦辨证、脏腑经络辨证，最后还是要落实到具体方药上来，医生最终给患者的都是一张处方，那么，开方遣药的依据就显得尤为重要。

　　吴老80高龄时，还时常关注中医药事业的发展，并热衷于中医教学工作，强调因材施教和中医药学的传承工作，把毕生成就的学术思想和独特的医疗经验，通过不同的途径为年轻医生亲自传授、讲解和答疑,培养了一大批临床杰出的优秀人才。吴老非常注重临床带教,他时常感叹不少医学生到临床后,不能很好的运用课本中辨证论治的精髓部分,这样实际上并不利于医疗实践中寻求真知,进一步提高自身的诊疗水平。为了进一步增强大家对中医药的信心,吴老遵循张仲景"勤求古训、博采众方"的要求并为之奋斗终身。1998~2003年期间,年已耄耋的吴老不顾年高体弱,毅然承担起每周一次的"老中医查房"工作,从中医的理论到西医的诊断——详细分析,尤其对血液病虚劳的患者的脉象证候有着独到的见解,并在临床得到有效的验证,并"不耻下问"向年轻医生请教血液病西医的最新诊疗常规。吴老全面关心后辈们的学习,在工作和思想上坚持"中医为主、患者至上"的理念,并毫无保留地传授毕生的宝贵经验,真切的希望中医能发扬光大,造福人类。在吴老指导下,血液科青年医师于1999~2003年先后在《中医杂志》发表了《吴翰香治疗血液病发热经验》《吴翰香治疗血液病出血经验》《吴翰香教授治疗急性白血病经验》。吴老还主编《实用中医血液病学》《色脉舌诊》《吴翰香论治血液病——个案回眸》及《内经经络学说的读书笔记》《内经基础理论的读书随笔》等专著,与他人合作著有《现代中医内科手册》,为中医及中西医内科学和血液病学的临床及教学事业做出了巨大贡献。其中的《吴翰香论治血液病——个案回眸》是吴老在2003年86岁高龄时编撰成册的,当时因年老体弱,已无力应诊,在家休息,服药、吸氧。翻看旧稿,用吴老自己的话来说就是"敝帚自珍",不肯丢掉,又拾了起来,增补案例,悉心整理六十余年来的数千份病案,添加内容,纠正错误,根据病情轻重、治疗过程长短,采用病程记录、病史摘要、阶段小结的多种形式,量体裁衣,肥瘦不一,重新撰写,集其精要百例付梓,以示后人。这本书的素材都是吴老平时门诊时亲自收集的第一手临床资料,血液病虽然发病率相对较低,但其病种丰富,临床病情变化多端,需要仔细观察,随时记录。吴老为很多患者建立了疾病档案,便于门诊随访。

吴老的一生是追求的一生,是继承和发扬光大中医事业的一生,他宝贵的临床经验和高尚的医德将永远成为我们学习的榜样和追求的目标。

主要著作和论文

1. 主要著作

[1] 吴翰香.色脉舌诊.上海:上海科学技术出版社,1980.

[2] 吴翰香.实用中医血液病学.上海:上海中医学院出版社,1992.

[3] 上海中医学院附属曙光医院.现代中医内科手册.南京:江苏科学技术出版社,1992.

[4] 吴翰香.内经基础理论的读书随笔.北京:人民卫生出版社,1993.

[5] 吴翰香.内经经络学说的读书笔记.上海:上海中医学院附属曙光医院印(油印本),1995.

[6] 吴翰香.吴翰香论治血液病——个案回眸.上海:上海中医药大学出版社,2006.

2. 主要论文

[1] 吴翰香,翁桢钰,鲍士英.用健脾温肾法治疗25例再生障碍性贫血.上海中医药杂志,1965,(12):12-16.

[2] 吴翰香.祖国医学的贫血史略.中医杂志,1980,(1):67-70.

[3] 吴翰香.祖国医学的贫血史略(续).中医杂志,1980,(2):63-67.

［4］　吴翰香,袁弥满,张鸿寿,等.中医药治疗"真性红细胞增多症"2例.上海中医药杂志,1980,(1)：19-20.

［5］　吴翰香.论"黄肿"一证相当于缺铁性贫血(用30例临床资料来说明).中医药学报,1983,(2)：27-31.

［6］　吴翰香,张亭栋,顾振东,等.白血病证治.中医杂志,1985,(10)：13-16.

［7］　胡余绍.检验数据作参考八纲辨证是根本——吴翰香教授谈某些检验数据与八纲辨证的关系.上海中医药杂志,1988,(11)：7-8.

［8］　吴翰香.厥脱与中风的关系.中医杂志,1988,(11)：9-11.

［9］　吴翰香.脑出血急性期中医如何选择最佳处理方案?中医杂志,1989,(7)：55.

［10］　姚长蕙.吴翰香教授医案三则.安徽中医临床杂志,1994,(3)：23-24.

［11］　梁宏.吴翰香治疗杂病验案3则.江西中医药,1994,(4)：8-9.

［12］　邱仲川,陈佩,王运律,等.补肾为主治疗再生障碍性贫血免疫异常及雄激素水平的影响.北京中医,1997,(5)：15-16.

［13］　邱仲川,胡琦.吴翰香治疗血液病发热经验.中医杂志,1999,(5)：279-280.

［14］　邱仲川,陈珮,王运律,等.补肾复方为主治疗肾阳虚型再生障碍性贫血30例临床观察.中医杂志,1999,(9)：537-539.

［15］　陈珮,邱仲川.吴翰香治疗血液病出血经验.中医杂志,2000,(8)：458-459.

［16］　邱仲川,赵琳,陈佩,等.补肾复方冲剂影响再生障碍性贫血患者造血祖细胞研究.北京中医药大学学报,2001,(3)：55-57.

［17］　邱仲川,赵琳,陈佩,等.补肾复方冲剂治疗肾阳虚型再生障碍性贫血30例临床研究.中医杂志,2001,(4)：213-215.

［18］　周永明.吴翰香治疗再生障碍性贫血经验.山东中医杂志,2002,(2)：111-112.

［19］　吴翰香.战胜病魔医者为乐.上海中医药杂志,2002,(11)：4-6.

［20］　胡琪祥.吴翰香教授治疗急性白血病的经验.上海中医药杂志,2003,(4)：4-6.

（朱小勤　陈珮　邱仲川执笔,曙光医院血液科供稿供图）

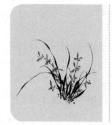

随俗为变博爱心　一方济世贵千金

——记名中医张鸿祥

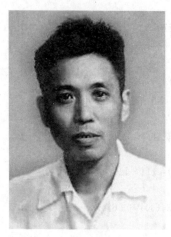

张鸿祥照

张鸿祥(1919～2005),浙江省镇海人,中医内科名老中医、主任医师。1939～1944年师从朱崇山学中医。1944～1959年自设诊所开业行医,在此期间他又师从沪上名医秦伯未学内科专业、师从余无言先生学《金匮要略》《伤寒论》,参加嵩山区中医进修班学习。1959～1960年任上海中医学院内科、妇科临床教研组教师。1960～1988年在曙光医院创立了传染病病房,1978年担任曙光医院的大内科主任,并任医院专家委员会顾问,肝病研究室顾问。曾任上海市第七届人大代表、上海市中医学会第三届内科分会主任委员、上海市中医学会第三届理事会理事,曾被评为上海市教育系统先进工作者,获忠诚党的教育事业奖、曙光医院"文明行医积极分子"称号等。

张老长期来一直在临床与教学的第一线工作,对技术精益求精,刻苦钻研医疗技术,为发扬光大中医事业,倾注了一生的心血。擅长中医内科特别是呼吸、肝胆疾病,骨关节疾病和中医妇科疾病,对中药炮制也有相当的造诣,热心中西医结合事业。作为中医药界的前辈、研究生导师,指导研究生3名。作为名老中医,张老出访美国夏威夷进行中医诊断学的讲学,出访日本东京参加"中日肝病交流会"介绍了肝病中医临床的治疗和研究。中华全国中医学会召开"血证学术会议",张老作为上海代表,发表了《支气管扩张咯血》《上消化道出血(黑便)》两篇论文。早年在余无言老师的指导下参与编写了《传染病新论》等书,发表于上海中医书局,先后发表论文40余篇。

自古医者,仁术也,博爱之心也,以天地之心为己心。昔者药王孙思邈"见彼苦脑,若己有之,深心凄怆",虑及"人命至重,有贵千金",故发愿"一方济之";另有扁鹊医济苍生:过邯郸,闻贵妇人,即为带下医;过雒阳,闻周人爱老人,即为耳目痹医;来入咸阳,闻秦人爱小儿,即为小儿医,曰随俗为变。

"随俗为变,一方济世"即是曙光医院张老的写照。张公鸿祥,1919年生于浙江普通家庭，祖籍镇海，地灵人杰，乡风纯良，张老初读经史，后志于医。十五志于学始于当地中药房习药，彼时药房工作甚为繁杂艰辛，初入行，张老年幼，洒扫日常，并不得跟从师傅按方抓药。张老勤学好问，黎明即起，洒扫庭除，内外整洁，门面收拾妥当，开门迎候师傅的到来，白天偶得闲暇时便跟在老师傅后面，给师傅打下手，递工具，问药物的功效，闻药物的气味，感受药物的质地，深得师傅喜爱，破格提早入于药柜处方之间。

初习处方，每观医方中或娟秀或苍劲的字迹，读自己在当时并不了解君臣佐使的组方，听患者过来或释怀或愁肠的诉述，张老开始萌生为医的念头，以为比药工更能实现济世情怀。多次向掌柜表达习医之愿望，掌柜见其聪敏好学，断为可塑之才，不仅慷慨解囊相助，还鼓励支持，于是他辞别掌柜，拜别父母，只身前来上海，开始了拜师学艺的为医生涯。从此，午夜一灯，医书几卷，晓窗千字，习以为常。

入沪以来，张老异地他乡，伶仃孤苦，无所依靠，但求学心切，不久便如愿拜师当时沪上名医秦伯未之门下。秦伯未，名之济，号谦斋，1901 年出生于上海市陈行镇。出身于中医世家，祖父笛桥、伯父锡田、父亲锡祺，均通儒精医。凡经史子集、诸家医典、诗词歌赋、琴棋书画，无所不涉；尤对温热病、肝病、血液病、心脏疾患、溃疡病等的治疗，颇多见解；且热衷于医学传播事业，著书立说，传道授业。张老便是在 1923 年前后得到其指导，从此医源博及，视野开阔。随后张老又师从朱崇山、余无言等沪上名医，学习中医妇科及中医内科的证治。朱崇山长期从事中医妇科的临证工作，张老便是在此时打下中医妇科的深厚功底。张老的恩师余无言，字择明，江苏阜宁人，擅伤寒、杂病及中医外科。民国九年(1920 年)来沪问学于西医俞凤宾，习外科于德医维都富尔，也正是在此时，张老拜师于余老门下。余公 1929 年与张赞臣合设诊所，共编《世界医报》，以改进中医为夙志，1932 年应聘任中央国医馆名誉理事兼编审委员，并先后在中国医学院、中国医学专修馆、苏州国医研究院、新中国医学院任教。张老在几位老师的影响下，内外兼修，立志为中医的发展而奋斗，历年五载，糅杂各家，一应变通；于是成竹在胸，丘壑已成，遂悬壶沪上，一方济世。学术造诣，不能详述，但有医案，可见一斑。

一、博汲医源，师古不泥

张老初读经史，年十五而学药，从师当地，研习中药；年二十学医，师从三位大家，内科、外科、妇科多有涉猎，时光迁延，随着张老临证经验的不断丰富及临证思考的不断深入，其对疑难杂病的证治有自己的独特的见解，也正是由于其多学科的基础，在临证治疗中多巧师古法，结合自己的经验，多能有药到病除，效如桴鼓相应。

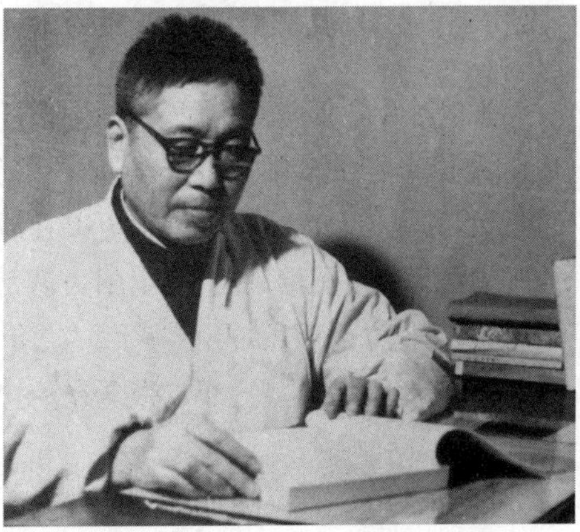

张鸿祥在阅读古籍

张老师古而不泥古的临证风范便体现在其

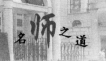

日常诊疗中,从其学生们整理的医案中亦得体现。

（一）师仲淳,释"吐血三要"

缪仲淳治疗吐血时,认为吐血病机主要为阴虚火旺,迫血妄行,肝气升发太过,肝不藏血,气逆火升刑于肺金,伤于阳络,气逆血亦逆,火升血外溢则衄。当然,由气火亢旺,肝不藏血引起其他出血如咯血、衄血亦可施用,因此提出著名的"吐血三要诀":"宜行血不宜止血;宜补肝不宜伐肝;宜降气不宜降火。"张老用药清火而不偏苦寒,止血而兼以消瘀,平肝而不加以克伐,衍于缪仲淳的治血三要法而又有自己的见解。如在辨咯血、咳血证中,以为多痰热气火。痰热蕴肺多症见长期咳嗽,痰多如米粥样,或有发热,胸痛,脉滑数,舌质红,苔薄腻黄。张老用清化痰热,肃肺止血之法,常以苇茎汤合川槿汤为主方,药用鲜苇茎根 60 克,冬瓜子 10 克,桃仁 10 克,生薏苡仁 15 克,白蔹 10 克,白槿花 9 克,生藕节 15 克,生藕节 15 克,蚕豆花 9 克,凤尾草 15 克,鱼腥草 30 克,荠菜花炭 15～30 克。川槿汤出自《类证治裁》,原为川槿皮、白蔹组成,张老易为川槿花,因其花性轻扬,可走上焦,故移用于痰热咯血,多见其功;白蔹泻火散结,生肌止痛,亦用于外科疮疡、妇人带下之证,唯《圣济总录》中有"白蔹散"治疗吐血、咯血不止,沿为张老所用,效不二法。

（二）法丹溪,破迷闷孔窍

正如朱丹溪所说的"无非痰涎壅塞,迷闷孔窍"。张老亦有"癫病多痰,颤动属风"的精辟理论,其治疗大法则以豁痰开窍,平肝息风为要。张老认为癫痫病因虽为复杂,但根据其病机及常见症状分析,痰涎壅塞,肝风内动仍是十分关键的病机,但临证仍有自己的化裁与活用。

其具体用药经验:豁痰用石菖蒲、郁金、天竺黄、陈胆星、远志肉、西月石等;息风用山羊角、钩藤、全蝎、僵蚕、地龙等。并随证佐药,如活血凉血,用当归、丹参、赤芍、丹皮之类,重镇安神,如龙齿、磁石、莲子芯、灯芯等品,健脾顺气,加茯苓、陈皮诸药。此外,气虚加太子参,肝肾阴亏加枸杞子、白芍、石斛、龟板,功劳叶亦为其用。

（三）从仲景,重调和营卫

张老治疗汗证并不拘泥于"阳虚自汗,阴虚盗汗"之常例,《景岳全书》中亦有提到:"自汗亦有阴虚,盗汗亦多阳虚"。且临证中多见营阴不足和阳气虚弱相兼为病,所以张老每以调和营卫,滋阴护阳为治疗大法。更以在调和营卫的桂枝汤中加入桂枝龙骨牡蛎汤和黄芪桂枝五物汤等复方图治,在治疗阴阳失调、营卫不和者,无论自汗盗汗,包括虚损产后,每每此法而愈,可谓立意新颖,得心应手。在治疗中张老多有变通:如在治疗汗证的时候如果"固表不效则当更法补心"。所以张老在治疗中表药不效则以炒枣仁为君药,多获奇效。

（四）宗天士,显参机变通

叶天士所云"温邪上受,首先犯肺,逆传心包",此乃温病发病机转,外感温热之邪,必须首先侵犯于肺而出现肺卫见症。纵病邪在肺卫,病尚轻浅,如治疗得法,可使邪从外解;如邪不外解,则可由肺内陷心包,造成病情恶化。

张老认为,温病产生逆传证候,主要决定于邪正两个方面。凡心气或心阴不足以及受邪太重的患者,最易出现逆传的证候。《内经》亦有"复感于邪,内舍于心""心恶热"之说,即使未见神昏谵语之候,但可出现心之气阴耗摄之症。如《临证指南医案·温热门》有陈妪初诊医案:"热入胆中,夜烦,心悸证,舌绛而干,不嗜汤饮,乃营中之热,始在于经",用犀角、鲜生地、黑玄参、连翘、石菖蒲、炒远志,还有:"营络热,心震动",用复脉汤去姜、桂、参,加白芍之类。这些病证现在看来都可能是病毒性心肌炎,叶天士不作杂病看而作温病看,开手都用清营之药,此乃有见识之处。张老汲取叶天士学说之精髓,结合自己的心得,认为任何疾病有见症,有变症,有转症,必须要见其初终转变,胸有成竹而后施之以方。这就是说要掌握疾病的规律性,分清先后层次进行治疗。

（五）通各家,疗怔忡心悸

张老在治疗心悸、怔忡师古不泥,自出机杼,活用吴鞠通《温病条辨》中的清宫汤,清宫汤本用于太阳温病误汗亡阳,心阳虚不能济心阴之证。张老认为心悸病因多为:突受恐吓、心血不足、心阳亏损、风湿内侵及心肾阴虚、心火旺盛。其发病日久可由久病体虚、热病后心无所依神无所归而致,故在组方中张老取太子参、麦冬、玄参、莲子心、竹叶心、连翘心为主方,其中麦冬、莲子心、竹叶心、连翘心四味以心入心,载药直达病所,冀内炽之火得以宣泄。太子参甘平微苦,除补气养胃作用之外还有清热宁心之功,尤其适用于心肌炎所出现的心悸、倦怠乏力、口渴心烦、脉数等症。

以麻黄汤合四物汤化裁复方治疗心肾阳虚之心悸:麻黄、桂枝、当归、赤芍、川芎、桃仁、甘草。方取麻黄善走气分,温而宣通能鼓动心气,振奋心阳,推动血运;用桂枝入血分,取其温通经脉之功,脉为人体气血通行之主干,其支有络脉、孙脉,取桂枝,以枝走支,无支不入,和通脉四逆汤中用葱管同义。改杏仁为桃仁,既可活血又可润滑血脉,合四物汤中的当归、赤芍、川芎三味,均属血中动药,故易地黄为丹参,前者静,后者动,易静为动,纵观全方,旨在于动,一借麻黄推气,二用四物活血,三取桂枝通气。以气推血,气行血行,血行脉通,互相贯通,周流不息。

以川芎生脉散治疗气阴两虚的心悸,处方:当归、川芎、太子参、麦冬、五味子。生脉散为《内外伤辨惑论》中所出,原治疗心肺气虚,阴分不足之候,张老每在其中配合当归、川芎两味,取当归入心经,用其补血活血之功,取其性温而润,善于行走,能助参补气,又可理气行气,但川芎、当归性微温,故剂量宜小。

二、衷中参西,不落窠臼

张老早年师从余无言。余公民国曾问学于西医俞凤宾,习外科于德医维都富尔,1929年与张赞臣合设诊所,共编《世界医报》,以改进中医为凤志,1932年应聘任中央国医馆名誉理事兼编审委员,并先后在中国医学院、中国医学专修馆、苏州国医研究院、新中国医学院任教,张老亦深受其影响,其衷中参西,不落窠臼在临证中一览无余。

(一)治疗病毒性心肌炎

对病毒性心肌炎,张老结合现代医学的病因,以为初起皆因外感时邪,由卫入营,热伤心肌,故治疗以清热解毒为主。以清营汤随证加减,本方出自清代吴塘《温病条辨》一书,原治温邪误发其汗,耗伤心液,以致邪陷心包,而为神昏谵语等证。清营汤由犀角、卷心竹叶、带心麦冬、连翘心、莲子心、玄参心所组成。

治疗病毒性心肌炎后遗症,病程长达十余年,充见则半年多,患者多反复感冒,咽喉红肿,心悸且慌,胸闷,脉细数有间歇,苔少质红而胖;此乃病情日久,肺卫亦虚,正气暗伤,邪热内恋,借以"清营汤"意,去犀角加入参,改名为"人参清心汤",取心者入心之愈,五心以涤包络之热。张老认为凡心火偏旺,有内热之证,运用五心往往收效。佐入清肺解毒之品,如:金银花、连翘、生甘草。其他如开金锁、蒲公英、鱼腥草、马勃,可随症酌用。宗天士"务在先交未受邪之地"一语,不是见到阴伤液涸而后用养阴药,事先虑及邪热耗津的一而,每于方中参入适量的滋阴养心之品,如:太子参、北沙参、麦门冬、干石斛、淡竹叶等。做到见微知著,防微杜渐,不囿于一般治疗而贻误病机。

张老在临证中对于病毒性心肌炎迁延日久者,辨其气阴两伤者居多,治疗多用滋阴益气之法。若见胸闷隐痛,脉象迟缓等症,当配伍活血化瘀之品,如:丹参、赤芍、桃仁、当归等,以防久病入络,尤如《难经》所云:"气主煦之,血主濡之。气留而不行者,为气先病也;血壅而不濡者,为血后病也"。本病患者临床多见 10~30 岁为多,但有个别患者年龄在40 岁左右,脉见结代,舌淡少苔,阴阳偏损,则可用炙甘草汤加减,动静结合,刚柔相济。临床用药不可偏执一方一法,方能应手而效。

病毒性心肌炎患者常见咽痛一证,是虚火,还是实火,要随证论治,在感冒期间以实证为主,当用辛凉之剂,无感冒之时,以补虚沾热为主,伍用"玉屏风散",旨在着重人体正气,立法用药贯彻"扶正达邪,祛邪安正",多获良效。

潘姓男患者,26 岁。就诊前上呼吸道感染,继后低热缠绵,波动在 38°左右,胸闷气短,心悸且慌,脉细数不匀,舌红少津。心电图提示:T 波低平,频发性早搏。证属外感操劳,热伤心肌。治以益心气,泻心火,清余邪。药用:孩儿参15 克,麦门冬 10 克,连翘心 12 克,淡竹叶 10 克,莲子心 6 克,玄参 10 克,丹参 10 克,干芦根 20 克,开金锁 15 克,金银花 10 克,生甘草 6 克。7 剂后,低热退净,胸闷心悸渐减。张老谓:心脏蕴热虽减未清,心之气阴两虚,心火偏旺。再宗前法出入,参入炙生地 10 克,龙齿 20 克,养阴安神。上方加减服至三月,诸症皆减,心电图复查已正常。嘱其坚持服药,以收长效。

(二)病证结合治咳喘

张老在临床治疗根据现代医药知识,把辨证和辨病结合起来。慢性咳嗽的病理基础之一是气管、支气管平滑肌的痉挛,张老即用张仲景"芍药甘草汤"养血柔肝,缓急止痛,以解除平滑肌的痉挛。其中白芍用量加重可达 30 克以上,对持续性哮喘有效。另外,鱼腥草、鹿衔草、蒲公英、开金锁均有抗菌作用,张老亦分别选择使用。

咳嗽用药上忌伤阴,免邪恋,清泄通降。慢性支气管炎等疾病有"炎"字当头,常易联想成"炎者火也",而用清热消炎苦寒之剂,然"肺为娇脏""喜润而恶燥"。高年患者最易痰喘之变,阴液耗伤,故不可过用苦寒,恐其苦燥伤阴,亦不可重用滋阴,以免恋邪之患。张先生谓肺居上焦,其气以清肃下降为安,宜清淡之剂肃清气道。他常用钱乙的泻白散"清泄肺热,而不苦泄之",以桑白皮能泻肺中邪气,除痰止嗽且甘寒不耗气;地骨皮泻肺中伏火,血且退虚热,为用清法而不伤肺气的良药;其中梗米易北秫米以保胃气,并合叶天士的"苇杏桔贝汤",宽胸化痰,配合为用。常用的还有前胡、白芥子、竹沥夏、金沸草、竹茹、芦根等轻剂,肃肺展气以廓清上焦,取"轻可去实"之法,以轻药愈重病。若喘促有增,取海蛤壳、海浮石之类。张老崇尚王孟英著《温热经纬》治痰热,审清痰浊、湿热之偏盛,选用黄连温胆汤及小陷胸汤通降导下,廓清邪秽。

曾有女性患者,50 岁。初诊时见咳嗽反复发作,入冬后更甚,近期咳嗽痰白腻,气急,胸闷,心慌感,咽喉部有水鸡声,痰液咯之不爽,喉部作痒,虽已用西药 1 周,但病不缓解。舌苔薄红而干,脉小滑。辨证久咳肺气虚,痰热内恋,阻于支络。治则:补益肺气,清化痰热平喘。处方:南沙参 12 克,桑白皮 12 克,地骨皮 10 克,北秫米(包煎)15 克,生甘草 6 克,光杏仁 10 克,干芦根 15 克,瓜蒌皮、瓜蒌根各 12 克,太子参 12 克,云茯苓 10 克,川贝母、象贝母各 5 克,金沸草 10 克,白芍 15 克,蒲公英 15 克,开金锁 15 克,7 剂后二诊:咳嗽逐渐减退,痰浊较前减少,咽喉部水鸡声消失,咽痒尚有,月经正转,量下一般,行期往往超前,舌苔薄红而干,脉转细弦。二诊续按原法佐入以调经之品,予上方加炒当归 10 克,牡丹皮 10 克。续服 7 剂咳嗽已见痊愈。是方屡试多效。

三、精研药性,寓神奇于平淡

张老早年学习中药,5 年的时间朝夕和中药相处,对药味药性的反复琢磨,对剂量质地的不断摸索中,先生对中药的感性认识逐渐深刻,古谚说"用药如用兵";5 年的经历让先生成为知药善用的医者,成了胸有成竹的医者。其治咳喘每每临证加减,章法化裁皆现胸有丘壑,用药寓神奇于平淡之中,新境自开。

张老治疗咳嗽多得心应手,亦多归功于其对医理特别是药理的研究,其治疗咳嗽之患多从肺脾二经着手。自古痰饮咳嗽者,需中土有权,饮浊不致泛滥,若痰湿储留,复困脾运,以致痰源不断,因此理中汤、六君子汤、二陈汤方均为张老常用临床处方,以截断痰饮形成。但对健脾决不能单纯理解为补脾,张老认为,胃阴内亏,阴虚火旺,运化失职,津液亦可凝聚成痰。"阳明胃土,得阴则安""非柔润不得协和"。故临床所见咳痰黏稠,口咽干燥,烦渴不寐,便不通爽者,必用"益胃汤"濡养胃津涤痰,通降胃腑。张老就胃热症状不显著,甚则舌苔白厚者,以甘草、甘凉的沙参、麦冬、石斛等滋润胃土,在临床很少使用白术、升麻、柴胡之类,恐性燥、升提太过。

肺与大肠相表里,肺胃同司肃降。故通大便之秘,降胃气之逆,均有利于肺气肃降。张老在治疗慢性咳喘疾病时,尤其注意通润大便。张老认为便秘不解可使肺气不得下降,邪气无路而恣病不愈。临床上对燥热烁津,大肠传导失职,用养脏润燥的沙参、麦冬、火麻仁、白蜜等;对脾气虚弱,不能为胃行其津液,谓清气不升,浊气不降者,用四君子汤配少量升提药物,升阳益气以降浊;对阴虚血少,肠燥不润者,服用滋养阴液的药物如生地黄、生首乌益血润肠;痰热内阻,热结肠胃者,则用调胃承气汤中大黄、芒硝、甘草通腑泄热。慢性咳喘患者以老年人为多,张老认为高年元气素虚,阴液本亏,不堪攻伐,以缓中润便为主。张老又注意到病久肝郁,木旺侮金,致肺气逆乱,肃降失司;同时横逆犯脾,痰浊内生,肺脾同病,咳喘生焉。因此,用降逆的方法不仅在于攻下通便,张老亦常用川楝子、白蒺藜、白芍、枸杞子调肝,其中即含有降逆之理。

肺主一身之气,肾主纳气,肺为气之本,肾为气之根。故五行学说中有金水相生之说。慢性咳喘患者后期必累及肾而使咳嗽痰浊不断,气逆上喘,甚则不能平卧。叶天士说:喘证"在肺为实,在肾为虚"。因此在治疗中要及早顾及肺病及肾虚之虑。张老多以紫石英、仙灵脾、肉苁蓉、菟丝子、巴戟天、杜仲等补益肾气。稗肾气旺而上感于肺。另对肝肾阴虚者,常用一贯煎调治,谓此方无耗液伤气之弊。慢性咳喘日久亦常累及于心,治疗上加益心气、和营活血之品,如丹参、党参。

除了咳喘,张老在诸多疑难杂症的治疗中对药味的使用亦显其深厚功力,张老在自己的"癫病多痰,颤动属风"的理论指导下,以石菖蒲、郁金、天竺黄、陈胆星、远志、西月石、指迷茯苓丸等豁痰,以山羊角、白蒺藜、钩藤、全蝎、僵蚕、地龙等息风。并对症佐药:活血凉血:当归、丹参、赤芍、丹皮之类;重镇安神:龙齿、磁石、莲子心、灯心等;健脾顺气则用茯苓、陈皮诸药。张老认为白矾多服有碍肠胃,故代之以西月石,西月石性味咸凉,医家多用于咽喉口齿,噎膈、积块等外科疾患。而张先生取其"能去胸膈上焦痰热"之功,所用于癫痫的治疗,实补本草之所未详。

在治疗咯血中常以苇茎汤合川槿汤为主方,川槿汤出自《类证治裁》,原为川槿皮、白芨组成,张老易为川槿花,而川槿花作用清热凉血,解毒消肿,多用于泻痢带下,但张老因其花性轻扬,可走上焦,故移用于痰热咯血,多见其功。明代王肯堂在《证治准绳》中说:"一应上溢之证,苟非脾虚泄泻,嬴瘦不禁者,皆当以大黄醋制,和生地汁及桃仁汁、牡丹皮之属,引入血份,使血下行,转逆为顺,此妙法也"。张老在组方中,多以为引。

四、随俗为变,一方济世

张老为医近 80 载,治人无数,以致张老过世后仍有许多患者对其念念不忘,其患者群小到周岁小儿,大至耄耋之年。张老历任曙光医院大内科主任,并长期在肝病科从事医疗相关工作。慢性肝病病程长久,在不断的日常诊疗过程中,已经从普通的医患关系变成了朋友关系,每有患者红白喜丧,皆在诊余倾诉,张老总耐心倾听,或恭喜祝贺,或安慰劝阻。张老总说:慢性疾病的患者多有情绪及心理上的压抑,这种情绪不易在亲属及朋友那里的到倾诉,如果此时作为专业的医生也能让患者得到一定的情绪上的宣泄的话,久而久之,情绪上的压抑会以身体上的疼痛或不适表现出来。特别是对于肝病的患者,长期肝郁气滞,肝气不舒会导致疾病的严重化,或郁而化热,或郁而积聚。所以先生临证耐心周全,总能倾听患者的表达。

张老早年间在医院病房诊治患者,在诊疗期间多能见到经济能力较差的患者,张老每每亲自计算药物的费用,在药力可达的情况下选择最为经济的药物。至于现在的医生无法想象的是当年张老能为难治的患者亲自上山采药治病,这些也得益于张老早年在中药房学习工作的 5 年时光。

20 世纪 60 年代开始张老多次响应党的号召下乡行医的经验,与上海相比,乡村地区更是缺医少药,张老治病无论贫贱富贵,一视同仁,当年奔波于山区,送医给药,遇到不识字不能按照医嘱服药的患者,张老常常守候在侧,亲自为患者煎药、灌药,直到患者脱离危险。

张老自 1959 年任曙光医院内科中医师以来,便开始了在临床的带教工作,张老扎根于临床,以其丰富的临床经验指导一批又一批的临床实习和进修的年轻医

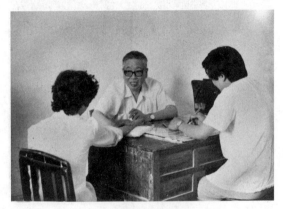

张鸿祥临诊带教学生

生。张老临证严谨周全,育人亲切认真,其临床的经验也由李家榕、周珮青、沈远东、陆林芳、张菁等人整理成文案,付之桑梓,在上海中医药杂志等多家杂志发表,影响深远。其治疗咯血、咳血、心悸、痹证、瘿瘤、肝病等内科杂病及妇科带下的思想及案例至今仍为后世医家所揣摩学习运用。

张老在教学活动中身体力行,门诊的每一份病案都认真对待,理法方药皆有章法,至今仍有学生回忆起张老说:"张先生师的每一份门诊病历皆可作为教学版本"。张老在平日的带教中也风趣幽默,平易近人,深得学生的爱戴,在下乡支援期间和学生同住同吃同出门行医,并无半点为师为长者的架子;对学生提出的专业疑问,解惑传道,知无不言,言无不尽;对学生的文章认真修改,一丝不苟。学生每每忆起张老总是会想到张老门诊结束后都会问到周围的学生们今天跟随门诊的感想,如有疑问现场讨论,对于各种用药经验,张老都有自己的解释。每至冬令膏方季,对于有疑问的同学,张老甚至亲自带他们到自己家里,观看膏方的制作过程,看膏方是如何收膏,如何封存,在此过程中也会耐心细心地给患者解释每一味学生觉得有疑问或者是希望了解的药物。

张老常常说:治上焦非轻不取。所以在治疗上焦疾病的时候多可以采用同一种药材中比较轻扬的部分,比如说木槿皮和木槿花两种就选择木槿花。有时候会带学生亲自去中药房,或者自己找来新鲜的药材,教授给学生,让学生对药物有更多感性的认识。张老常说:作为一名医生,要战胜疾病,就要想打仗用兵一样,必须不断精益于研究自己的兵

力和武器，多一分了解，就多一分战胜的能力。多一分了解，才能给自己多一分战胜疾病的信心。

其学生吴建成，早年师从于张老，现在已为苏州医学院附属第一医院传染科的一名骨干主任医师。

现任上海市名中医陈建杰教授亦师从于张老，是张老的得意门生之一，陈教授目前也已是博士生导师。1985年陈教授拜师于张老，在上海中医药大学3年后毕业即在张老工作的上海中医药大学附属曙光医院工作，并先后于以访问学者和高级访问学者身份赴澳大利亚悉尼大学R.P.A.医院访问并工作于斯。现任上海中医药大学附属曙光医肝病专科医院院长，上海市浦东新区传染病医院院长，上海中医药大学附属曙光医院大内科主任。张老曾带领学生参加国家"六五"和"七五"重大科技攻关项目，自此之后，陈建杰先后6次参加从国家"六五"至"十二五"的重大攻关项目，并在"十五""十一五""十二五"中担任第一负责人。已获国家、上海市科技进步奖等奖项26项。申请专利7项。两次入选上海卫生系统"百人计划"，1991年获上海市银

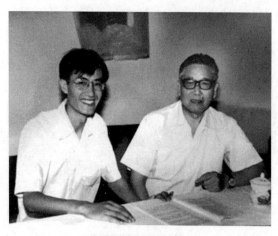

张鸿祥与他的学生陈建杰

蛇奖提名。2010年被评为全国卫生系统先进个人，2011年荣获全国五一劳动奖章。陈教授也多次在公共场合提到张老对自己的影响，提到张老在日常的工作中的态度严谨，对病患的耐心及同情。这些都深深地影响了包括陈建杰在内的每一位学生。

张老自从25岁开始自立门户独立行医开始，一直从事临床工作，1960年开始工作于上海曙光医院，期间张老多次相应号召，参加农村医疗队，送医药下乡，并作为骨干医师与同事们一起创立了曙光医院的传染病病房，1978年担任曙光医院的大内科主任，并任医院专家委员会顾问，肝病研究室顾问，为提高医院的学术地位做出了不可磨灭的贡献，并在同年被选为上海市人民代表。

张老已逝，一代医家，悬壶八十载；数载为师，桃李遍杏林；随俗为变，一方济世之医者风范；为人师表，亲切和蔼之人梯风格，常令后世缅怀。高山仰止，景行行止，

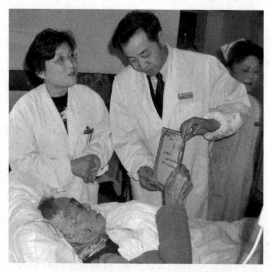

张鸿祥病重时曙光医院领导探望

张老之风,山高水长。

主要论文

［1］　张鸿祥,周珮青.用西河柳治痹.上海中医药杂志,1982,(8)：34.
［2］　张鸿祥,周珮青.牡蛎泽泻散治胸水.上海中医药杂志,1983,(5)：29-30.
［3］　周珮青.老中医张鸿祥运用炙甘草汤的经验.上海中医药杂志,1983,(12)：24.
［4］　张鸿祥,沈远东.瘿瘤治疗四法.上海中医药杂志,1985,(3)：8.
［5］　张菁.参机变通宗天士——张鸿祥治病毒性心肌炎的经验.上海中医药杂志,1986,(10)：16-17.
［6］　陆林芳.张鸿祥临床经验管窥.上海中医药杂志,1986,(7)：9-11.
［7］　沈国良,张鸿祥.40例急性上消化道出血的疗效观察.上海中医药杂志,1986,(11)：5.
［8］　周珮青.张鸿祥治心悸验方三则.上海中医药杂志,1989,(2)：27.
［9］　王灵台,陈建杰,张鸿祥,等.慢肝方治疗慢性活动性乙型肝炎197例临床观察.中医杂志,1989,(2)：2-4.
［10］　王灵台,陈建杰,张鸿祥,等.补肾糖浆治疗慢性活动性乙型肝炎的临床研究.中西医结合肝病杂志,1991,(3)：4-6.
［11］　王灵台,陈建杰,张鸿祥,等.补肾糖浆治疗慢性活动性乙型肝炎104例的临床观察.上海中医药杂志,1992,(8)：1-4.
［12］　李家榕.审证求因治咳喘——张鸿祥经验谈.上海中医药杂志,1996,(4)：24-25.

（陈建杰　陈逸云执笔）

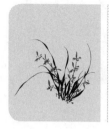

学养精深擅脾胃　毕生勤勉为患者

——记善治脾胃病的名中医张羹梅

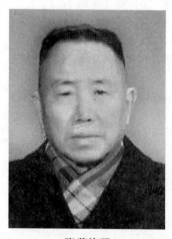

张羹梅照

张羹梅(1905~2001),上海川沙县人,上海中医药大学专家委员会委员。张老1927年毕业于江苏省立第一师范学校。1927~1929年分别在南汇、太仓等地教书。1929~1931年师从伯父凌秀千学习中医。1931~1933年师从陈雪生学习中医。1933~1938年分别在南汇、川沙悬壶开业。1938~1955年在上海江苏路、长宁路开业行医。1955~1956年任上海江宁区第七联合诊所所长。1956~1991年在第十一人民医院、曙光医院中医内科任中医师、副主任医师、主任医师。

张老学中医时已师范毕业,有较好的文化基础,对中医《伤寒论》《金匮要略》等经典著作很快就熟读理解,又获老师凌秀千悉心指导,故不到半年就能应诊。张老苦读医书,精通中医理论,擅长于治疗胃肠病,主张辨证与辨病相结合,对消化道疾病辨证论治处方用药有独到之处。有着60年的临床经验,擅长于诊治中医内科的疑难杂症。1984年"张羹梅主任医师治疗胃脘痛经验计算机模拟"获上海市卫生局科研成果三等奖。

张老著有《临证偶拾(张羹梅医案)》《名老中医医话——张羹梅医话》《张羹梅医案》,还发表论文10多篇。

一、立志岐黄

张老于1905年4月12日出生在南汇县钦塘西一个半耕半读的家庭,父亲平素种田教书,母亲勤俭持家,家境较为殷实,父母对其非常钟爱并寄予厚望,取名为羹梅即取鼎鼐调和的意思,又名鼎周,别号鼐,张老在外读书时还曾用名为张鼐。张老自述5岁入学,初因父母溺爱放任,未认真读书,在校混了2年无甚进步。后来进入五团乡立第五小学,校长是其伯父望孙,经过伯父的循循善诱、谆谆教导,张老在学业上有了些起色。高小辗转就读于南汇县立第五高等小学(即后来的祝桥小学),和南汇县立第一高等小学,仍旧成绩平平。1918年2月进入南汇一高读书,由于当时该校老师们也多以貌取人,布衣布鞋的张老倍受歧视,自此开始便有些怕见老师怕见领导,学习生活也比较压抑。张老于南汇一高毕业后曾考中学不取,遂于1920年9月转入南汇县大七灶私塾读书,专攻古文,这一年的苦读,为他以后顺利学习中医典籍打下了基础。在那年的学习中,张老虚心求教,脚踏实地,不为当下浮躁的学风影响,考试时实事求是不作弊,获得年级老师江卓群的青睐,并因此得以保送到江苏省立第一师范读书。张老在江苏省立第一师范期间先修作文,并未崭露头角,后改学语文,逐渐受到老师的表扬,遂开始专习语体兼及社会科学。自此,张老的思想有了飞跃地进步,一年级后期即领导校内学生运动,"五卅惨案"期间,已成为苏州学联会秘书。当时先烈恽代英、萧楚女等常来苏州进行革命宣传,张老的堂侄张闻天也来主持苏州乐益女中,张老常亲聆其教诲,很愿献身于革命事业。后来因张闻天离开苏州远赴俄国,张老也因成家逐渐脱离了学生运动,令其抱憾终身。

1928年,张老于师范毕业后,曾先后在南汇县鲁汇小学、新场小学执教,因身体抱恙未能坚持教书,常需在家养病。张老的岳父笃信中医,屡次劝其改习中医,初始张老比较抗拒,因其之前所学为现代科学(在一师时学习数理),初读《内经》觉得百无是处,遂赴太仓县实验小学教书,不欲习中医。外出期间,张老妻、儿忽然俱病,他急迫返家,延医诊治,百医莫效。后来请了陈雪生先生诊治,一药而愈。自此张老感慨医术重要,遂改习中医,重读《内经》,有所参悟。

1929年10月开始,张老在川沙城内凌秀千先生处学医,所学涉及内外妇儿,凌秀千是张老的伯岳,对其倾囊相授,张老悟性亦高,学医2个月,即试行单独出诊,4个月后,已能代师出诊了。1931年9月,凌秀千老先生病逝,张老改拜陈雪生先生为师,继续学习中医。

1933年3月开始,张老在故乡悬壶开业,已是小有名气,第一个月收入就颇为可观,由于他体质较弱,担心会因劳累生病,便辞掉其他教务,于1936年2月迁家川沙,专行医术。张老岳父是雄鸡牌毛巾厂的经理。张老在川沙开业时,有其岳父厂中千余工人作为病源,以及张老具有中西结合基础,业务开展得很快,他也干劲十足,深入钻研,就此发表了多篇医学论文。其中一篇《治疗10例痹证的分析报告》发表于《上海中医药杂志》,得到秦伯未先生的好评。还发表《中医中药治疗200例消化性溃疡初步报告》《泄泻(慢性结肠炎)》《中医治疗胃下垂34例小结》等10多篇论文。并著有专著《临证偶拾》。

1956年8月,张老到上海第十一人民医院工作(曙光医院的前身之一),在此之前张老在联合诊所工资收入每月200元,而到了医院之后只得工资100元。张老当时家庭经济较为困难,儿女8人皆尚未参加工作,一家人的生活来源都依赖张老的工资收入。因此张老初到医院时思想波动很大,甚至曾经萌生退意,但是为了进一步学习,获得进步,张老还是克服种种困难坚持了下来。

张老在1949年前曾是上海市中医师公会的正式会员,但是因为他是出身寒微的读书人,不是名气响亮、红极一时的医生,在中医师公会改选时,选举单竟然被人窃取。1949

年后,在中国共产党的领导和教育下,张老通过自身努力在江宁区卫生协会渐渐崭露头角,自1952年起,他由江宁区卫生协会地段组长、候补执行委员、常务组长、常务委员,渐至江宁区卫生协会常务委员会秘书长,而处在领导地位。1956年6月,在党和国家的鼓励和帮助下,筹组了江宁区第二联合诊所并任所长。

二、学术造诣

张老曾是上海著名中医专家,从医执教60余载,治学严谨,医道精深,尤擅治疗脾胃、肝胆疾病。现今上海中医药大学附属曙光医院脾胃病科的前身,即是由当时的老一辈专家黄文东、张羹梅、张伯臾等创建的消化病门诊。

张老对李东垣脾胃理论有精辟的见解。首先,阐述了"阴火"与脾胃之阴的关系。张老认为,"阴火"主责脾胃内伤,其病机乃气与火关系失调。"火之与气,势不两立,故内经曰:壮火食气,气食少火,壮火散气,少火生气。"(《脾胃论·饮食劳倦所伤始为热中论》)李东垣据此创"甘温除热"法,一领风骚数百年。然而对"阴火"与脾胃之阴的关系,非但东垣未曾详叙,纵朱丹溪、缪希雍、叶桂等"寒凉大家"亦鲜及之,张老经临床体会,竟另辟一流。李东垣云:"内伤不足之病,苟误认作外感有余之病而反泻之,则虚其虚也。实实虚虚,如此死者,医杀之耳。然则奈何?唯当以辛甘温之剂……经曰'劳者温之,损者益之',又云'温能除大热',大忌苦寒之药损其脾胃。"(《脾胃论·饮食劳倦所伤始为热中论》)以甘温之剂补中升阳,泻其火热,确为李东垣惊世之举。然而,"阴火"既然为"火",便具有"耗气伤津"的性质。此时,脾胃之本弱,又受阴火之灼,则在更伤脾胃阳气的同时,脾胃之阴也受损伤。脾阴即藏于脾中的阴津,系水谷精微所化生之营血、津液,是脾气的物质基础。"脾藏营""是故五藏主藏精者也,不可伤,伤则失守而阴虚,阴虚则无气,无气则死矣。"《灵枢·本神》是之谓也。脾阴的作用在于灌溉脏腑,营养肌肉,辅助运化。胃阴是指胃中津液,以濡润食物、腐熟水谷为其用。脾胃共居中焦,互为表里,关系密切,脾阴与胃阴互相渗透,盛衰与共。张老以为"阴火"以气虚为本,火象为标,而脾胃之阴既为脾胃之气的物质基础,又易为阴火耗伤,故脾胃之阴的盛衰在阴火证中亦属重要。东垣详于温补,抓住了病证的关键,是其所长,然而略于清滋,忽于脾胃之阴,似有失允当!盖脾胃之阴亏虚,脾胃之气不得阴助,泉源失充,且阴火灼伤脾胃之阴,易再生变证。张老意下"阴火"当以补气为先,然辅以顾护脾胃之阴,亦属必要。具体治疗又当分别对待。

脾胃气虚,阴火初起:见纳谷不馨,神疲乏力,泄泻便溏,口干发苦,舌苔黄或黄腻,脉滑或弦细带数。张老每投四君子汤调补脾胃,川黄连等苦寒坚阴(川黄连虽苦寒,但寓众多益气之品中不致损伤中气),白芍、甘草酸甘化阴,冀其气生火降而阴不伤。

中气不足,阴火内灼:见纳呆神疲,形体消瘦,口干发苦,脘中灼热,呕恶泛酸,舌红苔薄黄而干,脉弦细带数。张老倡用甘淡之品平补气阴,辅以苦寒降火,多采用太子参、川石斛、山药、扁豆、白术、甘草、川黄连、川楝子等。

其次,主张"润下"和胃,上病下取。张老治疗胃失和降之患,颇擅用"润下"法取效。

尝谓："大肠者,胃之臣也。"《灵枢·营卫生会》云:"故水谷者,常并居于胃中,成糟粕而俱下于大肠,而成下焦,渗而俱下,济泌别汁……"胃之与大肠,俱"实而不满",共为"仓廪之本"(《素问·六节藏象论》曰:"脾胃大肠小肠三焦膀胱者,仓廪之本。")。足阳明胃经与手阳明大肠经交会于迎香。胃为水谷之海,胃气的和顺下降乃大肠传导的先决条件,大肠的传导功能是胃降浊功能的延伸,就"传化物"功能而言,胃较之大肠占主导地位,似如"大肠之君",但胃气的通降又有赖于大肠的接上传下,腑气不通,则易戕胃和。临证所视,胃气不降的噎膈、胀满、脘痛和胃气上逆的呕吐、呃逆、反胃等,时与便秘互现,甚则互为因果,故"传导之官"有如"胃之臣",其辅佐胃降的功能不容忽视。有鉴于此,张老治胃亦重视大肠,十分注意维持腑气的通畅,甚合《素问·五常政大论》"气反者,病在上,取之下"之旨。但如何"取之下",颇值得考究。胃气不降、胃气上逆者,多由饮食、情志、劳倦内伤所致,其来也渐,胃气多虚,此时伴便秘而"取之下",但若下法峻猛,恐有虚虚之弊。《金匮要略·呕吐哕下利病脉证并治》中有"患者欲吐者,不可下之"的告诫。张老既不为前人之言而印定眼目,又潜心揣摩古训之精髓,倡以"润下"治胃逆,多采用瓜蒌仁、柏子仁、白蜜等甘平润滑之品,既使大肠传导通畅,承顺胃气,达到"胃和"的佳境,又不致损伤胃气。

三、临床经验

(一)溃疡病和慢性胃炎

张老对消化系统疾病的研究造诣颇深,辨证论治和理法方药有其独到之处。尤其针对慢性胃炎的诊治有深入的认识。张老分析慢性萎缩性胃炎的病机,因病延日久,多属虚证。气虚者以六君子汤为主,加黄芪、当归、白芍药;阴虚者以芍药甘草汤为主,加石斛、太子参、白术、黄芪、当归。如有胃酸缺乏症状,常加瓦楞子、乌贼骨等,以促进其胃酸自生。张老认为针对胃酸缺乏者,若加酸性药物,只能暂安,不能生酸,患者无康复之望。张老用药灵活,不拘一格,治疗消化性溃疡病时,针对胃酸过多的患者,张老喜用乌贼骨、瓦楞子等,是先安其标。但是在治疗慢性萎缩性胃炎患者时,亦喜用乌贼骨、瓦楞子等,是先治其本,为反佐法。希望胃自能生酸。故用药虽同,治疗的目的却远不相同。

胃与十二指肠溃疡病和慢性胃炎都属于中医学的"胃脘痛""胃痞病"等范畴。胃主受纳和腐熟水谷,需要胃阴与胃阳的相互作用,若胃阴虚则知饥少纳,胃阳虚则降纳失职。张老根据对溃疡病、慢性胃炎的临床观察,认为其发病机制与胃阳不振或胃阴亏损有关,在辨证中一般分为寒证和热证两大类型。因此,张老喜用左金丸来治疗溃疡病和慢性胃炎。左金丸又名萸连丸,《丹溪心法》方,原方黄连与吴茱萸剂量为 6:1,功效为清肝泻火。张老灵活变动黄连、吴茱萸的用量,来改变方剂的功效。若胃阴亏损者,重用黄连,轻用吴茱萸,因为胃阴亏损是由于肝火偏旺,故重用黄连以泄肝热,治其本,并配合应用石斛以养胃阴,治其标,并用少量吴茱萸以反佐。若胃寒者,重用吴茱萸以温中散寒开郁,治其本,并配合应用党参(或太子参)以健脾气,治其标,用少量黄连以反佐。溃疡病和慢性胃炎虽然主要病变部位在于胃,但脾与胃互为表里。脾主运化,胃主受纳,脾主升,胃主降,脾喜燥恶湿,胃喜润恶燥。因此,在临证处方时,必须考虑到这些因素。在寒证患者中可见到脾虚生湿的症状,所以张老在应用吴茱萸、党参、黄连的基础上加用白术、茯苓以健脾益气,加半夏、陈皮以化痰利湿。胃的功能发挥与肝气的疏泄有关,在热证患者可见到肝郁气滞、肝火偏旺的症状。因此,张老在应用黄连、石斛、吴茱萸的基础上,加用川楝子、延胡索以疏肝理气,加佛手、谷芽、麦芽以醒胃消谷(佛手能疏肝理气,但醒胃消谷作用更著)。溃疡病和慢性胃炎都伴有胃痛,根据以上的寒证和热证两大类型的治疗方法,须加芍药甘草汤。芍药甘草汤出自《伤寒论》,原方比例为1:1,是缓急止痛的要药。张老认为芍药用量应重于甘草,一般比例是3:1或4:1,其疗效更为理想。因为芍药有缓中止痛的作用,有赤芍、白芍之分,赤芍与黄连配合,泻肝火、清胃热作用良好,并有调肝脾,和血脉的功效,常用于热证患者,白芍与党参配合,益脾柔肝作用良好,常用于寒证患者。根据临床实践并结合中医理论,张老归纳为两张经验方。

1. 健脾汤　方由吴茱萸、黄连、党参、茯苓、白术、半夏、陈皮、白芍、炙甘草、瓦楞子组成。有温胃健脾、缓急止痛、降逆止呕的功效。适用于脾胃虚弱而致中脘疼痛,呕恶泛酸,神疲乏力,纳食减少,脉濡细或虚而无力,舌苔薄白或薄腻。常应用于胃与十二指肠溃疡、慢性胃炎等偏于脾胃虚寒的患者。

2. 养胃汤　方由黄连、吴茱萸、石斛、赤芍、甘草、川楝子、延胡索、佛手片、谷芽、麦芽、太子参、瓦楞子组成。有清肝养胃、和里缓急、降逆止呕的功效。适用于肝火偏旺、胃阴不足致脘胁疼痛,呕恶泛酸,或有口干而苦,胃脘灼热,脉弦细或细而带数,舌苔薄白或薄黄,舌质偏红或红绛。常应用于胃或十二指肠溃疡、慢性胃炎而伴肝郁有热、胃阴已伤的患者。此外,胃酸过多,吞酸吐酸,还可加用乌贝散(海螵蛸、象贝母)、海贝粉(海螵蛸、象贝母、白及粉)、乌及散(海螵蛸、白及粉)等。

(二)慢性肝炎和肝硬化腹水

急性肝炎向慢性阶段发展,其病理主要是由于肝阴的耗伤。肝得阴而荣,肝阴(包括肝血)能濡养肝阳,制约肝阳,不使上亢;肝得阴则疏,肝阴充足,使肝气发挥疏通、舒畅、条达的功能。因此,治疗慢性肝炎,保肝养肝是一个重要的方面。张老喜用女贞子和旱莲草,此即二至丸,出自《医方集解》,原为治疗肝肾不足而导致的头目昏花、腰背酸痛、下肢痿软等症。女贞子、旱莲草能养肝肾之阴,而养肝阴尤佳,用量宜重,一般用至15克。肝阴耗伤是肝炎的病理表现,其病因为湿热之毒,因为湿属阴邪,能郁而化热,热属阳邪,能灼伤阴津。故湿热之毒存留一分,疾病即有一分,只有湿热之毒祛除之后,疾病才能逐步痊愈。因此,清热利湿解毒是治疗慢性肝炎另一个重要的方面。常用的药物有平地木、板蓝根、白花蛇舌草等,均重用至30~60克。平地木清热利湿,活血祛瘀;白花蛇舌草、板蓝根清热解毒,若与平地木配合,解毒作用更好。有黄疸者配合茵陈、黄柏。湿热之毒侵犯肝脏,使肝的疏泄不畅,表现为肝郁气滞的症状,当肝阴不足时,胁痛更为严重。张老喜用四逆散之柴胡、枳壳、赤芍、白芍、生甘草等疏泄肝气。肝的疏泄功能良好,也易促使湿热之毒排出体外,并可配合白茅根使湿毒从小便而出,或配合生大黄使湿毒从大便而出。慢性肝炎如果失治或治疗不当,可以发展为肝硬化或伴有腹水。病理上不但表现为肝阴耗伤,而且累及较多脏腑,其中以脾肾最为重要。由于肝失疏泄,肝气郁结,又失于肝阴的滋养,出现肝气犯胃、肝脾不和等症;进一步表现为脾气虚弱,脾虚又可生内湿,是产生腹水的一个原因;肝肾同源,肝阴不足又可进一步损伤肾精而致肝肾阴虚,阴损及阳,使肾的气化功能失调,是产生腹水的另一个原因。在肝、脾、肾同病的情况下,选用的药物,需要既能养肝阴,又能补脾气,也能利小便。张老认为鲜茅根是最理想的药物,鲜茅根既能利小便,又不伤阴,既能清热,又不败胃;还有养阴生津,健脾益气,活血理气之功。《神农本草经》认为白茅根"主劳伤虚羸,补中益气,除瘀血,血闭寒热,利小便。"《医学衷中参西录》载有治疗鼓胀病的鸡胵茅根汤方,认为茅根"清热利小便,人所共知。至谓兼理气分之郁,诸家本草皆未言及"。还举了验案数例,以说明茅根之理气作用。根据药理分析,白茅根含有大量的钾盐、葡萄糖、果糖、蔗糖等,具有显著的利尿作用,如果与双氢克尿噻片、氯噻酮片等配合应用,有协同作用。鲜茅根的用量一般是 30 克,若腹水严重时可用到 500 克。鲜茅根锉细后,一味另煎,加水量视鲜茅根用量而定,若鲜茅根 30 克,加水 250 毫升,沸后即用文火煎至茅根沉水底即成。用法有两种,一可代茶饮,二可在其他药物煎汁后冲入同服。若用干茅根,需加用生姜 3 片。白茅花能缩短凝血时间及出血时间,肝硬化腹水伴有出血时,可以配合白茅花同用。鲜茅根常与生鸡内金、生白术同用,有健脾益气、消食利尿的作用,若配合冬瓜皮、陈葫芦、车前子等药,则利水退肿的作用更好。鲜茅根亦有凉血止血作用,配合生地黄、白芍,起到养肝、柔肝、止血的功效。根据临床实践和前人经验,并结合中医理论,张老归纳为两张经验方。

1. **治肝汤**　方由女贞子、旱莲草、平地木、板蓝根、白花蛇舌草、柴胡、枳壳、赤芍、白芍、生白术、生麦芽、生甘草、柏子仁组成。有养肝疏肝、清肝解毒、扶脾和胃的功效。适用于肝阴已亏而致两胁疼痛,纳食不香,或厌食油腻,午后低热,脘腹作胀,脉弦细或带数,苔薄黄或薄腻,舌质、口唇偏红。常应用于慢性肝炎或迁延性肝炎患者。

2. **保肝利尿汤**　方由鲜茅根、生鸡内金、女贞子、旱莲草、生地黄、白芍、生白术、柏子仁、冬瓜皮、陈葫芦、车前子组成。有养肝益肾、健脾益气、利水退肿的功效。适用于面色黧黑,脸部红丝缕缕,形体消瘦,掌赤如朱,腹胀成臌,胁下癥块,或有鼻衄、齿衄,苔薄而剥或光剥,舌质红,脉弦细或弦滑。常应用于肝硬化腹水患者。当腹水消退后,应用高鼓峰"滋肾生肝饮",改善肝功能。滋肾生肝饮主要是七味都气丸合逍遥散组成,对改善肝功能有良好的效果。

(三)胆囊炎、胆石症

胆囊炎常伴有胆石症,由湿热蕴结胆腑而发生。胆腑是贮藏胆汁的器官,胆汁 75% 由肝细胞生成,25% 由胆管细胞生成,胆汁的分泌、贮藏和排泄又依靠肝气的疏泄。若湿热蕴结胆腑,导致胆汁的贮藏和排泄不循常道,或只贮藏而不排泄,使肝的疏泄功能紊乱,临床可见黄疸或胆囊肿大,治以清热利湿,疏肝理气。张老认为湿热之邪和肝失疏泄是胆囊炎、胆结石的病因病理,治疗时必须兼而治之,只是根据临床表现的偏重不同而选择应用。我们平时所称的利胆药物,即具有清利湿热和理气消石两方面作用。在长期的临床实践中,张老认为金钱草是一味较为理想的药物,金钱草既可排石又可化石,既可清热又不败胃,既可利尿去湿又不伤阴。金钱草配合大黄之泻火通便,有利于胆石排出。大黄是利胆退黄的要药,同时又有清热作用,如果应用大黄后无腹泻者,可以应用生大黄1~3克,沸开水泡后,冲入汤剂中。金钱草、大黄与平地木、板蓝根配合,则清热解毒泻下的作用更好,有利于胆石从大便排出。张老一般应用四逆散疏肝理气,四逆散出自《伤寒论》,原意治疗手足厥逆、腹中痛、泄利下重或小便不利。在应用于胆囊炎、胆石症时,枳实改用枳壳,取其疏肝理气之功。柴胡与金钱草配合,利胆疏肝消石的作用良好,但肝阴耗伤时则去柴胡,改用川楝子,合用女贞子、旱莲草(很少应用麦冬、沙参等养阴药,虑其恋湿)。芍药(重用)、甘草缓急止痛。治疗胆囊炎、胆石症时还常吞服硝矾片(曙光医院自制成药,由《金匮要略》的硝石矾石散发展而来。由芒硝、绿矾组成,各等量,每片0.3克,每日2~3次,每次0.6~0.9克,有软坚散结、燥湿泻下、化积消石的作用,与汤剂配合应用能促使胆石排出。宜饭后吞服,可减少胃部刺激性。绿矾中含有铁质,可使大便发黑,隐血试验阳性,并非消化道出血,应向病者说明)。如果出现胆囊肿大或胆囊积液,右肋下可触及胆囊,超声检查能见到超过正常范围的胆囊液平面。根据张老的经验,可以加用三棱、莪术、车前子各30克。胆囊积液属于癥积,癥积的发生,由气滞而发展到血瘀,故用三棱、莪术活血破瘀、软坚消瘀。车前子有利水的作用,胆囊积液应予利去。车前子并有养肝清肝的作用(《证治准绳》车前散治目赤),能入肝经,治疗胆囊积液确有良效。根据临床实践,张老归纳为两张经验方。

1. *利胆汤* 方由金钱草、柴胡、枳壳、赤芍、白芍、平地木、板蓝根、生大黄、生甘草组成,另加硝矾片。有清热利湿、理气止痛、软坚消结、利胆排石的作用。适用于右肋疼痛,引及肩部,口苦纳呆,或有发热寒战,目黄溲赤,或右肋疼痛拒按,恶心呕吐,舌苔白腻或黄腻,脉弦滑或滑数。常应用于急性胆囊炎、慢性胆囊炎急性发作或慢性胆囊炎、胆石症的患者。

2. *消癥积汤* 方由三棱、莪术、车前子、金钱草、茵陈、青皮、陈皮、赤芍、白芍、生大黄、生甘草组成,另加硝矾片。本方有破气活血、软坚消癥、利胆消石的作用。适用于右肋下触及块物,疼痛拒按,恶心呕吐,或面色黧黑,目黄,溲赤而短,大便色白,或有皮肤发痒。常应用于胆囊肿大、胆囊积液或阻塞性黄疸的患者。

张老学识渊博,临床经验丰富,内外妇儿科疾病悉数精通。他不但善于治疗常见、多发病证,且对重症疑难案例有卓越的疗效。张老曾诊治1例硬化性胆管炎患者,该患者右肋隐痛,深度黄疸,肝肿大,伴有低热,白细胞$9.8×10^9$/L,血红蛋白135 g/L,血小板$240×10^9$/L,血清碱性磷酸酶52.6 U/L,血胆固醇458 mg%,黄疸指数155 U,GPT 566 U。在当时的某医院剖腹探查确诊为硬化性胆管炎、慢性胰腺炎、胆汁性肝硬化、慢性胆囊炎。经抗生素、激素等药物治疗后症状未见改善。患者面色黧黑,皮肤巩膜黄染,右肋刺痛,乏力倦怠,口干苦,尿黄,脉弦数,舌苔白腻质红而暗。张老分析病机属肝郁气滞,湿热蕴阻而不能外达则生黄疸;气滞血瘀,瘀阻脉络,不通则痛。治拟疏肝通络,活血祛瘀,清热化湿。5 诊之后,黄疸渐减,仍有胁刺痛,脉弦,苔白腻。又拟疏肝养肝,清热利胆,7 诊之后,诸症悉除,黄疸消退。硬化性胆管炎为肝胆道自体免疫性疾病,疗效较差,预后不良,病变呈进行性。当时的医疗条件未见报道有治愈案例。张老用药 40 余剂患者竟告痊愈,堪称神效。

张老遵从治病必求其本的法则,用中医补肾药为主治疗卟啉病取得较好的良效。卟啉病又称为血紫质病,是代谢障碍性疾病,由血红蛋白生物合成途径中,特异酶缺陷或酶活性降低,导致卟啉或其前体在体内蓄积,并引起组织器官损伤的一组疾病,其中以皮肤光敏症状为主要表现的迟发性皮肤型卟啉病、原卟啉病及以神经症状为主要表现的急性间歇型卟啉病为临床上最常见类型。患者可因急性腹部绞痛就诊,也有呈紧缩性或重压样疼痛,无固定部位,可伴有恶心、呕吐、便秘等消化道症状,以及头晕、腰酸、失眠、精神紧张、惊恐等精神神经症状。腹痛发作时小便为红色或经阳光照射后变为红色,小便检查卟啉原阳性或尿卟啉阳性可确诊。张老认为,肾在人体生命活动中起到重要作用,肾为先天之本,肾藏精,人体生长发育、新陈代

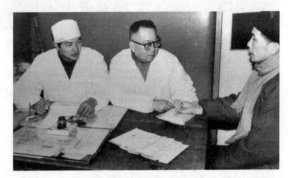

张赟梅勤勉于临床

谢所需精微物质藏于肾。现代医学所说的酶亦是体内精微物质,卟啉病正是由于体内某系酶的缺陷或酶活性降低而引起的代谢障碍疾病,故与肾有密切关系。其所表现的腹部、精神神经、消化道症状根据中医辨证,亦属肾虚。中医认为,腰为肾之府,肾虚无以濡养则腰酸,肾主骨生髓,肾虚骨髓不足,脑海失养则头晕。恐伤肾,肾虚则更易惊恐、精神紧张。故治疗卟啉病以补肾着手是重要的一环。临床证明,通过用补肾药治疗卟啉病,随着肾虚症状的缓解,其腹痛症状亦明显缓解,从而达到治疗目的。张老在治疗卟啉病时善用地黄、山茱萸、山药、首乌、女贞子、菟丝子、枸杞子、杜仲、肉苁蓉、巴戟天、淫羊藿来补肾,如兼有气血不足,配当归、黄芪、党参;如有伤阴者,配川石斛;如有肝阳偏亢者,配石决明、钩藤;如有脾虚者,配党参、白术、茯苓、炙甘草;如恶心、呕吐,配陈皮、半夏;如纳呆,配佛手、谷芽、麦芽;此外张老在方中常佐以活血之品,如丹皮、赤芍、丹参、桃仁、红花等。有明显腹痛症状时,张老认为此痛为气血不和,一般佐以活血之品。

四、医德师德

张老勤勉于临床 60 余年,一生与治病救人结缘。张老时常教育学生"人生要有一个目标,要有追求,做人要有准则,要洁身自好,对己要严,待人要宽。"张老经历了国家的巨大变化,"文革"中曾受到批判和不公正对待,"文革"结束后张老恢复了自由,得到了平反,曾有几位在"文革"中批斗过张老,使他在精神、肉体上受到很大创伤的人来请求他看病,

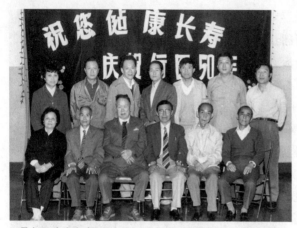

曙光医院为老中医《庆祝行医50年》留念前排：左起庞泮池（左一）、张蓁梅（左三）、夏少农（右三）

张老不但认真地给他们诊治，从未有任何怨言，还告诉学生："今天，他是患者，我是医师，我们是医生与患者的关系。因此，我要为他们看好病。另外，这些人在'文革'中的表现是受路线的影响，也许身不由己犯了错误。现在，他们应该已经认识到了，我就要原谅他们。"

张老为人正派，在那个物资并不丰富的年代，各种高档工业品和紧张商品都凭票供应，有了票就能买到一切，这些东西是人人渴望的。有患者为了求得医生尽心竭力看病，也会千方百计找来送给医生。张老也有这种便利，但他概不接受。当家里缺这少那的时候，子女也会埋怨这位行端立正，行为处世均有一定之规，不受外界蛊惑的老父亲。张老听了，就对子女进行教育，医生在给予和付出中获得极大的精神满足，何必再求回报呢？这就是用钱无处买到的回报。以后听多了就不予理睬，一笑置之，照旧我行我素。曾有几位进修医生在进修期间也向张老提意见，说："有几个医生，患者给他们送来些不易买到的东西，你业务比他们忙，为什么没有人送你东西？"张老语重心长地回答说："'文革'前我是门诊大组长，门诊的情况知道一些，患者送礼是极少数的。如有送礼的情况，这也是种医风邪气，迟早会刹住的。至于你们来进修，是学习治病救人的本领，歪风邪气切不可带回，做人要有些远见。"

张老博学医源，精勤不倦，注重临床，强调辨证，结合辨病，讲究实效，并以此教育学生，作为一名医生，要不断学习新知识，吸收他人经验，而且要认识到患者才是我们的老师。张老在内科门诊每日要诊治100多人次的患者，不论职位高低，不分工人、农民、贫困还是富有，张老都一视同仁，对那些有困难的人，张老也是竭尽全力帮助他们。有些外地患者来沪就诊不容易，既要耗路费，又无处居住，就用通信函诊代替面诊。张老对于求诊信，来者不拒，有问必答，函诊者有的是来上海看过病的老患者，回乡后以通信方法继续求诊。但是对于张老来说，无论生熟，一视同仁。即使素昧平生，从未见过面，张老也从不使其失望，尽力予以帮助。对于疑难杂证患者，张老更乐意提供帮助。张老认为这是对医生提出更高要求，克服疑难杂证就能使医生从思想和技术上登上一个新的台阶。

张老对患者无私付出不求回报，患者十分尊敬、感谢张老，有些人千方百计地要送礼以表达谢意，而张老从不收受。20世纪80年代，江西省新余县有位肝腹水患者，经张老函诊而治愈。医患之间从未见过面，但是彼此信赖，患者坚持服药两年余，直到疾病痊愈。因为坚持两年函诊，从来没有付过任何诊疗费，他十分感激、敬佩张老，就给张老寄了100元的酬劳，虽然这笔钱款不足以支付两年来的诊疗费，但为的是表示一点心意。这些钱在那个年代已经是一笔不小的金额。张老认为患者抱病多年经济负担必然加重，在此情况下支出这笔钱等于雪上加霜,而且康复期间正需要补充营养,所以他把钱退了回去。自己有正当和正常的工资收入,有这笔钱并不能增加什么,而对于患者也许不无小补。张老常以此告诫学生们:"医生最讲究医风医德。自古医生有割股之心,最讲究名声。医德败坏,寸步难行。我们对患者的给予和付出,就是医生最大的满足,患者的康复是医生最大的快乐和追求。"

1981年1月2日,已是古稀之年的张老在里弄口不慎滑了一跤。因为穿得多,当时不觉得痛,以为并无大碍,也没有认识到问题的严重性,谁知竟爬不起来。适逢单位的汽车来接,多亏驾驶员把他抱上车。张老开始还很乐观,本以为到了医院即可下地,不会妨碍继续工作。经同事何医生触诊,一摸惊叫起来:"小腿骨已经戳出。"至此,张老心头一沉,心想"完了!什么都完了!"他担心的是从此卧病床榻,不能为患者服务了。张老在医院工作近30年,偶有小病,平时很少请病假,从来没有住过医院,也没有长时间地脱离患者。现在骨折了,必然要长期修养,无法正常工作,怎么能不难过呢?后来,经过X光检查证实了胫骨骨折后,果然两次住院治疗,脱离患者近4个月,辗转床榻,如同困囚一样十分难过。直到5月,经张老再三要求,医院领导才同意让他重返岗位,每周一个半天工作,6月又改为每周3个半天工作。事后,张老回顾这一往事时说:"人家骨折,悲天呼号;我最大的痛苦是减少了帮助患者与疾病做斗争的机会。当时我很悲观,事后没有什么后遗症,觉得仍可继续为人民服务,感到十分欣慰。"其实张老虽伤病仍不辍笔墨,利用在家养病时间,总结整理了400例个案,1979年写成《临证偶拾(张羹梅医案)》,共60余万字。这对后人是一笔可贵的财富。

张老育有4子4女,在他耄耋之年时,子女们都已成家立业,有的还成了教授、高级工程师、高级农艺师。按世俗的观点,张老已经功成名就,后顾无忧,尽可以享清福了。但他仍然坚持工作在医疗第一线。张老在上海市针灸经络研究所门诊部出诊,每天上班,刮风下雨期间也从不延误和间断。有一次台风季节,大雨滂沱,张老仍然顶风冒雨地赶去。家属和女儿都劝他:"你看的都是慢性病,像这种天气连患者也不会去,你就不要去了吧。"家属出于骨肉亲情,希望张老爱惜自己的身体,而张老想的是患者。张老说:"哪怕只有一个患者,我也要去。宁可我去等患者,不可让患者白跑一趟。"张老在自传中写道:"我活着的时候,一定要更好地为人民的健康服务""我该如春蚕一样,把丝吐尽方休"。他还对学生说:"时间不多了,多看一个患者是一个。"在张老看来,看病不仅能够帮助患者恢复健康,而且也有利于自己的身心健康。张老说得好:"看到一个个患者被我治好了,心里总是很高兴的,偶尔别人看不好的病,我治好了,比中头奖还要高兴。"

主要著作和论文

1. 主要著作

[1]　张天,唐荣华.临证偶拾(张羹梅医案).上海:上海科学技术出版社,1979.

[2]　刘强.名老中医医话张羹梅医话.北京:科学技术文献出版社.1985.

［3］　张羹梅.张羹梅医案.上海：上海科学技术出版社,2001.

2. 主要论文

［1］　黄文东,张羹梅.治疗 10 例痹证的分析报告.上海中医药杂志,1959,(12)：18-19.

［2］　陈昭定,张羹梅.中医治疗胃下垂 34 例小结.上海中医药杂志,1963,(12)：17-18.

［3］　张羹梅.中医中药治疗 200 例消化性溃疡初步报告.上海中医药杂志,1964,(1)：38-40.

［4］　张羹梅.中医药治疗胆结石 20 例的初步观察.上海中医药杂志,1965,(7)：16.

［5］　张羹梅.泄泻(慢性结肠炎).上海医学,1978,(4)：26.

［6］　张天.著名老中医张羹梅治疗消化系统疾病的经验.上海中医药杂志,1981,(2)：8-11.

［7］　张天.张羹梅辨证用药的经验介绍.中医杂志,1981,(4)：15-18.

［8］　张天.张羹梅谈战汗.江苏中医杂志,1981,(5)：53.

［9］　张羹梅,张文尧,蔡水芬.疑难验案三则.辽宁中医杂志,1984,(1)：33-34.

［10］　张文尧,蔡水芬.著名老中医张羹梅治疗疑难病验案.上海中医药杂志,1984,(3)：5.

［11］　陈泽霖,胡建华,张羹梅,等.慢性胃炎证治.中医杂志,1985,(3)：9-12.

［12］　施洪耀.张羹梅老中医心血管疾患验案数则.陕西中医,1985,(5)：211-212.

［13］　张羹梅,朱伟星.补中益气止遗尿.上海中医药杂志,1986,(7)：30.

［14］　施洪耀.张羹梅老中医治疗口腔病验案三则.云南中医杂志,1987,(5)：29.

［15］　施洪耀.老中医张羹梅治疗噎膈验案介绍.北京中医,1987,(5)：3-4.

［16］　吴正翔,王昆伟,冷筱华,等.靛玉红与中药联用治疗慢性粒细胞性白血病 40 例对比观察.中医杂志,1987,(10)：24-27.

［17］　余小萍.张羹梅论治胆石症.上海中医药杂志,1988,(12)：14.

［18］　张羹梅,蔡正萍.中医补肾药为主治疗血紫质病.中国农村医学,1989,(4)：43.

［19］　方厚贤,杨容.张羹梅经验方治疗乳糜尿.上海中医药杂志,1989,(10)：22.

［20］　庄天衢,张羹梅,蔡淦.张羹梅学术经验举隅.上海中医药杂志,1989,(11)：4-5.

［21］　方厚贤,杨容.运用名医张羹梅经验方治乳糜尿 48 例临床小结.新中医,1990,(2)：23

［22］　方厚贤,杨容.威喜丸治疗乳糜尿——名医张羹梅临床经验介绍.冶金医药情报,1990,(6)：260.

［23］　方厚贤,杨容.双耳上的健脑强身之道——著名中医张羹梅保健经验谈.生命与灾祸,1996,(2)：26.

［24］　袁叶,张正喜.张羹梅治疗萎缩性胃炎经验撷萃.江苏中医,1996,(9)：10.

［25］　张洪.张羹梅运用大补阴丸的经验.湖北中医杂志,1999,(6)：250.

（丛军执笔）

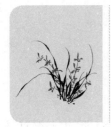

岐黄理论夯基础　仲景学说强技能
——记中医妇科名医庞泮池

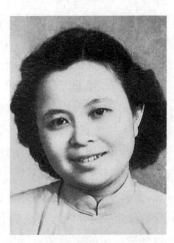

庞泮池照

庞泮池(1919～1999)上海浦东三林塘人,中国共产党员,教授,上海市名中医、主任医师、博士生导师,上海中医学会理事、顾问,上海中医药大学专家委员会委员、顾问,上海中西医结合妇科中心顾问,上海中医药学会妇科分会理事、顾问。庞老1941年毕业于中国医学院。1941～1952年先后在重庆、上海等地开业行医。1952～1954年任上海市卫生局中医门诊部内科医师。1954～1999年在上海市第十一人民医院、曙光医院任中医妇科主任,两次被评为"全国三八红旗手",三次被评为"上海市卫生系统先进工作者",还荣获"上海市三八红旗手""优秀党员"等光荣称号。1958年作为第一位女中医与其他上海市先进工作者一起在上海受到周恩来总理的接见。1991年获优秀博士生导师称号。1992年享受国务院政府特殊津贴。

庞老投身杏林近60载,视中医事业为第一生命。从中医内科到中医妇科,兢兢业业,锲而不舍,博采众长,勇于创新。庞老擅长治疗各种妇科疾病,尤以治疗妇科恶性肿瘤、不孕症见长。著有《庞泮池妇科论丛》,门人编著《妇科名家庞泮池学术经验集》《庞泮池论妇科》,撰写论文几十篇,多次参加全国性学术会议和国际会议。她20万字的学术专集《庞泮池医学论丛》在海外出版后,受到中医界的一致好评。1990年她应邀赴日本广岛出席"东洋医学会传统学术会议",进行肿瘤专题学术交流,为祖国医学走向世界进行不懈地努力。

庞老幼承庭训,早年从父庞钰学习中医。侧身杏林60载,从中医内科到中医妇科,博采众长,兢兢业业,锲而不舍,立于创新。庞老擅治各种妇科疾病,尤以治疗妇科恶性肿瘤、不孕症见长。除了潜心于临床,庞老还勤于耕耘,经常探讨中医经典理论,结合临床,撰写论文几十篇,《庞泮池妇科论丛》一书由台湾知音出版社出版。并多次参加全国性和国际性学术会议。1990年应邀赴日本广岛,出席"东洋医学会传统学术会议",进行肿瘤

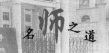

专题学术交流,为中医学走向世界做出了不懈努力。

一、学术造诣

(一)尊岐黄理论,奠定基础

月经的产生与肾、天癸、冲任有着密切关系,《素问·上古天真论》云:"女子七岁肾气盛,齿更发长,二七而天癸至,任脉通,太冲脉盛,月事以时下,故有子……七七任脉虚,太冲脉衰少,天癸竭,地道不通,故形坏而无子。"庞老认为《内经》中这段论述,既阐明了女性整个生长发育生殖的过程,又说明了月经产生的机制。从中悟出:① 肾-天癸-冲任-月经,是一个轴,在其运行过程中有着内在的生理变化,也就是阴阳转化的过程,如因转化太过或不及,或受其他脏腑气血影响,可以产生各种病理变化。② 现代医学认为月经周期是女性下丘脑-垂体-卵巢轴作用于子宫内膜不断变化的一个过程,与阴阳转化实为一理。这个思想体现在她诊治妇科病的各个环节中,如月经病、不孕症的中药周期治疗,崩漏的塞流、澄源、复旧三阶段的治疗,实际上也是在月经周期中观其不同变化而灵活应用。

除了将经旨指导自己的临床外,庞老还将《内经》中唯一一张方剂运用于临床,以验其效。《素问·腹中论》中有一张专治妇女不育的"四乌贼骨一芦茹丸",即 4 份乌贼骨 1 份芦茹(茜草)加雀卵为丸,治疗妇女血虚闭经不月(育)病。乌贼骨原为酸涩止血收敛之品,何以治疗不孕? 庞教授认为乌贼骨药味咸微温,宗"咸以软坚"之理,有化瘀软坚通络之意,配茜草活血通瘀,雀卵血肉有情滋补阴血,再佐以"桃红四物汤"等组成"通管汤"。治疗胞脉阻塞不孕症,疗效颇佳。1 年内治疗 35 例,19 例妊娠,妊娠率 54%。使经典理论得到进一步的完善和发展。

(二)循仲景学说,异病同治

中药素有"慢郎中"之称,普遍认为中医只能诊治慢性病,中药虽不良反应少,但见效慢,煎药不便,遇到急诊一定要求助于西医。但是庞教授从中医经典理论的探索中,和年轻时跟从名师的实践中,感到中医中药在抢救危重急症方面有潜力可挖。尤其是《伤寒论》和《金匮要略》是两部理法方药比较完备的医学专著,前者为诊治外感疾病提出了辨证纲领,后者为治疗内伤杂病奠定了理论基础,两书中的治疗方法,特别是许多有名方剂至今广泛运用且行之有效。1965 年庞教授开始了中医中药治疗妇科急腹症"输卵管妊娠破裂的中医中药治疗"的研究。输卵管妊娠破裂是妇科最危重的病症之一,常因腹腔内大出血而至休克。将抢救此病的全过程分为四大难关:一是腹腔大出血,四肢逆冷,气随血脱;二是下腹剧痛,胚破血流,瘀阻下焦;三是气机失畅,腑行受阻,大便不通;四是盆腔痈肿,兼发热。在慎重的选方中,庞老认为非仲景方不易攻克。她们重新温习了《伤寒论》少阴篇中温阳救逆的四逆汤方论,《金匮要略》妊娠篇中妊娠漏下不止而有癥者,用"桂枝茯苓丸"活血化瘀的方论,《伤寒论》少阴病不大便,腹中痛,急下存阴的大承气汤方论,以及《金匮要略》肠痈篇中"薏苡附子败酱散"方论等,以这 4 张方剂随证加减。单用中药治疗,使 6 位生命垂危的患者闯过了一关又一关,竟全部痊愈出院。为中医中药治疗"妇科急腹症"的历史翻开了新的一页。

（三）临床经验,重妇科特色

庞老有数十年的中医妇科临床经验,在诊治各类妇科病中具有自己的思路和风格。特别是治疗卵巢癌、不孕、痛经、崩漏等,有许多独特的见解和成功的经验,以下介绍庞老治疗妇科肿瘤及不孕症的经验。

1. 卵巢癌　卵巢癌的诊断和治疗一直是医学界十分关注和棘手的课题。难以早发现,往往被发现时已是中晚期。"癌细胞减灭术"打破了过去对晚期卵巢癌只能剖腹探查和活检的局面,使大多数患者能通过手术,尽量去除癌块,再辅以化疗、放疗,扫清残留病灶,预防转移、复发。但是几乎所有的化疗药物都对人体有不同程度的损害,特别是白细胞回升缓慢或障碍,使化疗不能如期进行,而化疗疗程拖延太长,一则降低药物疗效,二则癌肿易复发。

庞老从 1979 年起从事中西医治疗卵巢癌的研究,即对已行手术和化疗者,或单行手术,未用化疗者,或手术后复发、转移、腹水症者,辨证施治,使之能减轻化疗反应,提高免疫功能,升高白细胞,消减腹水,延长患者生命。

（1）手术化疗去瘤,中药扶正固本:大多数患者经过手术后,正在进行化疗,庞老根据症状将其分为三型,即气虚型、阴虚型、气阴两虚型。气虚治拟益气健脾,温肾固涩,方宗"香砂六君"和"四神丸"化裁。阴虚型治拟养阴生津,清热安神,方宗"天王补心丹"出入。然而临床上最常见的是气阴两虚的患者,重病、手术大伤元气,化疗、放疗灼伤阴液,以上两型症状并见,治疗当益气养阴,根据庞老的经验方所制成成药"益气养阴煎",目前作为院内制剂广泛运用于临床,并由其学生传承发扬的"增免抑瘤颗粒剂"获得了 2013 年上海市中医药科技三等奖、"益气养阴方"获上海市中西医结合科学技术三等奖。治疗中分两阶段:化疗期间,以上中药配合化疗,同时进行,以扶助正气,减轻化疗反应;化疗间隙期或停用化疗后,以中药气阴双补,恢复元气,升高白细胞,为下一次化疗作准备,再佐以软坚消瘤,加服自制成药"清热消瘤煎"。

（2）补其不足,软坚消癌:对于少数卵巢癌手术后,因化疗的各种不良反应,如皮下紫癜、肝肾功能损害,使之不能坚持化疗者,或剧烈呕吐、滴水难进、高热、难以忍受而不愿进行化疗者,庞老认为此类患者本体虚弱,术后虚象更甚,不耐化疗,应审证求因,补其不足。

如皮下紫癜,是谓"血中有热",化疗药灼热伤阴,加重热象,出现热迫血行,溢于皮下之症,常伴有口渴唇燥,盗汗腰酸,舌质红,苔少或中剥,治疗以养阴清热,凉血止血为主,待阴伤血热之象好转,即加重抗癌之力,如炙鳖甲滋阴软坚,亦攻亦补。再另服"清热消瘤煎",防微杜渐。

如化疗后肝肾功能损害者,是谓"肝肾本不足",中医所言肝肾虽与解剖学中的肝、肾不是同一概念,但肝肾功能损害所出现的一些症状,无不与中医之肝、肾有关。如化疗伤阴、肝血不足,失于濡养,出现肝区隐痛;阴不制阳,肝气郁结,出现胁肋胀而不舒;肝气横逆犯胃，出现泛恶厌食；又肾气化失司，膀胱开合失利，出现尿频、尿少；脾肾阳虚，水湿泛滥，出现面浮肿。故应调补肝肾治其本。庞老常用生地黄、熟地黄、山茱萸、鹿角片、白芍药、菟丝子，疏肝以柴胡、八月札、陈皮、青皮，和胃用木香、砂仁、鸡内金，健脾利湿则取黄芪、生薏苡仁、茯苓皮、防己，同样攻补并用，僵蚕、海藻软坚抗癌，长服"清热消瘤煎"。

如化疗后呕吐剧烈，滴水难进，高热者，是谓"气阴本不足"，化疗灼伤胃阴，升降失司，胃气反逆，呕恶不止，内热熏蒸，高热不退，治疗为气阴双补，降逆止呕，在"益气养阴煎"基础上加重养胃阴的中药，如沙参、石斛之流，再常服抗癌成药。

(3) 培补正气，攻逐利水：有一些卵巢癌患者，或因手术、化疗不彻底，不及时，或因体质虚弱，邪毒强盛，使癌肿复发、转移，出现腹水，尤如《巢氏病源》所云："癥者……聚结在内，逐渐生长块段，盘牢不移动者，是癥也，若积于岁月，人即柴瘦，腹转大，遂致死"。症见腹大如鼓，甚者作胀，疼痛，泛恶呕吐，不思饮食，口干，小便不利，下肢浮肿，舌质红或紫暗，苔少或中剥。若伴胸水者还可见咳喘气促，不得平卧。庞老辨证为正气衰微，邪毒内盛，可谓"积之成，正气不足，而后邪气踞之"(《景岳全书》)，"正气虚则成岩"(《外证医案汇编》)。癌聚下焦，气滞水留，阴阳俱虚，治疗当扶正攻瘤同步，扶正"补虚不滞邪"，攻瘤"衰其大半而止"，不可偏执。宗《金匮要略》治疗胸水、咳嗽痰壅的"葶苈大枣泻肺场"为主方，再佐以连皮黄芪、党参大补元气，生白术、生薏苡仁、宣木瓜、猪苓、茯苓健脾利湿。干蟾皮、葫芦瓢、大腹皮理气行水，熟附块、炙鳖甲阴阳双补，且能软坚；制半夏、降香、鸡内金、砂仁和胃降逆止呕；半枝莲、八月札、蜂房、僵蚕、蛇舌草清热解毒消癥。白花蛇舌草药理证实可使"淋巴结、脾脏、肝脏内的嗜银物质改变，从而使恶性细胞被包裹，浸润困难，甚至不能转移"。全方补而不滞，攻而不峻，动静结合，疗效颇佳。如便秘，加制川军、全瓜蒌泻下通腑，宽胸理气，关节酸痛加防己，利水通络，胁肋痛加广郁金、制香附，疏理肝气，咳嗽阵作，加象贝母、百部、紫菀、苏子梗止咳平喘。

(4) 病案举例：患者，女，52岁，1993年2月因左卵巢浆液性乳头状囊腺癌(低分化)手术，术后第2次化疗时出现皮下紫斑，被迫停药，转服中药。4月22日初诊，症见头晕痿软，口渴唇燥，尿频尿涩，夜不能寐，右胁肋痛，心嘈盗汗，腰酸，皮肤呈块状紫癜，舌红苔少中剥，脉细小。庞老辨证为手术化疗，气阴两伤，阴虚血热妄行，肝肾不足，余毒未清，治拟补益肝肾，养阴凉血，清热解毒。药用生地、熟地各12克，补骨脂9克，枸杞子9克，女贞子9克，旱莲草12克，北沙参12克，天冬12克，麦冬12克，天花粉15克，白芍9克，牡丹皮9克，半枝莲30克，蜂房10克，碧玉散(包)9克，随证加减。服药1个月后，紫斑消退，诸症均减，又诉头晕乏力，动则汗出，易感冒咳嗽，腰背酸楚，证属脾肾气虚，表卫不固，又因停用化疗，恐邪毒未尽，残瘤复发，治拟健脾益肾，扶正攻邪。药用：党参12克，黄芪15克，白术9克，白芍9克，天冬12克，麦冬12克，生地、熟地各12克，枸杞子9克，杜仲9克，补骨脂12克，半枝莲30克，蜂房12克，炙鳖甲10克，海藻12克，夏枯草15克，另予"清热消瘤煎"长服，20毫升，每日3次。

服中药至今已5年余，患者症情稳定，头晕乏力、汗出明显好转，腰酸减轻，纳馨寐安，面红肤润，体重增加，舌苔剥转为苔薄，妇科及各项化验指标均在正常范围。

按语：此患者治疗分两个阶段进行：第一阶段在手术和两次化疗严重损伤气阴的情况下，用补益肝肾，养阴清热的方法治疗，药用生地、熟地、补骨脂、二至丸、天冬、麦冬、天花粉、北沙参、牡丹皮、白芍等。第二阶段待阴液恢复，血热渐清后，又着重健脾补肾，益气固表，药用"四君"、天冬、麦冬、生地黄、熟地黄、杜仲调补元气，使之气血流畅，阴平阳秘，在扶正基础上，以炙鳖甲、海藻及"清热消瘤煎"长服既能抗癌，又无化疗不良反应，提高了免疫力，预防了癌肿的复发和转移。

2. 不孕　不孕是疑难杂症，治疗无外乎审证求因，辨证施治，但庞老认为循此常法，难以奏效，必须中医辨证和西医学辨病相结合，治疗中抓住"通管，促排卵，健黄体"三大关键，辨证施治，才能提高临床疗效。

(1) 通管："通管"即"通输卵管"，临床上"输卵管阻塞性不孕"约占 40％左右，大多由于输卵管及盆腔炎症，或子宫内膜异位症所引起。古书虽无明确叙述，但某些记载极为类似，如《石室秘录》中"任督之间，倘有疝瘕之症，则精不能施，因外有所障也"。庞老认为此"疝瘕"即无形之积聚和有形之癥瘕阻于脉络，使精不能施，血不能摄，故婚而无子。与今之因盆腔炎造成输卵管阻塞而不孕者不谋而合。而其根本病机是"气滞血瘀"，症见患者平素腰酸膝软，少腹酸胀或隐痛，经前乳胀，烦躁易怒；或经行两少腹刺痛，胀痛，入夜为甚，下血有块，脉弦细或细涩，舌暗或有瘀点。治疗当"理气活血"，然庞老认为癥积既成，病在血分，且病程较长，女子以血为本，若投以峻剂，欲求速效，难免耗血伤正，故治此病，不能强攻，应选较平和的理气活血软坚之品，常服久服，俟其渐化渐消，缓图其功。在持续用内服药同时，配合理疗，且以阴阳气血盛衰之说，借鉴现代医学性周期之理，采用周期给药，以提高疗效。

内服以《内经》中"四乌贼骨一芦茹丸"合"桃仁四物汤"。"四乌贼骨一芦茹丸"中的海螵蛸咸温软坚散积，茜草行血凉血；"四物汤"养血活血，其中桃仁、红花专攻活血化瘀，加香附、路路通、石菖蒲理气通络，以助活血，皂角刺、薏苡仁消积除障，合之取名为"通管汤"。外用"HZ-1"毫米波治疗，疗效显著。

(2) 促排卵：排卵障碍是不孕症的又一重要原因，庞老认为其病机主要与肾虚有关，肾主生殖，肾气充盛是卵巢功能正常的基础，《圣济总录・妇人门》载："妇人所以无子者，冲任不足，肾气虚寒也……肾气虚寒，不能系胞，故令无子。"而"胞络者系于肾"，如素体虚弱，先天不足，房劳过度，肾气损伤，或阳虚不能温煦胞宫，不能温化痰湿，均难以摄精成孕。症见久婚不孕，月经后期、稀发，甚则闭经，头晕耳鸣，带下清稀，腰酸腿软，性欲淡漠；或经来无度，淋漓难净；或形体肥胖，月经停闭，胸胁满闷，面浮足肿，神疲倦怠，脉沉细或濡细，舌淡胖苔薄或苔白腻。

治疗当补肾填精，益冲调经为主。庞老认为此类患者大多是肝肾不足，胞宫虚寒。补肾要温阳暖宫，激发卵巢排卵功能，调冲要寓补于通之中，而应补肾促排卵使经血循经，按期而行，取方"双紫汤"。

(3) 健黄体：如黄体功能不足，排卵后曲线爬行上升或提前下降（黄体期＜10 天，或由于子宫内膜分泌期状态不佳，不利于受精卵的着床或生长，而造成不孕和早期流产，庞老认为此系排卵期阴阳转化不及或不平衡,肝肾不足,精血亏少,即能摄精也难于成孕。或由于阴血不足,不能化阳,虚火下迫。治疗当"补脾肾调气血",血充气和为受精卵着床做好准备,庞老强调此方重在"调"字,即补气兼理气,养血兼活血,然而用药要谨慎,以防受孕。后有学生传承发扬,总结不孕症治疗八字方针,即"促排,通管,种子,培土",并搭建不孕症一体化治疗平台。

(4)病案举例:患者,女,25岁,初诊1993年12月3日。两年前人流后痛经,至今未孕,月经紊乱,短则30天一行,长则60天,经前乳胀,经行腹痛,量中等,夹血块,基础体温单相,脉细苔薄。庞老辨证为肾亏肝郁,血行不畅,冲任失调,治拟益肾疏肝,活血调经。药用柴胡6克,当归9克,白芍15克,郁金9克,制香附12克,生茜草10克,炙鳖甲12克,生薏苡仁12克,瓜蒌仁12克,杜仲10克,菟丝子12克,紫石英12克,花蕊石9克,败酱草15克,路路通12克。服药两周,乳胀减轻,痛经依然。子宫输卵管造影示:双侧输卵管不通。证属肝肾不足,脉络不通,不能摄精成孕,治拟补益肝肾,通络调经。药用黄芪9克,当归10克,赤芍、白药各9克,生地、熟地各12克,山茱萸9克,菟丝子9克,制香附9克,海螵蛸9克,生茜草9克,败酱草30克。随证加减,用药两个月,月经如期而至,基础体温呈双相,再以薏苡仁12克,桃仁12克,石菖蒲9克,路路通12克加重活血通络之力,辅以"毫米波"治疗及输卵管通液两次,回流渐少,9月6日因停经45天,基础体温上升20天,查尿妊娠试验阳性,惊喜而归。

按语:患者肝郁气滞,血行不畅,阻于胞脉,使输卵管不通,又肾虚血亏,胞脉失养,不能正常排卵,经行无期,庞老在此案中消补并用,以柴胡、当归、制香附、海螵蛸、生茜草、败酱草、薏苡仁、桃仁、石菖蒲、路路通活血化瘀通经络;以生地黄、熟地黄、山茱萸、菟丝子、杜仲、炙鳖甲补肝益肾促排卵,加减调理,使胞脉通,经候如期,受精成孕。

二、奋斗精神

(一)继承父业,立志学医

1919年5月13日,庞老出生于上海浦东一个中医世家,其父庞珏,为浦东名中医。早年曾师从奉贤县青村港名老中医翁陛臣,因学习刻苦,深得老师器重,常随老师出诊。对老师治疗危重病证之术,悉心钻研。从师四年后毕业,又被老师挽留代诊一年。尔后带着老师亲赠匾额回浦东三林塘悬壶。不二年,以屡起沉疴而声名鹊起。

20世纪20年代的农村,既无医院,又乏西医,且中医亦不多,凡急性热病均请中医治疗。庞珏先生以治疗时证为擅长,每当热病流行之际,病者盈门求诊,病重者邀请出诊。他常常工作日以继夜,仅在坐轿出诊时靠在搁手板上打盹片刻以略是休息。诊病开方,不分贫富,不避亲疏,一视同仁。遇贫苦人家,常免诊费,并自制"避瘟丹、陈年佛手、陈醋大蒜",出诊时放在轿中,以备急用,不另收费。对于父亲"患者有难,一心赴救"的一点一滴,庞老从小耳濡目染。

庞珏先生有一儿一女,庞夫人为爱女取名"泮池",相传古代学人要赴考场,先要绕过一个池塘,此池塘名为"泮水",庞氏望女儿今后读书成才,故取此名。也许是随了母亲的愿望,庞老自幼聪颖,酷爱读书,九岁开始读《岳传》《说唐》《三国志》。到了十岁,读起了《东周列国传》,书中文言文艰涩难懂,可庞老还是爱不释手。16 岁她念高一那年,不慎患上了"绞肠痧"(急性阑尾炎穿孔),父亲予她服《金匮要略》中"薏苡附子败酱草汤"加"六神丸",每次 10 粒,每日 3 次,10 天后腹痛减轻,寒热退净,唯腹中如盘大硬块不消,又用当时名医丁福保老先生自制的"安福消肿膏"外敷,日换一膏,加热熨,肿块日渐缩小而消,庞老病愈兴奋不已,暗叹中医中药之神力,自翻医书,求其道理,次年不幸又染上疟疾,休学在家,也是服用中药偏方而愈,亲身经历使庞老喜爱上了中医,立志要像父亲一样,做一名受患者爱戴的好医生。此后,她便辍学,随父亲学医,与另外三位学生一起,侍诊左右,出诊抄方。庞老跟着父亲学医德、学医术,勤奋不倦。庞珏先生精通医理,用方大胆灵活,不拘经方、时方,他常对庞老说:"仲景治热性病应用六经辨证,叶天士治热病用卫气营血辨证,实为仲景六经辨证之发展,我国地区辽阔,各地气候生活习惯不同,经受六淫之邪不同,复加人之体质禀赋各异,强弱不等,感邪后出现的症状寒热有别,传经循越等均不尽相同,安能囿于经方、时方,而误人性命耶!"又曰:"治病如打仗,必先摸清敌情,病邪如敌人,定要了解其病源,辨寒热虚实,阴阳表里,如对产后病,常有'产后宜温'之说,实则产后温病,如属热象,亦不应拘泥此说。"庞钰先生还主张治病必求其本,症状只是现象,是标,必须绕过证候、脉象、舌苔追其本,并且特别重视脾胃,曾告庞老"李东垣创立脾胃论,对后世医家有很大启迪指导作用,李氏云:'脾胃元气既伤,而诸病之所以由生也。'脾胃与肺、肝、肾关系密切,脾胃一虚,则肺气先绝,固脾为气之本,脾胃虚损,肾之阴寒之邪上侮,脾胃虚衰,则肝木之气横逆,遂致百病由生。"这些辨证思想和谆谆教诲,对庞老有很深的影响,以至在她以后几十年的行医生涯中,不拘门户,大胆创新,以临床疗效为第一,治病求本。重视脾胃为她诊疗的特点。不仅如此,庞老还继承了父亲一丝不苟问病情,对一症一候之变,都极仔细地现察分析,并在病案辨证中不仅引经据典,还将辨证之理,处方用药之理一一陈述,以及亲写病案的医疗作风。

(二) 勤奋钻研,厚积薄发

庞老跟随父亲临诊,或上门医治,边抄方边自学医书,不懂就问,勤奋好学,刻苦钻研,进步很快,不久就能自开药方,诊治疾病。然而"学海无涯",有道是"学到用时方觉少",她一直盼望能有一个系统学习的机会。1937 年,抗日战争开始了,庞老一家逃难到上海。当时国难当头,许多学校都面临关闭,学生星散,教师也纷纷避难于租界,通过熟人介绍,庞老考入黄陂南路杨澹然开办的"国医专修馆"学习中医,主修《金匮要略》《内经》《伤寒论》《温病》,一年后,又考入中国医学院,系统学习中医四大经典、中药、方剂和西医生理、病理,她除了在校学习理论知识外,还利用课余时间在校外拜师多位,以丰富知识,开拓思路。首先拜师在原"苏州国医学社"社长王慎轩门下,学习《金匮要略》,王师严格赐教,每周日下午 4~6 点复习旧课,6~8 点教新课,前一次所教要文,不仅要熟背如流,还要讲出条文的医理、区别,学习两年后,又从名医余无言学习《伤寒论》一年,熟读经典,并深谙其理,大学三年级时,上半天上课,下半天实习,为学以致用,她又拜师名医章次公,章公擅长内妇专科,博学多才,谦恭随和,喜用经方治病,庞老亲眼看见一妇人血崩,气随血脱,生命垂危,章公用"独参汤"回阳救逆,救其一命,又见一孕妇妊娠8个月,黄疸昏厥,大便不通,章公用《伤寒论》中"茵陈蒿汤"加"生大黄"灌服,顷刻便通人醒。跟随陆渊雷老先生,庞老看到陆师用《伤寒论》中"抵当汤"治疗"蓄血症",一男孩,热饥交加,食大量冷饮后,腹痛如绞,拒按,继而昏迷,陆师用水蛭、虻虫、大黄、桃仁四味煎汤灌服,只见便下如墨,量多如涌,人渐苏醒,但依然身如燔炭,再用"葛根芩连汤"徐服,热渐退而愈。这些生动的事例使庞老更深地体会到辨证准确和经方的威力,在祝味菊老前辈那里,庞老学会了如何用"附子",如何寒温并用,即在用热药时加用凉药,附子是一味燥热之药,生用且有毒,一般用量不过9克,可被人称为"祝附子"的祝老先生,一剂药中附子用量大到30克,但他同时加入性味寒凉的磁石、芍药以制约附子刚燥之性,而使药力相得益彰。余无言老先生学过西医,后转学中医,对经文辨证非常详细,并尝试用西医理论解释中医。庞老从他那里学到中西医结合的治疗方法,特别是西医诊断,中医治疗方面为她以后衷中参西,辨证辨病相结合奠定了基础。有空时,庞老最喜欢阅读的是《丁甘仁医案》,丁老经方、时方灵巧结合,变通出新的思想,给了她很大的启迪。

大学短短的三年,庞老自寻名医拜师六位,得到诸位老师的言传身教,精心栽培,这些德高望重的老前辈,除了医术高超,医德也高尚,他们急患者所急,不分贵贱,一视同仁的大医道德,给了庞老很深的影响,使她把"患者第一"作为自己终身行医的座右铭。

(三)大胆实践,攻克难关

庞老大学毕业以后,回浦东三林挂牌行医,由于父亲的声誉,加上自己踏实勤勉的工作,患者很快接踵而至,络绎不绝。但当时国民党政府歧视和排斥中医,关闭中医学校,取缔中医机构,使庞老所学之术仅能在乡里为病者服务,得不到更进一步的发展和提高。

1949年,中华人民共和国成立了,为了人民的卫生事业,党和政府制定了一系列保护发展中医中药的方针政策。1954年颁发了《关于改进中医工作的报告》,市区各级医疗机构设了中医业务,有的还设置了中医病床,并吸收大批中医人员进入国家医院,整个中医事业犹如枯木逢春,显示了蓬勃的生机。就在这个时刻,庞老和他的父亲在党的政策感召下,先后毅然放弃自行开业,进入上海市卫生局创办的"上海市中医门诊部"工作,1954年她调至上海市第十一人民医院(曙光医院前身之一)工作至今。

庞老最初在曙光医院中医内科工作,大概因她是女医生的缘故,大多数妇女病患者都涌到她的案前,渐渐地她以治疗妇科病为主了。

20世纪50年代,这是一个说到"癌症"就谈虎色变的时期,由于生活水平较低,妇女自身卫生保健的知识缺乏,加上医疗预防措施落后,宫颈癌的发病率相当高,虽然对早期案例有手术和放射治疗,但对晚期患者却毫无办法。1953年深秋的一天,一位复发性晚期宫颈癌患者被西医认为"放疗不敏感,又无法手术",怀着一线求生的希望,慕名赶来找庞老,一见面声泪俱下:"庞医生,救救我!"强烈的同情心和责任感使庞老无法拒绝她的要求,当时患者带下如水,夹血,阴道内见菜花样新生物,低热绵绵,腰酸如折,庞老先用《伤寒论》中"柴葛解肌汤"清热利湿效果不明显,后考虑到肾虚症状明显,改换药路,用补肾固涩为主,借《备急千金要方》中"赤石脂禹余粮丸",加益肾补气养血之品加减,一周后,热退带下减少,出血止,嗣后一年余长服用此方出入,带下止,腰酸亦瘥,精神好转,在本人要求恢复工作前妇检时,发现阴道内菜花样病变竟全部消失,局部活检呈阴性。

这个意外的成功当时引起很大的震动,1956年,庞老被评为"上海市先进工作者",卫生局领导得知这个消息后,非常重视,党委书记何秋澄提供给庞老科研费2 000元,专门研究"中医中药治疗晚期癌症"。

1957年,一位晚期鼻咽癌颈部淋巴结转移的患者已失去手术机会,庞老获悉有一张民间偏方,有砒霜、水银、土茯苓、蝉衣、防风等6味药组成。庞老请医院中药师,将6味药的毒性处理后,煎制成丸,每日6粒,分2次服,由于药物的反应,患者一服药即出现血尿,但3天后颈部肿块明显缩小,2个疗程的治疗,肿块消失,再未复发。虽然一年后患者因癌细胞脑转移而病逝,而这个大胆的尝试为中医治疗晚期癌肿,延长患者生命开创了一条新路,使已经绝望的晚期患者又有了新的希望。

从此,患者纷纷慕名而来,1956年庞老和上海市肿瘤医院合作,外用放疗,内服中药,中西医结合治疗晚期宫颈癌,撰写《中医中药治疗60例子宫颈癌的研究》,在国内较早提出应用辨证分型对晚期子宫颈癌的医治,将宫颈癌分为下元虚寒型、中气下陷型、湿热下注型、带下瘀聚型,并初步摸索出温肾固涩法、补中益气法、养阴清热法、软坚结法等治疗规律。同时,应用中医学有关理论,阐明本病的病因病机,该论文曾参加1959年天津召开的全国首届肿瘤会议上宣读,并登载于《中华妇产科杂志》1960年第2期,此后通过临床观察,不断总结经验教训,先后撰写十多篇专业性论文,在全国性学术会议和专业杂志上发表。

妊娠中毒症(妊娠高血压综合征)是一种产科中严重威胁孕妇和胎儿生命的疾病,当时,西医大多用"硫酸镁"治疗和对症处理,有时疗效不理想,中医中药能不能在这方面有所突破? 1962年,庞老又致力于妊娠中毒症的临床研究,她一边勤求古训,翻阅大量的古代文献,从《金匮要略》《全生指迷》《妇人十全良方》《济阴纲目》等书中查找中医学对本病病因病机的解释,以及方剂的记载;一边结合自己的临床经验,反复探索。庞老认为妊娠中毒症患者大多数母体阴血不足,脾虚失运,怀孕后血养胎儿,肝失血养,脾虚则湿困,根据症状可分为六型,一为脾虚湿阻,肝阳上亢型;二为肾阴不足,肝阳上亢型;三为心肝火旺,肝阳上亢型;四为肝肾不足,肝阳偏亢型;五为脾肾阳盛,肝阳偏亢型;六为上盛下虚,火不归原型。通过辨证施治,对重病患者进行中西医结合治疗,大大提高了临床疗效,为中医中药治疗产科重症提供了有效的经验。

此外,庞老还坚持不懈地对其他妇科疾患,特别是一些常见病及多发病进行临床观察及研究。如盆腔炎,西医除了在急性期用抗生素治疗外,对慢性盆腔炎,妇科检查时两侧附件增厚或炎性包块形成反复发作者却少有办法,庞老摸索出在急性期以清热解毒为主,创立银翘红藤汤,并改进中药剂型,用"中药西服法",即一日中2剂中药煎4剂,6小时服

1剂,使疗效提高,从原来需3天退热,逐步缩短到12小时退热;慢性期以活血化瘀消瘀为主,创立了"棱莪消结汤"(此两方后被编入《中医妇科学》全国教材中),并根据患者体质禀赋不同而辨证施治,对反复发作者,庞老认为此系虚实夹杂,特别重视在炎症控制后扶助正气,提高免疫力,使"正气存内,邪不可干"。

(四)临床科研,推陈出新

1976年,一声"春雷",粉碎"四人帮",结束"文革",大地复苏,万物吐绿,庞老又回到了自己的工作岗位,为患者诊病处方,像是要追回失去的光阴,她更加忘我而努力地工作。1978年曙光医院中医妇科和西医妇科合并,上级委派庞老担任科主任,她团结西医医师,组织科内开展了计划生育、闭经、子宫内膜异位症等专病专题的临床研究。而她自己继续对诊治妇科肿瘤进行研究。

子宫肌瘤是一种妇科的常见病,发病率高达25%~30%,虽然为良性肿瘤,但因伴有月经过多、腹痛、盆腔肿块压迫症状,甚至出现严重贫血、心功能障碍等,给患者带来了很大的痛苦。庞老根据自己多年的临床经验,总结出子宫肌瘤应分阶段治疗,经行时益气养血,化瘀调经;经净后化瘀消癥,软坚散结。为了方便患者长期服药,改革中药剂型,将"子宫肌瘤Ⅱ号片"和"养血止崩煎"两张验方制成中药片剂,取名为"子宫肌瘤1号片",平时服用"子宫肌瘤Ⅱ号片"和"养血止崩煎",经期服用"子宫肌瘤1号片",取得良好的临床疗效。1977~1978年观察23例子宫肌瘤患者,有效率达78%,症状减轻,经量减少,肌瘤减小。20年来,这三种药一直有效地运用于临床,外地、边疆,甚至国外的患者都争先恐后前来邮购。

与此同时,妇科恶性肿瘤的案例也日益积累,1979年庞老与西医陈秀廉医师共同开设了妇科恶性肿瘤专科,主要对西医手术后放化疗的患者和晚期癌不能手术的患者,从中医辨证施治,并不断总结经验,撰写论文《中西医结合治疗卵巢癌12例报告》,参加1980年在上海召开的"第一届全国中西医结合肿瘤会议"。以后,随着西医"癌细胞减灭术"的开展,使晚期卵巢癌患者都能不同程度地接受手术,切除大块病灶,再辅以放化疗。然而新的问题又出现了,化疗严重的不良反应使许多患者不能完成预定的疗程,从而影响治疗效果。庞老根据形势的需要,把中医治疗的重点,从过去单用中药治疗晚期癌转移到中西医结合治疗,以扶正为主,提高机体免疫力,减轻放化疗反应,帮助患者顺利完成放化疗疗程。1986年,她与上海市肿瘤医院合作,对卵巢癌术后患者按症状不同分为气虚、阴虚和气阴两虚型三型。化疗时服中药扶正,减轻反应;化疗间隙期中药扶正加抗癌,并同时测定服中药前后的免疫功能,撰写论文《中药益气养阴减轻卵巢癌术后化疗的反应》,参加"第四届全国中西医结合肿瘤会议",为了进一步证实中药治疗的科学性,庞老孜孜不倦地学习现代医学知识,不断地充实自己,并不耻下问,虚心向西医同道学习。1986年和张丽英、陈秀廉医师一起,通过小白鼠动物实验,以证明她的验方益气煎确实能促进小白鼠化疗后白细胞的恢复,所写论文《益气煎对化疗后小白鼠周围血象中白细胞影响的实验》,参加1987年在上海召开的"中医国际会议"。1989年,她担任博士生导师,带领两位研究生,进行中药对卵巢癌术后雌激素受体 T 细胞亚群、DNA 含量影响的研究,把中西医治疗卵巢癌的研究,从临床观察提高到细胞分子学的水平,在国内达到了领先地位。1990 年,应日本"东洋传统医学会"的邀请,赴日本广岛出席"东洋医学会传统学术会议",就《中西医结合治疗妇科恶性肿瘤》与到会者进行学术交流,为进一步的研究开拓了思路。

20 世纪 80～90 年代,是庞老临床与科研双丰收的年代,除了研究妇科肿瘤以外,她同时又致力于不孕症的临床研究。当时研究不孕症的医家很多,有提倡补肾的,有提倡活血化瘀的。庞老查阅了大量的古代医籍,从《周易·爻辞》《山海经》《神农本草经》《黄帝内经》,到以后各年代的医家著作,从古人对女性生理、解剖,不孕的病因病机、治则、方药到现代医学对女子不孕的病因、检查、诊断和治疗,一一探讨,结合自己多年的临床实践,总结"五不孕、周期治疗"和"内服外治相结合"等。鉴于女子不孕中的 60%～70%是由于输卵管因素所致的原因,1984 年她招收硕士研究生,专门研究输卵管阻塞性不孕的中医治疗,27 个月内,累积观察 40 例患者,服用庞老经验方通管汤,妊娠率达 54%左右,动物实验提示,通管汤能改善组织细胞代谢,抑制成纤维细胞增生,减少炎细胞浸润,还能降低血液黏滞度及血细胞聚集性,从而增加局部血流量以纠正炎变条件下的血循环障碍,促进炎症吸收,促进机化块溶解。研究生所写毕业论文《中医药治疗输卵管阻塞性不孕的临床及试验研究》获上海市科技成果奖,庞老还与理疗科合作,撰写《Observation of Effect of Iontophoresis of Traditional Chinese Drug in Female Infertility》在《Journal of Traditional Chinese Medicine》(《中医杂志》英文版)发表。

除了潜心钻研中西医理论,使之活用于临床外,庞老还非常虚心向同道学习,取长补短,丰富自己的学识,1983 年南京孙宁铨提出"中医周期理论",庞老阅后觉得很有道理,符合现代医学提出的女性生理内分泌的理论。在经后、真机、经前、行经四个期中,掌握肾阴肾阳的消长平衡,气血的藏泻规律,辨证辨病相结合地治疗月经病,确实提高了临床疗效。在 1986 年撰写的论文《中药周期治疗月经失调》一文中详尽地阐明自己的治疗观点,将"中医月经"的理论更加临床化了。

在"文革"后的 20 年中,庞老就是这样惜时如金,边干边学,不断地充实自己,时时注意医药学的发展,在遵循古训,辨证论治的同时,结合现代医药学有关理论和诊断方法,发展中医辨证,提高临床疗效,并经常总结经验和教训,以进一步推动医疗工作,提高理论水平。

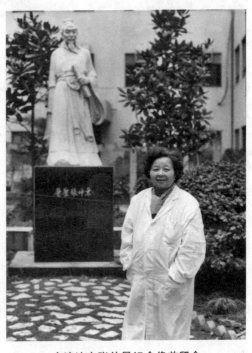

庞泮池在张仲景纪念像前留念

三、医德师德

从 1956 年起,庞老就担任中医学院本科班的教学任务,多年来担任中医学院各种短训班、师资班、进修班等教学任务,并被邀请去北京、南京、浙江等地参加高师班、进修班等妇科教学。是上海市中医妇科第一个博士生导师,曾获优秀博士生导师称号。庞老桃李满天下,学生遍布全国各地,他们担任着各级中医机构的临床、科研、教学或领导工作,成为当今中医药事业的栋梁之树。其第三代博士研究生已成为博导,可谓"博导奶奶"。

庞老平易近人,语言风趣,深厚的文学功底使她的讲课生动形象。庞老平时很注意积累经典案例。上中医课从不照本宣科,而是结合中医基础理论,把一个个案例像讲故事一样穿插在教学中,使学生们加深印象。如讲到恶性葡萄胎,此病临床较少见。庞老举例:

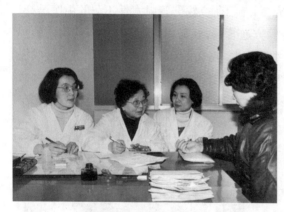

庞泮池临诊在带教学生

患者,女,26 岁,已婚,1958 年 6 月初因停经,尿妊娠试验阳性,刮宫时诊断为"葡萄胎",并形象地引证古之医家滑伯仁医案中的一段描述:"杨天成女,腹大如孕,经诊为葡萄胎,遂予破血堕胎之药,下如蝌蚪、鱼目者二升许而愈。"该患者两次刮宫后,尿妊娠试验仍连续阳性,漏红不止,色紫暗,口渴咽干,脉滑数,苔少质红。庞老记得《妇人良方大全》有这一记载:"妇人腹中瘀血者,有月经闭积或产后余血未尽……久而不消,则为积聚癥瘕矣。"此患者证属胎去留瘀,恶露未消,热毒夹瘀,治以凉血化瘀,清热解毒。自拟方药为紫草、升麻、金银花、蚤休、鲜生地、牡丹皮、炙鳖甲等,其中紫草根、蚤休根有抗癌作用。此方服用 3 周后,患者尿妊娠试验转为阴性(连续 4 次),一年多后怀第二胎,育一男。就在讲述这个案例的过程中,庞老把恶性葡萄胎的中医诊断、病因病机、治则方药、预后阐述得详细清楚,使学生难以忘怀。

庞老还善于旁征博引古代经典,并加进自己的理解和观点,启发学生的思维,强调学习经典要结合临床,领会精神,不可拘泥,咬文嚼字。如讲到胶艾汤方,《金匮要略》曰:"妇人有漏下者,有半产后因续下血,都不绝者,有妊娠下血者,假令妊娠腹中痛,为胞阻,胶艾汤主之。"庞老分析此条文说明妇人有三种阴道流血情况,其一原有漏下病,平时血虚又加阴道出血不止;其二因小产后下血而虚,正气受损,继续出血不止;其三为孕后阴道流血,加之腹痛,称为胞阻,即胞中气血不和,阻碍化育。均可用胶艾汤治疗。解释各味药的作用后,她还补充临床运用中要掌握三点,① 必须是血虚证,方可用此方;② 如气血两虚,或肝肾受损,可加益气补肾等药;③ 怀孕常夹热象,如苔黄舌红,可加黄芩、生地黄等;④ 胶艾汤中有川芎,药理有收缩子宫作用,保胎时应去掉。从讲述条文到结合临床,教育学生,如何灵活变通运用经方。

　　庞老待学生情同儿女,平易近人,在带教中,关心备至,事必躬亲。庞老毫不保留传授自己的宝贵经验,从古代文献到临床中一方一药,细细讲述,百问不厌,使学生得益匪浅。庞老的学生们都说:"向庞老师学习医术是一大收获;学习如何做一名称职的医生是更大的收获。"

主要著作和论文

1. 主要著作

[1]　庞泮池.庞泮池妇科论丛.台湾:台湾知音,1992.

[2]　沈丽君,包来发.妇科名家庞泮池学术经验集.上海:上海中医药大学出版社,2004.

[3]　朱世增.庞泮池论妇科.上海:上海中医药大学出版社,2009.

2. 主要论文

[1]　章巨膺,庞泮池.硝礬散治肝硬化腹水初步报告.上海中医药杂志,1956,(7):33-36.

[2]　庞泮池,刘鹤一,张伯讷.中医中药治疗癌症的线索.上海中医药杂志,1958,(11):13.

[3]　夏仲方,魏指薪,姜春华,等.为发扬祖国医学做出更大贡献.上海中医药杂志,1959,(6):3.

[4]　庞泮池.中医药治疗2例恶性肿瘤报道.上海中医药杂志,1965,(9):18-19.

[5]　庞泮池,雷永仲.中医药治疗食道癌1例报道.上海中医药杂志,1965,(9):19-21.

[6]　庞泮池.辨证分型治疗晚期妊娠中毒症28例.上海中医药杂志,1966,(1):25-28.

[7]　庞泮池.中风(脑占位性病变)治验.上海中医药杂志,1966,(4):148-149.

[8]　戴德英.痛经证治——老中医座谈会纪要.上海医学,1978,(2):39

[9]　庞泮池.疏肝理气法在妇科临床的运用.上海中医药杂志,1980,(3):10-12.

[10]　沈丽君.庞泮池治疗不孕症的经验.中医杂志,1981,(9):16-17.

[11]　庞泮池,胡晓梅.中医中药治疗子宫肌瘤23例.中成药研究,1981,(11):28-29.

[12]　庞泮池.宫颈癌患者放疗后直肠后期反应的中医治疗.上海中医药杂志,1982,(3):6-7.

[13]　Pang PC, Yan WQ, Sun ZJ. Observation of Effect of Iontophoresis of Traditional Chinese Drug in Female Infertility. Journal of Traditional Chinese Medicine, 1984,(4):259-260.

[14]　周志东.恶性肿瘤术后治法.辽宁中医杂志,1984,(4):12.

[15]　庞泮池.已故老中医庞钰早年时病医案.上海中医药杂志,1984,(8):11-12.

[16]　陈秀廉,庞泮池,薛之祥.中西医结合治疗妇科恶性肿瘤57例.上海中医药杂志,1984,(8):4-5.

[17]　李玲,庞泮池,戴德英,等.中医辨证治疗输卵管炎性阻塞性不孕的临床研究.中医杂志,1985,(8):35-38.

[18]　庞泮池,王大增.子宫肌瘤证治.中医药研究杂志,1988,(5):4-6.

[19]　李玲,庞泮池,戴德英,等.通管汤对家兔输卵管炎的抗炎作用.中国中西医结合杂志,1987,(5):293-294,262.

[20]　刘爱武,陈秀廉,薛木泉.庞泮池用益气养阴法减轻卵巢癌术后化疗反应的经验.上海中医药杂志,1989,(10):17.

[21]　束芹.庞泮池治经产验案三则.上海中医药杂志,1989,(12):20-21.

[22]　张丽英,何桂林."益气煎"对化疗后小鼠白细胞影响的实验观察.上海中医药杂志,1990,(4):37-38.

[23]　庞泮池.妇科肿瘤治疗中如何应用中医药.中医杂志,1993,(2):112-113.

[24]　沈丽君,齐聪,刘爱武,等.临床应用中药治疗卵巢癌的体会.上海中医药杂志,1993,(12):7-9.

[25] 齐聪,庞泮池,张志毅.T 细胞亚群测定与卵巢肿瘤辨证分型关系的研究.中国中西医结合杂志,1994,(6)：334-337.

[26] 胡晓梅.庞泮池治闭经.上海中医药杂志,1994,(11)：36.

[27] 邓淑云,唐建芳,张小如.《傅青主女科》学术思想探讨.上海中医药杂志,1995,(8)：5-7.

[28] 刘爱武.通管,促排卵,健黄体——庞泮池治疗不孕症的经验.上海中医药杂志,1995,(12)：1-2.

[29] 刘爱武.庞泮池运用标本兼顾法治痛经经验.辽宁中医杂志,1996,(1)：11.

[30] 黄黎明.庞泮池治疗术后更年期综合征经验.江苏中医,1998,(6)：11.

[31] 刘爱武.以"平"制胜灵活变通——庞泮池教授用药特点举隅.辽宁中医学院学报,1999,(3)：167-168.

[32] 刘爱武.庞泮池教授治疗崩漏的经验.辽宁中医杂志,1999,(3)：103-104.

[33] 上海市卫生局.学贯中西力求创新擅治妇科恶性肿瘤、不孕症的庞泮池.上海中医药杂志,2000,(2)：34-35.

[34] 胡庄.庞泮池医案 3 则.中医杂志,2000,(2)：83-84.

[35] 徐亚君.中药治疗子宫肌瘤 60 例疗效分析.江苏卫生保健,2002,(6)：317.

[36] 崔林.庞泮池教授治疗宫颈癌的临床经验.湖南中医药导报,2003,(11)：6-7.

[37] 张亚楠,胡国华,黄素英.海派中医妇科学术特点探析.江苏中医药,2012,(3)：63-65.

[38] 胡欣欣,齐聪,张勤华.扶正祛邪法在妇科肿瘤术后的运用——庞泮池治疗妇科肿瘤经验总结.辽宁中医杂志,2010,(6)：988-989.

[39] 陈锐.庞泮池宫颈癌治验.中国社区医师,2012,(13)：19.

3. 会议论文

[1] 庞泮池.中西医结合治疗卵巢癌 12 例报告.(上海)第一届全国中西医结合肿瘤会议,1980.

[2] 庞泮池.中药益气养阴减轻卵巢癌术后化疗的反应.第四届全国中西医结合肿瘤会议,1989.

[3] 庞泮池.益气煎对化疗后小白鼠周围血象中白细胞影响的实验.(上海)中医国际会议,1987.

[4] 庞泮池.中西医结合治疗妇科恶性肿瘤.(日本广岛)东洋医学会传统学术会议,1990.

[5] 胡欣欣,齐聪,张勤华.扶正祛邪法在妇科肿瘤术后的运用——庞泮池治疗妇科肿瘤经验总结.中华中医药学会全国中医妇科学术大会,2009.

（殷岫绮执笔）

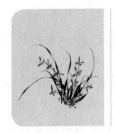

杏林耕耘五十载　大医精诚名长存

——记中医名家姚培发

姚培发(1921～1999)，浙江余姚人，教授，主任医师，
1995年上海市名中医。1942年毕业于中国医学院，早年到
浙江余姚乡下开设诊所行医。1946年获得中华民国考试院
颁发的第108号中医师考试资格证书。中华人民共和国成
立后返回上海，1952年进入上海市卫生局直属中医门诊部
(后改名上海市公费医疗第五门诊部)工作并任内科副主任。
1962年进入龙华医院，先后担任内科主任、副院长等职务，
并兼任上海中医学院中医系副主任、中医内科教研室主任。
1980年12月被评为主任医师，1987年8月被评为教授，
1987年9月被聘为博士生导师，并任上海中医药大学、上海
市中医药研究院专家委员会委员。曾任上海市第七届人民
代表大会代表，上海中医学会内科学会副主任、《中华医学杂

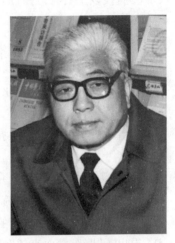

姚培发照

志》《上海中医药杂志》编委、上海市首届医疗事故鉴定委员会委员、上海中医药大学龙华
临床医学院中医内科教研室顾问、第二批全国老中医药专家学术经验继承工作指导老师。
1987年被评为上海市劳动模范。

姚老勤求古训、博采众方，深得徐小圃、章次公、朱鹤皋、沈宗吴等名师赞许。先后培
养过10名硕士、博士研究生。主持过多项市部级科研课题，其中根据《内经》有关"肾气盛
衰""天癸至竭"等理论为指导，提出了肾虚精血不足，是人体衰老的主要病因病机的学术
观点，与此同时创制了补肾填精抗衰老新药"还精煎"，一时收到社会人士热烈反响。该课
题组曾荣获上海市1984年中医、中西医结合科研成果二等奖、1985年上海市科技成果进
步三等奖。"还精煎及其拆方对延缓下丘脑-垂体-性腺-胸腺(HPGT)轴衰老的作用研
究"荣获1989年国家教委科技进步二等奖。主持编写了《中国医学百科全书·中医内科
学分册》《上海名医学术精华》《上海地区名老中医临床特色经验集》，发表论文30余篇。

1937年姚老读高中期间，正值淞沪战争爆发，社会局势动荡，百姓生活遭受战争影
响，考虑到日益沉重的家庭经济负担，姚老和他父母共同商量后决定转学至当时沪地的中

医高等学府——中国医学院学习。姚老之所以选择医学,是因为他认为救死扶伤的医生是最崇高的职业,毕业后即可挂牌行医。但在当时他在经济上无力开业行医,姚老饱尝"毕业即失业"之苦。1942年,姚老毅然决定离沪返乡,返回祖籍浙江余姚明风乡挂牌行医,这一决定也为他后来的医术发展奠定了良好的基础。当时在乡村里居民们有"看中医、吃中药"的传统习惯,使姚老感到为自己所学的知识找到了施展才能的广阔空间。1942年秋,气候反常,温病肆虐,医疗条件有限,村民们饱受疾病的折磨。当时姚老曾为一位四十来岁的男性患者诊病,该患者高热已数十天,大汗出,气粗,大渴引饮,神昏谵语,脉洪大,舌质红,苔薄黄,之前诊治的医生选用桑菊、银翘等为其施方效果不好,姚老则认为其施方用药过轻,结合患者的脉证,阳明经"四大"症皆具备,遂改用《伤寒论》经方白虎汤类药,投以生石膏二两、肥知母五钱、生甘草三钱、连翘三钱、芦根一两、甘露消毒丹五钱、粳米一两等七味。施方一剂后便热减,再一剂后神清气爽,后经数次调理,病情好转,收效显著。这一次诊治成功的案例,对于初出茅庐的姚老来讲,无疑是一次极大的鼓励,也使青年姚老在农村声名鹊起,坚定了他在医学道路上继续奋进的信念。尽管当时局势动荡,凭借他的医疗技术、业务水平,生活有了转机,温饱得以解决。

一、研究治疗老年病的贡献

姚老谦虚好学,深入研究《内经》《伤寒》《金匮要略》《本草经》等中医经典著作,广泛吸取各家之长,尤其注重于实践,治学严谨,医术精湛,在杏林园地默默耕耘了五十多个春秋,长期从事中医老年疾病的临床及实验研究。他博览群书,勤于实践,推陈出新,不拘常法,提出了"肾脏精血衰耗"的衰老机制,临床收效显著,同时对于老年高血压、老年痴呆、胸痹心痛等多种老年病的诊治有其独到的见解及丰富的临床经验,得到了社会及同仁的赞同,为老年医学在中医药方面的发展做出了很大的贡献。

(一)抗衰老学说

1. 对衰老病机的认识　早在中医经典书籍《内经》中便有记载对人体衰老机制的描述,诸多医家们对衰老病因病机的认识不尽相同,较有代表性的有肾虚说、脾虚说和血瘀说,而其中尤以肾虚说为多数医家所倡导。关于肾虚说,又有以阳虚为主和阴虚为主的不同认识。姚老认为,就生理性衰老而言,肾虚是其根本,然多数不表现明显的阴阳失衡,而表现为肾中精气虚损。为此,姚老提出"体用俱虚"来说明衰老的原因,以此来与阴虚和阳虚相区别,他指出:"体用虽亦属阴阳,然言阴阳虚者,多言其两极,盖肾内寄真阴真阳,为水火之脏,或阴虚或阳虚易从两极化,即或为阴虚火旺,或为阳虚寒凝;而言体用俱虚,则体虚者精血不足,物质匮乏,用虚者肾气不足,功能衰退,并无明显的寒热之化。"这就是衰老的根本原因。

关于衰老的精气虚损的形成,姚老认为:"首先是精血不断衰耗,继之则气虚、神败、形坏而老态至矣。"即由于肾精亏损,继之肾气无化生之源而气虚,真元之气亏损,不能推动五脏功能,必然影响先天之精的藏纳和后天之精的补充,这样相互耗损,而形成"精不化气,气不生精"的恶性循环,使精气亏损不断发展,直至形坏而死。姚老关于肾中精气虚损的衰老理论,是本源与《内经》,并总结历代抗老延龄的论述及自身的临床经验而得出的。《内经》以"天癸"的衰竭作为衰老的标志,把"竭其精""耗其真""伤其神"作为衰老的原因。姚老认为:"天癸"即精血,"真"即真元之气(即肾气),"神"是人之主宰,"天癸"先衰,即精血衰耗,继之精不化气而真元不足,气不充神则神败而死。因此,衰老以物质(精血)不足为根本,以功能(肾气)不足为表现,甚至表现为身形衰败,故《内经》把"天癸"和肾气作为人体生长壮老死的基础,即强调肾之精气在人体的重要性,说明精气虚损是衰老的根本原因。

2. 抗衰老的基本治则　姚老认为肾中精气虚损是衰老的根本原因,因此延缓衰老的主要治则就是要补肾精、益肾气。在临床上具体运用补精益气之法时,必须注意老年人的生理特点和肾脏的功能特点,采用补肾填精、助阳化气为妥,姚老常选用熟地、首乌、枸杞子等以填补精血,补充物质之亏损,这正符合张景岳所谓"精虚者宜补其下,熟地枸杞之属也。"《景岳全书·新方八略》这是延缓衰老的基础,即所谓"凡欲治病者,必以形体为主,欲治形体者,必以精血为先,此实医家治门路也。"(《景岳全书·治形论》)精血亏虚固可直补,然补益肾气则多有讲究,姚老综观补气之药味,多入脾、肺、心诸经,而较少有入肾经者,盖肾之气,由肾阳蒸腾肾精而化生,故他补充肾气,必于阴中求阳,在补肾填精之品中,加入补骨脂、巴戟天等资助肾阳之药,以加强肾脏本身的功能,另佐少量天雄、细辛等温肾阳之竣剂,以鼓动肾气,即所谓"少火生气"之意,使真元充足,以推动其他脏腑功能,达到延缓整体衰老的目的。故姚老在延缓衰老中,不主张单纯补阳或单纯滋阴。姚老认为单纯补阳之药虽或可暂见一时功能改善,但势必更耗精血,使虚损益甚,自然无远期疗效可言,这就是补肾气必"精中生气"的含义;如果单纯滋阴养血,则不仅药味之甘难以化成肾中之精血,而且精血不化,反易成阴凝之邪,更能戕贼人体,近期疗效和远期疗效都无从而言,这就是补肾精必"气中生精"的道理。为此,姚老常反复告诫:抗老延年,最宜从景岳"阴中求阳""阳中求阴"及天士"温养宜柔"立法,既不可为图一时之功效而妄用动物类、金石类等壮阳之品,也不可一味滋腻,而忽略气化作用,补肾填精,助阳化气才能裨益于患者长期治疗,才能在延缓衰老的长久治疗过程中,不至于带来副反应。

基于上述理论思想的指导,姚老创制了还精煎、葆春丸等系列抗衰老方剂,并从实验研究证实,二方能提高老年男性促黄体生成素(LH)生物活性,改善老年男性及老年雄性大鼠性腺分泌功能,提高血清睾酮含量,降低雄性大鼠雌二醇/睾酮的比值,对垂体-性腺轴具有整体调节作用,同时还能调节老年脂类代谢的作用。

3. "衰老相对性"与抗老、延龄、防病　关于衰老和抗老延龄的理论,姚老还在总结衰老整体性、渐进性特点的基础上,提出"衰老相对性"的思想,以此来指导抗老延龄和防治老年病的实践。"衰老相对性"包括两个方面含义,其一是指衰老和"正常"的相对性,强调抗老、防老和延龄不可分,其二是指生理性衰老和病理性衰老的相对性,强调缓衰和防病、祛病与延年同时并重。

姚老认为,肾虚是从衰老的外在表现上总结出来的证的概念,其意义非常广泛,可包含导致这种外在变化的内在机制。因此,从中医角度看,肾虚又可作为不同衰老学说的连接点。正因为如此,补肾法在改善衰老的临床见症时,又可以调节神经内分泌功能、免疫功能、代谢功能及自由基反应等。然肾虚表现及内在功能的变化并不是老年人才有的,因此,正常和衰老也只是相对而言,很难确定健康与衰老在年龄上的绝对界限。事实上,许多成年人并不是绝无衰老现象,姚老等同仁曾通过对 20 岁以上的成年人进行调查,发现多数成年人具有不同程度的肾虚症状,成年组肾虚百分率随年龄的增加呈递增现象,男女两性从 30 岁起即有一定的肾虚百分率,40 岁以上可达 70%,因此,人们不必至老年期才开始考虑缓衰延龄的问题。强调相对性,就是不应该把渐进性出现的衰老变化视作"正常"而不予重视,而应根据个人本身的情况,以肾虚的辨证作为推断衰老的临床指标,把防老、抗老、延龄结合起来,他主张"防老宜从 30 岁开始,抗老宜从 40 岁开始,延龄宜从 60 岁开始",强调衰老的相对性和把防老、抗老、延龄联系起来,从早入手,对于达到健康长寿的目的具有指导意义。

衰老相对性的另一方面的含义是把老年性身体功能衰退(生理性衰老)与在这种衰退基础上而发生的老年性疾病(病理性衰老)联系起来,强调抗老延龄与防止老年疾病不可分割。姚老认为,中医学往往用证来表达病的概念,衰老而致的功能的变化,在中医属肾虚范畴,而在此基础上发生的疾病,也具有肾虚证的基础,因此,肾虚也可以作为一个连接点。何况在许多情况下,生理性衰老和病理性衰老很难区分,所以,他常把抗老延龄与防治老年病联系起来,这样才能更好地做到延缓衰老,而且补肾法可以作为两者之联系点之一,以此理论为基础,可以为许多老年性疾病的防治探求出新的途径。

由此可见,姚老之衰老学术观点,秉承了《内经》及历代医家之肾虚学说理论,提出了"体用俱虚"的观点,治则注重阴中求阳、阳中求阴,以补肾填精、助阳化气为法。同时,姚老认识到衰老的相对性,把抗老、延龄、防病三者结合起来,为中医探索抗衰老及防治老年性疾病指出了新的途径,由此将原有之衰老肾虚学说之理论予以提高升华,发展了衰老肾虚学说理论,使之又前进了一步。

(二)老年病的辨证论治经验概要

老年人,由于各个脏腑功能脆弱,机体调节适应性锐减,容易感受外邪,且一脏得病易累及它脏或多脏,以至症情繁杂,患者症状较多,病势缠绵。姚老从老年人的生理特点出发,结合老年病的发病规律,指出辨证应区分主次,辨别真假,审标本缓急,抓住主证,治从通补兼施,慎用攻伐;补以肾入手,调和阴阳为贵,疏通气血为和。

1. 辨证抓主证,辨真假,审标本先后 老年疾病证候复杂,主次证夹杂其中,辨明而抓住主证是辨证的关键。姚老认为,判断主证并不是从症状出现的多少和明显与否来决定,而应从病因病机来分析比较,看哪个证是反应病理本质的,对疾病的发展变化起关键作用的,这样的证就是主证。同时,在疾病发展变化过程中,主次在一定的条件下可发生转化。如老年高血压病患者可表现为头痛、眩晕,甚至发展为中风,按一般内科辨证,为肝阳上亢,肝风内动。但对于老年人,由于其精气自衰,以肝肾阴虚为本,以至肝阳上亢;或肝阳偏旺之体,日久耗损肝肾之阴,故应抓住肝肾阴虚的主证。另外,肝肾阴虚持久,可阴损及阳,而致阴阳两虚之症,这时的主证就发生了转化。由此可见,在错综复杂的老年病中,应从多个证中认识到导致产生这些证的病理本质,才能不被那些表象之症所迷惑。

在老年病中,还常常出现疑似难辨、相互矛盾之症,如"真寒假热""真热假寒""大实有赢状""至虚有盛候"。姚老从极其复杂的证候群中辨析清楚真假,区别疾病本质和非本质的证候,此时他特别注重舌象和脉象,作为辨别真假寒热的重要参考标准,同时全面分析体质、年龄、病史、病程、饮食、情志、服药过程等,以协助辨明真假疑似证候。

对标本缓急,通常为急则治标,缓则治本。对老年病,姚老则认为并非一成不变,应根据具体疾病、具体患者病情的轻重缓急和特殊性而定。在本病重,本病急的情况下,先治其本自不必说,但标病重,标病急的情况下,则又须先治标。另外,对于老年疾病的治疗,鉴于其衰老而脏腑本虚,标本同治的机会就更为多见。

2. 治当通补并施,祛邪慎用攻伐　老年患者因年老正虚,较青壮年更多见虚像。虚者当以补之,但由于正气虚,虚气留滞,或因虚而致脏腑功能活动迟缓或障碍,常使体内的代谢产物停留而形成新的致病因素,导致既虚亦实,虚中夹实的病理状态。临床上虚的病理表现一般为脏之气血阴阳不足,实的病理表现一般为六腑、经脉、九窍等被气、瘀、痰、湿、水、食等阻滞。故姚老治疗老年病即使用补益法,也多通补并用,或先通后补,或通补兼施,且用药多清补、疏补,而不纯补、壅补、腻补。所谓"通",非同于下法,而是泛指通降理气、活血化瘀、利湿化痰等能使病邪外出,气血通畅的治疗大法。而所谓"清补",则是相对温补、腻补而言,具有补益气血作用,又不温燥助火助湿的一类补药或一种补法。所谓"疏补",则指在补益药中配伍理气疏导之品,防止壅气助邪或滋腻伤脾。如他喜欢用异功散,方中人参、白术、茯苓、炙甘草与陈皮相配,补气而不壅塞;二至丸,女贞子与旱莲草相合,滋阴而不滋腻;在夏暑之季,对于老年暑湿证,他常用党参、黄芪与清水豆卷、六一散、荷叶、芦根等配伍,以益气清暑化湿,既清且补,亦补亦疏,故无壅滞碍邪之虞。

老年之人虽正虚较多,而虚中夹实之象也时有所见,但在应用攻伐时应慎重,不可太猛。太过攻伐则易伤正,更伤元气。邪虽祛而正气难复,仍达不到治疗目的。姚老强调在治疗老年病中,应用攻伐当遵循"衰其大半而止",不可求功心切。在用药方法上做到,汗而勿伤,下而勿损,温而勿燥,寒而勿凝,消而勿伐,补而无滞,和而无泛,吐而无缓。

3. 补肾填精为宗,阴平阳秘为和　中医学认为,肾为先天之源,生命之根,寓元阴元阳。肾气之盛衰与机体的生长发育衰老及老年疾病均有密切的关系。如果禀赋羸弱,再加后天失养,或久病耗伤,就必然导致肾中水火阴阳亏耗,"水亏其源则阴虚之病叠出,火衰其本则阳虚之症叠出",与此同时进一步影响心肝肾脾肺诸脏,由此产生气、水、湿、痰、瘀、火等病理产物,早衰和老年病就由此引发。故姚老常以补肾填精法为宗旨,用以抗衰老和治疗各种老年病。补肾法之运用,当分阴阳。姚老在区分阴阳的基础上,再以阴中求阳,阳中求阴,使阴阳互济,生化不已。

在治疗老年阳虚证时,姚老常选用肉苁蓉、鹿角胶、菟丝子、仙灵脾等肉润之品,以取其温润滋补之功,而附子、肉桂、细辛等刚燥之品多用于回阳救逆、通阳散寒,老年人用之宜慎。在温阳同时,再佐以生地、熟地、首乌、黄精等滋阴之品,以阴中求阳。对于阳虚寒凝而成瘀者,再加桃仁、红花、川芎、丹参等活血化瘀之品,以温阳行血化瘀。

对老年阴虚之证,姚老多选用黄精、玉竹、生地、熟地、首乌、龟甲、二至丸等滋润之品,以取其滋阴填精之力,同时佐以菟丝子、鹿角片等,以阳中求阴。若阴虚而见火旺者,则选加知母、黄柏、地骨皮,以滋阴降火,"阴火"仍不潜降,则选加肉桂、怀牛膝,以引火归源,导龙入海,此法他在治疗顽固性口疮时常常运用。在补肾滋阴药中,大多滋腻呆胃,且老年人脾胃功能较弱,用之过多反而壅滞中焦,故他还常少使陈皮、砂仁等流动之品,是补而不滞,而无壅滞之虞。

此外,姚老在应用补肾法的同时,还常掺以补脾,盖脾为后天之本,气血生化之源。肾中精气需脾之后天不断奉养。唯当脾土健运,气血旺盛,先天乃昌。故姚老在应用补肾法中,也十分重视老年人之脾胃功能,若脾虚不运,当先实脾,待脾输转运,则脾肾兼补,使药之精微为脾所运输,肾精得充,从而达到治疗目的。

4.气血宜当调和,贵在疏通　人届暮年,精力体衰,积年因病或久病后气血衰少,或者因多思远虑,过伤七情,导致气机郁结,气血凝滞,郁滞不畅之症。正如《素问·痹论》云:"病久入深,营卫之行涩,经络时疏,故不通。"姚老认为,老年人纯实不虚者少,虚实相兼者多,因虚而致实,因虚而致瘀是老年病的特点之一。故临床气虚兼滞,血虚有瘀者屡见不鲜,气虚有瘀,血虚气滞者也不少见,如中风、胸痹、痞满、癃闭、胁痛等,其原因多由脏腑气虚,不能运行气血,以致气虚而滞,血行缓慢而成瘀阻。其治之法,主张"气以通为补,血以和为用"的原则。选方用药时,既忌壅塞黏滞,呆板蛮补,又要避免过量重用,或久用。或芳香辛热走窜之剂,以防气耗血伤,而贵在气血流通,冲和活络,如此则虚者得补,损者受益。他在临床中能灵活运用,在补虚中调气血,在补虚中解郁积。如姚老在治疗老年虚损诸疾中,运用补益气血之剂,务使脾主健运,肺有治节,心使君令,肝气条达,或少伍辛香流动之品辅佐其间,则益气补血之品无滞隔壅塞之弊。如党参、黄芪、白术、甘草得陈皮、木香,则气可补而不会滞;地黄、白芍、首乌、枸杞子伍桂枝、丹参则血得益而能运。治疗缺血性脑血管疾患中风时,多用补阳还五汤配蛰虫、桂枝,以达补气活血,化瘀通络之效,使之元气畅旺,瘀消络通,诸症可愈。治疗老年痞满之证,姚老极喜欢用柴胡舒肝散,以着重行气消痞为主,认为气行则血行,气畅则痰、湿、气、血、火、食等郁滞自解。姚老对老年胸痹的治疗,尤有心得,认为该证乃本虚标实之病。本虚则心气不足,心阳虚损,心阴失养,心神不宁;标实则气滞血瘀、痰饮阻滞。对此姚老不十分主张单纯或长期重用"活血化瘀"之剂,而是主张补益心气,以其帅血,最为得当。姚老常以养心汤以补心强志,桂枝甘草汤温通心阳,生脉散益气养阴,加丹参、延胡索理气活血,诸药相合,气血阴阳兼调,促使药力补而不滞,静中有动,用于临床,颇多效验。凡此种种,足证姚老治血重在气,不独皆活血,而是"疏其血气,令其条达",俾能"气血冲和,万病不生。"这是在老年病用药施治中不可忽略的一个环节。

5.立方主次分明,用药小量缓图　老年之人诸病纷至,其病情亦多复杂,往往虚实夹杂,寒热兼见,多脏亏损,气血俱虚,症情错综,故立方遣药颇费心思。如攻其邪则有损正之虑,治一脏恐碍它脏之弊等。姚老在认真详细辨证之前提下,用药主次分明,而不面面俱到,强调君臣佐使,药物相互协调,配伍严谨,力求药力专一而不涣散。

对于老年之人用药,他主张宜从小量开始为好,认为老年疾病多属慢性疾病,故治疗欲求速效颇难,且老年体质虚弱,抵抗力差,兼以对药物之反应各不相同,对药物的耐受性亦与常人相异,故老人用药应慎重,不宜药量过大,应予以小剂量开始用药,大抵为常人之三分之二缓缓治疗,逐渐收效,若收效不显,可逐渐增量,循序渐进,直至证情起色。既要避免杯水车薪,药不胜病,也不能药过病所,诛罚无过,反而添疾。另外,有些老人疾病缠绵不已,但病势并不危重,在冬令季节他常喜以膏滋代煎缓以图治,扶正祛邪,攻补兼施。

6. 注重治养结合,重视未病先防　《内经》指出:"正气存内,邪不可干""邪之所凑、其气必虚"。治疗老年病尤当重视内因的作用,即注重调动老年人机体内在的抗病能力,不可光靠药物。姚老常常强调,老年病多属慢性病,非朝夕可愈,应当充分调动患者的主观能动性,积极配合治疗,治疗中患者的自身调养也十分重要,治疗与摄养结合的方法是治疗老年病的重要措施。在平时诊病时,他常告知老年病员饮食宜忌,起居调护,及适合各自患者的体育功能锻炼,让患者也参与整个治疗过程,使患者不单纯为接受治疗的客体。

对于老年人,他还重视未病先防的原则。他在临诊时,详细观察患者的面色、舌、脉、饮食、二便等情况,稍有变化,即予诊治,正如《素问·八正神明论》所

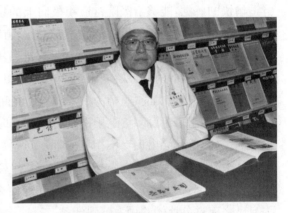

姚培发在图书馆阅读医学杂志

云:"上工救其萌芽,下工救其已成"。因为老年人体质虚弱,气血不足者多,一旦症现,旋即加重,不得不慎。另外,老年人已病之后,他更为注意患者脏腑盛衰传变,及时遏制病情发展,故姚老认为,此乃老年病临证中治疗是否顺利获效的关键所在。他还告诫患者注意四时气候的变化,形神合练,摄生防病。

二、德才双馨树杏林榜样

姚老谦虚好学,治学严谨,学术精湛,成为全国名老中医学术继承的指导导师之一。姚老常常对学生说:"我的经验是有限的,但祖国医学的宝库是无限的,你们一定要掌握各家临床经验,'为我所用',一定要超越我。"姚老将自己多年的临床实践的经验和体会总结整理归纳,不管是成功的验案还是失败的案例,细至每味药的剂量、服法及临床加减都毫无保留地介绍给学生,以帮助学生们提高中医水平,更好地掌握一技之长,学以致用。姚老还常常亲自到图书馆查阅资料,并提供给学生阅读,让学生能够深刻的领会每个验方的

配伍特点、组方原则,以进一步深入的掌握中医基本理论。姚老常常教导学生要"师古而不泥古",鼓励学生要勇于提出自己的观点和方法,不断地推陈出新,以开阔学生的思路。每次遇到申请课题、编写教材、评奖等事务,姚老总是甘当配角,执意将自己的名字放在最后,而把学生的名字放在前面,以为学生提供探索研究的机会,让学生尽早脱颖而出。姚老一丝不苟、尽职尽责地指导团队工作,出色地完成了大量的临床带教工作,先后为国家培养了博士生1名,硕士生4名,师承班学生4名。如今,他的学生已桃李满天,在各自的岗位上,发挥着重要作用,为医学事业的发展献力。

姚老作为一名中医名家,具有高尚的医德,行善无数,平等待人,尽管有些是极其平凡而微小的事情,正是通过微小细致的举动让我们感受到他崇高的思想品质所闪耀出的光辉。他从1952年参加工作以来,总是第一个上班,打扫卫生,做好开诊前的准备工作,提前为早到候诊的患者看病。清洁工作,事情虽小,却关系着医院以怎样的面貌和姿态迎来患者,也反映出一个单位工作人员的精神面貌。姚老认为:"清洁整齐的环境能够给人以舒适愉快的感觉,能够给医院营造积极向上的氛围,给患者和工作人员营造美好的心情。在好心情之下,有利于医患双方的亲密合作,有利于医务人员的工作效率提高,也有利于患者的康复。"姚老每每提早上班,在做好准备工作以后,大约在七点钟就为患者开诊,尽量减少患者候诊的时间。姚老想到:"医师和患者都是社会主义祖国的建设者,时间对于医师和患者都是珍贵的,医师为患者节省了时间,就等于增加了他们为社会主义建设的时间,就等于为国家建设多贡献了一分力量。"有时候提早看病也会出现一些意想不到的麻烦,患者之间偶尔会出现互不相让的争吵问题,甚至有时会遭到有些患者的责难,但是姚老却从来不生气,他总是会心平气和地向患者双方进行解释:"现在开诊时间还没有到,看完了他再看你,按正常门诊时间你还是在前面么。"经他一疏导,患者就会相互谦让,同时为自己之前过分计较的行为感到汗颜。有时会有患者错过挂号时间而晚到的情况,对待这些迟来的患者,姚老总是和蔼地接待他们,并关照患者下次来看病时,把挂号补上就好,最重要的是不能耽误患者就诊解决问题。长期以来,姚老总是以这样的点滴小事影响着身边的人,使每一位和他接触过的人都不禁心生敬意,感叹于他的高尚品质。

1999年10月2日,姚老因重病,与世长辞,终年78岁。虽然姚老永远地离开了我们,但是他为我们留下了许多宝贵的医学研究成果及临床经验指导,为我们老年病学的发展做出了重要的贡献,教导我们要不断地创新进步,他永远是我们学习的榜样。

<h2 style="text-align:center">主要论文</h2>

[1] 徐福民,李庆坪,张廉卿,等.上海市公费医疗第五门诊部内科室——青木香治疗23例高血压病的初步观察.上海中医药杂志,1956,(1):19-23.

[2] 徐福民,李庆坪,姚培发,等.上海市公费医疗第五门诊部用中药治疗133例高血压病的初步报告.上海中医药杂志,1957,(6):12-17.

[3] 史又新,姚培发,陆鸿元.慢性肝炎20例临床分析.上海中医药杂志,1964,(5):21-26.

[4] 姚培发,褚秋萍,丁一谔,等.祖国医学抗老延龄问题初探.上海中医药杂志,1982,(6):2-4.

［5］ 屠伯言,吴圣农,姚培发,等.中医治疗病态窦房结综合征的临床疗效观察.辽宁中医杂志,1983,
　　　(3)：20－21.

［6］ 苏万方,姚培发,华英兰,等.辨证分型治疗支气管扩张咯血110例.上海中医药杂志,1983,(3)：
　　　8－9.

［7］ 姚培发.备课点滴体会.中医函授通讯,1984,(1)：26－27.

［8］ 林水森,丁一谔,褚秋萍,等.还精煎延缓衰老的临床研究附62例疗效观察.中西医结合杂志,
　　　1984,(11)：665－668.

［9］ 谢存柱.姚培发老师治肾验案四则.云南中医中药杂志,1987,(1)：45－46.

［10］ 朱怀远.姚培发老师治疗高脂血症的临床经验.辽宁中医杂志,1987,(11)：9－10.

［11］ 林明通.姚培发老中医治疗内伤头痛的经验.陕西中医,1988,(4)：147－148.

［12］ 姚培发.临证用药心悟.上海中医药杂志,1988,(6)：36－37.

［13］ 章育正,杨蕊英,赵慧娟,等.补肾法对老年慢性支气管炎患者T细胞亚群及其免疫功能的作用.中
　　　西医结合杂志,1988,(11)：658－660.

［14］ 戴伯荣.姚培发应用麻黄附子细辛汤经验.辽宁中医杂志,1989,(5)：34－35.

［15］ 姚培发.诊余随笔.上海中医药杂志,1989,(1)：15－16.

［16］ 姚培发.老年胸痹心痛证治.上海中医药杂志,1989,(2)：31－32.

［17］ 谈运良,姚培发.补肾法延缓衰老的研究概况.上海中医药杂志,1990,(2)：44－47.

［18］ 姚培发.论古代养生之道与哲学思想.上海中医药杂志,1990,(11)：40－41.

［19］ 夏承义.姚培发教授治疗老年性痴呆临床经验.新中医,1991,(1)：57－58.

［20］ 夏承义.姚培发教授治疗老年性痴呆的用药特点.新中医,1991,(8)：57.

［21］ 李建生.姚培发教授治疗老年痴呆的经验.辽宁中医杂志,1992,(7)：19－20.

［22］ 谈运良,姚培发,谢宗林,等.补肾法对健康男性血清促黄体生成素生物活性增龄性改变的影响.中
　　　国中西医结合杂志,1992,(11)：880－884.

［23］ 李建生,许锋,姚培发,等.老年人血小板聚集功能、颗粒膜蛋白及电泳率测定的研究.老年学杂志,
　　　1993,(1)：30－32.

［24］ 谈运良,姚培发,王洪复.增龄对大鼠血清卵磷脂胆固醇酰基转移酶活性的影响.老年学杂志,
　　　1993,(2)：106－108.

［25］ 李建生,刘建文,姚培发.衰老血瘀证的研究和活血化瘀法的应用.福建中医药,1993,(4)：22－24.

［26］ 谈运良,刘汴生,姚培发,等.老年大鼠肝低密度脂蛋白受体的变化.中华老年医学杂志,1994,(1)：
　　　3－5.

［27］ 李建生,苗明三,姚培发.补阴更年方治疗更年期综合征临床疗效观察.辽宁中医杂志,1994,(3)：
　　　119－120.

［28］ 李建生,耿新生,许锋,等.补肾活血方治疗老年人糖尿病视网膜病变的临床观察及其对血小板功
　　　能的影响.中国中医眼科杂志,1994,(3)：138－140.

［29］ 李建生,姚培发,林水森,等.老龄大鼠血小板与动脉组织花生四烯酸代谢的变化.中华老年医学杂
　　　志,1994,(5)：259－261.

［30］ 李建生,封银曼,姚培发.益元活血汤治疗老年人腔隙性梗塞临床观察.河南中医,1994,(5)：
　　　293－294.

［31］ 蔡虹.姚培发验案三例.上海中医药杂志,1994,(11)：38－39.

［32］ 李建生,姚培发,林水森.丹参对老年人血小板功能影响的研究.中国老年学杂志,1995,(2)：
　　　89－91.

［33］ 李建生,蒋士卿,姚培发,等.葆春丸对老年人细胞免疫功能的影响.中国中西医结合杂志,1995,
　　　(7)：436－437.

［34］ 李建生,孙中基,姚培发,等.老年腔隙性脑梗塞患者血小板功能和电泳率及α颗粒膜蛋白的变化

及意义.中国老年学杂志,1996,(1):43-44.

[35] 何颂华.姚培发治疗顽固性口疮的经验.上海中医药大学上海市中医药研究院学报,1996,(1):61-62.

[36] 李新华.姚培发老中医治疗老年腹胀的经验.浙江中医药大学学报,1996,(3):38-39.

[37] 李建生,姚培发,王洪复.老年慢性阻塞性肺疾病患者血小板功能和α颗粒膜蛋白-140的变化.中华老年医学杂志,1996,(3):177.

[38] 李建生,蒋士卿,姚培发,等.老龄大鼠动脉壁形态与显微结构成分的定量分析.河南中医药学刊,1996,(5):19-21.

[39] 叶骎.姚培发治疗慢性口腔溃疡经验.中医杂志,1996,(9):534.

[40] 何颂华.姚培发治老年期痴呆验案2则.江西中医药,1996,(4):9.

[41] 李建生,姚培发,林水淼.葆春丸和丹参对老龄鼠动脉抑制血小板活化及其显微结构的影响.当代医师杂志,1996,(10):24-26.

[42] 李建生,姚培发,林水淼,等.葆春丸和丹参对老龄大鼠血小板与动脉花生四烯酸代谢的影响.中国中西医结合杂志,1996,(S1):58-61.

[43] 善用补肾填精法延缓衰老防治老年病的姚培发.上海中医药杂志,1998,(2):19-20.

[44] 张良茂.重经方 擅验方 创新方——姚培发处方用药经验.上海中医药杂志,1998,(7):5-6.

[45] 陈琼.姚培发教授运用桂枝汤的经验.辽宁中医杂志,1998,(8):339-340.

[46] 张良茂.姚培发膏方经验谈.中医文献杂志,1999,(2):38-39.

[47] 张良茂.姚培发老中医临证医案拾萃——二阴煎新用.辽宁中医药大学学报,1999,(2):91.

[48] 陈琼.姚培发辨治老年性高血压病的经验.中医文献杂志,1999,(3):34.

[49] 包光宇.中医内科专家姚培发.中医文献杂志,2006,(1):46-48.

[50] 何颂华.姚培发治疗老年性痴呆经验采菁.中医文献杂志,2007,(2):53-55.

（顾耘　祖菲娅执笔）

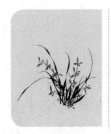

业精得自名师传　学问全凭勤笃博

——记胡建华的名医之路

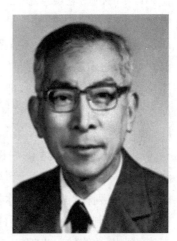

胡建华照

胡建华(1924～2005)字丕龄,号良本,自称六乐老人。浙江鄞县人。教授,主任医师、上海市名中医。

1945年毕业于上海中医学院。师承著名中医学家丁济万、程门雪、黄文东。1945年起任上海利华制药卫生材料厂厂医兼制药顾问。1957年起调任上海中医学院,先后任程门雪院长秘书,龙华医院内科副主任,内科教研室副主任、主任。1986年晋升为主任医师、教授。曾任上海中医药大学、上海市中医药研究院专家委员会委员,龙华医院专家委员会主任,上海市中医中风医疗协作中心、中医脑病医疗协作中心、中西医结合脑血管病急诊医疗协作中心顾问等职。1995年评为上海市名中医。1997年被聘为全国第二届继承中医药专家学术经验研究班导师。曾任上海中医学会理事,《上海中医药大学学报》常务编委。全国高等医药院校教材《中医内科学》编委、厦门大学海外函授学院《中医内科学》编委、中国医学百科全书《中医内科学》编委、《实用中医内科学》编委。

胡老长期从事临床医疗工作,中医功底扎实,擅长治疗神经、精神、消化系统疾病。开展对中医药治疗癫痫、血管性头痛、帕金森病的临床研究,成绩显著,分别获得上海市卫生局中西医结合科技进步三等奖、科技成果三等奖、临床医疗成果三等奖。在中医膏方进补方面造诣精深,辨证施治,处方用药,疗效显著,深受患者欢迎。在国内外发表、出版论文、著作百余篇(册)。著有《黄文东医案》《进补与养生》《中医膏方经验选》《进补与养生的秘方》《申江医萃·内科名家黄文东学术经验集》《胡建华学术经验撷英》,门人编著《胡建华论神经科》《胡建华临证治验录》。

胡老博采众长,择善而用,从事医疗实践半个多世纪,从而形成了其独特的辨证规律与处方用药特色,擅长医治脾胃病、神经精神系统疾病及内科杂病,逐渐形成了自己的诊疗特点,学术思想日臻完善,确立了在中医界的学术地位。

一、名医真传，功底扎实

胡老受父亲孔孟仁爱之道的影响，认为医道乃济世利人之术，积德之行为，故于1941年考入由孟河名医丁甘仁先生为弘扬民族优秀文化，保存传统医学而创办的旧上海中医学院学习中医。当时丁济万先生任院长，校址移社在爱文义路（今北京西路）成都路一个小弄堂里，条件异常困难，设备异常简陋，当时丁济万、程门雪、黄文东、秦伯未、章次公诸先辈名家授课教诲，并跟随他们临证。四年在读期间，刻苦读书，打下较扎实的中医理论基础。

青年时的胡老，常以先哲的名言警句以自勉。颜真卿劝学诗："三更灯火五更鸡，正是男儿读书时，黑发不知勤学早，白首方悔读书迟"，就是胡老多年的座右铭。当时正值国难深重，在艰苦的环境中，这些格言，更加激励胡老一定要学好中医。那时胡老总是在黎明前就起来，边做家务，烧好早饭，边在灯下早读。早餐后，步行到学校（家住老西门方斜路，离校较远，步行约1小时），把经典著作的重点条文和歌诀，做成小卡片，边步行，边低声背诵。学生时代，记忆力强，这样刻苦学习的方法，持之以恒，对胡老打下扎实的中医理论根底，大有裨益。

1945年胡老自旧上海中医学院毕业，同年抗日战争胜利，但日子并不好过，物价飞涨，民不聊生。中医仍然受到压制摧残，几乎处于奄奄一息的悲惨境地。当时胡老虽然学医时多次名列榜首，根基尚称扎实。但在当时环境下，就业非常困难，开业亦非易事，胡老在上海利华制药卫生材料厂任厂医兼制药顾问，直到1956年中华人民共和国建立后，在当代的中医政策的阳光温煦下，中医重新获得了生机。1956年上海中医学院宣告成立。翌年春，胡老应召参加这所新建的中医高等学府工作，尤其是非常幸运地担任了程门雪院长业务秘书，并参加黄文东主任领导的中医内科教研室工作，从而再次获得了两位老师的训导教诲，直到程黄二师相继于1972年及1981年仙逝。对于这段经历，胡老感慨万分。胡老常言道：我是既当学生，又当先生，先后做了41年学生。在此期间，胡老得到了先辈的谆谆教导和亲切的指点。通过随师临证，整理医案医话，学术交流和教学活动等，学习先辈宝贵的学术思想，丰富的临床经验，严谨的治学精神以及崇高的医德医风。

二、精业学术，成就显著

（一）秉承

在胡老的记忆中，丁济万、程门雪、黄文东三位恩师对他的教导培养，尤其深刻。三位恩师培养方法形式各异，且受益无穷。

丁师善用伤寒温解寒邪、和解枢机、回阳救逆以及温病透热转气、凉营泄热、清心开窍诸法、诸方、诸药；运用扶正托邪、助阳托毒、清咽利膈诸法，治疗外喉科疾病。由于临床疗效甚高，故为医林和患者所称颂。他从长期的实践中，积累了丰富的临床经验而形成的一系列"套方",执简御繁,用之得心应手,弥足珍贵。

程师对《内经》《伤寒》温病学说钻研深邃,他除了掌握六经、卫、气、营、血的各种方证药法之外,还有自己独特的见解。他认为中医药宝库中,有精有芜,必须通过深入研究和长期实践,才能做到去芜存精。但反对未经深入探索而妄加否定。程师对《金匮要略》诸法诸方的临床应用,极为灵验。尤其用甘麦大枣汤、百合地黄汤、百合知母汤之治神志疾病;桂枝汤随机灵活加减之治发热病和出汗症;小青龙汤、射干麻黄汤之治咳喘症;三泻心汤之治胸痞证……往往一味之取舍和剂量之增减,其效立显。胡老说,他在治疗神经精神以及呼吸系统疾病,所以能取得较好疗效,确实得益于程师宝贵经验的延伸。

黄师是胡老在学医时担任教务长,兼《伤寒论》《金匮要略》《妇科学》《儿科学》《名著选辑》等教学任务。黄师讲课,深入浅出,娓娓动听,板书严谨,行笔婉畅流动,文句典雅清丽。四年中聆听师长讲课风格,对胡老后来从事中医教学工作,起了极好的示范作用。黄师对《内经》《难经》和仲景学说,深入钻研,对李东垣、叶天士著作,探索尤勤。在学术思想上,突出人以胃气为本。黄师认为脾胃学说,并不局限与消化系统有关,而对其他各脏腑疾病,亦有普遍指导意义,可以广泛应用于临床实际。黄师指出:"久病不愈,与脾胃关系最为密切,常见肝病患者,脾亦受病。《金匮要略》'肝病传脾'的理论,有正确的指导意义。至于'见肝之病,不解实脾,唯治肝也',这是缺乏整体观念的表现,因此不能达到满意的疗效"。又说:"此外,脾与他脏关系,在治疗上亦甚密切。如肺病可以用健脾养肺之法,使水谷之精微上输于肺,肺气充沛,足以控制病情的发展。如肾病可以用健脾制水之法,肾脏无阳,赖谷气以充实,使阳生阴长,水能化气,正气胜而病邪自却。心病可以用补脾生血之法,增强供血来源,使血液充足,循环通畅,而心神得以安宁。"胡老学习黄师的经验,逐步总结出一套健脾益气,注意灵动,滋养胃阴,切忌滋腻;调理脾胃,把握升降等行之有效的指导思想,应用于治疗溃疡病、胃炎、结肠炎以及心血管病、肾脏病、呼吸系统疾病等,往往能取得较好的效果。如胡老曾诊治一位会诊的患者,患者,男,41 岁。1972 年 1 月 19 日。应某中心医院邀请会诊。因"慢性腹泻 10 年,大便夹脓血、黏液二年",于 1971 年 3 月 5 日住院。大便曾找到阿米巴滋养体。住院近 10 个月来,用中西药治疗,症状未见改善,每日大便 5～10 次,腹中隐痛,但无胀气,神疲色萎,纳少,每餐仅主食 50 克,形体消瘦,舌质胖,苔腻,脉细数。粪检示红细胞(＋＋＋),白细胞(＋＋＋＋),黏液(＋＋＋＋)。粪培养未见致病菌生长。钡剂灌肠 X 线检查提示"溃疡性结肠炎"。久泻不愈,气阴亏耗,肠道不固。治拟益气养阴,涩肠止泻。处以党参 12 克,苍术 12 克,阿胶(另烊冲)6 克,白及粉(分 3 次调服)9 克,罂粟壳 9克,煨诃子 9 克,黄连 3 克,肉桂(后下)3 克,木香 9 克,白芍药 9 克。

3 月 28 日诊:上方加减,共服 60 剂左右。大便每日 2～3 次,质地转稠,脓血已少,腹痛较轻,面部稍有华色,稍劳即感乏力,胃纳增加,每餐可进主食 150 克。脉弦细,苔薄腻。粪检示红细胞(＋),白细胞(＋＋)。前法尚称合度,再守原意。上方去诃子、木香,加焦薏苡仁 12 克。

5 月 8 日诊:叠进益气养阴,涩肠止泻之剂,大便次数已减,红白黏冻消失,腹痛亦除,面有华色,体重增加,已于前天出院。脉细,苔薄腻。粪检示不消化食物少量,白细胞 3～

4,其他正常。病已十去七八,再予原法调治。

　　此例治疗约4月余,服上方加减110剂左右,症状消失,大便正常,体重增加。后胡老建议改用丸药治疗,以资巩固。丸药处方为党参90克,白术90克,炮姜60克,罂粟壳60克,陈皮90克,白及粉90克,焦山楂120克,焦神曲120克,秦皮120克。上药研极细粉末,水泛为丸,每次吞服6克,日服2次。

　　按语:本例已确诊为"溃疡性结肠炎",腹泻、腹痛及脓血便已将近三年,导致脾气亏虚,伤及阴血,肠道失于固摄。故以益气健脾,养阴,清肠止泻为治则。方中党参补益脾气;苍术合黄连之苦寒以健脾燥湿清热;阿胶、白芍药以养阴止血,缓急止痛;白及粉含黏液质淀粉,能摄护肠道黏膜,起良好的止血及愈合溃疡的作用;肉桂、木香以温运脾阳,行气止痛。整个治疗过程中胡老始终将健运脾胃作为一个基础。

　　(二)传承

　　继承先师所主张的人以胃气为本,时时要保护脾胃的运化功能,切忌妄用滋腻,处方以轻清灵活为主,切忌恣用重浊,用药以价廉效高为要,切忌滥用贵重滋补这一套学术思想,严谨的治学精神和医疗作风。指引着胡老在医学生涯中有所长进。

　　从事临床实践,深入学习理论,勤读古今名著,总结经验,提高理论水平,从而逐步形成自己的学术思想和有特色的临床专长,胡老根据《金匮要略》有关"脏躁""百合病"诸篇以及《证治准绳》《医学心悟》《医林改错》等有关癫、狂、神志诸篇的论述和方药,加以化裁,先后创制治疗神经精神疾病的"定痫镇痛合剂""镇惊定志合剂""抗惊定风珠""星蜈胶囊"等九种中成药,以及加味甘麦大枣汤、加味四虫汤等多种有效处方,广泛运用在神经精神系统疾病患者,并且取得了良好的临床效果。

　　胡老在精神神经系统治疗的成就和采用独特的疗法,不仅在患者身上有较好的疗效,即使在动物身上也见到了效果。20世纪80年代初,胡老成功地为上海动物园的国宝熊猫"都都"治疗癫痫的消息,《解放日报》《新民晚报》曾经报道。1994年年初,胡老又与上海市第九人民医院、华山医院等神经科医生一起为上海动物园的黑猩猩"卡娜"提供了特殊的诊疗。其意义不仅在于动物园里的观赏动物联系着千百万的游客,为他们提供节假日的休闲服务,愉悦身心,有益于健康,更在于保护动物联系着保护人类自身生存的环境,保护大自然的生态平衡。当时,《新民晚报》披露了"卡娜"生病的消息,于是引起上海市民的关注,也引起胡老的关心,他有过这方面的经验,不顾年高体弱,冒着风寒,多次奔波于动物园。根据"卡娜"的症状,上肢不自主抽搐,不能持物,严重时全身抽搐,诊断为癫痫。他精心调配了处方,嘱咐增加营养和加强护理。经过2个多月的调治,使"卡娜"的癫痫得到有效控制,后来重新与游客见面。

　　(三)发扬

　　通过长期的临床实践和观察,并结合古代医家的理论,胡老对"瘀血致病""久病致郁"有了进一步的认识。瘀血可以是因各种原因导致的血行不畅而停滞成瘀,但也有相当一部分是因为出血后导致的离经之血而成为新的瘀血,所为旧血不去,新血不生,对此,胡老就对出血患者大胆的使用活血药来达到止血目的。如胡老曾治一支气管扩张咯血患者,女性,32岁。反复咳血7年,加剧1月,痰血鲜红,量多夹瘀,胸胁疼痛,烦躁,便秘,精神困惫,舌红,苔薄腻,脉弦细数。叠进多种中西药物治疗,均无效。证属肺阴素虚,燥热灼肺,络伤自溢,瘀血停留。治拟养阴清肺,化瘀止血。处方:桑白皮15克,地骨皮15克,生甘草6克,北沙参15克,野百合15克,枇杷叶12克(包煎),生蒲黄15克(包煎),生藕节5枚,制大黄9克。服药3剂,咳血减少,续服4剂,咯血全止,余症渐退。方中3味生药,不仅止血效佳,且能化瘀,故血止而无胸胁疼痛之后患。此外,胡老根据中医传统气血之间的相互关系,进一步提出活血药使用时还应该根据不同情况注意与益气药、温阳药、养血药等配伍。

胡老注意情志对疾病的影响,因郁致病是众所周知,然因病致郁则不是很注意。胡老认为,久病多病后会影响人的情绪,肝气的郁结,气机的运行不畅,直接导致了全身气血津液运行的异常,然后导致血瘀、痰凝、痰火等病理产物的出现,使病情复杂化;所以胡老在临证时常根据具体的患者,予以疏肝解郁、养心安神治疗,往往能达到事半功倍的疗效。

胡老在临床治疗疾病过程中,善于运用虫类药和"毒药"生南星,在上海中医界是有名的。胡老根据叶氏"初病在经,久痛入络,以经主气,络主血,则可知其治气治血之当然也……而辛香理气,辛柔和血之法"之理论,喜用并善用虫类药物治疗头痛、癫痫、帕金森病以及那些久病、疑难之症,而且胡老又根据虫类药物不同的药理性能,分别选择入汤剂还是入丸剂,并且做到既有效又不致久服后出现中毒等不良反应;另外,胡老基于长期的观察以及对药理特性的了解,在临床治疗时,运用生南星一药,而且剂量常常15~30克不等,为何胡老敢对被历来药书、方书认为有毒的药物有如此把握,这就基于胡老结合了现代的药理、毒理作用,他曾经将高于人类日常生南星用量的30倍的剂量灌服小白鼠,进行急毒、慢毒试验,发现水煎生南星服用后不会对动物产生毒性作用,由此为临床广泛大胆使用生南星提供了实验依据,同时也提高了临床疗效。

胡老认为医、教、研三者之中,应该紧密结合起来,不是相互对立,而应相互推动,共同提高。必须紧紧以临床为主导,即使工作再忙,也决不脱离临床。基于此,胡老在长期的临床工作中,观察临床,及时总结,并用科学论证,因此胡老在癫痫、血管性头痛、震颤性麻痹等方面的临床和实验研究获得了相应的科研成果,如"息风豁痰法治疗癫痫"获得了1987年度上海卫生局中西医结合科技成果三等奖、"活血平肝祛痰法治疗血管性头痛研究"获得1993~1994年度上海卫生局科技成果三等奖、"育阴定风珠治疗震颤麻痹"获1995年度上海市卫生局重大临床医疗成果三等奖。这也是与胡老长期从事临床实践不断总结经验,然后立题深入研究分不开的。

三、临证心得,精益求精

(一)药物注重炮制

胡老治病,一贯主张"辨证要精,处方要巧"。中医药学博大精深,然为医者,必须热谙医理药性,中药的功用极为复杂,必须掌握常用中药的特性及其配伍知识,若能善于运用,即能提高疗效。在临床实践中,胡老尤其注意药物的属性、炮制方法、使用剂量及配伍。

胡老认为,中药炮制是提高中药治疗效能的必要手段。各种炮制方法,均能引起药物内各种成分发生变化,而发生变化的成分即显示与原生药功效相异的效能。有的药炮制后,其性能增强,如黄芪补气升阳,蜜炙后补气作用更强。有的经炮制后,其性能发生变化,如生首乌功专解毒截疟、润肠通便,而制首乌则性属滋补,功善补益精血;药性毒烈的药经炮制后,其毒烈之性大减,如生大黄泻下力猛,制熟后泻下攻积力大减。胡老用药重视炮制,又善于应用各种中药的生制品,他认为南星经炮制后,其毒性虽减,但有效成分亦大为减少,生南星经煎煮后,对人体已无毒性,故处方时用生南星为妙。全蝎、蜈蚣为胡老常用药物,但此二味药入煎,人体不易吸收,所以主张将药物研细粉吞服,既能减少药物剂量,又有利于吸收。

(二)辨证与辨病关系

辨证论治是中医的一大特色,也是中医临床优势之所在。中医是通过望闻问切收集的资料,了解疾病的部位、性质,并根据中医基本理论,进行综合分析,审证求因,然后提出相应的治疗原则方法。辨证论治的整个过程,是立足于整体,通过对全局综合观察分析,抓住疾病的本质,给予切合实际而又有针对性的治疗措施。

西医学是微观医学。从细胞、分子、基因,非常重视局部器官组织细胞的功能与病变,通过严密的观察,明确疾病症结之所在,作出正确的诊断,然后给予相应的治疗措施。

简而言之,中医诊断重在辨证,西医诊断重在辨病。中医能治好西医所不能治好的疾病,西医能治好中医所不能治好的疾病。两者各有其所长,也各有其所短。

作为中医工作者,究竟如何适当处理辨证与辨病的关系?胡老认为中医在临床上,要根据自身的特点,做到扬长避短,发挥自己的优势。将辨证与辨病适当地结合起来,但必须牢牢掌握以辨证为主的这一原则,切不可本末倒置,否则,必然导致丧失中医优势,结果中医西医两头都不精。那么如何掌握两者"适当"地结合起来,胡老认为要在临床上,根据不同情况,作具体的处理。

1. 西医诊断不明,正可以充分发挥中医辨证论治的优势 在 20 世纪 90 年代初期,胡老曾应邀为上海市某空军医院一位高热羁留不退的患者会诊。患者男,65 岁,退休干部。发热 16 天,热势朝轻暮重(上午 37℃左右,下午 39℃以上)。高热时恶寒,继而汗出而热势下降。胁胀胸闷泛呕,口苦干不欲饮,不思纳谷,神情萎顿,烦躁不安。脉濡滑数(发热时 95 次/分以上),苔根腻,舌边尖红。胸片提示肺纹理增粗,血常规示白细胞 6 000~8 500 每立方毫米之间,未找到疟原虫。经专家会诊,无确切诊断结论。半月余来,已用大量抗生素及抗病毒药物进行静脉滴注,未见效果。证属伏温夹暑湿之邪,留恋三焦,枢机不和。治拟清化暑湿,和解少阳。小柴胡合栀子豉汤加减。处方用软柴胡 15 克,制半夏 12 克,黄芩 15 克,厚朴花 12 克,赤茯苓 15 克,清水豆卷 20 克,黑山栀 15 克,煨葛根 15 克,白蔻仁 4.5 克后下,藿香 12 克,佩兰 12 克,枳实 12 克,竹茹 6 克,陈皮 9 克。服上方 3

剂,体温降至 38.8℃,胸闷泛呕减轻。原方加减续服 3 剂,体温降至 38℃以下。再服 3 剂,体温正常。精神好转,已欲进食。舌苔薄腻,脉象濡滑。最后以益气养阴和胃方调理,恢复健康出院。

2. 中西医双重诊断明确,坚持以中医药为主进行治疗　西药抗痫治疗癫痫,常有较好疗效。但西药久服副反应较大,亦有癫痫患者,西药治疗效果不佳,而就诊于中医,如女性患者,21 岁。患癫痫 5 年,平均每月大发作 2～3 次,发作时,四肢抽搐,口吐白沫,意识不清,每逢经期必发,经临乳房胀痛,脉弦细,苔薄腻。长期服用苯妥英钠、卡马西平。证属风阳夹痰浊内蒙,脉络不和,冲任失调。治拟平肝息风,化痰定痫,调和冲任。处方用天麻 9 克,钩藤 15 克,炙僵蚕 9 克,炙地龙 9 克,石菖蒲 9 克,炙远志 6 克,白芍 30 克,丹参 15 克,枳实 15 克,竹茹 6 克,淫羊藿 9 克,肉苁蓉 12 克,生南星 15 克,蝎蜈胶囊 10 粒,分 2 次吞服。嘱患者禁食羊肉、饮酒,忌饮咖啡、可乐,并按原剂量服西药。上方加减服半年后,发作次数减少,程度减轻。一年二个月后,癫痫停发,经期亦安然无恙。以后逐步递减及停服西药。随访 4 年,癫痫控制未发。

3. 西医诊断明确,阶段性治疗效果好,中西医互补,各扬其所长　肿瘤患者诊断明确,手术顺利,接着进行化疗。患者多见面容憔悴,精神困惫,食欲不振,或有胃脘隐痛作胀,恶心呕吐等胃肠道反应,白细胞降低,化疗难以为继,治疗颇感棘手。此时最宜发挥中医辨证论治的优势。治疗这类术后化疗的肿瘤患者,始终将扶正放在首位,或益气或养阴,可以提高白细胞的数量,支持其继续接受化疗;其次,改善和减轻患者的症状,或和胃或安神或理气或止痛;其三,适当配合化瘀散结之品。胡老常用上述辨证思路,治疗术后化疗的肿瘤患者,效果较好。常可减少患者痛苦,提高生活质量,延长生存期。胡老曾治疗一位女性患者,67 岁。三月前左乳房癌手术,近 2 月来,接受化疗。刻诊见神情萎顿,面容憔悴,语声低怯,情绪抑郁,汗出,口干,胸闷泛恶,不思进食,夜寐不安。脉濡细,舌质淡红,苔薄白。白细胞常在 2 000～2 500 之间徘徊,甚至降至 1 800。治拟益气养阴,和胃安神,化瘀散结。处方用炙黄芪 20 克,太子参 15 克,云茯苓 15 克,麦冬 15 克,北沙参 15 克,淫羊藿 9 克,石韦 15 克,陈皮 9 克,生半夏 12 克,枳实 12 克,竹茹 6 克,生薏苡仁 30 克,莪术 15 克,柴胡 12 克,紫丹参 30 克,上方用参芪益气,沙参、麦冬养阴,半夏、陈皮、枳实、竹茹和胃,莪术、薏苡仁散结,淫羊藿、石韦配合太子参、黄芪以升提白细胞。其间,曾服用过野山人参粉,冬虫夏草。上方调理 3 年,服药千剂,病情稳定,睡安,纳佳,各项指标正常,恢复健康,八秩高龄仍健在。

4. 既要坚持以辨证为主,但也应根据不同情况,重视辨病　例见肝豆状核变性,多见肢体震颤等肝风扰动的症状,理应平肝息风。而本病患者多与铜代谢障碍有关,患者肠道对铜的吸收量超过常人,而中医平肝息风法,多选用全蝎、蜈蚣、僵蚕、地龙、牡蛎等,这些药物均含铜量较高,此时胡老常尊重辨病,舍之不用,而选用天麻、钩藤、白蒺藜、白芍药、丹参、当归等品,以平肝息风,养血祛风,同样可以得到一定的效果。

因此胡老常告诫学生们,对于中医临证时应谨记,其一辨证论治是中医一大特色,亦为中医优势之所在。对患者的主观感受,实际是疾病的重要信息来源,也是论治的重要依据。因此，必须加以重视，应该通过四诊手段，仔细地观察分析，切不可草率从事；其二在临床上要根据中医自身的特点和规律，做到扬长避短，充分发挥中医辨证论治的优势。切不可唯病是从，主次不分，本末倒置，误入中药西用，甚至废医存药的歧途；其三在以辨证论治为主的基础上，也应重视和参考客观指标，使辨证与辨病适当地结合起来，以达到中西医优势互补，提高疗效。

（三）神经病变，多从肝论治

胡老善治神经系统病变。临证时多从"肝"论治。滋补肝肾、平肝息风是胡老治疗神经系统疾病的治则。"风为百病之长"，四时皆可致病，风性轻扬，善行而数变，风之为病，具有动摇不定之象，而临床所见神经系统疾病每每有眩晕、疼痛、肢麻、肉瞤、震颤、抽搐、

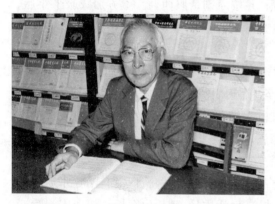

胡建华在阅读文献

强直、喎僻、不遂、语蹇、流涎，甚至猝然昏仆、两目上视、角弓反张等候，恰与风性相符，其中又多与肝主筋关联，病变在肝，即所谓肝风内动。正如《素问·至真要大论》所说："诸风掉眩，皆属于肝""诸暴强直，皆属于风"。肝风内生，责之肝肾阴亏。肝为厥阴风木之脏，以血为体，以气为用，体阴而用阳，体柔而性刚，主升主动，且为少阳相火寄居之地，肝脏之所以能宁谧不妄，肝气条达，肝血充盈，淫气于筋，淫精于目，筋荣目明，肢体如常，全赖肾水以涵养，精血以濡润。若肝肾阴亏，精血衰耗，水不涵木，木少滋荣，肝阳偏亢，必致虚风潜起。故胡老认为神经系统疾病虽多有肝风标象，其本乃阴亏，就临床所见，有先天不足如婴儿痉挛症，或后天失养如痉挛性斜颈，也有年老肾衰如震颤麻痹，或肝郁伤阴如三叉神经痛等，均为阴虚风动之证。临床辨证既要顾及标本虚实，平肝不忘柔肝，祛风兼以敛阴，同时又不必太拘泥，神经病变中有以肝风标实为主要矛盾者，亦有以肝肾亏虚为突出表现者。故治疗或首重祛风，或要在滋补肝肾。

（四）精神病变，多从心论治

胡老根据中医理论，结合长期的临床实践，提出了"精神系统疾病应从心论治"的观点。心为五脏六腑之主，心主神明，神明何谓也？神志、意识、精神状态、感知、思维等。心主血脉，心藏神，脉舍神，心血为神明的物质基础。所以诊疗当养心血、益心气，从而才能安心神、定心志。胡老以《金匮要略》名方甘麦大枣汤为基础方，临证组成了加味甘麦大枣汤治疗精神类疾病，临床疗效甚佳。曾治疗一女性患者，50岁。3月前因遭他人恐吓，自此夜间多梦，易惊惕，白天自觉胸闷频频，叹息后略得舒服。咽中如有物梗阻，胃纳平，纳谷不馨，大便次数增多，便而不爽，无口干舌燥，舌质淡，苔白腻，脉弦带小滑。先在本院中

医妇科就诊,以服用逍遥散合瓜蒌薤白半夏汤加减为主,已服用一月余,疗效不明显。后因患者介绍而至本科就诊。此乃肝郁不舒,气滞痰凝,痰扰心神,心神不宁;治拟疏肝解郁化痰,宁心安神定志;处方用加味甘麦大枣汤合柴胡疏肝散、半夏厚朴汤。方药用炙甘草9克,大枣5克,淮小麦30克,丹参20克,炙远志6克,菖蒲9克,柴胡12克,郁金12克,厚朴9克,紫苏9克,茯苓15克,白术12克,白芍20克,7剂。

二诊:服用上方后,患者自觉胸闷喜叹息明显好转,舌苔转为薄白,原方去厚朴,建议续服用二周。二周后复诊,患者初诊时症状基本消失。胡老认为该患者因正值更年期,所以先至中医妇科就诊,后因患者介绍而至本科就诊,然就诊时充满了不信任。但服用一周后,因有疗效而谨遵医嘱。所以从该案例的辨证论治原则而言,妇科治疗无偏倚,但是对于神志疾病他仅仅从肝和痰两方面治疗,所以疗效不理想;而运用胡老从心论治的原则出发,却取得了很明显的疗效。

四、学习方法,欲远先近

胡老历来主张"学习应勤,术业当精,涉猎须博",强调作学问要正确处理勤、精、博的关系,重视"博而不精则杂,精而不博则陋"的观点。提出要在博览群书之后,应该归纳出其中的要素与规律,要有自己的观点和见解,要有所发现,否则就是死读书。无论读任何一本经典著作,每次都应带着问题读,就一定会做到多多益善、开卷有益。读书的另一方面是须勤写,一边阅读、一边写笔记,是帮助领会和记忆文献内容的一种读书方法,也是积累资料的重要途径。边读边写,也就是做到了眼到、口到、心到、手到,可养成写读书笔记的良好习惯。最能体现胡老这一读书习惯的就是胡老在35岁时用蝇头小楷抄录的《未刻本叶天士医案》,它作为我们学习的榜样。而胡老在勉励我们学生养成良好学习方式时,常常通过言传身教以及通过题字、赠书等方式表达,如他常常告诫学生们做学问既要"盛年不重来,一日难再晨。及时当勉励,岁月不待人";却也要"欲高先低,欲远先近"。

胡老注意中医理论的系统学习,主张学好医学经典著作,是学习中医的基础与关键。重视钻研《内经》《伤寒论》《金匮要略》,深有心得,提倡精读《脾胃论》《血证论》《医林改错》《临证指南医案》《丁甘仁医案》等。然而,他并不把思想禁锢于经典之中而不敢越雷池一步。主张勤求古训,但师而不泥。他提倡学习要有创造性,要能应用古典医籍的理论、观点指导临床实践,要有所发现,有所创造。根据《金匮要略》有关"脏躁""百合病"诸篇以及《证治准绳》《医学心悟》《医林改错》等有关癫、狂、神志诸篇的论述和方药,加以化裁,先后创制治疗神经精神疾病的"定痫镇痛合剂""镇惊定志合剂""抗惊定风珠""星蜈胶囊"等9种中成药,以及加味甘麦大枣汤、加味四虫汤等多种有效处方,正是胡老习古创新的写照。

另外,胡老认为教学相长却也是提高医学理论和实践的方式和途径。胡老自1959年起在黄文东前辈的领导下,担任中医内科教研室工作,先后做了44年的学生和老师。期间编写教材,备课讲课,临床带教,出题批卷以及授徒,指导研究生等一系列教学活动,使胡老更进一步深入钻研古今文献资料,联系临床实践,并将先师(程门雪、黄文东、丁济万等)的论述和经验,结合自己的体会,融入到教案、讲课、带教中去,丰富了教学内容,提高了教学质量,得到了本科、西学中等学员好评。所以胡老常常教导我们年轻一辈,作为一个青年教师(医生),要一点一滴地虚心向老一辈专家学习,老老实实地当好学生,同时,热情地为学生传道、授业、解惑,教学相长,认认真真地当好先生。这样不仅能够很好地完成肩负承上启下的重任,同时,也能为自己不断地成长进步提高,创造有利条件。

胡老认为,读书,除了勤读外,还要善于思考、勇于实践;而他也就是这样做的。胡老常说他在刚治疗儿童多发性抽动-秽语综合征时,起初用牡蛎、珍珠母、石决明、龙骨、磁石、紫石英等重镇定惊,无临床疗效;后改用当归、赤芍、川芎、桃仁、红花、丹参等养血活血,亦未能奏功;于是他一方面通过不断实践;另一方面精研古典,始悟此病由于肝风扰动,痰阻窍络,心神不宁所致,逐步形成养心安神平肝息风,化痰定志的治则,临床取得较好的疗效。

在我们后辈心目中,胡老是一位谦谦君子。平时,他对身边的每位都是笑容满面,彬彬有礼。而对于先辈更是顶礼膜拜,胡老在我们龙华医院时,就他的学术地位而言,当时无人能出其右,但是,每当谈及他的医术以及学术经验时,他总是谦和地说:"是我们的程门雪院长告诉我的,是我的老师黄文东先生教导我的",如此的尊师重教,着实让那些骄傲自大的后辈汗颜。

五、高尚医德,奉献爱心

凡熟悉胡老的同事、学生或患者,不仅敬佩他高超的医术,而且更敬重他视患者如亲人,无私奉献,有一颗金子般的心。

作为医务工作者,应该有良好的医德修养,高尚的道德情操,精益求精的医术,美好的行为和语言,全心全意地为患者服务。胡老就是以此行为准则严格要求自己,努力做到全心全意为患者服务的。自20世纪60年代开始,即以通讯方法为患者进行函诊。据不完全统计,1976~1984年,共函诊4 000余人次。《文汇报》于1977年年初曾以《白求恩式的大夫》为题进行专题报道。《人民日报》也进行过转载。

为了便于与患者交谈,胡老利用接触患者多的机会,学会了各种方言。对每一个来就诊的患者,总是亲切地说:您请坐,您哪儿不舒服。详细询问和记录病史,开好处方后,还热情地关照患者到哪儿配药,如何服用,并对每一位患者交代注意事项。

胡老说:"我十分看重和爱惜在患者中的名誉,不愿意给患者留下任何不好的印象。"他正是以自己精湛的医术和高尚的医德,来树立和维护在患者中的"名"。胡老是龙华医院内首先提出"文明服务、廉洁行医"倡议书的倡议人之一。在近半个世纪的行医生涯中,不是患者向他送礼,而是他给患者送去诸多的温暖和方便。有多少回,患者配药钱不够,他掏出自己的钱给垫上,并戏说:"这是小额无息贷款"。有多少回,患者为感激他的精心治疗,想法给他送礼,他同样想法给送回去,实在无法推却的,就当即上缴。近年来,经胡老直接退回和上缴给医院党委办公室的礼品、礼金达30次之多。记得有一次,临近门诊结束时,浙江嵊县的一位渔民,为报答胡老给他治愈了疾病,特地送来几条鲜鱼,该患者不及胡老谢绝,放下就走。胡老追至医院门外,渔民早已"溜"得不见踪影,这鱼又不能久放,经办公室提议,胡老只得拿回家。随即给该渔民买了其治病需要而当地又配不到的药品(蚕茧)寄去,以作补偿。

当然,"礼"也有收下时,比如一对患不育症夫妇经治好了病,生下一个大胖儿子,夫妇俩喜滋滋给胡老送来了红蛋。年前,一位患癫痫病的男孩经胡老精心调治4年余,控制了病情,并以高分考取了同济大学,该男孩特意随父亲送来喜糖,这些,胡老都收下了。他说:"这不是收礼,而且没有比与患者同享欢乐更开心的事了。"

"中医事业重如山,个人名利淡如水",几十年来,胡老为中医事业、为患者付出了很多很多,取得了非凡的成就,但他从不以功臣自居,仍一如既往地为保障人民健康而努力工作。胡老给自己订的行为准则是:医术求精深,医风要端正,医病献爱心。

胡老甘为人梯,先后带过3届研究生,与6名年轻助手建立师徒关系。为培养中医人才,让青年医生早日脱颖而出,他呕心沥血,倾全力传授医术,答疑解惑,毫无保留地讲述自己的医疗心得,并以自己当年跟随先师丁济万、程门雪、黄文东先生的经历,来启迪学生。平素学生请他审阅、修改文章,他认真仔细,字字斟酌,连一个错字都不会放过。胡老写的评审意见,均用工楷小字写成数张纸,往往其本身就是一篇极精彩的学术短文。从20世纪80年代开始,其助手先后担任教研室的授课任务,胡老无私地传授自己30余年的教学体会,谆谆教导助手:"要取得好的教学效果,只有下苦功夫"。强调在课堂上要深入浅出,生动易懂,注意启发学生思考问题,板书要简洁,突出重点,便于学生领悟。要重视理论联系实际,并多次亲自听课,帮助助手提高教学质量。每当看到经他指导的学生有了成绩,胡老比自己获得荣誉更为高兴。历年来,胡老带领其助手一起,在医疗、科研、教学、行政管理方面,取得了可喜的成就,硕果累累,有的助手已成长为教授、研究员,成为各个领域内的骨干。

胡老热爱生命,有着博大的胸襟。20世纪80年代初,胡老成功地为上海动物园的国宝熊猫"都都"治疗癫痫的消息,《解放日报》《新民晚报》曾经报道。1994年年初,胡老又与上海市第九人民医院、华山医院等神经科医生一起为上海动物园的黑猩猩"卡娜"提供了特殊的诊疗。其意义不仅在于动物园里的观赏动物联系着千百万的游客,为他们提供节假日的休闲服务,愉悦身心,有益于健康,更在于保护动物联系着保护人类自身生存的环境,保护大自然的生态平衡。

1995年2月,胡老应马来西亚柔佛州新山中华公会邀请,赴马讲学。先后在新山中华公会、柔佛州中医师公会、槟榔屿紫云阁、中医中药联合会、槟城中医学院等单位,作了《中医中药治疗癫痫的经验》《浅谈中医养生学》等6次学术报告,听众踊跃,反应热烈,在一次《神经衰弱防治》报告会上,听讲者达200余人。当地《光华日报》以"胡建华教授医药讲座成功举行,促进马中学术联系,推动本地中医发展"为标题,进行报道,给予很高的评价。此外,《星州日报》等四家报纸先后以较大篇幅9次报道胡老讲学、考察等情况,赞扬其增进中马两国中医工作者学术交流与友谊。

1996 年 12 月，胡老应台湾中华传统医学会、中华中医临床医学会、台北市中医师公会等单位邀请，赴台讲学。12 月 10 日在台大景福馆礼堂举行学术讲座，盛况空前，预发 300 张听讲票，实到会近 400 人。台湾《新医药周刊》予以长篇报道，盛赞胡老学术骄人。临返大陆，台湾同道授胡老"绍述金匮、誉满杏林"金匾，认为其为沟通海峡两岸的中医学术交流，为中医药走向世界，做出了贡献。

胡老虽已进入耄耋之年，但他不顾年迈体弱，仍坚持每周的临床带教及教学查房。并带领学生共同著书立说，一心一意地要把自己的学术临床经验一点一滴地传给年轻一代，为中医药的继承、发扬和创新做出应有的贡献。

六、泼墨挥毫，倍添情趣

胡老自幼家境贫寒，未能像其他人一样能正规的上学，所以胡老就特别珍惜学习的机会。早年，胡老参加了上海商务印书馆函授学校学习国文，补习文化课，所以胡老对祖国传统文学特别感兴趣，后来又报考了上海中医学院。毕业后，又跟随程门雪、黄文东两位先师，程黄两位既是中医大家，又都是国学大师。程门雪先师于书画诗词、金石篆刻造诣颇深。黄老临学碑剂、翰墨浓郁，功底深厚。胡老跟随两位大师，既学习中医，也学习祖国传统文化。胡老对书法尤感兴趣，闲暇之余，泼墨挥毫。

胡老热爱大自然、喜欢小动物。胡老家里饲养了一对巴西龟，分别起名叫大贝、小贝。六年前，它们来到胡老家时，体重只不过只有 10 克，经过胡老的精心饲养，现在它们已经长到了近 1 千克。六年中，胡老为它们换水、喂食，大、小贝只要听到胡老的声音，他们就会伸出头、眯着小眼睛、随着胡老的声音转圈。胡老还养了一对娇凤，胡老每天为它们添小米、换清水，用乌贼骨让小鸟啄食以补钙，小鸟在笼中欢乐的鸣叫，每年还会产下洁白的鸟蛋。

························ 主要著作和论文 ························

1. 主要著作

［1］ 胡建华.黄文东医案.上海：上海人民出版社，1977.
［2］ 胡建华.进补与养生.上海：上海科技出版社，1989.
［3］ 胡建华.中医膏方经验选.北京：人民卫生出版社，1990.
［4］ 胡建华.进补与养生的秘方.台湾：台湾笛藤出版社，1990.
［5］ 胡建华,程焕章,马贵同,等.申江医萃·内科名家黄文东学术经验集.上海中医药大学出版社，1994.
［6］ 胡建华工作室编著.胡建华学术经验撷英.上海中医药大学出版社，2005.
［7］ 朱世增主编.胡建华论神经科.上海中医药大学出版社，2009.
［8］ 袁灿兴.胡建华临证治验录.上海科技出版社，2013.

2. 主要论文

［1］ 凌耀星,胡建华.在劳动中锻炼改造自己.上海中医药杂志，1958,(2)：48-49.

［2］　胡建华.上海中医学院对"厚今薄古"问题展开热烈争辩！上海中医药杂志,1958,(5)：11.

［3］　黄文东,胡建华.继承黄文东老师学术经验的初步体会.上海中医药杂志,1964,(2)：1－4.

［4］　黄文东,茹媚,胡建华.对中医内科教学的体会.中医杂志,1964,(5)：39－40.

［5］　黄文东,金寿山,胡建华,等.在农村中中西医结合治疗重症化脓性脑膜炎 1 例的经过和体会.上海中医药杂志,1966,(5)：155－157.

［6］　胡建华.学习黄文东老师调理脾胃经验的体会.新医药学杂志,1976,(1)：18－20.

［7］　黄文东,胡建华,程焕章,等.对李东垣学说的探讨.新中医,1976,(5)：28－32.

［8］　胡建华.学习黄文东老师活血化瘀经验的体会.新医药学杂志,1978,(1)：14－17.

［9］　胡建华.程门雪老师对《伤寒论》中"坏病"的见解.新医药学杂志,1978,(4)：16.

［10］　胡建华,程焕章,马贵同.黄文东老师治疗脾胃疾病的经验.新中医,1978,(5)：5－8.

［11］　胡建华.谈谈怎样学习和写好医案.新医药学杂志,1978,(7)：29－32.

［12］　胡建华.程门雪老师谈"时病重苔杂病重脉"的体会.新医药学杂志,1978,(10)：57.

［13］　胡建华.学习程门雪老师对百合等病的论述和临床经验.上海中医药杂志,1979,(1)：16－18.

［14］　胡建华.黄文东老师运用活血化瘀法配伍用药的经验.新医药学杂志,1979,(2)：1－2.

［15］　胡建华,何时希,程焕章.程门雪院长学术渊源与成就.中医杂志,1979,(10)：19－24.

［16］　胡建华,范积健,沈毓鸣,等."定痫镇痛合剂"治疗癫痫 30 例临床分析.上海中医药杂志,1980,(4)：29－30.

［17］　胡建华.治疗鼻渊点滴经验.成都中医学院学报,1980,(5)：37.

［18］　胡建华.喉炎、气管炎、溃疡性结肠炎治验——兼谈临床运用罂粟壳的体会.中医杂志,1980,(8)：35－36.

［19］　胡建华.经漏与经闭.湖北中医杂志,1981,(5)：10－11.

［20］　俞雪如,黄文东,胡建华.黄文东运用调气法治疗胃痛的经验.中医杂志,1981,(6)：9－12.

［21］　陈伟,黄文东,胡建华.黄文东教授治疗慢性泄泻的经验.上海中医药杂志,1981,(7)：2－4.

［22］　胡建华.咳喘治验.上海中医药杂志,1981,(11)：5－7.

［23］　胡建华,周英豪,朱静芳.多发性颅神经炎治验.湖北中医杂志,1982,(5)：13－14.

［24］　胡建华.治疗慢性肝病点滴经验.中医杂志,1982,(10)：20－21.

［25］　胡建华.桂枝芍药知母汤加减治疗痹证.上海中医药杂志,1983,(3)：17－18.

［26］　胡建华.辨证治疗带状疱疹 132 例临床观察.中医杂志,1984,(7)：49.

［27］　胡建华.黄文东对李东垣学说的继承与发展.湖北中医杂志,1985,(1)：14－16.

［28］　胡建华.以清热解毒、活血化瘀药为主治疗银屑病的临床疗效观察.中医杂志,1985,(3)：37－38.

［29］　陈泽霖,胡建华,张甏梅,等.慢性胃炎证治.中医杂志,1985,(3)：9－12.

［30］　谢存柱.胡建华验案三则.云南中医杂志,1985,(4)：45－46.

［31］　赵绍琴,李鸣真,吴胜东,等.胆囊炎证治.中医杂志,1986,(5)：4－8.

［32］　胡建华,周英豪,顾明昌,等.熄风豁痰法治疗痫证 148 例的临床分析与药理实验.天津中医,1985,(6)：14－15.

［33］　胡建华.浅谈大黄的临床应用.上海中医药杂志,1985,(7)：32－34.

［34］　胡建华.临证治验散记.中医杂志,1985,(9)：21－22.

［35］　胡建华.略论中医膏方.上海中医药杂志,1985,(11)：3－5.

［36］　陈树森,曹鸣高,姜春华,等.慢性支气管炎证治.中医杂志,1985,(11)：4－9.

［37］　胡建华.漫谈对生南星与知母的用药经验.中医杂志,1986,(2)：15－16.

［38］　胡建华.黄文东脾胃病验案三则.中国医药学报,1986,(3)：45－46.

［39］　胡建华.黄文东学生时代所作医案二则赏析.中医杂志,1986,(7)：9－10.

［40］　胡建华.自学《中医内科学》方法谈.中医杂志,1987,(1)：74－75.

［41］　胡建华.黄文东.中国医药学报,1987,(1)：55－56.

[42] 胡建华.地龙配伍的临床经验.上海中医药杂志,1988,(5):32-33.

[43] 高红勤.学习胡建华应用生南星经验的体会.上海中医药杂志,1991,(12):6-7.

[44] 黄正昌.学习胡建华运用《金匮要略》方治疗脏躁、痹证、消渴的体会.上海中医药杂志,1994,(2):1-3.

[45] 周英豪,陈聿静,李华.活血平肝祛痰法治疗血管性头痛119例.成都中医药大学学报,1995,(2):24-27.

[46] 林武.胡建华教授治疗顽固性癫痫经验——附35例报告.福建中医药,1995,(4):3

[47] 顾明昌.胡建华用平肝熄风法治疗部分神经科疾病的经验.上海中医药杂志,1995,(6):4.

[48] 胡建华.面神经麻痹首重治风.中医文献杂志,1996,(1):30-31.

[49] 胡建华.辨证用参提高药效.上海预防医药杂志,1996,(3):140-141.

[50] 周英豪,陈聿静,杨韵华.活血平肝祛痰法治疗血管性头痛临床观察.北京中医药大学学报,1996,(4):53-54.

[51] 袁灿兴.情志疾病心肝求　甘麦大枣奇功收——胡建华运用加味甘麦大枣汤治疗神经精神病的经验.上海中医药杂志,1996,(7):4-6.

[52] 胡建华.程门雪黄文论中医学与中国传统文化的关系.上海中医药大学上海市中医药研究院学报,1996(Z1):6-9.

[53] 袁灿兴.胡建华治疗胃脘痛的经验.辽宁中医杂志,1997,(4):152.

[54] 袁灿兴.胡建华治疗慢性泄泻的经验.辽宁中医杂志,1997,(10):444.

[55] 蔡幼清.胡建华治疗癫狂痫的临床经验.中医杂志,1997,(12):719-720.

[56] 编辑部.学宗长沙,法效东垣古为今用,屡起沉疴的胡建华.上海中医药杂志,1998,(2):20-21.

[57] 龚雨萍.胡建华运用淫羊藿、肉苁蓉经验.中医杂志,1998,(6):334-335.

[58] 张慧.痿证论治　重在脾肾——胡建华临床经验.上海中医药杂志,1998,(7):7.

[59] 龚雨萍.胡建华重用泽泻化痰祛饮平眩晕.中医文献杂志,1999,(1):36-37.

[60] 张慧.胡建华临证善于调理脾胃.中医药学报,1999,(4):8-9.

[61] 张慧.平肝息风异病同治风痰瘀虚同中有异——胡建华教授治疗神经系统疾病的学术经验.江苏中医,1999,(5):10-11.

[62] 龚雨萍.胡建华应用生南星经验.江西中医药,1999,(5):6.

[63] 周英豪.胡建华治疗震颤麻痹经验拾萃.上海中医药大学学报,2000,(2):20-22.

[64] 周英豪.沪上名医胡建华临床运用平肝息风法经验拾萃.中医药导报,2000,(1):18-19.

[65] 张慧.益肾养肝熄风和络治震颤麻痹——学习胡建华老师临床经验的体会.中医文献杂志,2000,(4):31.

[66] 王秀薇.胡建华平肝息风通络法治疗神经系统疾病.上海中医药杂志,2006,(12):9-10.

[67] 袁灿兴,王秀薇.胡建华学术思想初探.上海中医药杂志,2006,(12):7-8.

[68] 刘堂义,胡建华.胡建华治疗多发性抽动-秽语综合征经验举隅.上海中医药杂志,2007,(5):50-51.

[69] 李晓春,闻辉.寒温并用为要则桂芍知母每化裁——胡建华治疗痹证经验.中国社区医师,2007,(11):34.

[70] 王秀薇,袁灿兴,顾明昌,等.胡建华辨治精神及神经系统疾病经验.上海中医药杂志,2013,(4):103.

（袁灿兴　王秀薇执笔,上海中医药大学附属龙华医院胡建华工作室供稿供图）

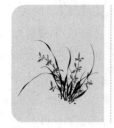

拔牙补牙非小病　心系万家唯勤慎
——记口腔医学专家赵星如

赵星如（1920～2003），安徽广德县人。上海中医药大学专家委员会委员，西医口腔科主任医师。赵星如 1947 年毕业于国立中央大学医学院牙医专业。1947～1950 年分别在兰州、南京、湖州等地医院口腔科任住院医师。1951～1956 年在上海同济医学院附属同济医院口腔科任住院医师、主治医师。1956～1957 年任上海市牙病防治所主治医师。1957～1991 年任上海市第十人民医院、曙光医院副主任医师、主任医师。

赵星如在曙光医院前身第十人民医院工作期间，亲自参与了口腔科的筹备、建设工作，建立起一套较为完整的科学管理机制、规章制度及临床操作规范，并培养了一批口腔医学专业的人才，为口腔科的建设及发展打下了扎实的基础，做出应有的贡献。

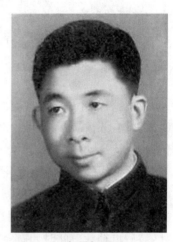

赵星如照

赵老从事口腔医学专业临床工作近 50 年，在同济医院时曾师从我国著名医学专家张涤生教授，专业理论知识扎实，对工作认真负责，对技术精益求精，在口腔医学领域，特别是在口腔颌面外科领域，取得了一定的成就，在上海口腔界享有一定声誉。

一、学术造诣

（一）拔牙是基本功

赵老的口腔专业技术十分过硬。首先是拔牙，基本功相当过关。拔牙是口腔科最常用的治疗技术。因拔牙可造成局部组织的损伤，引起出血、肿胀、疼痛等反应，也可导致血压、体温、脉搏的波动，所以必须慎重对待。对心血管病、血液病患者尤应注意，否则会带来严重后果。牙齿缺失可引起牙槽骨萎缩，邻牙和对颌牙移位或伸长，造成咀嚼障碍。前牙缺失直接影响发音和外观。因此，必须严格掌握拔牙的适应证。一般的拔牙方法就是将牙挺松后,再以钳拔除。牙拔出后,检查牙根是否完整,如有断裂,应用根挺取出断根。最后处理拔牙创,彻底清除其内残碎小骨片、肉芽组织等物。牙槽中隔、骨嵴或牙槽骨壁过高则应以咬骨钳修整、平整。牙龈有撕裂伤,则予以缝合,以防术后出血。牙槽窝由于拔牙动作的影响,皆有不同程度的扩大,应用手指垫以棉球将之压迫复位,如牙槽骨片游离,则应去除。最后,把消毒纱布棉卷横过牙槽嵴,放在牙创口表面,不要塞入牙槽窝,让患者咬紧,30分钟后取出。赵老还会提醒个别患者一些拔牙时的注意事项,如女性最好不要在月经期拔牙,因这时期拔牙出血会多一些,感染的机会也多;春秋感冒高发的时候尽量避开拔牙,因难度大的拔牙之后会引起轻微的发热;如果预料拔牙的难度比较大或者要拔的牙齿是发炎过的,或者怕疼,可以在拔牙之前半个小时吃一片消炎药和止疼药;在拔牙前先吃一点东西,不宜空腹,空腹拔牙易出现晕厥现象;拔牙前也不要吃得太多,不要吃太油腻的食物,适当地饮水。吃得太少抵抗力弱,吃得太多、太油腻可能会在拔牙的过程当中出现恶心,甚至呕吐等。

(二)补牙是技术活

赵老对补牙也毫不马虎。牙齿坏掉需要补牙,否则不但影响美观,而且还会影响我们咀嚼食物,牙齿缺损经过治疗后可以阻止牙齿病变的发展,能够尽快地恢复牙齿的美白和健康,保持牙列的完整,避免牙齿的过早丧失。牙齿缺损是由于牙齿硬组织脱钙、软化、破坏,最后形成蛀洞,当龋齿很浅尚没有症状时,补牙治疗非常简单,仅将龋洞充填即可。若不进行及时补牙治疗,病变就会越来越严重,从浅到深,从小到大,可对冷、热、酸、甜等食物刺激敏感。如果当病损到达牙髓后,引起牙髓炎,治疗时就麻烦一些,需先把牙神经杀死,然后再补牙。此时牙痛会非常严重,如不及时治疗,病变再进一步地发展,会引起根尖周炎、根尖周脓肿,甚至牙齿松动、脱落缺失。这时的补牙治疗就更要花时间了,必须把坏死的牙神经从牙髓腔内清除掉,然后再用一些药物把牙髓腔填好,再将牙洞补好。在每一位病者补牙之后,赵主任都会亲身叮嘱,不要用刚补好的牙咀嚼食物及硬物;补牙后一般应在第2或第3天再用患侧牙咀嚼食物为宜;补牙后如出现轻微的疼痛,可先行自我观察,有的轻微不适及疼痛可自行消失。如疼痛非但不减轻,反而进一步加重或出现咬合痛、跳痛、冷热刺激痛、夜间自发疼痛时,应及时再来医院复诊检查治疗,以查明病因,消除疼痛。

(三)结合中医治疗更有效

1. 漱口水迅速治疗口腔溃疡疼痛　赵老在治疗一些普通的口腔疾病领域也卓有成效,他有一套自己特有的方法,尤其在口腔溃疡领域有一定研究。口腔溃疡(俗称"口疮")是口腔内科疾病中最常见的病症,学名称为"口腔黏膜溃疡",它像伤风感冒一样多见。几乎每个人在一生中,都有过溃疡的经历。在人群中,其发病率为20%,以复发性口腔溃疡最多见。中青年人最容易中招,且男女比例约为2:3。从西医角度看,口腔溃疡就是口腔黏膜"破了个洞"。这个洞可深可浅,小如麦粒,大如黄豆,或圆或扁,形态各异。中医对口腔溃疡也早有记载,认为它与心、肝、胆、脾、胃、肺、肾等都有关系,常发生于上述脏腑功能紊乱时。因此，口腔溃疡可以是一种病名，更是一种症状。许多口腔黏膜病都会出现溃疡，如复发性口腔溃疡、口腔结核、口腔鳞癌、口腔扁平苔藓、盘状红斑狼疮、多形红斑、白塞病、克隆病等。有时，它也是全身疾病的一种反映，如患胃病、血液病、结核病等时也会出现口腔溃疡。临床上说到的口腔溃疡，多是指复发性口腔溃疡，有人给它总结了四大特点，即"红、黄、凹、痛"：溃疡周围会红肿，溃疡表面是黄色，中间凹陷，通常较痛。它往往会反复发作，有时一次能长出十几个，火烧火燎的疼，但它有自限性，到一定时候会"不治而愈"。那些疼痛不明显、边缘不清晰，而且老不愈合的口腔溃疡，要引起警惕，有可能是恶性的，这在老年人中较多见。口腔溃疡虽然是常见病，但因为有恶变的可能，因此鉴别其良、恶性，是人人关心的问题。赵老利用中药制剂研发一种漱口水，让患者服下，一般数日后均可见效，且效果很好。在口腔溃疡疾病方面，赵老首先关心的是愈合时间和病程：良性的口腔溃疡一般数天至数周就可自行愈合。但它会反复发生，具有一定的规律性。恶性口腔溃疡会出现进行性发展的势头，长时间不愈合。其次是形态：形态较规则，圆、椭圆或呈线条形，边缘整齐、清楚，与周围组织分界清晰，凹陷的基底部较平滑，摸上去柔软，且疼痛明显，多是良性的。而恶性的形态多不规则，边界不清，边缘隆起呈凹凸不平状，溃疡底部不平，呈颗粒状，摸起来感觉有些硬，和正常的黏膜手感不一样，而且溃疡不疼或不太疼。再者是全身情况：良性口腔溃疡的全身症状较少，颈部淋巴结不肿大，或略有肿大但不硬、不粘连。恶性口腔溃疡则相反，会表现出相应颌面部肿大、淋巴结粘连。

2. 面颌肌注射控制牙周病　赵老对牙周病的治疗也有独门秘方。牙周病是口腔中最常见的疾病，犯病期间，患者相当痛苦，如不小心触碰，会引发半边头痛及锥心疼痛。为了快速缓解患者疼痛，赵老会运用大剂量的消炎注射液打入患者面颌部肌肉，进行肌肉注射，此方法快速见效。当然，在之后的治疗中，赵老还是很注重与中医的结合治疗牙周病。牙周病在成年人中患病率高达90%，牙周病给人造成极大的痛苦，损害健康，影响生命质量。患牙周病后，轻者牙龈发炎、出血、疼痛、口臭，重者牙周组织被破坏，使牙齿与牙龈分离，导致牙齿松动移位，牙齿酸软，咀嚼无力，甚至脱落，而且，还可以诱发许多疾病，如心脏病、血液病等。因此，牙周病的防治值得重视。中医认为，按脏腑辨证，牙齿属于肾的范畴。《素问·阴阳应象大论》中说："肾生骨髓……在体为骨，在脏为肾""齿为骨之余"。《素问·六节脏象论》说："肾者主蛰，封藏之本，精之处也"。"肾藏精"是肾的主要生理功能。《素问·上古天真论》说："肾者主水，受五脏六腑之精而藏之"。肾藏精，精化为气，通过三焦，布散全身。故肾气的主要生理功能是促进机体的生长、发育和生殖，以及调节人体的代谢、免疫和生理功能活动。机体的齿、骨、发的生长状态是观察肾中精气的外在表现，是判断机体生长发育状况、衰老程度和疾病的客观标志。牙周病迁延难愈，牙齿松动的根源在于肾虚髓亏，长期积累以致牙周免疫防线失效，牙龈萎缩，骨质流失。因此，牙齿与肾的关系非常密切。牙齿的健康与病态反映了肾的健康与病态。故按中医辨证，牙周病当从肾论治。牙龈发炎、出血、红肿、热、痛及口臭均为肾阴虚，火热毒邪外侵所致或两者兼而有之。不荣则痛，不通则痛，故治疗当以补肾阴为主，兼以野菊花、牡丹皮清热解毒之品，合鸡血藤、丹参等活血补血。牙齿松动移位，牙齿酸软，咀嚼无力，齿龈分离甚至脱落均属肾精不足之象。肾藏精,主骨生髓,齿为骨之余,肾精充盛,则骨健齿坚;肾精亏虚,则骨枯齿松,故可见牙齿松动、酸软、无力甚至脱落。治疗当以补肾添精为主,药用熟地黄、紫河车、骨碎补、枸杞子之类。通过补肾益髓,活血解毒之法可以疏通牙周微循环,增强机体免疫力,增加骨质密度(促进牙齿钙化),恢复牙周组织和牙槽骨生理功能,最终达到固齿保龈的目的。综上所述,牙周病中医辨证属肾虚范畴,以补肾固齿,活血解毒论治。

3. 穴位埋线缓解三叉神经痛　三叉神经痛是现代医学的名词,属于中医学"头风"或"面颌疼"范畴。中医中药治疗头面疼痛,已有几千年的历史了。中医学认为"不通则痛",三叉神经痛多是由风、寒、外邪侵袭,闭阻经脉,气血凝滞而引起的。《内经》云:"风气循风俯而上则为脑风,可见剧烈头痛"。《张氏医通》中说:"偏头痛者,其人平素有湿痰,加以风袭之,而郁久为火总属少阳厥阴两经"。因为巅顶之上,唯风可及,外感风寒之邪,循经上犯巅顶,上扰清窍而引起本病。精神因素亦可诱发此病,肝郁气滞,郁久化火,火热风动,风火夹痰上扰致清阳不得舒展而发病。头为诸阳之会,五脏六腑之精华、气血皆上聚于头,诸邪气如痰湿、血结于经络,气血不得宣通,不通则痛。中医学对头痛有详尽的理论和成熟的治疗方法,只不过没有专门提炼出中医治疗三叉神经痛的概念。而赵老根据上述中医学的理论在继承前辈的经验基础上,并经过自己多年的临床实践,运用中医的辨证论治方法,确定了以搜风通络、活血化瘀、祛风养血、通经止痛、标本兼治的治疗法则,即中医穴位埋线加中药治疗三叉神经痛。它的特点是不阻断神经、不手术、痛苦小、疗效快、费用低、无不良反应。由于中医穴位埋线疗法的显著疗效,在现代医学已被广泛使用。三叉神经痛病程在一年以内患者,一般埋线1~2次就好,病程在三年以上一般在2~3次。中医埋线一般一个月一次,并配合中药,大多都能治愈。1986年《河北日报》就有报道,因其疗效确切,深受广大患者和医界同行的欢迎。中医穴位埋线加中药可使面部经脉疏通,三叉神经恢复正常的生理功能,所以治愈率高、不易复发、不损伤破坏神经、无后遗症、无痛苦,是目前治疗三叉神经痛最为理想的方法之一。

（四）口腔理念与时俱进

缺牙后"种"一颗外观更美、更自然、更令人畅享美食的牙,是人类千百年来不断的追求。而种植牙是首选的最佳缺牙修复方式,是20世纪牙科领域最伟大的成就之一,它在世界和中国的普及,造福了千千万万的家庭,给不计其数的缺牙者带来自信的笑容。早在4 000年前的中国、2 500年前的玛雅、2 000年前的埃及、1 500年前的印加帝国,就已经有缺牙者使用动物牙、金属材料等替代缺失牙的记载。但他们仅仅是为了"笑得更自信"——为了美学装饰,而不是恢复饮食功能。这些古人的尝试虽然粗糙,但是不乏创意,被称为第一代种植牙。20世纪80年代的中国,人们尚在口腔健康意识的萌芽状态,但赵老已经有一套比较完整的种植牙创新理念。利用原位再移、移位再移等种植牙理念,较早地为患者提供服务,手术思路清晰,且术后排异性很小,用最小的创伤疗法治疗,在当时绝对属于超前的理念。

有了成功案例后,在种植牙领域赵老更是不断创新。1980年起,就开始申报各类口腔科研课题,承担课题主要负责人。同时,鼓励科室青年医生都积极参与申报课题,并亲自指导,充分发挥学生的主观能动性,提升口腔科整体地位。

由于赵老自己本身对英语相当精通,他基本固定每周去外文图书馆学习新知识,并把一些外国文献资料翻译成中文加以利用,带回科室和青年医生一起分享。让他们有更多的机会接触到西方先进的口腔疾病治疗理念,也为以后的口腔诊疗奠定基础。

二、奋斗精神

赵老从事口腔医学专业临床工作近 50 年,所有接触过赵老的人都对他的医德赞不绝口。那么,是什么促使赵老走上从事口腔医学的这条道路,并且一干就是 50 多年的呢?也许是他自己从小的经历吧。赵老从小体弱多病,在他五六岁时曾患当时叫作"水膨胀"(大肚子)的病,肚子大,全身水肿,体弱人瘦,前后拖了三年之久,父亲也没有任何办法,不懂中医,其他中西医也医治无效,曾有病危的危险现象,后来不知怎样的医治和调理,病终于自己痊愈,恢复了正常的生活。但不幸的是,至此之后,落下了一个后遗症,一直觉得听觉不正常,耳朵常常流脓,有点类似"慢性中耳炎"的病症,别人交谈时,若话语稍轻,则有听不清楚的痛苦。可能是从小的体弱多病造就了这条从医的道路,他深知不懂医学的苦,所以他不断钻研,不断学习,成了之后上海滩小有名气的口腔科权威之一。

赵老从医经历也是相当丰富。在兰州结识吴廷椿大夫(兰州西北医院牙科主任),加入他的医院实习三个月后正式任用,担任助理住院医师,继续工作。当时也曾希望通过公费送去美国深造,但最后也是由于各种原因及手续不全等使梦想成了泡影。由于当时离家已经有 12 年之久,心里也想回家看望父母,所以赵老放弃了兰州的事业回到南京。在国立中央大学(现南京大学)医学院附属牙症医院工作,因对口腔科有特别兴趣,故被派在"口腔外科"做临床工作。由于后来听闻母亲身体不好,一直医治无效,所以决定回到湖州,方便照顾母亲治病。另一方面,湖州暂时没有牙科,也想去试一试。但后来,也因为母亲诊断为伤寒,病情拖延太久,最终没办法医治,所以离开湖州。当时听闻上海医院多,而且有很多同学都在上海,所以决定到上海发展。经当时在同济医院牙科的同班同学介绍顺利进入同济医院工作。同济牙科医院是重点搞口腔及颌面部外科工作,由闻名的面颌外科专家张涤生教授主持。作为张涤生教授早期的重要学生之一,赵老始终跟在张教授身边,不断学习,不断积累,学到很多口腔外科的基本知识和原理,对于成就后来的他奠定了扎实的基础。跟随着张教授的这段时间,还有一项艰巨的任务,就是医疗界组织抗美援朝医疗队。科室里张涤生教授和另一位同志均被派往东北,于是三个人的工作量赵老一人完成。当时联合科内护士及技术员共 4 人分工合作,半年内未出大事故,顺利完成组织上交给的任务。在同济医院,由于张涤生教授的领导,重点搞了很多口腔外科的工作,把牙科扩展成为口腔及颌面外科,把原来的面颌外科变成了一个全国首创的"颌面外科",这在当时引起了很大的轰动。1956 年 3 月底,第十人民医院成立口腔科,由于个人原因,赵老选择前往,担任建科工作,引进了口内、口外、镶牙、牙周病、中医埋线治疗等全新治疗理念,这在上海中医药系统里属于首创,在当时的上海也属于比较领先的理念。

三、医德师德

(一)可敬的带教导师

赵老对待口腔科年轻医生都像对待自己的孩子一样,有问必答。起初总是带着年轻医生对口腔的一些器材设备及操作工具和材料进行了解和熟悉,让学生更多地跟在自己身旁学习再学习,有什么不懂的就向他请教,他每次都会帮助大家讲解,闲下来的时候还会跟大家讲一些工作方面的经验和技巧,慢慢地让学生对工作上的流程熟悉起来。赵老很注重对青年医师的培养,科室里接到外院邀请培训等都是尽量让年轻医师前往。也会让学生跟着一起进手术室做助手,学习一些口腔外科常见疾病的手术,如上下颌骨骨折、囊肿、外伤清创等。赵老觉得,年轻医生不应该只是熟悉门诊常见案例,还要接触一些特殊案例,这样,以后遇上了也知道应该如何处理。赵老经常告诉青年医生,在平时的工作中,应该多看、多问、多记、多做。这样才会提高自己的工作能力,在学校学到的都只是理论上的东西,到临床上要多看、多学。各种案例、症状、体征、鉴别诊断,有些和书本上可能还有些不一样,口腔科医生不仅是学习口腔这个范畴,因为有时患者不仅患有口腔疾病,其全身还可能有其他疾病,有些和口腔疾病是相互联系的,要有一个整体观念,所以在工作中应该认真地观察和学习。所以想要学到更多的东西,那么就只有自己动手实践,这样自己才会印象深刻,而且工作时也会有很大的把握和信心。毕竟经验都是慢慢地积累起来的,工作时,宁愿慢一点,不怕反复,足够耐心,把病历写好,完成以后自己总结一下,还有哪些做的不满意的地方,下次改进措施,不断地总结经验,自己的动手能力和工作经验才会不断地提高。

(二)谦卑的为人处事

赵老出生在一个医学世家。父亲是一位西医医师,在当地很出名,为患者解决了很多问题。妻子是护士,家住现在的泰康路一带,一个知识分子成堆的地方,文化氛围相当浓厚。赵老生平不抽烟、不喝酒、无任何不良嗜好。平时为人处事相当谦卑,和他相处过的人都会被赵老的言行举止、为人处世的态度所钦佩。他谦逊从不傲慢,聪慧而不狂妄,博学而不吹嘘,多才而不张扬,真诚而不虚伪。赵老自己也说:"谦卑是一种姿态、一种睿智,谦卑是一种境界,不是在势高一等的人面前畏缩"。正是因为不少人无法真正理解它的含义,所以才变得虚荣、自负。对待工作,他更是一丝不苟,从不计较个人得失,只要患者有需要,不管节假日还是休息日他都照常出诊。在当时没有休息、没有奖金的情况下依然只知道做事、做学问,是一位不可多得的好医生。

四、社会活动

赵老从事口腔医学专业临床工作近50年,在同济医院时曾师从我国著名医学专家张涤生教授,也是张教授为数不多的早期重要学生之一。他的专业理论知识扎实,对工作认真负责,对技术精益求精,在口腔医学领域,特别是在口腔颌面外科领域,均取得了一定的成就,在上海的口腔界享有一定的声誉。赵老在第十人民医院工作期间,亲自参与了口腔科的筹备、建设工作,建立起一套完整的科学管理机制、规章制度及临床操作规范,并培养了一批口腔医学专业的人才,为口腔科的建设及发展打下了坚实的基础,做出了很大的贡献。

（沈超执笔）

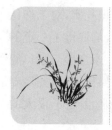

立志平凡不平庸　重在创业见真情
——记上海市名中医闻茂康

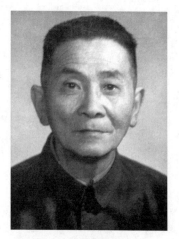

闻茂康照

闻茂康(1911~1996)，又名方兰，浙江鄞县人，主任医师，中医痔科奠基人之一。上海中医学院专家委员会委员，首批上海市名中医，首批享受国务院政府特殊津贴。曾任中华中医药学会肛肠分会副会长，中华中医药学会上海分会理事，上海市中医学会肛肠分会主任委员、顾问，上海市高级科技专业干部技术职称评定委员会中医外科专业评委，上海市中医药学术鉴定委员会委员，先后担任《中国肛肠病杂志》编委会副主任委员，《上海中医药杂志》编委会委员等职，连任上海市第二、第三、第四、第五、第六届政协委员。中国民主促进会上海市委委员、岳阳医院痔科主任。曾多次被评为上海市先进工作者、劳动模范、上海市教育战线先进工作者、上海中医学院和岳阳医院先进工作者。

闻老博采众长，善于总结，勇于创新。他著有《实用中医痔科学》发表《改进枯痔散用法的经验》《用插药疗法治疗内痔的临床观察》等论文，为中医肛肠学科的发展做出了重要贡献。

闻老1925年师从宁波名中医严海葆医师专习中医外科。三年学成后，即在老师诊所襄理业务，并潜心研究中医外科、痔科要旨。三年后，以精湛的医技在浙江慈溪开业行医。1934年悬壶沪上，以内痔及肛瘘治疗著称。1952年积极参加上海市第六届中医进修班，1953年率先参加上海闸北区第一联合诊所工作，1954年在上海市公费医疗第五门诊部（现上海中医药大学附属岳阳中西医结合医院）创立了中医痔科，1956~1969年应邀为广慈医院（现瑞金医院）兼任痔科医师，至1991年81岁退休。行医近70载，改进了传统中医的枯痔疗法、挂线疗法，并创立套扎术，治愈痔科患者数以万计。

一、临床经验和特色

（一）源于古人，不拘古人

闻老，1911 年 7 月出生在浙江省鄞县。14 岁高小毕业后，他投身医学，师从浙江名中医严海葆医师，专攻中医外科，由于勤奋好学，遍览各家医方，又兼名师指点，于 1931 年10 月在浙江慈溪学成开业，挂牌行医，专治痔科、外科疾病，开始了悬壶济世的行医生涯。由于闻老深得中医外科真谛，又擅辨证用药、内外兼治，医术高超，上门求医者日趋增多，名声渐起。1934 年 5 月，闻老只身来到上海，先租借在福建路开诊，1935 年迁至北京路自己寓所开业行医直至 1966 年"文革"前夕。

当时的上海仅外科就有"顾筱岩及顾伯棠、顾伯华""夏墨农及夏少农""林墨园及林之夏"等诸多名家，唯独专治痔科疾病者寥寥无几。而前来求诊的痔科疾病患者，以"车夫""扛夫""信差"等居多，他们从事着繁重的体力劳动，饮食粗简，卫生条件低下，又不懂自身保养，闻老在诊治的同时，常常安抚患者"病时切忌乱求医、乱服药"，切莫"讳疾忌医"。闻老认为痔科疾患，同样有"阴阳虚实之分"和"顺逆善恶之别"，临证"须辨证正确，内服外治，万分得当，病多向愈，错则反之，病多向恶"。并告诫学生"为医者，须系人命安危于己身"。为解患者疾苦，闻老顺时应势，另辟蹊径，主攻痔科疾患，兼治外科，中医痔科雏形初现。

闻老博采众长，善于总结，勇于创新，擅长痔瘘专科。在近 70 的临床实践中，不但继承了中医外科、痔科的学术经验，而且有所发展创新，从不拘泥成规，因循守旧，形成了自己独特的学术思想。他擅长于治疗肛肠科疾病，治愈率达 95% 以上，尤其是改进了枯痔疗法和中医挂线疗法，使痔、瘘疾病的疗效显著提高，缩短了疗程，减少了患者的痛苦。

（二）改进枯痔疗法

当时治疗痔科疾病，西医常常需要住院手术；而中医则多采用枯痔钉和枯痔散进行治疗。在治疗内痔时，早先均采用枯痔钉，因制作不便以及易断易碎等原因，逐渐改用枯痔散调成糊状，涂敷于外脱的痔核上，使其坏死脱落，且仅限用于晚期脱出性内痔，很不方便。闻老大胆改用散剂敷于痔核上，对于没有脱出的痔核，则采用"唤痔法"，即用药物刺激痔核，使痔核脱出肛门外，再采用外敷方法，使药粉更完全地与痔核接触，既简化了操作，又扩大了治疗范围，疗效更明显。

闻老依据古法的原理，在枯痔散治疗内痔的同时，采用纸制药线或丝线对内痔进行结扎治疗，尤其是纸制药线结扎，在痔核坏死的同时，又有枯痔作用，加速了痔核的坏死，取得了事半功倍的疗效，开创了枯痔结扎内痔的先河；闻老在对内痔采用丝线结扎手术时，独到运用的手术器械是麦头钳（近似于胆囊取石钳），在钳住深部的痔核进行丝线收紧时，丝线会顺着麦头钳而至痔核根部，以致内痔被彻底扎住而不会松弛遗漏，操作简便，疗效确切。

由于枯痔散中的祛腐蚀疮的枯药毒性大,所以大多不敢轻易使用,即使使用,剂量也很小,所以疗效不明显。闻老认为,在治疗肛肠痔瘘疾病时,祛腐蚀疮药物运用只要掌握配伍、用量和用法,不仅药物间毒性能得到制约,而且疗效也很显著。如枯痔散中砒石、硫黄、雄黄均有毒,尤其砒石祛腐蚀疮作用强,为火性之大毒,用甘咸性寒的白矾、硼砂配伍,可缓和该三味药的火毒之性,又能敛疮,止血止痛,佐助其功。因此在应用时,把枯痔散药粉小心均匀地涂散在需枯蚀的痔核或瘘管上,不能散在好肉上;又如经验方"四品散",即在《外科正宗》三品一条枪基础上改进,方中四味药物不变,但药物间的比例变化较大。根据实际需要,将善于行气止痛、消肿祛瘀的乳香剂量由 4 克增加为 30 克,这样相对减少了砒石、雄黄两味毒药在方剂中的比例,从而降低了毒性,还能促进血液循环,增强缓急止痛的作用,更有利祛腐生肌,使得"枯痔"这一疗法应用更广泛,对枯痔药物的运用可谓"得心应手"。

在煅制枯痔药物时也进行了改进,采用"揭盖"法煅制,尽量让砒药的毒性随烟而散去,借砒石之性味于白矾之中,所谓"存其砒性,减其毒性"。使得其所用的枯痔散较其他枯痔散含砒量高而毒性小,临床运用几十年从没发生过中毒现象。

闻老临诊用药不拘泥古人之说,主张祛腐药与生肌药同用,认为"生肌用当,未必腐尽"。提出对生肌药物的运用,应持辨证的态度,不可一概而论。腐盛时固不可泛用生肌药物,但腐肉将脱将尽时,祛腐生肌药物同用或早用生肌药物可加快疮面的愈合。因为这时,腐肉脱落与新肉生长是同时进行,前期以脱腐为主,后期以生肌为主,腐尽则唯有生肌。事实上许多疮疡,组织坏死虽仍依附,但疮下新肉已有生长;疮面中心腐肉未脱,边缘部分新肉已经长出。单持蚀药腐肉容易损伤正气,也可将新生血肉蚀腐为脓血,延迟愈合,反增痛苦;若早期用上生肌药物,可促进疮面愈合而缩短治疗过程,减少患者痛苦。

(三)改进挂线疗法

肛瘘是肛肠疾病中发病率较高且难以治愈的疾病,而贯穿肌腱深层的高位肛瘘占全部肛瘘的 1%～3%。当时国外视高位复杂性肛瘘为难治性肛瘘,并列为外科领域难治性疾病之一。在国内对高位复杂性肛瘘的治疗也感到极其棘手,一直是一大难题,长期以来均采用挂线法治疗,虽具有不易引起肛门失禁的优点,但疗程较长,患者痛苦较大。闻老首创在局部麻醉下运用切开挂线治疗高位复杂性肛瘘,所取得的成功使高位复杂性肛瘘的治疗迈进了一大步。

以往治疗肛瘘,多采用单纯挂线,将纸制药线贯穿于肛瘘的内外口,以祛腐排脓,并不断、适时紧线,直至肛瘘管壁全程挂开;对挂线后引起的创面疼痛,一般涂敷油膏以止痛,效果往往不明显。为了提高临床疗效,减轻患者的痛苦,闻老又采用西药的麻醉药粉(如达克罗宁、苯唑卡因)拌和中药油膏,通过简单的中西药物混和涂敷创面,临床止痛效果明显提高。疼痛虽减,但治疗时间还是较长,闻老思索着,在单纯挂线疗法的基础上,独辟蹊径地探索引进西医麻醉药物,采用局部麻醉配合手术切开,不仅消除了因挂线的钝性割开肛瘘管壁时引起的持续性疼痛,且多天钝性割开的肛瘘管壁,现在局部麻醉下被一瞬间切开,疗程明显缩短,疗效大大提高;对于高位复杂性肛瘘,则根据肛瘘部位的深浅,走向以及复杂程度,采用分次切开与橡皮筋挂线相结合的手术方法,最大限度地避免了正常组织的损伤,因而术后痛苦少,易愈合,而且肛瘘治愈后不发生畸形和肛门失禁的后遗症,改变了中医单纯挂线和西医手术切除肛瘘管壁的治疗方法。经过几千例的临床实践证明,这种治疗方法从未发生完全性肛门失禁的后遗症,达到完全治愈的目的。

切开挂线疗法,是在继承祖国医学传统的挂线疗法基础上,结合西医手术切开疗法总结出来的创新尝试,也使中西医结合治疗肛肠病的特点得到充分的发挥。这种治疗方法在国内得到同仁们的普遍认可,至今仍是指导临床肛肠手术的范例。不少外国代表团和专家观看手术后,大加赞赏。这应该是最早的且最简单有效的中西医结合的肛肠科临床手术。

（四）大胆创新,不断完善

由于闻老对内痔枯痔疗法和肛瘘挂线疗法的改进,又首创采用西医局部麻醉在中医痔科手术中的临床运用,使患者在手术中毫无疼痛感,取得了意想不到的极佳效果,为中医痔科的临床镇痛、解痛找到了新的方向。中西合璧,融会贯通,使得闻老在痔科领域的技术发挥游刃有余,中医痔科的手术范围更为广泛,不仅使低位单纯性肛瘘一次性的全程切开,高位复杂性肛瘘分次切开配合挂线手术日臻完善;同样在局部麻醉下进行内痔的结扎,混合痔的外切内扎,进而发展到用外切内扎治疗环状混合痔等多种手术,再配合内服外敷、插药熏洗等多种传统中医治疗,奠定了中医痔科的基础,也为中医痔科的发展充实了新的内容,为探索中西医结合的治疗方法迈出了坚实的一步。闻老的学术思想和治疗技术不仅在国内得到同行的推崇,在国际上亦颇具影响。20世纪50～60年代他曾为捷克、苏联等多名外国专家治愈疾病,博得了他们的高度赞扬。越南医学代表团团长邓文甲访华时看到闻老的精湛医术,感慨万分道:倘如年轻十岁,必再从师学习。为祖国医学在国际上赢得了声誉。

（五）博采众长,自成一家

由于在内痔及肛瘘的治疗上独具特色,疗效显著,愈者相传,患者涌至,门庭若市。闻老当时年仅25岁,在医术上就有此造诣和创新精神,实属难能可贵,所以在中华人民共和国成立前就已经是上海知名的痔科中医师。当时同为宁波籍来沪行医多年,已在上海享有盛誉的中医前辈、儿科泰斗董廷瑶也赞叹地称道:"闻氏痔科已立足上海,不可动摇矣。"

中华人民共和国成立后,闻老积极响应党和人民政府的号召,毅然放弃高额收入的私人诊所,加入公立医疗机构,进入上海市公费医疗第五门诊部(现上海市中医药大学附属岳阳中西医结合医院青海路门诊部的前身)工作,开创了上海第一家独立的痔科门诊。同年他又受邀于上海市广慈医院(今瑞金医院)担任痔科中医师,每天坚持上午在广慈医院门诊,下午在五门诊应诊,几十年来,经闻老医治的患者不下几十万,但闻老从不居功自傲,故步自封。为了进一步发扬祖国医学的医疗特色,让更多的医生掌握痔科诊疗技术,闻老不断地探索、总结自己几十年积累的临床经验,经常在全国性学术会议上发表论文和

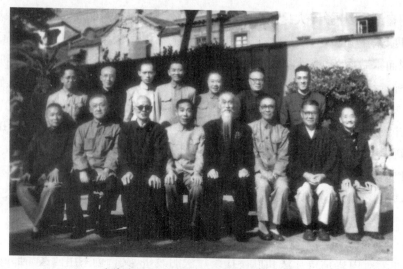

上海中医名家在青海路五门诊花园留影

后排左起：文凤礼、张凤郊、沈德骅、闻茂康、石幼山、顾坤一、徐福民
前排左起：严二陵、蒋文芳、黄宝忠、石筱山、佟忠义、朱小南、陈大年、姚若琴

演讲，毫无保留的介绍自己的实践体会，自 1956 年合作发表了《上海市公费医疗第五门诊部一年来治疗 312 个肛门疾患的案例报告》，1957 年发表了《用插药疗法治疗内痔的临床观察》，1958 年发表了《改进枯痔散用法的经验》《肛瘘挂线疗法采用纸制药线的介绍》，1977 年发表了《中西医结合治疗高位肛瘘》，1978 年发表了《结扎疗法治疗内痔的体会》，1979 年发表了《高位复杂性肛瘘治疗的临床总结》，1982 年《痔瘘治疗经验》（肛肠杂志 1982 年第四期），直至 1986 年发表《运用切开挂线法治疗高位复杂性肛瘘 205 例——闻茂康老中医的临床经验介绍》等几十篇学术论文，1995 年主持编写了《实用中医痔科学》（人民卫生出版社）成为指导从事痔科医护人员防治肛肠病的专业书籍，并作为教材使用。1979 年卫生部将闻老的临床经验拍摄成电化教学电影《常见肛门病的防治》并获奖；1984 年闻老与黄文东、刘树农、董廷瑶、徐仲才、顾伯华、朱春庭、施维智等一同被推荐为上海市十大名老中医，由卫生部将他们的医学生涯摄制成《〈杏林春色〉——上海名老中医荟萃》科技文献系列电影，留下了珍贵的历史镜头，充实和丰富了祖国的医学宝库。

　　毫无保留的总结了自己几十年积累的实践经验和临床体会，不断在全国性学术会议上发表论文和演讲，多次受到了表彰。为了普及和提高各地的"中医治痔"的技术水平，早在 1955 年起，闻老先后带教数十名拜师学徒传授自己的技术，主要有洪才裕、季菊坤、邓裕中、闻孝琪、陈月莲、章琴庆、徐小洲等；"文革"中后期，又带了高银珍；1956 年应聘担任"上海市第一届西医学习中医进修班"痔科教师，20 世纪 70 年代经常在三军部队举办肛肠医师提高班授课，80 年代不辞辛劳地奔赴全国各地进行学术交流，并在上海及全国性的肛肠科临床医师学习班或提高班上亲自授课讲学和技术辅导；而来学习、进修的本市和外地以及港澳医生更不计其数，培养了大批优秀的痔科人才，桃李满天下。为了继承和弘扬祖国医学，使中医事业后继有人，闻老循循善诱，深入浅出，诲人不倦地将自己近 70 年的宝贵经验无私地传授给学生,1982年先后培养了夏祖宝、周玉祥两位全国首批肛肠科硕士研究生,1984年又以"学术经验继承"师徒结对形式带教了蔡恩泉;1980年上海市人民政府、上海市卫生局按照中共中央(1978年56号)"中医后继乏人"的文件精神,举办全日制中医子女继承班,闻震远有幸被招考入学,毕业后分配在家父身边工作,以示薪火传递、嗣承光大。为了中医事业,闻震远弟兄先后有三人加入中医行列。闻老培养了一批批新一代的肛肠科医师,至于跟随他进修学习过的中医师、西医师、三军部队医师更是数不胜数,遍及海内外。

二、治学严谨,医德高尚

(一)质朴热情,同道赞颂

闻老很早就积极参加医务人员的行业活动和社会活动,1951年5月加入上海市中医学会,1956年7月16日加入中华医学会,1982年10月成为上海市科技协会会员,1956年还加入了中国民主促进会,并长期担任中医学院中国民主促进会支部负责人,"文革"中部分会员因形势所逼,意欲退会,有些会员还打了退会申请,闻老与他们促膝谈心,要他们坚持信念,相信党的统战政策,使这些会员安定了下来。

1957年11月18日,时任卫生部中医司司长吕炳奎先生来上海对中医行业进行工作调研,在与诸多中医界人士交谈研讨后,还与闻老以及陆瘦燕、朱小南、朱鹤皋、张赞臣、陈大年和徐福民等中医师筵宴座谈。

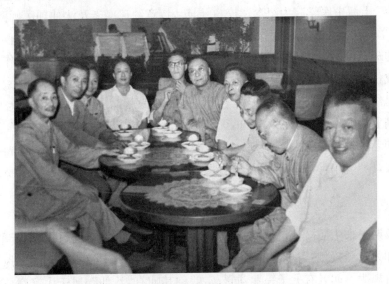

姚若琴、闻茂康、陆瘦燕、徐福民、朱小南、吕炳奎、
朱鹤皋、张赞成、陈大年参加座谈会

当时闻老与中医界同行和前辈交往甚众,他们互相敬重,其中年龄相仿的还以弟兄相称,时常交流探讨,聚会筵宴,畅叙友情。同行中,闻老尤与顾伯华、张镜人、王玉润、黄羡

明等交往最密,还不时会带着小辈登门造访,结伴旅游。

闻老为人正直,待人亲切,处处能为同事着想。门诊当初没有块状棉花和条状胶布,临床用的棉块,必须在整块棉花上剪成小块,再进行消毒;胶布也是在大张胶布上,先撕成一厘米宽的长条,卷在细小的玻璃瓶子上,宛如一只只陀螺,临用时再剪成一段,很费时费力。闻老每天清晨七点不到就到单位,做好开诊前的这些准备工作,甚至泡开水、倒污物桶等,样样都干,从不倚老卖老,计较得失。同事劝慰,闻老常说:"在家也是闲着,我来得早,你们就不必紧赶慢赶了"。炎热酷暑,闻老上班总会用保温桶,将家里冰箱中的冰块装上带去,给同事们降温防暑。因为工作积极,群众关系密切,所以在整个"文革"运动中,仅被"造反派"冠以"资产阶级反动学术权威"而免遭其他冲击,连"红卫兵"在上门进行"破四旧"时也一无所获,最具讽刺意义的是他们仅偷偷带走了在当时很稀缺的、极难买到、崭新的八枚红色毛主席小像章。"文革"期间,伤科名家石幼山老先生受到冲击,私人诊所关闭,每天到医院上班,没有固定工资,仅拿些车费补贴,生活拮据,在商讨确定工资职级时,闻老断然举荐:"按石老先生的业务水平和社会影响,工资职级理应在自己之上,拟定为'医卫四级'"。这使得医院职工及石老先生本人均感激不已。

20世纪80年代开始计算工龄工资,由于有些管理人员不理解政策,将闻老的工龄错误的折算成一半,理由是闻老当年有半天时间在广慈医院(今瑞金医院)开诊,不能计算进工龄。闻老也不理会,闻老的学生认为此事不公,意欲找领导理论,直至上海中医学院给闻老颁发了《从事教学工作三十年》荣誉证书,工龄方才得以纠正。闻老还特意关照学生:"人非圣贤,孰能无过,知错能改,善莫大焉。"

1986年,上海中医学院为纪念建校30周年,特意约请闻老及沈仲理医师到青海路门诊部,等候学院的摄影师拍摄工作照,以制作建校专题纪念册,闻老在科室等候了半天,由于摄影师的疏忽遗漏而没有拍成。原来摄影师在妇科给沈仲理医师拍完工作照后,误以为已经完成任务而匆忙走了,导致专题册中没有闻老身影以及五门诊痔科的宣传内容,科室人员意见纷纷,要向学院反映,但闻老却安慰道:"漏就漏了吧,酒香不怕巷子深。五门诊痔科名满上海,享誉全国,谁人不知,无人不晓,不必计较一张照片一本册子。"

由于闻老一贯的谦逊大度、真诚热情以及良好的群众基础,"文革"后期曾被推选为老职工的代表,以"老中青三结合"的形式,进入单位领导班子,担任"革委会"委员的职务。

（二）治学严谨,勤俭爱家

闻老长期以来生活简朴,早餐一杯牛奶,几片饼干或一块蛋糕,边吃边听早晨六点的新闻简报和天气预报,随后步行至青海路五门诊,下班后步行回家,除雨雪大风天气外,一年四季极有规律。闻老有七子一女,同行常戏称其哺有"八仙",属于大家庭,在那物资匮乏的年代,自己经常一早去菜场买菜,改善伙食,让孩子有充足的营养。由于自己没有得到正统的学习,闻老极其重视对孩子的教育,创造条件让孩子学习深造,在那"读书无用"、大家都被无谓耽搁的年代,闻老通过各种渠道,包括在市政协开会期间,购买了整套《数理化自学丛书》以及中外名著等各类书籍,供孩子自学温习,几个孩子先后都在各类学校学成毕业。早先为培养孩子的艺术兴趣，家中特添置了一架钢琴，每周一次请钢琴教师上门，轮流辅导几个孩子，闻老则帮助督促孩子每天至少半小时的钢琴练习。"文革"开始，钢琴被作为"资产阶级生活方式"而闲置。想听中外名曲，只能紧闭门户，拉上窗帘，悄悄地播放唱片，直至"文革"后期，钢琴伴唱"红灯记"的出现，才使钢琴获得"解放"，悠悠琴声再现。那时，闻老收集了不少毛主席像章，还专门去买铁盒装的糖果饼干，利用铁盒，将像章悉心的装帧保存好，晚上空闲之余，就会和孩子一起细细的欣赏；有时独自会用扑克通关，但只要孩子有空在身边，就会陪同孩子打沙哈、抽对子，享受天伦。

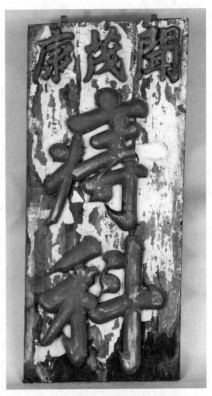

私人诊所招牌

　　"文革"初期，怕招来横祸殃及家庭，闻老及时的摘下了弄内弄外及住家门口的诊所招牌，停止了私人门诊，还无奈地将金银器物，作为"四旧"物资上交给了单位，从此这些物品就再也没回到过家，金饰及钻戒被强行折价，黄金以每两96元被回收，钻石没收；银饰和银制日用工艺品从单位归还后，也被直接送到银行，以每克人民币4分的价格被称量收购，自此家中再没有与金银器物打过交道。同弄堂的其他多名医师，由于没有摘下门诊招牌，招致"红卫兵"的"上门"抄家，招牌被拆卸焚烧，财物被损毁，医师被揪斗，连家属也受到冲击。每每有人提及"文革"运动给家庭带来的损失如何严重，闻老却总是淡淡地说："此乃身外之物，生不带来，死不带走，有与没有都无关紧要，国家的损失才是真正惨重，无可挽回"。

（三）济世仁术，福泽后人

　　对于闻老在医学领域所做出的杰出贡献，祖国和人民予以了充分的肯定，1957年被评为上海市先进工作者，1957年起连续当选为上海市第二、第三、第四、第五、第六届政协委员，1979年被上海市卫生局聘为上海市中医药人员学术鉴定委员会委员，1979~1986年担任《上海中医药杂志》编委会编委。1980年被上海市政府资格评审委员会确认为首批主任医师，1980年在第一届全国肛肠学术会议上被推荐担任中华全国中医学会肛肠分会副会长，《中国肛肠病杂志》编委副主任委员，

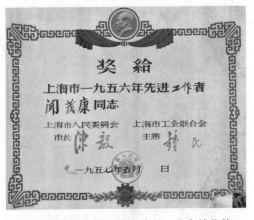

1957年闻茂康获上海市先进工作者的奖状

上海市肛肠学会主任委员,1982 年被上海市人民政府聘为上海市高级科学技术专业干部职称评委会中医外(伤、推、针)科专业(学科)评审组成员,1984 年 10 月被聘为上海中医学院专家委员会委员,同年因担任中华全国中医学会上海分会理事会理事而受到表彰,1985 年受上海中医学院表彰,荣获"从事教学工作三十年"荣誉证书,1986 年 9 月,闻老因担任中华全国中医学会肛肠分会第一届理事会副会长、《中国肛肠病杂志》副主任委员而受到中华全国中医学会肛肠分会的表彰;1992 年起享受由国务院颁发的政府特殊津贴,1995 年 12 月被评为首批"上海市名中医"。

主要著作和论文

1. 主要著作

闻茂康,夏祖宝,杨富华.实用中医痔科学.北京:人民卫生出版社,1995.

2. 主要论文

[1] 闻茂康,朱仁康.上海市公费医疗第五门诊部一年来治疗 312 个肛门疾患的案例报告.上海中医药杂志,1956,(3):21-25.

[2] 上海市卫生局.中医验方汇编(第二辑).上海市卫生局,1957.

[3] 闻茂康,洪才裕.用插药疗法治疗内痔的临床观察.上海中医药杂志,1957,(12):43-45.

[4] 上海中医学院附属第五门诊部.改进枯痔散用法的经验.上海中医药杂志,1958,(11):31.

[5] 周玉祥,闻茂康,贾筠生,等.切腐生肌法治疗低位肛瘘 153 例的临床观察与外用生肌药物的实验研究.中医杂志,1984,(8):31-33.

[6] 周玉祥.著名老中医闻茂康治疗低位肛瘘的经验.上海中医药杂志,1984,(10):8-10.

[7] 夏祖宝.中医痔结扎疗法的组织学基础.中西医结合杂志,1985,(12):786-789.

[8] 杨毅钧.运用切开挂线法治疗高位复杂性肛瘘 205 例——闻茂康老中医的临床经验介绍.上海中医药杂志,1986,(2):16-19.

[9] 唐汉钧,汝丽娟,李兆平.肛门痔瘘病防治进展.上海中医药杂志,1991,(5):44-49.

[10] 夏祖宝.托毒排脓方治疗肛门脓肿 24 例临床对照观察.上海中医药杂志,1992,(12):31-32.

[11] 闻震环.中医痔科专家闻茂康.中医文献杂志,1996,(3):42-43.

[12] 闻震远.祛腐生肌法结合手术治疗克罗恩病并发肛瘘验案 1 则.上海中医药杂志,2011,(6):23-24.

[13] 闻震远.从 1947 年的《上海年鉴》看当年海派中医开业(部分)的状况.中医文献杂志,2013,(1):47-51.

[14] 闻震远.肛肠疾病术后肛门直肠狭窄的治疗体会.上海中医药杂志,2014,(6):75-77.

(闻震远执笔)

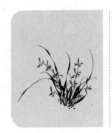

幼承庭训学养深　成就大医实艰辛
——记中医外科名家夏少农

夏少农（1918～1998），又名容、云岫，浙江德清人。教授、名老中医、上海中医学院专家委员会委员、主任医师、研究生导师，第一批享受国务院政府特殊津贴。

夏老系浙江夏氏外科五世传人，其父为誉满江、浙、沪的外科名家夏墨农。夏老幼承庭训，游学沪上，18岁毕业于中国医学院。学成归里，从父襄诊，以其所学，精研夏氏外科学术，尽得秘传心法。1950年，夏墨农先生病故于上海医寓，夏老乃独擎门庭于沪上，遂成沪上疡医一大家。1956年，应聘为上海市公费医疗第五门诊部外科医师。1958年，调任曙光医院，任上海中医学院外科教研室主任。历任中华医学会上海分会外科学会副主任委员。曾是1977年上海科学大会先进工作者代表、获全国医药卫生科学大会特等奖，临床

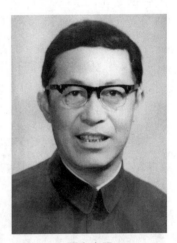

夏少农照

科研课题获1984年上海市科技进步成果二等奖，国家中医药管理局1988年科技成果奖。

夏老主持了上海中医学院第一本《中医外科学》自编教材的编写工作。著有《中医外科心得》（1985年，上海科学技术出版社出版）详细介绍夏氏外科的经验秘方、秘法，独树

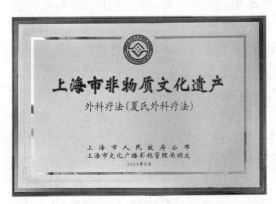

2011年夏氏外科疗法列入上海市非物质文化遗产

一帜地提出正邪发病学说，受到医学界广泛关注，被评为1987年优秀科技图书。门人编著《海派中医夏氏外科文物选萃》《海派中医夏氏外科》。

夏老是国内最先涉足中医皮肤病的学者之一，以益气养阴和营法论治周围血管病、变应性皮肤病、风湿性皮肤病、甲状腺功能亢进症有良好疗效，为中医皮肤病的发展做出了重大的贡献。2011年夏氏外科疗法列入第四批上海市非物质文化遗产代表性项目名录。

夏老出生于四代祖传中医世家,家学渊博。夏老的学术造诣,医德医风久为社会及患者推崇。夏老从事科学教研、临床治疗50余年,先后获得多项荣誉以及表彰,是上海市最早颁证立名的名中医之一,是国内著名的中医外科大家。

一、奋斗精神

夏老一生的生活充满艰辛,因而他的一生也是与困苦搏斗的一生,他终其一生与中医结下不解之缘。

夏老1918年出生于浙江湖州吴兴县千金镇,本名沈家豪,沈家亦为世传中医,相传为妇科世家,出生后生母亡故。七岁时开始在镇小学读书,随后出继夏墨农家为螟蛉子,改名为夏云岫。云岫11岁时被送德清县立小学读书,养父夏墨农对其仍寄予厚望,故一年后停学在家临证侍诊并学习中医,养父为其请家庭教师教授古文三年,为其打下良好的文化基础,14岁时被送至湖州沈氏中医专科学校学习三年,接受系统中医教育。1933年向父亲夏墨农请求进上海中医学院(地址:上海石皮弄),1934年转考入中国医学院学习中医4年至1938年毕业。1937年日寇侵华,他坚持完成学业并参加军训。后在上海西摩

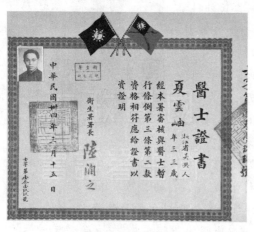

夏少农的学士证书

路云上村3号挂牌行医,初始业务并不发达,上海沦陷,坚守在上海的中医师生活艰难,夏老独立后生活拮据。但他并不自暴自弃,尽管诊务并不发达,他仍坚持学习,并自修英文2年,因父夏墨农在黄河路找到新的诊所,诊务繁忙,要求他回家助诊。与父亲在黄河路开业助诊期间,得到父亲的悉心指点,业务精进。因当时上海时局混乱,1941年前后夏老离开上海到杭州开业行医达6年之久,期间尽管生活并不宽裕、诊务和人生得不到保障,但他并未放弃学习,精读了中医经典著作和历代中医外科文献。1949年父亲夏墨农中风病重,先有师兄施梓桥自浙江抵沪协助父亲诊务,因父亲卧床不起,夏老由杭州返回上海帮助料理诊所诊务。1950年父亲夏墨农病逝,他独立挑起家庭重担,并在延天龄药店二楼个体开业行医,业务较前大为好转,因大家庭,长辈、兄弟姐妹较多,自己子女也多,所以经济并不宽裕。1949年回上海后加入了上海新成区中医师协会,1951年参加了新成区第一届中医师进修班并结业,次年参加上海卫生学校医师进修班。通过近30年中医基础理论的学习、侍诊于父亲夏墨农和独立行医,业务水平得到了极大地提高,并全面继承了夏氏外科的学术思想和父亲的临证经验。父亲夏墨农去世前将生前所撰写医案、黄河路开业行医时的门诊号票、撰写的著作、夏氏家传秘方以及经过他验证的秘方悉数传于夏老,独擎夏氏外科门庭于沪上,为夏氏外科的发展奠定了良好的基础。中华人民共和国成立

后夏老多次参加各种中医师进修提高班,力图进一步夯实中医基础理论。父亲去世后,夏老独自撑起了夏氏外科门诊,并与上海中医界同道结成了友好的往来。1953 年开始参加了新成区第五联合诊所工作。1956 年被选进新成区公费医疗第五门诊部担任外科医师,并在业余时间兼顾个人诊所。1957 年调任上海中医学院外科教研组任教研室主任。由于 1949 年后上海对进步思想的渴望和通过各种形式的思想教育,使夏老的思想和对人生的思考有了明显的提升,他逐渐减少个人诊所的事务,逐渐将其交于弟子柏连松打理。全心扑在上海中医学院中医外科教学和研究中。

1960 年经上海中医学院组织安排,调附属曙光医院任中医外科主任,全面负责曙光医院中医外科行政和临床业务工作,开始将夏氏外科的学术思想和临证经验应用于临床工作。夏老无私地拿出家传验方,应用于临床工作,取得了卓越的贡献。同时他在此后 30 年的临床和研究工作中,对夏氏外科的学术思想不断发扬、创新和拓展,使其在现代中医外科史上流下浓墨重彩的一页。

1990 年中风,1994 年起卧床不起,1998 年病逝。

二、学术造诣

夏氏外科起源于浙江德清,是海派中医主要的外科学术流派之一,是近现代具有重要影响力的中医外科学术流派之一。自清朝末期至今,上海是文化名人和学术流派的汇聚地,同样也是中医海派学术流派的发源地,近现代海派中医流派的主要大家都曾在上海开办中医学校,开业行医。1934 年 16 岁的夏老考入由王一仁、秦伯未、许半龙、严苍山等发起的中国医学院。

夏氏外科是外来的外科流派,大约 180 年前起源于浙江德清的曲溪流派,为曲溪流派的分支,后夏墨农举家迁至湖州吴兴菱湖镇南栅开业行医,并创立"春及堂",广收门徒,门下弟子约百人,多为浙江湖州、海宁一带的青年才俊。据现代文献记载,夏氏外科由夏墨农祖父夏松泉的父亲创立,历经祖父夏松泉、父夏少泉,至夏墨农时已是第四代,夏墨农将

夏氏外科推至鼎盛,医名传播浙江、江苏南部和上海地区。1937 年日寇侵华,战事蔓延至华东地区,夏墨农于 1937 年底举家与学生迁至上海派克村(现上海黄河路),购置新房,开业行医。时值上海沦陷,上海的中医医人尚难以渡过难关,或远迁内地,或靠友人救助,方才勉强度日。而夏墨农先生 1937 年底开业行医后短短两年,业务已经十分繁忙,夏老放弃自己开业行医,在父亲

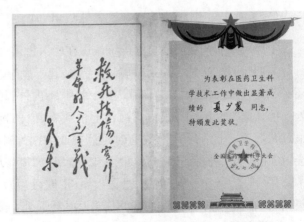

1978 年夏少农获全国医药卫生科学大会特等奖

的诊所里帮助父亲料理诊务,随父行医。因夏氏父子外来上海行医,人脉不广,当时上海世道混乱,人心难测,故与外界交往甚少,很少参加社会活动,只是与上海中医界的名人等交往较多。因为夏墨农精通于疔、疖、痈、疽、流注、瘰疬等外科疾病,又擅长于中医内科、幼科、妇科、部分骨伤和五官科,临床疗效显著,故每日患者达200余号,患者熙熙攘攘,门庭若市,短短数年间,夏墨农已经成为上海外科学术流派名流。夏老因从小被父寄予厚望,中医文化功底扎实,系统接受中医理论教育,又收到当时创立中国医学院的中医大家熏陶,从小侍诊于父亲,1939~1945年将随父开业行医,因此尽得父亲的真传和夏氏家传秘方,此后夏老又至杭州、湖州独立行医。夏墨农去世时将其所编撰的著作、医案及家传秘方均传于夏少农先生。

父亲夏墨农病逝后,夏老更是独擎夏氏外科门庭,充分发扬夏氏外科的学术思想,注重于家传秘方,经过不到10年时间,依靠临床的卓越疗效,逐渐接过父亲的担子,成为沪上疡医和中医外科一大家。

1956~1957年夏老被选派到上海公费医疗第五门诊部中医外科工作,1960年调任上海中医学院中医外科教研组负责人,据夏老《干部履历表》所记载:在1960~1963年期间,他先后编写了《第一届西学中中医外科学讲义》、上海中医学院62年级《中医外科学讲义》、63年级《中医外科全国教材总论》,时年仅45岁,可见他在中医外科理论和临床方面的学术造诣。夏老在中医临床所取得的成就均源于扎实的基础理论。如他创用"四重汤"治疗皮肤病中的"扁平疣"其理论根据源于《内经》和《诸病源候论》;他首创益气养阴法治疗甲状腺功能亢进症,源于他对患者出现自汗、易累、疲惫等症的理解出于对气虚的理解。

夏老在成为疡医一大家后仍每天攻读各类传统医术至深更半夜,读了《金匮要略》《伤寒论》《黄帝内经》以及大量的中医外科经典著作等60余部医学书籍,不仅通览无遗,还要加以研究,提出自己的见解,因而,他在内、外、儿科、部分骨伤、五官科等方面均有建树。夏老60年临证经验的总结《中医外科心得》一书荣获了优秀著作一等奖,书中关于中医外科疾病的理论、临证经验、经验方经过临床应用的检验,并得到各方面的认可,并在其他流派得到较广泛的运用。夏老的学术成就可能主要在以下几个方面。

(一)对中医外科疾病的病因病机认识

中医对疾病的病因病机的传统认识在中医古籍《内经》中已有阐述,如《灵枢·顺气一日分为四时》篇曰:"夫百病之所始生者,必起于燥湿、寒暑、风雨、阴阳、喜怒、饮食居处。"还有陈无择所著《三因方》,即以内因、外因、不内外因的"三因学说"指导外科,尚有不足之处。他认为"三因学说"很强调内伤七情致病,但外科中并无因七情所伤而直接发生痈、疽、疖、疔者。七情失调,仅是有时可诱发或加剧外科疾病的发展而已。夏老结合个人体会,在临床上把外科病因分为"邪气因",指风(如风疹块、局部热痛)、寒(面部寒冷、皮肤麻木)、暑(痱子、暑疖)、湿(疱疹、丹毒)、燥(皮肤皲裂)、火(肌肤黏膜红肿热痛、溃疡糜烂)、痰(脂肪瘤、甲状腺肿瘤)、虫(疥虫、走马牙疳)、毒(麻风、梅毒)、瘀(赤垒)、厥阴气滞(瘿瘤、乳痈)等。"正气因",指气虚、血虚、阴虚、阳虚,各有其特定的内容及各自的临床症状。

还提出：“中医不仅有辨证，同样有辨病”的观点。在某种情况下，中医的辨病有助于迅速寻出病因，因此中医在治疗外科疾病中，应注意辨病与辨证相结合。夏老依据正气因和邪气因的病因和病机特点，将正气因和邪气因在人体肌肤、经脉、筋骨、脏腑等部位形成的各种疾病进行归纳，形成了比较系统的理论。使正气因和邪气因学说最终落实到临床。夏老依据病因学和中医外科辨证的特点，提出了中医外科辨证求因中的注意点，提出了求因与分类、辨证与辨病、阴证与阳证、病因与部位、脏腑与经络等方面的理论。每个注意点都结合了临床和自身的临床经验，从而使中医外科的病因学内容和和辨证方法得到丰富和发展，夏老的正气因和邪气因分法，是源于中医基础理论和数十年临床经验的总结，而绝不是闭门造车。夏老认为中医外科辨证中应当十分注重患者的自觉症状在辨证求因中的意义，因为患者的自觉症状是患者在患病后所直接感觉到的异常改变。因此虽是患者的主观感觉，但常能为辨证求因提供重要的依据，尤其是外科更是如此。

针对正气因与邪气因的病因分类方法，夏老提出了中医外科内治十五法。内服、外治是治疗外科疾病的主要方法，各家经验不尽相同。外科内治法一般分为3期，初期（肿疡期）、中期（脓疡期）、后期（溃疡期）。治疗总则分为消、托、补三大法。凡能使初起外疡消散而不化脓的治法称为消法；凡使中期脓疡在不能切开排脓或患者拒绝手术或脓出不畅或脓液较深时，能早日自溃的治法称为托法；后期溃疡，因脓液已溃，必伤其气血，故在治疗较大溃疡时，都兼用补益法，使溃疡早日收口。上述消、托、补三大法，是外科治疗的总则，先生按照“辨证求因，审因论治”的原则，将具体的内治方法归纳为“内治十五法”。

1. 治正气因四法

（1）益气法：主要用于“正气因”所致外科疾患中，气虚造成的疾病及有气虚症状的患者。一般用补中益气汤、四君子汤及独参汤等。常用于治疗结缔组织病如皮肌炎、红斑狼疮、硬皮病、甲状腺功能亢进症和动脉硬化闭塞症等。

（2）养阴法：适用于慢性溃疡及阴虚者。外科中的阴虚，主要为肾水不足和津液受伤。故肾水不足者用六味地黄丸、知柏八味丸；津液受伤者多用益胃汤。临床多用于治疗淋巴结核、甲状腺病及口腔炎和慢性喉炎等。

（3）补血法：主要用于外科中因血虚而引起的疾病及有血虚症状的患者。多用四物汤、人参养营汤、归脾汤等。如先天性鱼鳞癣、神经性皮炎、肌萎缩以及血分受伤之大溃疡等，凡外科皮肤病呈现干燥、粗糙、脱屑、皮色白等症状，多为血虚，可用此法。

（4）壮阳法：壮阳散寒法多用于治疗肾阳衰微、阳虚生寒的患者，如用阳和汤治疗流痰、脱疽等，适用于阴证中之阳虚者。

2. 治邪气因十一法

（1）祛风解表法：在内科治疗上，必须有外感表证才可使用。在外科凡发于上部之疡属阳证者，不管有无表证，均可使用祛风法，其机制取“疮家汗之则已”之意。此法也常可用于部分皮肤病。此外，治疗疔疮时，要特别注意禁用祛风法，因风药性散，而疔疮忌散，散则易于走黄。

（2）散寒法：其法与壮阳法不同，后者用于因阳虚而产生的内寒，是使阳气充盛而寒自散,即王冰所谓"益火之源,以消阴翳"之义。两者病因不同,所以治法也异。

(3) 清暑法:暑邪可内入脏腑,外侵皮肤,中袭经络、肌肉。对暑季之外疡用清暑法常有良好疗效。先生更指出,在暑季治疗一切外科阳证,都佐以清暑法,可提高疗效。

(4) 理湿法:外科理湿法不能完全按照舌苔腻与不腻来诊断和使用。如疔疮在火盛时,有时反而出现舌苔厚腻的假象,只需用大剂量犀角地黄汤,火邪得清则苔腻自消。所以在外科病症,特别是重症,决不能一见腻苔就用化湿法,而要抓住疾病的根本病因进行治疗。

(5) 润燥法:凡养阴生津之品,多有润燥作用。而任何部位的燥证都须用润燥法。

(6) 清火法:《内经》曰:"诸痛痒疮皆属于火"。这就是说外科之病多属于火,无论阴证阳证必须火盛,才能腐肉化脓,损筋坏骨。治疗疮疡,无论肿疡、脓疡、溃疡得阳证,都用清火法,并要用得及时。阴证常属寒邪化热,在早期见到转化时,也须及时结合应用清火法。

(7) 化痰法:"痰"在外科不是指呼吸道产生的痰浊液体,主要是指外疡皮色不变者,不论阴证阳证,凡肿疡皮色如常都属痰,如瘿瘤、痰毒、流痰等。比如用化痰法治疗脂肪瘤有较好疗效。

(8) 驱虫法:外科对"虫"的辨证分为两种。一种是真虫,如蛔虫、蛲虫、疥虫等;另一种是根本无虫,如皮肤病,疮痍作痒甚剧,认为是"痒极似虫",治疗也需加用杀虫药。

(9) 攻毒法:其在肿瘤、梅毒、疬疡的治疗上最为常用。其他外科及皮肤病,凡病顽固难愈的,都属"恶毒"为患,可用攻毒法。攻毒药的毒性程度不同,应用时须注意有否不良反应。另外,如须用凉性攻毒药,应顾护胃腑,以免损伤胃阳。

(10) 行瘀法:行瘀药分为凉性、温性。唯温性行瘀药对疔疮不能使用,用之有助火之危;凉性行瘀药对阴寒之证也不能使用,用之有瘀凝之弊。

(11) 疏气法:主要是根据足厥阴肝经循行所过而引出的发病原因及治疗原则,如颈部淋巴结、乳中结核等。疏气药性较香燥,大量使用时宜加润燥药。

夏老在长年的临床实践和探索中,在大量临床经验的积累中得出了对于外科病因辨证以及治法的雏形,又通过多年的验证和实践使理论进一步完善,并形成一套完整而独到的辨病辨证治疗体系。并在此之后将气阴学说运用于甲状腺功能亢进症、海绵状血管瘤等外科疾病的治疗,得到满意的疗效,对各类外科疾病也有重要的临床指导意义。

(二)气阴学说

在多年临床中,夏老发现外科疾病属气阴二伤者并不少见,运用益气滋阴方法每多奏效,始信《内经》所谓"少火生气,壮火食气""阳生阴长"之说,确具指导意义。外科虽以实热及阴虚内热者为多见,但气虚亦不少见,因热邪不仅伤阴而且耗气,同时,阴津之滋长又赖元气之充裕,且病情迁移日久者,多有气虚,此即《内经》所云"邪之所凑,其气必虚"之义。因此,气阴两伤在外科临床上甚为常见,在治疗上应标本兼顾或以益气养阴治本为主。

夏老关于气阴学说是对中医外科疾病治疗内涵的丰富和发展,从某种程度上也是对中医外科疾病病因病机认识的补充。他应用气阴学说用于治疗以下外科疾病取得了显著的临床疗效。

1. 海绵状血管瘤　血管瘤中医称为"血瘤",分动脉和静脉两类,本病属于静脉性血管瘤。《外科正宗》认为血瘤的病因是:"心主血……火旺迫血沸腾,加以外邪所搏而成。"《外科金鉴》按以上病因订立了"养血、凉血、抑火、滋阴"的治法。但临床上用上法治疗血管瘤,常疗效欠佳。根据气阴学说的理论,夏老认为,血管瘤的病因是气阴两虚,血热夹毒而成。气虚不能帅血,则血无可依;阴虚则火旺,血热而迫血妄行,妄行之血上溢为吐衄,下渗为便血,而瘀滞于静脉之中,逐渐静脉扩张而成血瘤。凡顽固难愈之外证,是为夹毒。故宜益气养阴为主,凉血化瘀攻毒为佐,临床应用疗效优于传统的理法方药。

2. 甲状腺功能亢进症　该病是内分泌系统的常见病,其发病率甚高,中医将其列入瘿瘤范围,它的治疗虽有抗甲状腺药物、放射性碘治疗以及外敷药物,还有外科手术等疗法,但各种疗法均有一定的适应证、禁忌证和不良反应。甲状腺功能亢进症除了实验室检查,甲状腺吸碘率高于正常,血清 T_3、T_4 含量高于正常值外,患者常有神疲乏力、气促汗多,口干咽燥,五心烦热,舌红少苔,脉虚数,同时兼有心悸、善忘、夜寐不安或急躁、双手震颤、面红、口苦或消谷善饥,或脾胃功能障碍,完谷不化,大便溏薄日行数次等。对此夏老不为古人所云而云,特别从甲亢的临床症状入手,"神疲乏力、气促汗多"为气虚证表现,"五心烦热,舌红少苔,脉虚数"为阴虚证表现,一如柴胡汤证"但见一证便是,不必悉具"的要点,夏老认为此证是"气阴两虚"证,得此病者都是正气虚弱,"肾水不足,气虚则乏力,阴虚则生内热,"肾水不足,使心火亢盛;肝火上逆,熬煎津液成痰热,痰热凝于颈部,可见甲状腺肿大;痰热聚于目,还可促使眼球突出。夏老是最早对益气养阴法治疗甲状腺功能亢进症进行实验研究的学者,他与瑞金医院著名的内分泌专家邝安堃教授、上海中医学院生化教研室共同研究了益气养阴法治疗甲状腺功能亢进症的机制研究,并对不同证型的患者血清皮质醇与尿 17 - OHCS 的关系进行了研究,并据此制定了治疗甲状腺功能亢进症的专用方"甲亢一号""甲亢二号",临床应用疗效显著,他的益气养阴法治疗甲状腺功能亢进症的临床和实验研究获得了上海中医学院科技成果奖,由于他在中医外科领域取得成绩,受到了上海市和卫生部科技成果奖励。

3. 皮肌炎　皮肌炎以皮肤、肌肉炎性酸痛为临床特征,中医虽无此病名,但《外科金鉴》及《疡医大全》均列有"酸痛"门,因此皮肌炎属于中医"肌肤酸痛症"的范畴。发病时可伴有全身乏力,皮肤出现多型样红斑、结节性红斑或坚固永久性毛细血管扩张性红斑,脉象多见细小而微数,舌质红嫩。按辨证应属气阴两虚,血热沸腾。在临床上遇到不少案例,经西药激素治疗,疗效不够理想,而改用益气养阴佐以凉血清热治疗后好转。夏老治疗皮肌炎立方精当,药物少而专,临床效应明显。处方用黄芪、党参、首乌、北沙参、麦门冬、生地黄、紫草、牡丹皮、蒲公英。

4. 紫癜　紫癜中医统称"斑疹"。一般分两类,一类是血小板减少引起;一类是非血小板减少症。本节所论述的为是血小板减少性紫癜，本症好发于下肢，一般初起多出现于下肢伸侧，逐渐延及躯干。此病因由正气不足，则血失所帅，阴虚则血热，血热妄行，外溢脉外，瘀滞于皮肤之内，故而出现紫斑。治宜益气养阴为主，佐以凉血，疗效较好。

5. 亚急性红斑性狼疮　系统性红斑狼疮，一般分急性、亚急性及慢性三类，可出现皮肤关节及心、肺、肝、肾、脑等多器官损伤。本节主要论述中医中药治疗亚急性红斑性狼疮的经验体会。本病特点为面颊部红斑色如茱萸，亦如蝶状。巢氏病源"丹候"章中有茱萸丹(亦名赤丹)的记载，称本丹"发疹大者如连钱，小者如麻豆，肉上粟如鸡冠肌理……"与此病之皮肤斑疹形态、色素相似。本症全身出现神疲乏力，时有低热，肢节酸楚，脉多细数，舌质常呈红嫩，辨证求因属于正气虚弱，阴分不足。用益气养阴，佐以凉血退蒸治疗本病有较好疗效。

6. 口腔扁平苔藓　本病病变以舌部为主，因其口舌生疮，形如苔藓，故中医称为"舌疳"。是一种慢性而顽固的疾病，发病后很难消退。其病因多数认为系阴虚火旺，但如把本症单纯认为阴虚火旺，治以养阴清火之法，虽有疗效，但常欠理想，以用益气养阴法治疗最妥。

7. 颈动脉瘤　颈动脉瘤属血管瘤之一，中医属"血瘤"范畴。由于本病上通脑部，故手术较难，中药治愈亦不易。多数认为其病因为阴虚火旺，血热妄行，瘀凝脉络所致，但用以上治则治疗，疗效不够理想。以气阴学说为指导，结合顽固病属毒的辨证，用益气养阴、攻毒之法治疗，疗效有所提高。

8. 白塞病(贝赫切特综合征)　又称为皮肤黏膜眼睛综合征。有医者据《金匮要略》狐惑病之"狐惑之为病，状如伤寒，默默欲眠，目不得闭，卧起不安，蚀于喉为惑，蚀于阴为狐，不欲饮食，恶闻食臭……"等记载，认为应属中医狐惑病，但无皮肤症状之描述。《外科金鉴》描写"青腿牙疳"之证为：牙龈腮部疳腐、两腿大小不一之紫黑云片等，与本病更为相近。本症的特点有皮肤发皮疹，结节红斑；口腔、阴部黏膜破溃；眼睛病变，视力模糊等。在诊断上只要三者有二，即可诊断。但本病皮肤眼睛等处病变，可全部出现，也可轮流出现。在治疗上，中西医均尚无很好的疗效。夏老根据其发病特点，总结出一套行之有效的经验。

(1) 辨证求因，气阴为本：中医对于本病的病因病机很早就有认识，《诸病源候论》认为本病"此皆湿毒所为也"；《医宗金鉴》述："每因伤寒后余毒……之为害也"。临床医者多认为本病乃与伤寒之后余热未尽，湿热邪毒内蕴相关，治疗多从湿热着手，或以清热为主，利湿为辅，或以利湿为主，清热为辅，但病情每多复发。夏老结合自己多年的治疗体会，认为本病标在湿热，究其根本为气阴两虚，病位在肝脾肾。宗于"邪之所凑，其气必虚"的理论，夏老认为本病虽与湿热毒邪有关，但因其反复发作，经久难愈，火为阳邪，易耗伤正气，阴液亏损，肝肾之阴被劫，既济失调，虚火循经上蚀下注，可出现口腔、眼部溃烂，前、后二阴生殖器溃疡，若充盈于外，气血凝滞，则浸渍肌肤、关节，出现四肢红斑结节，疼痛不适。本病的发病与肝、脾、肾三经有关。肝经之脉绕阴器，循少腹，网络胆府，散布于胁上，通咽喉口唇，开窍于目，故前阴、咽喉、眼的部位病多属肝；肾开窍于二阴，前后二阴的病多属于肾；脾经之脉夹咽连舌，散舌下，开窍于口，其华在唇，主四肢肌肉，口唇四肢的病多属于脾。故临证还需结合脏腑辨证。所以气阴两虚为贝赫切特综合征反复发作的根本,湿热为本病发病的外来邪气,本虚标实是发病的实质。

(2)重益气养阴,治病求本:夏老秉承《内经》"正气存内,邪不可干"之旨,主张在治疗时重视益气养阴以治病求本,并结合病情适当选用清热理湿之品。常以黄芪、党参、首乌、北沙参、知母、元参益气养阴,扶正固本,加川黄柏、金银花、牡丹皮、土茯苓等清热理湿。其中黄芪、党参健脾益气,首乌养血滋阴,沙参、知母、玄参滋阴降火,金银花清热解毒,托毒外出,土茯苓甘淡,开散降泄,合金银花清热利湿解毒,牡丹皮活血凉血消肿。若病发于下肢,常加川黄柏除下焦湿热。诸药配伍,旨在益气养阴,清热理湿,消散疮毒,使补虚不碍邪,泻火不伤阴,活血又凉血,起到了健脾益肾,提高免疫功能的作用,从而使病愈后不易复发。

夏老是国内最先涉足中医皮肤科的学者之一,以益气养阴和营法论治周围血管病、变态反应性皮肤病、风湿性皮肤病有良好疗效,为中医皮肤病的发展作出了重大的贡献。他治疗皮肤病的临证经验为其他的流派及学者所运用和研究,研究结果表明他治疗皮肤病的经验方临床疗效具有药理学方面的依据。20世纪70年代夏老被上海华山医院皮肤科聘为皮肤科顾问,可见他在中医皮肤科方面的卓越疗效及造诣。

(三)重镇法治疗皮肤痒痛及疣的经验

重镇法具有镇惊安神、降逆止呕及平肝息风作用。北宋徐之才归纳为"重可镇怯"。一般在外科中并不常用。多年临床中,运用镇逆平肝清化软坚的重镇药物,结合辨证治疗皮肤痒痛的疾病,如带状疱疹、皮肤瘙痒症,辄能取得意外疗效。

1.疣　又名瘊子,好发于青少年的面部,疣面作痒,色呈紫红,有些患者常因精神紧张而发作增剧。疣生于足底,因着地疼痛而妨碍行动和工作。临床上针对病因加入重镇药物,可获较好疗效。

2.带状疱疹　属心脾毒火,当以清火解毒佐以重镇。

3.带状疱疹后遗疼痛　属余热未清,营血不和,治予清热和营佐以重镇。

4.老年瘙痒症　是一种发于老年人,以皮肤瘙痒较剧,发作时无明显皮损的疾病。证属血虚风燥,皮肤失濡,宜养血活血佐以重镇。

5.扁平疣　属血热火升之证,宜清火凉血佐以重镇。

6.跖疣　属血热瘀滞之证,宜凉血活血佐以重镇。常用灵磁石辛寒,能镇惊宁神;代赭石苦寒,牡蛎咸寒,可平肝镇逆;紫贝齿咸,平镇肝息风,与牡蛎又能清化痰热;共成镇惊平肝清化软坚之功。西医认为痛痒属神经兴奋范畴,中医属风属火,故用寒性重镇药物有效,对带状疱疹尚有控制初发疱疹蔓延、缩短病程及避免后遗疼痛之功。疣属血热瘀滞,用凉血化瘀佐以镇静软坚,疗效更佳。

(四)温中疏气法治荨麻疹

荨麻疹民间称"风疹块",是一常见的变态反应性疾病。《素问·四时刺逆从论》说:

"少阴有余,病皮痹隐轸",故有的中医据此称此病为"瘾疹",后世中医著作多称之为"痞瘰"。《外科金鉴》描述其证:"初起皮肤作痒,次发扁疙瘩,形如豆瓣,堆累成片",甚合临床见症。较重者除皮疹外,尚可见脘腹胀痛,嗳气,呕恶诸证。本病时发时退,一日间可反复发作,数月或数年不能痊愈除根,故有人说:"风疹不时举发,致成终身之累"。究其原因,《活人录》认为由风邪外中、湿热并发于表所致。故后世多以皮疹多变而痒盛属风,斑红属血热,疹状突起作痒属湿,而用疏风理湿、凉血清热之剂治疗。而对肠胃诸证多不加细究,故对一些反复发作肠胃症状明显之荨麻疹常出现有时有效,有时无效。夏老在多年临床中,对皮疹外有脘腹胀痛者,归为肠胃型荨麻疹,细加辨证,认为其寒湿气滞互阻中州,乃其病之本,遇风引发逆于肌表乃病之标,故用温中疏气,调理中焦之法给予治疗,对久治不愈者也辄能奏效。在临证中,按其不同表现,又分为三型:

1. 胃寒型 除皮疹外,以胃脘疼痛,得暖则减,泛吐清水,苔白腻,脉弦缓为主证,病属寒湿中阻,治用温中化湿之法。

2. 气郁型 除皮疹外,以腹胀腹痛连及两胁,嗳气频频,情志抑郁,苔薄脉弦为主证,治用疏肝理气之法。

3. 混合型 为兼见寒湿及气郁症状者,治用温中疏气法。

风疹虽系小恙,但有时不易速愈,一般在辨证时多重皮疹而认为风湿热之为患,而忽肠胃之寒湿气滞。夏老认为在腹胀腹痛等症明显时,应以此为主要辨证依据,不应拘泥于皮肤之红痒,不仅不用疏风理湿、凉血清热之品,反用温中疏气之法常辄奏效。各方选药虽极平淡无奇,但都属"治病必求其本"之法,故其疗效显著。

(五)从阴引阳法治银屑病

银屑病系一顽痼难愈之皮肤病,中医属"白疕""松皮癣"范畴,其形态或呈点状,或如钱币,或成红片状,上有鳞屑极易脱落。虽四季可发但以冬季较剧,至夏多能缓解和瘾退。其病因,属阴血不足,血不养肤,而病顽难治则为毒。治疗以养阴补血攻毒为法,但有时有效有时无效。细究其冬剧夏减之由,可知冬寒时腠理致密,肤燥无汗,阴血难于外行而润肌肤,故而易发,夏令则反之。他在前法之基础上试加辛温发散之品,用治14例儿童银屑病,均获较好疗效,后用于成人也可取效。

麻黄、桂枝相伍乃仲景辛温发汗之重剂,不但辛温宣肺,而且能温通血脉,《内经》谓肺主皮毛而司开阖,故能带厚养血滋阴诸药,从阴引阳,开腠理、透毛孔、润肌肤而得效。治银屑病时麻桂剂量较大,成人每味为15克,儿童每味为9克,并未见大汗出,但腠理必开,银屑皮损常能很快消减,而麻桂用治外感风寒,用量过重确有汗多损伤阴阳之弊,曾作自身试验不假也。

(六)益肾法治黧黑斑

黧黑斑好发于面部,《外科金鉴》描述该病初起如尘垢,日久黑如煤形,枯暗不泽。其黑斑之形态有大、小、长、圆等不同,但与皮肤相平,与利氏黑皮病的记载颇相类似。玄属肾之本色,且患此病者多有肾虚之见证,故当用益肾法治之,按其证候之不同,可分为三型。

1. 阳虚型 除皮肤黑斑外,可见阳痿、形寒等阳虚诸证。

2. 阴虚火旺型 皮肤黑斑伴有灼热感微痒,面有升火或五心烦热。

3. 肾虚型 除皮肤黑斑外,可无全身阴虚或阳虚见证。

对利氏黑皮病之治,要在抓住肾色上泛之法,用益肾之品每可取效,但病属缠绵,疗程较长,在益肾之同时并宜重视养血和营为要。

(七)清利化瘀法治结节红斑

结节红斑好发于小腿,夏氏家传称为"赤垒"。西医根据病理变化不同,一般分为脂膜炎及动脉周围炎两大类型。因其病损处皮色鲜红故属热,凝聚成节故为瘀,位在下肢故挟湿,所以多用清热利湿、凉血化瘀之法治之。曾与上海华山医院皮肤科协作治"赤垒"数百例,深感治此病必须加重行瘀活血之品,同时当与辨病相结合。治动脉周围炎当以凉血清热为主,治脂膜炎当以清气分之热为主,则疗效较高,反之,则疗效较差。

脂膜炎之结节红斑起发时多有全身发热,而动脉周围炎之结节红斑则常无发热。治疗上同是凉血清利,但实践发现前者当以重在清利气分,故选川黄柏、萆薢、薏苡仁、防己为主,四者相配伍对下焦湿热诸证常有较好疗效;而后者重在凉血,故以犀角地黄汤为主。而蒲公英既可清气凉血,又能消肿散结,为外科要药,故均用以重剂。

夏老在中医外科取得的成就,并未离开夏氏外科最擅长的疮疡,夏氏外科精通于疔、疖、痈、疽、流注、瘰疬诸证,重视祖传外敷药物的应用,善用外科内治法和扶正祛邪法,他全面继承父亲夏墨农治疗疮疡的学术思想和临证经验,在跟父亲一同开业行医期间,尽得其真传,并在其继承上有所发挥,在数十年医务中,在引经据典的基础上别树一帜地得出了一套简便实用的验证、选药之法,并得到临床验证。就以体表特征验内脏损害为例:肺痈患者,手指罗必饱满,似蚕蛾腹,病剧时,指螺愈鼓隆,病渐瘥,则指螺渐恢复正常;小肠痈患者,脐色呈黄,则为凶;盘肠痈患者,脐色显焮红,尚可治,现紫黑色为凶多。再如在治疗方法上,谨遵医论,采取简便多样疗法,巧用中药。如治肺痈,以"营气不从,逆于肉理,乃生痈肿"的理论,多用和营法,以当归芍药为主药治溃疡。宗于"脓为气血所化"的理论,善用扶正化邪法,若气阳受耗者,补益气阳,以参芪为常药;若阴血受伤者,调养阴血,以石斛、花粉为常药。并以紫苏梗为主,治各型乳痈。以土木鳖为主疗各期梅毒;以吞服水蛇头治疗毒;服芥菜卤疗肺痈;服河泥煎汤解汞中毒;外敷盐腌医蟮拱头;以缝匠挂线法治肛瘘等简便疗法,疗效极佳。根治"流火",是他独到之处。在20世纪70年代中后期夏老在任曙光医院中医外科主任期间收治了大量的中医外科重危患者,如红斑狼疮、疔疮走黄等患者,为他运用中医药救治重症外科疾病积累了丰富的经验。同时夏老并不回避在临床实践中的失败教训,如在《中医外科心得》中记载了他在救治不同类型疔疮走黄患者的失败经验和教训,案例真实而不虚构,更贴合于中医外科临床的实际情况,使读者收益匪浅。他将自己的临证经验无偿地与同道分享,并得到了同道的认同,也奠定了他在中医外科的学术地位。

三、泽被后学

1949年后夏老参加了中国民主促进会上海委员会,是民进上海委员会委员,他早年由于受父亲的影响,很少参加社会团体活动及社会活动,主要集中精力协助父亲的诊所业务,避免参加各种社会活动继而引起不必要的麻烦。

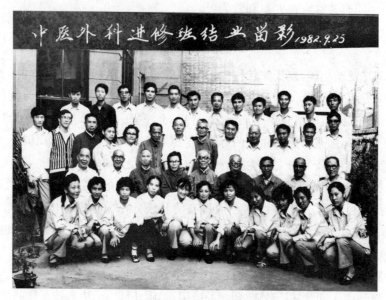

中医外科进修班结业师生留念

中华人民共和国成立后他主要参加一些医学会的学术团体和高等教育活动,多次参加全国中医外科师资培训班,以及各种中医外科学术会议。

由于他在中医外科领域的成就,上海的部分医院聘请他为学术顾问,如上海市药材公司顾问,黄浦区中医医院中医外科顾问,上海市卫生局学术鉴定委员会委员,上海中医药杂志编委等职。

夏老为祖传中医夏氏外科第五代,学术渊博,博采众长,治学严谨,著书立说,传教授徒,为人朴实厚道,思想进步,工作勤恳扎实,为现代著名中医外科专家,是第一批全国名中医药专家学术经验传承指导老师。夏老在中医外科学科领域成名较早,父亲夏墨农在世时广授门徒,弟子遍布江浙沪一带。夏老于中华人民共和国成立后开始收徒传医,他收徒要求严格,注重人品,勤恳耐劳,学习用心致志,而不投机取巧,他对待学生则严格要求,他早期的学生主要有柏连松等。1953年柏连松先生中学毕业后经人介绍,夏老考察后,由夏老设宴收于门下,当时夏老在上海延天龄药店开业行医,四年满师后柏连松自己开业行医,并负责协助老师诊务。

1957年夏老调上海中医学院任中医外科教研组主任,开始编写第一版中医外科教材,后又编写全国中医外科教材的总论部分(全部),每周坚持亲自给学生授课,即使退休后他也坚持亲自给学生授课。

20 世纪 70 年代夏老命弟子柏连松主攻中医外科肛肠学科,经 10 年的刻苦努力,曙光医院肛肠学确立了在上海乃至全国的学术地位。

1991 年夏老为上海市名中医,全国名中医药学术经验继承班指导老师,开始带教继承班学生,如上海市黄浦区中心医院的宗长根、上海曙光医院中医外科张志洪、上海曙光医院中医肛肠科蔡益芳等。此后夏老三次中风后卧床不起,有生之年再未带教学生。

主要著作和论文

1. 主要著作

[1] 夏少农.中医外科心得.上海:上海科学技术出版社,1985.

[2] 柏连松.海派中医夏氏外科文物选萃.上海:上海世界图书出版公司,2015.

[3] 柏连松.海派中医夏氏外科.上海:上海科学技术出版社,2014.

2. 主要论文

[1] 夏少农.肠痈概论(油印件)上海市中医学会学术讲座第 45 讲,1957.

[2] 夏少农.中医对"肠痈"的理论和治疗方法.上海中医药杂志,1959,(3):25-26.

[3] 夏少农,夏涵略论疔疮走黄.上海中医药杂志,1963,(3):16-18.

[4] 夏少农,夏涵.外科夏墨农的学术经验.上海中医药杂志,1963,(7):18-21.

[5] 夏少农,韩垫元,徐昌泰.内服中药治疗扁平疣 63 例初步报告.中医杂志,1963,(10):13-16.

[6] 夏少农,夏涵.介绍肺痈验指螺法.上海中医药杂志,1964,(11):27.

[7] 韩垫元,夏少农.内服中药治疗跖疣 14 例初步报告.上海中医药杂志,1964,(11):25-27.

[8] 夏涵,滕松茂,夏少农.中医中药治愈皮肤癌 1 例报告.上海中医药杂志,1966,(3):105-108.

[9] 夏少农.中医中药治疗海绵状血管瘤 33 例疗效观察.上海中医药杂志,1979,(6):15-16.

[10] 毛良,赵伟康,万叔媛,等.阴虚火旺患者尿中肌酐、尿素及儿茶酚胺排泄量的观察.中医杂志,1981,(10):35-38.

[11] 赵伟康,万叔媛,周治平,等.甲亢患者阴虚火旺证的初步研究.上海中医药杂志,1982,(7):43-46.

[12] 夏少农.益气养阴法在外科临床的应用.上海中医药杂志,1983,(1):13-15.

[13] 顾文聪,赵伟康,万叔媛,等.阴虚火旺甲亢患者尿羟脯氨酸排量的初步观察.上海中医药杂志,1983,(9):46-49.

[14] 王益周.榴园医话(三).辽宁中医杂志,1983,(9):32.

[15] 吴琴诗,龚志康,夏少农.重镇止痛汤为主治疗扭挫伤疼痛 95 例.上海中医药杂志,1983,(10):28.

[16] 蒋冰冰,赵伟康,万叔媛,等.甲亢患者血浆 cAMP 含量变化与辨证分型的关系.上海中医药杂志,1984,(7):48-50.

[17] 夏少农,徐志璋,张志洪.益气养阴法治疗甲状腺功能亢进症.中医杂志,1984,(9):47-49.

[18] 赵伟康,万叔媛,顾文聪,等.甲亢阴虚火旺证患者肾上腺皮质激素代谢的初步研究.上海中医药杂志,1984,(10):48-49.

[19] 伊和姿,夏少农,秦万章.益气养阴法为主治疗皮肌炎 25 例.上海中医药杂志,1986,(1):32.

[20] Xia SN, Xu ZZ, Zhang ZH, et al. Hyperthyroidism Treated with "yiqiyangyin" Decoction. Journal of Traditional Chinese Medicine. 1986,(2):79-82.

[21] 伊和姿.益气养阴法对细胞免疫的作用.上海中医药杂志,1986,(8):11.

[22] 伊和姿,夏少农.40 例血管瘤的疗效观察.上海中医药杂志,1988,(2):21.

［23］ 黄美琴.夏少农教授治疗动脉粥样硬化闭塞症的经验.辽宁中医杂志,1988,(9):11.

［24］ 王耀萍.夏少农治疗肝脏血管瘤.上海中医药杂志,1988,(10):10.

［25］ 潘群.及早出邪　就近去邪——夏少农治外科急症的经验.上海中医药杂志,1994,(5):12-15.

［26］ 宗长根.夏少农教授诊治甲状腺功能亢进症的经验.贵阳中医学院学报,1996,(1):17-18.

［27］ 张志洪.夏少农应用白降丹的经验.上海中医药大学上海市中医药研究院学报,1996,(1):41-44.

［28］ 安军.四重汤在皮肤病中的运用.新疆中医药,1997,(2):34-35.

［29］ 上海市卫生局中医处.治宗《内经》擅用益气养阴法治疗外科疾患的夏少农.上海中医药杂志,1999,(7):33.

［30］ 张志洪,汤立东.益气养阴疏气化痰法治疗甲状腺腺瘤的临床观察.河北中医,2001,(10):746-747.

［31］ 施文皓,吴琴诗.夏少农治疗甲状腺功能亢进症方药分析.医药世界,2006,(6):119-120.

［32］ 宗长根.夏少农对皮肤病病因及辨证经验浅析.中医杂志,2006,(11):874.

［33］ 汤立东,王垂杰.内外科治疗方法互参巧治顽疾.辽宁中医杂志,2007,(2):136-137.

［34］ 宗长根,王洁婷.夏少农对于外科病因及辨证治疗的学术经验.辽宁中医杂志,2007,(5):559-560.

［35］ 宗长根.夏少农治疗气阴两虚型甲状腺功能亢进症的经验.中医杂志,2007,(3):206-207.

［36］ 周绍荣,薛慈民."消瘿扶正方"治疗桥本甲状腺炎30例临床观察.江苏中医药,2013,(9):38-39.

［37］ 张丰正,陈德宇.夏少农中医外科"益气滋阴"法应用举隅.全国中西医结合皮肤性病学术年会(湖南长沙),2015.

（张雅明　夏泽华执笔）